MEDICINA COMPORTAMENTAL

Sobre a imagem da capa:
Death and Life, de Gustav Klimt (1910/15)

Gustav Klimt foi um dos mais memoráveis artistas do século XX. Esta pintura do *fin de siècle* em particular, uma das favoritas dos editores, conquistou o primeiro lugar em uma mostra internacional em Roma, em 1911. Ela é alegórica e retrata a condição humana de uma maneira direta e dramática. É possível ver todas as principais facetas da vida aglomeradas do lado direito da tela – com destaque para o nascimento, o amor, o sexo, a dor e o sofrimento – e Klimt usa o lado esquerdo da tela para nos lembrar que a morte está sempre aguardando ao fim da jornada. O observador é lembrado do comentário pungente de William James: "A vida é um banquete, mas há sempre um esqueleto encarando pela janela". Ao longo de sua vida pessoal e profissional, a maior parte dos médicos terá de lidar com muitos dos temas representados por Klimt em sua pintura durante suas vidas pessoais e profissionais.

MEDICINA COMPORTAMENTAL

5ª EDIÇÃO

Editores

Danny Wedding, Ph.D., MPH
Associate Dean and Professor of Psychology
California School of Professional Psychology
Alliant International University
San Francisco, CA

Margaret L. Stuber, MD
Jane and Marc Nathanson Professor of Psychiatry
Semel Institute for Neuroscience and Human Behavior
David Geffen School of Medicine
University of California – Los Angeles
Los Angeles, CA

Título original em inglês: *Behavior and Medicine, 5th edition*
Behavior and Medicine, 5th edition, by Wedding & Stuber,
published by Hogrefe Publishing, Merkelstr. 3, 37085, Goettingen, Germany, ISBN 978-0-88937-375-4
Copyright© 2010 by Hogrefe Publishing

Este livro contempla as regras do Novo Acordo Ortográfico da Língua Portuguesa.

Editor gestor: Walter Luiz Coutinho
Editora de traduções: Denise Yumi Chinem
Produção editorial: Priscila Mota e Cláudia Lahr Tetzlaff

Tradução: Fernando Gomes do Nascimento

Consultoria científica: Cristina Lasaitis
    Mestrado em psicobiologia – Departamento de Psicobiologia – UNIFESP
    Especialização em medicina comportamental multidisciplinar – UNIFESP
    Graduação em ciências biológicas (modalidade médica) – UNIFESP

Diagramação: Luargraf Serviços Gráficos Ltda. – ME

Capa: Rubens Lima
Imagem da capa: visipix.com/Death and Life – Gustav Klimt – 1916

Dados Internacionais de Catalogação na Publicação (CIP)
(Câmara Brasileira do Livro, SP, Brasil)

Medicina comportamental / [traduzido por
    Fernando Gomes do Nascimento]. -- 5. ed. --
    Barueri, SP : Manole, 2014.

    Título original: Behavior and medicine.
    Vários editores.
    ISBN 978-85-204-3546-5

    1. Medicina e psicologia 2. Comportamento (Psicologia) 3. Comportamento humano
4. Desenvolvimento humano 5. Saúde - Aspectos psicológicos.

14-04427   CDD-610.19

Índices para catálogo sistemático:
1. Medicina e psicologia 610.19

Nenhuma parte deste livro poderá ser reproduzida, por qualquer processo,
sem a permissão expressa dos editores.
É proibida a reprodução por xerox.
A Editora Manole é filiada à ABDR – Associação Brasileira de Direitos Reprográficos.

Edição brasileira – 2014

Direitos em língua portuguesa adquiridos pela:
Editora Manole Ltda.
Av. Ceci, 672 – Tamboré
06460-120 – Barueri – SP – Brasil
Tel.: (11) 4196-6000 – Fax: (11) 4196-6021
www.manole.com.br
info@manole.com.br

Impresso no Brasil
Printed in Brazil

Dedicado aos
meus filhos Joshua e Jeremiah,
que me guiam, dão significado e
propósito à minha vida.
– DW

A meu pai, Roscoe V. Stuber, MD,
que me ensinou o que significa ser médica.
–MS

Sumário

Colaboradores IX
Apresentação de Michael Wilkes XIII
Apresentação de Frederick S. Sierles XV
Prefácio XVII
Agradecimentos XVIII

PARTE 1: INTERAÇÕES MENTE-CORPO NA SAÚDE E NA DOENÇA

1. **Cérebro, mente e comportamento**
    Daniel J. Siegel, Madeleine W. Siegel e Adit V. Shah 3
2. **Família, relacionamentos e saúde**
    Margaret L. Stuber 23
3. **Nascimento, infância e adolescência**
    Harsh K. Trivedi e Todd E. Peters 31
4. **Vida adulta jovem e meia-idade**
    Joseph D. LaBarbera e Danny Wedding 47
5. **Envelhecimento**
    Randall Espinoza e James Randy Mervis 57
6. **Agonia, morte e luto**
    John E. Ruark 77
7. **Dor crônica**
    Beverly J. Field, Robert A. Swarm e Kenneth E. Freedland 89

PARTE 2: COMPORTAMENTO DO PACIENTE

8. **Estresse e enfermidade**
    William R. Lovallo e Margaret L. Stuber 105
9. **Transtornos do vício**
    Timothy W. Fong 115
10. **Abordagens psicodinâmicas ao comportamento humano**
    Peter B. Zeldow 131
11. **Facilitação das mudanças de comportamento em saúde**
    Adam Aréchiga 143
12. **Sexualidade humana**
    Jeannine Rahimian, Jonathan Bergman, George R. Brown e Salvador Ceniceros 151

PARTE 3: O PAPEL DO MÉDICO

13. Bem-estar do estudante de medicina e do médico
    Margaret L. Stuber 165
14. Ética médica
    Sarah J. Breier. 175

PARTE 4: INTERAÇÕES ENTRE MÉDICO E PACIENTE

15. Relação entre médico e paciente
    Howard Brody 185
16. Comunicação com o paciente
    Gregory Makoul e Peter B. Zeldow. 197
17. Raciocínio diagnóstico
    Carl D. Stevens. 215
18. Avaliação do paciente
    John C. Linton e Steve Cody 223
19. Identificação e tratamento da psicopatologia no atendimento primário
    Debra Bendell Estroff, Denise Stephens e Pilar Bernal. 235
20. Tratamento de pacientes difíceis
    Brenda Bursch 245
21. As ciências humanas e a prática da medicina
    Steven C. Schlozman. 255

PARTE 5: ASPECTOS SOCIAIS E CULTURAIS NOS CUIDADOS DE SAÚDE

22. Cuidados de saúde culturalmente adequados
    David M. Snyder e Peter Kunstadter. 265
23. Medicina complementar, alternativa e integrativa
    Mary L. Hardy, Margaret L. Stuber e Ka-Kit Hui 275
24. O impacto das desigualdades sociais na saúde
    Russell F. Lim, Francis G. Lu e Donald M. Hilty 287
25. Serviços de saúde nos Estados Unidos
    Arleen Leibowitz. 303

Apêndice A: perguntas de revisão para o exame USMLE 319
Apêndice B: respostas às questões. 329
Índice remissivo 336

Colaboradores

Adam Aréchiga, PsyD, DrPH, CHES, CNS
Assistant Professor
Department of Psychology
Loma Linda University
Loma Linda, CA

Debra Bendell Estroff, PhD
Professor
Fielding Graduate University
Clinical Professor
David Geffen School of Medicine at UCLA
Los Angeles, CA

Jonathan Bergman, MD
Department of Urology
David Geffen School of Medicine at UCLA
Los Angeles, CA

Pilar Bernal, MD
Child and Adolescent Psychiatrist
Kaiser Permanente
Adjunct Clinical Associate Professor
Department of Psychiatry
Stanford University
Palo Alto, CA

Sarah J. Breier, PhD, RN
Associate Director
MU Center for Health Ethics
Adjunct Assistant Professor of Nursing
University of Missouri
Columbia, MO

Howard Brody, MD, PhD
John P. McGovern Centennial Chair in Family Medicine
Director, Institute for the Medical Humanities
University of Texas Medical Branch
Galveston, TX

George R. Brown, MD
Professor of Psychiatry, Chief of Psychiatry
James H. Quillen VA Medical Center
Professor and Associate Chairman
Department of Psychiatry
East Tennessee State University
Johnson City, TN

Brenda Bursch, PhD
Professor of Clinical Psychiatry & Biobehavioral Sciences, and Pediatrics
Clinical Director, Pediatric Psychiatry Consultation-Liaison Service
Semel Institute for Neuroscience and Human Behavior
David Geffen School of Medicine at UCLA
Los Angeles, CA

Salvador Ceniceros, MD
Private practice
Plymouth, IN

Steven Cody, PhD
Professor
Department of Psychiatry & Behavioral Medicine
Joan C. Edwards School of Medicine
Marshall University
Huntington, WV

Randall Espinoza, MD, MPH
Clinical Professor
Department of Psychiatry and Biobehavioral Sciences
David Geffen School of Medicine at UCLA
Director, Geriatric Psychiatry Fellowship Training Program
Medical Director, ECT Program
Associate Director, UCLA Center on Aging
Los Angeles, CA

Beverly J. Field, PhD
Assistant Professor
Departments of Anesthesiology and Psychiatry
Washington University School of Medicine
Division of Pain Management
St. Louis, MO

Timothy W. Fong, MD
Assistant Clinical Professor of Psychiatry
Co-Director, UCLA Gambling Studies Program
Director, UCLA Addiction Psychiatry Fellowship and Clinic
Semel Institute for Neuroscience and Human Behavior at UCLA
Los Angeles, CA

Kenneth E. Freedland, PhD
Professor of Psychiatry
School of Medicine
Washington University
Saint Louis, MO

Mary L. Hardy, MD
Medical Director
Simms/Mann-UCLA Center for Integrative Oncology
Jonsson Comprehensive Cancer Center
David Geffen School of Medicine at UCLA
Los Angeles, CA

Donald M. Hilty, MD
Director, Rural Program in Medical Education
Professor and Vice-Chair of Faculty Development
Department of Psychiatry and Behavioral Sciences
University of California, Davis
Sacramento, CA

Ka-Kit Hui, MD, FACP
Professor and Director
UCLA Center for East-West Medicine
Department of Medicine
David Geffen School of Medicine at UCLA
Los Angeles, CA

Peter Kunstadter, PhD
Senior Research Associate
Program for HIV Prevention and Treatment (PHPT)
Chiang Mai, Thailand

Joseph D. LaBarbera, PhD
Associate Professor
Department of Psychiatry
Vanderbilt University
School of Medicine
Nashville, TN

Russell F. Lim, MD
Clinical Professor
Director of Diversity Education and Training
Department of Psychiatry and Behavioral Sciences
University of California, Davis
School of Medicine
Davis, CA

John C. Linton, PhD, ABPP
Professor and Vice-Chair
Department of Behavioral Medicine
West Virginia University School of Medicine
Charleston, WV

William R. Lovallo, PhD
Professor of Psychiatry and Behavioral Sciences
University of Oklahoma Health Sciences Center
Director, Behavioral Sciences Laboratories
VA Medical Center
Oklahoma City, OK

Francis G. Lu, MD
Luke & Grace Kim Endowed Professor in Cultural Psychiatry
Director of Cultural Psychiatry
Associate Director of Residency Training
Department of Psychiatry & Behavioral Sciences
UC Davis Health System
Sacramento, CA

Gregory Makoul, PhD
Chief Academic Officer
Senior Vice President for Innovation and Quality Integration
Saint Francis Hospital and Medical Center
Professor of Medicine
University of Connecticut School of Medicine
Farmington, CT

James Randy Mervis, MD
Clinical Professor of Psychiatry and Biobehavioral Sciences
David Geffen School of Medicine at UCLA
Chief, Geropsychiatry Consultation Services
Greater Los Angeles Veterans Affairs Health System,
Sepulveda Campus
Sepulveda, CA

Todd E. Peters, MD
Fellow in Child and Adolescent Psychiatry
Alpert Medical School of Brown University
Bradley Hospital
East Providence, RI

Jeannine Rahimian, MD, MBA
Assistant Clinical Professor
Department of Obstetrics and Gynecology
David Geffen School of Medicine at UCLA
Los Angeles, CA

John E. Ruark, MD, FACP
Adjunct Clinical Associate Professor of Psychiatry
Stanford University School of Medicine
Stanford, CA

Steven C. Schlozman, MD
Co-Director, Medical Student Education in Psychiatry,
Harvard Medical School
Associate Director, Child and Adolescent Psychiatry Residency,
MGH/McLean Program in Child Psychiatry
Staff Child Psychiatrist, Massachusetts General Hospital
Assistant Professor of Psychiatry, Harvard Medical School
Lecturer in Education, Harvard Graduate School of Education
Cambridge, MA

Adit V. Shah
Research Assistant
Mindsight Institute
Los Angeles, CA

Daniel J. Siegel, MD
Clinical Professor
UCLA School of Medicine
Co-Director, Mindful Awareness Research Center
Psychiatry and Biobehavioral Sciences
Semel Institute for Neuroscience and Human Behavior
Los Angeles, CA

Madeleine W. Siegel
Research Assistant
Mindsight Institute
Los Angeles, CA

David M. Snyder, MD, FAAP
Medical Director, Assessment Center for Children
Exceptional Parents Unlimited, Fresno, CA
Associate Clinical Professor, Department of Pediatrics
UCSF School of Medicine
Fresno, CA

Denise Stephens, MA, LMFT
Rater Manager
CNS Network, Inc.
Garden Grove, CA

Carl D. Stevens, MD, MPH
Clinical Professor of Medicine
Director of Curriculum Development
Office of the Dean, Division of Educational Development and Research
David Geffen School of Medicine at UCLA
Los Angeles, CA

Margaret L. Stuber, MD
Jane and Marc Nathanson Professor of Psychiatry
Semel Institute for Neuroscience and Human Behavior
David Geffen School of Medicine at UCLA
Los Angeles, CA

Robert A. Swarm, MD
Chief, Division of Pain Management
Professor of Anesthesiology
Washington University School of Medicine
St. Louis, MO

Harsh K. Trivedi, MD
Executive Medical Director and Chief-of-Staff
Vanderbilt Psychiatric Hospital
Associate Professor of Psychiatry
Vanderbilt Medical School
Nashville, TN

Danny Wedding, PhD, MPH
Associate Dean and Professor of Psychology
California School of Professional Psychology
Alliant International University
San Francisco, CA

Peter B. Zeldow
Private practice
Chicago, IL

Apresentação
Michael Wilkes

Durante a formação médica, consumimos uma quantidade de tempo desproporcional ensinando o modelo biomédico à custa de outras áreas importantes – áreas que contribuem tanto para a arte como para a ciência da medicina. Não existe especialidade na medicina que não seja, de algum modo, influenciada pelas ciências comportamental e social, dimensões que frequentemente desafiam nossa forma de pensar sobre a medicina e a doença. Embora, para muitos estudantes, a ideia de poder reduzir a doença a uma série de eventos biomédicos seja atraente – e, em certos aspectos, confortante –, atualmente isso não é possível, e talvez jamais venha a ser. Com efeito, os cuidados com a saúde desprovidos da riqueza da perspectiva comportamental não refletem absolutamente a essência da medicina.

Ao se diagnosticar um câncer, uma enfermidade mental ou mesmo o diabetes, o poder de nossos tratamentos em alterar a condição do paciente será influenciado por uma variedade de fatores comportamentais e sociais. Uma doença – ou, mais precisamente, uma enfermidade – em determinada cultura, lugar e tempo pode ser uma condição completamente normal em um cenário diferente. As pessoas padecem de "enfermidades", que são eventos da vida, enquanto médicos diagnosticam e tratam "doenças", que são eventos patológicos. **Enfermidades** são experiências filtradas por uma miríade de lentes sociais, econômicas, culturais e educacionais, cada uma delas influenciando o funcionamento normal. **Doenças** são anormalidades patológicas da função e da estrutura normais dos órgãos e células. A ciência biomédica se ocupa muito da doença, enquanto a medicina é a fusão do tratamento das enfermidades e das doenças – o que exige o domínio tanto da arte como da ciência.

A prática da medicina envolve bem mais do que a mera compreensão das informações científicas e dos fatos. Também tem a ver com a cultura – não apenas a de nossos pacientes, mas a de nossa profissão: "a cultura da medicina". A medicina tem, certamente, sua própria cultura, com um corpo de conhecimento indispensável compartilhado por um grande grupo, um conjunto de crenças e valores, fruto de muita meditação, passados de geração a geração: símbolos especiais, rituais, significados, hierarquias, papéis, domínios especiais, aspectos singulares da linguagem e comportamentos derivados do aprendizado social. A cultura da medicina moderna influencia nosso modo de pensar as experiências humanas essenciais, incluindo raça, identidade de gênero, concepção, desenvolvimento humano, enfermidades e doenças, responsabilidade social, envelhecimento, morte e espiritualidade. Em certas ocasiões, nosso raciocínio médico não se coaduna com o dos nossos pacientes. Condições como menopausa, síndrome de Asperger, AIDS e suicídio podem ter significados culturais profundamente diferentes. A medicina é reducionista. Para muitos, essas doenças são entendidas como distúrbios hormonais, dos agentes neuroquímicos ou virais, enquanto outros as entendem como transtornos de influências espirituais, comportamentos e inter-relações complexas entre a biologia, o ambiente e a cultura.

Enquanto os seres humanos compartilham muitas semelhanças biológicas, o atendimento à saúde é uma área em que a compreensão das diferenças humanas se torna essencial. Geralmente, não entendemos por que alguns grupos exibem uma reação tão desigual com relação às enfermidades, mas é provável que a genética, o ambiente e o comportamento interajam para gerar tal desordem. Acrescentemos a isso o estigma social, a incapacitação física, o acesso aos serviços de saúde e a privação econômica e será possível esclarecer, pelo menos em parte, as grandes disparidades dos serviços de saúde norte-americanos. Apenas com um bom entendimento desses aspectos sociais e comportamentais poderemos oferecer atendimento médico adequado.

Atualmente, não é fácil praticar ou aprender medicina. Existem aqueles que se vangloriam de que os Estados Unidos contam com o melhor sistema de atendimento de saúde do mundo. Penso que os dados não refletem essa opinião. Uma rápida olhadela a qualquer jornal nos faz recordar que um número excessivo de pessoas não tem acesso aos serviços de saúde, que grande parte dos serviços de saúde oferecidos não estão fundamentados em evidência e são de baixa qualidade, que o percentual de erros médicos é inaceitavelmente alto e que a probabilidade de sobrevivência, digamos, a um câncer depende tanto da cor de sua pele e da etnia, como de seu seguro de saúde. Apesar de gastar mais por pessoa em tratamento de saúde do que qualquer outra nação no planeta, os Estados Unidos estão ranqueados em uma posição intermediária entre todas as nações em termos dos principais indicadores do estado de saúde (longevidade, mortalidade infantil, taxas de imunização etc.). Há regiões nesse país, por exemplo, região centro-sul de Los Angeles, Oakland, Detroit e Bronx, em que os homens têm expectativa de vida menor do que homens em Hanói ou na Cidade do Cabo. Hoje em dia, um bebê nascido em Sacramento tem menor probabilidade de sobreviver do que um bebê nascido em Beijing ou Havana. O acesso ao sistema de saúde norte-americano não é justo – em 2010 ainda existiam nesse país 45 milhões de pessoas sem seguro-saúde e 23 milhões com seguro inadequado; e a maioria dessas pessoas eram norte-americanos pertencentes à força de trabalho. Tudo isso poderia passar em branco se seus habitantes estivessem satisfeitos com a qualidade e o acesso ao seu sistema de saúde, mas não estamos – pelo menos não em comparação com as pessoas que vivem no Reino Unido, Japão, França ou Alemanha. Portanto, há necessidade urgente de implementação de mudanças que resolvam esses aspectos da saúde e que modifiquem tanto a prática da medicina como da própria educação médica.

A biomedicina, o comportamento e os fatores sociais (forças sociais, culturais, políticas e econômicas) estão visceralmente interligados às respostas relacionadas à saúde. Este livro – *Medicina comportamental* – presta um serviço inestimável ao estudante das ciências médicas ao apresentar-lhe essa complexa interface. Apenas pela compreensão dessas inter-relações críticas poderemos abrir nossas mentes e planejar intervenções realizáveis e aceitáveis para nossos pacientes, que realmente estejam a serviço de seus melhores interesses. Segundo Piaget, aprendemos por meio de dois processos: assimilação (i. e., a importação de novas informações para um sistema de pontos de vista/crenças existente) e acomodação (i. e., a mudança de nosso sistema de pontos de vista/crenças com base em novas informações). Para muitos, este livro oferece a oportunidade de compreender um quadro mais completo da arte e da ciência da medicina e de desenvolver um sistema de pontos de vista/crenças mais inclusivo, que resultará em uma prática mais coerente da medicina e em melhor atendimento dos pacientes.

É provável que os estudantes se sintam frustrados ao perceber que, muitas vezes, no atendimento clínico, não contarão com respostas fáceis. Quando uma pessoa apresenta uma enfermidade complexa, associada a uma família disfuncional, a crenças culturais arraigadas, a comportamentos destrutivos e a acesso limitado ao atendimento clínico, não há, geralmente, estudos de RM ou exames laboratoriais que ofereçam um diagnóstico rápido. Para obter um diagnóstico, deve-se ter uma boa base de conhecimento, ouvir atentamente (tanto o que está sendo dito, como o que não está sendo revelado) e é preciso contar com uma equipe de saúde que funcione de maneira integrada. Para um atendimento adequado ao paciente, é necessário entender a cultura, a religião, os aspectos econômicos, o potencial, a educação, o espírito humano, a psicologia e a biomedicina. *Medicina comportamental* dá início ao processo de auxílio na compreensão dessas importantes ligações entre o comportamento e a doença.

Michael Wilkes, MD, Ph.D.
Professor de Medicina
University of California, Davis
Sacramento, CA

Apresentação
Frederick S. Sierles

Comportamento, as ações de um organismo vivo em resposta a estímulos, é a causa, o objetivo e a razão para tudo. Nosso DNA, RNA, proteínas, células, órgãos, sistemas, memórias e experiências, no contexto do ambiente que nos cerca, promovem nossas ações, que nos mantêm e nos reproduzem, ajudam a manter os demais seres humanos e – se nós, na condição de humanos, nos comportarmos especialmente bem – outras espécies. Quando nosso cérebro (o órgão responsável por nossos comportamentos) morre, diz-se que morremos, mesmo que nosso coração continue a bater e aparelhos respirem por nós.

Nossos comportamentos determinam se somos, ou não, bons médicos. Nosso comportamento profissional constitui respostas aos comportamentos de nossos pacientes, colegas e de outras pessoas com as quais trabalhamos. Nossos comportamentos prolongam e abreviam nossa vida – às vezes, de maneira dramática. Nossos sintomas e, frequentemente, nossos sinais de enfermidade são expressos por comportamentos. Nossas personalidades e nossa individualidade são refletidas em comportamentos. Os objetivos e as competências de nossa educação médica são *per se* comportamentos. Em seu relatório de 2004, *Improving Medical Education: Enhancing the Behavioral and Social Science Content of Medical School Curricula*, o Institute of Medicine (IOM) da National Academy of Sciences declara inequivocamente que "aproximadamente metade de todas as causas de morbidade e mortalidade nos Estados Unidos está ligada a fatores comportamentais e sociais".

Portanto, o comportamento é bastante importante. E todos aqueles que praticam a medicina devem ter grande conhecimento sobre comportamentos; ser competente nesse campo; e mesmo, de certa forma, ser um "especialista". Pessoalmente, o comportamento é a única coisa que me interessa, e todos os médicos, estudantes de medicina e pessoas inteligentes com quem tive a oportunidade de lidar demonstram interesse por esse assunto.

Assim, é sempre uma alegria a publicação de tão esplêndido livro sobre comportamento; neste caso, a quinta edição de *Medicina comportamental*, de Danny Wedding e Margi Stuber. Os capítulos deste livro são uma resposta ao IOM às recomendações do Accreditation Council of Graduate Medical Education (ACGME), que preconizam que "aos estudantes de medicina deve ser fornecido um currículo integrado às ciências social e comportamental ao longo de todo o curso de medicina", e também às recomendações de que os estudantes de medicina demonstrem competência nos domínios a seguir:

- interações entre mente-corpo na saúde e na doença;
- comportamento do paciente;
- o papel e comportamento do médico;
- interações entre médico e paciente;
- aspectos sociais e culturais nos cuidados de saúde; e
- política de saúde e economia.

O IOM e o ACGME também recomendam que o *U. S. Medical Licensing Examination* (USMLE) deve incluir mais conteúdo das ciências sociais e do comportamento em seus exames de credenciamento.

Como suas predecessoras, esta edição está redigida com grande clareza, proporcionando uma leitura muito agradável e atualizada, repleta de informações abalizadas e fundamentais. Cada um de seus capítulos é consistente do ponto de vista teórico, clinicamente precioso e útil na preparação para os exames de prática clínica e das Etapas 1 e 2 do USMLE. Como também ocorreu nas edições precedentes, as citações e ilustrações dão ao livro uma textura singular. Todos os autores são especialistas e possuem uma escrita agradabilíssima.

Frederick S. Sierles, MD
Professor e Diretor de Educação Médica em Psiquiatria e
Ciências do Comportamento
Membro fundador do *Master Teacher's Guild* –
Rosalind Franklin University of Medicine and Science
North Chicago, IL

Prefácio

Ficamos entusiasmados e gratificados com a calorosa recepção da última edição do nosso *Medicina comportamental*. Até a presente data, o livro já foi lido por milhares de estudantes de medicina, e a maioria dos ex-estudantes atua, hoje, na área. Gostaríamos de pensar que a prática clínica desses estudantes será influenciada pelo livro, e que os cuidados dos pacientes serão um pouco mais humanizados, um pouco mais sensíveis e, talvez, um pouco mais eficazes porque algumas das ideias do *Medicina comportamental* ficaram arraigadas em suas mentes.

Ambos os editores compartilham de uma paixão – a de convencer seus estudantes de medicina de que a compreensão do comportamento humano é absolutamente fundamental para sua futura prática profissional. E, nesse mister, contamos com colaboradores satisfeitos e congeniais.

A editora Hogrefe publica seus títulos tanto nos Estados Unidos como em outros países e está capacitada a comercializar o *Medicina comportamental* para grupos relevantes de estudantes em todo o mundo. Muitas faculdades de medicina em países em que a língua inglesa não é oficial utilizam textos nessa língua, e *todos* os médicos devem estar cientes dos princípios básicos da ciência do comportamento abordada nesta obra. Estamos orgulhosos: o *Medicina comportamental* tem sido utilizado na educação de estudantes de medicina no Canadá, na Grã-Bretanha, na Austrália, na Nova Zelândia, na África do Sul, na Tailândia, na Escandinávia e em dezenas de outros países, além do grupo-alvo original – estudantes de medicina em preparação para o United States Medical Licensing Examination (USMLE).

Também nos orgulha muito a calorosa recepção que a obra tem recebido em várias outras profissões da saúde. Embora o livro seja claramente direcionado para os estudantes de medicina e admita francamente que seu objetivo é ajudá-los a obter aprovação na parte de ciências do comportamento do USMLE, os professores dos programas de treinamento em enfermagem, odontologia, saúde pública, serviços sociais e psicologia adotaram o livro, considerando seu conteúdo apropriado a seus alunos. Além disso, vários programas de treinamento para assistentes médicos vêm utilizando o *Medicina comportamental* como texto de referência.

Todas as amostras de perguntas ao final do livro, planejadas para ajudar os estudantes em sua preparação para as questões de Ciências do Comportamento nos exames dos conselhos de medicina norte-americanos, foram atualizadas e revisadas, com o objetivo de refletir o atual formato do USMLE. A dra. Stuber dedicou centenas de horas no preparo dessas perguntas, e acreditamos que elas servem como útil previsão para o tipo de perguntas de ciências do comportamento encontradas no USMLE. O estudante que ler o livro e fizer uma revisão das amostras de perguntas provavelmente terá poucos problemas com a seção de Ciências do Comportamento do exame USMLE; com efeito, uma das nossas recompensas pessoais mais gratificantes, como editores e educadores médicos, tem sido os numerosos estudantes que gabaritaram a seção de Ciências do Comportamento do USMLE depois de terem estudado pelo *Medicina comportamental*.

Destacamos em negrito todas as **palavras-chave, nomes** e **frases**, e em itálico todos os *conceitos-chave* que, em nossa opinião, provavelmente constituirão o USMLE. Assim, um estudante que não tenha tempo de ler integralmente os capítulos (infelizmente, isso pode incluir muitos estudantes de medicina) poderá se preparar para as provas de turma e para a seção de Ciências do Comportamento do USMLE revisando o texto em negrito e em itálico. Essa não é a situação ideal, mas já trabalhamos com estudantes de medicina a tempo suficiente para saber que tal possibilidade é tanto pragmática como necessária.

Esforçamo-nos muito para fazer com que esta nova edição seja *relevante do ponto de vista clínico,* e praticamente todos os capítulos contêm um "Estudo de caso" ilustrativo da aplicação dos princípios em discussão. Cada caso se fundamenta na experiência clínica dos autores e ilustra como os princípios do capítulo podem ser aplicados no cenário clínico.

Muitos temas inter-relacionados encadeam os capítulos nesta quinta edição. Um tema é a simultânea *pungência e beleza das transições da vida.* Quando crianças, somos repletos de medo e de fascinação; depois, atravessamos todo o redemoinho que representa a adolescência; ainda, mais tarde, todos nós trememos ao contato de um ser amado. Alguns de nós seremos bastante afortunados em envelhecer junto de alguém que amamos profundamente. Todos nós terminaremos morrendo. Os estudantes que reservam algum tempo para apreciar a grandiosidade desse desabrochar serão melhores médicos e conseguirão curas mais efetivas.

Um segundo tema do livro é a *proeminência do sentido do ego.* Todas as células do corpo mudam com o passar do tempo e com o envelhecimento, mas a contínua percepção do ego, uma continuidade da identidade pessoal, molda e influencia significativamente nosso comportamento.

Um terceiro tema está refletido no título *Medicina comportamental.* A morbidade e a mortalidade são profundamente afetadas por nosso comportamento; pelo que comemos, bebemos e fumamos; pelas pessoas que escolhemos para nossos parceiros sexuais; pela frequência com que nos exercitamos; e se tomamos os medicamentos conforme o prescrito. Quase todas as pessoas estão cientes dos fatores que afetam sua saúde; ainda assim, continuam cultivando comportamentos mal-adaptativos e prejudiciais. Apenas o mais inocente dos provedores de cuidados da saúde considera como seu trabalho simplesmente informar ao paciente como ele *deveria* se comportar.

Um quarto tema, refletido sobretudo na seção do livro que trata das políticas de saúde, é o *sistema de saúde ineficaz, injus-*

to e inadequado dos Estados Unidos. Como médicos, testemunhamos em primeira mão como a corporatização dos serviços de saúde e o crescimento da medicina de lucro mudaram o modo como os serviços de saúde são oferecidos e financiados nesse país. Temos vergonha de viver em um país rico que se destaca entre as nações desenvolvidas por não oferecer serviços de saúde para todos os seus cidadãos; no entanto, nos sentimos reconfortados, pois, enquanto este livro esteve no prelo, os Estados Unidos pareciam vivenciar uma genuína reforma dos serviços de saúde.

Um tema final do livro é a *brevidade da vida e a certeza da morte*. As ilustrações de arte e as citações que permeiam todos os capítulos retratam cenários ou descrições da morte. Paradoxalmente, a percepção e a aceitação da morte podem tornar a vida mais rica, mais plena e mais significativa.

Para nós, tem sido profundamente recompensador participar da educação de alguns milhares de estudantes de medicina. Esperamos que, de alguma maneira, tenhamos afetado suas vidas, pois certamente eles moldaram a nossa.

Danny Wedding
San Francisco, CA

Margaret Stuber
Los Angeles, CA

AGRADECIMENTOS

Um dos prazeres de editar um livro é a breve oportunidade de agradecer as muitas pessoas que contribuíram para sua realização.

Em particular, queremos agradecer aos autores dos capítulos, que se mostraram pacientes com nossas frequentes dúvidas e com as várias revisões de seu trabalho. Todos os colaboradores são educadores médicos experientes e todos importantes autoridades em seus respectivos campos.

Esta edição continua a refletir os valores e prioridades estabelecidos pelo conselho consultivo original da obra. Os membros do conselho consultivo e suas afiliações universitárias originais eram John E. Carr, Ph.D. (University of Washington), Ivan N. Mensh, Ph.D. (University of California, Los Angeles), Sidney A. Orgel, Ph.D. (SUNY, Health Sciences Center, Syracuse), Edward P. Sheridan, Ph.D. (Northwestern University), James M. Turnbull, MD (East Tennessee University) e Stuart C. Yudofsky, MD (University of Chicago).

O livro foi tremendamente beneficiado com os comentários feitos por nossos colegas da Association of Directors of Medical School in Psychiatry (ADMSEP), na Association of Psychologists in Academic Health Centers (APAHC) e na Association for the Behavioral Sciences and Medical Education (ABSAME). Muitas dessas pessoas usam o *Medicina comportamental* como livro-texto, e muitos são autores de capítulo na atual edição. Esses colegas deram dezenas de sugestões úteis que foram incorporadas nesta nova edição.

Rob Dimbleby, nosso editor na Hogrefe Publishing, se tornou um maravilhoso amigo e importante colaborador. Realmente apreciamos muito sua ajuda e julgamento criterioso, seu pensamento claro e permanente bom humor.

Vicki Eichhorn se superou na colaboração com a quinta edição. Trata-se de uma extraordinária assistente, e Danny não alcançaria nem a metade de sua produtividade sem seus préstimos. Em particular, apreciamos o grande esforço de Vicki em assegurar que cumpríssemos os prazos de produção estabelecidos pela Hogrefe. Vicki comandou um pequeno exército de auxiliares no Missouri Institute of Mental Health (MIMH), que trabalhou intensamente e cumpriu as numerosas tarefas administrativas associadas à publicação da nova edição. Também queremos agradecer as contribuições agradáveis e prestimosas de Marleen Castaneda e de Debra Seacord na preparação da versão final desta edição; sem a ajuda dessas grandes profissionais, Margaret Stuber ficaria mergulhada em um caos de desorganização.

Danny Wedding
dwedding@alliant.edu

Margaret Stuber
mstuber@mednet.ucla.edu

Interações mente-corpo na saúde e na doença

PARTE 1

Cérebro, mente e comportamento

Daniel J. Siegel, Madeleine W. Siegel e Adit V. Shah

O que um profissional na arte de curar precisa saber sobre a ciência do cérebro e a natureza da mente? De que maneira o conhecimento sobre o cérebro e sua influência no comportamento enriquece a prática clínica? Por que um profissional que trabalha com o objetivo de aliviar o sofrimento dos outros investe seu tempo e energia para melhor compreender o cérebro e o comportamento, quando há tantos outros detalhes a serem aprendidos sobre a enfermidade e seu tratamento? A resposta a cada uma dessas perguntas é simples: para que se possa compreender como tratar as pessoas, é necessário compreender como os pacientes vivenciam a enfermidade, como encaram a consulta com o médico e como comportamentos podem ajudar a trilhar o caminho da cura. No mais recôndito ponto da experiência interior de uma pessoa, e em seu comportamento exterior, encontra-se a mente.

Uma das definições de dicionário afirma que a mente é "uma entidade funcional subjetivamente percebida, apoiada basicamente em processos físicos, mas que também conta com seus próprios processos complexos: a mente governa todo o organismo e a interação com o ambiente". Com frequência, a mente é considerada sinônimo de psique, alma, espírito e intelecto. Dessa perspectiva, a mente não é diferenciada do "âmago", e os pensamentos não estão separados dos sentimentos. Neste capítulo, exploramos os caminhos pelos quais se pode perceber a mente como o núcleo da identidade evolutiva da pessoa. As formas de resposta de determinada pessoa a uma entrevista, a um exame diagnóstico ou a uma discussão sobre possíveis enfermidades, assim como sua atitude específica e abordagem ao tratamento, são – todas – função da mente dessa pessoa.

O processo que regula o fluxo de energia e de informação é um dos aspectos da mente. Sua mente está assimilando a informação dessas palavras no momento em que você as lê. Você está investindo energia na leitura desta frase, e as camadas de processamento da informação, além da própria percepção, estão fazendo ligações com ideias e fatos que você vivenciou no passado. Na verdade, a maior parte do fluxo de energia e de informação – a essência de nossas mentes – está além da nossa percepção. A atividade mental, como sentir e pensar, por exemplo, pode penetrar na percepção consciente e, subsequentemente, ser compartilhada no âmbito de nossa própria mente consciente e com outras pessoas. Quando os sentimentos e pensamentos importantes em nossas vidas mentais não conscientes permanecem fora do foco da atenção consciente, ainda assim podem influenciar nossas decisões, reações e comportamentos. Isso vale, independentemente de sermos profissionais ou pacientes.

Neste capítulo, será demonstrada uma forma de pensar que coloca a mente no centro da experiência humana. Ao ler este capítulo, você será beneficiado, pois irá adquirir uma nova perspectiva com relação às mentes de outras pessoas e, talvez, à sua própria mente. Essa habilidade pode ser denominada "percepção da mente", e permite que cada um visualize e dê forma ao seu mundo interior. Atualmente, as pesquisas demonstram claramente que o conhecimento da própria mente pode ajudar de muitas maneiras importantes o trabalho do clínico. Por causa da brevidade dessa discussão, serão levados em conta apenas conceitos importantes. Para os interessados em leituras complementares, há os trabalhos citados nas "Sugestões de leitura"; trata-se de uma forma excelente para aprender mais sobre esse fascinante tópico.

> "A separação entre a psicologia e as premissas da biologia é puramente artificial, pois a psique humana vive em indissolúvel união com o corpo."
> C.G. JUNG

CÉREBRO E MENTE

Com base na definição anterior, pode-se ver que a mente possui a interessante qualidade de estar "em última análise apoiada em processos físicos", mas ao mesmo tempo possui "seus próprios processos complexos". A mente é uma entidade subjetiva, e isso significa que cada indivíduo vivencia, em seu interior, o processo da mente – que pode não estar totalmente disponível para uma análise objetiva, e especialmente quantitativa. A razão pela qual se deve prestar atenção à vida mental subjetiva é que a pesquisa objetiva mostra que a saúde física está diretamente relacionada ao bem-estar mental. Na verdade, a natureza subjetiva da mente e seu bem-estar são alguns dos colaboradores mais importantes para o bem-estar físico. Por exemplo, estudos demonstraram quantitativamente que o modo como os pacientes concentram sua atenção durante um tratamento clínico, como na fototerapia para a psoríase, exerce impacto profundo no resultado das intervenções médicas. Foi demonstrado que pessoas que praticam uma forma de prestar atenção ao momento presente, o que é denominado **percepção da mente,** têm melhor função imune. Os médicos treinados em percepção da mente também exibem níveis reduzidos de estresse em suas exaustivas práticas clínicas. O foco da atenção significa literalmente o modo como você regula o fluxo de informação – isto é, como você controla sua mente. A vida mental afeta diretamente os estados clínicos – por exemplo, os do coração, do sistema imune e dos pulmões.

Talvez você esteja se perguntando como uma "entidade subjetiva" como a mente pode afetar os processos físicos do sistema cardiovascular ou a atividade do sistema imune. Uma forma de explorar essa relação entre função mental e fisiologia é considerar a conexão entre o fluxo de informação e de energia da mente e a atividade física do cérebro.

Muitas disciplinas científicas estão envolvidas com a compreensão da mente. Um desses campos é a fascinante área da neurociência – o estudo da estrutura e do funcionamento do sistema nervoso. Áreas desse campo estudam aspectos específicos do funcionamento neural como, por exemplo, a atividade cerebral está associada ao pensamento, emoções, atenção, relações sociais, memória, e mesmo nas tomadas de decisão morais. Considerado como um todo, o campo da neurociência está passando por verdadeira efervescência, com novas descobertas sobre a correlação entre as funções do cérebro e os processos mentais internos que afetam a expressão exterior de nossos comportamentos. As novidades – numerosas e em processo de expansão – sobre as correlações entre o cérebro e a mente têm relevância direta para o clínico.

A atividade neural tem correlação com processos mentais específicos

Embora a ciência demonstre correlações entre a atividade no cérebro e a experiência subjetiva da mente, apenas se pode afirmar, nesse ponto, que esses são achados associativos. Em outras palavras, *a atividade neural em uma área do cérebro em determinado momento tem correlação direta com a atividade mental de certo tipo.* Eis um exemplo: quando se admira uma fotografia, digamos, da ponte Golden Gate, sabe-se que a parte posterior do cérebro, no lobo occipital do neocórtex, fica ativa. Talvez você já saiba que essa parte posterior do seu cérebro é chamada **córtex visual,** por causa dessa associação. Sabe-se ainda que se você se *lembrar* da cena visual da ponte Golden Gate, essa mesma área do córtex será ativada. Na verdade, a mera lembrança de qualquer coisa que se tenha visto irá ativar essa região posterior.

Mas um novo achado mudou um pouco o motivo pelo qual chamamos essa área de córtex visual. Há algum tempo, já se

> "As futuras gerações, ao prestarem tributo aos avanços médicos de nossa época, dirão: "Que estranho! Aparentemente, eles jamais perceberam que, na maioria das vezes, as reais causas de problemas de saúde deveriam ser procuradas – e encontradas – na mente."
>
> LORD PLATT
> *Professor de Medicina, Manchester, Grã-Bretanha*
> *British Medical Journal*

sabe que os deficientes visuais utilizam o córtex occipital para processar o que sentem com seus dedos, inclusive as letras salientes do alfabeto Braille. Recentemente, um estudo examinou a função cerebral de voluntários que ficaram vendados durante cinco dias e que utilizaram apenas seus próprios dedos para se localizarem no ambiente monitorado em que viveram durante esse período. Sem as informações de seus nervos ópticos durante esse período em que ficaram "cegos", as informações provenientes de seus dedos passaram a ser dominantes, em termos de influenciar a atividade do lobo occipital; e o lobo occipital era ativado sempre que o voluntário tocava alguma coisa com os dedos.

O que isso significa? Esse estudo prova que *o cérebro é um órgão dinâmico e em constante mudança, extremamente reativo à experiência*. Também, de acordo com esse estudo, o precioso patrimônio de informação-processamento do cérebro está aberto a "quem for mais competitivo". No estudo descrito, as informações agora dominantes, provenientes dos dedos na percepção do mundo espacial, passaram a ser processadas no lobo occipital. Na verdade, alguns pesquisadores sugeriram que o córtex visual seja renomeado – de "córtex espacial". Para nós, o aspecto importante é que nossos cinco sentidos e o local onde concentramos nossa atenção modelam diretamente a arquitetura neural e o funcionamento do cérebro.

O ponto de vista evidentemente simplista de que a mente é "apenas a atividade do cérebro" pode nos fazer incorrer no erro do raciocínio reducionista e de conclusões inúteis. No exemplo dado, nossa mente pode ser entendida como capaz de se aproveitar de qualquer maquinário neural necessário para a criação de uma perspectiva tridimensional e da imagem do mundo espacial. Na verdade, diversos estudos demonstram que o modo de conduzir o fluxo de energia e informação – como nossa mente funciona com o foco da atenção – pode moldar diretamente as conexões no cérebro. Algumas pessoas chegam mesmo a acreditar que a mente "usa o cérebro" para criar o que for preciso. Neste capítulo, será abordada essa dimensão aberta da influência associativa e bidirecional das relações entre mente e cérebro.

A experiência mental ocorre enquanto os neurônios vão sendo ativados

Os processos mentais ocorrem quando os neurônios "disparam". Sempre que você pensar em "experiência", tente traduzir isso para a ideia de um "disparo neural no cérebro". Ou seja, todas as vezes em que você vivencia algo, ocorre uma atividade específica em seu cérebro, na qual apenas certos grupos de neurônios estão sendo ativados. O benefício desse raciocínio é que ele ajuda a compreender aspectos do funcionamento da mente. O disparo dos neurônios pode levar a uma cascata de disparos associados, porque o cérebro é um conjunto complexo e entrelaçado de circuitos neurais que se assemelha a uma rede. Regiões específicas no cérebro são dedicadas a formas específicas de processamento mental, por exemplo, a percepção espacial para a região occipital, conforme já foi discutido anteriormente. Portanto, ter algum conhecimento sobre a anatomia do cérebro pode informar sobre a arquitetura da vida mental. Quanto mais compreendermos a estrutura e o funcionamento subjacentes de nossas vidas mentais, mais poderemos nos compreender, e aos nossos pacientes. Com efeito, estudos da relação entre médico-paciente revelam que essa compreensão das mentes dos outros, denominada **empatia,** é um dos fatores mais importantes na determinação da extensão em que os clínicos podem ajudar os pacientes com suas dificuldades.

Para conhecer a mente de maneira mais aprofundada, estamos nos voltando para o cérebro, em busca de achados com base científica que possam ampliar nossa capacidade de sermos empaticamente sensíveis às vidas subjetivas das outras pessoas. Aqui, iniciamos com o princípio de que os processos mentais surgem à medida que os neurônios disparam em áreas específicas do cérebro. Mas o que realmente significa **"disparo neural"**? Deve-se lembrar que a célula básica do sistema nervoso é o neurônio. Essa célula longa e fusiforme chega até os demais neurônios, conectando-se em um espaço denominado **sinapse**. Em geral, as junções sinápticas se situam no **corpo celular** dos neurônios receptores, ou em seu **dendrito**. A corrente elétrica, conhecida como **potencial de ação**, avançando ao longo do neurônio, leva à liberação de neurotransmissores do neurônio pré-sináptico, influenciando o disparo do neurônio pós-sináptico. Em última análise, o somatório dos transmissores excitatórios *versus* inibitórios na fenda sináptica determinará se o neurônio *downstream* (i. e., corrente abaixo, ou pós-sináptico) irá, por sua vez, enviar um potencial de ação através de sua membrana, para influenciar outro disparo neural.

Eis os números que esclarecem a fascinante complexidade de todo o processo: *o neurônio médio em seu cérebro está diretamente conectado a cerca de 10 mil outros neurônios, e os estimados 20-100 bilhões de neurônios nele existentes permitem trilhões de conexões em uma verdadeira teia de aranha de tecido nervoso mole em seu cérebro.* Quando acrescentamos a essa enorme massa os trilhões de células auxiliares, chamadas glia, que dão contribuições incertas, porém prováveis, ao fluxo de informações no cérebro, então podemos apreciar quão complexos são os processos neurais que influenciam nossas vidas mentais.

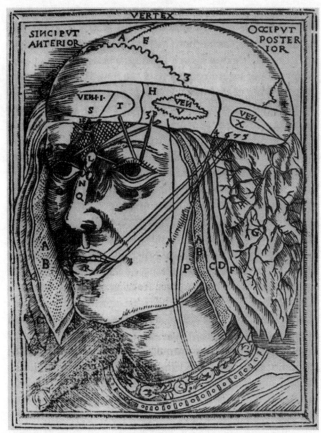

Cabeça desnudada desde seu ponto mais alto, revelando os ventrículos e nervos cranianos *J. Dryander (1537).* Cortesia da National Library of Medicine. *Não está provado que o tamanho do cérebro e a capacidade craniana estejam significativamente relacionados à inteligência nos seres humanos.*

Neurônios que disparam juntos interconectam-se

Antes que isso pareça excessivamente espantoso, lembre-se de que há vários princípios que fazem dessa complicada anatomia algo na verdade bastante compreensível, interessante e relevante para a prática clínica. Um deles é nosso terceiro princípio geral: *neurônios que disparam juntos interconectam-se.*

Descrita há bastante tempo, essa propriedade subjacente do sistema nervoso já foi explorada em grandes detalhes. As "ligações" entre neurônios, as conexões sinápticas que entrelaçam numerosos neurônios uns aos outros, são o que se entende pela expressão "neurônios se interconectam." A primeira parte do princípio "neurônios que disparam juntos" significa que, quando temos uma experiência, o cérebro fica ativado em várias regiões. Quando neurônios são ativados em determinado momento, as conexões entre os neurônios simultaneamente ativos ficam fortalecidas. É por isso que, se você vivenciou uma experiência (lembre-se, "padrões de disparo neural ativados"), digamos, de ouvir certa canção em um momento em que você está muito feliz, é provável que no futuro você tenha a mesma sensação (disparo neural de alegria) ao ouvir a mesma canção (disparo neural em resposta aos sons da música). É desse modo que funcionam o aprendizado e a memória. Os neurônios que disparam juntos em determinada ocasião têm maior probabilidade de disparar juntos no futuro, pois as conexões sinápticas que os mantêm juntos ficaram fortalecidas, graças à experiência.

Na verdade, são essas conexões sinápticas que modelam a arquitetura do cérebro, fazendo de cada um de nós um ser singular. Mesmo gêmeos idênticos exibem diferenças sutis entre seus cérebros, que são criadas pelas experiências únicas que modelam as conexões sinápticas que influenciam diretamente o modo como a mente emerge da atividade cerebral. Nossa vida mental interior – uma vida de pensamentos, sentimentos e memórias – é diretamente modelada pelo modo como nossos neurônios se conectam entre si – o que, por sua vez, foi diretamente modelado por nossas próprias experiências. Além disso, nosso comportamento externo é diretamente modelado pelas conexões sinápticas no interior de nossos crânios. Em resumo, o cérebro dá forma tanto a nossas mentes como a nossos comportamentos.

A mente pode modelar as conexões no cérebro

A fascinante relação entre o cérebro e a mente fica ainda mais consolidada em comparação com a via em mão única do cérebro, que conduz à atividade mental e a resultados comportamentais. Um quarto princípio revela a bidirecionalidade do processo mental e do disparo neural: *a mente dá forma às conexões no cérebro*. Você deve se lembrar de que um aspecto importante da mente é a regulação do fluxo de energia e informação. Também considere o fato de que a mente tem "processos próprios", além dos processos físicos do cérebro, de onde a mente emerge. Pesquisadores já conseguiram estabelecer com nitidez o poder da mente em modelar os padrões de disparo neural.

Tente o seguinte: pense no que você comeu no seu último jantar. Agora, tente imaginar, utilizando imagens visuais, o que você terá para jantar hoje à noite. Nesse exercício simples, você optou por utilizar (com uma pequena sugestão dessas palavras, mas em última análise por sua vontade própria) sua mente de modos que envolvem aspectos da memória e da visualização em sua região occipital. Agora, considere essa pergunta: sua mente fez seu cérebro ficar ativo nessas áreas, ou o cérebro foi primeiramente ativado, seguido por sua mente? A força do poder mental, de ativar o cérebro, nos dá uma percepção profundamente importante com relação à forma como nossas mentes podem modelar diretamente o estado físico de nossos corpos. Nesse exercício, a informação que está fluindo dessas palavras impressas até seus olhos influenciou diretamente sua mente – o fluxo de energia e informação dentro de você.

Tanto na vida como na prática clínica, é útil perceber que o "desejo mental" e a "intenção" de uma pessoa são, ambos, processos mentais que podem modelar o modo de disparo dos neurônios. Por sua vez, o modo como os neurônios disparam modela sua maneira de alterar suas conexões entre si. À medida que essas conexões neurais mudam, os padrões da mente – maneiras de pensar, sentir, e de se comportar – também podem mudar. Em outras palavras, a mente modela diretamente as propriedades físicas do cérebro, o que, por sua vez, altera

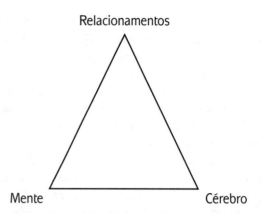

Figura 1.1 Um "triângulo do bem-estar" que revela como o fluxo de energia e informação é compartilhado nas relações empáticas, regulado por uma mente coerente, e que flui por meio das conexões neurais de um cérebro integrado e por suas extensas interconexões por todo o sistema nervoso.

o modo de funcionamento de nossos corpos, inclusive do cérebro. Por outro lado, essas mudanças somáticas e neurais podem influenciar diretamente o modo de funcionamento de nossas mentes, como nos sentimos e como interagimos com as outras pessoas. Como teremos a oportunidade de ver, a mente e o cérebro são profundamente sociais.

Uma forma de visualizar as conexões entre a mente, o cérebro e as relações interpessoais é visualizá-las dentro de um triângulo de fluxo de energia e informação. A mente é a regulação desse fluxo, o cérebro é o mecanismo que modela o fluxo, e os relacionamentos são a forma como compartilhamos o fluxo de energia e a informação com as outras pessoas.

A consciência permite as escolhas e as mudanças

Essa frase nos traz o quinto e último princípio para esta seção: *com a consciência, vem a possibilidade de escolha e de mudança*. As conexões neurais no cérebro permitem que desempenhemos certos padrões de pensamento, sentimento e comportamento. No curso de uma vida normal, frequentemente essas atividades mentais estão no modo "piloto automático" e provavelmente são modeladas em grande parte pelas conexões neurais que, por sua vez, influenciam diretamente os processos mentais. Mas no caso da percepção consciente, algo de novo surge, se imiscuindo nessa "profecia" cerebral autorrealizadora que, não fosse isso, seria automática. No caso da atenção focal – o enfoque na percepção com relação a determinado processo –, o poder da mente pode ser recrutado para alterar efetivamente hábitos antigos de comportamento, resposta emocional e pensamento. No caso da consciência, há a possibilidade de "despertar" e de mudar padrões antigos. Estudos revelam como o ato de prestar uma cuidadosa atenção pode mesmo levar à secreção de agentes neuroquímicos que promovem a neuroplasticidade – isto é, como o cérebro muda em resposta à experiência. Com a prática em viver *intencionalmente,* esses novos disparos neurais mentalmente ativados podem criar as conexões neurais modificadas que farão esses novos padrões da mente terem maior probabilidade de

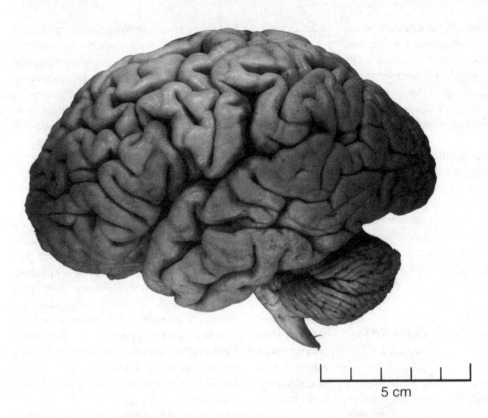

Figura 1.2 O cérebro humano. Cortesia da Universidade de Wisconsin-*Madison Brain Collection* (ver também www.brainmuseum.org). *Poucos de nós paramos para refletir sobre a grandiosidade do cérebro humano, ou sobre a extensão em que esse órgão é parte integrante do que denominamos "self".*

ocorrer, mesmo automaticamente. Em outras palavras, o que a princípio exigia uma atenção consciente e deliberada para a mudança de padrões antigos, pode se transformar no futuro em um conjunto novo e menos dispendioso em termos de consumo de energia. Essa é a essência do novo aprendizado e de como ele fica "incrustado" em novas ligações sinápticas no próprio cérebro.

A EXPERIÊNCIA E OS GENES MODELAM O CÉREBRO: RELAÇÕES, CULTURA E DESENVOLVIMENTO POR TODA A VIDA

Como você deve ter percebido em nossa discussão anterior, a experiência não apenas envolve o disparo neural, mas também modela as conexões neurais. Isso pode surpreender muitas pessoas que pensam que são os genes que exclusivamente comandam a estrutura do cérebro. O fato é que tanto os genes como a experiência modelam as propriedades estruturais do cérebro – os modos pelos quais os neurônios se conectam por meio das sinapses. Cerca de um terço de nossos genes determina diretamente as conexões neurais, e outro sexto influencia diretamente as conexões sinápticas. Ou seja, metade de nosso genoma influencia a arquitetura neural. Na vida intrauterina, os genes desempenham um papel importante na modelagem das bases do cérebro. Mesmo depois do nascimento, os genes continuam a influenciar o modo como nossos neurônios se interligam. No entanto, tanto o ambiente no útero como nossas experiências depois do nascimento influenciam as ligações sinápticas no cérebro. Quando um bebê nasce, os distintos padrões neurais que emergem dessas influências pré-natais contribuem para o que é chamado nosso **temperamento** inato. Esses padrões constitucionais de resposta e percepção podem fazer com que alguns de nós fiquemos tímidos e outros, extrovertidos. Alguns podem ser bastante sensíveis aos estímulos, ficando saturados com facilidade, enquanto outros lidarão bem com sons e visões intensas.

Durante o crescimento, nossas características de temperamento interagem com nossas experiências para definir a formação da nossa pessoa – o que alguns denominam **personalidade**. Um dos primeiros tipos de experiências que nos modelam é a relação com as pessoas que cuidam de nós. Conhecidas como **apego**, essas experiências iniciais com nossos cuidadores são consideradas capazes de modelar diretamente os circuitos cerebrais responsáveis pelo modo como a criança chega a regular suas emoções, controlar seus pensamentos e interagir com outras pessoas. No entanto, embora o apego inicial seja extremamente importante, *o cérebro demonstra estar aberto a mudanças durante toda a vida*. Foi cientificamente demonstrado que a compreensão do impacto das primeiras experiências da vida, com relação ao modo como as pessoas crescem, é um aspecto importante de como a mente pode "despertar" e *não* repetir padrões inúteis aprendidos no passado. Esses estudos sobre o apego resultaram em dois achados importantes: (1) nunca é tarde para levar em consideração as primeiras experiências da vida da pessoa, e se tornar a pessoa que desejamos ser, e (2) sem essa compreensão, os indivíduos frequentemente vivem ligados "no piloto automático", repetindo modos não ideais de relacionar-se com as pessoas que fazem parte do seu círculo pessoal e profissional.

Considerando que o cérebro continua a fazer novas conexões, e possivelmente promovendo o crescimento de novos neurônios durante toda a existência, *cada um de nós pode lançar mão do poder da mente para alterar as conexões em nosso cérebro.* As experiências que continuamos a vivenciar em nossa cultura específica podem continuar a modelar a forma como nosso cérebro muda em resposta à experiência. Ao passarmos a perceber o impacto dessas experiências culturais e pessoais em nossos cérebros em contínua mutação, isso nos ajudará a compreender os modos como o ambiente externo modela nosso mundo interno.

Passar a nos perceber e despertar significa que nos tornamos conscientes do poder da mente, permitindo que façamos escolhas que, anteriormente, poderiam ter sido consideradas impossíveis. Nem nossos genes nem nossas primeiras experiências de vida restringem permanentemente nossas mentes. A chave para os clínicos é aprender a ensinar seus pacientes os fatos cientificamente embasados que demonstram como a mente é fundamental na modelagem de seus próprios caminhos de funcionamento.

PRINCÍPIOS ORGANIZADORES CENTRAIS

Autorregulação

Essas são ideias poderosas que não são facilmente assimiladas e compreendidas – nem pelos profissionais, nem por seus pacientes. Felizmente, existem alguns princípios centrais que podem ajudar a organizar essas ideias sobre cérebro, mente, comportamento, experiência e fisiologia. Um desses princípios tem a ver com a *autorregulação*. Na fisiologia, aprendemos sobre o processo de **homeostase,** ou seja, como o corpo mantém seus vários sistemas em equilíbrio, com vista a um funcionamento ideal. Seja o sistema renal, seja o sistema cardiovascular ou respiratório, pode-se examinar como a homeostase é mantida para que o indivíduo obtenha um estado de saúde e bem-estar. Sempre que um sistema fica sob estresse, a homeostase é posta em desafio. Alguns fatores estressores levam a processos de alto custo energético que se esforçam para retornar à homeostase; outros estressores podem acarretar um desequilíbrio avassalador e uma devastação que podem causar uma paralisação generalizada do funcionamento normal e mesmo a morte, caso não venha a ocorrer uma intervenção intensiva.

O cérebro também funciona como sistema autorregulatório que obtém o equilíbrio mediante o uso de vários domínios de funcionamento. Em seus termos mais simples, o cérebro avança na direção da homeostase neural, mediante o uso alternado de fatores internos e externos. Os componentes internos do sistema nervoso são as conexões sinápticas do próprio cérebro, ou o nível de disparo em determinadas regiões. Os fatores externos do sistema nervoso envolvem as informações provenientes do ambiente, por exemplo, a alteração dos sinais que estão sendo recebidos de outras pessoas. Por exemplo, um recém-nascido que está assoberbado com os estímulos provenientes do ambiente externo adormecerá, para que possa manter o equilíbrio. Em outras palavras, a mente pode utilizar suas distintas capacidades internas e interpessoais com o objetivo de alterar seu funcionamento, para que a longo prazo o equilíbrio seja mantido. A homeostase do corpo avança em paralelo com o equilíbrio da mente. O conceito de **autorregulação** implica que esse equilíbrio é alcançado mediante a alteração de elementos internos, por exemplo, o modo como você pensa ou sente, e de elementos interpessoais externos, por exemplo, as pessoas com as quais você se comunica durante um período estressante. A autorregulação em nossas vidas se vincula à modificação de elementos, tanto individuais como relacionais, para que seja alcançado o equilíbrio na mente, no cérebro e nas relações.

Fora do fluxo de equilíbrio: caos ou rigidez

Nosso cérebro alcança o equilíbrio orientando o fluxo de energia e a informação dentro de seus padrões de disparo neural, de modo a otimizar seu funcionamento. Uma forma de descrever esse equilíbrio neural é utilizar a metáfora de um rio. Cada margem representa os polos extremos do equilíbrio cerebral: uma margem é um estado de caos, e a outra margem é um estado de rigidez. Bem no meio, entre a rigidez e o caos, flui o bem-estar, que pode ser definido como "harmonia". Nesse estado harmonioso, a pessoa fica **f**lexível, **a**daptativa, **c**oerente, **e**nergizada e **e**stável. Podemos utilizar o acrônimo **FACES** para lembrar essas cinco qualidades do equilíbrio neural e do bem-estar mental.

Os neurônios contidos no cérebro alcançam o equilíbrio mediante um processo chamado **integração neural.** Integração significa a interligação de componentes diferenciados em um todo funcional. Integração neural é aquilo que o cérebro naturalmente "luta" por alcançar. Quando um cérebro está integrado, é capaz de alcançar os estados mais flexíveis, adaptativos e estáveis do funcionamento – o fluxo "FACES" da mente e do cérebro que ocorre quando a informação e a energia estão fluindo de maneira harmoniosa. Quando o cérebro não pode alcançar tal integração, a pessoa poderá vivenciar estados de caos ou de rigidez. O cérebro pode se transformar em algo inflexível, mal-adaptativo, incoerente, deficiente em energia e instável. Tal estado de estresse neural ou mental poderá ser notado em si mesmo ou nos outros mediante a observação de como os processos mentais internos, por exemplo, pensamentos ou sentimentos, ou os comportamentos externos, por exemplo, as reações às outras pessoas, ocorrem em resposta aos extremos de rigidez ou de caos.

Como ponto de partida geral, esse princípio organizador central da autorregulação que surge do impulso natural do cérebro em direção à integração nos ajuda a perceber quando os desafios cotidianos da nossa vida passam a ser insuperáveis, e quando o estresse gerou uma via mental rígida ou caótica. Como profissionais, a metáfora do rio pode nos ajudar a compreender como você, seus colegas ou seus pacientes podem estar se adaptando aos desafios cotidianos de suas vidas em busca da homeostase neural e do bem-estar mental.

O CÉREBRO NA PALMA DE SUA MÃO

Até agora, constatamos que o comportamento emana dos padrões de disparo neural do cérebro e de outras áreas do sistema nervoso, na criação da mente. Os processos mentais emergem dos padrões de disparo neural de grupos específicos de neurônios. Um pouco de conhecimento sobre essas regiões neurais pode nos ajudar a perceber as relações entre cérebro e comportamento. Exploramos a noção de que o bem-estar mental e o equilíbrio neural fluem como um rio harmonioso e coerente, tendo a rigidez e o caos a cada lado. Mas nesse fluxo há mudanças bruscas de rumo e curvas, enquanto o corpo tenta integrar seus diferentes componentes para que essas vias de fluxo sejam alcançadas. À medida que exploramos as diferentes regiões do cérebro, devemos ter em mente que essa integração neural envolve o modo como áreas especializadas e distintas são reunidas em um todo funcional. Ao ser alcançada a integração, o equilíbrio torna-se possível, no qual se pode atingir aquele estado em que a mente fica coerente e harmoniosa. Quando a integração fica comprometida, a mente se desloca para estados rígidos ou caóticos, que não são adaptativos.

O hemisfério esquerdo lógico e o hemisfério direito não verbal

Uma forma de verificar a natureza de como está o funcionamento geral do sistema mental é por meio do exame do estado emocional de uma pessoa. As emoções envolvem sentimentos internos subjetivos, mudanças fisiológicas no corpo e frequentemente – mas nem sempre – a comunicação não verbal. São expressões não verbais o contato visual, as expressões faciais, o tom de voz, os gestos, a postura, o momento e a intensidade das reações. Você pode se lembrar desses sete sinais não verbais apontando para seus olhos, envolvendo seu rosto, apontando para sua laringe, gesticulando com as mãos, apontando para o corpo e, em seguida, apontando para o relógio. Curiosamente, *essas expressões não verbais são tanto enviadas como recebidas pelo hemisfério direito não verbal do cérebro.* Em contraste, com maior frequência as palavras são enviadas e recebidas pelo hemisfério esquerdo, a sede do pensamento lógico e linear. Mas o hemisfério direito parece estar mais intimamente ligado às nossas áreas límbicas emocionais, que registram a memória autobiográfica e recebem um mapa integrado do corpo, inclusive as informações provenientes do coração e dos intestinos.

Regiões subcorticais límbicas e do tronco cerebral

Além de ter duas metades do cérebro que estão separadas no córtex e nas áreas límbicas, mas que estão conectadas pelo corpo caloso, também temos outras regiões que merecem um pouco de atenção. Se você colocar o polegar no meio da palma da mão e dobrar os dedos das duas mãos para o centro, terá um modelo bastante útil do cérebro, e um modo igualmente útil de visualizar algumas das principais regiões cerebrais. Seu punho é a representação da medula espinal, que avança ao longo de suas costas e se conecta com o cérebro na base do crânio. A primeira das três áreas principais que examinaremos nesse modelo é o tronco cerebral, localizado no meio da palma de sua mão. O tronco cerebral desempenha funções básicas de regulação fisiológica, como a frequência cardíaca e os ciclos do sono-vigília. O tronco cerebral é também responsável pelos reflexos vitais de lutar, fugir ou "congelar", em reação a alguma ameaça. A próxima região em importância, representada por seu polegar, é a área límbica. (Idealmente teríamos de ter dois polegares – uma área límbica esquerda e outra direita.) Nessa região, encontram-se as áreas do cérebro responsáveis pela geração da emoção, motivação, avaliação do significado das experiências e relações de apego. Evoluídas a partir de nossa herança dos mamíferos, essas áreas límbicas incluem a **amídala,** responsável pela resposta do medo, e o **hipocampo,** que está envolvido em certas formas de memória.

O córtex

Se você dobrar seus dedos sobre a área límbica (polegar), irá localizar o **córtex,** que também se desenvolveu durante nossa evolução para a vida mamífera. Em geral, essa "casca externa" do cérebro é responsável por representações complexas, como a percepção e o pensamento. Geralmente os lobos posteriores do córtex transmitem as percepções. Os lobos frontais, localizados desde a segunda até a última articulação até as pontas dos dedos, representam as regiões responsáveis pela ação motora e pelo planejamento, bem como pelos pensamentos e raciocínios mais complexos. A parte mais frontal dessa área está representada pelas últimas articulação dos dedos até as unhas, sendo denominada de córtex pré-frontal. Conforme você pode ver, o córtex pré-frontal é importante para muitas funções relevantes para a compreensão das conexões entre mente, cérebro e comportamento.

Córtex pré-frontal

O córtex pré-frontal pode ser dividido em duas áreas: uma parte lateral e uma parte média. Naturalmente, em última análise é possível dividir todo o cérebro em pelo menos uma centena de bilhão de partes, os neurônios cerebrais. Mas os numerosos neurônios cerebrais estão reunidos em grupos que trabalham em conjunto, como regiões diferenciadas que realizam funções especializadas. Como já tivemos a oportunidade de ver, o cérebro se esforça para alcançar a integração dessas áreas diferenciadas. Na verdade, a localização anatômica das regiões pré-frontais as tornam bastante importantes na conexão de áreas distantes entre si. A parte lateral, denominada **córtex pré-frontal lateral dorsal,** é importante para a criação da memória operacional. Atuando como o "quadro-negro da mente", essa região lateral liga sua atividade com outras áreas ativadas, gerando a experiência da percepção consciente. Quando dizemos "coloque [alguma coisa] diante de sua mente", estamos convidando o córtex pré-frontal lateral dorsal a interligar sua atividade com outra coisa – qualquer coisa, seja um pensamento abstrato, seja uma sensação física.

A parte média do córtex pré-frontal também está em uma posição singular de integração de áreas amplamente separadas em um todo funcional. Observe onde as regiões das unhas dos dedos médios repousam em seu modelo de cérebro feito com as mãos. Observe como essa área do córtex pré-frontal médio "toca todas as coisas", da mesma forma que essa área do cérebro liga o tronco cerebral, as áreas límbicas e o córtex em um todo funcional. Como teremos a oportunidade de ver mais adiante, essa área também liga as informações provenientes do corpo e do mundo social, reunindo funções somáticas, cerebrais e sociais em um processo integrado.

A parte média do córtex pré-frontal consiste nas regiões denominadas **córtex orbitofrontal,** localizado imediatamente atrás dos olhos, **cíngulo anterior,** imediatamente atrás do córtex orbitofrontal, e o **córtex pré-frontal ventrolateral** e **medial,** por trás da testa, aos lados e à frente. Juntas, essas quatro regiões desempenham funções integrativas muito importantes. A seguir, uma lista de nove funções mediadas pelas regiões pré-frontais médias, extraídas da literatura de pesquisa sobre o cérebro humano:

1. *Regulação corporal*: essa área regula os dois ramos do sistema nervoso autônomo, e mantém em equilíbrio os ramos simpático ("acelerador") e parassimpático ("de frenagem").
2. *Comunicação sintonizada*: quando olhamos firmemente para alguém e alinhamos nosso próprio estado de mente com o de outra pessoa, esse estado de ressonância envolve a ativação do córtex pré-frontal médio.
3. *Equilíbrio emocional*: as áreas límbicas inferiores geradoras de emoção são capazes de alcançar suficiente excitação para a criação de significado para a vida; no entanto, evitam se tornar excessivamente excitadas, o que incapacitaria o processamento de informações pela pessoa. Isso é efetuado pela ação inibidora das fibras provenientes das regiões pré-frontais médias que se estendem até as áreas límbicas, por exemplo, a amídala.
4. *Flexibilidade de resposta*: essa região promove a mediação de nossa capacidade de acessar vários canais de estímulos e pausar antes de agir durante um período suficientemente longo, permitindo que escolhamos entre várias respostas adaptativas.

EXEMPLO DE CASO: NEUROBIOLOGIA E PERSONALIDADE

Relatos de uma lesão cerebral documentada sofrida por Phineas Gage em 1848, quando uma barra de ferro atravessou acidentalmente sua cabeça e lesionou irreversivelmente seu córtex pré-frontal e orbitofrontal, revelaram como as regiões pré-frontais do cérebro desempenham um papel crucial na mediação de nossa personalidade (miraculosamente, Phineas sobreviveu à grande lesão, mas ficou com a personalidade alterada). Essa região pré-frontal média, como tivemos a oportunidade de ver anteriormente, também desempenha um papel essencial na facilitação de nossas saudáveis relações com outras pessoas – e conosco mesmos – como revela o caso a seguir.

Bárbara era uma mulher de 40 anos, mãe de três filhos, que tinha sofrido um trauma substancial na área imediatamente atrás de sua testa quando seu carro foi abalroado de frente por um motorista bêbado; as lesões acompanharam a curva superior do volante de seu carro. Essa área é uma região profundamente integrativa do cérebro, que interliga regiões cerebrais amplamente díspares. As importantes funções da área pré-frontal média discutidas anteriormente – desde a sintonia com outras pessoas e o equilíbrio das emoções, o discernimento e as ações morais – ficaram comprometidas depois do acidente, da subsequente cirurgia cerebral e da reabilitação.

A atividade cortical cria padrões de disparo neural que nos capacitam a formar representações – ou "mapas" – de vários aspectos do nosso mundo. Os mapas servem para criar uma imagem em nossas mentes. Exemplificando, quando captamos a luz refletida de um pássaro pousado em uma árvore, nossos olhos enviam sinais de volta ao nosso córtex occipital, e os neurônios lá existentes disparam em certos padrões que nos permitem ter a imagem visual do pássaro.

O córtex pré-frontal, a parte mais lesionada do lobo frontal do cérebro de Bárbara, faz complexas representações que nos permitem criar conceitos no presente, meditar sobre as experiências no passado, e planejar e formar imagens sobre o futuro. O córtex pré-frontal é também responsável pelas representações neurais que nos capacitam a formar imagens da vida mental subjetiva de outras pessoas e de nós mesmos. Essas representações de nosso mundo mental podem ser denominadas "mapas de visualização da mente".

Depois que Bárbara voltou do coma, suas deficiências aparentemente resultaram em uma nova personalidade. Alguns dos seus hábitos, por exemplo, o que ela gostava de comer e como escovava os dentes, permaneceram os mesmos. Não ocorreu nenhuma mudança significativa no modo como Bárbara mapeava, em seu cérebro, essas funções comportamentais básicas. Mas seus modos de pensar, sentir, comportar-se e interagir com as outras pessoas sofreram alterações profundas. Como Phineas Gage, a personalidade de Bárbara mudou para sempre.

Acima de tudo, aparentemente Bárbara tinha perdido a própria capacidade de construção dos mapas, que lhe permitiria honrar a realidade e a importância de sua vida interior subjetiva, e também a das demais pessoas. Seus mapas de visualização da mente não estavam mais se formando, em meio ao agora desordenado circuito pré-frontal médio, do qual os mapas dependiam para sua criação. Esse trauma na região pré-frontal média também causou a ruptura da comunicação entre Bárbara e sua família – ela não podia enviar nem receber os sinais de conexão que a capacitavam a unir a mente com as pessoas que ela mais amava. Bárbara tinha perdido a capacidade vital para a visualização da mente que permitia aos membros da sua família "sentirem-se percebidos" por ela, sentirem que suas mentes estavam dentro da própria mente de Bárbara. Embora ela pudesse ainda apreciar satisfatoriamente o mundo exterior objetivo, o mundo interior da mente tinha desaparecido de suas sensações do que existia.

Essas áreas pré-frontais lesionadas no acidente de Bárbara desempenham um papel vital na integração das várias regiões do cérebro. Essa importante função da integração neural traz consigo o processamento de informações emocionais, sociais e físicas na criação dos padrões de percepção, pensamento, e comportamento que denominamos "personalidade". A integração neural é também aquilo que permite mergulhar uns nas mentes dos outros – e que faz nos conectarmos em relações empáticas e afetivas.

5. *Extinção do medo*: estudos recentes revelaram que a região pré-frontal média envia fibras **GABA** (o neurotransmissor inibitório, **ácido gama-aminobutírico**) até as amídalas (geradoras de medo), com o objetivo de inibir a resposta de medo gerada por essa parte do cérebro.
6. *Empatia*: o ato de se colocar na perspectiva mental de outra pessoa – isto é, de ver com os olhos do outro – envolve atividade da área pré-frontal média.
7. *Discernimento*: ter a capacidade de refletir sobre o passado, ligá-lo ao presente e antecipar e planejar o futuro são atividades da área pré-frontal média.
8. *Moralidade*: estudos de indivíduos com lesão na região pré-frontal média revelam que o raciocínio moral parece ser processado via circuitos integrativos dessa região. Quando o córtex pré-frontal está lesionado, as pessoas podem se tornar amorais, não sendo mais capazes de considerar o bem maior para outras pessoas ao raciocinar sobre um problema.
9. *Intuição*: as informações dos órgãos de nosso corpo, por exemplo, o estado fisiológico dos intestinos e do coração, acham seu caminho até as regiões pré-frontais médias. Esses órgãos parecem possuir processadores neurais circunjacentes, que funcionam como um tipo de "cérebro periférico", onde as respostas de nossos intestinos e coração processam efetivamente as informações sobre os mundos social e pessoal. A intuição pode envolver o ato de prestar atenção a essas importantes fontes não verbais de conhecimento.

Como a sintonia promove a integração neural e o bem-estar

As nove funções realizadas por meio das fibras integrativas das regiões pré-frontais médias revelam que nosso cérebro está envolvido na interligação de processos físicos, sociais e mentais em um conjunto de funções integradas. Pesquisas sugerem que relações de confiança entre pais e filhos no início da vida podem promover pelo menos as oito primeiras dessas funções pré-frontais médias listadas. As práticas de percepção da mente, por exemplo, a meditação baseada na atenção plena, também promovem muitas dessas mesmas funções integrativas. O que poderia ter em comum entre um relacionamento amoroso entre pais e filhos e a percepção da mente? No caso da percepção da mente, o que é criado é um estado de dedicação à experiência a cada momento, sem que sejam levados em consideração julgamentos e reatividade. Essa é uma forma de "sintonia interna". No caso das relações empáticas, um tipo paralelo de aceitação (mas dessa vez orientada para outra pessoa, do jeito que ela é) faz parte da "sintonia interpessoal" que se situa no centro de um apego confiante e de relações saudáveis em geral. Várias pesquisas sugerem que essas formas internas e interpessoais de apego promovem o crescimento das fibras integrativas do cérebro – especialmente na região pré-frontal. Ao trabalhar com pacientes, a empatia e a compaixão ajudam a promover essa sensação integrativa de harmonia e bem-estar. E no seu relacionamento consigo mesmo, como médico, foi demonstrado que o aprendizado da atenção ajuda a evitar o esgotamento, diminui o estresse e

---

QUADRO 1.1 A importância do autocuidado para os médicos de atendimento primário

Estudo recentemente publicado demonstrou os benefícios da atenção plena para os médicos responsáveis pelo atendimento primário. Foi oferecido um curso de educação médica contínua para os clínicos, com o objetivo de aumentar o bem-estar e diminuir o esgotamento. Durante um período de dois meses, os médicos de atendimento se reuniram uma vez por semana para aprender meditação baseada em atenção plena, comunicação reflexiva e habilidades de autoconhecimento. Durante essas sessões, os médicos se reuniam em pequenos grupos para discutir suas ideias e sentimentos relacionados aos cuidados do paciente e também para refletir o valor de ser um clínico. Depois de uma fase de acompanhamento de dez meses, os clínicos passaram a exibir melhora nas suas atitudes com relação aos pacientes e uma sensação maior de bem-estar.

O aprendizado das habilidades de percepção da mente e da importância da reflexão pode preservar os clínicos de um estresse e de um esgotamento emocional incapacitantes. A recordação do significado pessoal de sua profissão clínica também pode ajudá-lo a preservar o sentido da finalidade de seu trabalho e de valorização. Antes de cuidar dos outros, é preciso que aprendamos a cuidar de nós mesmos. Esse estudo demonstra a importância da sintonia interna, do autoconhecimento e dos cuidados pessoais para a saúde dos médicos em atividade.

---

aumenta a empatia pelos pacientes, além da autocompaixão. A prática das técnicas de atenção plena pode ajudar a manter em bom estado de funcionamento seus circuitos pré-frontais de autorregulação e de integração.

Reparo de rupturas: o melhor e o pior caminho

Como nos revela o caso de Bárbara anteriormente descrito, a lesão neurológica à região pré-frontal média pode resultar no comprometimento de diversas funções. Além disso, parece que, sob condições de estresse emocional, muitas pessoas podem ficar em risco de se deslocar desse "modo elevado" e integrado, ou do bom caminho de funcionamento, na qual esses nove processos estão intactos, para um "modo baixo", um caminho ruim de funcionamento, em que alguns ou mesmo todos esses processos podem estar temporariamente comprometidos. Você pode visualizar esse movimento – do caminho bom para o caminho ruim – no seu modelo de cérebro construído com as mãos. Para tanto, pegue sua mão-cérebro e levante os dedos corticais, para que fiquem expostas as áreas polegar-límbicas. Diante de uma emoção intensa, é possível fazer fluir o córtex pré-frontal médio e incapacitar temporariamente as fibras integrativas dessa região, que assim deixarão de desempenhar suas importantes funções. Nesse modo inferior de processamento, o cérebro produz um estado de mente rígido ou caótico. Essa "fúria" temporária pode envolver qualquer dos seguintes efeitos, ou mesmo todos: perda da regulação das funções físicas, desconexão com relação aos outros, desequilíbrio emocional causador de uma paralisação do fluxo ou de

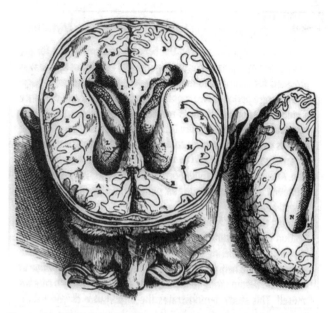

Vista horizontal do cérebro, com exposição dos ventrículos laterais Xilogravura do texto de anatomia de André Vesálio, *De humani corporis fabrica* (1543). Cortesia da National Library of Medicine.

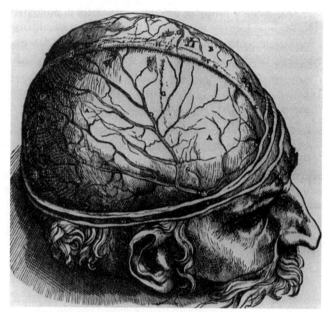

Cabeça com escalpo exposto, para demonstrar a dura-máter e a artéria cerebral média Xilogravura do texto de anatomia de André Vesálio, *De humani corporis fabrica* (1543). Cortesia da National Library of Medicine.

um fluxo caótico, inflexibilidade dos reflexos patelares em vez de respostas adaptativas conscientes, perda da empatia pelos outros, falta de discernimento, retorno de medos profundos, desligamento da intuição e comportamento amoral.

A perda temporária da coerência na nossa mente, quando nosso cérebro fica não integrado, pode ser tanto um evento desconcertante como ameaçador para nós e para aqueles a nossa volta. Isso pode ser observado naqueles momentos em que "nos enfurecemos" sob condições de estresse e perdemos o equilíbrio integrativo e a coordenação de nossa região pré-frontal média. A compreensão dos gatilhos emocionais que ativam esses estados "de caminhos ruins" pode ser um passo importante para que tomemos conhecimento desses desvios súbitos em um indivíduo que, afora esse aspecto, goza de bom funcionamento. Não importa se isso ocorre em você, nos seus colegas ou nos seus pacientes – a visualização do aspecto humano dessas atividades comuns em um "modo inferior" pode ser uma etapa importante para que haja compaixão com relação à experiência. Qualquer um pode perder a cabeça; o importante é fazer com as outras pessoas os reparos necessários para o restabelecimento de uma conexão aberta e de confiança. Esses reparos constituem um dos ingredientes essenciais para os relacionamentos saudáveis de todos os tipos, desde a amizade ou o apego entre filhos e pais, até a relação entre paciente e médico.

Além de reparar as relações que possam ter sido afetadas pelas experiências de "caminhos ruins", em primeiro lugar também é importante tentar compreendê-los. Examinar as experiências que a pessoa teve nas horas e dias que precederam o evento pode ser uma medida importante para que seja estabelecido um estado basal de sua mente. A tentativa de determinar o disparador do ataque é parecida com "achar a gota d'água", isto é, a peça final de um quebra-cabeça emocional que destruiu a capacidade da área pré-frontal média de enfrentar seus desafios. Com frequência, os disparadores estão relacionados ao contexto da vida da pessoa e em suas relações. Pessoas que se sentem frustradas, incompreendidas, desesperançadas, ameaçadas ou ignoradas se encontram em estados emocionais comuns que podem disparar estados de "caminhos ruins". Quando estamos reativos, podemos nos deslocar rapidamente para um modo de luta-fuga-congelamento mediado por nossos reflexos de sobrevivência do tronco cerebral. Mesmo como médicos, podemos demonstrar uma tendência para ingressar em tais estados quando sob estresse. Em algumas situações, esses estados emocionais estão relacionados a coisas do passado, armazenadas em várias formas de memória. Agora, deteremo-nos no aprendizado de como o cérebro "retoma lembranças", para que possamos compreender melhor as relações cérebro-comportamento.

A NATUREZA DA MEMÓRIA

O cérebro é um órgão de associação

A memória é o caminho pelo qual uma experiência altera a probabilidade de como nosso cérebro irá funcionar no futuro. Há muitas camadas de memória importantes que nós, profissionais da saúde, devemos compreender para que possamos ajudar os pacientes em suas dificuldades. A memória não só irá definir a forma como o paciente chega à presença do médico, juntamente com seus problemas atuais, mas também influenciará como esse paciente absorverá o que você tem a oferecer, e como utilizará essas coisas no futuro. De muitas formas, a memória interliga o passado, o presente e o futuro do indivíduo em um processo integrado. Seu papel, como profissional da saúde, será mais efetivo se você compreender como ajudar seus pacientes a integrarem essas três dimensões de suas vidas em um processo que lhes ofereça a melhor oportunidade de viver um estilo de vida saudável, aceitando as recomendações clínicas e perseverando com as intervenções que influenciam positivamente seu bem-estar.

A cada vez que vivenciamos uma experiência, os neurônios disparam. Quando os neurônios se tornam ativos, as conexões sinápticas entre aqueles podem ficar fortalecidas. Pode ocorrer a formação de novas sinapses ou sinapses antigas podem se tornar mais fortes. Outros aspectos das mudanças sinápticas podem ser, por exemplo, alterações na quantidade de neurotransmissores liberados e mudanças no número de receptores pós-sinápticos. Essas mudanças são as formas pelas quais as experiências alteram a estrutura e o funcionamento do cérebro.

Nesse momento, também estamos aprendendo que o cérebro, ao longo de toda a nossa vida, parece ser capaz de produzir novos neurônios em resposta a novas experiências. Estudados sobretudo no hipocampo, esses novos neurônios são criados pela contínua divisão de células-tronco no cérebro. Esse crescimento celular é denominado **neurogênese,** sendo outra forma em que a experiência altera a estrutura e o funcionamento do cérebro. Outra forma de alterar a conectividade funcional entre os neurônios é o crescimento da bainha de **mielina** ao longo dos compridos axônios neuronais, o que aumenta a velocidade de condução em 100 vezes e diminui o período refratário entre os disparos em cerca de 30 vezes. A mielina aumenta a conexão funcional entre os neurônios ligados pelas sinapses.

Em geral, o processo pelo qual a experiência altera a estrutura cerebral é denominado **neuroplasticidade.** Quando o potencial de ação flui através da membrana axonal, resultando na liberação de neurotransmissores na junção sináptica que liga esse neurônio aos dendritos e corpos celulares de outros neurônios, algumas vezes o material genético no núcleo do neurônio pré-sináptico é ativado. Com o desnovelamento do DNA, transcrição do RNA e, finalmente, a tradução em uma proteína pelos ribossomos, podem ser formados novos "tijolos" proteicos para o crescimento celular. As proteínas constituem um componente essencial das mudanças de longo prazo nas conexões neuronais.

A memória diz respeito a como essas novas associações entre neurônios são elaboradas, com base nos padrões de disparo anteriores. Essa área de estudo nos permite aprofundar o conhecimento de como experiências passadas podem mudar positivamente o modo de a pessoa se comportar no futuro. A compreensão de parte do que atualmente sabemos sobre neuroplasticidade pode ajudar você, enquanto profissional, a otimizar a natureza de sua interação com o paciente, ajudando-o a lembrar de suas recomendações clínicas.

Memória de curto e de longo prazo

Quando temos consciência de algo, podemos ligar essa informação "fresca" com a parte lateral de nosso córtex pré-frontal e vivenciar a experiência mental de algo que está em nosso "olho da mente" ou no "quadro-negro de nossa mente". Nesse momento de percepção, podemos exercer a memória de curto prazo para as coisas nas quais estamos concentrando nossa atenção. Essa **memória de curto prazo** pode perdurar por menos de um minuto sem repetição, e não envolve transcrição do DNA, tradução do RNA nem síntese de proteína. Essa memória de curto prazo parece envolver um incremento associativo funcional temporário, provavelmente via liberação de neurotransmissores e por processos de disparo neural. Diante dessa percepção de momento a momento, prestamos atenção à atividade sensorial, física e mental que pode ser recordada alguns segundos ou mesmo minutos depois. Podemos ficar cientes de nossos sentidos assimilando as informações do mundo exterior, ou nossa **interocepção,** que "importa" dados de nosso corpo. Também podemos perceber nossa autorreflexão, capacitando-nos a nos concentrar nos pensamentos, sensações ou memórias de nossa mente.

A memória de curto prazo é também denominada memória imediata ou memória operacional; esse tipo de memória nos capacita a lidar com um número limitado de itens. Quando elementos presentes em nosso "quadro-negro" de memórias imediatas ou operacionais são classificados, categorizados e reunidos indiscriminadamente, eles também podem ser armazenados em uma forma de mais longo prazo que efetivamente depende de tradução, transcrição e síntese de proteína. No entanto, se um paciente estiver em um estado de intenso alerta e angústia, talvez alguns elementos na memória operacional não sejam processados para o armazenamento de longo prazo. A excessiva ansiedade e o medo podem prejudicar a integração da memória operacional de curto prazo com a memória de longo prazo.

A memória de longo prazo sempre envolve a ativação de genes e a produção de proteínas que alteram as conexões estruturais entre neurônios. Tendo em vista que o cérebro saudável está aberto a mudanças durante toda a sua existência, a memória pode continuar a ocorrer no modo de longo prazo, se a mente da pessoa continuar a absorver novas experiências promotoras de neuroplasticidade. São necessários níveis ideais de alerta para que essa nova informação seja convertida em memória de longo prazo. Baixos níveis de alerta, por exemplo, o enfado e outros casos de subestimulação, podem acarretar uma deficiência na integração da memória para armazenamento de longo prazo. Já o alerta excessivo, por exemplo, em momentos de angústia e de choque, também pode comprometer o processamento de longo prazo. Essas considerações nos permitem compreender a familiar situação clínica em que o paciente não processa o que o médico está dizendo. Um estado de angústia pode prejudicar diretamente a capacidade do paciente em se fixar nos detalhes do diagnóstico e/ou tratamento, porque os processos envolvendo o DNA, o RNA e a síntese de proteína ficaram comprometidos pela liberação de **cortisol,** o hormônio do estresse.

À medida que vamos envelhecendo, é importante para todos nós que permaneçamos abertos à criação de novas conexões, mantendo a neuroplasticidade viva e nos envolvendo em novas experiências. As novas abordagens para que a mente permaneça jovem envolvem exercícios mentais que estimulam o cérebro de novas maneiras. Exercício aeróbio, novidades e um cuidadoso enfoque da atenção são todos meios de promover neuroplasticidade. A neurobiologia dessas atitudes faz sentido:

nosso cérebro foi projetado para mudar suas conexões neurais, caso venham a ser desafiadas por novos estímulos. Podemos decidir se assimilamos esses novos desafios com nossas mentes, que propositalmente estimulam o cérebro para que promova novas conexões durante toda a nossa vida. Experiências novas podem ser envolventes, levando a um estado de alerta ideal, mas não devem ser excessivamente estressantes nem aborrecedoras. De muitas maneiras, esse fluxo em direção a um alerta ideal é o mesmo já discutido por nós para o bem-estar mental. A subestimulação é parecida com o estado de rigidez; a estimulação excessiva é parecida com o estado de caos.

Codificação, armazenamento e recuperação

Do mesmo modo que no aprendizado ideal, são as transições da memória de curto prazo para a codificação e o armazenamento de longo prazo, com a ativação gênica e a síntese proteica, que possibilitam a mudança das conexões neuronais. **Codificação** é o disparo inicial dos neurônios e a estimulação de novas conexões. **Armazenamento** é a forma pela qual novas ligações neuronais potenciam futuros padrões de disparo, por meio da ativação de grupos recém-associados de neurônios. *Armazenamento é uma função de probabilidade, não uma máquina de fotocópias.* As condições vigentes por ocasião da recordação irão definir a natureza da *recuperação*, que é a reativação de associações de grupos neuronais similares – mas jamais idênticos – aos grupos associados com o processo de codificação.

Imagine informar a seu paciente que ele sofre de uma enfermidade grave, que põe em risco sua vida. A maneira como essa interação é realizada terá um grande impacto no modo como o paciente se lembra da discussão. Se, por exemplo, o paciente está desde o início perceptivelmente ansioso, e se sua conduta é austera e não está emocionalmente sintonizada com a sua ansiedade, é provável que o estado emocional do paciente se intensifique. Isso pode levar a uma dificuldade em lembrar o que você disse, a longo prazo, ou à associação de um medo excessivo e de uma sensação de ser abandonado com a notícia do diagnóstico. Essa sensação de solidão em um momento de grande estresse é, *per se*, promotora de estresse. Por outro lado, se um paciente acha que está sendo compreendido por você, isso reduzirá muito sua ansiedade, e ajudará a promover os mecanismos fisiológicos da memória, necessários para que seja possível a codificação e o armazenamento das coisas importantes que você deve dizer na ocasião. *Depende de você, profissional médico, ficar sensível ao estado interno de seu paciente, para ajudá-lo da melhor maneira possível a se lembrar das importantes comunicações entre vocês, sobre aspectos médicos cruciais.*

Se você fizer um esforço de visualizar a interação a partir da perspectiva do paciente, isso irá ajudá-lo a otimizar a experiência clínica para seu paciente. É essencial que tomemos ciência do estado interno do paciente, e que nos preocupemos com relação ao seu diagnóstico, para que o paciente se sinta compreendido e confortado pelo seu médico. É dessa forma que você pode usar a empatia para maximizar sua intervenção clínica. Tão logo essa conexão tenha se estabelecido e o paciente se sinta seguro e compreendido, as discussões sobre os aspectos técnicos envolvidos na avaliação do paciente poderão ocorrer sem sobressalto.

Memória implícita e explícita

A memória pode ser dividida em dois tipos – implícita e explícita – e ambos influenciam dramaticamente o modo como a informação é percebida e processada no cérebro. A **memória implícita** fica disponível durante toda a nossa existência – talvez até mesmo no período pré-natal. A memória implícita compreende os domínios da emoção, da percepção, da resposta motora e provavelmente também das sensações físicas. Além disso, a memória implícita envolve as generalizações criadas pelo cérebro como somatórios de experiências repetidas, que recebem a denominação de modelos mentais, ou **esquema**. *Priming* (ou pré-ativação), o modo como a mente ficou "pronta" para responder a eventos futuros de determinada maneira, também é um produto de processamento implícito. A memória implícita difere muito das pré-concepções comuns de "memória", pois não gera uma sensação de que algo está sendo recordado do passado. Curiosamente, a memória implícita não depende da codificação da atenção focal consciente, ela é codificada sempre que são ativados esses domínios neurais específicos, das percepções até a ação motora. Essa codificação implícita inicial faz novas sinapses se formarem; essas sinapses orientarão as respostas subsequentes a um *input* similar. Portanto, essas respostas subsequentes são influenciadas pela memória implícita formada depois da codificação inicial, sem a percepção do indivíduo – de que algo do passado está influenciando seu comportamento. Exemplificando, você sabe que não deve pôr a mão no fogo por saber que sofrerá uma queimadura – mesmo se você não pode se lembrar de um momento específico em que foi queimado pelo fogo. É provável que esse "conhecimento" implícito se deva a uma experiência que teve quando criança ao tocar o fogo e sentir dor ou porque sua mãe mandou que você não pusesse a mão no fogo. A dor foi imediatamente percebida e processada em seu cérebro, gerando uma associação implícita entre o fogo e a dor, de modo a protegê-lo de uma experiência similar no futuro. Memórias implícitas não dependem da ativação do hipocampo; assim, os pacientes com lesão no lobo temporal medial, que abriga o hipocampo, ainda serão capazes de codificar e também de recuperar memórias implícitas.

A **memória explícita** fica disponibilizada no segundo ano de vida, pois se supõe que ocorreu maturação do hipocampo depois desse período. A memória explícita consiste em dois domínios: **memória factual (semântica)** e **memória episódica (autobiográfica)**. Quando você se recorda de um fato explícito ou de uma sensação do *self* no passado, você tem a sensação interna de que uma memória está sendo convocada. A memória explícita depende da codificação da atenção consciente e enfocada. Memórias explícitas são formadas pela criação de novas sinapses, em seguida ao processamento de uma experiência consciente via hipocampo. Nos casos de recuperação da memória explícita de curto e longo prazo, o hipocampo também deve ser ativado, para que ocorra a recordação. Nem as memórias de curto prazo e nem as de longo prazo são, por si só, permanentes. No entanto, essas memórias de longo prazo têm o potencial de se tornarem permanentes, por meio da **consolidação**. Embora a memória de longo prazo dependa da atenção enfocada do hipocampo para sua recuperação, a memória consolidada (permanente) dispensa essa ajuda. Assim, as memórias consolidadas, como seu nome ou data de nascimento, podem ser recordadas mesmo se o hipocampo estiver lesionado ou danificado.

Com frequência, o comprometimento da codificação da memória explícita pode ocorrer por causa de trauma sofrido em certas regiões do cérebro. Um exemplo disso é a amnésia, que é o resultado da lesão às regiões temporais mediais (inclusive o hipocampo). Há dois tipos de amnésia, a retrógrada e a anterógrada. A **amnésia retrógrada** refere-se à incapacidade de recordar memórias explícitas codificadas antes da lesão. A **amnésia anterógrada** é a incapacidade de formar novas memórias explícitas, em seguida à lesão.

Essa discussão geral da memória e da importância de ficar sintonizado com a experiência do paciente destaca a necessidade, para os profissionais médicos, de apreciar seu papel essencial em prestar atenção ao estado mental interno de seus pacientes. Uma palavra que utilizamos comumente para esse estado interno é **emoção**. Embora a emoção tenha muitas definições na ciência, para as finalidades da prática médica, pode-se dizer que os estados emocionais do paciente influenciarão diretamente no modo como se lembram de suas interações com o médico. Os estados emocionais que diretamente modelam a neuroplasticidade podem ser compreendidos e, em seguida, abordados de maneiras que otimizem o aprendizado e a memória. Agora, abordaremos a emoção e as relações interpessoais para aprofundar nossos conhecimentos nessa importante dimensão do cérebro e do comportamento.

O QUE É EMOÇÃO?

Emoção como forma de integração

A emoção é uma parte profundamente importante da vida humana. A ciência da emoção pode envolver diversas disciplinas acadêmicas que exploram os modos como as diferentes culturas promovem a comunicação dos estados internos uns com os outros, como o indivíduo se desenvolve no âmbito das relações sociais durante sua existência ou como o cérebro integra seu funcionamento com os processos físicos e sociais que são fundamentais para sua organização. Não importa se o cientista é do ramo da antropologia, da psicologia ou da neurobiologia – é fascinante que cada um deles, ao estudar a emoção, utilize o conceito de integração. Embora as definições específicas de "emoção" possam diferir, todos os campos da ciência que examinam esse ardiloso processo da emoção enfatizam o papel fundamentalmente integrativo que a emoção desempenha na vida evolutiva, social, mental ou somática da pessoa.

Lembre-se de que integração significa a interligação de elementos distintos de um sistema em um todo funcional. Dessa forma, pode-se dizer que a emoção pode ser um modo de descrever como o sistema está ficando integrado. Quando estamos emocionalmente próximos de outras pessoas, nossas mentes ficam integradas a elas. Quando nos sentimos emocionalmente compreendidos, as outras pessoas veem nossas mentes de maneira clara e autêntica. Quando nos sentimos emocionalmente completos, frequentemente muitos fragmentos de nossa vida estão "se encaixando" ou passando a ser um todo integrado e coerente. Com frequência, o bem-estar emocional emerge quando integramos as diversas dimensões de nossas vidas, inclusive os aspectos sociais, somáticos e mentais de nossas experiências durante a existência.

Emoção categórica

Há duas formas práticas de descrever a emoção. Uma forma comum é utilizar o que Charles Darwin denominou **emoções categóricas.** São as categorias universalmente percebidas: a tristeza, a raiva, o medo, o desgosto, a surpresa, a felicidade e a vergonha. Mais tarde, outras categorias foram descritas, com uma enorme variedade desses estados internos que se tornam integrados, até o ponto que podem ser externamente expressos como expressões faciais clássicas. Quase todas as culturas têm nomes para essas categorias; por isso, são chamadas "universais". Também estamos aprendendo que cada uma dessas categorias da emoção tem uma "impressão digital" fisiológica, um perfil característico de atividade cardiovascular que se correlaciona com padrões específicos de expressões não verbais.

Emoção primária

Outra importante dimensão da emoção pode ser observada antes que a pessoa esteja estimulada até o ponto de ter transmitida uma emoção categórica em seu rosto, ou por meio do tom de voz, como uma das expressões universais. O aspecto da emoção que ocorre antes que surjam as categorias da emoção pode ser chamado de *emoção primária*. Emoção primária é a maneira que o estado interno de nosso cérebro e corpo estão organizando seu funcionamento, para modelar alguns aspectos muito importantes de nosso mundo interno.

Aqui vai uma forma de descrever essa natureza fundamental da qualidade subjetiva de nosso presente estado mental interno. Primeiramente, orientamos nossa atenção para determinado estímulo interno ou externo. Essa **orientação inicial** dirige o fluxo de energia e informação de nossa mente, sendo, portanto, um primeiro passo na criação da vida mental. Em seguida, avaliamos o objeto de nossa atenção como bom ou ruim. Devemos nos aproximar dele se for bom ou nos afastarmos se for ruim? A isso denominamos **avaliação,** sendo exatamente o que nossas áreas cerebrais límbicas geradoras de emoção estão preparadas para fazer. Depois da orientação e da avaliação iniciais, ocorre uma rápida **elaboração do alerta**, que continua a governar o processamento do fluxo de energia e da informação. Enquanto o estímulo vai sendo elaborado, ele canaliza o disparo neural em direções específicas e, com isso, modela a natureza de nosso estado mental interno.

A emoção primária ocorre o tempo todo. Orientamos nossa atenção, avaliamos o significado dos eventos e respondemos dependendo de nossas avaliações. A orientação, a avaliação e o alerta são os elementos primários do "estado emocional" interno que continuamente modela nosso estado de mente (mental subjetivo). Tomamos conhecimento dos estados emocionais primários das outras pessoas por seu foco de atenção e por suas expressões não verbais. Essas expressões não verbais – já discutidas anteriormente – revelam as emoções primárias internas do indivíduo. *Como médico, a tomada de consciência da importância desses sinais não verbais (como o contato visual, a expressão facial e o tom de voz) permitirá que você "fique em sintonia" com o estado emocional primário de seu paciente.* É essa "sintonização", minuto a minuto, com o estado de seu paciente que irá capacitá-lo a "dar uma olhada" em seu mundo interno. Por outro lado, quando seu paciente percebe que você está sintonizado com sua vida mental interna, se sentirá confortado e seguro, graças à sua conexão com você, enquanto médico. Estudos chegaram mesmo a demonstrar que pacientes com um resfriado comum terão uma função imune melhorada e recuperação mais rápida se receberem a visita de um médico mais empático.

Por que é tão importante tomar conhecimento dos estados emocionais primários ou categóricos de outras pessoas? As relações entre clínico e paciente (ou entre cônjuges, amigos e filhos e seus pais) que envolvem uma atitude respeitosa e sensibilidade com relação ao estado emocional interno subjetivo da outra pessoa são aquelas que promovem o bem-estar em ambos os indivíduos. Esse respeito começa com a sensação de que a experiência subjetiva interna de outra pessoa é algo importante. As pessoas se sentem cuidadas e respeitadas. A vida mental subjetiva de outra pessoa é diferente da nossa vida, mas vale a pena compreendê-la e aceitá-la, por causa de sua singularidade e importância. *Ser sensível ao estado interno de outra pessoa significa focalizar sua mente nos sinais não verbais da outra pessoa, e pensar a respeito do que esses sinais podem significar.* Um excessivo estado de alerta e uma avaliação negativa de certa comunicação proveniente de você podem prejudicar muito a memória e o modo como o paciente irá responder às suas sugestões. A percepção dessas reações internas no paciente pode ajudá-lo a sintonizar-se com suas preocupações de maneira sensível e respeitosa. Você poderá ficar agradavelmente surpreso com o modo como pode ser direto e útil o conhecimento da comunicação emocional.

OS HEMISFÉRIOS ESQUERDO E DIREITO SE CONECTAM

Para melhorar a relação entre paciente e médico, é importante entender como o cérebro, a mente e o comportamento trabalham juntos. Já foi visto como o estado interno de ativação do cérebro define a experiência subjetiva da mente. O modo como você respeita e tem atenção com esse estado mental interno pode fazer uma diferença crucial no resultado da relação entre médico e paciente. Seu estado mental e o estado mental de seu paciente são definidos pela localização das ativações em cada um dos cérebros. Uma forma muito geral de descrever essas localizações dos disparos neuronais está na separação das duas metades do cérebro. Embora alguns escritores tenham levado

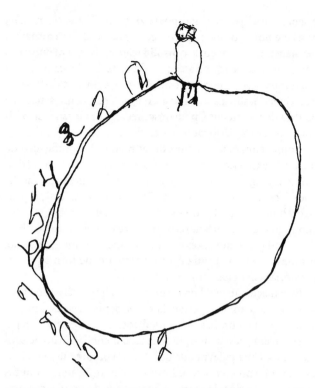

Figura 1.3 Exemplo de heminegligência. Ao ser solicitado a desenhar um relógio, esse paciente ignorou a metade direita do espaço.

a ciência além dos limites razoáveis e dicotomizado sociedades inteiras como "de cérebro direito" ou "de cérebro esquerdo", ainda assim é uma realidade biológica, decorrente de milhões de anos de evolução, que nosso sistema nervoso é assimétrico, e o lado esquerdo é diferente do lado direito. O conhecimento dessas assimetrias neurobiológicas pode ajudar muito na compreensão de nossa própria vida mental, bem como da vida mental de nossos pacientes. Como você verá nesse breve resumo, o conhecimento das diferentes regiões do cérebro pode ajudá-lo a tornar-se mais sensível aos seus próprios estados mentais internos e também aos de seus pacientes.

Durante o desenvolvimento intrauterino, as estruturas inferiores do tronco cerebral dão origem a regiões límbicas assimétricas. Depois do nascimento, essas assimetrias subcorticais, por sua vez, influenciam o desenvolvimento do córtex direito e esquerdo de formas muito diferentes. O hemisfério direito desenvolve-se antes do hemisfério esquerdo, sendo mais ativo tanto em seu crescimento como nos disparos neurais durante os dois primeiros anos de vida. Depois desse período, a criança passa por períodos alternados e cíclicos de dominância no crescimento e na atividade dos hemisférios cerebrais esquerdo e direito.

O modo direito de processamento

Os hemisférios direito e esquerdo exibem conexões anatômicas um pouco diferentes. *Ao que parece, o hemisfério direito possui colunas corticais que são mais horizontalmente integradas entre si, significando que ocorre maior integração modal cruzada.*

O córtex está dividido em colunas verticalmente dispostas, com uma espessura de cerca de seis camadas celulares. Essas colunas se especializam em processar certos "modos" de atividades mentais, por exemplo, a visão e a audição. Diante de uma integração mais horizontal ao longo dessas colunas verticais, ocorre uma integração de modalidade cruzada que gera um tipo diferente de totalidade com relação ao modo como o hemisfério direito processa as informações. Esse estado integrado resulta no processamento ao longo de várias formas de *inputs* perceptuais, capacitando o hemisfério direito a criar representações visuoespaciais holísticas. O hemisfério direito também se especializa em possuir um mapa integrado do corpo inteiro e tem a capacidade de enviar e receber sinais não verbais; além disso, armazena representações da memória autobiográfica. Tendo em vista as conexões neurais mais diretas do córtex direito com as áreas límbicas, o hemisfério direito também se especializa na experiência afetiva ou emocional mais direta, intensa e bruta.

Por essa razão, também parece que o hemisfério direito se especializa no processo da *ressonância emocional,* em que nossos estados afetivos e fisiológicos internos são diretamente influenciados pelo que observamos em outra pessoa. Esses importantes processos emocionais não verbais fazem do hemisfério direito um componente importante da experiência da **empatia,** isto é, de nos colocarmos na experiência mental de outra pessoa. É provável que nossos modos "direitos" sejam aquilo que nos capacita a "sentir o que a outra pessoa está sentindo". Atualmente, alguns neurologistas estão se referindo ao lado direito de nosso cérebro como a sede de nosso *self* social e emocional.

O modo esquerdo de processamento

Em contraste, o hemisfério esquerdo parece ter colunas corticais que são mais verticalmente integradas. Isso faz com que o hemisfério esquerdo tenha uma especialização no que é conhecido como "processamento digital" (em comparação com o "processamento analógico" do lado direito), em que a informação é manipulada de uma maneira muito verticalmente refinada – sim/não, ligado/desligado. Os quatro Ls do hemisfério esquerdo são *linguagem, processamento linear, lógica,* e *raciocínio literal.* Utilizamos a linguagem linguística tanto para compreender nosso hemisfério esquerdo como para nos comunicarmos com os outros. O hemisfério esquerdo ama a linearidade e a previsibilidade, e nesse momento seu hemisfério esquerdo está em um estado altamente ativo, enquanto você lê esta longa e linear sentença linguística. Uma palavra segue-se à outra e à outra etc. A lógica do hemisfério esquerdo é denominada **raciocínio silogístico,** sendo o modo com o qual nós (i. e., nosso hemisfério esquerdo) procuramos por relações de causa-efeito no mundo que nos cerca e em nosso interior.

Quando encontramos outras pessoas, nossos hemisférios tornam-se importantes ao se ativarem na comunicação que irá ocorrer. Nenhum modo ou lado é melhor que o outro. No entanto, os dois modos são bastante diferentes. Em algumas ocasiões, podemos passar a usar excessivamente um dos modos, com a exclusão do outro modo em momentos de estresse ou apenas por hábito. Por exemplo, se ficamos preocupadíssimos com o diagnóstico grave de um paciente, nosso hemisfério esquerdo pode tentar assumir a comunicação e suspender nossa empatia pela dor do paciente. Breves adaptações, como o "aprendizado para o lado esquerdo", podem ser bastante naturais e temporariamente úteis para a atenuação de reações emocionais avassaladoras. Contudo, a prolongada exclusão do hemisfério direito das interações com nossos pacientes, amigos, ou até com nós mesmos pode levar a sérios problemas nessas relações profissionais e pessoais. Nosso próprio senso de vitalidade e de bem-estar pode ficar gravemente comprometido se não encontrarmos uma forma de integrar os dois lados de nossa experiência.

Para que você possa apreciar os limites de seu controle pessoal com relação ao seu comportamento, faça o teste a seguir:

1. Sentado em sua escrivaninha, levante seu pé direito do chão e faça círculos com ele no sentido horário.
2. Agora, enquanto faz esse movimento, desenhe o número "6" no ar com sua mão direita. Seu pé mudará de direção.

A importância de integrar os lados direito e esquerdo

Uma importante primeira etapa é fazer com que os hemisférios direito e esquerdo "se entendam". O paciente também pode se tornar nitidamente dominante em um ou outro lado, em resposta do que você diz a ele. Exemplificando, alguém que esteja simplesmente cheio de medo pode estar processando principalmente com o lado direito do seu cérebro. Essa pessoa talvez precise lançar mão de autoconversação e de lógica em sua ajuda, depois que ele sentir que você está aberto e tentando compreendê-lo. Mas fazer que seu hemisfério esquerdo "se apresente" não tem como objetivo eliminar as emoções do paciente. Bem ao contrário, trata-se de conduzi-lo a um estado de equilíbrio integrado, de modo que o paciente possa ter ciência de suas emoções e ajuda a regulá-las de maneira mais proveitosa. Conforme demonstraram alguns estudos, a nomeação de um estado afetivo interno ajuda o sistema todo a entrar em equilíbrio.

Em outras ocasiões, o paciente pode ficar tão terrificado que simplesmente desliga o funcionamento do hemisfério direito ou pelo menos sua percepção das informações que estão chegando no "modo direito" de processamento. Nessas condições, você pode perceber que o paciente se encontra muito distante de suas lembranças autobiográficas, e que está "vivendo" em um mundo mental interno muito lógico, linear, linguístico e literal. Nesse estado, o paciente pode parecer desconectado e cheio de defesas. É importante não sobrecarregar o paciente com a ativação do hemisfério direito, mas sua percepção desse estado de defesa deve ficar anotada em sua própria mente; com isso, você deve oferecer uma gentil ajuda ao paciente, para que fique facilitada a sua reconexão com as emoções que estão sendo processadas de maneira não verbal no hemisfério direito.

De muitas maneiras, utilizamos a linguagem de nosso hemisfério esquerdo para nos comunicarmos com o hemisfério esquerdo de outra pessoa. A linguagem não verbal do córtex direito é utilizada para nos relacionarmos com o hemisfério direito de outra pessoa. O sentimento de conexão com nosso médico envolve tanto o que ele nos diz em palavras como revela sua conexão com nosso próprio estado interno por meio de seus sinais não verbais. *Suas expressões faciais, o contato visual, o tom de voz, os gestos, a postura, o momento e a intensidade de suas respostas constituem a via direta para a conexão de seu hemisfério direito com o hemisfério direito do paciente.* Quando esses sinais não verbais provenientes de você refletem abertura e afeto com relação aos estados internos (frequentemente do hemisfério direito) de seu paciente, ele se sentirá seguro e confortado. Uma nova descoberta iluminou alguns dos mecanismos básicos dessa conexão compassiva e empática que pode ser estabelecida entre nós e as outras pessoas.

NEURÔNIOS QUE ESPELHAM OUTRAS MENTES

Sistema de neurônios-espelho

Em meados dos anos 1990, foi descoberto um sistema de neurônios, primeiramente em macacos e mais tarde em humanos, denominado **sistema de neurônios-espelho**. Esses neurônios revelam como o cérebro é profundamente social e está focado no estado mental interno dos outros indivíduos. De muitas maneiras, a relação entre o médico e o paciente pode ser modelada pelos processos automáticos criados pelo sistema de neurônios-espelho.

A primeira descoberta dos neurônios-espelho ocorreu de forma acidental, quando um pesquisador, ao estudar a atividade de neurônios isolados, descobriu que o neurônio que estava sendo estudado ficava ativo em resposta tanto à ingestão de um amendoim como pela observação de outra pessoa comendo um amendoim. Não, caro leitor, esses não são "neurônios dos amendoins", mas constituem um sistema neuronal que nos revelou vários aspectos profundos da neuroanatomia funcional do cérebro. Antes de mais nada, esse estudo revelou que a *ação motora e a percepção são processos integrados*. No córtex, as regiões perceptivas posteriores estão de fato ligadas por fibras axonais que conectam as colunas perceptivas às regiões motoras frontais do córtex. Mas esses sistemas neurais motor-perceptivos simplesmente não disparavam diante de qualquer percepção: os neurônios-espelho apenas são ativados com a observação de um ato intencional.

Se uma mulher à sua frente levantar a mão até a boca, você não terá ideia do que ela quer fazer. Você não pode detectar suas intenções e não será capaz de antecipar o resultado de sua ação. Mas se ela estiver segurando um copo de água na mão, você será capaz de detectar o objetivo provável de sua ação ao levantar a mão: ela quer beber a água do copo. Os neurônios-espelho revelam um processo somatório e de aprendizado no cérebro que detecta atos intencionais. Dessa maneira, o sistema de neurônios-espelho revela como o cérebro mapeia o estado intencional interno da mente de outra pessoa.

Detectando a intenção e gerando ressonância emocional

A profunda implicação desse achado é que, além de apenas codificar mapas neurais das percepções ou das ações motoras, *o cérebro parece criar mapas de outras mentes*. Alguns pesquisadores se fundamentaram nesse achado extremamente excitante e revolucionário e exploraram como o sistema de neurônios-espelho está envolvido na ressonância emocional e na empatia.

Nossos neurônios-espelho nos capacitam a observar um ato intencional em outra pessoa e, em seguida, aprontar ou preparar nosso cérebro para realizar o mesmo ato. Quando uma pessoa boceja ou bebe um copo de água, nós bocejamos ou ficamos com sede. Além de preparar nosso cérebro para a ação, os neurônios-espelho também preparam nosso cérebro para a ressonância emocional e para a empatia. Orientamos os dados provenientes dos neurônios-espelho ao longo de um conjunto de conexões que podem ser denominadas "circuitos de ressonância". Observamos as expressões não verbais do estado interno de outra pessoa e nosso próprio estado interno é diretamente definido pelo que percebemos. Se você perceber tristeza no rosto de outra pessoa, seu cérebro ativará um circuito que gera uma textura afetiva triste em seu cérebro, e as respostas somáticas em seu coração, pulmões, intestinos e musculatura refletirão essa tristeza. Em outras palavras, suas sensações e seu estado físico serão diretamente definidos pelo que você percebe em outra pessoa. Isso é chamado **ressonância emocional**.

Ressonância como a porta de entrada da empatia

A próxima etapa na história do desenvolvimento ocorre quando se utiliza a parte pré-frontal do neocórtex – a parte mais superior de nossa "circuitaria de ressonância" – a parte por trás dos nossos olhos e testa, para que sejam criados os mecanismos de compaixão e empatia. *Empatia significa imaginar o estado mental interno de outra pessoa.* Essa é uma forma de mapa de visualização da mente que nos capacita visualizar o estado mental interno dos outros. Quando o córtex pré-frontal médio cria a etapa de "olhar para o interior" em seus próprios estados límbicos e somáticos, a isso chamamos **interocepção**. Em seguida, a região pré-frontal *interpreta* os dados interoceptivos, para conjecturar o que o *self* está vivenciando nesse momento. Estou me sentindo triste? Estou assustado? Sinto-me aliviado? Esses são todos os tipos de perguntas que seu córtex pré-frontal pode mediar, antes de tomar o próximo passo da *atribuição*, em que essa parte do cérebro atribui esses estados internos à pessoa que está sendo observada por você.

O benefício dessa capacidade em ter ressonância emocional, e em seguida a interocepção, a interpretação e a atribuição da empatia, é que a ressonância emocional nos permite compreender tanto nós mesmos como outras pessoas. Com tal discernimento e empatia, a vida pode fazer sentido, as relações podem ser percebidas como profundamente recompensadoras e as pessoas podem ser ajudadas em sua cura.

Por outro lado, esses mecanismos dos neurônios-espelho e de ressonância revelam que existe certo risco para nós, enquanto profissionais clínicos, com a ressonância emocional. Caso não tenhamos ciência disso, é possível que o processo automático de ressonância emocional possa criar em nós os mesmos estados afetivos de angústia prevalecentes em nossos pacientes, e essa experiência pode se tornar avassaladora. Uma expressão utilizada para descrever esse processo é **traumatização secundária**. Felizmente, se estiver consciente desse importante processo de cura, o indivíduo curador também pode ser ajudado, conforme tivemos a oportunidade de ver na discussão anterior sobre práticas de percepção da mente e na redução do esgotamento e do estresse. Ao colocar "a serem descobertos" esses estados internos de seus sentimentos afetivos e das respostas do seu corpo, você poderá lidar com sucesso com suas respostas internas, de tal modo que elas o auxiliarão e também ajudarão em seus esforços em busca de uma saudável relação médico-paciente. Esse modo de reduzir o estresse, ao mesmo tempo em que é mantida a empatia por seus pacientes, é uma forma de percepção da mente, uma parte do desenvolvimento de sua visualização das habilidades mentais em observar e definir o mundo interno.

O conhecimento de que seu estado interno será definido pelo estado interno do paciente irá capacitá-lo para tomar medidas para: 1) fazer de sua ressonância emocional parte de sua percepção (i. e., ficar atento a como você se sente e ao que seu corpo está sentindo); 2) examinar como esses dados interoceptivos podem ser conscientemente interpretados e, em seguida, utilizados de forma positiva na compreensão de seus pacientes. *A princípio, esse pode ser um processo trabalhoso, mas em breve – como ocorre com qualquer habilidade aprendida – essa inteligência empática da visualização da mente se tornará mais automática.* O aspecto excitante de tudo isso é que, quanto mais você se tornar aberto a esses processos internos, frequentemente não verbais, mais você conseguirá compreender o seu *self*. Além disso, você descobrirá que seu trabalho com os pacientes se tornou mais recompensador e que o relacionamento dos seus pacientes com você se tornou mais intensamente curativo.

O PAPEL DA EXPERIÊNCIA SUBJETIVA NA PRÁTICA CLÍNICA

As histórias de nossas vidas

Em última análise, o movimento em direção ao bem-estar envolve ajudar pacientes a se adaptarem mediante a integração da totalidade de seus "eus" social, mental e somático. A ligação das duas metades do cérebro é uma das etapas para que o estado integrado de bem-estar passe a fazer parte do ser. Com frequência precisamos começar primeiro com nós mesmos – aprendendo o que essa conexão integrada entre os hemisférios direito e esquerdo significa. Um modo de se ter essa sensação de totalidade consiste em nos esforçarmos para que as histórias de nossas vidas se tornem coerentes (i. e., fazendo que nossas experiências de vida tenham sentido).

Tendo em vista que o lado esquerdo de nosso cérebro tem um impulso de usar a linguagem para contar a história linear dos eventos de nossas vidas, muitos autores consideram o hemisfério esquerdo como o impulso narrativo para que nossa espécie conte histórias. Mas ao levarmos em conta que os detalhes autobiográficos de nossas vidas estão armazenados no hemisfério direito, juntamente com o significado afetivo e com a textura de nossa vida interna e interpessoal, então fica claro que, para que possamos contar uma história coerente e significativa de nossa vida, devemos antes integrar os lados esquerdo e direito do cérebro. É dessa forma que aprofundamos nossa autocompreensão.

Em sua própria vida, pode ser útil refletir consigo, em um diário ou com amigos íntimos, sobre como os eventos de sua vida fizeram você chegar onde está, na sua caminhada nesta terra. Quando você atinge a autocompreensão dessa forma aberta e coerente, poderá verificar que as memórias não verbais, na forma de imagens e sensações em sua mente, ficaram ativadas e, em seguida, classificadas pelo processamento linguístico, lógico e linear de seu hemisfério esquerdo. Ao conseguir traduzir por palavras as imagens previamente não verbalizadas em sua cabeça, talvez você chegue à conclusão (como muitos estudos demonstraram) que existe um senso profundo de harmonia emergindo em sua mente. Pesquisas também demonstraram que o ato de contar a história da sua própria vida pode melhorar sua função imunológica e seu bem-estar fisiológico.

Quando sua própria mente faz sentido e é criada uma história coerente de nossa vida, ficamos capacitados a ter uma abertura para os eventos capazes de promover uma sensação de bem-estar. Além disso, esse estado receptivo de percepção em nossa própria mente gera abertura para as experiências das outras pessoas, promovendo o bem-estar entre os relacionamentos. À medida que você for encontrando seu modo de ajudar os pacientes a lidarem com o sofrimento e com os desafios de suas vidas, essa abertura lhes permitirá se sentirem profundamente confortados; eles poderão encontrar as forças para enfrentar suas dificuldades, juntamente com você, na qualidade de seu cuidador.

A coerência mental também irá criar uma abertura pessoal que o ajudará a ficar sintonizado com seu próprio estado de ser mental e somático. Você será capaz de permanecer compassivo com relação às suas próprias necessidades de repouso e relaxamento, em meio ao excitante e desafiador trabalho de ajudar outras pessoas necessitadas. Ao cuidar de si próprio e ao ficar sintonizado com suas próprias necessidades, você poderá servir como modelo – para que seus pacientes venham a aprender a cuidar de suas próprias necessidades.

RESUMO

Neste capítulo, exploramos como é possível integrar os achados objetivos da ciência em uma compreensão mais profunda da natureza subjetiva da vida mental. Ao nos voltarmos para o cérebro, fomos capazes de compreender diferentes aspectos de como o funcionamento neural gera memória, aprendizado, emoção e a natureza de nossa comunicação com as outras pessoas.

Um dos importantes princípios dessa perspectiva é que a essência subjetiva da mente é, objetivamente, a dimensão mais importante do fenômeno da comunicação interpessoal. Do mesmo modo, considerando que o cérebro é um órgão do corpo profundamente social, *as relações interpessoais e os padrões de comunicação que as definem influenciam diretamente o funcionamento neural*. Quando o cérebro funciona idealmente e as relações são empáticas, a mente passa a ser coerente e o corpo propriamente dito pode se adaptar ao estresse de maneira mais efetiva. Desse modo, a relação entre médico-paciente que coloca a experiência subjetiva do paciente no topo da lista de prioridades de "coisas a que devemos prestar atenção" será aquela com maior probabilidade de promover máximo incentivo e utilidade para o paciente.

Atualmente, contamos com dados objetivos e cientificamente estabilizados, nos informando que a natureza subjetiva de nossas vidas é uma das dimensões mais essenciais da saúde e do processo de cura. Estamos vivendo uma época tremendamente excitante, em que podemos integrar essa importância científica da subjetividade em nossa vida cotidiana, com nossos pacientes e também com nós mesmos.

ESTUDO DE CASO

A sra. Smith, com 30 anos, é aluna de uma faculdade de administração; essa senhora foi à clínica da universidade onde estuda com uma queixa de dor no braço e na mandíbula. Ela terminou seu primeiro semestre na faculdade, e atualmente está envolvida com quatro outros estudantes em um novo empreendimento comercial envolvendo abordagens modernas de venda de *software* pela internet. É realizado o exame físico de sua paciente, que informa que, aparentemente, tudo está normal, bem como o ECG e os estudos radiográficos do tórax. Os sinais vitais e a triagem laboratorial básica estão normais, e não há histórico familiar de doença cardíaca prematura ou de enfermidade psiquiátrica, por exemplo, síndrome do pânico.

Depois de um aprofundamento no inquérito clínico, você descobre que recentemente a sra. Smith se sentiu bastante ansiosa, e que teve dificuldade em dormir e que desperta frequentemente durante a noite. No consultório, a paciente nega outros sintomas de depressão, por exemplo, perda do apetite ou de energia, humor negativo ou preocupações com sentimentos de culpa ou de tristeza. A sra. Smith também revela que "tem medo de dar de cara no chão", caso venha a tentar alguma coisa nova. Há evidência insuficiente sugerindo doença cardíaca, mas alguma coisa relativa a essa última informação da paciente parece ser importante.

Você pede que a sra. Smith diga o que vem à sua mente com relação a "dar de cara no chão", e ela imediatamente começa a exibir sinais de intensificação da dor no braço. A seguir, a paciente agarra a mandíbula e informa que também está sentindo dor nesse local. Você pede que ela fale mais sobre essa dor, observando que a paciente não parece estar em angústia cardíaca aguda; e ela informa que se sente como se tivesse caído. Com o aprofundamento das perguntas, você descobre que, quando a sra. Smith estava na pré-escola aprendendo a andar de triciclo, colidiu com uma pedra e caiu com a cara no chão, fraturando o braço e quebrando dois dos dentes da frente. Sendo conhecedor da natureza do trauma e da memória implícita, você percebe que esse pode ser um exemplo de bloqueio da integração dessa forma implícita de memória somatossensória para com a narrativa mais ampla da vida de sua paciente. Diante de eventos muito opressivos, o hipocampo pode ficar bloqueado com relação à integração dos elementos básicos da memória implícita com sua forma autobiográfica explícita.

Quando a memória implícita não está integrada nas formas mais superiores da memória explícita factual e autobiográfica, frequentemente ela é reativada sem que o indivíduo perceba que alguma coisa está sendo acessada de seu passado. O "significado" daquele evento traumático inicial não é apenas que essa paciente sente dor implicitamente, sem identificar suas origens no passado, mas também que existe uma "temática" geral que é extraída daquele evento – i. e., tentar algo novo significa grande perigo. Ao refletir sobre esse tópico e, mais tarde, ao escrever no seu diário sobre o acidente com o triciclo e seu medo de tentar fazer coisas novas, a ansiedade e os distúrbios do sono da sra. Smith ficaram minimizados. Atualmente, a sra. Smith é capaz de posicionar em sua percepção consciente uma reflexão narrativa – sobre como um evento assustador de seu passado longínquo fez que ela temesse explorar novas experiências em sua vida. Nove meses depois, ela informou que continua assintomática, e que seu empreendimento comercial estava sendo bem-sucedido.

SUGESTÕES DE LEITURA

Beer, J.S., Shimamura, A.P., & Knight, R.T. (2004). Frontal lobe contributions to executive control of cognitive and social behavior. In M.S. Gazzaniga (Ed.), *The cognitive neurosciences III* (pp. 1091-1104). Cambridge, MA: MIT Press.
   Um capítulo extremamente útil, que nos fornece uma visão geral de como nossos lobos frontais ajudam a criar o pensamento e a natureza interpessoal, fundamentais para nossas vidas enquanto seres humanos.

Cozolino, L. (2010). *The neuroscience of psychotherapy: Healing the social brain* (2nd edition). New York: Norton.
   Esse livro elimina a lacuna entre a psicoterapia e a neurobiologia, ao sintetizar de forma elegante a ciência subjacente às funções cerebrais com experiências da vida real e da prática clínica.

Damasio, A. (1994). *Descartes' error: Emotion, reason, and the human brain*. New York: Grosset/Putnam.
   Texto clássico que integra de maneira criativa a história de Phineas Gage com a moderna neurologia, ao explorar como a lesão do córtex pré-frontal altera a personalidade.

Davidson, R.J. (2004). The neurobiology of personality and personality disorders. In D.S. Charney&E.J. Nester (Eds.), *Neurobiology of mental illness* (2nd ed., pp. 1062-1075). Oxford: Oxford University Press.
   Esse capítulo do manual descreve os fundamentos neurais da personalidade; está inserido em um livro de consulta abrangente que está na linha de frente da neurobiologia dos transtornos psiquiátricos.

Doidge, N. (2007). *The brain that changes itself: Stories of personal triumph from the frontiers of brain science*. New York: Penguin.
   Esse livro explora como o cérebro pode ser fortalecido e religado, da mesma forma que um músculo em nosso corpo, mesmo depois de ter sofrido um trauma substancial. Utilizando estudos de casos e entrevistas com pesquisadores de ponta, o livro se debruça sobre as excitantes possibilidades nesse novo campo da psicoterapia.

Krasner, M.S., R.M. Epstein,&H. Beckman et al. (2009). Association of an educational program in mindful communication with burnout, empathy, and attitudes among primary care physicians. *Journal of the American Medical Association, 302*(12), 1284-1293.

Esse estudo revelou como um programa educacional para médicos que se concentrou na comunicação por meio da atenção e do autoconhecimento pode ajudar a melhorar o bem-estar psicológico dos clínicos, suas chances de diminuir o "esgotamento", e sua capacidade em se relacionar com seus pacientes, em seus papéis como médicos de atendimento primário.

Macrae, C.N., Heatherton, T.F., & Kelley, W.M. (2004). A self less ordinary: The medial prefrontal cortex and you. In M.S. Gazzaniga (Ed.), *The cognitive neurosciences III* (pp. 1067-1076). Cambridge, MA: MIT Press.

Esse capítulo oferece uma visão excitante do aspecto médio do córtex pré-frontal que, aparentemente, desempenha um papel fundamental na organização da personalidade. O capítulo está inserido em um enorme volume que explora uma ampla gama de tópicos dentro do grande campo da neurociência cognitiva, com excelentes capítulos que resumem o que há de mais moderno na pesquisa dessa importante área.

Rakel, D.P., Hoeft, T.J., Barrett, B.P., Chewning, B.A., Craig, B.M.,&Niu, M. (2009). Practitioner empathy and the duration of the common cold. *Family Medicine, 41*, 494-501.

Siegel, D.J. (2007). *The mindful brain: Reflection and attunement in the cultivation of well-being.* New York: WW Norton.

Esse livro revisa a ciência subjacente à percepção da mente, e os mecanismos neurais que podem formar a base do modo de tomar conhecimento das experiências do momento presente com curiosidade, aceitação e abertura e que podem promover a integração neural.

Siegel, D.J. (2010). *Mindsight: The new science of personal transformation.* New York: Bantam Random House.

Esse livro explora a natureza interpessoal e neurobiológica do discernimento e da empatia, concentrando-se em como os indivíduos podem promover esses dois aspectos tanto em suas próprias vidas para a promoção do bem-estar, e nas vidas daquelas pessoas com as quais interagem.

Família, relacionamentos e saúde

2

Margaret L. Stuber

> "Todas as famílias felizes são iguais. As infelizes o são cada uma à sua maneira."
>
> LEON TOLSTOY
> *Anna Karenina*

Grande parte do enfoque da educação do estudante de medicina recai no paciente ou na interação entre médico e paciente. No entanto, o tratamento das enfermidades clínicas exige que os médicos prestem atenção no que está além do indivíduo, ao contexto social em que estão inseridos. O contexto social determinará aspectos das ações relacionadas à saúde – como o paciente expressa seus sintomas, quem o acompanha ao consultório ou ao hospital e como são tomadas as decisões sobre o tratamento. É a rede de apoio social que ajuda os pacientes a enfrentar a enfermidade e oferece assistência instrumental, o que determina se o paciente pode ou não exercer suas funções em sua casa ou no trabalho. A rede de apoio, por sua vez, é influenciada pelo diagnóstico clínico do paciente, pelas decisões terapêuticas e pela resposta do paciente à enfermidade e ao tratamento.

Este capítulo explora o impacto de uma rede de apoio social na interação entre médico e paciente, na saúde do paciente e nas decisões terapêuticas, além do impacto da enfermidade na família e na própria rede. A discussão e os exemplos de casos ilustram como os médicos podem utilizar esse conhecimento no planejamento do tratamento e no aumento da fidelidade do paciente.

O QUE É UMA REDE DE APOIO SOCIAL?

Uma rede de apoio social é a comunidade de pessoas nas quais pode-se confiar para obter ajuda emocional e física (instrumental). Os recursos tradicionais de uma rede de apoio social são a família nuclear e estendida, a comunidade da escola ou do trabalho, a comunidade religiosa e a vizinhança. Cada um desses grupos compartilha algumas crenças, valores e experiências comuns que os levam à ajuda mútua. Alguns exemplos do apoio da comunidade seriam a ajuda na construção de um celeiro do vizinho, o preparo de alimento para um membro enfermo da comunidade religiosa ou o auxílio a um colega de sala de aula com os trabalhos escolares pedidos no dia em que ele esteve ausente. Nesse tipo de comunidade, todos se conhecem, algumas vezes mais do que gostaria alguns de seus membros. Esse é o tipo de "aldeia" na qual poderíamos nos apoiar para criar um filho.

Nos Estados Unidos, as mudanças na família e na comunidade ao longo dos últimos 50 anos alteraram muitos aspectos da rede de apoio social. A família tradicional, em que a mãe fica em casa, não é mais o padrão. Famílias muito grandes, com todos vivendo na mesma casa – ou na mesma cidade –, são cada vez mais raras. Nos Estados Unidos, o tamanho das famílias diminuiu para uma média pouco maior que dois filhos por lar. É menos provável que as pessoas permaneçam em um trabalho durante toda a sua carreira, e, por isso, criar os filhos em uma mesma vizinhança torna-se menos comum. Todas essas mudanças diminuem a estabilidade, o tamanho e a disponibilidade das redes.

EXEMPLO DE CASO

Um estudante universitário de 22 anos se voluntariou como doador em um transplante parcial de fígado para sua irmã. Durante a entrevista médica, a fim de determinar sua qualificação como doador, um de seus irmãos pediu para entrar no consultório. O irmão se dirigiu ao provável doador dizendo que essa não era uma decisão a ser tomada apenas por ele. Tendo em vista que o procedimento proposto colocaria em risco a vida do rapaz para salvar a vida da irmã, a família sentiu que essa era uma decisão familiar e, por isso, deveria ser discutida em família. A médica explicou que, de acordo com as leis em vigor nos Estados Unidos, essa era uma decisão que o rapaz poderia tomar de modo independente. No entanto, a médica incentivou o jovem a discutir sua decisão com a família antes de realizar a doação.

Apesar das mudanças, as redes de apoio social continuam a existir, impactando fortemente a vida dos indivíduos. Isso é particularmente válido para os imigrantes nos Estados Unidos. Embora suas redes de apoio social sejam reduzidas, visto que os familiares estão muito distantes, a família nuclear e a comunidade permanecem importantes, e seu papel pode ser realçado por causa do isolamento com relação a sua base cultural. São comuns os conflitos entre as expectativas do país de origem e do país de adoção – e frequentemente há dificuldade de comunicação.

COMO AS FAMÍLIAS E OS AMIGOS INTERFEREM NO DIAGNÓSTICO E NAS DECISÕES TERAPÊUTICAS

Os pacientes tomam decisões no âmbito de uma rede de apoio social. A maneira com que os pacientes respondem aos cuidados preventivos e se os sintomas apresentados são suficientemente graves para justificar a ida ao médico são exemplos da tomada de decisão. Por exemplo, o grau de dificuldade em seguir uma dieta com baixos teores de gordura, sal ou carboidratos será bastante diferente entre as famílias que consomem e as que não consomem habitualmente muito queijo, alimentos muito condimentados ou bastante arroz. Se o médico fizer recomendações ao paciente, mas não à pessoa que está preparando os alimentos, será pouco provável que o seu conselho seja seguido. E mesmo que a pessoa a quem a dieta foi recomendada cozinhe, não significa, necessariamente, que ela seja a responsável por determinar o que a família consome. Assim, como é difícil, em uma mesma refeição, preparar pratos diferentes para que determinada pessoa realmente siga uma dieta prescrita, em geral, é necessário que o resto da família adote a mesma dieta.

A busca de tratamento por causa de sintomas pode parecer uma decisão pessoal. Mas se o paciente é o principal provedor de renda da família, ou normalmente não tem acesso ao carro da família ou, ainda, é o responsável pela criação de vários filhos, os sintomas talvez sejam ignorados em favor da família. Por exemplo, *uma clínica especializada no tratamento de mulheres com HIV verificou que a melhor forma de fazer com que elas frequentassem-na era oferecer serviços médicos para seus filhos na mesma clínica. Era mais provável que as mães procurassem ajuda médica para seus filhos do que para si mesmas.*

Infelizmente, em geral, tratamentos clínicos são complexos e dispendiosos. É preciso organização para marcar e manter as consultas, preencher prescrições e lidar com o seguro e com as faturas. Geralmente, as crianças e os idosos dependem de outros membros da família para desempenhar essas tarefas, mas a enfermidade pode tornar difícil, mesmo para adultos normalmente independentes, lidar com os inúmeros detalhes relacionados aos cuidados com a saúde. Famílias caóticas ou multiproblemáticas têm menos probabilidade de realizar essas tarefas com sucesso. Uma enfermeira pediátrica uma vez afirmou: "*Você sabe que uma família está passando por problemas quando um diagnóstico de câncer em um filho não é a pior coisa que já aconteceu a essa família*".

COMO A FAMÍLIA E OS AMIGOS AJUDAM OS PACIENTES EM SEU ENFRENTAMENTO

Em repetidas ocasiões, o **apoio social** é um prognosticador independente significativo do bem-estar emocional em adultos e crianças com lesão ou enfermidade crônica ou aguda. Esses estudos se debruçaram em diversas enfermidades que incluíam queimaduras em adolescentes, câncer em crianças e cardiopatias em adultos. É evidente que *pessoas que contam com redes de apoio social mais amplas e disponíveis, consistindo de ami-*

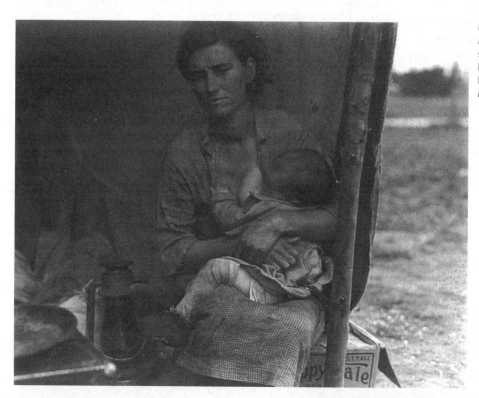

Mãe migrante (Florence Owens Thompson), *fotografia por Dorothea Lange (1936)*. Cortesia da Library of Congress, Washington, D.C., Prints and Photographs Division, FSA/OWI Collection, LC-USF34-9097-C. *A pobreza é um estressor significativo para as famílias.*

gos e/ou membros da família, são menos ansiosas e têm menor probabilidade de ficarem deprimidas ou de sofrerem transtorno do estresse pós-traumático. Um amplo estudo sobre sintomas psiquiátricos em resposta a eventos intensamente estressantes constatou que indivíduos que recebiam mais apoio de amigos apresentaram menos morbidade psiquiátrica após episódios de enfermidade grave ou de morte na família, durante um período de acompanhamento de três anos. Outro estudo demonstrou que o estado emocional de adolescentes com queimaduras significativas estava mais correlacionado com sua rede de apoio social do que com o tamanho ou a localização da queimadura.

COMO A FAMÍLIA E OS AMIGOS AUXILIAM OS PACIENTES NA RECUPERAÇÃO DA ENFERMIDADE

Um famoso estudo sobre mulheres com câncer de mama metastático serviu de modelo para uma série de investigações sobre a utilidade da assistência social para a redução da morbimortalidade psiquiátrica e médica. Esse estudo de Stanford constatou que *mulheres que participaram de um grupo de apoio estruturado viveram mais tempo do que as mulheres em mesmas condições nos grupos de comparação.* A partir dessa resposta, buscou-se uma explicação do mecanismo e a identificação do "ingrediente ativo" da intervenção; no entanto, esses estudos geraram resultados divergentes. Uma explicação para o efeito da terapia em grupo sobre a longevidade é a redução do isolamento e da desesperança dos grupos, o que, por sua vez, reduziu a resposta do estresse físico, facilitando a cura e/ou resposta imune. Outros investigadores observaram melhor resposta imune em pacientes com câncer que estavam envolvidos em grupos de apoio psicoeducacional. Contudo, nem todos os grupos de ajuda são igualmente efetivos em termos de trazer benefícios para seus participantes.

Essa variabilidade pode ocorrer porque o tipo de interação entre o paciente e a rede social de apoio influencia na utilidade da rede. Estudos realizados com indivíduos portadores de esquizofrenia, depressão e transtorno afetivo bipolar, por exemplo, constataram que pacientes com essas graves enfermidades mentais podem ficar prejudicados se a rede social estiver muito envolvida emocionalmente com o paciente, sem, entretanto, prestar ajuda. *Pacientes que vivem com membros da família profundamente envolvidos, mas com uma atitude muito crítica com relação ao paciente, apresentaram mais recidivas e necessitaram de mais medicação em comparação com pacientes cujos membros da família estavam menos envolvidos e eram menos críticos.*

Em seu nível mais simples, o apoio social pode facilitar ou dificultar o ato de seguir as recomendações terapêuticas – o que, por sua vez, influencia muito a morbimortalidade. Adolescentes são um exemplo clássico, pois estão em uma idade em que qualquer tratamento altera a aparência da pessoa, fato pouquíssimo tolerado por causa da pressão social. Com efeito, uma adolescente pode estar falando a verdade ao dizer que preferiria morrer a perder todo o cabelo. Do mesmo modo, crianças pequenas podem sentir-se humilhadas se necessitarem comparecer à enfermaria para tomar medicamentos durante o dia na escola, pois isso as afasta dos demais estudantes. Por causa da pressão social (ou conjugal), para manter secreta a descoberta de um caroço ou para ter a certeza de que seus seios permanecerão intactos, as mulheres podem protelar a busca por ajuda médica quando observam massas mamárias óbvias. Embora sejam poucas as mulheres a afirmar que prefeririam morrer a perder um seio, infelizmente isso ocorre com demasiada frequência.

COMO AS FAMÍLIAS E OS AMIGOS SÃO AFETADOS PELA ENFERMIDADE

A duração das estadias hospitalares diminuiu drasticamente nos últimos dez a vinte anos. Embora isso seja, em parte, o resultado de melhores medicamentos e da percepção de que nem sempre longos períodos de convalescença são desejáveis, essa redução também se baseia na crença – algumas vezes equivocada – de que uma recuperação descomplicada pode ocorrer com segurança em casa. Diante da tremenda despesa

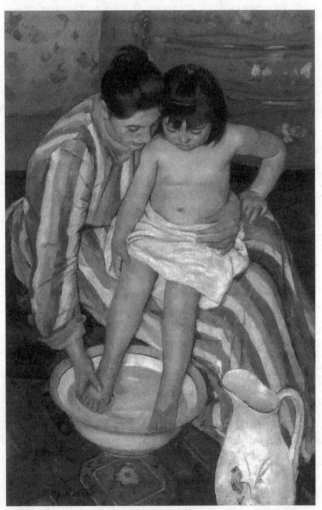

O banho da criança (1893) *Mary Cassatt, EUA, 1844-1926.* Óleo sobre tela, 100 × 66 cm. Fundação Robert A. Waller, 1910.2. © The Art Institute of Chicago. *Mesmo pais bem intencionados frequentemente deixam de seguir as recomendações terapêuticas para seus filhos.*

representada por cada dia de internação em um hospital, em geral, os pacientes são liberados dentro de 24 horas após um parto sem complicações, uma cateterização cardíaca e mesmo uma mastectomia. A suposição subjacente a essas altas hospitalares é a de que o paciente terá alguém que poderá conduzi-lo até sua casa, ajudá-lo com as atividades cotidianas e ficar alerta para qualquer complicação que possa surgir. No entanto, nem sempre é isso que ocorre. Cônjuges de pacientes idosos, igualmente idosos e com a saúde fragilizada, mesmo quando dispostos a ajudar, são simplesmente incapazes de auxiliá-los a ir ao toalete ou a tomar banho, por exemplo. Adultos que vivem sozinhos podem não ter nenhum amigo ou parente que disponha de algum tempo para cuidar deles. Os filhos adultos podem ter suas próprias famílias e podem estar estressados por ter que enfrentar os problemas da escola, do trabalho e da criação dos filhos. Em cada um desses casos, em geral, uma ou duas crises poderão ser controladas. Contudo, quando o atendimento passa a ser uma necessidade crônica, a carga financeira e emocional pode ser avassaladora para todos os envolvidos.

Um recente estudo realizado com adolescentes que vivem com seus pais portadores de AIDS e um estudo do bem-estar emocional de adolescentes cujos pais morrem proporcionaram uma clara compreensão sobre o impacto da enfermidade crônica em membros da família. Ambos os estudos revelaram que *os adolescentes ficavam mais abalados emocionalmente durante o período da enfermidade crônica do que após a morte do pai ou da mãe*. Os adolescentes relataram um sentimento de incerteza e instabilidade muito maior em sua situação de vida durante a época da enfermidade em comparação com sua vida após a morte do pai ou da mãe. Foram publicados achados similares para crianças que perderam um dos pais por câncer – as complicações na escola, nas situações e nas atividades do dia a dia foram ainda mais angustiantes do que a tristeza ligada à morte de um dos pais.

Para os pais de uma criança que sofreu grave lesão ou que está com uma enfermidade que representa risco de morte, uma sensação de desesperança e de horror pode levar a sintomas – tanto agudos como crônicos – de estresse traumático. Os sintomas agudos consistem de pesadelos, hipervigilância e atordoamento ou anulação de lembranças. Todos esses eventos podem ser entendidos como respostas normais ou mesmo adaptativas a um evento terrível. Mas esses sintomas também podem cronificar, levando a uma angústia clínica ou à redução da capacidade funcional. É mais provável que isso ocorra quando a mãe e/ou o pai ficam ansiosos antes mesmo do evento, quando o evento é percebido pelo pai ou mãe como algo que provavelmente resultará na morte do filho ou quando o tratamento é considerado, pelo pai ou pela mãe, muito estressante. É importante ter em mente que *os sintomas dependem da percepção do indivíduo*, e não do que é considerado pelo médico como a ameaça "objetiva". Por exemplo, estudos revelaram que não existe uma correlação significativa entre as percepções de pacientes e de médicos quanto à ameaça à vida ou à intensidade do tratamento para o câncer infantil. A correlação entre a percepção de ameaça à vida entre pais e médicos é estatisticamente significativa, mas baixa o suficiente para sugerir que, na verdade, eles não estão avaliando a mesma variável.

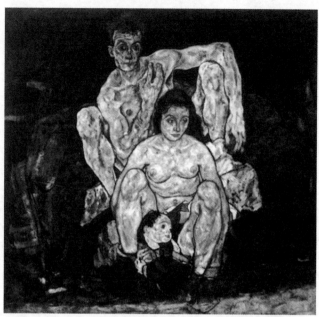

A família *Egon Schiele (1918)*. Österreichische Galerie Belvedere, Viena. *Os psicanalistas acreditam que a estrutura fundamental da personalidade é estabelecida nos primeiros anos de vida.*

A **resiliência** (capacidade de se recuperar ou de se ajustar facilmente ao infortúnio ou às mudanças) das famílias é outra variável fundamentalmente importante nas respostas relacionadas à saúde. Num estudo que considerou mães resilientes com lesões da medula espinal em comparação a mães saudáveis não se encontrou diferença no ajustamento individual, nas atitudes com relação aos pais, autoestima, papéis de gênero ou funcionalidade da família. Mesmo pacientes e cuidadores que vivenciam um diagnóstico clínico e seu tratamento de maneira traumática podem informar algumas consequências positivas como resultado da experiência. *Estudos realizados ao longo dos últimos vinte anos constataram que pacientes com HIV, sobreviventes de câncer infantil e cuidadores de pacientes com doença de Alzheimer informaram mudanças na maneira como consideram o que é importante em suas vidas e demonstraram maior apreço pelas relações interpessoais.* Isso resultou no estudo do que é chamado "crescimento pós-traumático", que será descrito mais detalhadamente a seguir.

PAPEL DA COMUNIDADE RELIGIOSA E DAS CRENÇAS ESPIRITUAIS NA SAÚDE

A maior parte da população dos Estados Unidos relata uma crença em uma força maior ou em Deus, e o poder da religião e da crença espiritual tem sido um tópico de crescente interesse na comunidade médica. À medida que as pesquisas se tornam mais sofisticadas, fica clara a existência de pelo menos dois fatores distintos que promovem a mediação do impacto da religião ou da espiritualidade na saúde. Um desses fatores é a comunidade religiosa ou espiritual. O outro é a fé ou a espiritualidade individual. Cada um desses fatores será considerado a seguir.

Uma **comunidade religiosa ou espiritual** consiste de um grupo de pessoas unidas por um conjunto comum de crenças. Pode ser uma igreja formal, templo ou mesquita, com expectativas escritas pelo fiel, ou um grupo menos formal, por exemplo, um grupo de oração ou de praticantes de alguma forma de meditação. A comunidade pode ser um grupo no qual o indivíduo nasceu ou um grupo ao qual ele se uniu. *O poder do grupo resulta do sentimento de comunidade proporcionado pelo local de encontro para a prática de rituais – quaisquer que sejam – especiais para essa comunidade.* A participação na comunidade propicia uma nítida sensação do papel do indivíduo e, em geral, instrui os membros com relação a como enfrentar questões difíceis de modo apropriado. Muitos grupos religiosos, por exemplo, oferecem orientações e rituais para auxiliar o participante a lidar com a morte e o luto e para apoio mútuo durante essas difíceis transições. Para aqueles que se mostram à vontade com as expectativas de sua comunidade religiosa, essas tradições são confortadoras e propiciam apoio social em momentos difíceis. No entanto, para aqueles que vivem à parte de suas comunidades ou que estão indecisos com relação a duas comunidades (por exemplo, norte-americanos de segunda geração ou indivíduos que casaram fora de sua própria comunidade religiosa ou espiritual), a comunidade pode aumentar o estresse em uma situação já penosa por si só.

Em geral, a força do apoio dado pela comunidade religiosa é medida com perguntas, como:

- Você é membro de uma religião organizada ou grupo espiritual?
- Você frequenta reuniões ou serviços religiosos ou espirituais? Com que frequência?
- Você recebe apoio emocional de sua organização religiosa ou espiritual?
- Você recebe ajuda física de sua organização religiosa ou espiritual, como alimento, transporte ou dinheiro?

Muitas comunidades religiosas oferecem apoio similar ao prestado por uma família numerosa. Um exemplo é a Igreja dos Santos dos Últimos Dias, ou Igreja dos Mórmons, bastante conhecida pela ajuda que dá aos membros gravemente enfermos. Alimento, alojamento e visitas podem ser conseguidos para membros da família que estão cuidando do paciente, mesmo quando os cuidados são ministrados em um hospital distante da casa do paciente.

A **fé pessoal** ou espiritualidade pessoal pode ser compartilhada com outras pessoas, mas é essencialmente uma sensação privada de significado ou de propósito. A fé pessoal pode harmonizar-se com uma doutrina ou dogma estabelecido, mas é percebida como experiência individual. *A força da fé ou da espiritualidade pessoal independe do grau de participação em uma comunidade religiosa,* embora algumas pessoas dotadas de fé pessoal também compareçam a serviços religiosos. A ajuda que a fé pessoal nos dá não é física ou instrumental, mas inteiramente emocional ou espiritual.

As respostas a perguntas sobre a fé podem ser enganosas. Muitas pessoas assumem que a pergunta "Você é religioso?" tem a ver com um conjunto de crenças religiosas organizadas ou formais. Podem dizer que são espiritualizadas, mas não religiosas, ou que são religiosas, mas não praticantes. Do mesmo modo, as pessoas podem dizer que são religiosas, e realmente estarão se referindo a um conjunto de crenças dentro das quais foram criadas, mas que não têm mais qualquer importância em suas vidas.

Em geral, a fé ou a espiritualidade pessoal é avaliada por perguntas como:

- Em que grau sua fé ou espiritualidade é importante em sua vida cotidiana?
- Você recebe força ou ajuda por meio de sua fé?
- Orações ou práticas espirituais fazem parte do seu cotidiano?

Alguns indivíduos vivenciam uma enfermidade como um teste de fé, acreditando que ficaram doentes porque sua fé foi insuficiente. Isso pode assumir a forma de uma crença de que a fé irá curá-los ou de que a ausência de recuperação é evidência de uma fé insuficiente. Esse ponto de vista é classicamente representado na **Igreja da Ciência Cristã**, em que a medicação tradicional e os médicos são considerados desnecessários para aqueles que têm fé. Contudo, alguma variação dessa noção está presente em muitos outros sistemas de crenças. Outra crença desafiadora para os médicos é a de que a enfermidade é enviada como uma prova ou punição que deve ser suportada. Os médicos devem, então, equilibrar seu desejo em ajudar o paciente com o respeito por seus valores e crenças pessoais.

Em certas situações, eventos traumáticos podem revelar, ou mesmo criar, uma sensação mais forte de fé pessoal. **Crescimento pós-traumático** refere-se a uma sensação maior de significado ou de propósito em seguida a um evento traumático. Algumas vezes, as pessoas informam que o evento traumático por que passaram resultou na destruição de suas suposições usuais sobre como o mundo funcionava e que, renascendo das cinzas, surgiu uma fé nova e mais forte. Isso pode se traduzir por uma mudança em sua fé religiosa formal ou pela reorganização de seus valores e prioridades. Essa expressão é geralmente utilizada para mudanças relativamente permanentes. O crescimento pós-traumático foi descrito por pacientes, cônjuges, pais e filhos adultos que enfrentaram diversos problemas médicos, como câncer infantil, HIV, câncer de próstata, doença de Alzheimer e doença cardíaca.

EXEMPLO DE CASO

Uma mulher estava perturbada com o diagnóstico de câncer de seu filho. Depois de uma conversa reservada da equipe médica com a mãe, tornou-se claro que a mulher estava dominada pela culpa. Ela acreditava que Deus estava tirando o filho dela como punição por um relacionamento sexual que ela tivera fora de seu casamento havia algum tempo. Ela não podia compartilhar essa culpa com ninguém de sua família nem de sua igreja; isso removia todo o suporte social com que poderia contar em um momento de crise em sua vida.

COMO TRABALHAR COM FAMÍLIAS E COMUNIDADES

Os pediatras aprendem desde cedo que jamais estão trabalhando com um único paciente. Tendo em vista que a criança não é o tomador de decisão, há, pelo menos, sempre um dos pais envolvido. *O pediatra inteligente, sempre que possível, envolve os pais no procedimento e identifica qual deles toma as decisões.* Obviamente, quando os pais são divorciados, deve-se determinar quem toma as decisões médicas, se o pai ou a mãe. Mas mesmo nos casos em que os pais formam um casal feliz, em geral, um deles assume a responsabilidade primária de levar a criança à clínica ou de ficar com ela no hospital. A tarefa desse cônjuge, de informar ao outro tudo o que está ocorrendo, representa uma enorme responsabilidade; além disso, exclui o outro cônjuge da possibilidade de compreender completamente o quadro clínico.

Do mesmo modo, habitualmente, os geriatras demonstram cuidado ao avaliar a rede de apoio de seus pacientes como parte da avaliação das atividades cotidianas. Talvez seja preciso avaliar a participação do cônjuge do paciente, dos filhos adultos, dos irmãos, ou mesmo de vizinhos ou netos, para o processo de tomada de decisão e também para que fique assegurada a fidelidade com relação aos complexos regimes medicamentosos a outros tipos de tratamento. A melhor estratégia consiste em determinar quais são os atores-chave, mantendo-os informados e envolvidos seja por sua inclusão nas consultas clínicas, seja por informações, por telefone, sobre evoluções do caso. Essa é uma estratégia um pouco mais complexa para adultos quando comparados a crianças, pois qualquer tipo de comunicação apenas poderá ser realizada com a permissão do paciente, a menos que ele não esteja apto a tomar decisões médicas. Pode tomar tempo a determinação de quem mais deve ser envolvido no processo e a comunicação com essas pessoas. Mas, se isso não for feito, os custos em termos de tempo e de êxito no tratamento poderão ser significativos. *O estresse representado pela consulta ao médico torna difícil, mesmo para o paciente organizado, manter-se atualizado com relação às suas próprias dúvidas e também com relação às respostas e instruções do médico.* Um amigo ou parente pode ajudar o paciente a lembrar-se do que foi dito. Possivelmente, ainda mais importante, o envolvimento do amigo ou parente reduz a probabilidade de sabotagem do plano de tratamento, seja pela discordância com as recomendações terapêuticas, seja pelo apoio inconsciente à resistência do paciente.

Geralmente, adultos jovens e de meia-idade cuidam, eles próprios, de seu tratamento clínico. Contudo, *a importância da família imediata e mais estendida e do sistema de apoio social pode ser enorme.* Em algumas famílias, o cônjuge pode ser quem realmente toma as decisões ou o paciente pode se julgar incapaz de tomar decisões que afetariam a família sem primeiramente discutir a decisão com ela. Algumas famílias podem mesmo preferir que todas as informações médicas sejam transmitidas para outra pessoa, e não para o paciente. Isso apenas será permitido legalmente se o paciente solicitar que esse tipo de informação seja tratada dessa forma, e essa situação é muito difícil para o médico. É importante reconhecer

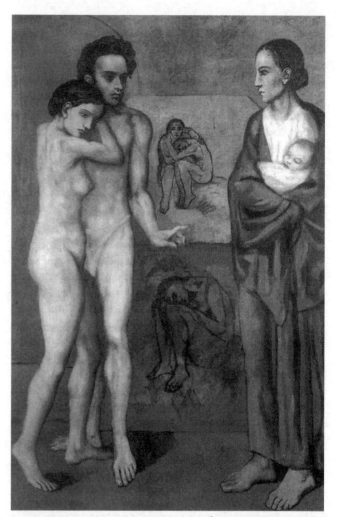

La vie (1903) *Pablo Picasso, Espanha, 1881-1973. Óleo sobre tela, 196,5 × 129,2 cm. The Cleveland Museum of Art, 2003. Doação da Fundação Hanna, 1945.24.©2010 Espólio de Pablo Picasso /Artists Rights Society (ARS), Nova York. La Vie (A Vida) é um dos mais enigmáticos quadros de Picasso. Originalmente, o homem de pé era um autorretrato; mais tarde, Picasso mudou a pintura para retratar seu amigo Carlos Casagemas, que cometera suicídio em 1901. O casal abraçado na pintura superior parece homenagear Gauguin, e a figura enrodilhada na pintura inferior faz lembrar Tristeza, uma litografia de Van Gogh, da infeliz prostituta com quem viveu em Amsterdã. A pintura é alegórica e deixa o observador a pensar sobre o ciclo da vida, a sexualidade, a complexidade das relações e o sofrimento humano. Todos esses quatro temas estão refletidos no livro* Medicina comportamental, *e os médicos devem lidar com todos esses problemas em seu cotidiano profissional.*

que, normalmente, a proteção do paciente com relação às informações é feita na crença de que um excesso de informações comprometerá a saúde do paciente, por lhe tirar a esperança ou por causar ansiedade.

Em geral, os médicos se sentem mais à vontade com essa abordagem quando ela envolve pacientes pediátricos, e não adultos. Mas os mesmos princípios se aplicam a qualquer dos casos. Essa abordagem reduz a livre comunicação no seio da família, além de criar dependência no paciente. Nas famílias em que essa é a norma, tal situação pode ser bem tolerada. Em outras famílias, isso pode resultar em isolamento e em ansiedade para o paciente, que pode perceber que seus parentes estão perturbados, mas não compartilham o motivo.

Nas situações em que a comunicação ocorre com um membro da família em vez de diretamente com o paciente, o médico deve escolher cuidadosamente quais membros da família deverão ser envolvidos. Isso não deve ser feito sem a permissão do paciente, exceto em circunstâncias extremas. A situação clássica que surge na pediatria envolve os adolescentes: embora os pais possam ser os tomadores de decisões médicas, informações vitais podem se perder se todo o histórico for coletado e todos os exames realizados na presença do pai (ou da mãe). *Não devemos esperar que os adolescentes sintam-se à vontade para fazer perguntas ou dar informações pessoais na frente de seus pais, particularmente quando a discussão diz respeito a sexo ou drogas.* Por outro lado, *é preciso* que os pais deem permissão para o tratamento médico. O grau de envolvimento dos pais nas decisões sobre o tratamento com relação a sexualidade e drogas varia, dependendo do estado norte-americano. Alguns estados promulgaram leis de notificação dos pais com relação ao aborto, por exemplo. Todos os estados exigem a notificação de abuso sexual ou físico de menores de idade. Embora essas leis exijam a notificação de suspeita de abuso infantil à polícia, habitualmente o genitor (pai ou mãe) não responsável pelo abuso também deverá ser informado.

> "Com frequência, os moldes familiares têm uma profunda tristeza em si. Natureza, esse grande e trágico dramaturgo, junta-nos em seu tecido por ossos e músculos, e nos divide pela rede mais sutil de nossos cérebros; mescla anseio e repulsão; e nos liga por laços afetivos aos seres que nos agridem a todo momento."
>
> GEORGE ELIOT
> *Adam Bede*

RESUMO

Os médicos jamais tratam os pacientes isoladamente com relação às suas famílias e comunidade. Pode ser extremamente útil o conhecimento de como as redes de apoio social influenciam as perspectivas do paciente e de como essas redes podem ser utilizadas para ajudar na saúde e na cura. O médico inteligente trabalha com as crenças e apoio sociais, com o objetivo de propiciar o melhor tratamento clínico possível.

ESTUDO DE CASO

Uma menina com 7 anos de idade foi diagnosticada com leucemia linfoblástica aguda. Ela é filha única, e seus pais são católicos apostólicos romanos praticantes. A menina está muito ansiosa e quer a presença da mãe em todos os procedimentos. Mas a mãe é de trato muito difícil para a equipe: discute sobre quem terá sua permissão para realizar os procedimentos em sua filha. Uma conversa reservada com a mãe revela que ela está muito irritada com Deus por causa dessa enfermidade. A mulher abortou gêmeos há dois anos e, no momento, está se sentindo "amaldiçoada". Seu marido tenta lidar com a doença da filha trabalhando até mais tarde e passa todo o tempo livre em missas e em grupos de oração. O casamento está se deteriorando, pois, agora, a vida inteira da mulher está dedicada a lidar com sua filha e os médicos, e sua fé está ficando abalada.

Cerca de sete anos depois, a filha, agora com catorze anos, visita o médico juntamente da mãe para um *check-up*. A menina passou por dois anos de tratamento com sucesso, teve uma recidiva tardia e passou por um transplante de medula óssea. Os pais estão divorciados, e o pai se casou novamente e tem dois filhos. Quando a adolescente é entrevistada isoladamente, diz que seu objetivo primário é focar algo além do câncer. A menina pede ao médico "que tire a mãe de suas costas" para que ela possa ser uma adolescente "normal". Uma entrevista em separado com a mãe revela que ela também considera o episódio do câncer finalmente superado. Mas também confessa que não sabe mais o que fazer com a sua vida agora. A mulher aplicou toda a sua energia em lutar pela vida da filha. Deixou a igreja, não tem qualquer tipo de passatempo, trabalha em um emprego "chato" e não tem amigos. A mulher termina aceitando o encaminhamento para o psiquiatra, que a ajuda a se concentrar na criação de uma vida própria, que inclui, mas não depende, de sua filha.

SUGESTÕES DE LEITURA

Barskova, T., & Oesterreich, R. (2009). Post-traumatic growth in people living with a serious medical condition and its relations to physical and mental health: A systematic review. *Disability and Rehabilitation, 3*, 1-25.

Essa revisão examina estudos publicados de crescimento pós-traumático em seguida a um diagnóstico de câncer, HIV/AIDS, doença cardíaca, esclerose múltipla e artrite reumatoide. Os resultados indicam que a qualidade do apoio social, as estratégias de enfrentamento dos pacientes e diversos indicadores de saúde mental e física estavam consistentemente associados ao crescimento pós-traumático. Isso sugere a existência de um significado adaptativo potencial para o crescimento pós-traumático, em seguida a um diagnóstico clínico grave.

Curlin, F.A., Lawrence, R.E., Odell, S., Chin, M.H., Lantos, J.D., Koenig, H.G., & Meador, K.G. (2007). Religion, spirituality, and medicine: Psychiatrists' and other physicians' differing observations, interpretations, and clinical approaches. *American Journal of Psychiatry, 164*, 1825-1831.

Esse estudo analisa pesquisas de 1.144 médicos sobre como interpretam a relação entre religião/espiritualidade e saúde e como encaminham as questões de religião/espiritualidade com seus pacientes. Em sua maioria, os médicos não psiquiatras informaram acreditar que habitualmente ou sempre é apropriado inquirir sobre religião/espiritualidade, e 74% informaram que seus pacientes (algumas vezes ou frequentemente) mencionam tópicos de religião/espiritualidade. Os psiquiatras tinham probabilidade muito maior para falar sobre tópicos religiosos e espirituais com seus pacientes (92%), mas também tinham maior probabilidade, em comparação com médicos das outras especialidades, de considerar a religião e a espiritualidade como detentoras do potencial de causar sofrimento.

Schaefer, K.G.,&Block, S.D. (2009). Physician communication with families in the ICU: Evidence-based strategies for improvement. *Current Opinion in Critical Care, 15*(6), 569-577.

    Esse artigo revisa a atual evidência de que a comunicação efetiva do médico com relação ao prognóstico com as famílias de pacientes internados em unidades de terapia intensiva pode aumentar a satisfação da família, reduzir a duração da estadia na UTI e reduzir os desfechos adversos do enlutamento familiar.

Schor, E.L. (2003). American Academy of Pediatrics Task Force on the Family. *Pediatrics, 6*, 1541-1571.

    Esse relatório resume o papel essencial da família na prática dos pediatras e também fornece orientações sobre a melhor maneira de o pediatra trabalhar com as famílias.

Nascimento, infância e adolescência

3

Harsh K. Trivedi e Todd E. Peters

> "Seus filhos não são seus filhos. São os filhos e as filhas da ânsia da vida por si mesma."
>
> KHALIL GIBRAN
> *The prophet* ("O profeta")

A vida de uma criança, desde seu nascimento até a adolescência, é marcada por um enorme crescimento pessoal e interpessoal. As muitas "primeiras vezes" que ocorrem, como balbuciar "mamãe" pela primeira vez ou dar os primeiros passos, marcam a concretização de numerosos marcos evolutivos. Contudo, o fascinante intercâmbio entre os genes da criança e seu ambiente pode criar uma variabilidade significativa na velocidade e extensão do desenvolvimento. Por exemplo, uma criança com uma trajetória genética para capacidade motora normal pode não se sentar até os onze meses de idade, quando criada em um ambiente de negligência com nutrição deficiente. Mais comumente, os achados são menos dramáticos, e os pais farão perguntas como: "Nossa filha mais velha começou a falar aos dez meses, mas nosso filho está com quase um ano e apenas balbucia algumas palavras. Isso é normal?". É fundamental compreender o desenvolvimento normal da criança como uma base sobre a qual serão mais bem apreciadas as áreas potencialmente preocupantes.

Além da variabilidade intrínseca do desenvolvimento em diferentes crianças, há a complexidade extra do desenvolvimento que ocorre ao longo de várias linhas em cada criança. Ao estudar um grupo de alunos de primeiro ano, pode-se perceber rapidamente que há diferenças significativas no desenvolvimento motor; isso pode ser constatado pelo modo como seguram o lápis e trabalham as atividades de coordenação motora fina. Além disso, se você estudar determinada criança do grupo, ela poderá apresentar desenvolvimento motor evolutivamente compatível com a idade, mas poderá exibir leves atrasos cognitivos. Isso gera a necessidade de um método estruturado com o qual se possa estudar o desenvolvimento.

As crianças podem ser estudadas desde a perspectiva de desenvolvimento motor fino ou geral, da linguagem, da cognição, dos aspectos sociais ou de uma miríade de outras linhas evolutivas. Em qualquer momento considerado, podemos obter um "instantâneo" clínico de uma criança, para que possamos estudar em que posição ela se encontra nas diferentes linhas de desenvolvimento. Com frequência, as crianças podem estar em diferentes níveis de desenvolvimento, dependendo da linha em avaliação. Um fator clínico importante que devemos ter em mente é que muitas crianças podem estar aparentemente em seu nível etário na maioria das tarefas do desenvolvimento, e a princípio apenas exibem algum atraso em determinada linha de desenvolvimento. Caso não seja tratado, com o passar do tempo, esse atraso terá o potencial de afetar o desenvolvimento em outras linhas. Por exemplo, considere a criança com desenvolvimento cognitivo, visual e motor apropriado para a idade, mas que exibe um atraso na fala motora. Se esse problema de articulação motora não for tratado na criança com atraso na fala, o desenvolvimento das habilidades da linguagem e da socialização pode ficar comprometido.

Também é importante considerar como o mesmo atraso do desenvolvimento pode se manifestar de forma diferente com base na idade e no estágio de desenvolvimento da criança. A criança com atraso na fala pode expressar pouca tolerância à frustração na primeira infância, pode ficar bastante tímida e ansiosa durante a latência e pode tornar-se irritável e retraída durante a adolescência. Essa complexidade de apresentações variáveis durante o desenvolvimento, em combinação com o entrelaçamento do progresso entre as diferentes linhas de desenvolvimento, torna ainda mais importante o estudo sistemático da criança.

Quando se faz tomadas clínicas de diferentes crianças, é importante compreender o desenvolvimento normal para as várias faixas etárias, para que seja possível diferenciar o que é clinicamente significativo. Tente responder, por exemplo, à seguinte pergunta: O que uma criança que está ingressando no ensino básico é capaz de fazer? A ligação de períodos importantes da vida com os marcos evolutivos tornará mais fácil para você recordar o que a maioria das crianças é capaz de fazer em determinada idade.

Ao descobrir áreas potencialmente complicadas, é fundamental que você intervenha imediatamente, pois o atraso no tratamento pode prejudicar também outras linhas de desenvolvimento. Do mesmo modo, as crianças podem ser notavelmente resilientes no que tange à obtenção de ganhos do desenvolvimento tão logo seus problemas individuais sejam abordados; mas é importante agir antes que a criança atinja um atraso que afete seu funcionamento global.

Descobrir que uma criança do 7º ano exibe comportamento "do contra" e se recusa a frequentar a escola porque tem um transtorno do aprendizado não diagnosticado e que, além disso, está sendo atormentada por ser considerada "burra" pelos colegas de turma – eis um grave desserviço para essa criança. Mesmo quando os problemas do transtorno do aprendizado são abordados, os danos à autoestima da criança e a longa história de interações sociais deficientes com seus colegas podem resultar em problemas duradouros e mais difíceis de serem corrigidos.

Por último, da mesma forma que as crianças podem se apresentar com sintomatologias diferentes, com base em seu estágio do desenvolvimento, é importante ter em mente que a intervenção deve ser apropriada em termos de desenvolvimento, para que possa ser o mais efetivo possível. Ao planejar o tratamento para uma criança com atraso na fala, a intervenção deve ser diferente para uma criança com dois anos, seis anos ou um adolescente.

VISÃO GERAL DO DESENVOLVIMENTO

Ao estudar o desenvolvimento, é importante ficar atento ao desenvolvimento da criança como um todo, inferindo como determinado atraso pode estar afetando várias áreas do funcionamento da criança. A Tabela 3.1 representa um apanhado geral do desenvolvimento, listando as principais teorias do desenvolvimento e os marcos existentes desde o nascimento até os 18 anos de idade, para fornecer ao leitor o "grande quadro", enquanto você explora esse tópico mais aprofundadamente. Em vez de memorizar qual estágio se segue ao estágio de Erikson de **Autonomia *vs.* vergonha e dúvida**, é mais útil ser capaz de colocar a informação em um contexto e compreender como a resolução bem-sucedida do estágio pode ajudar na orientação do desenvolvimento subsequente. Especificamente, é importante manter a inter-relação das várias linhas evolutivas e teorias estruturais, com o objetivo de decifrar como esses diferentes aspectos do desenvolvimento se entrelaçam, possibilitando que determinada criança atinja os marcos evolutivos apropriados para a idade.

Linhas de desenvolvimento

O desenvolvimento pode ser estudado desde a perspectiva do acompanhamento de determinado domínio ao longo do tempo. Por exemplo, como a função motora geral se desenvolve desde o nascimento até a adolescência? Mediante o acompanhamento da concretização de marcos sucessivos em um grupo de muitas crianças, é criada uma distribuição-padrão populacional que representa a amplitude da variabilidade no desenvolvimento de cada marco evolutivo. Com base nesses dados, o conceito de "normal" refere-se àquelas crianças que se situam dentro de dois desvio-padrão da média. Os domínios comumente estudados são as habilidades motoras finas e gerais, a linguagem e as habilidades sociais.

Teorias estruturais do desenvolvimento

O desenvolvimento também pode ser estudado examinando-se como certas habilidades adquiridas permitem o progressivo aprendizado de novas habilidades. As teorias estruturais introduzem o conceito de que há alguma formação ou reorganização da mente, que permite a contínua progressão do desenvolvimento.

Foram formuladas muitas teorias diferentes para explicar o desenvolvimento. As principais teorias abordadas neste capítulo são a teoria do desenvolvimento psicossexual de Freud, a teoria do desenvolvimento psicossocial de Erikson, a teoria do desenvolvimento cognitivo de Piaget, a teoria da separação-individuação de Mahler e a teoria do apego de Bowlby. Cada teoria adota diferentes rótulos para os estágios que ocorrem nas diferentes faixas etárias. Para as finalidades deste capítulo, as crianças serão descritas utilizando-se "tomadas" evolutivas em faixas etárias específicas. O objetivo é compreender a criança mediante a incorporação de várias linhas de desenvolvimento e teorias estruturais, para que você possa obter uma visão mais completa dela a partir de várias perspectivas. Mais adiante, neste capítulo, cada teoria estrutural será ainda mais detalhada em "tomadas evolutivas" específicas para a idade.

> "Você pode dar-lhes seu amor, mas não seus pensamentos,
> Pois eles têm seus próprios.
> Você pode abrigar seus corpos, mas não suas almas,
> Pois suas almas estão imersas na mansão do amanhã, que você não pode visitar, mesmo em seus sonhos."
> KHALIL GIBRAN
> *The prophet* ("O profeta")

Fases do desenvolvimento psicossexual de Sigmund Freud

Freud desenvolveu a **teoria psicanalítica**, um corpo de hipóteses pertinentes ao funcionamento mental e ao desenvolvimento da personalidade. Uma das contribuições mais importantes de Freud foi o conceito de **inconsciente**, que se refere a pensamentos e causas existentes fora da percepção (i. e., consciência) da pessoa e que tem a capacidade de influenciar pensamentos e ações. O tratamento psicanalítico de Freud utilizava o processo da **livre associação** (em que o paciente diz tudo o que lhe vem à cabeça), para transportar o material inconsciente até a percepção consciente.

A teoria da mente de Freud foi fragmentada em três partes: o **id**, o **ego** e o **superego**. O id é inconsciente e funciona como a raiz de impulsos e das necessidades primitivas e baseadas no prazer. O ego é um mediador consciente do id e controla os comportamentos e pensamentos. A terceira divisão é o superego, que faz parte do inconsciente e regula o ego. O superego se formou mediante a internalização de padrões aprendidos da sociedade e figuras de autoridade, como os pais, e serve como o foco das aspirações e objetivos pessoais. Freud também in-

TABELA 3.1 Resumo do desenvolvimento nas diversas teorias estruturais e linhas do desenvolvimento.

Teorias estruturais

Estágios cognitivos de Piaget	Sensório-motor		Pré-operacional		Concreto	Formal
Estágios psicossociais de Erikson	Confiança vs. desconfiança	Autonomia vs. vergonha e dúvida	Iniciativa vs. culpa		Diligência vs. inferioridade	Identidade do ego vs. difusão de papéis
Estágios psicossexuais de Freud	Oral	Anal	Fálico		Latência	Adolescência

Linhas de desenvolvimento*

	Nascimento	6 meses	1 ano	2 anos	3 anos	4 anos	5 anos	7 anos	11 anos	18 anos
Motor geral	Cabeça firme; Rolamento	Senta-se sem ajuda; Fica de pé	Anda	Salta	Equilibra-se em um dos pés; Salta		Anda "do calcanhar à ponta dos dedos"; Equilibra-se em cada pé por 6 seg.			
Motor fino	Seguimento na linha média; Agarra coisas	Pega coisas em pinça; Passa cubo	Empilha dois cubos		Copia um círculo; Linha vertical	Copia uma cruz	Copia um quadrado			
Fala e linguagem	Ri; Fala em "arrulho"	Vira-se para a voz; "Mamã e Papá"	1-3 palavras	Seis partes do corpo	Fala de forma totalmente inteligível; Denomina quatro cores	Define sete palavras				
Social	Olha para a mão; Sorriso social	Dá tchau; Imita atividades	Usa utensílio	Põe a camisa; Lava as mãos	Veste-se sem ajuda					

*Adaptado do Denver II. DA Form 5694, 1988. © W.K. Frankenburg e J.B. Dodds, 1990.

troduziu o conceito dos **impulsos**, necessidades instintivas que geram um estado de excitação ou tensão psíquica, impelindo o indivíduo à atividade. Os dois principais impulsos, sexual e agressivo, estão, cada qual, associados à energia psíquica. A energia psíquica associada ao impulso sexual é denominada **libido**. A origem desses impulsos é o id, que sofre tentativas de regulação pela parte racional da mente, o ego. Inicialmente, o ego cede o poder ao id, mas, com o passar do tempo, o ego tenta controlar o id, num esforço de oferecer gratificação pessoal.

A teoria do desenvolvimento psicossexual de Freud descreve as manifestações sequenciais do impulso sexual da infância em diante. Freud postulou que os estágios evolutivos progrediam à medida que o enfoque da criança na **energia libidinal** mudava para diferentes áreas eróticas (Tabela 3.2). O objetivo da criança durante cada estágio é vivenciar o prazer que provém da área, ao mesmo tempo em que tenta diminuir a dor. A resolução do conflito envolvido em cada um desses estágios permite ao indivíduo se deslocar no sentido da obtenção de um funcionamento adulto normal. Por meio dessa teoria, Freud enfatizou a importância que o desenvolvimento nos primeiros anos de vida, inclusive na infância, tem para o adulto plenamente desenvolvido.

Freud publicou seu *Three essays on the theory of sexuality* em 1915; nesse trabalho, descreveu a boca, o ânus e a genitália como focos para a *energia libidinal.* Também acrescentou um período de redução do interesse sexual, denominado *latência,* contínuo até o surgimento da puberdade. Apesar de trabalhos mais recentes, nos quais observa-se uma significativa atividade psicossexual durante a fase de latência, a teoria das fases psicossexuais de Freud é instrumento útil para que compreendamos o desenvolvimento.

TABELA 3.2 Fases da teoria do desenvolvimento psicossocial de Freud

Fase	Idade (anos)
Oral	Do nascimento até 1
Anal	1 a 3
Fálica	3 a 5
Latência	5 a 11
Genital	11 e mais

Estágios do desenvolvimento psicossocial de Erik Erikson

Erikson se concentrou mais na inter-relação entre biologia e sociedade em seu aspecto como influência do desenvolvimento psicossocial. Ao contrário de Freud, Erikson enfatizou a importância dos eventos e das experiências da infância durante a vida adulta. Além disso, ele se concentrou principalmente no ego (e não nos impulsos do id de Freud) e em sua associação com as bases sociais. Esse autor apresentou o **princípio epigenético**, afirmando que o desenvolvimento ocorre sequenciadamente ao longo de oito estágios durante o transcurso da existência do indivíduo. Cada estágio tem dois desfechos possíveis, um positivo (saudável) e outro negativo (nocivo), apoiando-se no progresso obtido no estágio precedente. Se um estágio não foi satisfatoriamente resolvido, então a pessoa torna-se incapaz de alcançar um nível novo e superior de funcionamento (Tabela 3.3). Ademais, se ocorrerem estressores ou rupturas, poderá ocorrer regressão para um estágio precedente do desenvolvimento.

À medida que nossa sociedade muda, a faixa etária relativa a cada um dos estágios também pode mudar. Se, por exemplo, as pessoas vivem por mais tempo e se aposentam mais tarde, o estágio de generatividade *versus* estagnação pode se prolongar, e o estágio de integridade do ego *versus* desespero pode ser adiado.

> "A mente, na adolescência, é essencialmente uma mente do *moratorium,* um estágio psicossocial entre a infância e a vida adulta, e entre a moralidade aprendida pela criança e a ética desenvolvida pelo adulto."
>
> ERIK ERIKSON
> *Childhood and society* ("Infância e sociedade")

TABELA 3.3 Estágios da teoria do desenvolvimento psicossocial de Erikson

Estágio	Idade (Anos)
Confiança básica *versus* desconfiança	Do nascimento até 1
Autonomia *versus* vergonha e dúvida	1 até 3
Iniciativa *versus* culpa	3 até 5
Diligência *versus* inferioridade	5 até 11
Identidade do ego *versus* difusão de papéis	11 até 21
Intimidade *versus* isolamento	21 até 40
Generatividade *versus* estagnação	40 até 60
Integridade do ego *versus* desespero	60 até a morte

Estágios do desenvolvimento cognitivo de Jean Piaget

Piaget estudou os pensamentos e o comportamento das crianças para originar sua teoria do desenvolvimento cognitivo. Esse pensador teorizou que as funções intelectuais formaram o núcleo da personalidade e proporcionaram a progressão coordenada do desenvolvimento ao longo de todas as esferas. Como Freud e Erikson, Piaget acreditava que os futuros estágios dependiam de estágios precedentes adequadamente resolvidos. No entanto, embora os estágios ocorram em sequência, se fundamentam na maturação do sistema nervoso e nas experiências de vida para determinar sua velocidade de progresso (Tabela 3.4).

Piaget se concentrava na equilibração, que é o padrão de formulação do conhecimento quando uma criança se vê diante de uma situação nova. Vitais para a equilibração são os conceitos de **assimilação** e **acomodação,** que são instrumentos

TABELA 3.4	Estágios da teoria do desenvolvimento cognitivo de Piaget
Estágio	Idade (Anos)
Sensório-motor	Do nascimento até 2
Raciocínio pré-operacional	3 até 6
Operações concretas	7 até 10
Operações formais	11 e mais

TABELA 3.5	Estágios da teoria do apego de Bowlby
Estágio	Idade
Pré-apego	Do nascimento até 8-10 semanas
Construção do apego	8-10 semanas até 6 meses
Apego definido	6 meses até o final da vida

necessários para o desenvolvimento cognitivo. *Assimilação é definida como a capacidade de encaixar uma experiência em uma estrutura cognitiva existente.* Considere, por exemplo, uma criança que aperta um interruptor em casa e compreende que, ao apertar o interruptor, fez com que as luzes se acendessem. Por assimilação, essa criança pode fazer uma correlação – apertar um interruptor na casa dos avós também pode acender as luzes. *Mas acomodação é o processo de adaptar a estrutura cognitiva existente a novas experiências.* Por exemplo, ao se deparar com um objeto que está fora de seu alcance, a criança lança mão da acomodação para imaginar que o bastão de beisebol, normalmente usado para bater bolas, também pode ser utilizado como uma ferramenta para alcançar objetos distantes. A cognição cresce através dessas experiências novas, com o uso de comportamentos previamente aprendidos para a promoção de um novo crescimento. No entanto, se a nova tarefa diferir demais da experiência previamente aprendida, poderá surgir o medo ou a frustração secundariamente a essa defasagem. Essas emoções intensas podem impedir que seja alcançado um novo equilíbrio, limitando o crescimento subsequente.

Teoria do apego de John Bowlby

A **teoria do apego** de Bowlby incorporou seu conhecimento psicanalítico do desenvolvimento das crianças à teoria evolucionária, para postular uma base genética para o apego do bebê a seus cuidadores. Bowlby descreveu o apego como "uma relação calorosa, íntima e contínua com a mãe, na qual as duas partes encontram satisfação e alegria". O apego é contrastado pelo **vínculo entre mãe e bebê**, que é um conjunto de sentimentos que os pais têm com relação a seus filhos, diferente dos sentimentos da criança com relação a seus pais. Bowlby teorizou que os comportamentos de apego promovem familiaridade (i. e., intimidade) com relação à figura de apego, de modo que perigos poderão ser evitados. Os comportamentos iniciais do apego são: choro, riso e arrulho (i. e., sons de contentamento) do bebê. Os comportamentos mais tardios do apego são: verbalização e sinalização não verbal; esses comportamentos persistem por toda a vida. Bowlby descreveu três estágios do apego (Tabela 3.5). Durante o estágio de **pré-apego** (do nascimento até 8-10 semanas), o bebê se orienta para o cuidador, acompanha-o com os olhos ao longo de um ângulo de 180°, e se volta para sua voz; no entanto, o bebê não distingue diferentes cuidadores. No segundo estágio, de **construção do apego** (8-10 semanas até 6 meses), o bebê se apega a uma ou mais figuras em seu ambiente. Nesses dois primeiros estágios, desde que as necessidades do bebê sejam satisfeitas, a separação de determinada pessoa não gera angústia. No estágio de **apego definido** (6 meses até o final da vida), o bebê fica angustiado pela separação do cuidador e para de chorar ao se agarrar ao cuidador, após seu retorno.*

Teoria da separação-individuação de Margaret Mahler

Mahler estudou o processo de separação-individuação entre a mãe e seu filho até os 3 anos de idade (Tabela 3.6). A **fase autística normal** (do nascimento até 4 semanas) refere-se a um estado de semissono, semivigília, durante o qual a principal tarefa é conseguir um equilíbrio homeostático com o ambiente.

Na **fase simbiótica normal** (3-4 semanas até 4-5 meses), o bebê tem uma vaga noção de mãe, mas ainda funciona como se ele e o cuidador estivessem em um estado de indiferenciação ou de fusão. Mahler identificou quatro subfases da separação-individuação. A primeira subfase, **diferenciação** (5-10 meses), descreve o processo de "eclosão da casca autista", quando o bebê desenvolve um sensor mais alerta. Nessa ocasião, ocorre o desenvolvimento da "ansiedade do estranho", mais evidente por volta dos 8 meses. A segunda subfase, **prática** (10-16 meses), caracteriza-se por uma locomoção ereta e pelo uso da mãe como "base de apoio". A ansiedade da separação surge tipicamente por volta dessa época. Durante a terceira subfase, **reaproximação** (16-24 meses), o bebê passa a tomar mais conhecimento de si próprio, como ente diferente da mãe, ocorrendo a consolidação de um senso de identidade. Emergem dois padrões de comportamento característicos: perseguição da mãe e fuga da mãe. Em última análise, essas *crises de reaproximação* são resolvidas quando a criança experimenta a gratificação por fazer coisas sozinha, sem ajuda. A quarta subfase da separação-individuação é denominada **consolidação e constância de objeto**, referindo-se à internalização, pela criança, da figura da mãe como estável e confiável. Isso permite que a criança tolere separações da mãe, pois sabe que ela retornará.

---

* N.C.C.: Apesar dos autores comentarem que a fase de apego definido dura até o final da vida, a teoria de Bowlby na realidade situa o término dessa fase entre 18 meses e os dois anos de idade. Ademais, Bowlby cita uma fase que se segue a essa, chamada de **parceria de objetivo corrigido** ou, em tradução alternativa, **formação de relações recíprocas**, com início a partir de 18 meses a dois anos de idade, na qual a criança aumenta o nível de comunicação com os cuidadores e de entendimento do ambiente, e passa a compreender padrões de rotina, por exemplo, a mãe sai para trabalhar mas sempre retorna.

TABELA 3.6 Fases da separação-individuação de Mahler	
Estágio	Idade
Fase autística normal	Do nascimento até 4 semanas
Fase simbiótica normal	3-4 semanas até 4-5 meses
Diferenciação	5-10 meses
Ensaios	10-16 meses
Reaproximação	16-24 meses
Consolidação e constância de objeto	24-36 meses

"TOMADAS" DO DESENVOLVIMENTO

O bebê (do nascimento aos 18 meses)

Em média, o neonato nasce pesando entre 3 e 3,5 kg, medindo entre 48 e 53 cm. O crescimento ocorre mais rapidamente durante o primeiro ano de vida, em comparação com qualquer período subsequente até o início da puberdade. Normalmente, o bebê crescerá algo entre 25 e 30 cm no primeiro ano de vida, e a altura aos 2 anos será cerca de metade da altura de um adulto maturo. O ganho de peso é de aproximadamente 0,03 kg por dia durante os primeiros meses de vida. O peso, ao nascer, terá dobrado aos 4 meses de idade, triplicado ao final do primeiro ano e quadruplicado no segundo ano de vida. O bebê médio ganha 6,5 kg no primeiro ano de vida.

O neonato nasce em um estado de completa dependência para sua sobrevivência, precisando dos pais e cuidadores para todas as necessidades mais básicas. A criança tem mau funcionamento dos órgãos dos sentidos, mínimo controle sobre os movimentos dos membros e não é capaz de se comunicar, a não ser pelo choro. Em razão da incapacidade de autoconforto da criança e da necessidade de respostas imediatas por parte de seus cuidadores, busca indicar, com seu controle de olhares fixos, giros da cabeça e sucção, suas necessidades e desejos.

As principais tarefas evolutivas nesses primeiros meses de vida envolvem a formação de um forte apego, regulação do ciclo do sono-vigília e a criação de um padrão de alimentação. Com frequência, a capacidade da criança e de seus pais de resolver esses problemas depende do temperamento da criança. **Temperamento** refere-se a um conjunto de traços inatos que modelam a abordagem da criança com relação ao mundo. A personalidade da criança será determinada pela interação dessas diferenças individuais no estilo comportamental com o ambiente. Chess e Thomas identificaram nove traços temperamentais em bebês (Tabela 3.7) que têm correlação com rótulos como "fácil", "difícil" e "lenta adptação". O conceito de temperamento ajuda, pois incorpora o papel da criança nessas interações iniciais e enfatiza o conceito de "mérito de adaptação" entre a criança e o cuidador. Isso destaca a necessidade de se buscar uma harmonização entre o temperamento da criança e o estilo do pai/mãe de cuidar do bebê, para que a funcionalidade melhore e também para que sejam evitados problemas comportamentais e emocionais.

Por volta do segundo mês de vida, a criança passa interagir mais com os pais, desenvolvendo um sorriso social. Segue-se a capacidade de examinar e procurar alcançar objetos na linha média por volta dos 3 meses, de rolar o corpo por volta dos 4 meses e, logo a seguir, ser capaz de manter a cabeça firme e de "arrulhar" (i. e., emitir longos sons vogais de maneira musical). Essas atividades proporcionam um reforço positivo para os pais que, por sua vez, respondem com mais atenção e com um comportamento afetivo para com a criança.

Durante essa época, surge o estágio de **confiança básica vs. desconfiança** (do nascimento até 1 ano), quando os bebês aprendem se suas necessidades estão sendo atendidas. A disponibilidade de um pai que ajuda e responde permite a formação de um forte sentido de apego e de uma sensação de confiança básica. Uma criação inconsistente acarreta desconfiança e sentimentos de desespero na criança. O estudo de Bowlby sobre o comportamento do apego em bebês demonstrou que a ausência de um apego consistente com o cuidador (normalmente a mãe) pode afetar negativamente o desenvolvimento emocional e intelectual da criança. Bowly constatou que existem três estágios durante a separação entre a mãe e seu bebê. Inicialmente, a criança protesta e chora para o cuidador. Isso é seguido pelo desespero, quando a criança acredita que o cuidador não retornará. Com a continuação da separação, ocorre o desinteresse, quando a criança perde a conexão emocional com o cuidador.

Aos 6 meses, a criança pode sentar-se sem sustentação, levantar um copo e transferir objetos. Aos 9 meses, a criança desenvolve uma **preensão em pinça** (i. e., utiliza o polegar para ajudar a pegar objetos diminutos), dá impulso a seu

"Mãe é o nome dado a Deus nos lábios e corações das criancinhas..."

WILLIAM THACKERAY
Vanity fair

TABELA 3.7 Nove dimensões comportamentais de Chess e Thomas para o temperamento

Nível de atividade
Ritmicidade
Aproximação ou retraimento
Adaptabilidade
Intensidade da reação
Limiar de resposta
Qualidade do humor
Distractibilidade
Abrangência e persistência da atenção

corpo para ficar de pé, balbucia "mamãe" ou "papai" e participa de jogos interpessoais, por exemplo, "esconde-esconde". A capacidade de manipular objetos com melhor controle motor permite que a criança coloque objetos em sua boca. À medida que a criança manobra com sucesso diferentes objetos, adquire um senso de domínio, que gera um desejo crescente pela autonomia (p. ex., de alimentar-se sozinho). O enfoque da energia libidinal e agressiva da criança nas zonas orais de prazer é explicado pela **fase oral** de Freud (do nascimento até 1 ano). A criança está recebendo gratificação oral pela amamentação, enquanto tenta controlar os impulsos agressivos de morder, mastigar ou cuspir. Durante essa fase, a criança adquire confiança no cuidador. *Uma criança que resolve adequadamente esses conflitos desenvolve a capacidade de dar e receber, de confiar nos outros e vivencia autoconfiança. Uma criança que resolve mal esse estágio pode exibir características de dependência, baixa autoestima, ciúme e inveja.*

O **estágio sensoriomotor** de Piaget (do nascimento até os 2 anos) refere-se ao desenvolvimento da percepção sensorial, permitindo que a criança adquira melhor controle sobre as funções motoras. As crianças utilizam suas habilidades recém-adquiridas e sua capacidade motora para explorar e manipular seu ambiente, num esforço de construir novas habilidades. À medida que a criança recebe informações sensoriais, seu sistema motor responde de modo estereotipado e reflexivo. À medida que isso vai se repetindo, a criança passa gradualmente a perceber esse circuito de estímulo-resposta. A teoria de Piaget refere-se à percepção desse circuito de estímulo-resposta como **esquema**. Mais tarde, conforme aumenta a interação da criança com o ambiente, ela desenvolve esquemas específicos (categorias mentais de informação) relacionadas a diferentes objetos e experiências. Cada um desses esquemas é elaborado de modo a construir esquemas mais complexos, que, por sua vez, funcionam como pontos de referência para as ações de assimilação e acomodação, para a continuação do progresso do desenvolvimento.

Por volta dos 9 meses, forma-se a permanência de objeto, à medida que a criança passa a ter ciência de que os objetos continuam a existir, mesmo quando não podem mais ser vistos. Isso leva à "ansiedade do estranho", em que a criança tem dificuldade em se separar dos pais e protestará, caso seja deixada com estranhos. Mary Ainsworth desenvolveu o projeto de pesquisa *Strange Situation*, com o objetivo de avaliar a qualidade do apego entre o bebê e seus pais em crianças com 1 a 2 anos. Nesse paradigma do apego, os bebês foram observados em episódios de estresse crescente (uma série de separações e reuniões). Ainsworth identificou três tipos distintos de apego nesses bebês. Crianças com **apego seguro** foram capazes de usar sua mãe como base para a exploração de brinquedos e do ambiente, eram ativas na busca de contato com a mãe e se sentiam confiantes depois de fazer contato com ela. Crianças com **apego ansioso/resistente** não foram capazes de utilizar a mãe como base para exploração, não ficavam imediatamente confortadas pelo contato com ela e misturavam a procura de contato com irritação. Bebês com **apego ansioso/de evitação** se recusavam a fazer contato com a mãe e a ignoravam ou evitavam, em seguida à separação. Ainsworth acreditava que uma ação consistente de resposta pelo cuidador com relação às necessidades do bebê conduz a um apego seguro. Cuidados insensíveis resultam no padrão de resistência do apego, e cuidados indiferentes ou de rejeição acarretam no padrão de evitação do apego. Ainsworth demonstrou que a interação entre bebê e cuidador durante esse período inicial de apego influencia significativamente o comportamento atual e futuro da criança.

Por volta dos 12 meses de idade, a criança pode andar de modo independente, empilhar blocos e falar de três a quatro palavras. Por volta dos 15 meses, a criança pode subir escadas engatinhando, caminhar para trás, e fazer rabiscos por imitação. Durante a infância, as brincadeiras são, a princípio, solitárias (brincar sozinho) ou paralelas (brincar ao lado de outras crianças, sem interagir).

> "A mãe inteligente, em geral, diagnostica melhor do que um médico ruim."
> AUGUST BIER
> *Professor alemão de cirurgia*

Os primeiros passos (18 a 36 meses)

Por volta dos 18 meses, a criança exibe um sentido aprimorado do equilíbrio e uma marcha mais firme. Essa melhora nas habilidades motoras leva à capacidade de correr e de subir escadas. Também ocorreu desenvolvimento cognitivo, o que permite que a criança solucione problemas de maneiras novas. Em vez de chorar para um dos pais, por exemplo, quando uma bola rolou para baixo do sofá e está fora de seu alcance, agora a criança usa uma vara para pegar o brinquedo.

Essa capacidade funcional extra dá origem ao estágio de **autonomia *vs*. vergonha e dúvida** de Erikson (1 até 3 anos). Nesse estágio, a criança quer explorar ainda mais o ambiente, além de desenvolver maior controle do esfíncter anal. Na tentativa de executar essas tarefas, a criança depende da confiança básica para lidar com a angústia de ser separada dos pais e de ter um acidente intestinal ou vesical. Ocorrem vergonha e dúvida quando a criança não é capaz de conseguir autonomia nessas funções.

Aos 18 meses, o estágio de **reaproximação** da teoria de separação-individuação de Mahler ocorre quando a maior percepção de desesperança e dependência da criança leva a uma ansiedade maior decorrente da separação do cuidador. A criança pode "testar a situação" afastando-se lentamente do cuidador por uma curta distância e, em seguida, retornando para ajuda e restabelecimento da confiança. Com o aumento do nível de conforto e redução da ansiedade, também aumenta a distância com relação ao cuidador.

Um **objeto transicional** ajuda a criança a fazer a transição – de completa dependência do cuidador para a independência. Originalmente descrito por Donald Winnicott, o objeto transicional pode assumir a forma de um cobertor, um travesseiro

38 Parte 1   Interações mente-corpo na saúde e na doença

EXEMPLO DE CASO

Jennifer é uma menina branca com 15 meses de idade, apresentada ao pediatra com desnutrição e baixo ganho de peso. Desde seu nascimento, as visitas de Jennifer a seu pediatra têm sido esporádicas, e, na presente visita, foi observado que sua altura e peso estavam abaixo do 5º percentil.

Jennifer foi internada no hospital para avaliação. Um exame clínico completo não conseguiu revelar qualquer causa física subjacente para sua desnutrição e baixo ganho de peso. No hospital, Jennifer respondeu rapidamente à alimentação adequada e começou a ganhar peso quase que imediatamente.

Jennifer não tinha história precedente de problemas clínicos nem hospitalizações prévias. A menina foi produto de uma gestação a termo normal, caçula de quatro crianças e vivia com sua mãe. A mãe tinha 25 anos e tinha terminado o curso secundário. Estava desempregada e informou que enfrentava vários fatores estressantes, inclusive a saída do namorado da casa, recursos financeiros limitados e a morte recente de seus pais em um acidente automobilístico. A mãe confirmou sintomas graves de depressão e ansiedade e informou não ser capaz de sair da cama em alguns dias. Negou uso de álcool ou drogas ilícitas.

Durante o exame, Jennifer era um bebê com aspecto caquético, abaixo do 5º percentil para altura e peso, e no 25º percentil para circunferência da cabeça. A criança evitava contato com os olhos, parecia estar desinteressada com relação ao ambiente circunjacente e opunha resistência a carícias. Jennifer era capaz de se sentar sozinha, mas incapaz de andar. A mãe descreveu Jennifer como um bebê irritadiço, que chorava com frequência e que, também com frequência, despertava durante o sono. Informou ainda que Jennifer não falava e raramente sorria. A mãe admitiu se sentir sobrecarregada com os cuidados de Jennifer e que, frequentemente, relegava esses cuidados à irmã de Jennifer, com 10 anos de idade.

A equipe médica solicitou uma consulta psiquiátrica para avaliar o funcionamento emocional da mãe e uma consulta à assistente social para avaliar o ambiente social de Jennifer. O psiquiatra informou que a mãe de Jennifer atendia aos critérios para transtorno depressivo grave, além de um transtorno de ansiedade, e recomendou tratamento com medicamentos e psicoterapia. A assistente social informou que a mãe tinha um histórico de violência doméstica e estava socialmente isolada, e que seu nível de pobreza impedia o atendimento adequado das necessidades nutricionais de seus filhos.

O consenso da equipe médica foi que Jennifer atendia aos critérios de *incapacidade de desenvolvimento*, uma síndrome multifatorial caracterizada por desaceleração do ganho de peso, atraso no crescimento linear, e atrasos no desenvolvimento. No caso de Jennifer, os atrasos no ganho de peso e no crescimento foram considerados resultado de uma ingestão inadequada de calorias, enquanto seus atrasos no desenvolvimento provavelmente eram resultantes da privação emocional e socioeconômica. Tendo em vista a excessiva incapacitação da mãe de Jennifer, por causa da depressão e da ansiedade, a equipe decidiu pelo envio de um relatório para o Departamento de Serviços Sociais (DSS) do Estado.

Em conjunto com o DSS, a equipe médica formulou um plano terapêutico que consistia no encaminhamento da mãe para tratamento de seus transtornos psiquiátricos, além de aulas sobre cuidados maternos. Além disso, a equipe fez encaminhamento de Jennifer para serviços intervencionistas imediatos, além de criar condições para o comparecimento de enfermeiras-visitantes à casa da mãe, para ajudá-la na formulação de um plano de alimentação para Jennifer. O DSS também foi capaz de criar condições para atendimento diurno para as três outras crianças, e ajudou a mãe de Jennifer a marcar uma entrevista com um conselheiro de carreira profissional.

---

ou um ursinho de pelúcia. Para a criança, esses objetos trazem a lembrança do cuidador, e têm função calmante quando a criança está adormecendo ou durante momentos de estresse ou de separação do cuidador. *O apego a um objeto transicional é uma fase normal e saudável no desenvolvimento da criança.*

Aos 18 meses, as crianças têm um vocabulário de 15 palavras, que aumenta para 100 palavras aos 24 meses (nesse estágio, normalmente a fala é semi-inteligível por um examinador desconhecido). O novo desenvolvimento da linguagem que está emergindo, marcado por esse aumento exponencial no vocabulário, significa o final do estágio sensório-motor de Piaget e o início de seu **estágio pré-operacional** (2 até 7 anos). Durante esse estágio, a criança continua a funcionar em um estado pré-lógico, i. e., ainda não é capaz de usar processos lógicos para chegar a conclusões. O experimento de Piaget sobre **conservação da massa** ilustra esse ponto. As crianças são solicitadas a transferir água entre dois copos que têm formas diferentes, mas de mesmo volume. Quando se pergunta a elas qual copo contém mais água, as crianças com pensamento pré-lógico pegarão o copo mais alto, apesar de ter visto a mesma quantidade de água vertida de um para outro copo.

O surgimento das brincadeiras simbólicas com o pensamento mágico se mesclam para afetar as interações da criança em novas situações. Em contraposição com as brincadeiras no estágio sensório-motor, em que a criança presta pouca atenção à finalidade pretendida do brinquedo, agora a criança entende o uso funcional dos brinquedos, podendo mesmo usá-los para representar outras coisas. Exemplificando, uma boneca pode significar aquela mãe ruim que põe a criança de castigo por seu mau comportamento. O pensamento mágico pode ser problemático, pois um senso obscuro dos testes de realidade, juntamente com o pensamento pré-lógico, pode fazer com que muitas coisas pareçam plausíveis. Como exemplo, a criança pode ter medo de sentar-se em um vaso sanitário por medo de ser "engolida" pela descarga.

Nessa ocasião, o maior controle do esfíncter e sensações eróticas na área anal levam à **fase anal** de Freud (1 até 3 anos). Esse é um período caracterizado pela necessidade de separação e de desenvolvimento da autonomia com relação ao cuidador, ao mesmo tempo em que a criança obtém maior controle do corpo e a capacidade da fala e da formação de símbolos. *O senso de autonomia da criança se combina com sentimentos ambivalentes sobre a separação do cuidador, enquanto são adquiridas novas habilidades. Essa ambivalência pode ser expressa pela manutenção ou expulsão das fezes du-*

EXEMPLO DE CASO

Sam era um menino com 2 anos e meio de idade, encaminhado para uma avaliação do desenvolvimento por seu pediatra, por causa de preocupações com relação ao atraso na fala. A criança era produto de uma gravidez e parto normais, e vivia com seus pais e uma irmã de 5 anos. Os pais informaram que Sam tinha sido um bebê muito irrequieto, difícil de acalmar e que frequentemente parecia estar "em um mundo próprio". Sam jamais exibiu ansiedade com relação a estranhos, tendo demonstrado apenas leve interesse nos jogos sociais da infância, como "esconde-esconde" e "bate-palminhas". A criança não parecia ficar confortável ao ser colocada no colo; de fato, ficava com o corpo enrijecido quando seus pais a pegavam. Sam não demonstrava interesse em brincadeiras de faz de conta ou em interações sociais, parecendo mais feliz quando ficava sentado, solitário, alinhando seus lápis de cor ponta-com-ponta. E sempre apresentou um contato visual deficiente.

Os pais descreveram Sam como uma criança "austera", muito sensível a sons e a texturas dos alimentos, e que insistia na mesma rotina todos os dias. A criança fazia cenas comportamentais graves se sua rotina era mudada ou quando ofereciam novos alimentos.

O desenvolvimento motor de Sam estava normal, embora exibisse comportamentos motores repetitivos, por exemplo, a agitação das mãos quando ficava excitado. Os pais informaram que seu vocabulário consistia apenas em algumas palavras, mas que o menino parecia ter uma compreensão do idioma apropriada para a idade.

Sam não tinha histórico de problemas médicos nem tomava medicamentos. Não havia histórico familiar de transtorno clínico ou psiquiátrico. Um exame clínico completo, inclusive com teste de audição, EEG, tomografia computadorizada, exame genético e de cariótipo teve resultado negativo.

Com base nos problemas de Sam quanto à interação social, fala e comunicação, além de seus padrões comportamentais restritos, repetitivos e estereotipados, foi estabelecido um diagnóstico de autismo. Sam foi inscrito em um programa de tratamento multidisciplinar intensivo, envolvendo terapia da fala e da linguagem, terapia ocupacional e terapia comportamental, além do treinamento das habilidades sociais.

---

rante um movimento intestinal, ou por comportamentos carenciais e de dependência (i. e., "pegajosos").

> "A cada etapa, devemos permitir que a criança se depare com as reais experiências da vida; os espinhos jamais devem ser arrancados de suas rosas."
>
> ELLEN KEY
> *The century of the child* ("O século da criança")

Idade pré-escolar (3 a 5 anos)

A velocidade de crescimento diminui durante os anos da pré-escola. Pode-se esperar que o pré-escolar médio adquira anualmente 2,5 a 3 quilos até os 6 anos, e cresça 5 a 7,5 cm de altura por ano. A criança pré-escolar também exibe progressos na marcha e no equilíbrio. Durante esse período, as crianças se envolvem mais nos cuidados pessoais e nas atividades cotidianas, por exemplo, vestir-se sem ajuda, preparar alimentos simples (p. ex., cereais) e escovar os dentes sem ajuda. A capacidade de arremessar, pegar e chutar uma bola pode ser observada nos jogos comumente praticados nessa idade. *O controle dos intestinos e da bexiga se desenvolve, em média, por volta dos 30 meses de idade; em geral, as meninas conseguem o controle antes dos meninos.* O vocabulário continua a crescer, chegando a aproximadamente 2.000 palavras por volta dos 5 anos. No início do jardim de infância, as crianças estão formando frases, utilizando uma gramática adequada e são capazes de utilizar a fala para expressar emoções, em vez de representá-las.

Também ocorre uma mudança de brincadeiras basicamente paralelas por volta dos 2 anos para brincadeiras cooperativas aos 4 anos. Durante a brincadeira cooperativa, a criança deve compensar seu egocentrismo em benefício dos desejos do grupo ou do colega. Para lidar com essa nova forma de interação, as regras são vistas como algo absoluto, em que a culpa é imputada para resultados ruins, independentemente das intenções da outra criança. Os limites comportamentais são progressivamente internalizados, de tal forma que, por volta dos 5 anos de idade, a criança pode regular internamente o que é considerado um comportamento apropriado.

Essas habilidades são essenciais para o sucesso na sala de aula. A capacidade de internalizar limites e a autotranquilidade ajuda a criança a controlar o comportamento e as emoções quando distante de seus pais. As imagens internalizadas de adultos confiáveis permitem que a criança vivencie conforto e segurança durante ocasiões de separação e de estresse.

As crianças nessa faixa etária continuam no **estágio pré-operacional** de Piaget até os 7 anos, conforme já foi dito anteriormente. O pensamento se caracteriza pelo **egocentrismo,** em que a criança vivencia cada evento em referência a ela própria. Exemplificando, a criança pode acreditar que a noite vem para fazê-la adormecer ou que a chuva cai para mantê-la dentro de casa. Crianças dessa idade também acreditam que podem alterar a realidade por meio de seus pensamentos ou desejos (**pensamento mágico**). As crianças estão mais capacitadas a usar suas habilidades de linguagem em evolução e seus esforços criativos, por exemplo, desenhos e pinturas, para compartilhar suas experiências com outros.

No estágio de **iniciativa *vs.* culpa** (3 a 5 anos) de Erikson, a tarefa básica da criança é desenvolver um senso de iniciativa e competência. A criança desenvolverá um senso positivo de *self* e de ambição se lhe for permitido iniciar atividades motoras e intelectuais significativas e explorar o ambiente. Se os cuidadores (pais) fizerem com que a criança se sinta inadequada com relação aos seus interesses, ela poderá sair desse estágio com um senso de culpa em relação às atividades autoiniciadas. *Durante esse estágio, a criança também vivencia impulsos sexuais voltados para o genitor do sexo oposto, o que leva a* *fantasias de competição com o genitor de mesmo sexo, para uma relação especial com o genitor do sexo oposto.*

Exemplificando, uma menina nesse estágio pode ter muito ciúme de sua mãe segurando na mão de seu pai; ou um menino pode insistir em tirar uma fotografia apenas com a mãe, sem seu pai. Ao final desse estágio, já terá ocorrido o desenvolvimento da consciência da criança, que conduzirá ao senso moral do que é certo e do que é errado. A criança aprendeu que os impulsos agressivos podem ser expressados de maneira construtiva, por exemplo, por meio de brincadeiras e esportes.

A **fase fálica** de Freud (3 até 5 anos) explora ainda mais esse processo. Crianças nessa idade estão cientes das diferenças físicas entre meninos e meninas. Seu enfoque se transfere para a genitália, e durante essa época as brincadeiras se caracterizam por atividades que refletem curiosidade sobre as funções sexuais do corpo. A criança demonstra impulsos libidinais e agressivos, que estabelecem o **complexo de Édipo**. Nesse complexo, a criança procura uma relação com o genitor do sexo oposto, e tem impulsos agressivos de se livrar do genitor de mesmo sexo. Nos meninos, isso leva à **ansiedade da castração**, em que o medo do pai cortar fora seu pênis leva à repressão do interesse sexual pela mãe. Durante esse período, as crianças podem se tornar muito possessivas com relação ao genitor do sexo oposto, agindo com hostilidade em relação ao genitor do mesmo sexo. Esse conflito é desempenhado por meio de fantasias e sonhos, levando, em última análise, à resolução do complexo de Édipo. Essa resolução permite que a criança desenvolva uma relação saudável com o genitor de mesmo sexo.

Idade escolar (5 a 12 anos)

Os aumentos na altura e no peso durante os anos escolares são graduais e contínuos, em comparação com os primeiros anos de vida e com a adolescência. Entre os 6 e 12 anos, a criança crescerá, em média, 5 a 6 cm e ganhará 1,5 a 3 kg por ano. A criança de 6 anos de idade em média mede aproximadamente 1 m de altura e pesa cerca de 18 kg. Por volta dos 12 anos, a criança medirá em média quase 1,5 m de altura e pesará aproximadamente 35 kg. *As velocidades de crescimento em meninos e meninas são iguais até por volta dos 9 anos de idade, quando as meninas começam a crescer mais rapidamente.*

Por volta dos 5 ou 6 anos de idade, é menos provável que as crianças lancem mão do pensamento mágico, estando mais capacitadas a separar a fantasia da realidade.

Essas crianças são capazes de aplicar regras, compreender pontos de vista alternativos, e manter a atenção ao longo dos 45 minutos de aula. Podem tolerar as maiores demandas da escola ou iniciarem o primeiro ano. As crianças desenvolvem autoestima e podem avaliar seu desempenho na sala de aula. Buscam por elogios positivos dos adultos fora de casa (p. ex., professores e treinadores) e se concentram em realizações. Os temores irracionais da criança pré-escolar são substituídos por preocupações mais realistas acerca da vida cotidiana, por exemplo, insucesso na escola e rejeição dos colegas. As crianças podem lidar com esses temores pela identificação com super-heróis, considerados por elas invencíveis.

O início da idade escolar traz para o primeiro plano o estágio de **diligência *vs.* inferioridade** de Erikson (6 a 12 anos), quando

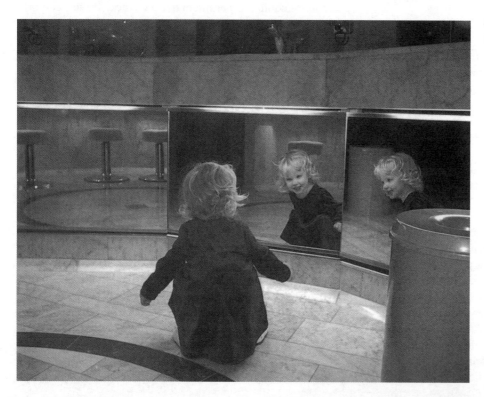

O desenvolvimento da noção de *self* é uma tarefa evolutiva fundamental.

EXEMPLO DE CASO

Tommy era um menino de 5 anos, encaminhado ao seu pediatra para avaliação psiquiátrica de "grave transtorno comportamental". Recentemente, Tommy passou a frequentar o jardim de infância, e estava na iminência de ser expulso por causa de seu comportamento desregrado. Sua mãe informou que, em uma reunião escolar recente, a professora afirmou que Tommy "jamais ficava sentado quieto", estando em constante movimento durante todo o dia. Além disso, informou que Tommy falava sem parar e frequentemente deixava escapar respostas a perguntas antes de ouvi-las por inteiro. O menino demonstrava dificuldade em esperar sua vez nas atividades na sala de aula, e as outras crianças não gostavam dele por sua incapacidade de brincar de maneira cooperativa. A professora também informou que Tommy era incapaz de manter atenção em qualquer coisa por mais do que alguns minutos, distraía-se facilmente e jamais ouvia as coisas que ela dizia. A mãe informou que a professora a convocava praticamente todos os dias porque Tommy não era capaz de seguir rotinas simples e tinha dificuldade de brincar com os coleguinhas. O menino era colocado no "canto do castigo" praticamente todos os dias.

A mãe descreveu comportamentos parecidos em casa. Ela informou que Tommy sempre tinha sido uma criança muito ativa e curiosa, que estava constantemente "ligada". Recentemente, Tommy começou a referir-se a si próprio como um "mau menino", e sua mãe estava preocupada que todas as interações negativas na escola estivessem afetando sua autoestima. O menino não tinha histórico precedente de transtorno clínico ou psiquiátrico. Tommy não tomava nenhum tipo de medicação. Recentemente, foi feito um exame físico completo para descartar qualquer causa física para seus problemas de comportamento; o exame teve resultado negativo.

Depois da avaliação, chegou-se à conclusão que Tommy era um garoto bem desenvolvido e bem nutrido, que aparentava ter sua idade cronológica. Inicialmente, o menino sentou-se quietamente em uma cadeira junto a sua mãe durante alguns minutos; mas logo demonstrou dificuldade em ficar sentado quieto e começou a se mexer. O menino andou até a caixa de brinquedos e começou a tirar para fora todos os brinquedos, colocando-os no chão, sem brincar com nenhum deles. Jogou uma bola pela sala e quase atingiu a janela. Durante o restante do exame, Tommy exibiu um comportamento hiperativo e impulsivo.

Com base no histórico de Tommy e também nas avaliações clínica e psiquiátrica, foi estabelecido o diagnóstico de transtorno do déficit de atenção com hiperatividade tipo combinado. Foi formulado um plano terapêutico abrangente que incluía terapia comportamental, treinamento de habilidades sociais, terapia familiar, consultas escolares e treinamento dos pais. O médico decidiu evitar, ou pelo menos adiar, uma tentativa de prescrever medicação apropriada. Tommy respondeu bem a esse regime terapêutico, com significativa redução nos sintomas de hiperatividade e impulsividade, além de ter melhorado seu relacionamento com os pais, os coleguinhas e a professora.

---

a criança procura obter domínio na escola. O nível de sucesso na escola afetará a autoestima, quando a criança procura por elogios, além dos recebidos dos seus pais. Se a criança se sente competente nas interações acadêmicas e sociais, irá desenvolver um senso de diligência ou de confiança. Se não for bem-sucedida nessas áreas, irá desenvolver um senso de inferioridade.

O estágio pré-operacional de Piaget terá continuidade até aproximadamente os 6 anos de idade, quando tem início o estágio de **operações concretas**. A palavra "operações" refere-se aos princípios lógicos (regras) que utilizamos para solucionar problemas. Durante esse período, ocorre o desenvolvimento das habilidades de raciocínio e conceituação da criança, e o pensamento torna-se mais organizado e lógico. Tendo em vista que o pensamento abstrato está ausente ou é ainda muito limitado, em geral as crianças em idade escolar são motivadas a seguir ou se conformar às regras. **Conservação** se refere à ideia de que uma quantidade permanece a mesma, apesar de mudanças no aspecto. *Com as operações concretas em vigor, a criança é capaz de conservar números, comprimentos e volumes de líquidos.*

Além disso, as crianças tendem a incorporar os pontos de vista dos outros durante essa fase, tornando-se menos egocêntricas em comparação com o estágio pré-operacional.

Então, a criança ingressa na **fase de latência** de Freud. Freud postulava que essa era uma época em que ocorre diminuição do impulso sexual, durante a qual a atenção da criança se volta para empreendimentos sociais. Embora Freud descrevesse o desaparecimento do comportamento sexual observável, as crianças nessa idade certamente se engajam em brincadeiras sexuais, inclusive masturbação.

A criança começa a se identificar com o genitor do mesmo sexo e pode imitar seu comportamento. Ocorre incorporação de maior parte das crenças e valores da cultura, e quase todas as crianças aprendem a diferenciar entre comportamentos aceitáveis e inaceitáveis. Durante essa fase, as crianças tendem a procurar companheiros de recreação do mesmo sexo. Estão interessadas em brincar juntas e fazer amizades com base nos interesses ou experiências compartilhadas. *A brincadeira frequentemente é segregada por gênero; os meninos têm maior probabilidade de se envolver em jogos/brincadeiras competitivas e agressivas, enquanto as meninas participam na competição menos acirrada da "amarelinha", pular corda e fazer jogos de adivinhação.*

As crianças passam seus dias na escola, onde precisam se ajustar à separação dos pais, negociar novas relações com professores e colegas e começar o processo do aprendizado estruturado.

Adolescência (13 a 18 anos)

A adolescência é um período de transição entre a infância e a vida adulta. A adolescência se caracteriza por um rápido crescimento, mudanças no aspecto físico e desenvolvimento sexual. O termo **puberdade** *refere-se ao período da adolescência que resulta na maturação sexual, enquanto* **adolescência** *se refere ao período que vai desde o início da puberdade até o início da vida adulta.* O "pico de crescimento" do adolescente tem início com o surgimento da adolescência e se refere a mudanças na altura, peso, e proporções corporais. Tipicamente, o pico de crescimento tem início mais cedo em meninas do que em meninos e se prolonga por quatro anos e meio. O pico de crescimento da adolescência é acompanhado pela maturação sexual.

Nas meninas, a maturação sexual tem início com o desenvolvimento do botão mamário (**telarca**) entre os 8 e os 13 anos de idade, seguido por um pico de crescimento na altura, desenvolvimento dos pelos pubianos (**pubarca**, média de idade = 11 anos) e, finalmente, o surgimento da menstruação (**menarca**), entre os 10 e os 15 anos de idade. Estudos recentemente publicados nos Estados Unidos demonstraram que a maturidade sexual vem ocorrendo mais cedo em mulheres em comparação com as décadas precedentes. No caso dos meninos, ocorre primeiramente o crescimento testicular (com início aos 11 anos), acompanhado por mudanças no tom de voz e pelo desenvolvimento do interesse sexual. O crescimento testicular é seguido pelo crescimento do pênis e, mais tarde, pela **adrenarca**. Os picos de crescimento dos meninos tendem a iniciar-se entre os 10,5 e os 16 anos e geralmente se completam por volta dos 13,5 aos 17,5 anos. Durante esse período, ocorre pela primeira vez a ejaculação, durante a masturbação ou o sono (**poluções noturnas**).

Os adolescentes estão cientes em grande medida acerca das mudanças que estão ocorrendo em seus corpos. O momento da maturação pode desempenhar um papel importante na autopercepção do adolescente. Exemplificando, os meninos que maturam precocemente tendem a ser respeitados pelos colegas e tratados mais como se fossem adultos. Podem se envolver em relações íntimas com as meninas mais cedo e demonstram maior confiança nos relacionamentos menino-menina em comparação com meninos de maturação mais tardia. Em geral, os meninos com maturação precoce tendem a ser mais equilibrados e autoconfiantes em comparação com os meninos de maturação mais tardia. Por outro lado, meninas com maturação mais precoce frequentemente se sentem diferentes de suas colegas e podem ser caçoadas por elas. Tobin-Richards et al. constataram que as meninas do 7º ano que percebiam que sua velocidade de desenvolvimento era similar à de suas amigas tinham maior autoestima do que as meninas de maturação tardia.

Durante a adolescência, os indivíduos começam a visualizar e perceber mudanças significativas na sociedade e no mundo que os cerca, conforme foi detalhado pelo estágio de **operações formais** de Piaget. Esse estágio assinala a capacidade de usar conceitos abstratos, considerar eventos reais e hipotéticos, resolver problemas sistematicamente e usar o raciocínio lógico e dedutivo. Essa capacidade de considerar possibilidades divergentes, e o que poderia ocorrer, frequentemente leva ao idealismo e à grandiosidade, juntamente com o interesse por política, religião, ética e filosofia.

A **fase genital** de Freud (12 a 18 anos) tem início com as mudanças fisiológicas associadas à puberdade. Durante essa fase final do desenvolvimento psicossexual, há um interesse renovado e um prazer derivado da atividade excretória. Além disso, começa a masturbação, e sua frequência é muito maior nessa ocasião do que durante o estágio de latência. A princípio, os adolescentes tendem a passar a maior parte do seu tempo com amigos platônicos, geralmente colegas do mesmo sexo. No entanto, à medida que os adolescentes se tornam sexualmente mais desenvolvidos, podem começar a ter encontros, talvez se envolvendo na experimentação sexual com pessoas do mesmo gênero ou do gênero oposto, passando menos tempo com amigos platônicos. Os objetivos primários dessa fase são o desenvolvimento de um senso de identidade e de autoconfiança, com menor dependência dos pais; isso permitirá a transição para os papéis e responsabilidades do adulto. No entanto, essa busca pela autonomia pode causar uma rebeldia significativa e a luta contra os limites (consistentes ou inconsistentes) estabelecidos pelas figuras de autoridade. Nesse estágio, as crianças questionam e analisam exaustivamente e podem ter relações mais estremecidas com a família. Esse processo de fomento da autonomia, denominado **individuação**, pode ser um período tumultuado, pois os adolescentes procuram se tornar indivíduos únicos, ligados entre experiências passadas e projeções futuras. O forte apego que havia com as figuras parentais pode ser desatado, sendo reorientado para os grupos de colegas. Esses grupos, ou "panelinhas", desempenham um papel importante na adolescência, na busca dos rapazes e moças por autonomia e por suas próprias identidades.

Durante o estágio de **identidade *vs.* difusão de papéis** de Erikson (12 a 20 anos), a tarefa principal do adolescente é

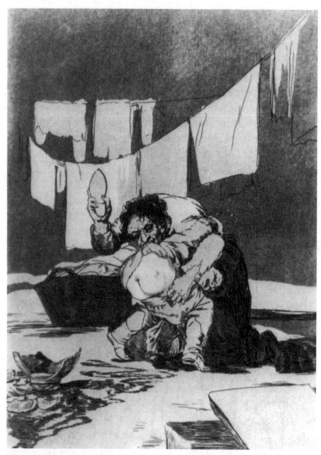

Menino apanhando por ter quebrado um vaso, Francisco José de Goya (aprox. 1800). Cortesia da National Library of Medicine. *Com frequência, os pais usam punições para controlar o comportamento de seus filhos, mas a longo prazo o reforço de estímulo é mais efetivo.*

EXEMPLO DE CASO

Amy era uma menina com 10 anos de idade levada ao consultório de seu pediatra para avaliação de uma dor abdominal persistente e vômitos com quatro semanas de duração. Os sintomas começaram durante as férias de inverno, com frequência diária, e eram constantes e severos. A dor abdominal e o vômito eram piores pela manhã, e gradualmente cediam ao longo do dia. Amy não sentia seus sintomas nos fins de semana. A menina não pôde frequentar a escola no mês anterior, e sua mãe estava pensando em contratar um professor particular. Um exame clínico completo feito recentemente não revelou evidência de doença física que explicasse os sintomas. Amy e seus pais negaram história de abuso ou trauma recente ou remoto. A menina estava na quinta série e vivia com seus pais e um irmão mais jovem. Não tinha histórico de transtorno clínico ou psiquiátrico, não era sexualmente ativa e não tomava nenhum medicamento. Seu histórico familiar era significativo para ansiedade na mãe de Amy e na avó materna.

O pediatra da menina recomendou uma avaliação psiquiátrica, para que fosse pesquisada uma contribuição emocional para seus sintomas. A avaliação psiquiátrica revelou que Amy tinha um desempenho excelente bom na escola até esse ano, quando suas notas caíram significativamente. Amy informou que estava tendo dificuldades em se concentrar nos trabalhos da escola, porque "na maioria das vezes, simplesmente não entendo o que está sendo ensinado". A menina informou que seus colegas de turma caçoavam dela por ser burra e que seu professor constantemente pedia para que ela "parasse de sonhar de olhos abertos e fizesse o trabalho". Um pouco antes das férias de inverno, as meninas do seu grupo de amizade passaram a ignorá-la, deixando-a sozinha na hora do almoço todos os dias. Amy confirmou sintomas de leve depressão, inclusive insônia, diminuição da energia e baixa autoestima.

O psiquiatra recomendou que Amy fizesse um teste psicoeducacional, que revelou um transtorno de aprendizado. Além disso, Amy atendia aos critérios de um transtorno depressivo e uma fobia à escola. O plano terapêutico consistiu de seu retorno à escola com a implementação de serviços educacionais corretivos, treinamento em habilidades sociais e psicoterapia objetivando o tratamento da depressão e a melhora da autoestima.

Cartão de dia dos pais de Jeremy Wedding, 9 anos de idade. *Geralmente, os pais adoram os cartões e os presentes feitos à mão que recebem de seus filhos.*

Tradução:
PARA MEU PAI
(OU "PAPAI", SE VOCÊ PREFERIR ASSIM)

Obrigado por tudo que você tem feito por mim,
Por me levar a lugares bonitos e me tratar tão bem assim.
Você sempre foi legal à beça,
mesmo quando eu tive piolhos na cabeça!
Você nunca me deixou sem cuidado
Mas ficar sem TV a cabo me deixa chateado! (brincadeira...)
Você é tão maneiro como uma flor,
Assim, meu presente pra você é AMOR.

De Jeremy

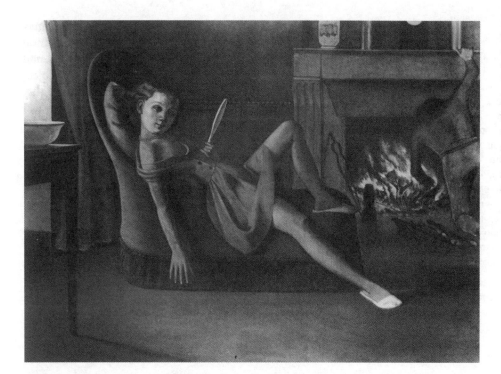

Dias dourados. Balthus (1944-1946). Hirshhorn Museum and Sculpture Garden, Smithsonian Institution, Washington D.C., Doação da Fundação Joseph H. Hirshhorn, 1966. Fotografia de Lee Stalsworth. Copyright © 2010, Artists Rights Society, Inc. (ARS), New York/ ADAGP, Paris. *Essa provocante pintura captura os temas gêmeos da sexualidade emergente e da preocupação consigo próprio. A preocupação com a aparência pessoal é comum em adolescentes; em adultos, pode sugerir a presença de um transtorno de personalidade narcisista.*

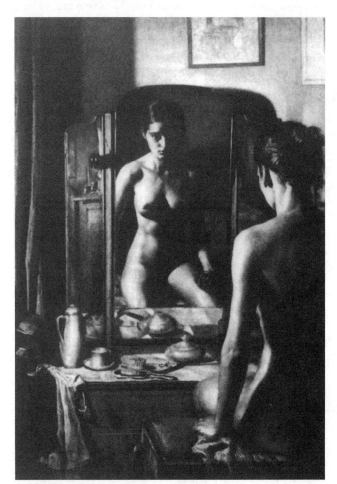

Adolescência. *Gerald Leslie Brockhurst (1932). Gravura em papel telado. Doação de Cloud Wampler, 1963.* Cortesia da Syracuse University Art Collection, Syracuse, Nova York. *O despertar sexual é uma parte fundamental do desenvolvimento do adolescente.*

desenvolver um senso de identidade com relação a si próprio e à sociedade, para que seja evitada a confusão de papéis (p. ex., a ausência de uma nítida identidade). A identidade é criada pelo alinhamento e controle dos impulsos do id por meio do ego e de um superego saudável, juntamente com as relações externas com a família e os colegas/amigos. Além disso, a identidade é também definida pela conclusão da maturação sexual e pelo estabelecimento da imagem corpórea adulta. Ocorrerá o desenvolvimento de uma identidade saudável com a resolução bem-sucedida dos três estágios psicossociais precedentes, com a firme compreensão da história pessoal e de seu futuro direcionamento e com a identificação com pais (ou outros adultos importantes) saudáveis. *O insucesso na negociação bem-sucedida desse estágio acarretará a difusão de papéis (i. e., confusão da identidade), em que o adolescente questiona seu lugar no mundo e não possui uma noção sólida do self.* Essa situação pode levar à depressão e a problemas comportamentais, como fuga, abuso de substâncias ou a adesão a gangues ou a seitas na tentativa de desenvolver uma noção de sua identidade.

RESUMO

O desenvolvimento de crianças desde seu nascimento até a adolescência ilustra a maravilhosa interação existente entre os genes e o ambiente. As crianças nascem com uma trajetória biológica, que é influenciada pela natureza de suas experiências e seu ambiente. Um método sistêmico para o estudo do desenvolvimento ajudará na avaliação completa e criteriosa das crianças e dos adolescentes. A detecção precoce dos atrasos do desenvolvimento permitirá que sejam feitas correções de curso, antes que o funcionamento global seja afetado. Mais importante ainda, intervenções oportunas e evolutivamente apropriadas podem levar a melhoras duradouras na vida da criança.

ESTUDO DE CASO

Jay é um rapaz com 16 anos de idade que se apresentou no consultório do pediatra para um *check-up* de rotina. A mãe do rapaz passou suas preocupações ao pediatra – uma suspensão recente na escola por causa de um comportamento hostil e falta de respeito pela autoridade. A mãe informou que, ultimamente, Jay parecia estar com "o pavio curto", e que "se pudesse, dormiria o dia inteiro" e que essa irritabilidade e seus modos mal-humorados tinham tornado "impossível" o convívio em família.

Na entrevista, Jay se descreveu como "sempre entendiado", e disse que estava infeliz com sua vida. Tinha percebido fadiga, pouca energia, irritabilidade e hipersonia; além disso, exibia um estado de espírito de tristeza. Jay informou que algumas vezes "tinha pensado" em suicídio; no entanto, negou qualquer intenção de causar danos a si próprio. O rapaz informou sobre um histórico de 6 meses de uso de maconha com ocasional consumo desregrado de bebida alcoólica. O restante de seu exame físico nada revelou de anormal.

A mãe de Jay relatou um histórico familiar significativo para depressão no pai de Jay e em um tio paterno. Havia história de estressores psicossociais presentes, inclusive a recente mudança da namorada de Jay para outra parte do país e conflitos parentais relacionados à recente aceitação de sua mãe em um curso de Direito. Até esse ano, Jay vinha sendo um estudante excepcional (pertencente ao quadro de honra), quando suas avaliações caíram para a faixa dos Cs e Ds. Nos últimos seis meses, o rapaz parecia se distrair facilmente nas aulas e vinha exibindo níveis crescentes de comportamento hostil na escola.

O pediatra concluiu que Jay atendia aos critérios de transtorno depressivo maior e de transtorno por uso de substância. Jay foi encaminhado para avaliação psiquiátrica, que confirmou esses diagnósticos. O rapaz foi incluído em um regime terapêutico multimodal, que incluía psicoterapia individualizada orientada para ajudar Jay a aceitar sua recente perda, além de resolver seu problema com a maconha e o abuso do álcool. A terapia familiar foi iniciada, objetivando enfrentar e resolver os conflitos intrafamiliares relacionados às aspirações da mãe com relação à nova carreira. Foi iniciada farmacoterapia com um antidepressivo (inibidor seletivo da recaptação de serotonina [ISRS]) com base na gravidade dos sintomas apresentados e de seu histórico familiar positivo para depressão. Foram feitos testes psicoeducacionais, que revelaram incapacidade de aprendizado; para tanto, foram instituídos serviços corretivos. Em alguns meses, os sintomas de depressão do rapaz melhoraram significativamente, assim como seu relacionamento com a família e seu desempenho escolar.

SUGESTÕES DE LEITURA

Erikson, E. (1959). *Identity and the life cycle*. New York: International University Press.
    Esse texto clássico nos proporciona maior clareza e conhecimento da teoria do desenvolvimento psicossocial de Erikson, inclusive com informações clínicas extras sobre cada estágio e repercussões da resolução inadequada durante o desenvolvimento.

Freud, S. (1953). Three essays on the theory of sexuality. In J. Strachey (Ed.), *The standard edition of the complete psychological works of Sigmund Freud* (Vol. 7). Londres: Hogarth Press.
    Estes três ensaios imortais de Freud servem como base para seus pontos de vista sobre a sexualidade e o desenvolvimento psicossexual. Essa referência nos proporciona uma revisão completa da teoria e do trabalho desse grande pensador.

Lewis, M. (2004). Overview of development from infancy through adolescence. In J.M. Weiner, & M.K. Dulcan (Eds.), *Textbook of child and adolescent psychiatry* (pp. 13-44). Arlington, VA: American Psychiatric Publishing, Inc.
    Este texto abrangente funciona como guia completo para as bases, pesquisas, diagnóstico e tratamento no campo da psiquiatria infantil e da adolescência. Criado e editado por clínicos e pesquisadores líderes em seus campos, o texto pode ser utilizado para aprimorar e expandir as informações oferecidas neste capítulo.

Needleman, R.D. (2004). Growth and development. In R.E. Behrman, R.M. Kliegman & H.B. Jenson (Eds.), *Nelson textbook of pediatrics* (17th ed.). Philadelphia: Saunders.
    Para aqueles interessados no estudo da medicina pediátrica, esse é um texto indispensável, que abrange a área em sua totalidade. O capítulo sobre desenvolvimento e crescimento explica as mudanças fisiológicas observadas durante o crescimento, desde o nascimento até a puberdade e a adolescência.

Piaget, J. (1962). The stages of the intellectual development of the child. *Bulletin of the Menninger Clinic, 26*(3), 120-145.
    Este excepcional artigo descreve os pontos de vista de Piaget sobre o desenvolvimento na infância, com novos esclarecimentos sobre os diferentes estágios op2racionais descritos neste capítulo.

Sadock, B.J.,& Sadock, V.A. (2003).Human development through the life cycle. In *Kaplan and Sadock's synopsis of psychiatry* (10th ed.). Philadelphia: Lippincott Williams and Wilkins.
    Texto essencial para todos os interessados em seguir a carreira da psiquiatria, mas escrito para aqueles que estão iniciando nos mistérios do ofício. Esse livro abrange toda a ciência da psiquiatria, fornecendo citações e informações úteis sobre o campo do desenvolvimento humano.

Vida adulta jovem e meia-idade

Joseph D. LaBarbera e Danny Wedding

> "Na juventude você descobre o que gosta de fazer e quem você quer ser... Quando jovem adulto, você aprende com quem quer ficar... na meia-idade, você aprende a saber o que e de quem você pode cuidar."
>
> ERIC ERIKSON
> *Dimensions of a new identity* ("Dimensões de uma nova identidade")

Apenas recentemente foi aplicada uma perspectiva evolutiva aos adultos. Uma barreira em fazê-lo consiste na grande variabilidade que caracteriza as vidas dos adultos, em comparação com as vidas de pessoas mais jovens. Por exemplo, embora a vasta maioria das crianças com 10 anos de idade nos EUA passe boa parte de seu tempo na escola ou brincando com seus colegas, os padrões de vida dos adultos são mais diversificados: adultos trabalham em ocupações variadas, ou não trabalham absolutamente; alguns são casados, outros não; alguns têm filhos, outros não. Essa multiplicidade de papéis e de atividades complica nossa capacidade de generalizar o desenvolvimento dos adultos.

Até o final do século XIX, pouco se levava em consideração os fatores que contribuíam para a mudança em pessoas jovens, e muito menos em adultos; naquela época, as crianças eram consideradas em grande medida como adultos ainda não formados. O trabalho de Freud, que enfatizava o papel do conflito inconsciente no desenvolvimento psicológico inicial, alterou essa visão, mas os psicanalistas pouco têm a dizer sobre os estágios evolutivos e os desafios associados à vida adulta. Muito mais tarde, depois de um trabalho inicialmente com crianças, Erikson voltou sua atenção para o desenvolvimento dos adultos. *Erikson sugeriu que a tarefa evolutiva fundamental dos adultos jovens é obter a capacidade de **intimidade***. Uma pessoa que seja capaz de manter intimidade pode formar amizades íntimas e dar e receber amor em uma relação sexual. Essa pessoa também é capaz de se unir em solidariedade com seus companheiros, quando os valores ou interesses de seu grupo ficam ameaçados por forças externas. Por outro lado, a pessoa que não é capaz de intimidade provavelmente ficará isolada e autoabsorvida, com relações frias e estereotipadas, e incapaz de se juntar a outras pessoas em uma causa comum. Para Erikson, *a meia-idade envolve uma resolução do problema da **generatividade**.* Isso se refere à capacidade do indivíduo para contribuir em contextos variados como, por exemplo, por meio da reprodução e da criação dos filhos e por meio do investimento no trabalho. Portanto, está inserida no trabalho de Erikson a ideia de que as pessoas mudam, frequentemente de maneira previsível, durante toda a sua existência; que os adultos não são aos 65 anos como eram aos 25; e que o entendimento da vida adulta implica mais do que uma valorização dos eventos – escolhas de carreira, casamento, criação dos filhos – tipicamente vivenciados pelas pessoas.

Vários autores descreveram como uma tarefa essencial da vida adulta *a emancipação da família de origem*. Quando criança, o indivíduo tinha que se separar e se individualizar em relação à mãe como uma etapa em direção ao domínio das tarefas em seu futuro próximo, como, por exemplo, frequentar a escola e estabelecer relações extrafamiliares. Isso também ocorre com o adulto jovem, que necessita diversificar-se por conta própria, dessa vez de maneira mais completa, pois seus pais são deixados para trás. A tarefa de deixar o mundo da adolescência pode exigir que a pessoa modifique ou termine as relações adolescentes, reavalie valores e interesses, e esclareça suas aspirações. O ingresso na faculdade facilita o desengajamento das coisas antigas e a adoção do novo. Para a pessoa que busca prematuramente a separação, paradoxalmente pode estar ocorrendo pouquíssima separação interna genuína; por outro lado, aquela pessoa cuja separação emocional é adiada pode, em última análise, rejeitar "o jeito antigo" mais completamente do que teria feito em outra situação.

Ao ingressar na vida adulta, a pessoa se vê diante de exigências conflitantes. É preciso preservar a independência adquirida a tão duras penas e manter as opções abertas, explorar o mundo e considerar as possíveis ocupações, companheiros de trabalho, amantes, e amigos. A mesma pessoa precisa criar uma estrutura existencial consistente, evitando um desarraigamento crônico. A expansividade da adolescência dá lugar ao comprometimento da vida adulta. No final, quase todos os adultos jovens desistirão – por vontade própria – de parte de sua autonomia duramente conquistada, em troca da promessa de satisfação no trabalho e no amor.

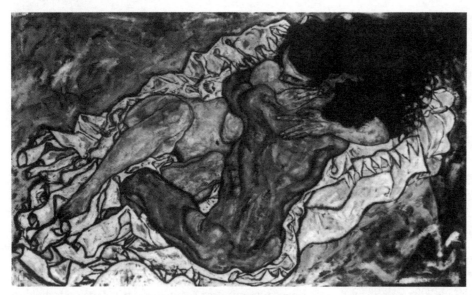

O Abraço *Egon Schiele (1917)*. Österreichische Galerie Belvedere, Viena. *O ato de amar alguém profundamente é um parâmetro fundamental da saúde mental.*

> "Completamente despreparados, ingressamos na segunda metade da vida... damos o primeiro passo para o entardecer da existência; pior ainda, damos esse passo com a falsa impressão de que nossas verdades e ideais serão tão válidos como antes. Mas não podemos viver o nosso entardecer de acordo com o programa da manhã de nossa vida – pois o que era grande pela manhã será pequeno à tarde, e o que no alvorecer era verdadeiro terá se transformado em uma mentira ao cair do sol."
>
> CARL JUNG

São várias as crises ou desafios razoavelmente previsíveis da meia-idade. Com frequência, os sonhos impetuosos da vida adulta jovem devem ser abandonados, diante do conhecimento de que o tempo e a energia estão escorrendo entre os dedos. Na melhor das hipóteses, esses sonhos da juventude são substituídos pela alegria de viver, e também pela antecipação do que eles podem se tornar realisticamente. Para certas pessoas, os sonhos de casamento e de constituição de uma família devem ser abandonados. Outras pessoas constatarão que suas carreiras derraparam, e que as esperadas promoções são dadas a colegas de trabalho mais jovens. Ainda outros terão sucesso financeiro na meia-idade, apenas para constatar que têm pouco entusiasmo com seu trabalho ou com as recompensas dele decorrentes. Alguns pressentem o começo do declínio físico e sexual ou vivenciam a morte do romance, que é substituído pela familiaridade, e seus casamentos vacilam. Percalços e problemas financeiros preocupam muitos durante a meia-idade, e planos para uma aposentadoria precoce têm que ser abandonados – isso aconteceu com muitas pessoas durante a crise financeira internacional que se passou entre 2007 e 2009. Embora preocupada em poupar para sua própria aposentadoria, a pessoa de meia-idade também pode estar preocupada com o financiamento da educação acadêmica e com casamentos dos filhos, e também em ajudá-los a lançar-se em suas próprias carreiras; um número cada vez maior de pais precisa continuar a prover moradia para filhos adultos incapazes de encontrar emprego depois de formados na faculdade (i. e., 18% dos homens e 14% das mulheres norte-americanos com idades entre 25 e 29 anos ainda vivem na casa dos pais). A meia-idade avançada é uma época em que pais, mentores e amigos morrem, e *a pessoa observa a si própria calculando sua vida com base no número de anos que lhe restam para viver, e não no número de anos que já viveu.*

O conceito de "crise da meia-idade" foi cunhado por Jacques (1965) e popularizado nos anos de 1960 e 1970 pelos livros *Seasons of a Man's Life* (Estações da Vida de um Homem) de Levinson e *Passages* (Travessias) de Sheehy. Esse conceito se referia à frustração e impaciência da pessoa que chegou à meia-idade e que, em decorrência disso, poderia fazer alguns ajustes súbitos e dramáticos em sua vida, por exemplo, largar o trabalho (e quase sempre no caso do homem), comprar um carro esportivo, e se divorciar. Embora não haja dúvida que tais padrões de comportamento ocorram, os resultados de um estudo em grande escala sobre o funcionamento das pessoas na meia-idade (Brim, Ryff, & Kessler, 2002) sugeriu que a crise da meia-idade é exagerada em termos de sua frequência. Quase todos os adultos na meia-idade são orientados por "pontos de viragem psicológicos", que envolvem o reconhecimento de suas limitações; por exemplo, o político que percebe finalmente que jamais conseguirá um cargo de importância, ou o médico que percebe que jamais chegará a chefe de equipe. Essa percepção implica em ajustes frequentes – porém menores – na atitude e no comportamento, retirando a pressão de uma "crise" mais fundamental. Além disso, a crise da meia-idade, quando ocorre realmente, tende a ser uma "angústia de um sujeito rico"; as ilusões auspiciosas relacionadas às perspectivas individuais são mais fáceis de manter na meia-idade quando a pessoa está protegida contra realidades desagradáveis como a pobreza.

CASAMENTO

As pessoas que têm estudado as tarefas da vida adulta jovem enfatizam a importância do estabelecimento de relacionamentos íntimos. É fundamental que, para afirmar a independência da família de origem, o indivíduo estabeleça um relacionamento maduro que recapitule a intimidade de uma família. *Vaillant (1977) observou que as pessoas com um casamento estável antes dos 30 anos e que permanecem casadas até os 50 têm os resultados mais favoráveis e são as mais bem-ajustadas.* O casamento bem-sucedido funciona como facilitador da autonomia em relação aos pais, mediante sua substituição como fontes primárias de gratificação. No entanto, é esperado – e importante – que o casamento não replique simplesmente os papéis de pais e filhos. Levinson (1978) observou que o sucesso de um casamento será determinado por diversos fatores, inclusive as necessidades conscientes e inconscientes relacionadas à autoestima, estimulação intelectual, e influência ou pressões dos membros da família e dos amigos. Naturalmente, o grau em que os cônjuges são capazes de reagir um ao outro, especialmente com o passar do tempo, contribui para o sucesso, ou para o fracasso. Tendo em vista que poucas pessoas permanecem iguais ao longo de décadas, há necessidade de um forte empenho para lidar com as diferenças e incompreensões, e o fracasso em fazê-lo enfraquecerá, ou mesmo romperá, esse elo. A flexibilidade ou a capacidade de se ajustar com o passar do tempo às necessidades, atitudes, e preocupações mutáveis do outro cônjuge também é de fundamental importância para o sucesso do casamento. Aos 25 e aos 60 anos, tanto o marido como a esposa serão pessoas muito diferentes.

O casamento, mesmo entre adultos jovens, parece percorrer várias fases distintas. Vários autores descreveram uma idealização inicial, em que os primeiros anos produzem o nível mais elevado de satisfação. O que se segue é caracteristicamente um período de desencanto. A experiência de um amor romântico e intenso não é duradoura; uma vez esgotada, pode deixar seus participantes desiludidos. Nessa ocasião, pode haver necessidade de um compromisso renovado, baseado em fatores mais realistas do que originalmente. Aqueles que se mostram capazes de fazê-lo com um mínimo de ambivalência terão os casamentos mais bem-sucedidos.

Levinson (1978) salientou que aqueles que se casam entre a adolescência e a vida adulta jovem têm problemas específicos com seus relacionamentos. É provável que um jovem nessa posição considere sua esposa (e vice-versa) como uma poderosa figura materna/paterna. Essas preocupações são menos relevantes nos casamentos de indivíduos de mais idade. Pessoas com mais idade são capazes de fazer escolhas menos conectadas às pressões e aos "fantasmas" parentais, e mais de acordo com suas preferências e metas reais na vida. Em outras palavras, seus cônjuges são mais claramente parceiros, em vez de "lembretes" dos pais.

Os anos iniciais da vida familiar, repletos de promessas, entusiasmo e da "curtição" compartilhada do desafio de serem pais, não terminam abruptamente. No entanto, muitos dos indivíduos de meia-idade confrontam-se subitamente com a carga financeira da paternidade/maternidade, se preocupam por causa do relacionamento com os parentes (e também com os parentes por afinidade), e sentem o impacto do crescimento dos filhos em suas relações sexuais e conjugais. O casal que optou por não ter filhos ou que não pôde tê-los se vê diante de desafios diferentes. Suas vidas são preenchidas com a necessidade de equilibrar carreiras, responsabilidades sociais e lazer. Frequentemente as exigências da carreira podem ser tão grandes que os parceiros deixam de dar suficiente atenção às necessidades pessoais de atenção e apoio, ficando mergulhados em tensões que têm suas raízes nas variáveis necessidades de dependência ou de independência no relacionamento.

Os problemas que devem ser enfrentados em um casamento na meia-idade são:

1. *Estabelecimento de limites:* Definir em que extensão as famílias originais, os parentes por afinidade e os amigos influenciam as atividades e decisões familiares.
2. *Lidar com carreiras e finanças:* Enfrentar os problemas de uma família com duas carreiras, mudanças na situação de trabalho (promoção, desemprego, e satisfação com o trabalho), competição financeira entre os cônjuges, e controle do dinheiro.
3. *Filhos e sua criação:* Decidir quantos filhos o casal terá e quando os terá, alocar as responsabilidades pelos cuidados com os filhos, sobreviver aos estresses da paternidade/maternidade, ajudar (ou impelir) os filhos para a vida adulta, e adaptar-se ao "ninho vazio" (i. e., a ausência dos filhos).
4. *Sexo e romance:* Achar tempo e energia para o sexo e para a convivência íntima, ajustar-se aos efeitos do envelhecimento no funcionamento sexual normal, superar as disfunções sexuais, prevenir ou sobreviver à infidelidade.
5. *Enfrentamento de doença crônica e/ou incapacitação:* Mudança na natureza e extensão das responsabilidades dos parceiros; busca de ajuda de profissionais da saúde, dos amigos e da comunidade; ajustar-se às mudanças no poder e às necessidades de dependência; e lidar com a depressão e com as mudanças na autoimagem.

O trabalho da mulher, sobretudo quando orientado para uma carreira, diminui ligeiramente a probabilidade do casamento. O aumento no número de divórcios foi ligado à crescente participação das mulheres na força de trabalho, embora não tenha sido esclarecida qual é a causa e qual é o efeito; ou seja, se as mulheres procuram por trabalho em resposta a um casamento complicado, ou se o estresse do trabalho da mulher contribui para o fracasso do casamento. O risco de separação ou de divórcio aumenta com o valor dos ganhos da mulher. Apesar da associação negativa entre o emprego da mulher e a estabilidade matrimonial, *observa-se consistentemente que a satisfação geral com a vida, a saúde física e mental, e a satisfação com o trabalho são maiores em mulheres empregadas fora de casa.*

Não deve ser ignorado o impacto dos filhos em adultos casados, tanto jovens como de meia-idade. O casamento exige intimidade e compartilhamento. Hábitos, modos apreciados de fazer as coisas, e tradições são estabelecidos pelos adultos e modelados por suas próprias personalidades e expectativas. No entanto, a chegada de um filho complica as coisas, e em alguns casos resulta em desilusão. Os filhos *realmente* afetam a satisfação matrimonial, frequentemente para melhor, mas em alguns casos para pior.

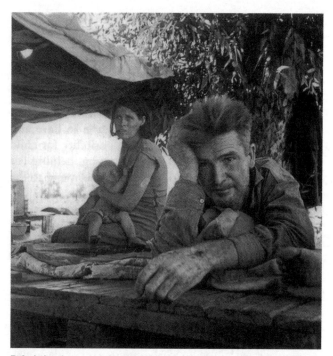

Refugiados da seca em um campo à beira da estrada em Oklahoma *Fotografia de Dorothea Lange (1936).* Cortesia da Library of Congress, Washington, D.C., Prints and Photographs Division, FSA/OWICollection, LC-USF34-009666-E. *Um dos desafios mais críticos dos jovens adultos pode ser o atendimento das necessidades de saúde da família com um salário limitado.*

É inevitável que a criação dos filhos consuma grande parcela dos recursos financeiros, emocionais e temporais de muitos casais. Os pais precisam aprender a contrabalançar o estabelecimento de limites e o controle parental com a disposição de desistir do controle da autoridade quando o filho aceitar e demonstrar capacidade de lidar com a crescente responsabilidade por seu próprio comportamento. O desenvolvimento de autodisciplina é o objetivo a longo prazo. Em muitas situações, um pai ou mãe cansado proporá uma paz imediata, em vez de enfrentar o filho em benefício de seu desenvolvimento no longo prazo. Em outras famílias, a firmeza descamba para a dominação, resultando no impingimento da vontade dos pais sobre o filho, o que resultará em rebeldia. *Pais bem-sucedidos temperam sua firmeza com flexibilidade e demonstram humildade suficiente para reconhecer quando estão errados.* Com frequência, adultos altamente bem-sucedidos atribuem sua eficácia à influência de seus pais. Citam como características parentais a firmeza (em vez de permissividade ou rigidez), orientação sem imposição, regras que fazem sentido, expectativas elevadas, e confiança e respeito mútuos. Embora quando crianças e adolescentes tivessem ocasionalmente se rebelado contra as exigências e valores dos pais, em geral a rebelião era verbal e raramente assumia a forma de qualquer ação ou comportamento destrutivo.

A recente tendência em adiar o casamento e a geração de filhos produziu uma nova classe de pais de meia-idade com crianças novas. Embora ainda seja limitado o número de pesquisas relacionadas ao pai "velho" de filhos jovens, algumas tendências são evidentes. Por exemplo, é provável que os pais tenham maior maturidade e experiência para lidar com esse "problema", embora essa vantagem seja contrabalançada pelo declínio na energia total disponível para a criação dos filhos e pela possível sensação de perda e de sacrifício que pode ser vivenciada pelo casal depois que os cônjuges se acostumaram à liberdade, independência, e riqueza relativas que gozavam quando eram um casal sem filhos. Mas quase todos os pais de meia-idade seguirão o padrão tradicional e enfrentarão os problemas de criar adolescentes e de lidar com o "ninho vazio" mais adiante em suas vidas.

Os filhos terminam deixando a casa, e a família nuclear fica reduzida apenas ao casal. A fase de criação dos filhos terminou, e o ninho está vazio. A mudança, embora frequentemente constitua um alívio aguardado, nem sempre é fácil. Boa parte do sucesso em negociar essa transição fica subordinada à realização, ou não, das tarefas intrínsecas à criação dos filhos, o modo como os filhos cresceram, como foi mantida a relação matrimonial, e como marido e esposa assumirão seus novos papéis como um casal "sem filhos". Tradicionalmente as mulheres, especialmente as que ficaram em casa para cuidar dos filhos, estão em maior risco de sofrer a **síndrome do ninho vazio**, uma crise pessoal caracterizada por depressão e perda do senso de identidade. Mães e pais que trabalham podem também sofrer profundamente, embora seja menos provável que os homens articulem seus sentimentos de perda ou busquem ajuda profissional para lidar com esses sentimentos.

PROBLEMAS MATRIMONIAIS

Embora as mais altas taxas de divórcio ocorram entre adultos jovens, aproximadamente metade dos primeiros casamentos de pessoas em sua terceira década de vida termina em divórcio. *A maioria dos que se divorciam acabam voltando a se casar, embora seja menos provável que as mulheres o façam.* Adultos de meia-idade mostram-se muito mais rápidos em adquirir segundas núpcias em comparação com pessoas que se divorciaram mais jovens. *Cerca de metade desses casamentos fracassará, resultando em um segundo divórcio. No entanto, casais que voltaram a casar não ficam menos satisfeitos com seus casamentos quando comparados aos casais de primeiro casamento.* A igual satisfação e a estabilidade dos primeiros e segundos casamentos podem representar simplesmente uma relutância em repetir a experiência intensamente traumática do divórcio, mas parece ser mais provável que essa estatística represente ganhos reais. Diante da miríade de complexidades e do potencial para conflito que são inerentes aos segundos matrimônios (com suas constelações de ex-cônjuges, enteados, e carga financeira extra), certamente exige-se maior nível de maturidade e cooperação.

Com frequência, a ocorrência do divórcio é ligada ao problema da fidelidade. *Estima-se que 60% a 75% dos maridos e 30% a 50% das esposas tenham sido infiéis em relação a seus pares.* Considerando a frequência de ocorrência de divórcios, talvez seja fácil banalizar o evento e não considerar a ruptura pessoal a ele associada. O divórcio traz consigo desafios em vários níveis. Envolve perda psicológica, pois os parceiros são compelidos a desistir completamente dos seus objetos de amor e de seus papéis como esposa e marido. Em alguns casos, esse penoso processo se arrasta por anos. O casal deve entrar em acordo com o sistema legal que, mesmo nessa época de divórcio sem culpabilidade em muitos estados dos EUA, frequentemente provoca antagonismo e angústia. Os dois, especialmente a mulher, frequentemente sofrem perdas financeiras e redução no padrão de vida. Os casais divorciados precisam reconfigurar suas redes sociais. Os pais devem desempenhar as responsabilidades da criação dos filhos sem a presença de um parceiro.

> "Podemos viver magnificamente neste mundo se soubermos como trabalhar e como amar; trabalhar para a pessoa que amamos, e amar o nosso trabalho."
>
> LEON TOLSTOY

O enfrentamento das causas e efeitos da infidelidade é uma tarefa importante para muitos indivíduos casados. O choque, raiva e depressão intensos que resultam da descoberta da traição do parceiro exigem uma resolução – seja por meio da reconstrução da relação, seja por sua dissolução. Foram identificados diversos eventos ou estressores existenciais com probabilidade de precipitar a infidelidade sexual. Os fatores de risco existem quando *qualquer* dos parceiros está vivenciando uma das seguintes situações:

1. Seleção ou início de uma nova carreira
2. Expansão ou sucesso no trabalho
3. Mudança de emprego
4. Longas viagens sozinho
5. Depressão ligada ao fracasso
6. Monotonia associada ao trabalho ou fadiga causada por um excesso de trabalho maçante
7. Aposentadoria

Existem fatores de risco adicionais quando o *casal* está tendo experiências como:

1. Gravidez ou nascimento de um filho
2. Filhos novos em casa, exigindo atenção considerável
3. Luto pela morte de um pai, irmão, filho ou amigo
4. Crise emocional, como, por exemplo, um acidente ou diagnóstico de doença
5. Filhos que deixam o lar dos pais
6. Mudanças estressantes, como mudança de casa, compra de uma casa, ou grande alteração no estilo de vida

Tradicionalmente, as mulheres eram responsáveis pelos cuidados e elaboração dos relacionamentos. Embora pesquisas tenham demonstrado que os homens se beneficiam consideravelmente com o casamento – ainda mais do que suas esposas, frequentemente os homens são menos sintonizados com a prioridade de desenvolver conexão emocional. Assim, não surpreende que, com frequência, são as mulheres que trabalham excessivamente no relacionamento, batalhando por mudanças – embora inutilmente. Um **modelo sistêmico de funcionamento familiar** (Lerner, 1989) se revela útil na compreensão dos problemas particulares que frequentemente perturbam os casamentos durante a meia-idade. O indivíduo **excessivamente funcional** concentra muita energia emocional – por exemplo, raiva, planejamento de estratégias, ou preocupação – sobre o parceiro ou sobre a relação, tentando mudar ou culpar o outro. Enquanto isso, o outro parceiro se mostra tipicamente **subfuncional**, evitando a experiência de intensidade pelo distanciamento, ou retraimento, do parceiro ou de determinado assunto. Esse padrão impede seriamente o funcionamento da relação, resultando em descontentamento e em uma redução da capacidade de enfrentamento das crises e transições inevitáveis que ocorrem na meia-idade.

Casamentos bem-sucedidos envolvem a reunião de dois indivíduos "que expressam força e vulnerabilidade, fraqueza e competência de forma equilibrada" (Lerner, 1989).

A **triangulação dos relacionamentos** é outro conceito útil para que possamos compreender a interação familiar. Esse conceito se refere à tentativa de desviar a energia emocional ou a ansiedade relacionada a problemas importantes entre os parceiros para uma terceira pessoa. Essa terceira pessoa pode ser um filho, um parente por afinidade ou, muito frequentemente, um caso extramarital. Essencialmente, *os triângulos permitem que sejam evitados confrontos diretos e, com isso, possibilitam a estabilização, pelo menos temporariamente, do relacionamento*. Relacionamentos emocionalmente intensos e conflitantes frequentemente representam problemas disfarçados nas relações primárias, ou do casal. O triângulo concentrado nos filhos, por exemplo, é comum. O adolescente previamente confiável pode se rebelar contra as regras da família quando o nível de estresse dos pais, como resultado da morte de um avô, se torna insuportável, com isso deflagrando a fúria do pai e a superproteção da mãe, e permitindo que os pais evitem ter que vivenciar sua tristeza. Segundo Lerner (1989),

> Sempre que adultos que não estejam se esforçando ativamente para identificar e solucionar seus próprios problemas, os filhos podem se oferecer para desviar, circunscrever, e agir em relação aos problemas das formas mais imaginativas. De fato, os filhos tendem a herdar *qualquer* problema psicológico que preferimos não dar atenção.

SER SOLTEIRO

Hoje em dia, os percentuais de casamento caíram a níveis recordes. O adiamento do casamento, o divórcio, e a coabitação resultaram no que alguns chamam de "sociedade pós-matrimonial", e essas mudanças são talvez mais evidentes nas estatísticas sobre o casamento. Em 1970, nos Estados Unidos, apenas 21% dos jovens de 25 anos não estavam casados; em 2005, o percentual tinha subido para 60%. Atualmente, a maioria dos casais, 65%, coabita antes do casamento, e o comportamento que anteriormente era encarado com considerável opróbrio social ("viver em pecado") é lugar-comum. Do mesmo modo, *o sexo antes do casamento é atualmente considerado aceitável por praticamente todos os jovens e pela maioria dos seus pais*, e 90% dos jovens de 20 a 24 anos já tiveram relação sexual, mais frequentemente no contexto de um relacionamento romântico.

Devemos ter em mente que, para muitos, ser solteiro é uma questão de escolha, um estado de preferência. Do mesmo modo, entre os considerados como solteiros, há casais homossexuais cujos relacionamentos duradouros se parecem muito com casamentos, mas que na maioria dos estados dos EUA não têm sanção legal. A percepção comum dos Estados Unidos como um país de casais força os adultos solteiros para um *status* de segunda classe que, com maior probabilidade, afeta mais as mulheres do que os homens. *Como resultado das taxas de mortalidade díspares favorecendo as mulheres e com o costume do casamento de homens de mais idade com mulheres mais jovens, o número de homens solteiros da mesma ou de mais idade disponíveis para o casamento não é suficiente e diminui a cada década de vida.* A probabilidade do casamento ou novo casamento cai drasticamente à medida que a mulher envelhece.

Fica evidente o número de problemas e desafios que devem ser encarados pelo adulto de meia-idade solteiro, particularmente se for uma mulher. Algumas mulheres adiam o casamento para completar sua educação e avançar em suas carreiras e, ao ingressar na terceira década de vida, ouvem o "tique-taque" do relógio biológico, apenas para descobrirem que "todos os homens que valem a pena já se casaram". Os sonhos de um eventual casamento e de filhos podem ficar abalados. Outras vítimas óbvias das recentes mudanças sociais são os homens e mulheres na quarta e quinta décadas de vida que se casaram há alguns anos atrás com o claro entendimento do que era esperado deles, apenas para descobrir mais adiante que precisam fazer sérios ajustes. Talvez mais trágico seja para a dona de casa deslocada que cultivou apenas as qualidades de esposa e mãe e que então, subitamente, se tornou vulnerável pelo divórcio ou pela viuvez, e se viu despreparada para ganhar a vida. Blumstein e Schwartz (1983) resumiram as donas de casa deslocadas:

> Na verdade, têm menos recursos e menos confiança do que tinham há vinte anos. Não só devem ingressar em um mundo novo e inóspito de trabalho, com poucas das qualificações necessárias, mas também devem enfrentar um mercado romântico ou sexual para o qual estão despreparadas.

TRABALHO

O trabalho não pode ser considerado de maneira isolada; se fosse assim, poderíamos nos referir simplesmente aos diversos estágios da carreira, ou seja, o estágio preparatório envolvendo educação e treinamento, o ponto no qual o indivíduo fica comprometido para determinada linha de trabalho, etc. No entanto, o desenvolvimento da carreira está intimamente interligado com o desenvolvimento do indivíduo como pessoa. O trabalho interage com a identidade. O trabalho determina como vivemos, nos compele a selecionar traços diferentes para que prossigamos em nosso desenvolvimento, determina e mantém o *status,* e lança os fundamentos de nossos valores. Levinson (1978) descreveu a típica pessoa na faixa dos 20 anos como limitada em termos de autorreflexão, mas razoavelmente habilitada quando há necessidade de desempenhar tarefas, cuidadosa em seguir regras, ansiosa por promoções, e desejosa em aceitar "o sistema". A típica pessoa com 25 anos está determinada em cumprir seus objetivos e, em contraste, não está particularmente preocupada com conflitos psicológicos a respeito do sucesso. O indivíduo precisa identificar um "sonho" ocupacional e estabelecer metas para alcançar esse sonho. Esse processo pode ser marcado por conflitos e incertezas, que podem ser inibidos ou suprimidos; nesse caso, esses sentimentos poderão surgir completamente desabrochados mais adiante em sua vida. Os relacionamentos com mentores também são forjados durante esse período. O mentor desempenha o papel de um professor que demonstra interesse especial em promover as habilidades individuais do seu pupilo mais jovem.

O mentor também desempenha outros papéis, patrocinando a carreira do jovem adulto, introduzindo-o na cena social, e servindo como exemplo. O relacionamento com o mentor é intenso, e pode ser difícil terminá-lo ao final da vida de jovem adulto, quando essa orientação não se faz mais necessária. Portanto, podem ocorrer encerramentos abruptos ou dolorosos desses relacionamentos.

As escolhas de carreira aos 20 anos de vida são frequentemente caracterizadas pela ambivalência. Um jovem com 25 anos de idade pode se sentir desconfortável com qualquer escolha, pois a escolha traz consigo um estreitamento de oportunidades e da liberdade que, como adolescente, ele tinha conquistado a duras penas. No entanto, escolhas bem-sucedidas envolvem decisão, e é preciso que a pessoa faça suas escolhas. Embora um compromisso feito cedo demais possa vir a causar arrependimento, um compromisso demasiadamente tardio põe o indivíduo em clara desvantagem. Nem sempre se pode adiar uma escolha de carreira até que a pessoa esteja pronta.

> "Ó, quantos espinhos neste mundo de trabalho infindo!"
> WILLIAM SHAKESPEARE
> *As you like it* ("Como gostais")

Com frequência, as escolhas de carreira feitas na faixa dos 20 anos nada significam além de uma mera definição preliminar de interesses e valores; em muitos casos, a reconsideração virá ocorrer ao final dessa década, ou no início dos 30 anos. Assim, ao ingressar nessa nova década, a pessoa entra em um período de estabilidade (i. e., ela "sossega" um pouco), implicando na instalação de uma segunda estrutura na sua vida. Nesse ponto, pode ocorrer um redobramento na carreira e um desejo de realizar as metas e ambições da juventude. Com frequência, exis-

---

> "A grande maioria de nós queria viver uma vida de duplicidade constante e sistemática. A sua saúde está fadada a ser afetada se, dia após dia, você disser o oposto do que sente, se você se rebaixar diante do que não gosta e se rejubilar diante do que resultará para você nada além do infortúnio."
> ..."
> BORIS PASTERNAK
> *Dr. Zhivago* ("Doutor Jivago")

tem duas tarefas principais durante a entrada nos 30 anos. Na primeira tarefa, o indivíduo deve estabelecer um nicho em sua área escolhida, um "projeto" de algum tipo que o destaque dos colegas de trabalho. Uma segunda tarefa consiste em avançar ou obter sucesso no sistema, o que se reflete pelo progresso na escala social, na renda e no poder. Mais para o final dessa década de vida, o jovem adulto pode "se transformar em alguém", um membro sênior, capaz de falar com real autoridade na organização onde trabalha. Nem sempre essa sequência de eventos conduz ao sucesso, porque sempre existem outras consequências menos afortunadas do desenvolvimento. Apesar do avanço consistente no âmbito da estrutura de vida recém-definida, o indivíduo pode fracassar em perseguir seu próprio sonho. Outras pessoas tomam uma atitude surpreendente e reescrevem o roteiro de suas vidas. Para alguns, o sucesso leva a uma mudança dramática na estrutura de suas vidas. Por exemplo, um médico pode ser promovido para diretor da faculdade de medicina, uma posição que exige habilidades sociais e ocupacionais vastamente diferentes das necessárias anteriormente.

Observe que a ênfase na discussão anterior recai na experiência dos homens. Os estudos sobre o início da vida adulta, como do desenvolvimento em geral, têm se concentrado basicamente nos homens. As vidas de mulheres durante o início da vida adulta têm sido relativamente ignoradas. Estudos recentemente publicados começaram a compensar esse desequilíbrio. O trabalho de Gilligan (1982) enfatiza as diferenças fundamentais entre homens e mulheres do ponto de vista do desenvolvimento da carreira. As mulheres, afirma essa autora, tendem a valorizar o lado afetivo e a sensibilidade, em detrimento da autonomia. Além disso, o sucesso no trabalho, inclusive o sucesso financeiro, pode ser menos crítico para o bem-estar psicológico da mulher. *Embora Levinson e Vaillant acreditem que o trabalho seja a preocupação fundamental dos homens em termos de desenvolvimento, Gilligan salientou que, para as mulheres, a educação e a afeição podem ser igualmente essenciais, senão mais.* Gilligan também discute o senso de moralidade das mulheres, que surge a partir de uma ênfase na necessidade genuína e na inclusão, ao invés do equilíbrio das reivindicações. Mercer *et al.* (1989) refletiram sobre as transições nas vidas das mulheres, inclusive as que ocorrem no início da vida adulta. Esses autores assinalaram que, em geral, as transições das mulheres são mais variadas do que as dos homens. As mulheres podem, ou não, optar por trabalhar fora de casa – o que praticamente todos os homens fazem, ou pelo menos tentam fazer.

Em qualquer caso, os primeiros anos da vida adulta envolvem a emancipação da família, tanto para as mulheres como para os homens. Durante esse período, a mulher ingressa na faculdade, casa, ou começa a trabalhar, e a dependência em relação a outras pessoas se transforma em confiança em outras pessoas, por exemplo, o marido e os colegas de trabalho. Algumas mulheres podem, nas palavras de Levinson, seguir o sonho de sua vida, mas muitas não terão essa possibilidade. Algumas retornarão aos seus sonhos na meia-idade, procurando a capacitação profissional e/ou a realização artística que foram adiadas pelas responsabilidades da criação dos filhos. A fase de nivelamento que ocorre antes dos 30 anos é uma época em que muitas mulheres mudam seu padrão de vida anterior, confirmando seu compromisso com a família, e não com o trabalho, ou vice-versa.

> "Agora, não sinto alívio senão na ação. Estou ficando incapaz de repousar. Tenho certeza que eu enferrujaria, quebraria, e morreria se, de alguma forma, me poupasse. É muito melhor morrer fazendo."
>
> CHARLES DICKENS (QUE MORREU DE DOENÇA CARDÍACA, SUPOSTAMENTE EXACERBADA POR SEUS HÁBITOS DE TRABALHO)

Os aspectos relacionados ao trabalho e à carreira ocupam boa parte da atenção das pessoas de meia-idade, e também do jovem adulto. O que outrora era um teste estimulante da capacidade de obter sucesso pode se transformar em uma rotina tediosa, mantida apenas para que, ao final do mês, a pessoa receba o contracheque. A ambiciosa agressividade que caracterizava os primeiros anos de trabalho pode dar lugar a uma atitude de "não fazer onda" e a preferência pelos métodos tentados e aprovados do passado. Inseguro de sua capacidade de se manter atualizado com os novos avanços, o trabalhador de meia-idade pode começar a se concentrar em aspectos da segurança do trabalho e nas pensões, hesitando em assumir riscos. *Pesquisas sugerem que a transição mais satisfatória ocorre quando o papel de "jovem ambicioso" é trocado pelo papel de um mentor que "passa o bastão" para os jovens, fomentando seu crescimento profissional e orientando suas carreiras.* Por outro lado, as mulheres que retornam à faculdade ou ao trabalho depois que seus filhos ficaram adultos frequentemente sentem-se revigoradas pelos novos desafios do trabalho. Mas podem encontrar pouca ajuda ou incentivo por parte dos maridos, que já estabeleceram uma bem-sucedida folha corrida de realizações no trabalho e que atualmente estão começando a se desvencilhar do mundo profissional.

A perda do emprego pode ser um fator estressante importantíssimo na meia-idade. Muitos empregados que são despedidos ou cortados de suas funções terminam encontrando outras posições, mas um estudo do Departamento de Trabalho dos Estados Unidos constatou que apenas 20% daqueles que receberam treinamento em algum programa federal para trabalhadores deslocados conseguiram uma ocupação remunerada pagando pelo menos 80% do salário ou soldo que recebiam em seu trabalho anterior. Outros trabalhadores, diante da possibilidade da perda do posto, optam por se aposentarem precocemente – opção para a qual, não raro, estão emocional e financeiramente despreparados. Resumindo, suas expectativas de que o trabalho duro e os anos de serviço leal serviriam de garantia para um emprego seguro ou que a educação universitária ou anos de experiência garantiriam posições de chefia se revelaram ingênuas.

ADAPTANDO-SE ÀS MUDANÇAS NA SAÚDE

Não importa se recebido com leve apreensão ou com um pânico completo, ao chegarmos na meia-idade todos nós temos que reconhecer o declínio físico e o fato da mortalidade. Alguns reagem aos primeiros sinais do envelhecimento com uma preocupação hipocondríaca com mudanças no aspecto, funções, e sensações do corpo. Outros se envolvem em programas de dieta e exercício para aprimoramento físico, e ainda outros tentam valentemente modificar comportamentos autodestrutivos como o fumo ou a bebida. As preocupações sobre a saúde, atração física, aptidão, e mortalidade emergem frequentemente, tanto em pessoas saudáveis como em enfermas.

Contrariamente às expectativas de muitos, a meia-idade não se caracteriza pela enfermidade. Em um estudo de Verbrugge (1986), o número de dias em que as pessoas perceberam problemas de saúde (sintomas necessitando de repouso, faltas no trabalho, automedicação, visitas ao médico, ou hospitalização) não foi maior no grupo de meia-idade, em comparação com o grupo mais jovem. Com efeito, 78% das mulheres e 79% dos homens de meia-idade informaram que sua saúde geral estava boa ou excelente.

Embora a boa saúde seja a norma, com frequência enfermidades crônicas aparecem primeiramente durante a meia-idade. O desenvolvimento de uma enfermidade crônica pode envolver ameaças não só à vida e ao bem-estar físico, mas também à autoimagem, funcionamento social e ocupacional, e equilíbrio emocional. Para o enfrentamento satisfatório das doenças crônicas, o adulto de meia-idade deve assumir várias tarefas adaptativas:

1. Mudar comportamentos prejudiciais e modificar seu estilo de vida
2. Tolerar e aceitar a perda de partes do corpo, funções, ou potencial; compensando-as ou substituindo-as, se possível
3. Manter a autoimagem e o senso de valor
4. Manter a satisfação nos relacionamentos com a família, amigos e provedores de serviços de saúde; aceitar um grau realista de dependência
5. Manter o equilíbrio emocional e uma perspectiva positiva diante da depressão, medo, ansiedade, e raiva, que são respostas normais às ameaças e perdas

O enfrentamento das exigências psicológicas de uma enfermidade crônica é tarefa desafiadora em qualquer estágio da vida. Para o indivíduo na meia-idade, isso intensifica a avaliação da existência e da importância, metas e valores individuais. Se a pessoa se der conta disso, a crise de uma enfermidade crônica poderá mesmo acelerar o progresso por meio das tarefas de desenvolvimento introspectivo da meia-idade.

> "Quando você vai à casa de um paciente, deve lhe perguntar que tipo de dores sente, o que as provoca, há quantos dias se sente doente, se os intestinos estão funcionando e que tipo de comida consome" – assim diz Hipócrates em seu trabalho *Affections* ("Das doenças"). Eu me arriscaria a acrescentar uma pergunta: qual a ocupação do paciente?"
>
> BERNARDINO RAMAZZINI
>
> *Diseases of workers (cerca de 1700)*
> ("Doenças de trabalhadores")

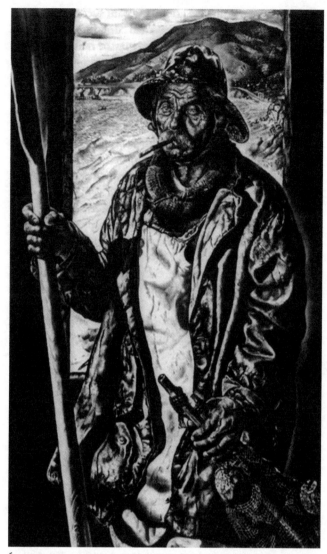

É pesado o remo para quem está cansado, e pesado o casaco, e pesado o mar *(1929) Ivan Le Lorraine Albright, norte-americano, 1897–1983*. Óleo sobre tela, 135,3 × 86,4 cm. Doação do Sr. e Sra. Earle Ludgin, 1959.12. Fotografia © The Art Institute of Chicago. Reproduzido com permissão do espólio do artista.
O trabalho pode ser considerado como uma benção, ou como uma maldição. Leia O velho e o mar, de Ernest Hemingway – exemplo de alguém cuja vida é definida por seu trabalho.

RESUMO

O desenvolvimento psicológico do adulto é uma área recente de estudo, visto que os estudiosos desse campo tradicionalmente se concentravam nos estágios mais iniciais. Erik Erickson sugeriu que a tarefa evolutiva primária para o início da vida adulta envolve a aquisição da capacidade de intimidade e, na meia-idade, a generatividade ou capacidade de contribuir para o bem-estar dos outros, inclusive pessoas mais jovens. Passando para o mundo adulto, a pessoa se "descola" da família de origem, mas é pressionada a estabelecer novos compromissos, inclusive com seu cônjuge. O sucesso e a gratificação derivados da vida conjugal são determinados por muitos fatores, inclusive a idade do casal na ocasião do casamento, a duração da relação matrimonial, a presença ou ausência de filhos, e a reação dos participantes quando os filhos deixam a casa dos pais. Os casamentos vacilam quando os cônjuges são incapazes de se ajustar às exigências que mudam com o passar do tempo, ou quando aspectos conflitantes não são efetivamente identificados ou encaminhados. Os adultos jovens são pressionados não só a encontrar parceiros, mas também a decidir sobre as carreiras, mesmo quando não estão inteiramente preparados para fazê-lo. Durante o início e meados da vida adulta, a boa saúde física é a norma, embora as doenças crônicas frequentemente se manifestem durante esse período.

ESTUDO DE CASO

Sue Clifton, paciente de sua clínica familiar, com 34 anos de idade, leva sua filha de 14 anos ao seu consultório para diagnóstico e tratamento de uma infecção na garganta. Você fica impressionado com o aspecto de cansaço e a magreza de Sue. Você recorda que geralmente sua paciente gozava de boa saúde, apenas buscando ajuda para enfermidades episódicas e benignas. Você expressa sua preocupação, e Sue responde, "Estou só um pouco estressada, mas tudo está OK. Retornei à faculdade em setembro, e planejo me formar em enfermagem. Isso é estressante, mas adoro." Você congratula sua paciente, mas a incentiva a fazer um exame físico, pois já se passaram mais de dois anos desde o último *check-up*.

Na próxima vez que você examinar sua paciente, quais possibilidades você desejará explorar?

Ao retornar para consulta, você observa que Sue perdeu 13 kg sem fazer dieta desde sua visita há 14 meses. O *check-up* e o exame físico não revelam nenhum problema, embora seja preciso esperar pelos resultados do laboratório para excluir as hipóteses de anemia e de doença tireoidiana. Sue admite que se sente cansada na maior parte do tempo, mas atribui sua fadiga à "falta de sono", pois estuda até tarde da noite, depois de a família ter se recolhido para dormir. A paciente informa que está fumando muito mais agora, e bebendo café quase que continuamente. Admite também que vem frequentemente "saltando" refeições.

Você continua incomodado – acha que não percebeu alguma coisa importante. Quais são as outras áreas de averiguação a serem tentadas?

Você se lembra que John, o marido de Sue, é um operador de máquina que foi tratado de úlcera gástrica. Lembra-se também que ficou preocupado, pois John bebe um pouco demais. Então, você pergunta a Sue, "John está lhe apoiando em sua decisão de voltar à faculdade?". Ela responde, "Está de brincadeira... ele é a principal razão para eu fazer isso. A oficina está pagando apenas meio expediente, e John poderia ser de grande ajuda em casa, mas tudo o que faz é ficar com seus amigos bebendo cerveja." Você deseja a Sue sorte nas provas finais, informando-a que entrará em contato assim que receber os resultados dos exames laboratoriais.

Quais são as orientações que você levará em consideração para suas futuras conversas com a paciente?

Você deve considerar: treino de controle do estresse, planejamento nutricional (com ou sem suplementação), e encaminhamento para aconselhamento conjugal/pessoal ou grupos de ajuda.

SUGESTÕES DE LEITURA

Brim, O.G., Ryff, C.D., & Kessler, R. (Eds.) (2004). *How healthy are we: A national study of wellbeing in midlife*. Chicago, IL: University of Chicago Press.
   Esse livro informa os resultados de um estudo em grande escala patrocinado pela MacArthur Foundation sobre o funcionamento das pessoas na meia-vida.

Gilligan C. (1982). *In a different voice: Psychological theory in women's development*. Cambridge, MA: Harvard University Press.
   Esse livro tenta retificar o desequilíbrio nas teorias do desenvolvimento que foram elaboradas com base em observações feitas nas vidas de homens, e não de mulheres.

Lerner, H.G. (1989). *The dance of intimacy*. New York, NY: Harper& Row.
   Com base na interpretação do autor e da aplicação da teoria de Bowen dos sistemas familiares, esse livro se concentra em relações de intimidade. Estudos de casos ilustram como nos envolvemos em (e saímos de) confusões com as pessoas mais importantes em nossas vidas.

Levinson, D.J. (1978). *The seasons of a man's life*. New York, NY: Ballantine Books.
   Este é um estudo longitudinal de homens, resultando em uma descrição detalhada dos estágios de desenvolvimento dos adultos, com ênfase no sucesso e no fracasso ocupacional.

Mercer R.T., Nichols E.G., & Doyle G.C. (1989). *Transitions in a woman's life: Major life events in developmental context*. Nova York, NY: Springer-Verlag.
   Esse estudo do desenvolvimento das trajetórias da vida de mulheres enfatiza a importância de eventos não-normativos ou inesperados da vida, como enfermidades, divórcio, e morte de entes queridos.

Shifren, K. (Ed.). (2009). *How caregiving affects development: Psychological implications for child, adolescent, and adult caregivers*. Washington, DC: American Psychological Association.
   Os avanços recentes na medicina resultaram em vidas mais longas, mas frequentemente em uma existência confinada em casa com enfermidades crônicas. Quase todos esses indivíduos necessitarão de cuidados e da ajuda de outros membros da família. Esse volume editado examina o papel do cuidador em cada estágio, ao longo do espectro do desenvolvimento.

Vaillant, G.E. (1977). *Adaptation to life*. Nova York, NY: Little, Brown.
   Um estudo longitudinal seminal, investigando os modos com que alguns homens lidam efetivamente com as variações em suas vidas, enquanto que outros enfrentam essas variações insatisfatoriamente, ou simplesmente não as enfrentam.

Envelhecimento 5

Randall Espinoza e James Randy Mervis

> "Como um sonho matinal, a vida se torna cada vez mais luminosa quanto mais vivemos, e a razão de todas as coisas parece mais cristalina. O que nos confundia antes, agora parece menos misterioso; e os caminhos tortuosos parecem cada vez mais retilíneos à medida que nos aproximamos do fim."
>
> JEAN PAUL RICHTER

QUEM É IDOSO?

Os estágios finais da vida podem ser positivos e recompensadores, repletos de ricas experiências, memórias afetuosas e expressões de gratidão, felicidade e amor. Relações estabelecidas ao longo de décadas, juntamente com novas conexões, aumentam a vibração e a cor das vidas das pessoas idosas. No entanto, são abundantes os mistérios, mitos e concepções equivocadas sobre o processo de envelhecimento. Contrastando com a crença comum de que os últimos anos da vida de uma pessoa são uniformemente marcados por doenças e declínio, na verdade, a grande maioria dos idosos continua a viver de maneira profícua e suficiente. Com efeito, *a heterogeneidade de muitos aspectos dos indivíduos aumenta com o envelhecimento, graças não só à variação genética e biológica intrínseca, mas também como resultado da variedade e da multiplicidade de experiências, exposições e desafios encontrados e vivenciados*. Mudanças na cultura e nos costumes sociais também evoluíram com o passar do tempo, tornando-se mais comuns as expectativas de uma vida mais saudável, ainda profícua e independente nos anos finais da vida.

Envelhecimento da população nos Estados Unidos

A América está envelhecendo. O censo norte-americano de 2000 indicou que, naquele ano, havia cerca de 34,9 milhões de norte-americanos, ou cerca de 13% da população total, com mais de 65 anos. *Em 2010, os primeiros* baby boomers *chegaram aos 65 anos;* nas próximas décadas, haverá mais 76 milhões de idosos. Por volta de 2030, as pessoas com mais de 65 anos corresponderão a 1/5 da população total, praticamente o dobro do número atual.

No entanto, os idosos não formam um grupo monolítico, ocorrendo mudanças significativas nas dimensões e na velocidade de crescimento entre os **idosos jovens** (pessoas com idades entre 65 e 74 anos), os **idosos de meia-idade** (pessoas com idades entre 75 e 84 anos) e os **idosos longevos** (pessoas com 85 anos ou mais). Em comparação com o senso de 1900, em 2000, o grupo de idosos jovens era 8 vezes maior, o grupo de idosos de meia-idade era 16 vezes maior, e o grupo de idosos longevos era 31 vezes maior. Na verdade, *o grupo de idosos longevos é o que cresce mais rapidamente* (ver Fig. 5.1). Por volta de 2050, nos Estados Unidos existirão mais de 800 mil indivíduos com mais de 100 anos (ver Fig. 5.2). Esses aumentos na expectativa de vida se devem tanto aos ganhos no nascimento como aos 65 anos. Além disso, as taxas de mortalidade atingiram seu recorde mais baixo, em conformidade com o relatório mais recente do *Centers for Disease Control and Prevention*. Uma criança nascida em 2007 pode esperar viver até os 77,9 anos, ou cerca de 30 anos mais do que uma criança nascida em 1900. Os ganhos na expectativa de vida aos 65 anos são ainda mais notáveis. Entre 1900 e 1960, a expectativa de vida aos 65 anos aumentou em 2,4 anos, mas desde 1960 a expectativa de vida aumentou em 3,4 anos, ou 140% em menos de 40 anos.

Embora os 65 anos sejam considerados o início da velhice, é importante ter em mente que a separação entre meia-idade e velhice aos 65 anos é arbitrária e reflete a legislação civil do início do século passado. A idade, em si, geralmente *é um indicador impreciso da capacidade física, cognitiva e mental subjacente da pessoa e de seu senso de bem-estar*.

Diferenças de gênero

Nos Estados Unidos, homens e mulheres não repartem uniformemente esses ganhos em expectativa de vida (ver Fig. 5.3). Em geral, as mulheres mantêm ligeira vantagem em termos de expectativa de vida no início da vida, mas, por volta dos 50 anos de idade, as diferenças aumentam e

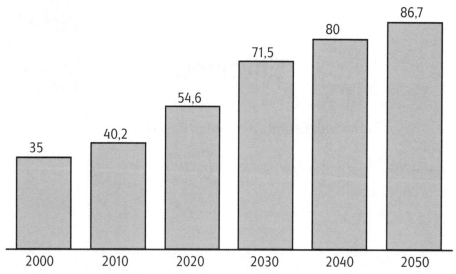

Figura 5.1 Crescimento da população com mais de 65 anos.
Fonte: US Census Bureau, 65+ in the United States, 2005

Nota: A população de referência para esses dados é a população residente (em milhões).

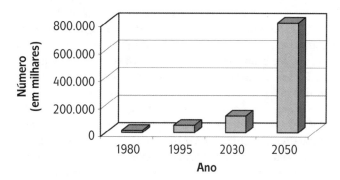

Figura 5.2 Crescimento dos idosos longevos (dados do censo dos Estados Unidos).

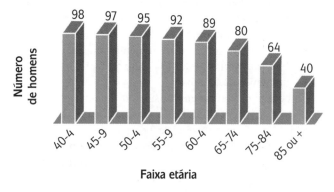

Figura 5.3 Número de homens a cada 100 mulheres por faixa etária (1996).

se tornam mais perceptíveis, com rápida aceleração na 8ª e 9ª décadas de vida. Assim, *por volta dos 85 anos ou mais, há apenas 40 homens para cada 100 mulheres*. Boa parte da diferença se deve à maior mortalidade dos homens por doença cardíaca, câncer de pulmão, acidentes industriais e de trânsito e violência.

Status socioeconômico

A renda e outros fatores econômicos influenciam a qualidade de vida e a longevidade do idoso. Por exemplo, *maior renda resulta em maior expectativa de vida*. O fato de ter riqueza e *status* afeta positivamente os meios e o acesso aos serviços de saúde. Caracteristicamente, indivíduos mais ricos são capazes de preservar a saúde e tratar as enfermidades. A pobreza tem efeito oposto. Depois das crianças, os idosos exibem algumas das mais altas taxas de pobreza nos Estados Unidos. Pessoas que foram pobres desde o início da vida até a idade adulta se tornam ainda mais pobres na velhice. Contudo, muitos outros, por causa dos elevados gastos com saúde, aposentadoria, redução da renda e diminuição dos investimentos, se deparam com o empobrecimento apenas depois de terem envelhecido. *Embora numericamente a vasta maioria dos pobres seja branca, um maior porcentual de idosos das minorias étnicas e raciais é pobre – e sua pobreza é mais intensa*. Além disso, mulheres de todos os grupos raciais e étnicos, especialmente as do grupo dos idosos longevos, são particularmente suscetíveis ao empobrecimento.

MUDANÇAS NORMAIS COM O ENVELHECIMENTO

Como visto anteriormente, são abundantes os mitos e concepções equivocadas sobre o envelhecimento. No passado, não costumavam ser feitas diferenças entre **estado normal** (i. e., uma noção biomédica do que é observado na ausência de doença) e **normalidade** (i. e., uma noção estatística do que é habitual ou típico para um grupo). Assim, os conceitos prévios sobre os efeitos do envelhecimento eram confundidos com a falta de controle dos efeitos da doença, contribuindo para a crença equivocada de que envelhecimento e doença eram sinônimos.

> "Para resistir à frigidez da velhice, é preciso combinar o corpo, a mente e o coração. E, para mantê-los em vigor paralelo, é preciso exercitar-se, estudar e amar."
>
> KARL VON BONSTETTEN

As modernas noções vigentes consideram o envelhecimento normal em termos não patológicos mais amplos, que abrangem a satisfação de viver e a disposição de ânimo, a sobrevivência e a boa saúde. O envelhecimento normal engloba não só a saúde física e a ausência de doença, mas também a competência comportamental, o bem-estar psicológico, a qualidade de vida percebida e o ambiente objetivo da pessoa. O corpo possui uma enorme capacidade de resiliência, especialmente se lhe for dado tempo necessário, cuidados e apoio para que se recupere e se cure. Ao longo dessas linhas, há diversas maneiras de conceituar processos e grupos de envelhecimento.

Conceitos do envelhecimento

Uma diferenciação descreve grupos de acordo com o **envelhecimento habitual** e o **envelhecimento bem-sucedido**. Aplicado à vasta maioria das pessoas, **envelhecimento habitual** descreve o envelhecimento de indivíduos que têm um ou mais problemas clínicos que se tornam prevalentes no final da vida. Aqui, fatores extrínsecos reforçam os efeitos dos processos intrínsecos do envelhecimento. Por outro lado, **envelhecimento bem-sucedido** se aplica a um grupo seleto e menor de indivíduos que se saem excepcionalmente bem em termos físicos, mentais e cognitivos na idade avançada, e muitas dessas pessoas permanecem com vidas ativas e plenas até os 90 e 100 anos, padecendo de pouquíssimas enfermidades. Aqui, os fatores extrínsecos se contrapõem aos fatores intrínsecos do envelhecimento, de tal modo que ocorrerá mínima ou nenhuma perda funcional.

Outra diferenciação se faz entre envelhecimento primário e secundário. **Envelhecimento primário** refere-se àqueles processos que parecem ser mais amplamente regulados ou expressados por influências genéticas. As pessoas podem exibir melhor estado geral e uma saúde preservada devidos à herança de "bons" genes, ou, por outro lado, podem se revelar mais suscetíveis à doença ou aos efeitos degenerativos devido à herança de "maus" genes. **Envelhecimento secundário** refere-se a processos que não são diretamente influenciados pela genética, incluindo sequelas de acidentes, lesões ou traumas, os efeitos cumulativos de hábitos de toda uma vida, como o fumo e o consumo intenso de bebidas alcoólicas (negativos), ou exercícios e dieta saudável (positivos), os efeitos da exposição ambiental (p. ex., de toxinas e fumaça) e, finalmente, comportamentos que são modulados pelas crenças socioculturais (p. ex., idadismo, a discriminação por causa da idade).

No final das contas, o que importa para a maioria das pessoas é conseguir um **envelhecimento ideal**, isto é, manter sua funcionalidade no nível mais alto possível, apesar das inevitáveis limitações impostas pelo processo do envelhecimento, ou obter o melhor desempenho possível, pelo maior tempo possível, nos domínios físico, cognitivo, psicológico e social.

MUDANÇAS NORMAIS NO ENVELHECIMENTO

Mudanças físicas e fisiológicas

Em geral, a pessoa vivencia mudanças em todas as partes do corpo e em todas as funções físicas ao longo de sua existência, e a maior parte dessas mudanças começa no início da vida adulta. As partes do corpo variam naturalmente na extensão e no ritmo da mudança, e enfermidades e doenças influenciam o tipo, o grau e a velocidade da mudança. No entanto, alterações em determinada parte do corpo talvez não

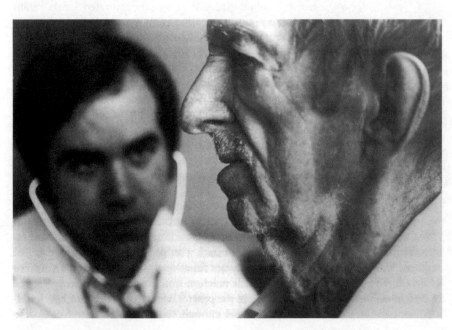

Jovem médico Cortesia do National Institute on Aging.
Com frequência, médicos jovens se sentem pouco à vontade ao orientarem pacientes mais velhos.

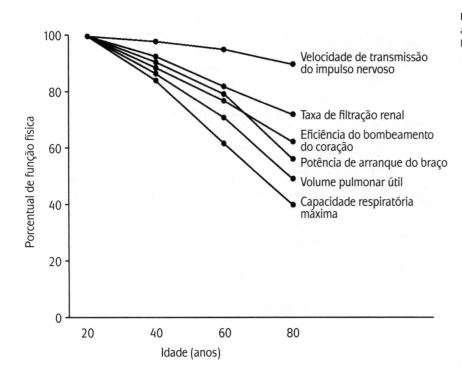

Figura 5.4 Declínios médios nas funções físicas com o aumento da idade em indivíduos sedentários.
Fonte: Modificado de Weg (1983) e Spirduso (1995).

tenham relação com uma mudança similar na função física. As mudanças físicas visíveis resultantes do envelhecimento são: cabelos grisalhos, perda de dentes e do cabelo, pele enrugada, alongamento das orelhas e do nariz, mudanças posturais e diminuição da altura. Outras mudanças são a perda de massa muscular e de gordura subcutânea e declínio da visão e da audição. É importante ter em mente que nem todos vivenciam todas essas mudanças, tampouco as vivenciam na mesma velocidade. As mudanças fisiológicas nas funções físicas já foram devidamente descritas (ver Fig. 5.4).

Mudanças cerebrais e intelectuais

Da mesma forma que no corpo, o cérebro também passa por transformações na estrutura e função. As alterações comuns na estrutura do cérebro observadas durante o envelhecimento são atrofia cerebral, que se manifesta pelo decréscimo do volume do cérebro e pelo aumento no volume do líquido cefalorraquidiano, dilatação ventricular e diminuição da densidade das substâncias cinzenta e branca. As mudanças na substância branca profunda têm significado variável, existindo diversos padrões e frequências de alteração num cérebro em processo de envelhecimento. As taxas metabólicas cerebrais de consumo de glicose e oxigênio parecem ficar estáveis com o passar do tempo, mas o fluxo sanguíneo no órgão diminui, embora os dados sejam contraditórios. Um achado consistente, no entanto, é a mudança do padrão usual do fluxo sanguíneo cerebral frontal, que passa a ser maior do que o fluxo cerebral parietal, em relação ao que é observado antes do envelhecimento. Finalmente, ocorrem declínios relacionados à idade em diversos locais de ligação de receptores a neurotransmissores em algumas regiões cerebrais. *Entretanto, as alterações cerebrais descritas acima não resultam necessariamente em perda da capacidade mental e cognitiva, e da funcionalidade do idoso.*

Apesar dessas alterações cerebrais morfológicas e funcionais, as capacidades cognitiva e neuropsicológica parecem variar com a idade, e em alguns casos não fica evidente qualquer perda. Exemplificando, *os domínios da memória primária e terciária parecem mais bem preservados em adultos idosos, em comparação com a memória secundária, o que se manifesta em dificuldades na codificação e no processo de recuperação das informações*. Além disso, idosos permanecem capazes de aprender e de serem beneficiados com estratégias de codificação, por meio de uma exposição mais longa ao estímulo que deve ser recordado e por técnicas que aumentem a motivação. As capacidades cognitivas que permanecem estáveis são: abrangência da atenção (ou *span* atencional), habilidade de comunicação cotidiana, conhecimento lexical, fonológico e sintático, compreensão do discurso e percepção visual simples. Curiosamente, estudos sugerem que, na verdade, algumas habilidades, como julgamento, acurácia e conhecimento geral, podem melhorar com a idade. Entretanto, algumas das capacidades que aparentemente diminuem com o envelhecimento são a atenção seletiva, a flexibilidade cognitiva, a capacidade de intercambiar grupos cognitivos, a nomeação de objetos, a fluência verbal, habilidades visuoconstrutivas mais complexas e a análise lógica. A **inteligência cristalizada**, que é o resultado da experiência, tende a aumentar durante toda a vida em pessoas saudáveis e ativas. Por outro lado, a **inteligência fluida**, mais biologicamente determinada, pode estar mais suscetível ao declínio com o envelhecimento. Não obstante, as capacidades mental e intelectual dos idosos, na ausência de doença clínica ou neurológica, permanecem relativamente intactas, apenas com pequenos déficits que, normalmente, não causam prejuízos funcionais ou sociais. Por exemplo, embora estudos de tempo de reação tenham demonstrado perda na velocidade de resposta do sistema nervoso central com o envelhe-

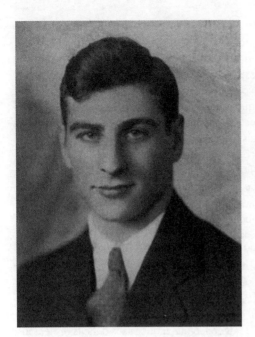
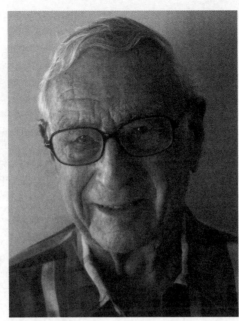

Um médico fotografado em dois momentos diferentes de sua vida.

cimento, se as pessoas idosas tiverem tempo suficiente nos testes, responderão tão bem e tão precisamente quanto as mais jovens. *As avaliações da capacidade cognitiva e mental devem levar em consideração o estado de saúde, pois uma saúde ruim pode afetar adversamente o desempenho cognitivo.* Em geral, com uma boa saúde física, educação adequada e estimulação intelectual, os idosos não parecem ter sua capacidade intelectual reduzida.

PROMOÇÃO DA SAÚDE E PREVENÇÃO

As atividades e os comportamentos que promovem uma vida saudável e a prevenção das doenças estão recebendo uma atenção cada vez maior. *A manutenção de um estilo de vida ativo ao longo da vida adulta e durante a velhice com a prática regular – e de preferência vigorosa – de exercícios resulta em menores riscos para doenças cardíacas, alguns tipos de câncer e demência.* Manter uma vida mentalmente produtiva por meio da leitura, aprofundando-se em áreas novas e aprendendo ativamente novas habilidades resulta em um estado de saúde geral melhor para diversas condições médicas e com menor risco de desenvolvimento de distúrbios cognitivos. Da mesma forma, manter as relações sociais e ter amplo apoio social através de redes de amigos e de familiares resulta em maior satisfação com a vida, prevalência mais baixa de depressão e melhor estado geral da saúde e da qualidade de vida.

> "O envelhecimento não é oportunidade menor do que a própria juventude – embora com outras roupagens e com o desaparecimento das luzes crepusculares, o céu fica repleto de estrelas, invisíveis durante o dia."
>
> HENRY WADSWORTH LONGFELLOW

ADAPTAÇÕES AO ENVELHECIMENTO

Atitudes culturais e idadismo

Inevitavelmente, os idosos devem enfrentar inúmeras mudanças e perdas que influenciam a autoimagem e suas ideias de como podem atuar e viver no mundo. A marcha do indivíduo ao longo dos estágios finais da vida é uma interação entre preconceitos socioculturais e experiências de vida internas acumuladas. Portanto, as mudanças fisiológicas decorrentes do envelhecimento descritas anteriormente se fazem acompanhar por transições nos papéis que o idoso desempenha na sociedade, na família e no trabalho, e por alterações nas relações interpessoais. Centrada na juventude, no culto ao atletismo e em um ritmo acelerado, a moderna sociedade norte-americana frequentemente deprecia o idoso. Percebidos como uma sobrecarga e um estorvo ao progresso nos tempos modernos, os idosos talvez deixem de ser valorizados por sua sagacidade e sabedoria.

Idadismo é a discriminação contra uma pessoa com base em sua idade. Para o indivíduo idoso isso significa a probabilidade de enfrentar atitudes negativas e estereótipos do envelhecimento. O idadismo permeia a cultura contemporânea, desde em piadas aparentemente inócuas sobre dentaduras e fraldas geriátricas, até em representações dos idosos nos filmes, em comerciais e em novelas como indivíduos cambaleantes, lerdos ou incompetentes. Contudo, com o ingresso dos *baby boomers*, uma geração orientada para a juventude, nascida entre 1946 e 1964, nos estágios iniciais do envelhecimento, essas noções negativas sobre o envelhecimento serão devidamente questionadas. Esse grupo parece profundamente comprometido em manter a boa saúde, uma imagem física positiva e níveis elevados de atividade e de independência.

TRANSIÇÕES DA VIDA

Relações familiares ao longo do ciclo da vida

Para muitos idosos, a importância da família não pode ser exagerada. A maior longevidade permite que o indivíduo passe por mais casamentos, divórcios e por estruturas familiares mais complexas e heterogêneas. O aumento da longevidade levou a um aumento de famílias caracterizadas por maior número de gerações com menor número de membros em cada geração. Seus filhos podem ter suas próprias famílias com relacionamentos familiares ampliados. Essa mudança na estrutura pode dar ensejo a ricas interações familiares com relacionamentos mais próximos, ou simplesmente a mais conflitos, diferenças de opinião e discórdia familiar. Por contar com um maior número de relacionamentos, o idoso pode sofrer um maior número de perdas importantes. Os idosos presenciam a morte de seus pais, frequentemente de seus próprios irmãos e de muitos outros parentes e amigos importantes que podem ter sido figuras centrais em suas vidas desde a juventude. Por outro lado, se um idoso ainda não perdeu seus pais, frequentemente tem que encarar a amedrontadora tarefa de cuidar deles, tanto no aspecto físico como financeiro. Alguns estudos observaram que um indivíduo *com 60 anos tem probabilidade de 44% de ter mãe ou pai idoso e de ficar com a responsabilidade de cuidar dele.* Com frequência, pais centenários são cuidados por seus filhos aposentados – eles próprios na faixa dos 70-80 anos. Um cônjuge pode ser o relacionamento mais importante que a pessoa teve, pois essa pessoa é um provedor primário de apoio emocional e social, representando segurança, familiaridade e conforto. No entanto, os papéis conjugais mudam com o passar dos anos e, se a transição não for bem-sucedida, poderão ocorrer ressentimentos e quebras na comunicação, em alguns casos expressos na forma de abuso verbal ou físico. *No início do século XX, os casamentos duravam, em média, 28 anos, terminando com a morte de um dos cônjuges. Um século depois, os casamentos duram em média 45 anos ou mais, até a morte de um dos parceiros.*

As novas estratégias diferenciadas apresentam desafios nas interações em uma mesma geração e em gerações distintas. Filhos com estilos de vida alternativos podem ser uma fonte de orgulho ou de vergonha para os idosos. Em algumas situações, as pressões financeiras podem forçar filhos de 40, 50 ou mesmo 60 anos a retornar à casa dos pais. Os membros da família que voltam a viver juntos podem reacender antigos padrões disfuncionais ou apresentar novos problemas, quando os pais idosos e seus filhos se confrontam com papéis de cuidador/cuidado invertidos. Essa situação pode resultar no tratamento inadequado, negligente ou desrespeitoso dos membros mais idosos.

Aposentadoria

Todos os anos, perto de 2 milhões de pessoas se aposentam nos Estados Unidos. A longevidade mudou os padrões de aposentadoria e, *hoje em dia, um indivíduo pode esperar viver um quarto, ou ainda mais, de sua vida como aposentado*. O planejamento e a preparação para a aposentadoria podem facilitar uma transição bem-sucedida para um novo estágio da vida, mas, se esse planejamento não for feito, isso poderá criar complicações entre gerações. A introdução de novos passatempos e o cultivo de novos interesses não devem iniciar apenas na aposentadoria. Alguns idosos continuam a trabalhar como forma de divertimento e também para obtenção de um complemento da renda, enquanto muitos são forçados a se aposentar ou são sutilmente retirados de suas carreiras. A aposentadoria pode colocar no centro das atenções as condições de saúde e financeiras do indivíduo. Os benefícios do Sistema de Seguridade Social não foram criados para que constituíssem a única fonte segura de renda para os aposentados. Porém, em 1998, segundo a Administração da Seguridade Social dos Estados Unidos, 16% dos beneficiários da Seguridade Social recebiam 100% de sua renda dessa fonte, e outros 45% recebiam entre 50% e 90% de sua renda da Seguridade Social. Assim, muitos idosos estão vivendo na pobreza, e precisam continuar a trabalhar ou realizar serviços extras para que possam pagar suas contas. Há novas propostas para a reforma da Seguridade Social e para um aumento da idade mínima para receber o benefício integral, o que reduziria os déficits projetados no Fundo Nacional de Seguridade Social; mas, com isso, o impacto adverso mais significativo recairia sobre os trabalhadores de baixa renda que têm menor probabilidade de poupar, maior necessidade de serviços de saúde e que normalmente não são capazes de trabalhar no final da vida. Lamentavelmente, para muitas pessoas, uma aposentadoria financeiramente segura e confortável não será uma opção viável. As crescentes pressões financeiras forçaram muitos idosos de baixa renda a escolher entre a aquisição de medicamentos, outros tratamentos médicos essenciais, alimentação e moradia. Não surpreende que um *status* econômico mais favorável por ocasião da aposentadoria esteja associado a um estado de saúde melhor e maior satisfação.

No entanto, uma aposentadoria bem-sucedida não depende totalmente dos aspectos de saúde e financeiros. Se o idoso fizer um uso criativo do tempo, isso influenciará mais amplamente a qualidade de vida. São muitos os benefícios fisiológicos e psicológicos que o aposentado pode conquistar com as atividades de lazer e com o trabalho voluntário. Atividades de lazer como jardinagem, dança e viagens acrescentam uma sensação de alegria e entretenimento, ao mesmo tempo que melhoram a qualidade da aposentadoria. A participação em associações de voluntários e no trabalho voluntário permite que o idoso compartilhe sua experiência e habilidades, ao mesmo tempo que continua a contribuir para a sociedade. Embora tenha sido estimado que 40% dos idosos realizem alguma forma de trabalho voluntário, mulheres idosas têm maior probabilidade de doar seu tempo como voluntárias. Grande parte da atividade de voluntariado para a Cruz Vermelha nos Estados Unidos é feita por aposentados que continuam a compartilhar sua experiência e compaixão trabalhando para pessoas necessitadas. Outros tipos de trabalho voluntário são: como instrutores, auxílio a organizações religiosas, levantamento de dinheiro para a caridade ou causas sociais e políticas, trabalhos manuais, trabalho de escritório e atividades em hospitais. O ato de ajudar outras pessoas necessitadas abre uma porta para se alcançar um senso de propósito e maior satisfação existencial, o que pode melhorar significativamente os anos de aposentadoria.

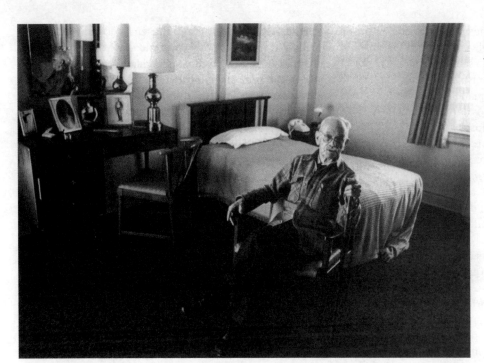

Casa de Repouso para Idosos Cortesia do National Institute on Aging. *Muitas pessoas desejam um estilo de vida mais simples e estável à medida que vão envelhecendo.*

Moradia

Nossos lares propiciam um refúgio de proteção e segurança e, para os idosos, a forma e a estrutura de suas situações habitacionais podem mudar significativamente. Há muitos tipos de condições de moradia para idosos. Mais de 21 milhões de pessoas acima dos 65 anos vivem em seus próprios lares. Praticamente 80% dos idosos são proprietários de suas casas e cerca de 50% possuem seus lares há mais de 25 anos. Pode ser muito difícil a mudança para uma casa menor depois da morte de um dos cônjuges ou como resultado de percalços financeiros. Por outro lado, a mudança para uma casa menor pode trazer uma sensação de alívio, por diminuir as obrigações financeiras e reduzir a preocupação sobre a carga física que é a manutenção de uma casa antiga. A maioria dos idosos prefere viver uma vida independente, com suas opções variando desde condomínios até apartamentos cooperativos. *Elder Cottage Housing Opportunity* (ECHO) [Oportunidades de Moradia em Chalés para Idosos], *Accessory Units* [Unidades Acessórias], e *"Granny Flats"* [Apartamentos para Avós] são opções de moradia nas quais idosos compartilham uma casa simples, um apartamento em separado ou uma unidade de aluguel em um mesmo lote com outra pessoa ou família. Também existem comunidades para aposentados, empreendimentos de habitação para idosos, hotéis de aposentados, casas móveis e veículos recreacionais disponíveis a custos variáveis. Para os idosos que necessitam de assistência em seus planos de moradia, as *Continuing Care Retirement Communities* (CCRCs) [Comunidades de Cuidados Contínuos para Aposentados] permitem que indivíduos e casais tenham uma vida independente em apartamentos até que consigam ajuda suplementar ou uma mudança no nível ou na intensidade dos cuidados prestados. Serviços de enfermagem de curta ou longa permanência geralmente estão disponíveis quando há necessidade. A **assistência à autonomia no domicílio** é uma solução que atende àqueles idosos que não precisam de ajuda em suas casas, mas que desejam viver em um lugar em que a moradia e as refeições são fornecidas juntamente com atividades cotidianas e transporte. Normalmente, os pensionatos e lares assistenciais estão localizados em um ambiente domiciliar privado onde os quartos, as refeições e serviços de supervisão são oferecidos por uma taxa mensal.

Internação

De acordo com o censo de 2000 nos Estados Unidos, apenas 5% dos idosos com mais de 65 anos vivem em casas de repouso. No entanto, os porcentuais de internação nessas instituições aumentam com o passar do tempo; por exemplo, *praticamente 50% dos idosos com mais de 95 anos vivem em casas de repouso.* O ingresso em uma casa de repouso tem muitos desdobramentos. Com frequência, a família e o outro cônjuge se sentem como que traindo seu ente querido, e os aspectos da dinâmica familiar em torno da decisão de interná-lo em uma casa de repouso podem ser difíceis e penosos. Entretanto, *os cuidadores que tentam proporcionar cuidados totais para seus familiares exibem porcentuais elevados de morbidade e mortalidade,* pois frequentemente negligenciam sua própria saúde e sucumbem ao estresse. A transição para uma casa de repouso é uma tarefa difícil, mas habitualmente os cuidados recebidos nessa instituição são mais bem-sucedidos e menos estressantes, tanto para o paciente como para a família. Jamais uma casa de repouso será igual ao próprio lar, nem os cuidados prestados serão iguais aos oferecidos por um membro devotado da família. No entanto, agora, um quadro completo de profissionais de enfermagem oferece os cuidados que antes ficavam a cargo de um ou dois membros da família, o que resulta em uma melhor qualidade de vida para todos. As preocupações em relação a abusos, negligência ou exploração pelos trabalhadores da casa de repouso são reais, mas em alguns casos excessivas. Regulamentos e normas estaduais e federais ajudam a garantir a segurança e a qualidade do atendimento.

Nas casas de repouso, são elevados os porcentuais de transtornos psiquiátricos. Embora os idosos saudáveis que vivem em suas comunidades tenham porcentuais mais baixos de depressão, *entre 25% e 50% dos idosos residentes em casas de repouso sofrem ou sofrerão depressão clínica.* Praticamente dois terços dos pacientes idosos em casas de repouso exibem algum sintoma de demência. Uma das questões que devem ser enfrentadas pela sociedade é onde deve ficar o paciente demente que esteja exibindo sintomas neurocomportamentais problemáticos. Esses pacientes não são apropriados para unidades psiquiátricas de atendimento agudo para adultos, onde correm o risco de sofrer abusos ou lesões, mas continuam representando perigo para si próprios e/ou para outros em uma casa de repouso convencional. Atualmente, nos Estados Unidos, não se conta com muitas instituições dedicadas ao confinamento de pacientes dementes capazes de atender a essa crescente população de indivíduos que, com frequência, são fisicamente robustos mas cognitivamente comprometidos e que não são mais capazes de controlar seu comportamento ou se deslocar pelo ambiente com segurança e sem supervisão.

Finalmente, no caso de pacientes terminais, cada vez mais se pode contar com **instituições de cuidados paliativos** para esses usuários e suas famílias; essas instituições objetivam ajudar esses pacientes a atravessar seus dias, semanas ou meses finais de vida. Esses programas visam a manter a dignidade e a compaixão na experiência da morte e desse processo de transição. Em 2000, cerca de 2,4 milhões de norte-americanos morreram e perto de 600 mil receberam atendimento em casas de cuidados paliativos. Oitenta por cento desses pacientes tinham mais de 65 anos. Essas instituições promovem e fomentam cuidados abrangentes e compassivos, na esperança de evitar outra hospitalização aguda, porém fútil, outra mudança abrupta de ambiente, a introdução de novos cuidadores que não estão familiarizados com o paciente e sua família, ou experiências traumáticas e estressantes adicionais.

Condução de automóvel

Em nossa sociedade, a condução de um automóvel representa independência, liberdade e poder pessoal. A diminuição ou interrupção do uso livre de um automóvel pode representar uma perda social e psicológica significativa para um idoso. Complicando ainda mais a dificuldade dessa transição, *os idosos com déficit cognitivo e com testes de realidade comprometidos frequentemente não podem fazer uma avaliação precisa de sua competência como motoristas.* O desafio de identificar e remover o motorista idoso deficiente e incompetente antes que ocorra alguma tragédia preocupa muitos estados norte-americanos, e não existe norma nacional ou lei federal que avalie ou informe às pessoas idosas que elas não têm mais capacidade de dirigir um automóvel. O papel do médico ou do prestador de serviços de saúde não é determinar a competência do indivíduo para a condução de um automóvel – assunto que é da competência e obrigação da agência estadual responsável pelo licenciamento ou do departamento de veículos automotivos; opostamente, o seu papel é identificar aquelas pessoas que podem se colocar em situação de risco ao dirigirem, como resultado de algum transtorno físico, mental ou cognitivo que possa comprometer a condução segura do veículo. As táticas utilizadas pelas legislaturas estaduais e por seus departamentos de licenciamento para padronizar a avaliação dos motoristas idosos consistem em avaliações mais frequentes depois de certa idade e avaliações físicas, visuais e cognitivas mais minuciosas.

Sexualidade

As alterações fisiológicas e psicológicas podem afetar a sexualidade nas fases finais da vida. Essas alterações ocorrem no contexto de uma sociedade que não promove ou aceita a sexualidade em idosos, e nesse estágio a expressão sexual é ignorada, ou, mais frequentemente, ridicularizada. Esse preconceito se reflete na carência de estudos que se debrucem sobre a sexualidade dos idosos. As mudanças fisiológicas podem tornar o sexo menos espontâneo ou mais descuidado nessa idade, mas claramente *o anseio por intimidade, o prazer sexual e a liberação sexual ainda fazem parte das vidas dos idosos.* Aspectos de amor e intimidade, homossexualidade e masturbação permanecem sendo partes importantes do cotidiano de muitos idosos. Cada vez mais a pesquisa na área da sexualidade humana em idosos reforça a noção de "usar ou perder", significando que *aqueles que mantêm vidas sexuais ativas ao envelhecerem podem esperar manter esse status e obter prazer da atividade sexual por muito tempo nos estágios mais avançados da vida.* Uma preocupação incomum, mas possível, é a exploração sexual do indivíduo com déficit cognitivo no ambiente da instituição. Geralmente, esses problemas não são divulgados ou discutidos, embora haja evidência crescente de sua ocorrência, à medida que maior número de pessoas sofre de deficiência cognitiva, embora permaneçam física e sexualmente robustas.

LIDANDO COM A PERDA

Uma série de mudanças e perdas acompanha o envelhecimento. Erik Erikson, um renomado psicólogo, escreveu sobre oito estágios do desenvolvimento da personalidade, desde o nascimento até a morte. Cada estágio da vida tinha um conflito que devia ser resolvido para sua bem-sucedida conclusão. É postulado que o estágio final do desenvolvimento ocorre nas últimas décadas de vida e envolve a luta entre a **integridade do ego** e o **desespero** diante da morte. A integridade ocorre quando a pessoa aceita as realizações da vida e aceita a morte como um fato inevitável. Quem tem a capacidade de aceitar as alegrias e tristezas da vida em perspectiva e com resolução tem uma experiência mais fácil na aceitação da morte. Quem vive em desespero visualiza a vida como algo que desperdiçaram e se veem repletos de arrependimento. Essas pessoas temem a morte como um aspecto inaceitável da vida.

Vergonha é uma emoção humana universal que ocorre ao longo de todo o ciclo da vida e que pode ficar mais pronunciada nos idosos. A vergonha é uma emoção dolorosa resultante da percepção de inadequação ou de culpa. O estigma do idadismo e problemas existenciais intrínsecos ao processo de envelhecimento formam a base da vergonha nos idosos. Assim, a vergonha no final da vida é a reação sentida diante das numerosas perdas e desvios na aparência, *status,* papel e capacidade em comparação com o *"self"* idealizado – juvenil, saudável e poderoso. A sociedade também humilha os indivíduos com relação às doenças e à fragilidade – ambas ocorrentes mais amiúde nos idosos. Nessas circunstâncias, a vergonha se torna mais intensa quando o idoso se sente "invisível" ou é tratado com rejeição, impaciência, desrespeito e menosprezo. Os pacientes podem vivenciar limitações físicas ou psicológicas como defeitos ou inadequações que ameaçam os ideais preciosos do *self,* por exemplo, juventude, beleza, força, energia, destreza, autocontrole, independência e competência mental. Alguns problemas e tratamentos podem pôr em risco ainda mais a autoimagem. Exemplificando, perda de cabelo e de peso, mastectomias e disfunção erétil decorrente de tratamento de câncer podem ser degradantes para os pacientes. *As reações à vergonha podem assumir muitas formas, e frequentemente são mascaradas pela raiva, tristeza, depressão ou não cooperação.*

Saúde física

Com o passar do tempo, muitas pessoas serão acometidas por enfermidades crônicas, que frequentemente têm início na meia-idade. A maioria dos pacientes idosos aprende a conviver com uma ou mais enfermidades crônicas pelo resto de suas vidas. Doenças musculoesqueléticas degenerativas, perda ou declínio na função sensitiva primária (visão/audição/paladar), problemas gastrointestinais como úlceras e refluxo ácido, doenças cardiovasculares, distúrbios endócrinos como diabetes e hipotireoidismo, problemas geniturinários como incontinência, urgência ou hipertrofia da próstata, e vários tipos de câncer comumente presentes na velhice. Essas mudanças e reduções na função, embora comuns, podem precipitar um transtorno psiquiátrico enquanto o idoso tenta lidar com essas perdas e sinais de degeneração. Além disso, atitudes crônicas de negligência com a saúde e de má higiene começam a resultar em efeitos cumulativos prejudiciais à medida que a pessoa vai envelhecendo. Com frequência, os hábitos do fumo, da bebida, do abuso de substâncias, da falta de exercício, má higiene dental e hábitos alimentares insatisfatórios praticados durante toda a vida levarão anos para afetar a saúde em geral, e, com a chegada da velhice, esses comportamentos começam a prejudicar o estado físico e mental do idoso. Infelizmente, costuma ser difícil conseguir realizar mudanças significativas em hábitos ruins que acompanham a pessoa por toda a sua vida.

Funcionamento cognitivo

Atualmente, o público tem conhecimento da doença de Alzheimer, sendo compreensível que muitos idosos fiquem preocupados e com medo de perder sua capacidade cognitiva. O anúncio do ex-presidente Ronald Reagan sobre seu diagnóstico e a subsequente cobertura, pela mídia, de sua enfermidade ao longo dos anos colocaram em evidência os estragos causados por essa doença. O medo de sofrer demência ao ocorrer um lapso de memória ocasional, por exemplo, o uso errado de uma chave ou a incapacidade de lembrar do nome de uma pessoa pode levar a estados mais exacerbados de ansiedade e depressão. *Um lapso isolado ou ocasional raramente significa um processo de demência, e, sem outras evidências, o idoso deve ser tranquilizado e orientado acerca de algumas das mudanças cognitivas normais que acompanham o envelhecimento.* Por outro lado, os transtornos da ansiedade e da depressão podem afetar a capacidade de uma pessoa idosa e, com certeza, devem receber a devida atenção. Talvez surpreenda saber que muitos idosos ficam relutantes em participar de uma avaliação cognitiva. Alguns podem se mostrar até mesmo ofendidos ao solicitar-se que respondam perguntas sobre seu estado cognitivo. Outros podem temer que seus déficits ficarão expostos e que serão ridicularizados por parecerem estúpidos ou obtusos. Finalmente, alguns idosos ficam preocupados que resultados ruins nos testes tenham algum efeito adverso em sua capacidade de permanecer independentes. Portanto, a avaliação cognitiva deve ser feita com sensibilidade, diante dos problemas que podem ser descobertos e envolvidos.

Caso tenha sido diagnosticado com um transtorno cognitivo, o indivíduo pode responder de diversas maneiras, como questionar/negar a correção dos resultados dos testes, afirmar que os problemas de memória são significativos ou ainda projetar que "os outros" estão equivocados ou estão tendo dificuldades em lidar com ele. Com frequência, a confrontação dessas negativas é recebida com uma resistência ainda maior, devida ao comprometimento do discernimento (o que é conhecido como **anosognosia**) e da baixa capacidade de julgamento – e esses dois problemas podem acompanhar a deficiência cognitiva. Por outro lado, alguns idosos estão agudamente cientes de seus problemas e conflitos cognitivos, ficando ansiosos e deprimidos. *Aproximadamente 25% dos pacientes nos primeiros estágios da doença de Alzheimer apresentam sintomas de depressão que podem ser tratados.* Um transtorno cognitivo no idoso que seja o arrimo da família irá causar impacto em todos os membros da família. As necessárias mudanças na estrutura familiar e nas responsabilidades para a tomada de decisões criarão novos desafios, pois alterações na dinâmica da família e diferenças de poder aumentarão o trabalho e o estresse dos cuidadores.

Competência

Independência e capacidade de tomar decisões são características importantes e definidoras da pessoa adulta. A perda da capacidade de tomar decisões sobre a própria saúde, finanças e assuntos legais é uma grave violação dos direitos básicos do indivíduo adulto. A tarefa de avaliar se uma pessoa deve ou não ter seus direitos negados não pode ser realizada levianamente. A diferença entre os conceitos de capacidade e competência está cercada de confusão; esses termos são costumeiramente utilizados para expressar a mesma coisa, embora imprecisamente. **Capacidade** refere-se à habilidade, ou não, de determinado indivíduo em tomar decisões, não importando se essas envolvem assuntos médicos, financeiros ou legais pessoais ou patrimoniais, sendo uma conclusão a que habitualmente se chega após uma avaliação médica ou clínica. Por outro lado, **competência** é uma definição legal e reflete a decisão de um tribunal ou juiz, com base em evidências relacionadas à questão proposta, incluindo os achados de um avaliador profissional (p. ex., um médico, psicólogo, árbitro religioso ou advogado). Assim, essas palavras não são inteiramente sinônimas.

As avaliações de competência devem se concentrar na decisão ou na tarefa específica que esteja sendo questionada, pois incompetência ou competência em uma área talvez não tenha força de previsão ou correlação com a habilidade em outra área. Tipicamente, surgem preocupações quando um adulto idoso com uma possível enfermidade cognitiva, clínica ou psiquiátrica que influencia a tomada de decisão está alterando ou redigindo um testamento, assinando um contrato, partilhando propriedades ou considerando um tratamento ou procedimento clínico potencialmente perigoso ou experimental. Na verdade, em qualquer ocasião em que um paciente idoso esteja fazendo ou considerando uma escolha em qualquer área, a competência deve ser levada em consideração.

Autoridades legais e especialistas forenses utilizam diversos procedimentos para determinar a competência. Essencialmente, para que seja legalmente válida, qualquer decisão tomada por um indivíduo deve ser voluntária, informada e competente. As decisões voluntárias são tomadas livremente, não sendo resultantes de coerção, ameaça ou influência indevida. Além disso, a pessoa deve evidenciar uma escolha, de maneira explícita (seja por escrito ou pela fala) ou implícita (por ações e comportamentos). A decisão também deve ser informada, significando que – no caso das decisões médicas – a revelação do problema que está sendo tratado e a indicação (ou indicações) para tratamento, a discussão e descrição da intervenção ou tratamento recomendado, a revisão dos riscos, benefícios e efeitos colaterais do tratamento recomendado, a informação de terapias alternativas – inclusive a hipótese de nada fazer –, e as consequências dessas escolhas. O clínico deve avaliar o entendimento das informações apresentadas e *pedir ao paciente para repetir e descrever a discussão em suas próprias palavras.* Em suma, o clínico deve determinar se o idoso tem capacidade de assimilar fatos relevantes e se aprecia ou entende racionalmente sua própria situação, no que tange às circunstâncias médicas. No caso de pacientes mais idosos com comprometimento cognitivo ou enfermidade clínica ou psiquiátrica grave, as informações talvez tenham que ser apresentadas várias vezes ou em diversos formatos. Mais importante ainda, o estado de competência pode variar com o tempo, por exemplo, durante o delírio ou durante um período de grave enfermidade, no qual o paciente estava impossibilitado de tomar decisões ou de participar na discussão. Por outro lado, no indivíduo com demência, outros transtornos cognitivos e condições psiquiátricas contínuas e pervasivas, a capacidade cognitiva pode estar tão comprometida a ponto de o paciente jamais recuperar sua competência. Nessa situação, pode haver necessidade de um tutor ou cuidador; nesse caso, um tribunal designará formalmente e atribuirá a outra pessoa a responsabilidade e a autoridade de tomar todas as decisões médicas, financeiras e/ou legais.

Instrumentos padronizados podem facilitar a avaliação da competência, mas esses recursos devem ser aplicados juntamente com uma avaliação clínica abrangente que possa resultar em um histórico clínico completo, revisão das medicações, avaliações física e psiquiátrica e exames laboratoriais. O diagnóstico, caso seja estabelecido, poderá influenciar a determinação da capacidade de tomada de decisão e orientar os procedimentos subsequentes. Finalmente, haverá necessidade de uma avaliação da estrutura familiar e da rede social, e, frequentemente, de entrevistas com membros da família, cuidadores e amigos, para que se possa fazer uma completa avaliação da competência do idoso.

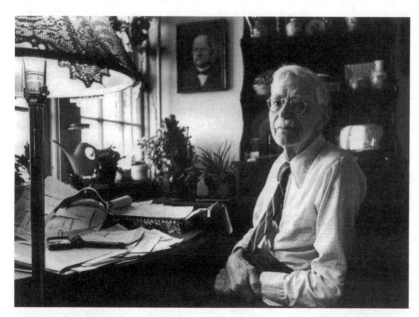

O velho sábio Cortesia do National Institute on Aging. *Embora alguns indivíduos sofram declínio cognitivo com o envelhecimento, a experiência mais comum é permanecerem intelectualmente ativos e alertas.*

Separação e morte

A perda de um ente querido, sobretudo de um cônjuge ou filho, é uma experiência devastadora para a maioria das pessoas. Com frequência, há alterações na situação social e financeira do sobrevivente. *A morte de um cônjuge está associada a altos percentuais de morbidade e de mortalidade em pessoas que anteriormente eram saudáveis.* Depressão, ansiedade e insônia são aspectos psiquiátricos comuns do luto. Estudos sugerem que o estresse do luto gera mudanças no sistema imunológico do nosso organismo, com efeitos negativos sobre a saúde. Em geral, as mulheres se ajustam melhor à perda de um cônjuge, enquanto os homens têm probabilidade muito maior de morrer dentro de um ano depois de terem enviuvado. A viuvez é difícil, mas, em muitos casos, depois de passado o período de luto, o sobrevivente se ajusta e constata que pode recuperar um senso de normalidade ou mesmo gozar de um novo sentido de independência. Alguns idosos descobrem novas experiências e relacionamentos em seguida à morte de um cônjuge ou parceiro. *As perdas de pais e de filhos adultos podem ser extremamente penosas para o idoso. Ter um círculo social firme, composto de relacionamentos próximos e estimados com amigos e familiares, proporciona a melhor maneira de enfrentar essas perdas.* O tratamento psicológico de um luto complicado (ou patológico) ainda em uma fase precoce pode evitar a ocorrência de depressão clínica. Grupos de apoio a enlutados, disponibilizados por meio de orientação pastoral, programas de casas de cuidados paliativos, ou organizações comunitárias, são úteis em proporcionar ou criar um senso de segurança e de compartilhamento, além de serem fontes de novos relacionamentos. Para muitos, não se pode subestimar o papel da espiritualidade e da religião como fonte de conforto, força e consolo.

SAÚDE E ENFERMIDADE MENTAL

Avaliação psiquiátrica do idoso

> "Você é tão jovem quanto a última vez em que mudou de opinião."
> TIMOTHY LEARY

A avaliação psiquiátrica de idosos se vincula à avaliação e análise dos pensamentos, emoções, comportamentos e cognição. Os sintomas psiquiátricos de apresentação devem ser analisados de forma abrangente e situados nos contextos médico e psicossocial apropriados.

Ainda mais importante, *a avaliação psiquiátrica no idoso deve equilibrar o respeito pela autonomia pessoal, dignidade e privacidade com a necessidade de reunir informações de uma série de fontes colaterais,* incluindo cônjuges, parceiros, filhos adultos, o restante da família e amigos, e habitualmente os diversos prestadores de cuidados médicos. O idoso é considerado competente até que se prove o contrário, e, exceto em uma emergência, deve-se pedir sua permissão para que seus cuidados e seu tratamento sejam discutidos com outras pessoas. No entanto, podem existir diferenças culturais e sensibilidades a serem observadas, e, idealmente, o clínico deve estar ciente desses aspectos desde o início. Por último, alguns idosos podem evitar a avaliação psiquiátrica por causa do estigma da doença mental ou por uma tendência de expressar dificuldades psicológicas como queixas somáticas, como uma forma de evitar a percepção de falhas ou fraquezas de caráter.

Comorbidades clínicas ou neurológicas também podem complicar a avaliação psiquiátrica do idoso. Sozinhos, os sintomas psiquiátricos são relativamente inespecíficos, podendo ocorrer em praticamente qualquer transtorno clínico. Ou seja, *os problemas clínicos podem se apresentar com sintomas psiquiátricos,* por exemplo, câncer pancreático ou hipotireoidismo que se apresenta com humor deprimido; por outro lado, *transtornos psiquiátricos podem se apresentar com sintomas clínicos,* por exemplo, depressão clínica que se apresenta com perda de peso ou transtorno de pânico com dor no peito. Medicamentos, remédios comprados sem receita, ervas medicinais e suplementos podem causar alteração na cognição, no raciocínio, no estado emocional ou no comportamento como efeitos colaterais dos medicamentos, de interações entre medicamentos, ou entre medicamento e suplemento, ou de intoxicações. Durante a avaliação de um paciente idoso, é preciso fazer uma cuidadosa abordagem sistemática e abrangente; isso envolve uma pesquisa para obtenção do histórico

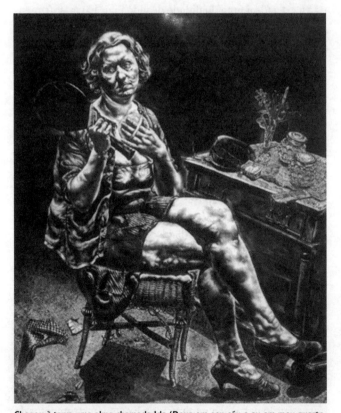

Chegou à terra uma alma chamada Ida (Deus em seu céu e eu em meu quarto, abaixo) *(1929/1930) Ivan Le Lorraine Albright, Norte-americano, 1897-1983.* Óleo sobre tela, 142,9 × 119,2 cm. Doação de Ivan Albright, 1977.34. Fotografia de Robert Hashimoto. © The Art Institute of Chicago. Reproduzido com permissão do espólio do artista. *Os médicos devem ser capazes de lidar com pacientes que se apresentam com preocupações somáticas relacionadas à beleza em decadência, ao declínio da força física e à solidão.*

clínico e psiquiátrico da família, uma história social e revisão dos sistemas. O exame físico se concentra nos processos agudos, devendo envolver pelo menos um exame neurológico elementar (nervos cranianos e exame motor e dos reflexos). O **exame do quadro mental**, que inicia quando o paciente entra no consultório, tem continuidade durante toda a entrevista e incorpora a observação da interação entre paciente e entrevistador, bem como entre paciente e ambiente, e deve avaliar especificamente a ideação suicida, psicose e comprometimento do raciocínio.

O paciente idoso pode estar vivenciando uma exacerbação de algum transtorno psiquiátrico preexistente, presente desde muito antes na vida da pessoa, ou pode estar sendo acometido pelo transtorno psiquiátrico pela primeira vez em sua vida quando já idoso. Diz-se que o primeiro grupo tem um transtorno de início precoce, enquanto o segundo grupo padece de um transtorno de início tardio. Pacientes com transtornos de início precoce têm históricos psiquiátricos positivos, embora os detalhes possam ser incompletos ou de difícil comprovação, e também maior propensão genética ou biológica, com históricos familiares de transtornos mentais. Em geral, os pacientes com transtornos de início precoce tendem a ter uma saúde física menos satisfatória no final da vida, em comparação com pessoas de idade equivalente sem histórico de doença psiquiátrica. Por outro lado, pacientes com transtornos de início tardio exibem tipicamente históricos psiquiátricos pessoal e familiar negativos, possuindo menor propensão genética ou biológica. Ao que parece, os transtornos psiquiátricos de início tardio estão associados à ocorrência ou piora de um problema clínico ou neurológico subjacente. Muitas das mesmas condições observadas no início da vida podem ressurgir mais tarde, embora a probabilidade, o risco e a prevalência dos transtornos sejam diferentes.

Transtornos psiquiátricos no final da vida

Transtornos da ansiedade

Os transtornos da ansiedade estão entre as condições mentais mais comuns, embora insuficientemente identificadas e diagnosticadas no final da vida. Embora os transtornos *de novo* da ansiedade sejam relativamente raros nos idosos, muitos pacientes vivem décadas sem qualquer identificação precisa. Esses pacientes em particular encontram-se em alto risco para automedicação com abuso de bebidas alcoólicas, medicamentos sujeitos a prescrição médica (p. ex., benzodiazepínicos ou opiáceos) ou sedativos e analgésicos de compra livre. Com frequência, esses pacientes apenas são identificados por causa de um problema clínico ligado ao álcool ou induzido por medicação, ou síndrome de abstinência. No entanto, é importante ter em mente que a ansiedade é uma resposta normal a um evento estressante da vida ou a um problema médico grave. Apenas quando os sintomas de ansiedade se tornam avassaladores, interferem com o funcionamento cotidiano ou comprometem a saúde ou a segurança do indivíduo haverá necessidade de uma avaliação ou intervenção psiquiátrica. Finalmente, a ansiedade pode ser um componente de diversos problemas médicos, efeito colateral farmacológico ou de intoxicação medicamentosa.

Transtornos do humor

Os transtornos do humor são comuns na população idosa, embora com prevalência menor do que em geral se acredita. Os transtornos do humor são: depressão unipolar e bipolar, distimia, depressão subsindrômica, depressão induzida por substância e transtorno do humor causado por problemas clínicos gerais. Com efeito, *em idosos que vivem na comunidade, a prevalência de depressão clínica é de apenas 1/3 do total da população adulta. No entanto, os porcentuais de prevalência de depressão aumentam nas populações com mais enfermidades clínicas e em diversas áreas médicas* (ver Fig. 5.5).

A depressão deve ser identificada, por ser uma condição passível de diagnóstico e tratamento. Infelizmente, os estudos continuam a mostrar que *a depressão no idoso permanece sendo uma entidade subidentificada, equivocadamente diagnosticada e tratada de forma ineficaz e negligente.* Muitos idosos, suas famílias ou prestadores de serviços de saúde também podem demonstrar niilismo terapêutico e tentar dar justificativas sobre os motivos da depressão. Contudo, um transtorno do humor não tratado está associado a desfechos clínicos e psiquiátricos mais sombrios. No final da vida, a depressão está associada a uma qualidade de vida mais baixa, sofrimento prolongado, maior incapacitação, maior necessidade de serviços de saúde e maiores despesas, e maior morbidade e mortalidade. As consequências psiquiátricas da depressão no idoso são: incapacitação ligada à saúde mental, maior risco de abuso de substâncias e maior risco de suicídio.

O diagnóstico de depressão ou de qualquer transtorno do humor em um paciente idoso e clinicamente enfermo pode ser difícil, por causa da superposição de muitas queixas físicas com os sintomas da depressão. A avaliação para os sintomas psicológicos da depressão, por exemplo, humor deprimido ou tristeza, **anedonia** ou perda do interesse, sentimentos de culpa ou de inutilidade, ideação suicida, ou de equivalentes comportamentais como o choro, a regressão ou o retraimento social, pode aumentar a especificidade do diagnóstico. Sintomas neurovegetativos, como distúrbios do sono, perda do apetite ou de peso, atraso psicomotor ou fadiga são menos específicos para depressão em pacientes com enfermidade clínica, mas podem ser considerados atribuíveis à depressão se tais sintomas piorarem ou covariarem com o humor. Um idoso com depressão pode sofrer grave comprometimento cognitivo, assumindo um aspecto demente. Esses pacientes podem estar no pródromo de uma síndrome de demência ou em maior risco de, subsequentemente, fazer a conversão para uma síndrome de demência; em qualquer caso, essas pessoas merecem uma atenção particular e minuciosa. Existem instrumentos de triagem para uso na população idosa: a **Escala de Depressão Geriátrica**, que pode ser aplicada em diversos idiomas e com itens variados, e a **Escala de Cornell para Depressão na Demência**. No entanto, *o padrão de excelência para o diagnóstico de depressão ainda é uma entrevista clínica completa.*

Transtornos psicóticos

Os transtornos psicóticos primários nos idosos são esquizofrenia, transtorno esquizoafetivo e transtorno delirante. Porém, os sintomas de psicose podem se manifestar em outras condições psiquiátricas, como depressão maior, intoxicação por substâncias e estados de abstinência, e em transtornos cognitivos como a demência ou o delírio. Desde a publicação do DSM-IV, não existe mais uma especificação etária para o início da esquizofrenia, embora pareça, curiosamente, que mulheres idosas apresentem maior risco de desenvolvê-la. Pacientes idosos com esquizofrenia de início tardio, cuja enfermidade tenha se manifestado depois dos 60 anos, tendem a exibir sintomas positivos, como delírios paranoicos ou alucinações. Por outro lado, sintomas negativos, como a alogia e a apatia, e estados desorganizados ocorrem com menor frequência em grupos idosos, em comparação com adultos mais jovens e com idosos que apresentam o transtorno de início precoce. A suposição original de que todos os pacientes com esquizofrenia de início precoce padeciam de uma deterioração cognitiva inexorável, isto é, **dementia praecox**, provavelmente está equivocada; alguns pacientes permanecem notavelmente estáveis durante toda a vida. A esquizofrenia de início tardio, também conhecida como **parafrenia**, pode ser mais comum em mulheres e em pacientes com comprometimento sensorial primário (visão e audição), e caracteriza-se pela predominância de sintomas paranoicos e por uma ideação menos bizarra. *Nos idosos, os sintomas psicóticos de novo podem ser uma manifestação de doença subjacente do sistema nervoso central, por exemplo, demência, outros transtornos neurodegenerativos como doença de Parkinson ou de Huntington, acidente vascular encefálico, processos inflamatórios, infecção, câncer primário ou metastático, transtorno convulsivo ou trauma.*

Transtornos do abuso de substâncias e dependência química

Os transtornos do abuso de substâncias e da dependência química nos idosos permanecem ainda pouco esclarecidos, apreciados e estudados. Os idosos podem abusar das bebidas alcoólicas, medicamentos receitados (p. ex., opiáceos e benzodiazepínicos), ou de medicamentos de venda livre e suplementos. Assim como ocorre nas populações mais jovens, *o abuso de substâncias no idoso aumenta significativamente o risco de morbidade clínica e psiquiátrica e de mortalidade.* Por uma série de razões, é difícil fazer uma estimativa da prevalência do abuso de substâncias em populações mais idosas. Por exemplo, a identificação do consumo abusivo de bebidas alcoólicas em pacientes idosos é um verdadeiro desafio, porque o alcoolismo pode ser um problema oculto; os critérios diagnósticos formulados para populações mais jovens talvez não se apliquem aos grupos de mais idade, e os médicos podem se mostrar relutantes em estabelecer um diagnóstico em um adulto idoso. Enquanto a maioria dos consumidores de bebidas problemáticos tenha iniciado essa prática há muito tempo, cerca de um terço ou metade dos idosos desenvolveram problemas com o álcool apenas tardiamente na vida. Os períodos de alto risco são a época subsequente à morte de um cônjuge ou companheiro, estresses ligados a doenças, perda de funcionalidade ou transições na vida, e ocorrência de depressão clínica. Além disso, muitos idosos podem minimizar ou ocultar a extensão de seu consumo de bebidas alcoólicas ou de outras drogas. Pacientes idosos com vários problemas podem consultar vários médicos e obter várias receitas.

Os idosos estão mais propensos a sofrer os efeitos tóxicos do álcool e das drogas. Em razão das mudanças fisiológicas do

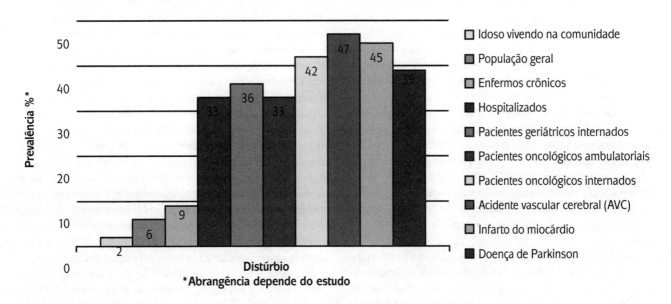

Figura 5.5 Prevalência dos transtornos depressivos em vários grupos e populações de pacientes.

envelhecimento, os idosos apresentam níveis sanguíneos mais elevados de álcool e de drogas, e manifestam seus efeitos tóxicos mais rapidamente, como confusão, desorientação, perda de memória, má coordenação motora, marcha insegura e maior número de quedas. O uso crônico do álcool está associado a um mau estado nutricional e a deficiências vitamínicas e proteicas, podendo levar a transtornos dos sistemas nervosos central e periférico, como paralisias motoras, neuropatias, encefalopatia de Wernicke ou síndrome de Korsakoff. Finalmente, as consequências do alcoolismo e do uso não supervisionado ou inadequado de drogas são graves, levando possivelmente à morte prematura. Nos idosos, as interações entre medicamentos/drogas e álcool e as síndromes de abstinência decorrentes do uso de drogas depressoras do sistema nervoso central podem ser letais.

Transtornos cognitivos

Diante do aumento da população de idosos, atualmente, as demências e outros transtornos cognitivos são problemas importantes que assolam essa população. *As estimativas atuais do número de norte-americanos com demência giram em torno de 4 milhões, e por volta de 2020 o número pode chegar a algo entre 11 e 14 milhões.* **Demência** refere-se a uma série de condições adquiridas que envolvem comprometimentos em diversos domínios, habitualmente incluindo um déficit primário na função da memória. Esses déficits ocorrem pela primeira vez na vida adulta avançada, prejudicando o funcionamento cotidiano, o trabalho ou as relações sociais. **Amnésia**, por outro lado, refere-se a uma disfunção apenas no domínio da memória, que pode ocorrer em qualquer época da vida. Embora a velhice, por si só, não seja sinônimo de demência, *o envelhecimento é o maior fator de risco para a ocorrência dessa enfermidade.* Os porcentuais de incidência e prevalência aumentam rapidamente com a idade. Os esquemas diagnósticos se baseiam nas descrições dos sintomas de apresentação, no curso clínico da enfermidade e, cada vez mais, na compreensão da epidemiologia, dos fatores de risco e na neurogenética. As demências são primárias ou secundárias. A **demência primária** pode ser classificada em cortical ou subcortical. A demência neurodegenerativa primária prototípica é a doença de Alzheimer, também a forma mais comum de demência no final da vida. A segunda síndrome de demência mais comum é a **demência vascular**, que, na verdade, compreende vários subtipos. Embora os sintomas de apresentação primários da demência envolvam perda da memória, e pelo menos uma ou mais deficiências neuropsicológicas, muitos pacientes também exibirão sintomas psiquiátricos, como depressão, ansiedade, psicose, alterações da personalidade ou perturbações do comportamento.

Delírio é outro importante transtorno cognitivo que ocorre mais frequentemente na população idosa. Se não identificado, pode levar à morte. O delírio, também chamado de estado mental alterado ou estado de confusão aguda, normalmente se apresenta junto a um insulto clínico agudo, como infarto do miocárdio, pneumonia, acidente vascular encefálico, desequilíbrio metabólico, infecção sistêmica, intoxicação por droga ou síndrome de abstinência, embora *frequentemente a causa do delírio seja multifatorial,* significando que talvez não seja possível encontrar apenas uma etiologia definitiva. O delírio se apresenta com um comprometimento da consciência e com déficit de atenção, podendo se fazer acompanhar por sintomas psiquiátricos e perturbações do comportamento. *Os fatores de risco para o delírio são: idade avançada, enfermidade clínica grave, várias enfermidades ativas, uso de múltiplos medicamentos e transtorno cognitivo ou psiquiátrico preexistente.* Contrastando com a demência, o delírio evolui rapidamente, ao longo de horas ou dias, flutua durante todo o transcurso do dia, e, se a causa subjacente for identificada e tratada, normalmente ocorrerá reversão. É muito difícil controlar e tratar pacientes idosos delirantes, por causa das muitas etiologias possivelmente envolvidas. Pacientes idosos delirantes também demonstram uma tendência para negligência, desidratação, pneumonia de aspiração, desnutrição, descondicionamento, feridas de pressão e estrangulamento causado pelo embaraço com linhas intravenosas e equipamento de monitoração. O ideal é ter um acompanhante ou membro da família ao lado da cama do paciente, para instilar confiança e para que ele fique calmo. Além disso, essa presença evita a necessidade de dispositivos de contenção e o uso excessivo de sedativos ou tranquilizantes.

Intervenção psiquiátrica

Psicoterapia

Quando Sigmund Freud, o pai da psicanálise, tinha 68 anos, descreveu as pessoas com mais de 50 anos como inadequadas para a psicoterapia individual, porque pensava que idosos, diante de uma estrutura de caráter cristalizada, não tinham mais a capacidade ou a motivação para mudanças, e que, para que elas ocorressem, a duração do tratamento pressagiava uma terapia interminável. É curioso que Freud tenha completado a maior parte da sua obra e seus prolíficos escritos sobre a teoria e o tratamento psicanalítico depois dos 50 anos. No entanto, sua recusa em aplicar a terapia orientada para o *insight* em idosos resultou em um longo período de negligência e de poucos estudos dessa faixa etária. *Nas duas últimas décadas, um renovado interesse e conclusões de vários estudos sugerem que as diversas formas de psicoterapia podem ser tão efetivas quanto a farmacoterapia no tratamento de vários tipos de depressão no paciente idoso, e, mais importante ainda, a combinação dessas duas modalidades resulta em desfechos mais satisfatórios do que quando são usadas isoladamente.* No entanto, existe uma notável disparidade entre a necessidade estimada de cuidados da saúde mental dos idosos e a disponibilidade de provedores e de serviços públicos e privados. É muito mais provável que os idosos sejam tratados em instituições de atendimento primário, em vez de em uma instituição de saúde mental. Muitos temem a dependência e a zombaria ao procurar ajuda para problemas mentais. Também podem ter medo de parecerem fracos e carentes, caso consultem um profissional da saúde mental, pois é considerado mais aceitável procurar por atendimento físico. A psicoterapia se concentra na exposição e no confrontamento de sentimentos que o paciente nega, enquanto que o tratamento clínico oferece terapias que objetivam a cura do sofrimento físico. Os problemas psicológicos representam um problema de autoimagem, enquanto o tratamento clínico desloca a lesão percebida do *self* para uma parte isolada do corpo. É possível que ocorra uma resposta de vergonha nos dois cenários, mas é no ambiente psiquiátrico que o paciente pode se sentir mais vulnerável ou exposto; assim, é compreensível que evite consultar um psiquiatra ou terapeuta. Fatores antes considerados como indicadores negativos para uma psicoterapia bem-sucedida podem, na verdade, prognosticar sucesso. À medida que as pessoas envelhecem e se veem diante de um futuro limitado, têm menos tempo, menos hábito e menos paciência para atitudes contraproducentes e com estratégias interpessoais ineficientes. Nas mãos de um terapeuta compreensivo, a urgência para uma mudança pode acelerar o processo terapêutico; além disso, *o idoso leva para a terapia uma vida inteira de experiências, que podem ser utilizadas produtivamente na exploração da dinâmica e na formulação de resoluções.*

Além da psicoterapia psicodinâmica ou da psicoterapia orientada para o *insight*, há diversas outras formas de terapia efetivas e que podem ser aplicadas às populações idosas. Estudos em terapia cognitivo-comportamental, terapias interpessoais e terapia psicodinâmica breve demonstram eficácia nos idosos. Além das modalidades individuais, algumas variações a serem consideradas são a terapia para casais, famílias e grupos. Essa última modalidade pode ser especialmente útil para os cuidadores. Os grupos proporcionam a oportunidade de compartilhar experiências, dar e receber apoio, e de interação social. Os grupos para pacientes demenciados se concentram na melhora da memória e no aprimoramento das habilidades cognitivas por meio da musicoterapia e da terapia através da arte, evocação de reminiscências da vida e treinamento de habilidades motoras e atividades físicas.

Tratamento somático do paciente idoso

Em comparação com pessoas mais jovens, os pacientes idosos consomem mais medicações. Norte-americanos com mais de 65 anos aviam uma média de 13 receitas por ano, representando o dobro da média nacional e três vezes a média de indivíduos com menos de 65 anos. Em geral, o número de medicamentos receitados aumenta com a idade, mas também aumenta o consumo dos medicamentos de venda livre (MVLs). Praticamente dois terços dos pacientes idosos informam o uso rotineiro de MVLs. As terapias somáticas na psiquiatria geriátrica consistem em intervenções psicofarmacológicas e em diversos tipos de terapias de estimulação cerebral, como a eletroconvulsoterapia (ECT), a terapia por estimulação do nervo vago (ENV) e a estimulação magnética transcraniana repetida (rEMT). Quando utilizados apropriadamente e para as indicações corretas, tanto os medicamentos psicotrópicos como – entre as terapias de estimulação cerebral – a ECT são seguros e efetivos em pacientes idosos. Os dados sobre a eficácia das terapias por ENV e rEMT no adulto idoso ainda não são definitivos. Todos os tratamentos têm melhores resultados quando compatibilizados com o transtorno para o qual foi demonstrada sua eficácia.

Infelizmente, estudos sobre o uso de agentes psicotrópicos em idosos demonstram o uso inadequado de muitas classes de medicamentos. Exemplificando, no passado recente, *pacientes idosos residentes em instituições de repouso especializadas vinham sendo frequentemente submetidos a supermedicação, principalmente por razões comportamentais, apesar do fato de que os psicotrópicos, sobretudo antipsicóticos e benzodiazepínicos, demonstram eficácia limitada para essas finalidades e causam efeitos colaterais indesejáveis e graves.* Outros estudos demonstram que muitos pacientes idosos relutam em tomar medicamentos psicotrópicos por terem medo ou não compreenderem sua finalidade, e também por causa do estigma associado a ser portador de um problema mental. Finalmente, outros estudos sugerem que pacientes idosos recebem tratamentos menos intensivos para seus transtornos mentais em instituições de saúde, causando desnecessariamente um sofrimento prolongado e aumento da incapacitação. No caso da ECT, o problema é parecido. ECT, o tratamento mais efetivo para depressão, e em especial a depressão psicótica, traz consigo um enorme estigma. Com efeito, a *ECT tem baixas taxas de morbidade e mortalidade, e estudos recentemente publicados sugerem que a velhice pode ser um preditor positivo de resposta.*

O manejo e o tratamento de um paciente idoso podem ser verdadeiros desafios. Um número crescente de problemas clínicos, agudos e crônicos, torna o paciente idoso menos reativo ao tratamento, e isso por uma série de razões. A carga representada por uma comorbidade clínica é fator preditor de uma resposta menos satisfatória ao tratamento psicotrópico agudo, limita as escolhas das medicações potenciais, pode limitar a extensão da resposta e deixar o paciente com sintomas residuais maiores e com um comprometimento funcional mais significativo. Além disso, os problemas clínicos podem ser crônicos ou progressivos, implicando alto risco para enfermidades intercorrentes, interrupções no tratamento, e a necessidade de frequentes revisões e ajustes. Um problema médico mais importante pode tornar o paciente menos tolerante ao tratamento por causa da menor reserva fisiológica, menor capacidade funcional, e limiar mais baixo de descompensação. Finalmente, *com um número cada vez maior de medicações, há um risco maior para erros de medicação, prescrição inadequada de medicamentos, interações medicamentosas – inclusive entre medicamentos receitados e MVLs – e não cooperação do paciente na hora de tomar os medicamentos, por causa de esquemas de horários complexos, interrupções farmacológicas e custo.*

Diante da maior probabilidade de comorbidades clínicas e do uso de vários medicamentos ou suplementos, o paciente idoso pode estar em maior risco de obter resultados adversos pelo uso de uma droga psicotrópica. As alterações na farmacocinética e na farmacodinâmica em decorrência do envelhecimento aumentam o risco de uma reação farmacológica indesejável ou idiossincrásica. **Farmacocinética** descreve o que o corpo faz com o medicamento, isto é, absorção, distribuição, metabolismo e excreção. As alterações resultantes do envelhecimento podem afetar qualquer uma dessas áreas. **Farmacodinâmica** envolve o que o medicamento faz com o corpo, ou seja, efeitos colaterais, toxidade e síndromes de abstinência. Com o envelhecimento, as mudanças na sensibilidade e na disponibilidade dos receptores no corpo e no cérebro são responsáveis por muitos desses efeitos e apresentações. Os efeitos farmacodinâmicos e do envelhecimento mais comuns estão listados no Quadro 5.1.

Os princípios gerais para uso de agentes psicotrópicos em um idoso são: a compatibilização do medicamento certo ao transtorno certo, a determinação de sintomas-alvo claros desde o início e monitorar melhoras, ausência de resposta ou deterioração. Todos esses princípios são claramente importantes para um tratamento bem-sucedido. Além disso, *a dose inicial é mais baixa, tipicamente cerca de ¼ a ½ da dose inicial para um adulto jovem*. Os ajustes são feitos gradualmente, a cada 3 a 5 dias, conforme a tolerância do paciente, e o médico deve certificar-se de chegar à dose terapêutica habitual. Alguns efeitos colaterais talvez não sejam evidentes no início, vindo a ocorrer apenas depois da acumulação do medicamento no organismo. O tratamento medicamentoso prossegue até que o paciente entre em remissão ou chegue a uma melhora máxima. A manutenção da medicação dependerá do distúrbio que está sendo tratado e do histórico de recidiva e estabilidade do paciente. Alguns pacientes talvez tenham que ser tratados cronicamente.

QUADRO 5.1 Envelhecimento e farmacodinâmica

- Sistema nervoso central: sedação, confusão, desorientação, deficiência da memória, delírio, agitação, transtornos do humor e da percepção, cefaleia.
- Sistema cardiovascular: hipotensão, ortostase, anormalidades da condução cardíaca (arritmias, prolongamento do QTc).
- Sistema gastrointestinal: náusea, vômito, alterações do apetite, cólicas abdominais, fezes moles.
- Efeitos anticolinérgicos periféricos: visão turva, boca seca, constipação, retenção urinária.
- Efeitos motores: tremor, marcha deficiente, aumento da oscilação corpórea, quedas, efeitos do sistema extrapiramidal.
- Outros: disfunção sexual; transtornos metabólicos, endócrinos e desequilíbrio eletrolítico.

Programas hospitalares e de atendimento diurno

O atendimento diurno para adultos é uma opção atual para pacientes idosos que preferem permanecer em suas casas, mas que precisam ou podem ser beneficiados por certos serviços, por exemplo, atendimento médico, reabilitação, terapia ocupacional e atividades sociais. Centros e programas de atendimento diurno para idosos coordenam muitos desses serviços e também ajudam a evitar o isolamento social. Esses programas oferecem substitutos para a folga dos cuidadores, o que lhes dá a oportunidade de "recarregar as baterias", aliviar o estresse, retornar ao trabalho ou cuidar de outras necessidades cotidianas e tarefas de rotina, como cuidar de seus negócios, fazer compras ou ir ao banco. Muitos desses programas são dirigidos por organizações beneficentes ou religiosas; alguns programas são grátis, outros são relativamente baratos e ainda outros podem ser cobertos pelo seguro-saúde. As famílias também podem receber auxílios financeiros e outros fundos de instituições ou de programas do governo, como ajuda para custear as despesas.

Suicídio

Considerando-se as muitas perdas sofridas pelos idosos, não surpreende que esse grupo apresente taxas de suicídio muito altas. *Embora os idosos representem cerca de 13% da população, são responsáveis por 25% dos suicídios anuais nos Estados Unidos. Os homens respondem por 80% dos suicídios de idosos e aproximadamente 85% utilizarão uma arma de fogo – uma forma muito letal de suicídio*. As taxas de suicídio são mais elevadas entre homens brancos idosos, enquanto os homens afro-americanos idosos exibem os mais baixos porcentuais de suicídio. Os fatores de risco para suicídio são: histórico de divórcio ou de perda do cônjuge, saúde ruim ou em deterioração, histórico de abuso de bebidas alcoólicas ou de substâncias, e histórico de depressão maior, isolamento social e acesso a armas de fogo.

São muitas as razões para que um idoso deseje por fim à sua vida. Algumas razões possíveis são: as várias perdas de entes queridos, enfermidade crônica e dor mal controlada. O idoso também pode ter medo de se tornar um fardo para sua família. Não raramente, o idoso desejará por fim à sua vida por causa da preocupação de que uma herança destinada ao bem-estar familiar venha a ser dissipada por suas despesas médicas. O temor de perder a capacidade cognitiva e física em relação à tomada, execução e controle das decisões é outro fator precipitante do pensamento suicida. Com efeito, o suicídio oferece o último ato de controle sobre como a vida termina, evitando o desconhecido e a incerteza da morte. Finalmente, o suicídio pode ser encarado como a única forma realista de extinguir uma dor incontrolável e ininterrupta.

O suicídio assistido pelo médico (SAM) é um assunto social e político que vem sendo objeto de debate nos Estados Unidos e em todo o mundo. Recentemente, o suicídio assistido pelo médico foi legalizado na Holanda, e aproximadamente 2% das mortes nesse país resultam de SAM. Lá, a experiência demonstra que mais de 85% dos pacientes que solicitam SAM mudam sua vontade ao receberem medicação analgésica adequada e quando recebem aconselhamento e tratamento farmacológico para a depressão. Assim, a maioria das pessoas interessadas nessa opção está padecendo desnecessariamente de uma dor/depressão não tratada.

Como alternativa ao SAM, a **eutanásia passiva** está ligada à recusa ou descontinuação do tratamento clínico no enfermo terminal. O caso de Terri Schiavo, uma mulher na Flórida que permaneceu em estado vegetativo crônico durante muitos anos, é um exemplo. Seu marido desejava honrar seu desejo não documentado de não querer ser mantida viva por meios artificiais, especificamente por um tubo de alimentação. Muitas questões sociais, legais e emocionais foram debatidas e a decisão final, após longas e dramáticas ações judiciais e políticas, foi a retirada do tubo de alimentação. As questões sobre o "direito de morrer" e a definição de morte cerebral assumiram o centro das discussões. Litígios judiciais e controvérsias sobre decisões terapêuticas podem ser evitados se a pessoa especificar por escrito quais são suas preferências terapêuticas futuras, formulando-as em um **testamento em vida**, ou em uma **diretiva antecipada sobre a vida**. *Muitos pacientes e suas famílias consideram esse tópico como difícil de enfrentar e discutir, mas o problema piora quando os profissionais clínicos, sem conhecimento de causa, conspiram para evitar a discussão sobre esses graves assuntos*. É importante incentivar os idosos a elaborar uma diretiva antecipada sobre sua vida, ou um testamento em vida, enquanto ainda preservam sua capacidade cognitiva. O preenchimento desses documentos é uma forma de dar início a um diálogo sobre os aspectos do final da vida. Assim, os temores sobre a morte e a transição podem ser abertamente debatidos e eventualmente atenuados pela discussão proativa desse assunto tão aflitivo.

Abuso de idosos

A fragilidade física e a diminuição da capacidade cognitiva podem tornar o idoso ainda mais dependente da família e de outros, o que pode expô-lo ao abuso. O abuso de idosos ocorre em muitas formas, por exemplo, abuso físico ou sexual, abuso psicológico, exploração financeira, abuso médico, e negligência em geral. Ele pode ocorrer em qualquer situação; também pode ser a continuação de um histórico de abusos de longa data, perpetrados pelo cônjuge ou por outros membros da família. Com frequência, o abuso do idoso tem origem na ruptura dos limites normais, quando os filhos ou outras pessoas assumem papéis de cuidadores para os quais não estão preparados, e vêm a sofrer de estresse do cuidador, especialmente quando tentam manter sua rotina prévia de atividades e compromissos.

Estresse do cuidador é um fator de risco bem conhecido para qualquer tipo de abuso. Como ocorre com outros tipos de maus tratos e de crueldade no contexto familiar ou no ambiente profissional, o abuso do idoso pode ser sutil e de difícil detecção. Com frequência, a vítima fica com medo de reportar o abuso às autoridades ou a outras pessoas. Nos Estados Unidos, quase todos os estados promulgaram leis de proteção aos idosos, tornando obrigatória a notificação do abuso de idosos, em caso de suspeita. Exacerbação, recidiva ou recorrência de um problema psiquiátrico subjacente em um idoso, ou o aparecimento de um novo comportamento problemático, podem ser sinais de alerta para a ocorrência de maus tratos. Outros sinais são as repetidas idas ao pronto-socorro com evidência de trauma recente, e doenças e feridas que não respondem ao tratamento. Lamentavelmente, não são raras a exploração financeira e a influência indevida sobre uma pessoa idosa que não mais se mostra competente. Esses pacientes não são mais capazes de reconhecer que estão sendo vitimizados. Os médicos e prestadores de serviços de saúde têm o dever de identificar, proteger e defender pacientes idosos vulneráveis que sejam dependentes, estejam assustados e indefesos. As autoridades legais, os serviços sociais e outras agências governamentais (p. ex., os Serviços de Proteção ao Adulto, nos EUA) devem ser contatados para a investigação do caso e proteção da vítima.

> "Gosto da primavera, mas ela é demasiadamente jovem. Gosto do verão, mas ele é extremamente orgulhoso. Por isso, gosto mais do outono, porque seus matizes são mais delicados, suas cores mais ricas, e está tingido de uma suave melancolia. Sua riqueza dourada não fala da inocência da primavera, nem do poder do verão, mas de sua maturidade e da doce sapiência da velhice que está chegando. O outono conhece as limitações da vida e está satisfeito."
>
> LIN YÜ-TANG

RESUMO

Os idosos constituem o segmento de mais rápido crescimento da população dos Estados Unidos, e existem muitas forças sociais e econômicas confrontando essa população. Gerontologia é o estudo dos idosos e do próprio processo de envelhecimento, abrangendo seus aspectos sociais, psicológicos e biológicos. Geriatria é o ramo da medicina que estuda as doenças, transtornos e síndromes que ocorrem na etapa final da vida. É digno de nota que o investimento em pesquisas, tanto em ciências básicas como em estudos clínicos sobre o envelhecimento, está aumentando. O estudo da Geriatria como especialidade ocorre formalmente na medicina, psiquiatria e medicina familiar, mas muitas outras especialidades vêm reconhecendo cada vez mais o valor e a importância desse grupo particular de indivíduos. A prática clínica da geriatria inclui e integra muitas disciplinas na área dos serviços de saúde, envolvendo profissionais da medicina, enfermagem, assistência social, reabilitação e terapia ocupacional, serviços dietéticos e nutricionais, odontologia, farmácia, psicologia, capelania e outros. O tratamento e atendimento do idoso engloba aspectos legais, éticos, morais, médicos, psicológicos e mesmo políticos. Com o crescimento da população nessa faixa etária, também aumentou o interesse nos cuidados dos idosos, e também na compreensão e tratamento dessas pessoas. O trabalho com idosos proporciona uma experiência imensamente rica e gratificante, e promete ser, em um futuro próximo, uma área da saúde de imensa demanda.

ESTUDO DE CASO

Parte I. Durante os últimos 6 meses, a sra. Mary Jones, de 74 anos, passou a ficar mais esquecida e irritável. Essa senhora era uma advogada que estava sendo cogitada para assumir o posto de juíza, mas acabou se aposentando precocemente, há cerca de 15 anos, para cuidar do marido enfermo. Gradualmente, a sra. Jones perdeu o contato com muitos colegas e amigos de profissão. Seu marido morreu no ano passado, depois de uma longa enfermidade. Ela foi a principal cuidadora até dois anos atrás, quando o marido foi transferido para uma instituição de repouso conceituada, pois a sra. Jones não tinha mais condições de cuidar do marido em casa depois que ele sofreu uma queda e fraturou o quadril. Ela se culpa pela agonia e subsequente morte do marido, acreditando que poderia ter feito mais, e se sente irritada consigo própria por ter concordado com sua transferência, a pedido dos filhos.

Logo após a morte do marido, a sra. Jones sofreu um ataque cardíaco benigno e sua recuperação foi complicada por uma pneumonia. Depois de breve estadia em uma instituição de reabilitação, se mudou, a pedido de seus filhos, de Nova York para Los Angeles, onde vive em seu próprio apartamento, próximo da casa de sua filha e seus netos. Durante uma visita ao consultório, a filha informa estar preocupada que sua mãe, outrora uma mulher brilhante e cheia de energia, agora parece estar perdida, confusa e mentalmente embotada.

P1. Que perdas a sra. Jones deve enfrentar? Há alguma preocupação em relação à sua competência? Quais são os cursos de ação válidos a serem tomados?

Sua vida mudou dramaticamente, tanto em curto quanto em longo prazo. Ela desistiu de uma carreira profissional e se aposentou, não por estar pronta para isso, mas para cuidar do marido doente. A sra. Jones não tinha mais o estímulo de um trabalho complexo em um campo que proporcionava prestígio e desafio intelectual, e também perdeu contato com amigos que contribuíam para sua identidade profissional. Além disso, depois de ter vivenciado um longo período de estresse do cuidador, perdeu seu marido, está enlutada e deve se ajustar à condição de viúva. Ela está em alto risco para sofrer de luto patológico ou de depressão. Acredita que fracassou como cuidadora, ao instalar seu marido em uma casa de repouso, onde veio a falecer. A sra. Jones imagina se teria sido pressionada a optar pela transferência do marido.

É difícil distinguir as inquietações ligadas a problemas de competência. Recentemente, a paciente precisou tomar vários tipos de decisões, por exemplo, os cuidados e a transferência de seu marido, o tipo e a extensão do tratamento clínico que ela recebeu depois de um ataque cardíaco, sua própria transferência para uma instituição de reabilitação e a mudança para uma cidade diferente para receber maior ajuda e apoio de sua filha adulta. Aparentemente, a sra. Jones tomou a maioria das decisões voluntariamente e, embora possa ter sido influenciada por sua família, não há evidências de que suas escolhas tenham produzido piores resultados nas áreas médica, legal ou financeira, causado a qualquer pessoa algum perigo ou dano imediato, ou tomadas sob ameaça ou coerção. Na ausência de qualquer outra evidência, deve-se presumir pela competência da sra. Jones. Não obstante, é preciso ter em mente que a competência pode variar com o passar do tempo e que isso diz respeito a questões ou situações específicas que devem ser individualmente avaliadas. Se houver alguma preocupação específica, durante a avaliação clínica deverá ser feito um esforço para examinar sua **capacidade** em tomar decisões informadas, que, por sua vez, pode ser utilizada para que seja determinada sua **competência** em administrar um problema médico, legal ou financeiro específico.

No entanto, a sra. Jones também tem problemas médicos significativos que podem ter sido negligenciados, quando estava se concentrando mais nos problemas de saúde de seu marido e na sua transferência para a casa de repouso. Com frequência, os cuidadores vivenciam uma piora no estado de saúde, por negligenciarem seus próprios problemas de saúde, ou sofrem reveses físicos por causa da carga extra representada pelo estresse. A sra. Jones precisa de uma avaliação clínica completa, incluindo o histórico médico, a avaliação da capacidade funcional e de outros sintomas psiquiátricos, a revisão da medicação receitada e uso de suplementos e medicamentos de venda livre, e revisões dos históricos psiquiátrico, familiar, de abuso de substâncias e dos sistemas gerais. Além disso, o exame físico avaliará a presença, ou não, de indicadores clínicos agudos, incluindo um exame neurológico simples e uma avaliação do quadro mental. Finalmente, devem ser checados os resultados laboratoriais pertinentes.

Parte II. Na entrevista clínica, a sra. Jones informa que sofre de hipotireoidismo e hipertensão, diz que esqueceu de aviar suas receitas e que não toma nenhum tipo de medicação há cerca de um mês. Queixa-se de intolerância ao frio, constipação e fadiga. Enquanto você discute a necessidade de tratar seus problemas médicos, a paciente parece adormecer. Informa-se à filha da sra. Jones sobre a necessidade de um cuidadoso exame físico, verificação dos sinais vitais e exames laboratoriais básicos. A filha concorda em deixar a mãe ser examinada e testada. A pressão arterial da paciente está baixa, apesar de não estar tomando seus remédios, mas sua temperatura está levemente aumentada. O exame indica não haver processo clínico emergente e nada revela de preocupante. Os estudos laboratoriais revelam alguns problemas. A urinálise mostra evidência de grave infecção do trato urinário, e o hemograma completo revela uma leve leucocitose com desvio à esquerda. O resultado do nível de hormônio estimulante da tireoide também está levemente aumentado.

Depois de despertar e ser informada de seus problemas, a sra. Jones concorda em ser internada no hospital, onde sua infecção é rapidamente tratada com antibióticos e sua pressão arterial baixa estabilizada com hidratação. A paciente volta a tomar os medicamentos receitados. No dia da alta hospitalar, percebe-se que a paciente está chorando discretamente, enquanto olha pela janela. E diz, "minha vida está se despedaçando", e se queixa que "não está raciocinando bem", pois jamais tinha se esquecido de tomar seus medicamentos. A sra. Jones fica preocupada, pensando que está com Alzheimer e não deseja terminar em uma casa de repouso, como seu marido. Com o aprofundamento da conversa, a paciente revela ter se arrependido da mudança para Los Angeles. Tem saudade de sua igreja, de seus poucos amigos íntimos e da casa onde viveu por 40 anos. A sra. Jones se ressente de não ser mais capaz de dirigir, desde que vendeu o carro. Queixa-se de não dormir bem e se sentir enfastiada, mas está preocupada que, diante de todos os seus recentes problemas de saúde, ela está se transformando em uma carga para sua família. Ela diz que "a vida seria mais fácil se eu não estivesse aqui, causando problemas".

Sua filha, embora compreensiva, também se mostra claramente frustrada. Ela tem uma família jovem em casa e se esforça para manter tudo dentro do seu cronograma. Seus irmãos não estão ajudando a cuidar da mãe, como disseram que fariam. Ela desencorajou a mãe a dirigir por Los Angeles, preocupada com um possível acidente. Visto ter uma procuração, a filha passa a seguinte instrução: diga à paciente que ela não pode mais dirigir. Deixar a mãe morar no apartamento parece não estar funcionando, mas a filha não tem espaço em sua casa. Ela deseja que sua mãe se mude para uma residência para aposentados, onde poderá conviver com outras pessoas.

Q2. Quais são os aspectos e problemas que, nessas circunstâncias, devem ser explorados? Quais abordagens, tratamento ou recursos poderiam ter utilidade a essa altura? Qual é o prognóstico para a sra. Jones?

A paciente não parece estar lidando bem com a mudança de Nova York para Los Angeles. Também parece estar lutando com a transição de uma vida independente em sua casa para um apartamento, além de ter perdido a independência de ter um automóvel à sua disposição. Seus problemas de saúde levantam preocupações sobre outras perdas potenciais; além disso, teme o estado de demência e sua transferência para uma casa de repouso. A filha está completamente assoberbada com sua jovem família, e recebe pouca ajuda dos irmãos; assim, as tensões familiares podem estar em efervescência. A filha está sofrendo seu próprio nível de estresse do cuidador, com toda a carga que isso representa, e embora esteja pensando que está contribuindo com soluções e recomendações, na verdade poderá estar ultrapassando seus limites de autoridade e seu papel de filha ao insistir que a mãe não mais dirija e que seja transferida para outro ambiente para morar.

Embora não constitua realmente uma crise, a situação apresenta várias necessidades e áreas preocupantes que devem ser priorizadas. Em primeiro lugar – e mais importante – está o problema da segurança da paciente, que tem componentes médicos, psiquiátricos e sociais. Uma dúvida é se a paciente é capaz de ser tratada ambulatorialmente; isso implica que ela seja capaz de se cuidar, ou de fazê-lo com alguma supervisão, para que possa atender às suas necessidades básicas. Seus problemas médicos parecem estáveis, mas na realidade a paciente precisa tomar sua medicação de maneira consistente, além de um acompanhamento médico periódico. É preciso confirmar se a paciente entendeu tudo isso. Caso se justifique, uma enfermeira-visitante poderá ir à residência da sra. Jones, para uma avaliação da segurança e cooperação da paciente. Contudo, diante do desespero e da angústia da paciente, a suspeita da depressão deverá ser formalmente verificada antes que ela receba alta. Uma consulta psiquiátrica no hospital, ou logo após a alta, poderá ser útil. Se a paciente demonstra ativamente ideação suicida, talvez não seja possível o tratamento ambulatorial sem supervisão e acompanhamento adequados. As opções a serem verificadas junto à paciente e sua família são: internação em um hospital psiquiátrico, medicação para depressão e psicoterapia para ajudar a paciente a vencer seu enlutamento não resolvido e sua tristeza pelas perdas do marido, da independência, do lar e da autoimagem. Os membros da família também podem ser beneficiados com um aconselhamento que ajude no ajustamento a seus novos papéis e responsabilidades. Em particular, a família deve entender que, na ausência de um diagnóstico de incapacitação ou de uma evidência de incompetência, deverá ser oferecida à mãe uma oportunidade para fazer escolhas e participar em seu próprio tratamento. Finalmente, a paciente e sua família podem ser beneficiadas com o encaminhamento a uma assistente social para que sejam verificados os programas comunitários, de hospitalização durante o dia e de instituições para idosos.

A depressão no final da vida é um problema bastante tratável, desde que seja identificado. Embora a sra. Jones tenha muitas razões para ficar deprimida, com vários de seus problemas clínicos semelhantes aos sintomas da depressão, ela persiste com queixas e continua triste mesmo depois do tratamento clínico. Suas preocupações com a disfunção cognitiva são muito comuns, especialmente com os lapsos demonstrados. A sra. Jones e sua família devem ser tranquilizadas pela explicação de que havia outras hipóteses para sua confusão e queixas de perda de memória, e que uma revisão médica minuciosa, exames e a triagem laboratorial *não revelaram evidência de outra causa. Assim, parece improvável que a paciente esteja com demência. Com um tratamento e monitoração adequados, tão logo a depressão melhore e a paciente ingresse em uma rotina nova e normal,* pode-se esperar que a sra. Jones viva uma vida feliz, se divirta com os netos, aprenda novos passatempos, trabalhe como voluntária e faça novos amigos.

SUGESTÕES DE LEITURA

Blazer, D.G., & Steffens, D.C. (2009). *The American Psychiatric Press textbook of geriatric psychiatry* (2ª ed.). Washington, DC: American Psychiatric Press.
    Editado por autores de referência na psiquiatria geriátrica, este livro oferece um guia detalhado para as pesquisas, avaliações e intervenções atuais no campo.

Butler, R.N., Lewis M.I.,&Sunderland T. (1998). *Aging and mental health: Positive psychosocial and biomedical approaches* (5ª ed.). Boston, MA: Allyn e Bacon.
    Esse livro oferece uma visão geral da avaliação e das intervenções para os problemas de saúde mental que se apresentam em pacientes idosos.

Coffey C.E.,&Cummings J.L. (2000). *The American Psychiatric Press textbook of geriatric neuropsychiatry* (2ª ed.). Washington, DC: American Psychiatric Press.
    Esse manual, editado por dois importantes especialistas em neuropsiquiatria do idoso, oferece uma visão abrangente do atual conhecimento nessa área.

Hayslip, B., & Panek, P.E. (2002). *Adult development and aging* (3ª ed.). Malabar, FL: Krieger.
    Esse livro oferece uma excelente visão geral do envelhecimento a partir de uma perspectiva evolutiva, em vez de patológica.

Agonia, morte e luto   6

John E. Ruark

Há menos de um século, os médicos pouco tinham a oferecer além de simples cuidados auxiliares para a maioria dos problemas clínicos que colocavam em risco a vida dos pacientes, e os processos que causavam enfermidades, sofrimento e morte eram misteriosos. A maior parte da arte da medicina consistia em dar conforto ao paciente e em tomar medidas paliativas diante dos processos patológicos que seguiriam seu curso, independente dos esforços daqueles que estavam tentando tratá-los. Em praticamente toda a história da medicina, excetuando-se o período mais recente, os médicos consideraram a morte não como um oponente a ser incessantemente combatido, mas como um colega bem-vindo – um colaborador humano e cordial que poderia pôr um ponto final ao sofrimento humano. Os textos médicos do século XIX chegavam mesmo a se referir à pneumonia como a "amiga dos velhos", pois proporcionava um fim relativamente indolor às vidas que tinham perdido seu vigor.

Os tempos mudaram em grau espantoso. Hoje em dia, é apenas literalmente no fim da vida que a medicina não tem um tratamento a oferecer, a fim de prolongá-la. De intervenções relativamente simples, como os antibióticos, diuréticos, corticosteroides e vasopressores, passando pelas tecnologias de transplante que envolve cada sistema vital do organismo fora do sistema nervoso central, a dispositivos mecânicos que substituem (pelo menos temporariamente) todas as funções vitais não nervosas, é quase sempre possível adquirir algum tempo extra de vida, até o momento em que ocorre efetivamente a falência total do corpo. No entanto, devemos questionar a qualidade dessa vida "comprada" e o custo pago em sofrimento, esforço humano e dinheiro para obtê-la. Nossos recursos planetários estão rapidamente se tornando insuficientes para proporcionar mesmo as necessidades mais básicas para um terço dos habitantes da Terra, e as pessoas estão mais conscientes da relação entre qualidade e quantidade de vida. Não podemos mais fazer, irrefletidamente, o que seja tecnicamente possível para tratar todos os problemas patofisiológicos de todos os pacientes. Este capítulo aborda alguns fatos básicos sobre a agonia, a morte e o luto para auxiliar os médicos a lidar, de maneira mais consciente e apropriada, com os aspectos circunjacentes à morte.

MORTE NO INÍCIO DO SÉCULO XXI

Expectativa de vida

No início do século XX, a expectativa de vida, a partir do nascimento, para a média norte-americana era de cerca de 49 anos. *Desde então, avanços na saúde pública e na tecnologia médica aumentaram a expectativa de vida para 78 anos em 2006, com as mulheres chegando aos 80,4 anos e os homens aos 75,5 anos.* Esses avanços traziam em seu bojo a esperança de que, no final das contas, poderíamos vencer totalmente a morte. Contudo, a expectativa de vida a partir dos 75 anos aumentou apenas 3 anos no último século, e deteriorações normais em importantes funções do organismo ameaçam a vida nos meados da oitava década. Na ausência de revoluções fundamentais como o reajuste de um "relógio do envelhecimento" geneticamente programado, mesmo com cuidados médicos ideais, podemos esperar por uma vida de apenas 85 anos, com um desvio padrão de cerca de 5 anos. É provável que, no próximo século, os avanços na medicina preventiva e novos tratamentos para problemas que atualmente são incapacitantes para os idosos resultem em uma **compressão da morbidade** nos últimos anos da vida da maioria das pessoas.

> "A morte estará esperando ao final de sua trajetória, antes que você realmente possa ter visto a terra, e sentido o seu coração, e amado o mundo."
> JEAN ANOUILH

> "O direito à felicidade é fundamental"
> "Vivemos tão pouco tempo, e morremos solitários."
> BERTOLT BRECHT

Muitos pacientes pensam que a vida praticamente termina quando chegam à faixa dos 60 anos de idade. No entanto, em 2006, *a média de mulheres com 65 anos podia ter a expectativa de viver outros 20 anos, e a média de homens com 65 anos, ou-*

tros 17,3 anos. Embora a morte prematura cause uma grande redução na expectativa de vida a partir do nascimento, pacientes adultos podem esperar viver muito mais do que o simples exame das expectativas totais da vida poderia indicar. Os conselhos médicos a pacientes idosos devem refletir essa realidade, especialmente por ter ficado tão bem demonstrado na prática médica o ditado "use ou perca o direito". Devemos incentivar os idosos a manter vidas ativas por tanto tempo quanto seja possível e a fazer planos para uma vida muito mais longa do que sugerem simples expectativas de vida.

Lugar da morte

Em 1900, mais de 80% das pessoas morriam em suas casas, e uma grande fração daqueles que morriam em instituições sofria de tuberculose, uma doença para a qual o isolamento era a única medida de saúde pública conhecida. *Atualmente, ocorre o oposto: mais de 80% das pessoas morrem em instituições.* Embora o **movimento hospice** e os extremos custos do atendimento em instituições estejam motivando algumas pessoas a morrerem em casa, a maioria dos norte-americanos espera morrer em uma instituição. Essa é uma das razões pelas quais as atitudes e esforços dos profissionais da saúde têm um efeito tão crítico sobre o processo da morte.

Qualquer serviço para seres humanos que envolva uma instituição exige um comprometimento entre valores ditados pelo bem-estar do indivíduo atendido e os estabelecidos pelas exigências da instituição prestadora do serviço. Esse conflito de interesses fica mais evidente em instituições que oferecem serviços para pacientes crítica e terminalmente enfermos. Os fundos federais e os patrocinados por terceiros raramente são suficientes para que seja prestado um atendimento ideal, e muitas dessas instituições, especialmente as que oferecem atendimento a pacientes em estado crônico, têm limitações significativas em número, treinamento e qualidade das equipes. Assim, não surpreende que a maioria dos pacientes prefira morrer em casa, em vez de em uma instituição. Se os médicos se esforçarem para promover os interesses de seus pacientes acima dos interesses da instituição, poderão ter grande influência na experiência de pacientes terminais e de suas famílias.

Definição de morte

Surpreendentemente, a definição de morte é pouco clara. Antes dos últimos séculos, a morte era definida pela ausência da evidência mais óbvia da vida: a respiração. A natureza fundamental da **definição pulmonar** de morte fica evidente em frases como "seu último suspiro". A definição pulmonar de morte era mais amplamente utilizada do que a **definição cardíaca** porque é ligeiramente mais difícil observar o pulso em comparação com a respiração; no entanto, com a evolução do estetoscópio, a ênfase passou para a auscultação do coração como o árbitro final da presença ou ausência de vida. O desenvolvimento do eletrocardiograma mergulhou a determinação da morte ainda mais fundo na era tecnológica. A capacidade de manter artificialmente a função cardiopulmonar transferiu o foco para uma **definição neurológica**, e o eletroencefalograma passou a ser o critério máximo para a morte.

O conceito de "morte cerebral" se tornou particularmente crítico com a evolução das tecnologias de transplante, que permitem a substituição de corações e pulmões. Atualmente, uma comissão presidencial estabeleceu critérios uniformes para a definição de morte, listados na Tabela 6.1.

Embora a definição neurológica de morte tenha sido útil, está longe de ser perfeita. Não é raro que interrupções da circulação ou da oxigenação do cérebro destruam grandes áreas do córtex cerebral, ao mesmo tempo que preservam as funções no mesencéfalo e tronco cerebral. Esse tipo de paciente não atende aos critérios da Tabela 6.1, mas a vida com significado claramente chegou ao fim. Essa situação ilustra a necessidade de uma expansão do conceito de morte cerebral a uma **definição neocortical** mais realista, visto que já foi devidamente estabelecido que a maioria das funções que dão significado à vida depende da integridade do neocórtex. Conforme ficou demonstrado pelo caso Terry Schiavo, esse tópico ainda é intensamente controverso, embora mais por razões políticas e religiosas do que por razões médicas. Esses casos levaram os estudiosos da ética médica a propor definições de morte "não reducionistas", que levam em conta fatores biológicos, morais e culturais considerados caso a caso, em vez de procurar por uma definição global única.

Causas de morte

Em comparação com 2006, um exame das causas principais de morte em 1900 revela algumas tendências interessantes. Em 1900, as três causas principais de morte eram gripe e pneumonia, tuberculose e gastrenterite (representando 31,4% de todas as mortes), seguidas por doença cardiovascular (14,2%). Em 2006, doença cardiovascular era a causa principal de morte, responsável por 26% de todas as mortes, seguida por câncer (23%) e acidente vascular encefálico (5,6%). Na virada do século, a doença *infecciosa* era a mais provável causadora de morte. Atualmente, mesmo na era da Aids, doenças *degenerativas* dão fim à maioria das vidas. *Avanços na saúde pública, antissepsia*

TABELA 6.1 Critérios para o estabelecimento da morte

1. Ausência de receptividade e de resposta, mesmo para estímulos intensamente dolorosos.
2. Ausência de movimento ou de respiração espontânea durante três minutos após a remoção do respirador.
3. Ausência completa de reflexos, tanto de tendões profundos como de centrais.
4. Eletroencefalograma plano durante, pelo menos, dez minutos de registro tecnicamente adequado, sem resposta a estímulos de ruídos ou dolorosos.
5. Todos os testes anteriores repetidos em 24 horas sem mudança.
6. Sem histórico de hipotermia ou uso de depressores do sistema nervoso central antes do início do coma.

> "Qual é o pior dos infortúnios que nos espera na velhice?
> O que mais profundamente marca as rugas na nossa testa?
> Presenciar todos os que amamos apagados da página da vida,
> E ficar solitário nesta Terra, como estou agora."
>
> BYRON
> *Childe Harold*

> "Penso que todo homem instruído já tenha brincado com a ideia do suicídio."
>
> WILLIAM JAMES
> *Psicólogo norte-americano*

e antibióticos resultaram em uma situação na qual as doenças infecciosas matam principalmente pessoas com o sistema imune comprometido, idosos ou indivíduos cronicamente enfermos. O resultante aumento do tempo de vida nos levou aos limites do sistema circulatório, e sua falência é responsável por metade de todas as mortes atuais. É muito mais provável que a morte na atualidade resulte do desgaste crônico ou de abusos do corpo, e não de um ataque agudo por algum patógeno externo.

É perturbador perceber que o suicídio está incluído na lista das onze causas principais de morte. Também é irônico que o perigo de morrer por arma de fogo seja muito maior na América contemporânea do que nos tempos do faroeste. Particularmente preocupante é o fato de que o suicídio é a terceira causa principal de morte entre norte-americanos de 15 a 24 anos, responsável por 12% das mortes nesse grupo. Os profissionais da saúde devem se cercar de especial cautela ao investigar a depressão em pacientes jovens, e os *médicos devem ficar alertas para pensamentos ou planos suicidas ao avaliarem um jovem perturbado.* Ameaças ou gestos devem ser levados a sério, e, se o médico tiver que errar, que erre sendo altamente conservador, para garantir a segurança desses indivíduos. Existe um intervalo de um ou dois meses de risco, logo após a introdução de medicação antidepressiva (que, a longo prazo, diminuirá a probabilidade de suicídio na adolescência), em que pode aumentar a ideação suicida. Esse problema deve ser enfrentado com uma vigilância ainda mais cuidadosa e com um contato intenso com os pacientes até que sua depressão tenha cedido o suficiente para que fiquem fora de perigo, em vez de evitar essas medicações quando houver indicação.

AGONIA

Pensamentos e temores sobre a morte

Pensamos sobre a morte de três modos claramente divididos: impessoal, interpessoal e intrapessoal. A morte **impessoal** é a morte do estranho, a qual não nos toca pessoalmente. Podemos ler os relatórios de baixas de guerra ou desastres naturais sem que sintamos um horror paralisante porque nossa mente não permite que essas mortes se transformem em algo real. Recusamo-nos a levar seriamente em consideração a possibilidade de que eventos tão horríveis possam acontecer conosco. Os ataques terroristas de 11 de setembro de 2001 colocaram em xeque esse mecanismo de defesa para muitos norte-americanos.

Quando perdemos alguém importante para nós, passamos para o modo **interpessoal** de pensar sobre a morte. Quando as inúmeras experiências com outro indivíduo fazem parte da trama da nossa vida, a perda dessa pessoa constitui uma ruptura de alguma parte de nós mesmos. O grau em que cada perda nos afeta está diretamente relacionado à importância do papel da pessoa falecida em nossas vidas.

Pacientes e famílias que perderam um ente querido frequentemente se sentem hostilizados pela atitude impessoal percebida nos profissionais. Tal atitude é inadequada e irônica, pois quase todas as pessoas que escolhem trabalhar no campo da saúde o fazem porque *se importam* com as pessoas. Prestamos a nós mesmos e a nossos pacientes um serviço quando podemos demonstrar, com clareza, essa atenção. *Contrariamente à orientação de alguns autores, acredito que médicos, enfermeiras e outros profissionais da saúde devam se esforçar para tornar cada morte com a qual estejam envolvidos de perto uma morte interpessoal, e não impessoal.*

O necessário equilíbrio atencioso envolve deixar que cada morte seja pessoal o suficiente para que possamos estar emocionalmente conectados aos pacientes e a suas famílias, mas não tão pessoal a ponto de comprometer nosso julgamento profissional. A capacidade de alcançar esse equilíbrio, de maneira consistente, é uma das características dos profissionais realmente competentes. Pacientes e famílias reconhecem o nosso envolvimento pessoal e respondem a ele, o que foi apontado há mais de um século por William Osler que afirmou que "os pacientes não se preocupam muito com o que você sabe, até que saibam o quanto você se importa". Os problemas de esgotamento do cuidador e da "fadiga de compaixão" emergem vigorosamente nas situações terminais. Existem estratégias práticas e efetivas que enfatizam a autopercepção e os cuidados pessoais na busca da minimização dessas sequelas comuns, mas desafortunadas, do trabalho com pacientes que estão morrendo (ver Kearny et al., "Sugestões de leitura").

O conceito de **morte intrapessoal** talvez seja o conceito mais crucial para compreensão dos profissionais da saúde. As evidências disponíveis sugerem que *a ansiedade da morte é significativamente mais intensa naqueles que seguiram uma carreira médica em comparação com outras pessoas que optaram por campos também intelectualmente desafiantes.* Particularmente para os médicos, o pensamento de ter de se confrontar com nossa própria mortalidade pode ser avassalador, e a crença de que "conhecimento é poder" pode ter motivado inconscientemente muitos de nós a fazer carreira em um campo que fomenta a ilusão de poder sobre a morte. Talvez isso explique a frequência com que os médicos conspiram, ou mesmo pressionam, para se persistir descabidamente nos esforços para a cura de problemas obviamente terminais. Também pode levar à tendência para uma indiferença emocional com relação às enfermidades críticas – o que os pacientes consideram hostilizante.

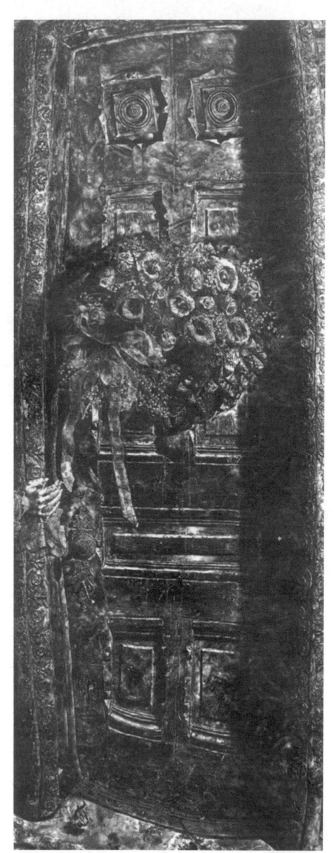

O que eu devia ter feito e não fiz (a porta) *(1931-1941)* Ivan Le Lorraine Albright, norte-americano, 1897-1983. Óleo sobre tela, 246,4 × 91,4 cm, Mary and Leigh Block Charitable Fund, 1955.645. Fotografia de Robert Hashimoto. © The Art Institute of Chicago. Reproduzido com permissão do espólio do artista. *Os médicos podem incentivar os membros da família a expressar amor e a enfrentar os assuntos familiares enquanto ainda há tempo.*

Aqueles que cuidam de pacientes à beira da morte estão eticamente obrigados a enfrentar a questão da própria morte e alcançar uma paz interna suficiente que os permita confiar que sua própria ansiedade não está afetando o atendimento ao paciente.

> "A vida inteira de Podduyev o preparou para viver, não para morrer."
> ALEXANDER SOLZHENITSYN
> *Cancer ward* ("Pavilhão dos cancerosos")

O processo de morte

Desde a publicação do livro de Kübler-Ross, *On death and dying* ["Sobre a morte e o morrer"], a atenção popular tem se concentrado cada vez mais nos aspectos circunjacentes à morte. Essa obra, juntamente com *The loved one* ["O ente querido"] de Waugh, e *The American way of death* ["O modo americano de morrer"], de Mitford, fez da morte um tópico de conversação e de estudo aceitável nos anos de 1960. O livro de Kübler-Ross deveria ser leitura obrigatória para todos aqueles que ingressam em uma profissão da área da saúde e ainda vale a pena ser lido por todos os adultos interessados no tema.

Um dos conceitos essenciais introduzidos por Kübler-Ross foi o dos **estágios do luto**. Embora essa autora tenha apresentado esses estágios com ressalvas apropriadas quanto à imprevisibilidade de sua ordem ou importância em qualquer caso particular, seus estágios passaram a ter força de lei – o que foi além do que a ela pretendia. Esses estágios são:

1. Negação.
2. Raiva.
3. Barganha.
4. Depressão.
5. Aceitação.

O primeiro estágio do luto de Kübler-Ross é a negação. **Negação** é um mecanismo de defesa primitivo fundamental e uma reação previsível a uma notícia súbita e avassaladora de qualquer tipo. Os pacientes ou membros da família podem manifestar essa resposta de formas que variam desde uma rejeição escandalizada do "veredito" do médico até a completa repressão de qualquer lembrança da conversa na qual foram confrontados com a possibilidade da morte. Aparentemente, a maioria dos pacientes vivencia tais respostas com razoável frequência durante uma enfermidade terminal. *Não é conveniente confrontar o paciente a cada vez que ocorrer a negação; na verdade, a resposta pode ser adaptativa, e, em certos casos, alguns momentos ou horas de negação possibilita uma "folga" de uma realidade arrasadoramente negativa.* A negação deverá ser confrontada apenas nos casos em que passar a ser *disfuncional*, levar a decisões irrefletidas ou a problemas familiares. Ao surgirem tais problemas, frequentemente será valiosa para o paciente uma cuidadosa exploração da lógica interior que motiva a negação, por possibilitar sua adaptação emocional à morte iminente.

Raiva, o segundo dos estágios de Kübler-Ross, é tão ubíqua quanto a negação entre pacientes terminais. Trata-se de uma resposta igualmente natural à ameaça contra a integridade pessoal representada pela nossa própria enfermidade crítica ou a de um ente querido. Infelizmente, é também uma emoção com a qual poucos de nós nos sentimos à vontade (seja em nós mesmos, seja em outros), e os profissionais da saúde recebem pouco treinamento para o controle da raiva.

O segredo para lidar, com êxito, com a raiva do paciente ou de membros da família em um ambiente de cuidados terminais é simples: deixe como está, não interfira. Se a raiva é visualizada como a resposta natural do indivíduo a necessidades não atendidas para proteção ou cuidados emocionais ou físicos, devemos concordar que a pessoa criticamente enferma tem o direito de ficar com raiva. Devemos assumir que a raiva de nossos pacientes é válida, independente da inadequação de sua expressão. O clínico será mais efetivo se não permanecer na defensiva ao conduzir uma indagação criteriosa, para que possa atender mais completamente as necessidades de seu paciente e da família.

Barganha, o terceiro dos estágios de Kübler-Ross, consiste em um esforço de preservar pelo menos a ilusão de controle em uma situação na qual a pessoa fica impotente. As manifestações variam desde promessas de sobreviverem apenas até um evento importante em suas vidas – formatura, por exemplo – ou aniversário a negociar com o médico a aceitação do tratamento apenas sob certas circunstâncias. *O médico que aceita barganhas que não comprometam substancialmente o tratamento do paciente pode melhorar a sensação de impotência que inevitavelmente acompanha as enfermidades que representam risco para a vida.*

O quarto dos estágios de Kübler-Ross é a **depressão**, tão universal entre pacientes terminais como a negação e a raiva. Qualquer indivíduo psicologicamente saudável está sujeito a depressão em algum momento durante o curso de uma enfermidade terminal. No entanto, *o clínico deve reconhecer a diferença entre essa variação normal do humor e uma depressão clínica mais grave, que requer intervenção médica.* Este último caso se caracteriza por sintomas neurovegetativos, que são perturbações das funções necessárias para a manutenção da vida e que exigem intervenção farmacológica como padrão terapêutico. Contudo, é difícil avaliar as perturbações do sono, apetite e libido em pacientes criticamente enfermos, especialmente no hospital. É um pouco mais fácil avaliar a **anedonia** (incapacidade de sentir prazer com estímulos normalmente prazerosos) e **atraso psicomotor** (latência da fala especialmente exacerbada). É necessário um cuidado especial ao utilizar qualquer agente químico psicoativo em pacientes com problemas clínicos complicados. Em minha prática clínica com pacientes terminais, com frequência fico desanimado ao notar o quanto os médicos e as instituições clínicas parecem esquecer que os poucos momentos que restam ao paciente são preciosos. Considerando como a depressão clínica não tratada pode ser destrutiva para a qualidade de vida, é particularmente importante tratar esse problema em pacientes em estado terminal.

> "Não é possível ajudar um homem a aceitar sua morte iminente se ele permanece sentindo muita dor; não se pode dar aconselhamento espiritual a uma mulher que esteja vomitando; ou ajudar uma mulher e os filhos a se despedirem de um pai que está tão drogado a ponto de não poder responder."
>
> MARY BAINES
> *Médica especializada em cuidados paliativos*

O estágio final de Kübler-Ross é a **aceitação** da morte. A autora alerta que a maioria dos pacientes realmente não consegue aceitar, de maneira lúcida, a sua morte. O que parece ser um estado de aceitação é, com frequência, uma combinação de exaustão e de uma disfunção cerebral e orgânica avançada.

> "Mas quando toda utilidade se foi, quando a gente tem certeza de uma morte inevitável e iminente, o mais simples dos direitos humanos é escolher uma morte rápida e fácil em lugar de uma morte lenta e horripilante."
>
> CHARLOTTE PERKINS STETSON GILMAN
> *Escritora norte-americana sobre assuntos sociais e econômicos*

A sensação de resignação, de que a morte pode ser preferível à persistência em um combate doloroso e inútil, é comum naqueles momentos em que a energia vital desfalece e a morte vai se aproximando. Isso não quer dizer que certos raros pacientes não possam elevar o estado de espírito de todos os que estão à sua volta com a nobreza e a serenidade com que encaram sua própria morte.

Weisman tratou do tópico de lidar com a morte definindo suas próprias fases do processo, que lembram um pouco os estágios de Kübler-Ross:

1. **Situação existencial** na confrontação da mortalidade do próprio indivíduo.
2. **Mitigação e acomodação** da enfermidade do indivíduo e seus tratamentos.
3. **Declínio e deterioração** da capacidade física e mental do indivíduo à medida que a enfermidade avança.
4. **Pré-terminalidade e terminalidade** em que o desvanecimento das capacidades físicas dita cada vez mais a qualidade de vida.

Minha experiência envolve muitos milhares de horas de contato com pacientes terminais desde os anos 1980. Constatei que a maioria dos indivíduos oscila entre a negação e a aceitação de seus problemas. O padrão geral da reação de cada pessoa à primeira revelação de um problema com risco de vida tende a ser repetido com subsequentes recorrências ou exacerbações da enfermidade. Além disso, as reações históricas de um paciente às perdas ou ameaças que ocorreram mais cedo em sua vida nos dão pistas importantes sobre como o indivíduo irá lidar com o desafio de uma enfermidade que põe em risco a sua vida.

Proteção dos direitos do paciente durante uma enfermidade terminal

Quando um paciente fica terminalmente enfermo, em particular se não for familiarizado com a área médica, os tópicos do **consentimento informado** e a proteção dos direitos individuais passam a ser especialmente importantes. Tendo em vista que muitos profissionais não sabem exatamente quais são os direitos de seus pacientes, é importante resumir as partes relevantes do **Projeto de lei dos direitos do paciente**, promulgado pela American Hospital Association e transformado em lei na maioria dos estados norte-americanos.

O mais importante direito do paciente é o direito de receber um *atendimento atencioso e respeitoso*. Se esse direito for criteriosamente mantido, todos os demais direitos se seguirão diretamente. O segundo direito é o de receber *informações sobre a enfermidade*, seu tratamento e seu desfecho provável, em uma linguagem que os pacientes possam compreender. O terceiro direito envolve o *consentimento informado;* os pacientes têm direito às informações sobre tratamentos ou procedimentos propostos, seus riscos e benefícios potenciais, e os riscos e benefícios de tratamentos alternativos razoáveis, inclusive a ausência de tratamento. O quarto direito é o direito à *participação ativa nas decisões* relacionadas aos cuidados médicos, inclusive o direito de recusar qualquer ou todos os tratamentos. O último direito é o de *transferir todos os direitos previamente mencionados* para um representante legal, se o indivíduo se tornar incapacitado para tomar decisões por si. Se esses direitos forem rigorosamente preservados, será difícil errar no atendimento.

Os profissionais da saúde podem ajudar de maneira inestimável os pacientes e suas famílias no enfrentamento de uma enfermidade terminal. A maneira fundamental de ajuda consiste em apoiar ativamente os pacientes ou seus representantes legais no exercício da autoridade com relação ao seu atendimento médico. *Os médicos devem se ver como consultores empregados para aconselhar os pacientes acerca de suas opções no que tange aos problemas médicos; podem assumir autoridade apenas depois que isso ficar explicitamente assegurado.* Também será prudente se reconfirmarmos periodicamente as principais decisões, mesmo nos casos em que recebemos autoridade para decidir.

Também podemos ajudar por meio da comunicação. Os médicos são responsáveis não apenas por tentar a comunicação, mas também por assegurar que a comunicação necessária ocorra para que sejam tomadas as decisões ideais. As discussões importantes devem ser realizadas em um ambiente privado e confortável. Devemos antecipar que o estresse da situação pode comprometer o raciocínio, e frequentemente será adequado usar de uma linguagem simples – que comumente será mais efetiva. Devemos incentivar ativamente o paciente a fazer perguntas e a exprimir seus sentimentos, pois muitas pessoas ficam intimidadas por médicos e hospitais. Tendo em vista a complexidade multicultural de muitos ambientes de atendimento de pacientes, os clínicos devem aprender a levar em consideração a cultura e a etnia para que se possa estabelecer uma comunicação adequada. Os médicos devem pedir periodicamente a seus pacientes ou representantes que resumam o que ouviram para que o profissional possa verificar a precisão da comunicação e corrigir qualquer entendimento equivocado. Finalmente, os profissionais devem particularmente se esforçar para aguçar suas habilidades de comunicação. Essas habilidades são cruciais para a prática médica, mas nem sempre são sistematicamente ensinadas.

O princípio final na proteção dos direitos dos pacientes em crises médicas é o importante conceito da **proporcionalidade**. O tratamento proporcional é aquele que, *sob o ponto de vista do paciente*, tem probabilidade razoável de proporcionar benefícios que superem os problemas decorrentes de sua enfermidade. *Embora o aspecto dos custos e benefícios esteja presente em toda prática médica, esse tópico é especialmente significativo no contexto de uma enfermidade que ponha em risco a vida do paciente.* A intensidade das intervenções necessárias para o tratamento de muitas enfermidades graves é tão grande que a qualidade de vida – se não a própria vida – pode ficar significativamente prejudicada pelo tratamento. É fundamental que os pacientes – e não os profissionais ou membros da família – respondam, em última análise, essas difíceis questões. Os médicos tendem a se envolver mais no combate e na cura das doenças, e os membros da família tendem a se ligar mais a tudo que ofereça esperança de preservar seus entes queridos. Essas forças atuam contra os melhores interesses do paciente em muitos aspectos do atendimento de nível crítico. Assim, a determinação imediata e explícita e a contínua revisão dos pontos de vista de cada paciente sobre a proporcionalidade são vitais para o atendimento ideal dos problemas que põem em risco a vida do paciente.

Os médicos devem ser francos ao apresentar avaliações realistas dos benefícios e custos prováveis das intervenções propostas. As decisões já tomadas devem ser reavaliadas diante de importantes mudanças clínicas, porque o desejo de cada paciente de lutar pode mudar com o avanço da debilitação ou com a percepção da limitada probabilidade de uma cura absoluta. Em resumo, o médico deve se esforçar para prolongar uma vida útil, *segundo a definição do paciente*. As intervenções médicas não norteadas por esse princípio apenas servirão para prolongar o processo de morrer, que, em geral, carece de dignidade e é penoso para todos os envolvidos.

O caso de Terry Schiavo destaca alguns aspectos importantes pertinentes ao final da vida. Em primeiro lugar, a ausência de qualquer documentação legalmente reconhecida na qual estivessem expressos os desejos de Terry, o que é chamado "testamento antecipado", preparou o terreno para os desafortunados eventos que se seguiram. Em segundo lugar, a ausência de um processo profissionalmente orientado entre seus entes queridos na busca de algum consenso sobre seus desejos e sobre quem teria a autoridade de representá-la tornou quase inevitável o conflito resultante. A maioria das instituições de atendimento crítico conta com pessoal treinado que pode ser convocado para facilitar uma negociação entre as partes envolvidas, com possibilidade de se chegar a um consenso.

> "Eutanásia é uma longa palavra, com uma sonoridade suave, e ela oculta seus perigos do mesmo modo que as palavras longas e suaves, mas, não obstante, o perigo está lá."
>
> Pearl S. Buck
> *The child who never grew* ("A criança que nunca cresceu")

LUTO E ENLUTAMENTO

A vida humana consiste em um interminável processo de estabelecer e desestabelecer relações com tudo e todos em nosso mundo. As posses que acumulamos, a juventude que cobiçamos, os alimentos, a água, o ar que consumimos e mesmo as moléculas que nos compõem estão conosco apenas temporariamente. Isso é particularmente – e dolorosamente – verdade para as pessoas que amamos. As pessoas que dominam formas eficientes, efetivas e elegantes de não ligar muito para o que estão perdendo estão capacitadas a encontrar vitalidade renovada em novos relacionamentos. O luto e o enlutamento são os mecanismos naturais de reparação emocional que restauram nossa capacidade de desfrutar a vida depois de qualquer perda grave.

A perda de um ente querido constitui o maior desafio para os modos de enfrentamento humano – o maior desafio que a maioria de nós já encarou ou terá de encarar, exceto talvez nossa própria morte. Os processos psicológicos que conduzem à eventual resolução da privação representada pela morte são vitais para a saúde mental e emocional e para a retomada de uma funcionalidade útil. Esses processos têm início com o **luto**, que definimos como uma *síndrome clínica* que caracteriza a reação psicológica e fisiológica aguda dos seres humanos a perdas significativas. Auxilia a compreensão considerar o luto como a fase inicial do fenômeno mais global do **enlutamento**, definido como um complexo *processo intrapsíquico* no qual a pessoa é afastada de sua ligação com um objeto perdido e tenta resolver a dor emocional e os prejuízos decorrentes dessa perda.

Embora o luto e o enlutamento sejam eloquentemente descritos na literatura desde os tempos de Homero, as tentativas sistemáticas de compreensão desses processos tiveram início em 1917 com Sigmund Freud, ao postular que o luto exigia um investimento de energia emocional (libido) no objeto perdido. A saúde mental e a estabilidade intrapsíquica não poderiam ser restauradas até que esse vínculo fosse desfeito – um processo intrinsecamente doloroso. O enlutamento descomplicado ocorre quando a realidade da perda vai sendo cada vez mais aceita, e a pessoa enlutada gradualmente se torna capaz de abandonar as memórias e expectativas presas à pessoa que morreu. Ocorre um luto patológico quando a pessoa enlutada é incapaz de compreender completamente ou de administrar a perda.

Bowlby explicou o luto e o enlutamento em termos de um fenômeno que ele chamou de **comportamento de apego**, ou seja, qualquer comportamento que tenha por resultado a obtenção ou retenção da proximidade a determinado indivíduo. Muitas das emoções humanas mais intensas tem sua origem como resultado da formação, manutenção e ruptura dessas ligações ("se apaixonar", "estar amando" e "estar de luto"). Portanto, a **ansiedade da separação** pode ser a base do luto, levando a esforços para a recuperação do objeto perdido. É provável que a raiva e a frustração persistam entre as pessoas enlutadas até que reforços emocionais sejam disponibilizados por meio de novos relacionamentos que substituam aquele que se perdeu.

Mecanismos de defesa psicologicamente mais maturos, por exemplo, a **identificação**, que proporcionam uma ligação com o ente querido perdido, podem trazer conforto durante o processo de reapego a um novo objeto. Podemos presenciar a identificação em ação quando pessoas enlutadas vestem roupas ou adotam maneirismos que pertenciam à pessoa morta. Mecanismos de defesa mais primitivos, por exemplo, **introjeção** (o desempenho integral de traços de um ente querido que morreu), podem causar problemas porque novas fontes de afeiçoamento emocional podem ser inconscientemente consideradas como ameaças à vida da pessoa perdida internalizada. Um exemplo cinematográfico extremo de introjeção seria o personagem de Norman Bates no filme *Psicose*, de Alfred Hitchcock. Podemos antecipar que pessoas que tiveram dificuldade com apegos e perdas terão problemas desse tipo a cada novo processo de enlutamento, o que faz com que esses indivíduos, provavelmente, dependam de assistência profissional para lidar com o período de enlutamento.

Luto

Lindemann fez um exame sistemático do luto agudo em seu estudo sobre o incêndio da boate Cocoanut Grove em Boston, e sua descrição da síndrome do luto agudo permanece um clássico. Os sintomas comuns de luto observados por Lindemann foram sensações de angústia somática que vinham em ondas a intervalos mínimos de uma hora, nó na garganta, engasgamento, falta de ar, suspiros, sensações de vazio abdominal, astenia muscular e angústia emocional intensa, mais adequadamente caracterizados como **dor psíquica**. A síndrome também envolvia uma sensação de irrealidade, queixas gastrointestinais, preocupação com o falecido, distanciamento emocional com relação a outras pessoas, culpa, irritabilidade e raiva. *Lindemann concluiu que os cinco sintomas patognomônicos básicos do luto eram angústia somática, preocupação com o falecido, culpa, hostilidade e o desaparecimento dos padrões de conduta habituais.* Esse autor observou que, em um intervalo de 4 a 6 semanas, diante de um apoio emocional ideal, a reação de luto agudo poderia ser apaziguada para a maioria das pessoas. Mas esse ajuste dependia da resolução do conflito entre o desejo de permanecer ligado à pessoa morta e provas de realidade que confirmassem a perda.

Os médicos devem ter conhecimento de que os seres humanos estão inatamente dotados dos recursos necessários para a negociação de todos os traumas esperados da sua existência, inclusive o luto e o enlutamento. À exceção das lesões do desenvolvimento psicológico, por exemplo, o tipo de abuso físico ou psicológico na infância ou a privação que frequentemente acompanha os transtornos da personalidade, a maioria das pessoas se mostra capaz de resolver a contento o luto agudo,

> "Todos os homens vivem envoltos em redes para baleias. Todos nascem com cabrestos em torno dos pescoços; mas é apenas quando capturados na rápida e súbita roda da morte que os mortais percebem os perigos silenciosos, sutis e onipresentes da vida."
>
> HERMAN MELVILLE
> *Moby Dick*

caso tenham apoio emocional adequado. Esse apoio envolve a validação das fortes emoções fundamentais (raiva, tristeza, terror) do indivíduo agudamente enlutado e mecanismos que evitem a supressão psicoquímica desses sentimentos, mesmo quando causem desorganização da prática médica de rotina.

É provável que profissionais da saúde sejam os alvos dos livres acessos de raiva associados ao luto normal. Se pudermos aceitar sem mais senões essa raiva, refletindo apenas sobre o quão frustrante deve ser para o enlutado se ver com tão pouco poder que, na verdade, temos com relação à morte, poderemos continuar atendendo às necessidades de nossos pacientes e às nossas próprias necessidades. A mensagem mais proveitosa que podemos enviar para a maioria dos pacientes que se veem imersos em um luto e enlutamento agudos é que estamos presentes para apoiá-los na consecução de um processo normal que requer deles a vivência de muitas sensações desconfortáveis. Os pacientes devem ser incentivados a buscar os recursos de apoio emocional, tanto profissionais como não profissionais comprovadamente válidos, para que possam atravessar esse penoso período.

Enlutamento

John Bowlby divide o processo de enlutamento em três fases que ocorrem depois da resolução da reação aguda de luto. Essas fases acompanham as reações do processo de luto descrito por Kübler-Ross e Weisman; de muitas maneiras, a pessoa agonizante está simplesmente lamentando a perda do mundo como um todo. A primeira fase de Bowlby é o **protesto**, um período que se caracteriza por reações espontâneas de descrença que se concentram na pessoa que morreu. As pessoas enlutadas podem se agarrar com tenacidade a pensamentos do falecido, direcionando, talvez, uma raiva ou desespero intenso para o morto e para outras pessoas. Uma raiva particular pode se concentrar naqueles que encorajam o enlutado a deixar que "o morto se vá" e que retornem à vida normal. Essa raiva pode desarticular relações importantes exatamente no pior momento, resultando em um perigoso isolamento para os enlutados.

A fase inicial de protesto de Bowlby é seguida por um período de **desespero**. Normalmente, esse período é precipitado pela percepção intuitiva de que a pessoa morta realmente se foi. Um livre fluxo de ansiedade e depressão tende a suplantar qualquer atividade compulsiva que possa ter permitido ao enlutado tolerar as reações precedentes. Com efeito, pode ocorrer que essa desintegração, assinalando o abandono de padrões centrados no morto, seja um prelúdio necessário para o desenvolvimento de estruturas novas e mais viáveis, que conduzirão à eventual resolução da perda.

A fase final do enlutamento caracterizada por Bowlby é o **afastamento**. Nessa fase, a personalidade do enlutado é reorganizada de tal maneira que as emoções que anteriormente estavam enfocadas no morto são reorientadas em direção de outras pessoas ou atividades. Esse processo termina levando à resolução de graves perdas interpessoais, e o enlutado é capaz de retomar uma vida mais satisfatória.

Parkes estudou o processo de enlutamento normal e chegou a algumas conclusões importantes. Esse autor observou que o período habitual de protesto se prolonga por alguns meses, e é comumente solucionado, na ausência de uma patologia do luto, ao longo do primeiro ano. Também percebeu que sentimentos inibidos associados ao luto e ao enlutamento tendem a ser mais intensos e de difícil controle quando finalmente vêm à tona.

Solidão, tristeza, raiva, desespero e depressão reativa constituem respostas naturais e apropriadas a qualquer perda séria. Aqueles que não vivenciam essas emoções podem estar ignorando um imperativo biológico vital e podem ficar expostos a consequências de longo alcance e potencialmente devastadoras.

Sem exceção, consultas médicas, enfermidades físicas, hospitalizações e anormalidades fisiológicas aumentam significativamente durante o luto. Além disso, foi demonstrado aumento na mortalidade em muitas circunstâncias, em alguns casos excedendo em cinco vezes ou mais os percentuais de mortalidade de grupos não enlutados compatibilizados para idade e saúde. Parkes resumiu esses achados em sua comovente descrição do **fenômeno do coração partido**, observando que *doenças cardíacas causaram três quartos da mortalidade prematura associada ao luto*.

Em conclusão, fica claro, com base na literatura, que, em comparação com seus grupos, viúvos e viúvas têm maior probabilidade de procurar por ajuda médica e que correm maior risco de sofrer enfermidade física e morte durante o ano seguinte à perda. Não surpreende que muitos estudos revelem que os enlutados apresentam maior risco de sofrer enfermidade psiquiátrica.

Patologia do luto

As variantes patológicas do luto normal são bastante comuns na prática médica. Essas variações são: ausência de tristeza/luto, luto retardado, negação disfuncional, a "evasão maníaca", hostilidade disfuncional e depressão clínica.

O *fenômeno da **ausência de tristeza** é particularmente prevalente em culturas que negam a morte, como a nossa*. Os processos de luto e enlutamento são inerentemente dolorosos, e muitas pessoas relutam em se envolver completamente nesses processos. Essa resistência é superada em muitas culturas por rituais institucionalizados circunjacentes à morte, e a moderna cultura americana é notavelmente deficiente nessas estruturas de suporte. Indivíduos enlutados devem ser amparados para que resistam às pressões sociais que os compelem a prosseguir com suas vidas como se nada tivesse acontecido; no entanto, muitas pessoas em nossa cultura continuam a acreditar que determinada pessoa está "lidando bem com a coisa toda" se não causar constrangimento a outras pessoas por manifestações explícitas de angústia.

Os profissionais devem ficar alertas para a ausência dos sinais de tristeza aguda descritos anteriormente e realizar um cuidadoso inquérito dentro de algumas semanas, caso fique evidente que uma pessoa enlutada não demonstra tristeza. Em muitos casos, o próprio inquérito deflagra uma torrente de emoção; mas, se isso não ocorrer, talvez haja necessidade de aconselhamento. A principal terapia para a ausência de tristeza é o oferecimento de um contexto assistencial e seguro no qual o enlutado é incentivado a expressar sua tristeza, desespero, medo e raiva. Em presença de uma psicopatologia mais grave, deve-se recorrer à psicoterapia especializada porque é provável que apenas o aconselhamento de suporte não baste.

A segunda forma mais comum de patologia do luto é a **negação disfuncional**. Embora provavelmente alguma negação seja necessária para que a pessoa possa enfrentar qualquer estresse catastrófico, a negação disfuncional interfere significativamente no funcionamento humano normal. Certas forças, tanto intrapessoais como ambientais, podem conspirar para incentivar a pessoa enlutada a negar a gravidade, ou mesmo a existência, de uma grande perda. As manifestações de negação disfuncional variam desde a relutância em participar nos rituais pertinentes a uma morte, passando pela recusa em devotar tempo ou energia ao processo de luto, até delírios manifestos de que a morte simplesmente não ocorreu. Uma cuidadosa exploração dos pensamentos e sentimentos do paciente em relação ao falecido é a abordagem terapêutica mais efetiva. À medida que essa penosa exploração avança, a maioria dos pacientes sem psicopatologia grave será capaz de restaurar a prova de realidade, indo em frente com sua tristeza.

Um terceiro tipo de patologia do luto é conhecido como **evasão maníaca**, caracterizada pela clássica "viúva alegre" e marcada por uma atividade frenética, acompanhada, em geral, por uma conduta inadequadamente alegre. Essa patologia pode representar uma tentativa de readquirir, ao menos, a ilusão de poder com relação a uma situação avassaladora. A qualidade lábil dessa defesa é inequívoca e faz com que o observador sinta que o enlutado simplesmente desmoronaria, se suas defesas fossem desafiadas. O tratamento envolve uma cuidadosa exploração da perda e dos reflexos do sentimento de impotência subjacente às defesas. Frequentemente, a exploração da perda de controle permite o acesso a aspectos

---

Como posso ajudar um enlutado?

O luto é ativo. É *trabalho* que exige recordar repetidas vezes experiências compartilhadas com a pessoa que morreu durante um longo período; é também *falar a respeito* e *expressar* elos emocionais variados – particularmente raiva, remorso e tristeza, talvez mesmo alívio – até que tenha sido neutralizado o devastador poder da perda.

O maior conforto que um conselheiro pode oferecer é a presença e a demonstração de interesse. *Você facilita o processo de luto meramente por estar presente:* por ouvir, de maneira não crítica, e por tranquilizar a pessoa enlutada, ajudando-a a entender que ela não "está ficando louca". Você pode afirmar que a dor aguda que essa pessoa está sentindo é o luto em processo e que isso não vai durar para sempre.

1. Estimule as despedidas junto ao leito do paciente terminal antes da morte, sempre que possível.
2. Estimule uma participação ativa nos cuidados do paciente, com a presença no momento da morte e mesmo na preparação do corpo para o enterro. É grande o conforto em saber, depois, que "Eu estava lá e fiz tudo o que era possível".
3. Estimule o envolvimento com os rituais de enlutamento do funeral, eulogia, celebração e serviços memoriais. Esses ritos servem de saídas para a expressar a tristeza e ajudam a delinear o processo do luto. A visão do corpo morto ajuda as pessoas a aceitarem o fato da morte. O descobrimento do rosto e cerimônias de aniversário também caracterizam o progresso do luto.
4. Ouça de maneira não crítica, percebendo (como o velho marinheiro de Samuel Coleridge nos recorda) que o véu negro do luto cairá com a repetição da narrativa da história. Estimule reminiscências, tanto dolorosas como positivas, e a expressão dos sentimentos negativos ou de hostilidade e raiva que parecem tão incompatíveis com o genuíno amor pelo ente querido em fase terminal ou que já morreu. Também, nesse cenário, tranquilize a pessoa, informando que essa ambivalência é normal.
5. Monitore seus próprios sentimentos. Você não está imune à tristeza, à ansiedade ou à necessidade de expressar seu interesse pessoal. Suas reações são condicionadas por suas próprias experiências com perdas anteriores e por sua capacidade de lidar com as reações hostis daquelas pessoas que recebem seus conselhos: amigo, paciente, cliente, estudante ou membro da família.
6. Esteja informado sobre grupos de suporte de autoajuda, como os *Candlelighters*, *Living with Cancer*, *Sibs with Cancer*, *People with aids* e *Widow-to-Widow* nos Estados Unidos, e programas para enlutados patrocinados por igrejas, hospitais, casas de repouso e organizações civis em sua comunidade. Esses grupos ajudam ao responder dúvidas práticas, ao compreender os sentimentos, ao fornecer redes de apoio e ao possibilitar a seus participantes o acesso a outras pessoas, à medida que forem dominando suas experiências pessoais.
7. Saiba reconhecer quando um encaminhamento é necessário. Você se encontra em uma boa posição para detectar complicações do luto e casos patológicos de enlutamento e, ao suspeitar de um problema grave, deve recrutar ajuda psicoterapêutica extra.

O luto não é uma doença. É amor que não deseja se desligar do objeto amado. Pode ser comparado a um "golpe" ou a um corte, que irá cicatrizar gradualmente. Durante algum tempo, a pessoa fica muito vulnerável, tanto no aspecto físico como no emocional. Embora o luto possa ser temporariamente incapacitante, sua resolução termina resultando em fortalecimento.

Colin Murray Parkes resume esses tópicos de maneira competente em seu livro *Bereavement [Luto]*, fazendo-nos recordar de que, da mesma forma que ossos fraturados podem se unir e ficar mais fortes, a experiência do luto pode fortalecer ou amadurecer aqueles que, até então, estavam protegidos do infortúnio: "A dor do luto faz tanto parte da vida como a alegria de amar; talvez seja o preço que temos de pagar pelo amor, o custo do comprometimento. Ignorar esse fato... equivale a colocar antolhos que nos deixam despreparados para as perdas que inevitavelmente ocorrerão em nossas vidas e despreparados também para ajudar outras pessoas a enfrentarem as perdas em suas vidas".

Copyright © 1991. De *Facing death: Images, insights, and interventions. A handbook for educators, healthcare professionals, and counselors*, de Bertman, S. Reproduzido com permissão de Routledge/Taylor & Francis Group, LLC.

mais complexos da estima e do controle relacionados à pessoa morta e à família de origem da pessoa enlutada.

A próxima patologia do luto é a **hostilidade disfuncional**. Também, nesse caso, o termo "disfuncional" reflete a observação de que uma hostilidade significativa é normal em uma situação de luto e de enlutamento, sendo patológica apenas quando interfere no funcionamento essencial. Com efeito, *o reconhecimento e a resolução da raiva são duas das tarefas mais importantes na problemática do enlutamento*. Entretanto, quando a raiva é administrada de maneira inadequada, poderá ocorrer afastamento das fontes de suporte potenciais exatamente no pior momento. No processo de enlutamento, a raiva é frustrante porque seu alvo é a pessoa morta; ainda assim, a maioria das pessoas tem dificuldade em permitir que sua raiva se concentre conscientemente no morto. Dessa forma, pode ocorrer que a raiva dessas pessoas seja deslocada para alvos menos ameaçadores. Diante das associações negativas que quase todas as pessoas enlutadas fazem com o fracasso do atendimento médico em salvar seu ente querido, não surpreende que os médicos e as enfermeiras sejam um alvo muito provável para ficar sob a mira nessas situações. A chave para a terapêutica é a validação da raiva, mesmo quando suas manifestações são inadequadas e prejudiciais. No entanto, o médico (ou outro profissional) deverá estabelecer compassivamente limites firmes contra expressões abusivas de raiva, pois tais manifestações põem em perigo o atendimento ao paciente, por alienar os cuidadores e aumentar o risco de esgotamento profissional. Caracteristicamente, os pacientes se sentem culpados com relação às suas explosões irracionais e raramente precisam de qualquer tipo de admoestação. O médico pode publicamente dar permissão para uma raiva orientada para os cuidadores ou para o morto, e devem ser incentivadas válvulas de escape físicas seguras para os sentimentos agressivos.

> "Doutor, doutor, eu vou morrer?
> Sim, minha criança, e eu também."
> SKIPPING RHYME ("RIMA PARA PULAR CORDA"), C. 1894

Depressão clínica é a manifestação final da patologia do luto a ser discutida. *Não podemos subestimar a importância da aliança terapêutica no tratamento da depressão clínica.* Todas as medicações para depressão trazem consigo inúmeros efeitos colaterais que muitas vezes se manifestam mais vigorosamente antes de surgirem os benefícios terapêuticos, e alguns desses efeitos podem ser letais nas mãos de um paciente suicida. Com frequência, a convicção de que seu médico é um aliado competente e cooperativo é suficiente para fazer com que o paciente atravesse as poucas semanas em que os efeitos colaterais da medicação podem suplantar os ganhos terapêuticos obtidos com agentes antidepressivos.

Muitas das patologias do luto descritas nos parágrafos anteriores podem ser evitadas se o profissional incentivar o paciente e a família a tolerarem a expressão das emoções fortes e frequentemente negativas do luto. Em geral, a prestação de cuidados contínuos e o contato iniciado pelo profissional podem minimizar o luto patológico. No entanto, normalmente

> "Assim, a morte, o mais terrível dos males, nada é para nós, pois, enquanto existimos, a morte não está conosco; mas, quando a morte vier, então deixamos de existir. Portanto, a morte não interessa nem aos vivos nem aos mortos, uma vez que o primeiro não é, e o segundo não é mais."
> EPICURO
> *Filósofo grego*

é a rede de suporte do paciente que oferece a principal ajuda e conforto, e os profissionais devem ativamente incentivar essa importante rede de segurança.

RESUMO

Neste capítulo, examinamos a inescapável realidade médica da morte a partir de diversas perspectivas relevantes para médicos em treinamento. Começamos com uma pesquisa sobre os fatos da morte – quando, onde e como ela ocorre para nossos pacientes (e também para nós!). Em seguida, abordamos o processo de morrer, inclusive o modo como as pessoas pensam sobre esse assunto e como elas o temem. Então, nós nos concentramos nos direitos dos pacientes durante uma enfermidade com risco para a vida e como os médicos podem e devem agir para salvaguardar esses direitos. Finalmente, revisamos as variantes normais e patológicas dos processos do luto e do enlutamento, em que as pessoas ficam capacitadas a se recuperar de perdas significativas. Se esse material apresentado for incorporado e aplicado às interações com os pacientes que estão diante da morte, o resultado será uma experiência mais humana e satisfatória para todos os envolvidos.

ESTUDO DE CASO

O sr. B, consultor de computação, com 41 anos, casado, com um filho em idade pré-escolar, foi encaminhado para avaliação psiquiátrica por seu hematologista durante a hospitalização para tratamento de uma leucemia mieloide aguda de prognóstico sombrio. A finalidade do encaminhamento foi avaliar uma possível depressão e proporcionar suporte psicológico durante um curso terapêutico extremamente árduo. Quando fui convocado, o Sr. B estava hospitalizado há mais de 4 semanas além do esperado por conta de complicações ocorridas quando coágulos sanguíneos causaram uma série de insucessos na cateterização intracardíaca. Durante a semana anterior à minha consulta, os enfermeiros e a sra. B observaram que o paciente tinha se tornado letárgico, menos cooperativo com os procedimentos de cuidados pessoais vitais e demonstrava alternância entre atitudes de desligamento e irritação pouco comum.

Depois dos procedimentos de rotina para controle da infecção (lavagem das mãos, colocação do avental, das luvas e da máscara), entrei no quarto escuro do paciente e me apresentei. Encontrei um homem magro, alto, completamente calvo repousando de costas na cama e que me cumprimentou com reserva e aparente circunspecção. Perguntei se ele sabia por que eu estava em seu quarto, e o sr. B respondeu: "Acho que todos pensam que estou louco". Perguntei ao paciente o que *ele* pensava, e ele respondeu: "Acho que estou totalmente cansado dessa prisão e de todo mundo e de tudo ligado a ela". Quando respondi que, com base no que havia lido em seu prontuário, achava que ele teria maior probabilidade de estar louco se *não* se sentisse dessa forma, perceptivelmente o sr. B relaxou e se envolveu mais em nossa conversa.

Você pode determinar qual o estágio de Kübler-Ross melhor descreve esse paciente? Como o médico deveria responder? O que ocorreria se você confrontasse esse paciente e lhe dissesse que sua raiva era descabida?

Na hora que se seguiu, o sr. B voltou a contar com energia crescente suas frustrações com relação à enfermidade, que tinha arruinado o que ele chamava de "sua perfeita vida de *yuppie*." O sr. B estava concentrando uma fúria sem tamanho em pequenos erros técnicos das enfermeiras, funcionários do hospital e consultores cirúrgicos, aos quais ele atribuía – sem razão para tal – as complicações que tinham prolongado sua hospitalização. Observei, então, que devia ser uma grande perturbação ter sua vida confiada a pessoas que demonstravam que podiam cometer erros; ele devia se sentir ainda mais sem controle de uma situação que torna a maioria das pessoas extremamente impotente. Também, nesse caso, uma **reflexão empática** acurada, juntamente com o fato de que eu "não tinha mordido a isca" de defender a equipe de atendimento, provocou um visível aumento em sua energia e no envolvimento em nossa conversa. A base para uma aliança terapêutica entre nós foi construída por minha demonstração de que eu poderia encontrar uma forma sensata de "ficar do lado dele", mesmo quando estava criticando meus amigos e colegas.

O sr. B e eu exploramos as áreas específicas de sua avaliação clínica e do tratamento para as quais o paciente se sentia em menor controle. A maioria dessas áreas se concentrava em informações confusas ou inadequadas que não lhe permitiam compreender o que estava ocorrendo e por que. Tendo em vista minha familiaridade com sua unidade e com os tratamentos e procedimentos nela utilizados, além de ter lido atentamente seu prontuário, eu estava capacitado para explicar com êxito a maioria de suas preocupações e de encaminhá-lo para pessoas específicas que responderiam às perguntas que ficassem fora da minha esfera de conhecimento.

Possivelmente, esse paciente está deprimido. Quais sintomas você deseja avaliar antes de estabelecer um diagnóstico?

Em seguida, passamos a examinar os aspectos mais específicos para a avaliação da depressão: suas histórias psiquiátricas e clínicas pessoais e da família e os detalhes de sua resposta sintomática à leucemia e a seus tratamentos. Ficou claro que, embora seu sono e apetite ficassem geralmente comprometidos durante sua hospitalização, seu prazer com o filho persistia. O paciente ficava visivelmente mais vivaz ao mostrar os retratos de seu filho e ao descrever suas conversas telefônicas diárias (que estavam no limite do contato entre pai e filho por causa dos procedimentos de controle da infecção). E também disse que seu interesse pelo sexo persistia, e, em um questionamento direto, o sr. B admitiu sua preocupação de que alguma enfermeira pudesse interrompê-lo acidentalmente quando ele estivesse se masturbando ou quando ele e a esposa estivessem "se acariciando". Finalmente, a maior animação e entusiasmo com que o paciente falava durante a nossa conversa eram inconsistentes com uma depressão clínica. Portanto, fiquei à vontade para tranquilizar os médicos que estavam atendendo o Sr. B de que provavelmente o paciente não seria beneficiado com um curso de antidepressivos naquele momento.

A intimidade sexual é apropriada em um hospital? Nesse caso, teria efeito terapêutico? Você pensaria de outra forma se a visitante fosse a namorada do paciente em vez de sua esposa?

Mais para o final da primeira consulta, o sr. B respondeu com entusiasmo à minha sugestão de visitá-lo a intervalos de alguns dias, para ajudá-lo a enfrentar essa situação de maneira contínua. Nessas visitas, além de propiciar um ambiente seguro no qual o paciente podia expor suas frustrações e medos, nós nos concentramos em áreas de seu tratamento que ele *pudesse* controlar. Dentro dessas áreas, estavam incluídas minhas visitas, pois decidimos que ficaria a critério dele solicitá-las (e para as quais sempre tive o cuidado de fazer em horários pré-estabelecidos para que ele acreditasse que seu tempo era tão valioso quanto o meu). Tendo em vista que seu estado mental poderia exibir flutuações em certas ocasiões por causa das infecções, medicações ou anormalidades metabólicas, sempre colocamos no papel qualquer plano ou dúvida específica que ele quisesse tirar, para que pudesse se lembrar com mais facilidade.

Continuei a visitar periodicamente o sr. B e sua esposa ao longo de todo o restante de sua hospitalização inicial e depois de seu transplante de medula óssea. Também nos reunimos em meu consultório durante as ocasiões em que o paciente estava fora do hospital, e, em determinada ocasião, servi de mediador em um conflito entre a mãe do sr. B e a sra. B, relacionado à maneira como elas estavam dividindo a responsabilidade de ajudá-lo no hospital. Ao piorar o seu estado, nossa aliança terapêutica me permitiu ajudá-lo ao longo de cada uma das angustiantes complicações e nas decisões médicas que ele e sua esposa teriam que tomar antes de sua morte.

SUGESTÕES DE LEITURA

Bertman, S.L. (1991). *Facing death: Images, insights, and interventions.* Nova York, NY: Hemisphere.
    Esse é um notável livro, repleto de imagens, poemas e vinhetas literárias utilizados pela autora em suas aulas e aconselhamentos como diretora do Program in Medical Humanities da University of Massachusetts Medical Center.

Chochinov, H.M. (2006). Dying, dignity, and new horizons in palliative end-of-life care. *CA: A Cancer Journal for Clinicians, 56,* 84–103.
    Um excelente guia prático e completo para o tratamento dos desafios psiquiátricos e médicos dos cuidados no final da vida.

Fries, J., & Crapo. L. (1981). *Vitality and aging.* San Francisco, CA: Freeman.
   Dois eminentes geriatras oferecem uma visão especializada e prática sobre as realidades da vida durante a idade avançada.

Gonda, T. (1989). Death, dying, and bereavement. In H.I. Kaplan & B.J. Sadock (Eds.), *Comprehensive textbook of psychiatry,* (pp. 1339-1351). Baltimore, MD: Williams & Wilkins.
   Um dos gigantes da moderna tanatologia em sua última publicação, antes de sua própria morte, fornece um resumo coerente e acessível do campo.

Gonda, T., & Ruark J. (1984). *Dying dignified: The health professional's guide to care.* Reading, MA: Addison-Wesley.
   Esse é um premiado resumo, de fácil leitura, que aplica conceitos teóricos às realidades teóricas dos cuidados terminais.

Green, J.W. (2008). *Beyond the good death: the anthropology of modern dying.* Filadélfia: University of Pennsylvania Press.
   Excelente e abrangente visão antropológica do atual estado da morte nos Estados Unidos.

Kearney, M.K., Weininger, R.B., Vachon, M.L.S., Harrison, R.L., & Mount, B.M. (2009). Self-care of physicians caring for patients at the end of life. *Journal of the American Medical Association, 30,* 1155-1165.
   Um comovente guia prático para a compreensão e neutralização dos riscos a que estão sujeitos os cuidadores em seu atendimento de pessoas que estão morrendo.

Kübler-Ross, E. (1969). *On death and dying.* Nova York, NY: Macmillan.
   Esse é um grande clássico, que apresentou pela primeira vez as realidades da morte aos Estados Unidos. As observações dessa excepcional médica permanecem válidas, comoventes e criteriosas.

Nuland, S. (1994). *How we die: Reflections on life's final chapter.* Nova York, NY: Knopf.
   Notável análise da morte escrita por um médico.

Psychiatric Annals. (1990). *20.*
   O número inteiro dessa revista contém atualizações importantes de grandes autores em tanatologia: Parkes, Zisook, Schucter e Rynearson. Uma revisão concisa do campo por seus principais colaboradores.

Puchalski, C. M. (2006). *A time for listening and caring: spirituality and the care of the chronically ill and dying.* Nova York: Oxford University Press.
   Uma abrangente pesquisa dos aspectos espirituais circunjacentes ao final da vida escrita por um médico e capelão considerado líder no campo.

Ruark, J., & Raffin, T. (1988). Initiating and withdrawing life support: Principles and practices in adult medicine. *New England Journal of Medicine, 318, 25-30.*
   Esse relatório de posicionamento da Stanford University Medical Ethics Committee chamou a atenção nacional como o primeiro guia amplamente divulgado de aspectos éticos envolvidos no suporte vital. O documento permanece sendo um resumo útil para os clínicos.

Spiegel, D. (1993). *Living beyond limits.* Nova York, NY: Random House.
   Baseado em volumosa pesquisa e na experiência clínica, esse guia completo e de fácil leitura, orientado para os pacientes, é também importante para os clínicos que cuidam de pacientes que estejam enfrentando enfermidades com risco para a vida.

Dor crônica   7

Beverly J. Field, Robert A. Swarm e Kenneth E. Freedland

> "Dor é a perfeita miséria, o pior
> Dos males; se excessiva, subverte
> Toda paciência."
>
> JOHN MILTON
> *Paradise lost* ("Paraíso perdido")

Todos nós já sentimos dor – aquela dor de cabeça lancinante, um dente que lateja, um dedo do pé que pulsa depois da topada no criado-mudo. A dor domina nossa atenção, dificulta nosso raciocínio e concentração e nos deixa irritados e impacientes com colegas e familiares. A dor pode interferir na nossa motivação para fazer exercícios, trabalhar ou mesmo simplesmente para sair da cama. Esperamos ansiosos pelo momento em que a dor finalmente irá parar. E quando a dor se vai, sem nem mesmo pensar mais no assunto, continuamos tocando nossas vidas como sempre. Mas e se a dor não parar? E se soubéssemos que a dor estará conosco todas as manhãs, assim que acordamos, dia após dia, sem nenhuma esperança de alívio?

O QUE É DOR?

Dor é um mecanismo biológico básico de aviso que sinaliza danos fisiológicos, aumenta a percepção e frequentemente exige uma ação ou resposta, por exemplo, retirar a mão de uma chama. A dor aguda é de curta duração, geralmente tem etiologia conhecida e, na maioria dos casos, está associada a uma lesão tecidual. Ao ocorrer a cura completa, a dor aguda desaparece, e normalmente o impacto que tem na vida do indivíduo é mínimo. Medo e ansiedade são frequentemente as respostas emocionais iniciais à dor aguda, servindo para motivar a procura de ajuda e a limitação dos movimentos. São exemplos de dor aguda as fraturas de ossos, entorses, ferimentos puntiformes, o parto, diversos estados de doença aguda e dor pós-cirúrgica. A dor crônica não oncológica é definida como uma dor que se prolonga por seis meses ou mais, ou uma dor que persiste além do tempo esperado de cura. A dor crônica é persistente, resiste ao tratamento e em muitos casos dura pelo resto da vida da pessoa. Tendo em vista que o processo fisiopatológico subjacente é desconhecido ou não passível de cura, o objetivo do tratamento não é "resolver" a dor, mas reduzir sua intensidade e melhorar a função. A dor crônica está associada a alterações no sistema nervoso central (SNC) e frequentemente tem impacto significativo no bem-estar físico e emocional. São exemplos de dor crônica não oncológica a dor lombar crônica, a neuralgia pós-herpética após herpes-zóster, a dor osteoartrítica e a fibromialgia.

Embora geralmente a dor aguda sinalize lesão tecidual e danos fisiológicos, com frequência a dor crônica não. Repouso no leito, interrupção das atividades habituais, busca de cuidados e uso de analgésicos são respostas adaptativas apropriadas à dor aguda. Por outro lado, deixar de praticar exercícios e abandonar as atividades do dia a dia durante longos períodos em geral leva ao desincondicionamento e à exacerbação da dor crônica. Os comportamentos que são adaptativos para a dor aguda deixam de ser quando a dor se torna crônica. Comportamentos de dor aguda, por exemplo, evitar atividades e procurar por atendimento, são mantidos por fatores nociceptivos. Com a transição da dor aguda para a dor crônica, entram em ação fatores psicológicos, sociais e ambientais, que desempenharão um papel mais importante na manutenção dos comportamentos da dor. Sentimentos de apatia, desespero e desesperança surgem à medida que diminuem as perspectivas de cura. A maior atenção da família às limitações do paciente pode reforçar comportamentos de enfermidade e a fuga das responsabilidades. No final do processo, o papel de enfermo chega a dominar a vida – e frequentemente a autoimagem – da pessoa que luta contra a dor crônica.

A Subcomissão de Taxonomia da Associação Internacional para o Estudo da Dor publicou a seguinte definição de dor:

> Uma experiência sensorial e emocional desagradável, associada com lesão tecidual real ou potencial, ou descrita nos termos dessa lesão.

Essa definição identifica várias das complexidades da dor crônica, sendo a primeira delas sua natureza subjetiva. Ten-

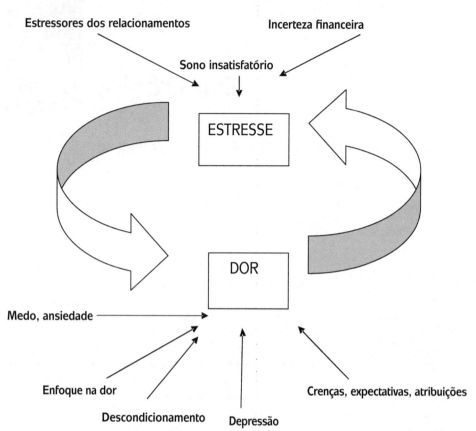

FIGURA 7.1 O ciclo da dor crônica-estresse.

do em vista que não contamos com testes ou biomarcadores confiáveis de dor crônica, é preciso se basear na narrativa subjetiva dos pacientes para que se possa compreender sua experiência pessoal da dor. A segunda complexidade é o conhecimento de que a dor tem dimensões sensoriais e também emocionais. A terceira é o reconhecimento de que, com frequência, uma dor incapacitante ocorre na ausência de achados fisiológicos objetivos. A distinção tradicional entre dor "real" (somatogênica) e "é coisa da sua cabeça" (psicogênica) está obsoleta: o relato de dor de uma pessoa deve ser aceito como "real", independentemente dos achados objetivos.

NEUROFISIOLOGIA DA TRANSMISSÃO DOS SINAIS DA DOR

Nocicepção é o processo de detecção e transmissão dos sinais de dor desde o local da lesão até o sistema nervoso central (SNC). No processo da transdução, um estímulo nocivo (térmico, mecânico ou químico) é convertido em impulsos nervosos por receptores denominados nociceptores. Esses impulsos nervosos, ou sinais de dor, são então transmitidos do local da lesão até a medula espinal e cérebro, resultando na percepção da dor no cérebro. A transmissão do sinal de dor é continuamente modulada por fatores que facilitam ou inibem a transmissão ao longo de todo o sistema nervoso. Os processos de transdução, transmissão e percepção do sinal de dor são dinâmicos, podendo variar muito no mesmo

> "É com o uso de cataplasma, não por palavras, que se põe fim à dor, embora a dor possa ser, por palavras, tanto mais suportável como diminuída."
>
> PETRARCA, 1359

indivíduo em momentos diferentes e também entre indivíduos. Os fatores que podem facilitar a transdução e transmissão do sinal de dor são a própria atividade nociceptora, lesão e inflamação dos tecidos, lesão a nervos, como ocorre na dor neuropática, e uso crônico de opioides (hiperalgesia por tolerância a opioide). A hiperalgesia, uma exacerbação da resposta a estímulos normalmente nocivos (dolorosos), e a alodinia, a percepção de estímulos normalmente não nocivos como dolorosos, são achados clínicos comuns que sugerem a ativação de mecanismos de facilitação do sinal de dor. Em muitos casos nos quais a dor pode ser descrita como desproporcional ao que seria de se esperar, a explicação se situa não em uma psicopatologia não diagnosticada, mas em mecanismos de facilitação neural da transdução e transmissão do sinal de dor.

A dor nociceptiva resulta de lesão tecidual, cuja origem pode ser mecânica, térmica ou química. Essa dor ocorre quando neurônios específicos para a dor (nociceptores) são ativados em resposta a um estímulo nocivo. Os nociceptores são especificamente sensíveis a substâncias promotoras da dor associadas à inflamação. Dependendo de sua etiologia, a dor nociceptiva pode ser descrita como: vaga e persistente, aguda e de queimação, ou dor de cólica e de tração. São exemplos de dor nociceptiva as queimaduras, cortes e contusões, fraturas ósseas, apendicite e pancreatite.

A dor neuropática decorre da lesão a um nervo periférico ou de alguma disfunção no SNC e frequentemente ocorre na ausência de qualquer lesão tecidual. Ela pode resultar de uma lesão direta aos nervos (lesões por corte, estiramento ou esmagamento), de uma inflamação, de pressão (como a que pode resultar de infiltração tumoral), ou por compressão ou encarceramento por discos vertebrais lesionados, transtornos articulares, ou tecido cicatricial. Habitualmente, a dor neuropática é descrita como aguda, penetrante, de queimação ou lancinante, estando frequentemente associada a sensações anormais como "choques elétricos" ou "picadas e agulhadas". A presença de hiperalgesia e/ou alodinia crônica na ausência de lesão tecidual ou inflamação deve levantar a suspeita de que uma lesão ou doença nervosa (i. e., neuropatia) é a causa da dor.

> "Não é verdade que o sofrimento enobrece o caráter; a felicidade faz isso algumas vezes, mas o sofrimento, na maioria das vezes, torna os homens mesquinhos e vingativos."
>
> W. SOMERSET MAUGHAM
> *The moon and sixpence* ("A lua e cinco tostões")

PREVALÊNCIA DA DOR CRÔNICA

É difícil obter dados epidemiológicos precisos sobre a prevalência da dor crônica. As múltiplas dimensões das condições causadoras de dor crônica levam a apresentações muito diversificadas de seus componentes biológico, psicológico e social. Sem testes objetivos para a dor, frequentemente torna-se difícil chegar a um consenso sobre a presença ou não de uma condição específica. Exemplificando, a classificação de dor lombar pode se basear em achados objetivos, por exemplo, hérnia de disco em um estudo de RM, ou no estado/incapacitação funcional. O uso de uma e/ou outra classificação influencia os percentuais de prevalência. Apesar dessas limitações, as estimativas para a prevalência de dor crônica na população geral dos países ocidentais variam de 10% a 55%, com percentuais ligeiramente mais altos entre as mulheres. Aproximadamente 70 milhões de norte-americanos informam ter dor crônica, e 10% desses indivíduos sentem dor durante mais de 100 dias por ano.

MODELOS DE DOR

Teoria do controle do portão

Em 1965, Ronald Wall e Patrick Melzack questionaram o modelo de transmissão da dor que prevaleceu nos dois séculos precedentes e que propunha que a dor tinha uma relação unívoca direta com o grau de lesão. Esses autores propuseram que a intensidade da dor é determinada por variáveis fisiológicas *e* psicológicas. O modelo do controle do portão de Wall e Melzack sugeria que a transmissão dos impulsos nervosos ligados à dor era modulada por um mecanismo de portão no corno dorsal da medula espinal. Os autores propuseram que fatores centrais e periféricos poderiam abrir e fechar esse portão, isto é, facilitar ou inibir a transmissão dos impulsos nervosos ligados à dor. As fibras nervosas de grande diâmetro inibem a transmissão, e as fibras nervosas de pequeno diâmetro facilitam-na. Fatores centrais como atenção, humor, atribuições e expectativas foram propostos como moduladores da percepção da dor. Exemplificando, acreditava-se que a atenção direcionada para a dor abriria o portão, enquanto a atenção orientada para fora da dor o fecharia.

> "O maior desafio da dor continua sendo o paciente que recebeu todos os tratamentos conhecidos mas, ainda assim, continua sofrendo."
>
> RONALD MELZACK E PATRICK D. WALL

Modelo biopsicossocial

O psiquiatra George L. Engel propôs o modelo biopsicossocial nos anos de 1970 e o desenvolveu mais nos anos de 1990. O modelo enfatiza as interações dinâmicas entre as variáveis biológicas, psicológicas e sociais na dor crônica que são contínuas e recíprocas. Os componentes biológicos são as vias nervosas ascendentes e descendentes e os processos bioquímicos; os componentes psicológicos incluem a atenção, os pensamentos, as emoções, as expectativas, as crenças e as atribuições. Os aspectos sociais variam desde expectativas socioculturais até interações interpessoais que modelam as respostas à dor aprendidas.

Modelo de condicionamento operante

Em 1976, Wilbur Fordyce propôs um modelo comportamental de dor crônica com base nas teorias do condicionamento operante. Fordyce foi um pioneiro no tratamento comportamental da dor crônica e fundamental no estabelecimento de um dos primeiros centros de controle da dor nos Estados Unidos. No modelo de condicionamento operante, comportamentos de dor aguda, embora iniciados por uma lesão traumática ou doença, são reforçados por fatores interpessoais e ambientais. Com o passar do tempo, e com a continuação do reforço, os pacientes desenvolvem comportamentos de dor (ou de enfermidade). Fordyce propôs um paradigma terapêutico comportamental com base na extinção de comportamentos dolorosos específicos (p. ex., repouso excessivo ou pedidos de medicação) e no reforço positivo de comportamentos adaptativos (p. ex., retomada das atividades cotidianas normais).

Modelo cognitivo-comportamental

O modelo cognitivo-comportamental ampliou o modelo operante, integrando princípios de modificação de comportamentos operantes (p. ex., mudança de contingências de reforço, habilidades construtivas e inclusão das famílias), com a teoria e a terapia cognitivas. Uma premissa básica da teoria cognitiva é que as percepções do mundo são filtradas através da história, crenças, expectativas e atribuições pessoais. As cognições influenciam nossa percepção, emoções e respostas comportamentais, inclusive as envolvidas na experiência da dor. A terapia cognitiva questiona cognições distorcidas ou disfuncionais, reestruturando-as para melhorar a autoimagem dos pacientes e criar uma visão mais adaptativa de seus problemas e circunstâncias. As cognições negativas que contribuem para os sentimentos de depressão, desesperança e falta de controle são identificadas, questionadas e reestruturadas; são levadas em consideração concepções equivocadas, crenças mal-adaptativas, expectativas fantasiosas, medos e suposições negativas. O tratamento consiste em desenvolver técnicas para o redirecionamento da atenção para longe da dor, ajudar o paciente a aprender habilidades de enfrentamento para lidar com a dor, integrar as habilidades de enfrentamento no seu cotidiano e formular planos para recidivas.

COMORBIDADES DA DOR CRÔNICA

Indivíduos com dor crônica frequentemente apresentam vários outros problemas físicos e emocionais. Essas condições podem ou não ser secundárias à dor. Independentemente disso, podem influenciar a percepção da dor e o enfrentamento adaptativo. Depressão, abuso de bebida alcoólica e abuso de substâncias são comorbidades comuns observadas na população com dor crônica, devendo ser tratadas quando presentes.

Depressão

Depressão é uma comorbidade comum em pacientes com dor crônica – como ocorre com pacientes portadores de outros problemas clínicos crônicos. Pacientes com dor crônica padecem não só de dor, mas também de limitações físicas e de múltiplas perdas. Podem não ser capazes de manter seu emprego, o que pode resultar em mudanças adversas na situação econômica da família, perda das atividades cotidianas estruturadas e depreciação da autoimagem e da autovalorização. Com frequência, as limitações físicas resultam na incapacidade de participar em práticas esportivas e em atividades recreativas – ou mesmo em atividades fisicamente menos exigentes, como jardinagem, levar o cão para passear, fazer compras ou cuidados pessoais. Por uma série de razões, inclusive a sensação de "sentir-se de fora das coisas" e não ser compreendido pelos outros, pessoas com dor crônica podem ficar socialmente isoladas e se afastar da família e dos amigos. Banks e Kerns (1996) apresentam um modelo de diátese-estresse da associação entre dor e depressão, sugerindo que os indivíduos levam para a experiência da dor crônica certas vulnerabilidades, ou diáteses. Quando vários estressores da dor crônica estão presentes, essas diáteses são ativadas. Uma visão de vida negativa ou desesperançada, sentimentos de falta de controle ou recursos inadequados de enfrentamento podem resultar em um estado de espírito disfórico ou mesmo deflagrar um episódio depressivo maior completamente desenvolvido.

Vários fatores dificultam a determinação da prevalência da depressão comórbida em indivíduos com dor crônica. As estimativas variam dependendo da definição de depressão e da inclusão ou não de transtornos depressivos, por exemplo, distimia ou transtorno do ajustamento com depressão do humor. As estimativas de prevalência também são afetadas pela rigidez dos critérios pelos quais se faz o diagnóstico de depressão. Os métodos de avaliação podem variar, desde questionários autoinformativos até entrevistas estruturadas com critérios diagnósticos rígidos. A segunda dificuldade é a da superposição dos sintomas entre dor crônica e depressão, que também ocorre em outras populações clínicas. Os critérios do DSM-IV-TR para depressão maior são sintomas como insônia, fadiga, mudanças no apetite e/ou peso, e mudanças na memória e concentração – todos podendo ser parcial ou inteiramente atribuíveis à própria dor ou às medicações utilizadas para tratamento da dor. Algumas autoridades recomendaram modificações dos critérios diagnósticos do DSM-IV que omitiriam ou substituiriam sintomas alternativos. No entanto, quase todas as tentativas de modificação dos critérios não melhoraram realmente a precisão diagnóstica ou resultaram em elevado percentual de falsos negativos. Atualmente, os critérios do DSM-IV permanecem sendo a melhor escolha para o diagnóstico de depressão na população com dor crônica.

Os sintomas do DSM-IV para depressão maior são tristeza, perda de interesse nas atividades habituais (anedonia), diminuição da capacidade de pensar ou concentrar-se, culpa excessiva, fadiga ou perda da energia, sono insatisfatório, perturbações do apetite e do peso, agitação ou atraso psicomotor, e ideação ou comportamento suicida. Os sintomas causam angústia ou comprometimento significativo, e não podem ser atribuídos exclusivamente aos efeitos fisiológicos diretos de uma medicação ou de um estado clínico geral. Uma meta-análise de Banks e Kerns (1996) estimou uma prevalência de 30 a 54% para depressão em pacientes de dor com base em estudos selecionados que utilizaram critérios rígidos para depressão maior.

A avaliação e o tratamento da depressão em pacientes com dor crônica são importantes não apenas do ponto de vista da qualidade de vida, mas também porque os percentuais de ideação suicida e de suicídios concretizados são mais altos em pessoas com dor crônica, em comparação com a população geral. Suicídios completos ocorrem 2 a 3 vezes mais do que na população geral. Contudo, os percentuais reais talvez sejam subestimados, pois raramente há qualquer tipo de acompanhamento depois que o paciente recebe alta de uma clínica de dor. Antidepressivos, inclusive tricíclicos,

ISRS e ISRSN, e terapias psicológicas (abordagens cognitiva, cognitivo-comportamental, interpessoal e orientada para *insight*) podem ser utilizados efetivamente para o tratamento de depressão.

Abuso de substâncias

Com frequência, indivíduos com histórico de abuso de substâncias terminam como pacientes em centros de tratamento da dor. Essas pessoas correm o risco de sofrer dor crônica por causa de lesões e acidentes associados ao abuso de substâncias, por exemplo, dirigir embriagado e outros comportamentos de alto risco. O abuso ativo de substâncias pode solapar as tentativas de tratamento da dor. Além disso, representa risco potencial para a vida, se álcool e/ou drogas ilícitas forem consumidos em combinação com analgésicos. Quando há abuso de substâncias, o paciente deve ser encaminhado para um programa de reabilitação e, subsequentemente, para um programa de recuperação, por exemplo, Alcoólicos Anônimos (AA) ou Narcóticos Anônimos (NA). É possível tratar a dor crônica de um paciente com histórico de abuso de substâncias se as expectativas relacionadas ao uso adequado das medicações forem claramente estabelecidas, se o uso de analgésicos for rigidamente monitorado e se forem feitos testes aleatórios para uso de drogas no contexto de uma relação de confiança entre médico e paciente.

Não é comum o vício em opioides entre pacientes com prescrição de analgésicos opioides para combate da dor. Não é conhecida a exata prevalência de viciados em opioides entre pacientes com dor crônica, embora um estudo de Fishbain, Rosomoff e Rosomoff, publicado em 1992, tenha sugerido uma faixa de prevalência de 3 a 19%. Há controvérsia mesmo na definição de quais comportamentos que constituem vício em opioides entre pacientes com prescrição desses agentes para dor. Comportamentos de "procura de droga", como tomar analgésicos com maior rapidez do que o receitado, pedir aumento da dose ou obter medicação analgésica de mais de um médico podem refletir nada mais do que uma dor insatisfatoriamente controlada. Esse comportamento de procura de droga é conhecido como "pseudovício" e comumente desaparece quando a dor é adequadamente tratada.

Embora os pacientes candidatos ao tratamento da dor com analgésicos opioides devam ser avaliados para o risco de abuso ou vício em opioides, ainda não foram identificados prognosticadores eficazes de uso indevido e de vício. Um pesquisador constatou que o histórico de abuso de substâncias por parte do paciente e da família, bem como histórico de problemas legais, eram prognosticadores de comportamentos como declarações de que a medicação analgésica foi perdida ou roubada e de exames de urina de triagens toxicológicas positivos para substâncias ilícitas. Tendo em vista que o abuso e o vício em opioides pode ameaçar a vida do paciente, deve-se fazer uma cuidadosa avaliação de seu histórico de uso de substâncias. Embora inexistam prognosticadores para indicar aqueles mais vulneráveis ao abuso de analgésicos, a presença de vários fatores de risco sugere a necessidade de uma cuidadosa monitoração.

AVALIAÇÃO DA HISTÓRIA DE USO DE ÁLCOOL E DE DROGAS

- História de uso prévio e atual de álcool e droga ilícita.
- Idade em que teve início o abuso de substâncias.
- História de problemas legais (prisão, condução de veículo sob influência de álcool ou drogas) relacionados ao uso de substâncias.
- História de participação em programas de reabilitação.
- Participação em programas de recuperação, como AA ou NA.
- História familiar de uso de substâncias.
- História de uso de analgésico opioide.
- A frequência com que o paciente tomou mais medicação analgésica do que o receitado.
- Número de vezes que o paciente solicitou reabastecimento prematuro.
- Se o paciente obteve, em qualquer ocasião, analgésicos de fontes outras que não as prescritas pelo médico que receitou o medicamento, por exemplo, internet, amigos, família ou na rua.
- Já houve perda ou roubo de analgésicos? Mais de uma vez?

TOLERÂNCIA E DEPENDÊNCIA *VERSUS* VÍCIO

Os pacientes, seus familiares e seus médicos podem ter diferentes preocupações acerca do uso de analgésicos opioides para o tratamento da dor crônica. Os médicos podem temer a perda de sua licença profissional por prescrever opioides para dor crônica, ações judiciais para alegações de subprescrição ou superprescrição de opioides, e mudanças, por parte dos pacientes, no uso da medicação analgésica receitada. Preocupações sobre efeitos colaterais e piora da dor com o uso prolongado de opioides (hiperalgesia por tolerância a opioide) também influenciam a decisão dos médicos de receitar analgésicos opioides e até que ponto fazem isso. Com frequência, os pacientes e suas famílias temem o vício de opioides receitados para dor crônica.

Muitos pacientes com receita de analgésicos opioides para dor foram diagnosticados com vício em opioide com base nos critérios do DSM-IV-TR para Dependência de Substâncias. Para o atendimento dos critérios para esse diagnóstico, os pacientes devem preencher três de sete critérios. Um dos critérios é a tolerância, outro a dependência, e ambos ocorrem com a administração prolongada de opioides. Tolerância refere-se à necessidade de doses cada vez maiores do opioide para conseguir o mesmo nível de alívio da dor, o que ocorre com a maioria dos pacientes com o passar do tempo. Ocorrem sintomas de abstinência em pacientes fisicamente dependentes de opioides, caso essa medicação seja subitamente reduzida ou descontinuada. Tendo em vista que a tolerância e a dependência física não são raras em usuários crônicos de opioides, pacientes com receita de opioides para dor atendem prontamente dois dos três critérios para o diagnóstico de Dependência de Substâncias. Com frequência, o terceiro critério atendido se vincula aos esforços malsucedidos para a redução do uso de opioides, seja por causa de sintomas de abstinência e/ou aumento da dor.

Para a resolução do problema de diagnósticos injustificados de vício em opioide, o Comitê de Ligação sobre Dor e Vício se reuniu em 2001 com o objetivo de formular definições que refletissem com maior precisão a tolerância, dependência e vício em pacientes com receitas de opioides para combate da dor. O comitê foi formado por membros da American Academy of Pain Medicine, American Pain Society e American Society of Addiction Medicine.

DEFINIÇÕES DO COMITÊ DE LIGAÇÃO SOBRE DOR E VÍCIO

- **Tolerância** é um estado de adaptação em que a exposição a uma droga induz mudanças que resultam em diminuição de um ou mais dos efeitos da droga com o passar do tempo.
- **Dependência física** é um estado de adaptação que se manifesta por uma síndrome de abstinência específica para a classe que pode ser causada por uma interrupção abrupta, rápida redução da dose, diminuição do nível sanguíneo da droga ou administração de um antagonista.
- **Vício** é uma doença neurobiológica crônica primária cuja ocorrência e manifestações são influenciadas por fatores genéticos, psicossociais e ambientais. Caracteriza-se por comportamentos que envolvem um ou mais dos seguintes fatores: controle deficiente com relação ao uso da droga, uso compulsivo, uso contínuo apesar dos malefícios e desejo intenso.

TRATAMENTO DA DOR

A dor é uma das razões mais frequentes que levam pacientes a procurar atendimento médico. Ao longo dos últimos vinte anos, têm ocorrido notáveis avanços em nosso entendimento da fisiopatologia da dor e um extraordinário crescimento no acesso às terapias analgésicas. Apesar desses promissores desenvolvimentos, a dor ainda não recebe o devido tratamento, e frequentemente os tratamentos analgésicos são inadequados. Embora muitos fatores ligados à doença, individuais, da sociedade e ambientais influenciem a dor e seu tratamento, algumas realidades limitam, em geral, o oferecimento de um tratamento efetivo para a dor. Essas realidades são: a neurobiologia, as complexidades psicossociais individuais da dor e o elevado custo da terapia analgésica. Embora o tratamento clínico específico não seja um processo simples, são óbvias as exigências humanitárias que tornam mandatório o oferecimento de alívio da dor.

Considerando que a dor crônica é uma experiência multifatorial e complexa, frequentemente há necessidade de terapias multidimensionais e multidisciplinares. Em geral, as terapias para a dor crônica procuram ajudar o paciente a tratar da melhor maneira possível a dor e os sintomas correlatos, ao mesmo tempo que mantêm ou desenvolvem um estilo de vida pleno de significado e ativo, dentro das limitações físicas otimizadas. O tratamento multidisciplinar da dor crônica envolve uma ampla variação de abordagens terapêuticas, incluindo medicamentos analgésicos, injeções e procedimentos intervencionistas, intervenções psicológicas e fisioterapia. As intervenções psicológicas se direcionam às consequências de viver com a dor, ensinando técnicas e estratégias para o controle da dor e para a melhora do funcionamento cotidiano. A fisioterapia visa a dar contribuições musculoesqueléticas para a dor, promovendo condicionamento geral para a obtenção de força e resistência. Na área médica, as terapias clínicas envolvem o uso de analgésicos adjuvantes, técnicas neurolíticas, injeções espinhais de esteroides, injeções na articulação das facetas da coluna vertebral, bloqueios nervosos do ramo medial, estimulantes de nervos periféricos e da medula espinal, e bombas de infusão de analgésico na coluna vertebral.

INTERVENÇÕES PSICOLÓGICAS

As principais intervenções psicológicas para a dor crônica são a terapia comportamental (operante), a terapia cognitiva-comportamental e terapias de autorregulação como o *biofeedback*, meditação e auto-hipnose.

Terapias por condicionamento operante e comportamental

Wilbur Fordyce, trabalhando na Universidade de Washington em Seattle nos anos 1970, desenvolveu um dos primeiros programas terapêuticos comportamentais para a dor crônica. Esse programa se baseava nos princípios do condicionamento operante de Skinner, que propõe que a frequência de determinado comportamento pode ser aumentada ou diminuída mediante a modificação de contingências ambientais. As pesquisas sobre condicionamento operante demonstraram que a frequência de um comportamento pode ser aumentada por reforço positivo ou negativo, ou diminuída por procedimentos de punição ou extinção. O reforço positivo proporciona uma recompensa quando (e apenas quando) ocorre um comportamento em particular. O reforço negativo descontinua de forma contingente um estímulo adverso quando (e apenas quando) esse comportamento ocorre. A punição funciona pela administração contingente de um estímulo negativo quando (e apenas quando) determinado comportamento ocorre, e a extinção diminui a frequência de um comportamento mediante a descontinuação do que estiver reforçando o comportamento. Fordyce ampliou o paradigma de Skinner sobre os comportamentos de dor propondo que estes frequentemente recebem reforço positivo, havendo assim a tendência de ampliá-los pela atenção e assistência prestada pela família e amigos, fuga de atividades e responsabilidades aversivas, incentivos financeiros como a compensação por acidentes de trabalho ou pagamentos por incapacitação e a administração de medicação analgésica conforme a necessidade. Os comportamentos de dor (ou de enfermidade) que os programas de tratamento operante tentam diminuir ou eliminar são as comunicações verbais de dor, por exemplo, queixas, gemidos e suspiros; comportamentos de dor como claudicação e proteção de partes; tempo de inatividade, ou o tempo passado no leito ou sentado; e pedidos de assistência e/ou de analgésicos.

Em um programa terapêutico comportamental, os comportamentos de enfermidade, por exemplo, queixas de dor e gemidos, não são atendidos (i. e., são extintos) pela equipe do programa. De acordo com o modelo de Skinner, esses comportamentos devem diminuir em frequência com o passar do tempo. Por outro lado, comportamentos "bons", como a prática de exercício e a socialização, são positivamente reforçados com atenção e incentivo da equipe. Os medicamentos analgésicos são fornecidos dentro de um esquema cronológico para que seja reduzido o efeito de reforço positivo da administração de medicamentos analgésicos logo em seguida a queixas de dor. O exercício realizado tem como ponto final o "sucesso", e não a "tolerância". Um desempenho que objetiva o sucesso significa que o paciente realiza um número específico de repetições e em seguida, repousa como reforço positivo para o sucesso, em vez de repousar em resposta ao aumento da dor (um reforço negativo para evitação/fuga). Os objetivos em um programa terapêutico comportamental têm natureza funcional, ou seja, os pacientes tornam-se mais ativos e envolvidos por meio de reforços positivos, modelamento e aproximação gradual de comportamentos bons. As famílias são envolvidas nesses programas para que seus membros aprendam como ajudar os pacientes a preservarem os ganhos e para que interrompam comportamentos inadvertidos de reforço da enfermidade.

Técnicas de autorregulação

Trata-se de técnicas que os pacientes aprendem para autocontrole da dor. São elas: respiração diafragmática, relaxamento progressivo e passivo, imagens relaxantes, meditação, frases autogênicas, hipnose e auto-hipnose e *biofeedback*. Embora cada técnica tenha seus elementos peculiares, todas têm por objetivo reduzir o estresse, aumentar o relaxamento físico e concentrar a atenção.

Terapias de relaxamento são métodos para que o paciente aprenda como respirar mais devagar e diminuir a tensão muscular, neutralizando assim a resposta fisiológica ao estresse. Além disso, essas técnicas ajudam o paciente a ter maior percepção de suas respostas físicas; com isso, ele aprende a diferenciar entre estados de tensão e estados de relaxamento. Um terceiro benefício das técnicas de relaxamento, particularmente a hipnose, imagens relaxantes e meditação, é o necessário enfoque mental que pode ajudar a diminuir a percepção da dor por meio da distração.

Biofeedback é um método que consiste em monitorar as respostas fisiológicas do paciente (tensão muscular, temperatura cutânea periférica, frequência cardíaca e/ou respostas eletrodérmicas) para então retornar essas informações ao paciente por meio de uma modalidade auditiva ou visual. Graças ao *feedback* imediato de, por exemplo, tensão muscular em um local específico, o paciente pode aprender modos para redução (ou aumento) da tensão em grupos musculares específicos. O *biofeedback* eletromiográfico é utilizado comumente em pacientes com transtornos acompanhados por dor crônica, em que a tensão muscular desempenha papel significativo na etiologia ou manutenção da queixa de dor. São exemplos as cefaleias "de tensão" e as dores lombares. O *biofeedback* térmico é a modalidade preferida para as enxaquecas e para a distrofia simpática reflexa, podendo ajudar o paciente a aprender como modular a temperatura cutânea periférica.

Terapia cognitiva-comportamental

A terapia cognitiva-comportamental (TCC) desenvolveu-se a partir de programas orientados para o comportamento. Em vez de se concentrar exclusivamente na mudança de comportamentos evidentes, esses programas se concentram em como os pacientes percebem e compreendem sua dor, e que expectativas e esperanças têm com relação ao tratamento, ao controle da dor e ao futuro. Também se referem às perdas pessoais que tão frequentemente acompanham a dor crônica e às respostas emocionais dos pacientes à dor e à perda. Enquanto B. F. Skinner considerava a mente como uma "caixa preta" não passível de estudo, por não ser observável, a TCC consideraram os pensamentos como fatores influentes nas respostas emocionais e comportamentais.

Os programas de TCC podem diferir de várias formas, mas todos tendem a ter elementos centrais em comum. Podem ser específicos para determinado transtorno (p. ex., programas para a região lombar ou para fibromialgia), podem incluir o tratamento clínico e/ou a fisioterapia em uma abordagem multidisciplinar, e podem ou não incluir terapias como o *biofeedback*. Um programa de TCC pode ser oferecido como serviço para pacientes internos ou ambulatoriais, e em formato individual ou em grupo. Uma vantagem da TCC individualizada é que esse formato permite ao terapeuta dar uma atenção exclusiva ao paciente, além de adaptar o tratamento às suas necessidades específicas. As sessões em grupo têm as vantagens da interação social, apoio de colegas, compartilhamento de ideias, modelamento de comportamentos adaptativos e oportunidade para a validação mútua das experiências.

Embora os componentes específicos dos programas de TCC possam variar com a natureza do programa e/ou as necessidades de cada indivíduo, existem componentes centrais que normalmente são incluídos na maioria dos programas de TCC para dor crônica.

- **Educação:** uma introdução à transmissão e modulação da dor, com ênfase nos fatores afetivos, cognitivos e comportamentais que influenciam a percepção da dor.
- **Estabelecimento de metas:** metas individuais a curto e longo prazo.
- **Técnicas de autorregulação:** para controle do estresse, redução da tensão muscular e na distração da dor, além da ajuda para dormir.
- **Aquisição de habilidades:** para melhorar as habilidades de comunicação, introdução de ritmo para as atividades e melhorar a higiene do sono.
- **Reestruturação cognitiva:** identificar e modificar as cognições, atribuições, crenças, temores e expectativas relacionados com a dor, e desenvolver instruções para o enfrentamento da dor.
- **Manutenção:** identificar ou fortalecer a rede de suporte social do paciente, antecipar problemas e formular estratégias para o enfrentamento de retrocessos e recidivas.
- **Exercício:** condicionamento geral e uma adequada mecânica do corpo para cuidar do descondicionamento, baixo nível de resistência e fadiga. Normalmente essa parte do programa é conduzida por um fisioterapeuta.

Fisioterapia

Para muitos, senão para a maioria dos indivíduos que padecem de dor crônica, a atividade e o exercício pioram sua dor. No entanto, com o passar do tempo, a falta de exercício também pode piorar a dor em razão de respostas protetoras como posturas de defesa, tensão muscular e descondicionamento. A inatividade física pode causar perda significativa do tônus muscular, e, à medida que os músculos vão ficando descondicionados, o exercício (e mesmo simples movimentos) passa a ficar cada vez mais doloroso. O descondicionamento também afeta a aptidão cardiovascular, acarretando fadiga e redução da resistência. Os programas de exercício e condicionamento devem ser individualmente adaptados e orientados por um fisioterapeuta capacitado. Deve ser implementado um programa de exercícios com os objetivos de melhorar a força, a flexibilidade e a resistência sem, entretanto, exacerbar a dor. Isso não quer dizer que o exercício jamais será doloroso, mas o paciente precisa aprender a diferenciar a "dor boa", isto é, uma dor inofensiva associada à aquisição de musculatura, da "dor ruim" ou o exercício que exacerba gravemente a condição dolorosa subjacente. O exercício pode ajudar a fortalecer e estabilizar os músculos em torno da coluna vertebral e de articulações doloridas. Também pode melhorar o sono e a energia e auxiliar a perda de peso, que, por sua vez, diminui o estresse e a tensão nas articulações doloridas.

Protocolos gradativos de exercício podem ajudar os pacientes a aumentar sua tolerância ao exercício e sua aptidão com mínima exacerbação da dor. Um bom programa de fisioterapia deve incluir várias ou mesmo todas as abordagens a seguir: aprendizado de como manter o alinhamento postural, relaxamento para reduzir a tensão muscular, exercícios de flexibilidade, treinamento contra-resistência para aquisição de força e treinamento com exercício aeróbico para aumentar a resistência. Muitos fisioterapeutas também possuem treinamento em uso de equipamentos e na instrução dos pacientes no uso de aparelhos de estimulação nervosa elétrica transcutânea (TENS), que utilizam pulsos de eletricidade para estimulação de áreas dolorosas. Esses aparelhos são suficientemente pequenos para serem utilizados em um cinto e podem ser programados. Acredita-se que a TENS alivie a dor mediante a estimulação de fibras nervosas mielinizadas, o que, por sua vez, inibe a transmissão dos sinais dolorosos ao longo das fibras C desmielinizadas.

> "Comecei inalando éter antes do início da operação e continuei até o seu término. Não senti nenhuma dor decorrente da operação e não pude acreditar que o tumor tinha sido removido até que ele me foi mostrado."
>
> JAMES VENABLE
>
> *Relato do primeiro paciente anestesiado com éter e que participou de uma demonstração pública da ação do éter no Hospital Geral de Massachusetts, em 16 de outubro de 1846*

Tratamentos médicos

Embora as medicações analgésicas constituam o tratamento médico de uso mais comum para a dor, atualmente os analgésicos disponíveis têm limitações significativas, como alívio incompleto da dor, efeitos adversos e tolerância. Felizmente, contamos com uma grande variedade de terapias médicas, que incluem analgésicos para a dor crônica, mas não se limitam a eles. Está além dos objetivos deste texto uma detalhada descrição do uso clínico das terapias médicas para a dor; o leitor poderá ter acesso a mais informações nos textos específicos sobre dor.

Medicações analgésicas

Entre as medicações analgésicas com efeitos de alívio da dor encontramos os analgésicos não opioides (paracetamol, agentes anti-inflamatórios não esteroides), analgésicos opioides (agentes análogos à morfina) e analgésicos adjuvantes (anticonvulsivantes, antidepressivos). Opioide é o termo preferido para todos os analgésicos que tenham mecanismo de ação similar ao da morfina. A palavra "opiato" refere-se ao subgrupo de opioides derivados do ópio e/ou com estrutura química similar à da morfina.

Na maioria dos ambientes clínicos, os agentes analgésicos são utilizados empiricamente. Em outras palavras, mesmo os melhores achados de pesquisa disponíveis não proporcionam necessariamente ao clínico orientação suficiente com relação ao que funcionará ou não em qualquer caso considerado. Em consequência, frequentemente há necessidade de uma abordagem de tentativa e erro para que seja determinado o tratamento ideal para determinado paciente. Além disso, há algumas áreas do tratamento da dor em que contamos com poucas evidências em apoio às terapias comumente utilizadas. O uso prolongado de analgésicos opioides para o tratamento da dor crônica não oncológica é um exemplo notável. O uso de qualquer tipo de terapia médica deve levar em conta uma cuidadosa consideração dos riscos e benefícios potenciais. Tendo em vista que os analgésicos reduzem a intensidade da dor apenas temporariamente – e em geral não contribuem para a resolução da dor a longo prazo –, esses agentes devem ser utilizados com cautela para que sejam minimizados os efeitos adversos.

Analgésicos não opioides são paracetamol, aspirina e outros salicilatos, e agentes anti-inflamatórios não esteroides (AINEs). Esses agentes são amplamente utilizados no tratamento da dor aguda e da dor crônica de intensidade leve a moderada, mas têm eficácia limitada, mesmo nas doses terapêuticas máximas, para a dor moderada a muito intensa. Embora sejam razoavelmente seguros para a maioria dos usuários, todos os analgésicos não opioides apresentam toxicidades potenciais que limitam sua utilização.

Paracetamol é um analgésico modestamente efetivo que parece amortecer a transmissão dos sinais de dor no SNC. Em doses típicas, geralmente esse agente é seguro e bem tolerado, embora doses excessivas de paracetamol – ou mesmo doses de rotina em indivíduos usuários crônicos de álcool ou com hepatopatia – possam resultar em hepatotoxicidade potencialmente fatal.

Aspirina (ácido acetilsalicílico, AAS) vem sendo clinicamente utilizada desde 1899 e permanece ainda como um analgésico de amplo uso cuja eficácia, tanto para a dor crônica como para a dor aguda, foi bem documentada em estudos randomizados controlados. Toxicidade gástrica (gastrite, sangramento e úlcera péptica) é mais comum com aspirina, comparativamente com outros salicilatos não acetilados e AINEs. Por causa do maior risco de sangramento gastrointestinal, o uso crônico de álcool é uma contraindicação relativa da aspirina. Em razão do risco de deterioração da função renal, também deve ser evitado o uso de aspirina em pacientes com insuficiência renal. Com base em estudos randomizados controlados, os **AINEs** parecem ser mais eficazes do que o paracetamol para o controle da dor decorrente da osteoartrite e da artrite reumatoide. Como ocorre com a aspirina, a toxicidade gastrointestinal é o efeito adverso mais comum, atuando como limitante do uso clínico de AINEs. Por conta do risco de deterioração da função renal, deve ser evitado o uso de aspirina, e os AINEs são contraindicados em indivíduos com insuficiência renal. AINEs podem deflagrar ou exacerbar hipertensão e aumentar o risco de eventos tromboembólicos cardiovasculares (p. ex., infarto do miocárdio, acidente vascular encefálico).

Analgésicos opioides são todos os agentes com efeito analgésico similar ao da morfina, que atuam por meio de receptores opioides específicos no sistema nervoso periférico e central. Os analgésicos opioides são agentes de ocorrência natural derivados do ópio (morfina, codeína), agentes quimicamente manufaturados (p. ex., hidromorfona, fentanil, metadona) e as endorfinas endógenas produzidas pelo próprio corpo. Embora o efeito analgésico do ópio seja conhecido há mais de 2.000 anos, os opioides são ainda os analgésicos mais potentes e mais amplamente aplicáveis para a dor moderada a muito intensa. Apesar de serem amplamente utilizados na prática clínica para o controle da dor aguda e da dor crônica, são relativamente poucos os dados de pesquisa clínica a respeito do uso prolongado de analgésicos opioides em pacientes com dor crônica. Quase todas as evidências disponíveis em apoio do uso de opioides para a dor crônica são provenientes de séries de casos clínicos não controlados, com períodos de acompanhamento de 1 a 2 anos. Alguns estudos randomizados controlados com duração de 6 até 8 semanas demonstraram a eficácia dos opioides na dor crônica. Contudo, além de relatos de casos isolados, não existem dados publicados que abordem os riscos ou benefícios do uso de analgésicos opioides para controle da dor crônica ao longo de um período de alguns anos.

Não existe "dose correta" de qualquer opioide que seja segura e efetiva para todos os pacientes; pelo contrário, a dose deve ser titulada para cada indivíduo. A dose correta é aquela que razoavelmente controle a dor apenas com mínimos efeitos adversos. A dose diária necessária de um opioide pode variar ao longo de duas a três ordens de magnitude, dependendo de fatores como intensidade da dor, grau de tolerância ao opioide e comorbidades clínicas.

O uso de analgésicos opioides para o controle da dor aguda fica frequentemente limitado por efeitos adversos, como depressão respiratória, sedação, náusea, prurido, retenção urinária e constipação. Com a exceção da constipação, os pacientes tendem a desenvolver tolerância ou resistência a esses efeitos adversos com o uso crônico de medicações opioides. O uso prolongado de opioides pode estar associado a efeitos adversos adicionais como:

- Impotência e perda da libido por causa da redução nos níveis de hormônios sexuais.
- Sudorese e/ou calafrios por causa da alteração da regulação hormonal da temperatura corpórea basal.
- Depressão (embora o risco geral de depressão possa ser reduzido se a dor for controlada).
- Dependência física.
- Vício em opioide.
- Tolerância (redução da eficácia de determinada dose de opioide para controle da dor).

Há muito tempo se sabe que a tolerância a analgésico (i. e., menor alívio da dor com o uso de determinada dose) limita a utilidade da terapia crônica com opioides. Embora exista variabilidade individual na velocidade e extensão da ocorrência de tolerância, a maioria dos pacientes que usam diariamente analgésicos opioides para dor crônica necessitará de uma escalada da dose ao longo de algumas semanas até meses para obter alívio contínuo da dor. O risco de ocorrência de tolerância ao opioide aumenta com a dose e com a duração da terapia com esses agentes. Infelizmente, a dor não controlada, decorrente da tolerância à opioide, talvez necessite de uma escalada da dose para que seja readquirido o controle da dor – o que, por sua vez, pode causar mais tolerância ao opioide, etc. Para que a dose seja mantida no nível mais baixo possível, e também para que fique limitada a ocorrência de tolerância e preservada a utilidade do opioide para futuro controle da dor, em muitos casos haverá necessidade de recorrer a uma ampla gama de terapias analgésicas multidisciplinares.

Um dos mecanismos fundamentais da tolerância ao opioide parece ser que os analgésicos opioides não apenas inibem, mas paradoxalmente também facilitam ou ampliam a neurotransmissão dos sinais de dor. Com a administração crônica do opioide, a transmissão dos sinais de dor fica reforçada, solapando de maneira gradual e crescente os efeitos inibitórios (i. e., analgésicos) do opioide. Embora tenha sido convincentemente demonstrada em animais experimentais, não está claro o significado da hiperalgesia induzida pela tolerância ao opioide em seres humanos. No entanto, pacientes em manutenção com metadona e também pacientes com dor crônica que necessitam de doses altas de opioides claramente passam a demonstrar maior sensibilidade a estímulos normalmente nocivos (hiperalgesia). Ao que parece, minimizar, ou mesmo evitar, o uso de analgésicos opioides é a melhor forma de impedir a ocorrência da tolerância ao opioide e a hiperalgesia por tolerância ao opioide.

Analgésicos adjuvantes, inclusive vários anticonvulsivantes, alguns antidepressivos e alguns medicamentos de classes variadas, têm eficácia analgésica especialmente em pacientes com dor neuropática. Esses agentes podem ser utilizados isoladamente ou em combinação com outros analgésicos (opioides e não opioides). Além do alívio da dor, os analgésicos adjuvantes podem ter outros efeitos benéficos para pacientes com dor crônica, inclusive alívio da insônia, controle da irritabilidade e, no caso dos antidepressivos, tratamento da depressão/ansiedade comórbida.

Gabapentina, um agente farmacológico aprovado pela FDA para neuralgia pós-herpética, é hoje amplamente utilizado como analgésico de primeira linha para dor neuropática, e sua eficácia analgésica foi extensamente estudada para dor aguda e crônica. Em geral, a gabapentina é bem tolerada e relativamente isenta de interações farmacológicas que possam complicar o uso de outros anticonvulsivantes. Habitualmente, os efeitos adversos comuns – sedação, comprometimento cognitivo e ganho de peso – são modestos, desaparecendo tão logo o agente tenha sido descontinuado. **Pregabalina** (Lyrica) é um anticonvulsivante mais novo que tem supostamente um mecanismo de ação similar ao da gabapentina; o fármaco já foi aprovado pela FDA para neuralgia pós-herpética, neuropatia diabética e fibromialgia.

Outros anticonvulsivantes, especialmente carbamazepina, têm sido utilizados e muito estudados para o controle da dor, mas devem ser empregados com cautela por causa dos riscos de efeitos adversos e de interações farmacológicas. Os anticonvulsivantes devem ter sua dose paulatinamente reduzida ao longo de um período de 1 a 2 semanas, pois foi relatado que a descontinuação abrupta desses agentes está associada a novas convulsões de abstinência.

Antidepressivos são amplamente utilizados no controle da dor crônica, graças em parte à elevada prevalência de depressão entre pacientes com dor crônica. Além de tratar a depressão comórbida, alguns antidepressivos têm eficácia analgésica, pelo menos no tratamento da dor neuropática. O efeito analgésico dos tricíclicos pode ser observado em doses mais baixas do que as tipicamente receitadas para o tratamento da depressão. Amitriptilina é o antidepressivo mais bem estudado em termos de alívio da dor, mas outros antidepressivos tricíclicos (p. ex., nortriptilina e desipramina) também demonstram eficácia analgésica. Duloxetina, um antidepressivo relativamente novo, foi aprovado pela FDA para o tratamento da neuropatia periférica diabética e fibromialgia. São menos expressivas as evidências em apoio do uso dos inibidores seletivos da recaptação de serotonina (ISRS), mas com frequência esses agentes são razoavelmente bem tolerados e seu uso deve ser levado em consideração, caso haja pouca tolerância aos antidepressivos tricíclicos. Os ISRS podem ter especial utilidade no tratamento do humor disfórico e da irritabilidade que frequentemente acompanham a dor crônica.

Milnaciprano (Savella) é um novo inibidor da recaptação de serotonina e noradrenalina (IRSN) amplamente utilizado na Europa e na Ásia para o tratamento da depressão. Recentemente, esse agente foi aprovado pela FDA para o tratamento da fibromialgia.

Terapias intervencionistas

As terapias intervencionistas para o tratamento da dor crônica são cirurgias, injeções e outros procedimentos. O objetivo de muitas terapias intervencionistas, inclusive a maioria dos procedimentos cirúrgicos, é corrigir ou pelo menos modificar anormalidades anatômicas específicas causadoras da dor. Outras intervenções, como as injeções localizadas, não visam a cura da doença subjacente, mas uma diminuição temporária da transmissão nervosa dos sinais de dor. Analgésicos locais e terapias com injeções de esteroides, por exemplo, **injeções no ponto gatilho** para dor miofascial muscular ou **injeções intra-articulares** para osteoartrite, podem oferecer alívio temporário. Esses procedimentos são utilizados para o controle de exacerbações graves da dor crônica e também para proporcionar períodos de alívio da dor, de maneira que o paciente possa participar na fisioterapia e na reabilitação. O uso excessivo de terapias com injeções de esteroides pode causar toxicidade por esteroide, hiperglicemia, retenção de líquido, supressão hipófise-adrenal, osteoporose ou síndrome de Cushing.

Em geral, as **técnicas neurolíticas**, que objetivam destruir as vias nervosas transmissoras dos sinais de dor, não são apropriadas para o controle da dor crônica não oncológica. Embora a interrupção permanente da transmissão do sinal de dor possa parecer desejável em alguns casos, frequentemente serão proibitivos os riscos de alívio inadequado, piora da dor e outros efeitos iatrogênicos dessa abordagem. Alguns exemplos específicos nos quais a destruição intencional da via nervosa poderá beneficiar o paciente são a ablação por radiofrequência dos nervos do ramo medial espinal (para dor da coluna vertebral cervical ou lombar, causada por artrite da articulação das facetas) e intervenções para o tratamento da neuralgia do trigêmeo resistente a analgésico.

Injeções espinhais de esteroides (epidural, seletiva para raiz nervosa ou epidural transforaminal) são comumente utilizadas para a dor cervical e nas costas, e também para a dor irradiante do braço ou da perna causada por deslocamento de disco intervertebral, espondilose (artrite degenerativa da coluna vertebral), estenose espinhal ou dor crônica que pode ocorrer em seguida a uma cirurgia de coluna vertebral. Os benefícios a longo prazo desses procedimentos são modestos, mas tais procedimentos podem proporcionar alívio a curto prazo, o que pode ajudar a facilitar a reabilitação. O risco de trauma com a agulha ou de toxicidade espinhal farmacológica é muito baixo, mas as raras infecções causadas pela injeção podem trazer consequências graves, por exemplo, lesão à medula espinal e morte. As injeções de esteroides na coluna vertebral e os demais procedimentos listados a seguir são minimamente invasivos e habitualmente realizados no ambulatório.

Injeções nas articulações das facetas da coluna vertebral e bloqueios nervosos no ramo medial anestésicos locais que inervam essas articulações ficam indicados para a dor decorrente da artropatia das facetas, isto é, osteoartrite das articulações das facetas. Injeções de anestésicos locais ou de esteroides podem ajudar a corroborar o diagnóstico clínico de artropatia das facetas como causa da dor ou a proporcionar alívio temporário da dor para facilitar a fisioterapia. A **ablação por radiofrequência (RF) dos nervos do ramo medial** é uma exceção importante à prescrição contra destruição nervosa para controle da dor não oncológica. Essa técnica pode proporcionar longos períodos de alívio (4-6 meses ou mais) da dor cervical ou nas costas causada por artropatia das facetas. Se a dor retornar por causa da regeneração nervosa, o tratamento de RF poderá ser repetido.

Ocasionalmente, são implantados **estimuladores da medula espinal** e **estimuladores de nervos periféricos** para o controle da dor neuropática moderada a moderadamente grave que não respondeu aos analgésicos. No caso da estimulação da medula espinal, eletrodos são posicionados no canal espinal, posteriormente à medula espinal, para que a corrente elétrica que atravessa o aparelho cause parestesias nas áreas afetadas pela dor crônica. Estimuladores de nervos periféricos são dispositivos médicos implantados semelhantes; os eletrodos de estimulação são implantados junto a um nervo periférico que fornece os sinais nervosos para a área de dor. Em sua maioria, os pacientes percebem as parestesias causadas pela estimulação criada pelo estimulador como uma sensação calmante de formigamento e calor que diminui a intensidade da dor.

Bombas de infusão de analgésicos espinhais são tipicamente utilizadas para a dor do câncer avançado. Em certas situações, as bombas são utilizadas no tratamento paliativo de dores não oncológicas intratáveis por outros métodos. Em comparação com a administração sistêmica, a administração espinal de uma solução que contém opioide, analgésico local ou outra medicação apropriada pode proporcionar uma analgesia mais efetiva. O custo, complexidade e riscos dos analgésicos espinais geralmente limitam seu uso para casos de uma dor incapacitante realmente intratável.

RESUMO

O tratamento de pacientes com dor crônica pode ser um processo desafiador, embora recompensador. Com frequência, o paciente se apresenta cansado, com raiva, desvondicionado, desmoralizado e apático, tendo perdido boa parte do que era valorizado em sua vida. Nas várias disciplinas, existe uma série de abordagens terapêuticas que podem ajudar o paciente a controlar sua dor. Contudo, mesmo com um tratamento multidisciplinar abrangente, o que podemos oferecer de melhor é uma redução dos sintomas e uma melhora na função. Pode ser difícil, tanto para pacientes como para profissionais da saúde, aceitar uma solução menos do que totalmente satisfatória para determinado problema. O progresso deve ser medido por qualquer pequeno sucesso que tenha sido alcançado. Com frequência, os pacientes abordam o controle da dor como o "fim da estrada", mas, em vez disso, com paciência e compreensão, o controle da dor pode ser o primeiro passo em uma nova estrada.

ESTUDO DE CASO

O sr. J. é um homem de 52 anos, branco, casado, que foi acometido de dor nas costas após uma queda no trabalho, que teve como consequência a ruptura de um disco. Ele passou por uma cirurgia na coluna vertebral lombar, mas continua a sentir uma dor intensa na região lombar, e uma dor de queimação que se irradia para a perna direita. Nos últimos 2 anos (desde a cirurgia), ele tem se mostrado incapaz de trabalhar em seu emprego como operário de construção, solicitou uma indenização da empresa na qual trabalhava e atualmente recebe benefícios da Seguridade Social por incapacidade. O paciente tentou numerosas medicações para o controle da dor e atualmente seu médico receitou propoxifeno/paracetamol 100/650, 2 comprimidos por dia, e gabapentina 300 mg 3 vezes ao dia. O sr. J. acredita que essas medicações "ajudam um pouco" quando está inativo e sentado em sua cadeira reclinada. Ele afirmou que tem tomado comprimidos extras de propoxifeno/paracetamol quando está mais ativo, por exemplo, durante as férias com sua família. Os comprimidos de uma receita de opioide terminaram com rapidez, e ele informou que o médico da família não receitará mais seus medicamentos analgésicos por causa do uso excessivo de analgésicos opioides. Também não tem recebido tratamento com injeções, mas tem comparecido à fisioterapia, que consiste principalmente em modalidades passivas, e acredita que proporcionou apenas alívio modesto. Os exercícios aumentaram sua dor. O sr. J. não tem um programa de exercícios domiciliares nem um programa de condicionamento geral. Classifica sua dor como entre 6/10 e 9/10, aumentando quando está mais ativo e diminuindo com o repouso. Banhos quentes proporcionam certo alívio.

O sr. J. passa seus dias assistindo à televisão e fazendo pequenos serviços na garagem, onde ele costumava consertar carros como passatempo. Sua esposa voltou a trabalhar por causa dos problemas financeiros que tiveram desde que ele ficou desempregado e para manter os encargos educacionais de seus dois filhos que estão na faculdade. A sra. J. compareceu à avaliação inicial e expressou raiva e ressentimento por ter que assumir a responsabilidade de administrar sua casa tanto financeiramente quanto nos cuidados do lar. Ela trabalha fora, cuida da casa e do quintal, e está se sentindo completamente sobrecarregada. Ela acredita que o marido pode fazer mais do que está fazendo atualmente e "ficou preguiçoso" desde que parou de trabalhar. O paciente diz que tenta ajudar, mas o trabalho em casa e no quintal piora sua dor e então simplesmente parou de tentar.

Durante a avaliação, o sr. J. Sentou-se na borda de sua cadeira, mudou de postura e ficou olhando para o assoalho. Apresentou-se como um homem modestamente obeso cujos cuidados pessoais demonstravam certa negligência – com uma barba crescida de vários dias e com a parte debaixo da camisa para fora das calças e desabotoada. Demonstrava tristeza. O paciente se descreveu como "frustrado" e "inútil" por não poder mais fazer o que fazia no passado. Sua esposa acha que ele está deprimido desde que não foi capaz de retornar ao trabalho. Por causa da dor, o paciente não está mais envolvido nas atividades que anteriormente lhe davam prazer, como consertar carros e jogar boliche, embora acredite que ainda gostaria dessas atividades caso fosse capaz. Não faz mais visitas com a família, não se encontra mais com seus colegas de boliche, nem vai mais ao cinema com sua esposa, dizendo que "preferiria ficar em casa". Diz que "está cansado de explicar que não melhorou" e acredita que "as pessoas pensam que ele está fingindo, por parecer que está bem." O paciente descreveu seu sono como insatisfatório, afirmando que fica acordado e assiste à televisão até cansar; em seguida, dorme em períodos de 2 horas, acordando para fumar um cigarro ou voltar à televisão. Ele "levanta e deita" durante toda a noite e acha que, em média, dorme de 3 a 4 horas por noite. Negou tirar cochilos durante o dia, mas sua esposa afirma que ele cochila quando assiste à televisão. O paciente afirma que raramente sente fome, embora faça lanches ou coma comidas rápidas ao longo do dia. No jantar, preparado pela esposa, ele apenas "belisca" os alimentos. Apesar da perda de apetite, informou ter engordado cerca de 20 kg, o que, segundo o paciente, se deve à mudança nas atividades. Descreveu sua memória de curto prazo como "terrível", dizendo que se esquece de tarefas e compromissos que deveria fazer/cumprir durante o dia a pedido da esposa. Informou que não é capaz de se concentrar como outrora, mas, "afinal de contas, não tem muita coisa em que se concentrar." Diz que "não sabe por quanto tempo aguentará essa situação", embora tenha negado ideação, plano ou intenção suicida consistente. Negou histórico psiquiátrico pessoal ou da família de origem, e não teve receitado nenhum antidepressivo, com exceção de amitriptilina 25 mg para ajudá-lo a dormir.

O sr. J. é o terceiro de seis filhos. Seu pai e sua mãe já faleceram, e ele tem pouco contato com seus irmãos. O paciente completou seus estudos secundários, começou a trabalhar com o pai em construção e prosseguiu nesse trabalho até sofrer a lesão. Vive com sua mulher há 32 anos. O casal tem dois filhos, ambos na faculdade. Ele fuma 1–1 ½ maços de cigarros por dia e é fumante há mais de 30 anos. Negou uso atual de bebidas alcoólicas, embora tenha informado história de uso de álcool (6 latas de cerveja à noite), com duas detenções por dirigir sob influência de bebida alcoólica ocorridas 25 anos atrás. Negou uso de drogas ilícitas.

Considerações para o planejamento do tratamento

- O tratamento clínico foi mínimo.
  - Ele não recebeu terapias por injeção, recebeu prescrição de analgésicos opioides com limitação e teve um curso inadequado de gabapentina.
  - Ele apresenta alguns fatores de risco para se viciar, como história pregressa de abuso de álcool e aumentos não permitidos na dose de opioide. No entanto, sua história de abuso de bebida alcoólica é remota, e o aumento na dose do opioide parece se limitar aos momentos em que tenta ficar mais ativo. Pseudovício, ou dor inadequadamente tratada, pode ser a razão principal para o maior uso dos analgésicos.
  - O sr. J. pode ser considerado candidato para terapias intervencionistas, como técnicas de injeção ou estimulação da medula espinal, se o tratamento conservador não conseguir aliviar a dor.

- As terapias físicas têm se revelado inadequadas, e o sr. J. está evidentemente descondicionado.
  - Até o momento, a fisioterapia tem consistido basicamente em modalidades passivas.
  - Uma tentativa prévia de terapia com exercício resultou em aumento da dor, e o paciente não está cumprindo um programa de exercícios domiciliares ou de condicionamento.

- O impacto da dor na vida do sr. J. tem sido significativo. O paciente está desempregado, e isso afetou os ganhos da família, sua autoimagem, sua relação com a esposa e sua rotina.
  - Suas atividades recreativas eram fisicamente exigentes, e o sr. J. não se envolve mais em atividades que lhe eram agradáveis antigamente. Isso também limita seu contato social.
  - O paciente apresenta sintomas de depressão: tristeza, retraimento social, sentimentos de inutilidade, sono não reparador, perda do apetite (embora tenha aumentado de peso) e mudanças na memória e na concentração. Reconhece ideação suicida, mas sem plano ou intenção, e apresenta certo futuro risco para suicídio. Seu médico receitou amitriptilina 25 mg para dormir, embora essa medicação seja evidentemente ineficaz para o sono e a dose demasiadamente pequena para que tenha eficácia para a depressão.

Recomendações terapêuticas

- Encaminhamento ao especialista em tratamento da dor para possíveis terapias por injeção e para recomendações farmacológicas.
  - Encaminhamento para fisioterapia com um terapeuta treinado no tratamento da dor crônica. O sr. J. pode ser beneficiado com instruções em exercícios individualizados, mas com certeza deve ser instruído em um programa de condicionamento de lenta progressão. Pode se beneficiar de uma tentativa de estimulação nervosa elétrica transcutânea (TENS).
  - Devem ser considerados a adição de um antidepressivo, por exemplo, um ISRS, para tratamento da depressão e o aumento da dose de amitriptilina ou a mudança para trazodona, para ajudar o paciente a dormir e diminuir o risco de maior ganho de peso.

SUGESTÕES DE LEITURA

Fishman, S.M., Ballantyne, J.C., & Rathmell, J.P. (2009). *Bonica's management of pain* (4. ed.). Filadélfia, PA: Lippincott Williams.

Esse volume é um manual importantíssimo e referência clínica no campo do tratamento da dor. O livro contém capítulos sobre os aspectos fisiológicos, psicológicos, culturais e ambientais da dor, síndromes dolorosas específicas e considerações de avaliação. Esse texto abrangente também analisa o tratamento por abordagens farmacológicas e psicológicas, terapias intervencionistas, fisioterapias e dispositivos implantáveis. Contém capítulos sobre os aspectos legal, ético e político circunjacentes ao controle da dor.

Gatchel, R.J., & Turk, D.D. (Eds.) (1996). *Psychological approaches to pain management: A practitioners handbook.* Nova York, NY: Guilford.

Gatchel, R.J. (2005). *Clinical essentials of pain management.* Washington, DC: American Psychological Association.

Esses dois livros abrangem uma ampla gama de tópicos, inclusive a evolução das teorias da dor, e fatores psicossociais que influenciam a percepção e o enfrentamento da dor. Os tópicos consideram o impacto da depressão e da ansiedade e aspectos, expectativas e crenças familiares. Também são abordadas as técnicas e estratégias psicológicas para o controle da dor.

PARTE 2
Comportamento do paciente

Estresse e enfermidade 8

William R. Lovallo e Margaret L. Stuber

> "Penso que devemos admitir que, embora os médicos não raro observem casos de perturbação funcional causada por excitação emocional, há uma tendência para minimizar ou diminuir essa influência, ou mesmo para negar que faz parte do trabalho do médico prestar a seus pacientes uma preocupação com essas perturbações. O médico está apropriadamente interessado nas funções do corpo e suas perturbações; assim, deve ter um interesse natural nos efeitos do estresse emocional e nos modos de aliviar essa situação."
>
> WALTER B. CANNON

O objetivo deste capítulo é fazer que o leitor compreenda o conceito de estresse no que tange aos mecanismos cerebrais e à fisiologia periférica e que observe como esses mecanismos do estresse influenciam o diagnóstico e tratamento das enfermidades. A ênfase recai sobre o modo como os pensamentos e sentimentos se transformam em eventos fisiológicos que interagem com a fisiologia periférica e com o funcionamento cerebral.

DEFINIÇÃO

Estresse refere-se à presença de uma ameaça fisiológica ou psicológica significativa que resulta em tensão aguda ou persistente nos sistemas compensatórios do corpo. Todos os desvios do funcionamento normal clamam por alguma compensação para que a normalidade seja restaurada. Quando as respostas compensatórias começam a se desviar de uma "faixa normal" insatisfatoriamente definida, passam a ser classificadas como respostas de estresse. Não há um nível predeterminado no qual uma resposta normal se transforma em uma resposta de estresse; no entanto, alguns pesquisadores do estresse consideram a presença de uma resposta aguda ao cortisol a um evento discreto como evidência de uma verdadeira resposta de estresse. Essas respostas ao cortisol estão normalmente associadas a emoções negativas, como medo, ansiedade ou raiva, e também à angústia física ou mental.

Nas conversas cotidianas, frequentemente a palavra estresse é empregada em referência a tensões induzidas psicologicamente, e não a ameaças físicas. Com efeito, as respostas de estresse psicológico talvez sejam mais comuns no dia a dia do que os estressores puramente físicos.

Esses comentários ilustram dois pontos. Em primeiro lugar, o conceito de estresse surgiu naturalmente do estudo da fisiologia normal. *É impossível compreender como o corpo funciona como um sistema autossustentado e organizado sem também levar em consideração como ele lida com os estímulos externos e com as ameaças à sua integridade.* Dessa maneira, o estresse é um tópico essencial na fisiologia e na medicina. Em segundo lugar, as respostas de estresse induzidas psicologicamente podem atuar nos sistemas de regulação do corpo de modo a alterar as funções fisiológicas.

HISTÓRIA DO CONCEITO DE ESTRESSE

O conceito de estresse está mergulhado na história da fisiologia. Reações de estresse são extensões da regulação fisiológica normal que mantém a vida. As respostas de estresse protegem os seres vivos contra ameaças graves (**estressores**). Por volta da década de 1850, Claude Bernard, o fisiologista e médico francês, argumentou que variações no ambiente externo e no ambiente interno, significando a composição química do sangue e de outros líquidos corporais, poderiam lesionar células e órgãos. Esse cientista considerava a fisiologia como o estudo dos mecanismos de regulação que respondem a esses desequilíbrios internos e externos, e de como esses desequilíbrios são corrigidos para que seja mantido um ambiente interno relativamente constante para as células de suporte, órgãos e sistemas do corpo.

> "Simplesmente não estamos acostumados com o manejo conceitual de entidades complexas em que muitos fatores – todos vitais – preservam o equilíbrio. O corpo humano é uma dessas entidades, e a doença... pode ser considerada como qualquer perturbação nociva e persistente de seu equilíbrio."
>
> ALASTAIR CUNNINGHAM

Nos anos de 1930, Hans Selye fez com que a palavra estresse fosse popularmente divulgada. Na faculdade de medicina, Seyle descobriu que ratos expostos a grandes ameaças sistêmicas, por exemplo, calor, frio, agentes tóxicos, etc., sempre exibiam níveis elevados de corticosterona. Seyle argumentou que a ativação da **resposta hipotalâmico-hipofisário-adrenocortical** estava no centro da resposta ao estresse. Em particular, embora a corticosterona sinalizasse a ocorrência de uma resposta de estresse, Seyle argumentou que níveis altos de corticosterona ajudavam a manter sob controle a resposta de estresse. O papel regulador da corticosterona na resposta de estresse é substanciado pelo fato de que animais privados dessa substância por adrenalectomia são suscetíveis à morte por exposição a até mesmo estressores menores porque a resposta de estresse ocorre sem qualquer limitação. Depois dessa ideia pioneira de Seyle, *atualmente a ativação da resposta ao cortisol é considerada como um sinal generalizado e definitivo de estresse que não é específico para qualquer tipo de estressor.*

> "[Claude] Bernard estava certo – o patógeno não significa nada; o terreno é tudo."
>
> LOUIS PASTEUR, EM SEU LEITO DE MORTE

Em seguida à ideia de Claude Bernard de que a regulação fisiológica tem como função a correção de desvios de um estado interno normal, o médico e fisiologista norte-americano Walter Cannon cunhou o termo **homeostase** em referência aos processos coletivos que mantêm um equilíbrio interno. Cannon também reconheceu que, isoladamente, respostas autonômicas e endócrinas não poderiam manter sempre a homeostase. Algumas ameaças podem ser removidas apenas pela atividade comportamental. Cannon ainda observou que ameaças graves são acompanhadas por emoções negativas que podem motivar comportamentos corretivos, e que sentimentos positivos de satisfação poderiam acompanhar o retorno à normalidade. Esses dois pontos de vista promoveram o entendimento de que *o comportamento e as emoções funcionam em conjunto com a regulação autonômica e endócrina para a manutenção da homeostase.* Um exemplo simples dessa continuidade de respostas, desde a regulação fisiológica até as emoções e o comportamento, é a sensação de fome que tem início como uma leve queda na glicemia, que, sem que percebamos conscientemente, pode ser contrabalançada pela secreção de cortisol e insulina. Por fim, em um grau maior de necessidade interna, a pessoa pode sentir desconforto e reconhecer a necessidade de encontrar alimento para comer. O desconforto motiva o comportamento e a sensação de satisfação o recompensa.

CONTRIBUIÇÕES PSICOLÓGICAS E EMOCIONAIS ÀS RESPOSTAS DE ESTRESSE

Cannon também reconheceu que graves alterações fisiológicas ocorriam em seguida a choques psicológicos e tensões emocionais prolongadas e que essas alterações poderiam levar ao desenvolvimento de uma enfermidade. Cannon observou que, em um caso, um homem diabético hospitalizado, sob uma dieta controlada e medicado regularmente com insulina começou a excretar açúcar pela urina, embora não tivesse ocorrido mudança em sua dieta ou dose de insulina. Um questionamento revelou que o paciente tinha acabado de descobrir que sua empresa estava a ponto de aposentá-lo; a tensão emocional aparentemente complicou seu controle do diabetes. Em outro caso, o marido de uma jovem mulher cometeu suicídio em sua presença para puni-la por seus casos extraconjugais. Logo em seguida, a mulher sofreu elevação no metabolismo basal juntamente com hipertireoidismo e um grande bócio. Mais tarde, a mulher ficou diabética e hipertensa. O notável com relação a esses casos é que os eventos precipitantes não foram lesões fisiológicas, mas eventos da vida que fizeram aflorar seus medos e inseguranças. Não obstante, as consequências fisiológicas são bastante reais.

Os psicólogos Stanley Schachter e Jerome Singer substanciaram o papel dos pensamentos e percepções no modelamento das reações emocionais. Esses autores verificaram que podiam manipular as reações emocionais e fisiológicas dos voluntários de sua pesquisa expondo-os a outras pessoas que exibiam comportamento neutro ou fortes emoções, como euforia, raiva ou irritação. Essa **distorção emocional** forneceu evidências sólidas de que os processos sociais e nossos pensamentos e percepções colorem nossa interpretação dos estados fisiológicos e modelam nossas emoções. Esse trabalho forma a base de nosso moderno conceito de **estresse psicológico**.

O psicólogo Richard Lazarus examinou como os pensamentos podem contribuir para as respostas de estresse. Sua intuição principal foi que um evento da vida poderia se transformar em um estressor se a pessoa o avaliasse como prejudicial, um obstáculo para a concretização de um objetivo ou uma violação das expectativas relacionadas ao mundo. Essa "avaliação primária" de uma ameaça em potencial é agravada se o indivíduo acreditar que tem limitações em sua capacidade de enfrentamento (i. e., redução ou eliminação) dessa ameaça. *Essas duplas avaliações de ameaça e de recursos limitados para*

QUADRO 8.1 Conceitos de estresse físico *versus* estresse psicológico

Os estressores físicos são: frio, calor, infecção e exercício prolongado. Esses desafios à homeostase provocam reações fisiológicas significativas utilizando o que denominamos de mecanismos "de baixo para cima". Ou seja, sinais provenientes do corpo chegam ao tronco cerebral e ao hipocampo para evocar respostas reflexas objetivando a manutenção da homeostase. As respostas de estresse psicológico surgem como pensamentos ou reações aprendidas a eventos em níveis superiores no sistema nervoso, mas atuam sobre o corpo por meio dos mesmos mecanismos hipotalâmicos e do tronco cerebral que os estressores físicos. Referimo-nos às reações de estresse psicológico como "de cima para baixo" porque elas têm sua origem nesses centros cognitivos superiores no cérebro. Os estressores (tanto de cima para baixo como de baixo para cima) podem afetar a saúde, caso sejam muito intensos ou prolongados.

enfrentamento constituem o início de uma resposta de estresse psicológico. Um exemplo comum é a reação emocional e o estado fisiológico que comumente acompanham um mau resultado em uma prova. A nota da prova não pode causar dano por si própria, mas pode resultar no insucesso em alcançar um objetivo importante, por exemplo, a formatura ou uma residência desejada, e o estudante talvez não seja capaz de alterar essa consequência negativa. Assim, a nota baixa se transforma em um estressor, com consequências fisiológicas decorrentes dessas avaliações negativas. *Os estressores psicológicos mais graves acompanham o medo de danos físicos potenciais e sentimentos simultâneos de desamparo.*

Um fator essencial para que se possa entender o impacto do estresse psicológico é que as respostas do corpo podem ser similares àquelas que acompanham ameaças físicas. As avaliações da ameaça e de recursos pessoais limitados de enfrentamento levam a emoções negativas que se fundamentam em funções cerebrais. Esses mecanismos cerebrais têm suas manifestações por meio dos mesmos sistemas reguladores que mantêm a homeostase em resposta às ameaças físicas. Por essa razão, tanto as respostas de estresse fisiológico como psicológico têm amplas vias para atrair mecanismos de enfermidade.

> "Tensões mentais, frustrações, insegurança [e] falta de propósito estão entre os estressores mais lesivos, e estudos psicossomáticos demonstraram o quão frequentemente eles causam enxaqueca, úlceras pépticas, ataques cardíacos, hipertensão, doença mental, suicídios ou apenas uma infelicidade desesperançada."
>
> HANS SELYE

ESTRESSE FISIOLÓGICO E PSICOLÓGICO

Na introdução dos mecanismos cerebrais associados ao estresse psicológico, é instrutivo começar com as respostas de estresse fisiológico. A fisiologia do estresse pode ser considerada mais diretamente a partir de uma visão de baixo para cima da **regulação fisiológica**, começando com os tecidos locais, progredindo para a medula espinal e o tronco cerebral, seguindo para o hipotálamo e, por fim, para o sistema límbico e o córtex pré-frontal. Cada nível superior no sistema traz um nível mais elevado de complexidade para a organização da resposta à ameaça, em que os níveis superiores contribuem com as características comportamentais e emocionais ao repertório de respostas. Na discussão dos sistemas efetores e na formulação das respostas endócrinas e autonômicas durante o estresse, a ênfase será na elaboração de um modelo geral. Os textos de neurociência podem oferecer informações mais detalhadas sobre as informações aferentes, alças reflexas e regulação eferente dos tecidos por meio do sistema nervoso autônomo e o efluxo endócrino para diferentes sistemas efetores.

O sistema cardiovascular é útil para ilustrar a estrutura em camadas, de cima para baixo, do aparelho regulador do corpo humano e como ele faz ajustes durante períodos de estresse fisiológico. Os vasos sanguíneos fornecem sangue oxigenado a todos os tecidos, juntamente com nutrientes que fornecem energia e removem produtos do catabolismo para que a homeostase seja mantida. Grande parte da regulação do fluxo sanguíneo e da redistribuição do calor pelo corpo nos tecidos moles resulta da autorregulação local pelos pequenos vasos sanguíneos. Isso funciona de modo a equilibrar a constrição vascular decorrente do efluxo simpático, formando um sistema elegante e idealmente apropriado para a distribuição do fluxo sanguíneo, conforme a necessidade e com pouca ou nenhuma intervenção da medula espinal ou de qualquer centro superior.

Surge um quadro diferente quando mecanismos locais, espinhais e bulbares cooperam durante situações que ameaçam a regulação a curto prazo da pressão sanguínea. Em um exemplo comum, o ato de levantar-se de uma cadeira para assumir a posição de pé (ortostase) pode provocar perda da consciência se o sangue se acumular nas pernas e não chegar ao cérebro. Os barorreceptores detectam a queda de pressão incipiente e atuam por meio dos centros bulbares para aumentar enormemente o efluxo simpático e suprimir a atividade parassimpática. O efeito resultante é o aumento da frequência cardíaca e a melhora do desempenho do ventrículo esquerdo, com a vasoconstrição levando a uma redução no acúmulo de sangue nos membros inferiores, aumento do fluxo sanguíneo para o coração e manutenção da perfusão do cérebro. Nesse exemplo, a contribuição extra dos mecanismos do tronco cerebral por meio do barorreflexo proporciona um nível superior de integração na regulação do coração e dos vasos sanguíneos, em comparação com o que poderia ocorrer se cada um tivesse que depender exclusivamente de seus mecanismos intrínsecos. Esse intercâmbio entre os reflexos locais e do tronco cerebral permite uma gama muito mais ampla de ajustes a serviço da homeostase.

No entanto, esses mecanismos de reflexos superiores não são adequados para todas as finalidades. *As reações adaptativas podem depender da integração de sistemas de resposta autonômica, endócrina e comportamental.* O hipotálamo está bem adaptado a esse papel complexo. Ele é capaz de regular as manifestações autônomas de regulação ao nível do tronco cerebral, controla as funções endócrinas e também possui centros de resposta motora. Tendo em vista que o hipotálamo tem a capacidade de proporcionar uma grande variedade de respostas adaptativas, ele pode regular a homeostase em períodos de demanda consideravelmente aumentada, por exemplo, durante um exercício aeróbico prolongado, quando são convocados ajustes cardiovasculares a longo prazo, juntamente com a maior disponibilidade de glicose e ácidos graxos para obtenção de energia.

Não tão bem apreciada é a capacidade do hipotálamo em gerar manifestações comportamentais mediante os músculos esqueléticos. Philip Bard e Walter Cannon seccionaram o sistema nervoso central de um gato imediatamente acima de seu hipotálamo e estudaram o comportamento do animal. Suas observações demonstraram que o gato permaneceu viável, desde que lhe fossem fornecidos alimentos e água em um local próximo. O animal exibia ciclos de sono-vigília relativamente normais e boa regulação fisiológica. Mais curioso ainda, o gato podia gerar manifestações emocionais elaboradas, caso fosse acariciado vigorosamente à guisa de provocação. A resposta era uma exibição defensiva e ameaçadora, que incluía arqueamento do dorso, ereção dos pelos e sons sibilantes. Bard chamou essa reação de "simulacro de raiva." Essa observação de Bard e Cannon sugeria que o *hipotálamo responde a ameaças que impliquem a necessidade de respostas fisiológicas e comportamentais elaboradas que suplantam os reflexos básicos.* Essas respostas fisiológicas e comportamentais inatas fornecem um protótipo de respostas prontas para uso, planejadas para dar apoio a uma fuga vigorosa e extrema ou aos comportamentos de defesa em situações em que haja risco para a vida.

Embora esse estudo tenha delineado a grande gama de controles que emanam do hipotálamo, forneceu talvez informações mais notáveis sobre o papel das estruturas acima dele. Pensando no gato descerebrado de Bard e Cannon, deve-se observar que, na ausência do córtex, o gato estava privado da visão, olfato e audição, portanto não podia perceber nada além da superfície de seu próprio corpo. Por não ter tal percepção – embora tivesse padrões motores programados ao nível do hipotálamo –, o animal não poderia gerar uma resposta comportamental significativa orientada para uma ameaça externa. Esses fatos revelam que o hipotálamo e o tronco cerebral são capazes de manter a vida em um ambiente relativamente constante. No entanto, as estruturas cerebrais mais acima do hipotálamo são necessárias para lidar efetivamente com o mundo externo. *A regulação do comportamento diante de eventos externos depende de sistemas visual, auditivo e olfatório elaborados, bem como de um sistema motor igualmente elaborado, que, em conjunto, permitem a percepção e uma geração efetiva de respostas comportamentais à ameaça externa.* Acompanhando esses sistemas perceptivo e motor, estão aqueles sistemas que classificam os estímulos como seguros ou desejáveis, ou como perigosos e adversos. São o sistema límbico e o córtex pré-frontal, juntamente com vários núcleos essenciais no tronco cerebral.

MECANISMOS CEREBRAIS DAS EMOÇÕES E DAS RESPOSTAS DE ESTRESSE

A Figura 8.1 ilustra o fluxo de informações por esses sistemas que classificam os estímulos e fazem as escolhas das respostas, a começar com os *inputs* sensoriais e terminando com as expressões corporais. Os sistemas existentes entre os *inputs* e as respostas são responsáveis pela elaboração das respostas emocionais e pelas reações de estresse a esses *inputs*. Transitando pelas vias, os eventos externos são processados em áreas de projeção cortical e em seguida no córtex de associação de nível cada vez mais elevado. As informações de todas as modalidades sensitivas externas, bem como das vísceras, são direcionadas para o giro para-hipocampal. Nessa região, essas informações se tornam acessíveis ao hipocampo e ao corpo amigdaloide. O hipocampo permite que esse *input* forme novas memórias declarativas e também ajude na recuperação desse tipo de memória. Habitualmente, o corpo amigdaloide é descrito como uma estrutura ligada às emoções: seu significativo emocional depende do papel na formação das associações classicamente condicionadas.

QUADRO 8.2 Papel do corpo amigdaloide na formação das associações condicionadas

O corpo amigdaloide é a estrutura focal do cérebro para a produção de respostas emocionais inatas e adquiridas. As respostas emocionais adquiridas são resultado da experiência; para que se desenvolvam, dependem do condicionamento clássico, também conhecido como condicionamento pavloviano. O condicionamento clássico é um processo de aprendizado pelo qual visões, sons e cheiros que sinalizam eventos externos tornam-se associados com respostas e estados físicos internos. No exemplo comum do cão de Pavlov, o som de uma campainha era tocado repetida e simultaneamente com o fornecimento do alimento diretamente na boca do cão. Em breve, o cão começou a dar respostas comportamentais e viscerais ao som da campainha; por exemplo, o cão começava a olhar à sua volta e a salivar. Isso serve para ilustrar que o condicionamento pavloviano tem como função motivar o comportamento ao dar significado aos eventos externos. Eventos que sinalizam desfechos positivos adquirem respostas comportamentais diferentes em comparação com eventos que sinalizam desfechos adversos. A destruição bilateral dos corpos amigdaloides resulta na incapacidade do animal em formar associações condicionadas pavlovianas tanto positivas como negativas. Além das respostas amigdalares que são adquiridas pela experiência, o corpo amigdaloide possui respostas inatas e geneticamente determinadas. Um exemplo clássico é o medo inato de cobras exibido por primatas jovens. Esse medo também é eliminado pela destruição bilateral dos corpos amigdaloides. As ações do corpo amigdaloide e seu papel nas respostas classicamente condicionadas levam ao reconhecimento de que a experiência com eventos comuns pode gerar memórias emocionais.

Durante um encontro com uma ameaça conhecida no ambiente – ou com um evento novo de desfecho incerto –, o corpo amigdaloide fica ativado por meio de suas respostas inatas e classicamente condicionadas à ameaça. Em seguida, ele sinaliza os núcleos de base da estria terminal, o *nucleus accumbens,* o giro cingulado anterior e o núcleo paraventricular do hipotálamo. Além disso, os *inputs* do corpo amigdaloide até o córtex pré-frontal fornece sinais essenciais que atingem o nível da consciência e desempenham um papel crucial no desenvolvimento das avaliações subjacentes às respostas de estresse psicológico. De maneira recíproca, o córtex pré-frontal orbital proporciona *feedback* para o corpo amigdaloide e os núcleos de base (não mostrados) e para o hipotálamo. Esses *inputs* que descendem para o corpo amigdaloide podem ajudar na regulação da resposta a estressores psicológicos. Durante períodos de estresse, o efeito resultante dessa interação recíproca determina as manifestações autonômicas ao nível da ponte de Varólio e do bulbo, as manifestações endócrinas do estresse (especialmente adrenalina e cortisol) e os padrões motores.

Além dessas manifestações relativamente diretas para o corpo, a ativação do corpo amigdaloide ligada ao estresse também resulta na ativação dos núcleos aminérgicos do tronco cerebral que alteram o estado de todo o sistema nervoso central. Esses núcleos, situados na ponte de Varólio, incluem o *locus ceruleus,* com amplas manifestações noradrenérgicas, os núcleos tegumentares ventrais dopaminérgicos e os núcleos

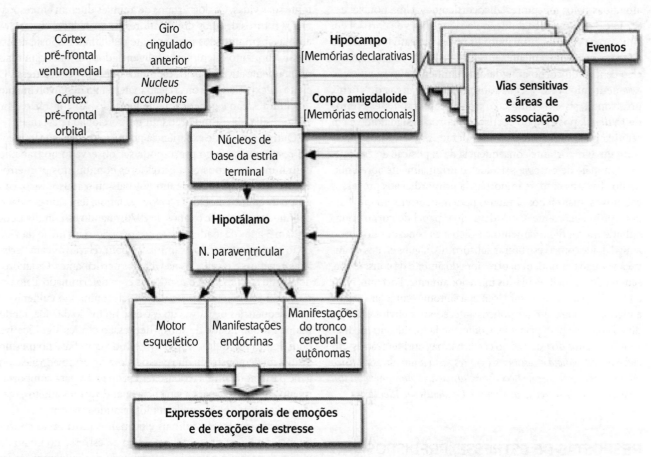

FIGURA 8.1 Respostas de estresse psicológico. Esse diagrama ilustra as principais vias desde os *inputs* sensoriais até a formação das emoções, respostas de estresse e manifestações corpóreas. Os eventos externos são processados através de vias sensitivas no cérebro, começando com áreas de *input* primário e depois em áreas cada vez mais complexas do córtex de associação. Todas as vias sensitivas são integradas no lobo temporal, que contém o hipocampo e o corpo amigdaloide. Essas duas estruturas formam memórias de eventos passados e ajudam a definir respostas a eventos baseados nessa experiência. Ao fazê-lo, as duas estruturas interagem com estruturas subcorticais (inclusive os núcleos de base da estria terminal [NBETs], intimamente associadas com as atividades do corpo amigdaloide e o *nucleus accumbens*). Os NBETs e o *nucleus accumbens* interagem intensamente com várias áreas do córtex pré-frontal. O desfecho dessas interações subcorticais-pré-frontais forma a base para as informações ao hipotálamo e tronco cerebral. Em alguns casos, essas informações são transmitidas conjuntamente com processos conscientes; em outros, estão fora da área da consciência. Os padrões motores esqueléticos, respostas autonômicas e respostas endócrinas resultantes determinam o impacto das emoções e das reações de estresse no corpo.

> "Essas alterações – o pulso mais rápido, a respiração mais profunda, o aumento da glicose no sangue, a secreção das glândulas adrenais – eram muito diversas e aparentemente não inter-relacionadas. Então, em uma noite sem sono, depois de ter sido descoberta uma coleção considerável dessas alterações, veio subitamente à minha mente a ideia de que elas poderiam ser elegantemente integradas, caso fossem concebidas como preparações do organismo para o supremo esforço de fugir ou lutar."
>
> WALTER B. CANNON

da rafe que contêm serotonina. Esses sistemas funcionam de modo a gerar estados de vigília generalizada (manifestações noradrenérgicas), motivam comportamentos de abordagem, orientam a atenção para estímulos significativos (dopamina) e regulam os estados de espírito a longo prazo (serotonina).

Em particular, as fibras noradrenérgicas interagem com um vasto sistema de neurônios que utilizam o fator liberador de corticotropina (FLC) como neuropeptídio transmissor, e essas células são consideradas responsáveis pela bem coordenada resposta de lutar ou fugir.

De importância fundamental na resposta de estresse é a liberação de altos níveis de hormônios **glicocorticoides** *durante estados emocionais negativos que acompanham os eventos causadores de medo, ansiedade e raiva.* As células secretoras de FLC do núcleo paraventricular respondem às manifestações do corpo amigdaloide e são responsáveis pela ativação do núcleo hipotalâmico-hipofisário-adrenocortical da resposta de estresse. O cortisol é capaz de atuar em todos os tecidos do corpo, sendo regulador crucial da resposta de estresse ao nível do cérebro. O cortisol atua nos receptores glicocorticoides, que se localizam em grande número no núcleo paraventricular, giro para-hipocampal, corpo amigdaloide e córtex pré-frontal medial e orbital. Todas essas áreas estão associadas na avaliação dos *inputs* e na geração de respostas emocionais e de estresse. Por causa disso, nessas áreas o *feedback* pelo cortisol é crucial no modelamento das respostas ao estresse. Em geral, o *feedback* pelo cortisol diminui a atividade em áreas atendidas pelos receptores glicocorticoides. Uma notável exceção é o corpo amigdaloide, no qual os níveis de cortisol em situação de estresse aumentam os níveis de reatividade, tanto aguda como cronicamente. Níveis elevados de cortisol no núcleo central do corpo amigdaloide também causam ativação dos neurônios FLC localizados em amplas áreas do córtex pré-frontal, sistema límbico e tronco cerebral. Esses **efeitos de *feedback* positivo** do cortisol no corpo amigdaloide e em seguida no sistema FLC são considerados duradouros e ilustram uma importante consequência da exposição ao estresse.

O modelo de estresse psicológico originalmente apresentado por Lazarus confere importância primordial aos processos cognitivos, mas efeitos similares podem ocorrer sem que haja percepção consciente. Considerando o papel do corpo amigdaloide no condicionamento clássico e as conexões do corpo amigdaloide com as estruturas subcorticais, alguns efeitos da ativação amigdalar podem ocorrer fora do âmbito da consciência, sendo talvez difícil regulá-los intencionalmente. Portanto, essas atividades podem estar subjacentes a sintomas como ansiedade e medo, que parecem ter poucos antecedentes óbvios e são de difícil controle pelo paciente. Conforme já foi dito, ao meditar sobre os efeitos do estresse no cérebro uma consideração essencial é *a irrelevância em saber se, em resposta a um estressor físico ou a um estressor psicológico, ocorre ativação autonômica ou um nível elevado de secreção de cortisol. Os efeitos são idênticos.*

RESPOSTAS DE ESTRESSE, PREDISPOSIÇÃO DOS SISTEMAS DE MANIFESTAÇÕES FISIOLÓGICAS E ENFERMIDADE

As respostas de estresse envolvem mecanismos cerebrais que estão associados ao aprendizado via corpo amigdaloide e hipocampo. Esses processos de aprendizado significam que as respostas de estresse podem alterar o funcionamento do cérebro ao longo da vida. Dois breves exemplos ilustram esse processo.

O primeiro exemplo diz respeito aos mecanismos cerebrais controladores das respostas de estresse, que são modificados pela experiência precoce tanto em filhotes de rato como em seres humanos. O trabalho de Michael Meany e de outros demonstra que algumas ratas-mães demonstram naturalmente grandes cuidados com seus filhotes, frequentemente lambendo-os e limpando-os. Os filhotes que receberam tais cuidados crescem e se transformam em adultos que exibem um temperamento comportamental não ansioso e são rapidamente capazes de atenuar as respostas de estresse. O trabalho de Meany demonstra que os cuidados de lamber e limpar fazem com que ocorra liberação de altos níveis de serotonina no sistema nervoso central dos filhotes. Quando essa estimulação ocorre no início da vida, a serotonina faz com que as regiões promotoras do gene dos receptores de glicocorticoides sejam desmetiladas, permitindo que esses genes sejam facilmente ativados. Essa alteração **epigenética** para o DNA facilita a produção de receptores glicocorticoides durante toda a vida do rato. Por outro lado, animais criados por mães naturalmente negligentes produzem número mais baixo de receptores glicocorticoides centrais durante suas vidas. Os dois grupos de animais diferem em resposta aos futuros desafios provocadores de ansiedade, em que os animais bem nutridos rapidamente regulam a resposta ao estresse, enquanto os animais negligenciados permanecem mais prontamente ativados pelos estímulos que provocam estresse. O efeito da experiência e da criação materna no desenvolvimento dos filhotes não é geneticamente herdado. Ao contrário, esse efeito resulta da estimulação tátil proporcionada pela mãe.

Outro exemplo de experiência no início da vida que influencia resultados a longo prazo pode ser observado no trabalho com humanos expostos a estressores comuns nos primeiros anos, como a separação de um dos pais ou o abuso físico. Um grupo de adultos nascidos na Nova Zelândia tem sido estudado continuamente desde os anos de 1970, quando esses indivíduos tinham 3 anos de idade; os eventos ocorridos no início da vida estão atualmente sendo examinados com relação às características genéticas e resultados na vida dos participantes. Os autores do estudo constataram que pessoas com determinado alelo variante do gene do transportador de serotonina são vulneráveis a consequências negativas do estresse no início da vida, tendo maior probabilidade de sofrer depressão clínica significativa quando jovens adultos. Em outro estudo com base no mesmo grupo, foi demonstrado que pessoas com determinado alelo do gene para monoamina oxidase têm propensão para comportamento antissocial e para a violência quando jovens adultos, mas apenas se tiverem sido maltratados quando crianças.

Esses exemplos de animais e humanos ilustram as consequências a longo prazo da exposição ao estresse no início da vida e *destacam a potencial importância das vulnerabilidades geneticamente conferidas aos efeitos do estresse*. Deve-se ter em mente que pelo menos alguns dos estressores em questão eram de natureza psicológica, por exemplo, a perda prematura de um pai ou de uma mãe.

Ao que parece, a ação crônica de um estressor, ou a ação de vários estressores ao longo do tempo, repetidamente desafiando o corpo, está associada a alterações fisiológicas. **Carga alostática** é a expressão utilizada em referência ao desgaste fisiológico imposto ao corpo como resultado dos esforços adaptativos contínuos para a manutenção da estabilidade (homeostase), em resposta a estressores físicos e psicológicos. Esse "custo" adaptativo é medido pelo uso de avaliações quantitativas dos sistemas endócrino, imune, autonômico e cerebral, por exemplo, volume do hipocampo, cortisol salivar, tônus vagal e número e atividade de certos leucócitos.

Os efeitos a longo prazo do estresse e os efeitos duradouros das experiências estressantes na futura reatividade ao estresse proporcionam uma base para o exame de uma seleção de problemas médicos cuja gravidade pode ser afetada pelo estresse. O material a seguir é uma lista parcial de problemas médicos e psiquiátricos que são conhecidos por interagirem com o estresse.

TRANSTORNOS CARDIOVASCULARES

Episódios de estresse agudo podem precipitar morte súbita em indivíduos vulneráveis, e o estresse crônico pode acelerar a progressão da aterosclerose e da hipertensão. Independentemente das causas ambientais, estudos demonstram que indivíduos com reações cardiovasculares expressivas a estressores padronizados no laboratório se encontram *em maior risco de futura ocorrência de aterosclerose, hipertrofia do miocárdio e hipertensão*. Entretanto, há pouca evidência oriunda de estudos com animais ou seres humanos que sugere que apenas o estresse possa causar transtornos cardiovasculares.

No caso da morte súbita, perturbações subjacentes do ritmo ou uma aterosclerose avançada podem deixar as pessoas afetadas vulneráveis aos efeitos fisiológicos do estresse muito intenso, incluindo respostas autonômicas e níveis circulantes elevados de adrenalina. Um exemplo bem documentado pode ser visto em diversos relatos de aumento das mortes súbitas logo após eventos catastróficos, por exemplo, terremotos. *No terremoto de Los Angeles em 1994, quase todas as mortes naquele dia não foram causadas por trauma físico, mas por morte cardíaca súbita*, e os percentuais de mortalidade chegaram a cinco vezes o índice normal. Na Inglaterra, as internações hospitalares por infarto do miocárdio ficaram significativamente acima do normal durante os três dias que se seguiram à derrota da equipe nacional na Copa do Mundo. Outras pesquisas de eventos estressantes precedentes à morte súbita indicam a ocorrência de episódios significativos de raiva extrema e de agitação emocional envolvendo conflitos familiares, confrontação com algum intruso ou o retorno a um lar assaltado e em desordem. Em todos esses casos, há forte suspeita de doença pré-clínica ou de doença clínica identificada.

Em outras circunstâncias, a exposição crônica a um ambiente aglomerado e potencialmente estressante pode contribuir para a elevação dos percentuais de morte para a população, como pode ser observado nos elevados percentuais de morte na cidade de Nova York, em comparação com outras áreas. Do mesmo modo, foi repetidamente demonstrado que pessoas identificadas como de temperamento hostil e acompanhadas para desfechos referentes à sua saúde em estudos epidemiológicos têm elevados percentuais de morte por causas cardiovasculares e de mortalidade por qualquer causa.

A angústia emocional pode ser a causa da mudança no quadro clínico em pacientes com hipertensão previamente bem controlada. Sabe-se que a incidência e a progressão da hipertensão são maiores em pessoas com aparente vulnerabilidade genética a esse problema, o que pode ser observado em estudos de acompanhamento em pessoas com pressões em repouso moderadamente elevadas (p. ex., 125-135/78-85 mmHg), ou naqueles indivíduos que exibem grandes elevações na pressão arterial em resposta a um estresse moderado no laboratório. Também nesse caso a resposta ao estresse não parece ser causal, mas em tais circunstâncias *as grandes respostas associadas a fatores fisiológicos ou a um temperamento hostil parecem destacar a vulnerabilidade subjacente*.

CICATRIZAÇÃO DAS FERIDAS E RECUPERAÇÃO CIRÚRGICA

O estresse psicológico pode retardar a cicatrização de feridas e a recuperação de cirurgias. Em 1995, um artigo seminal demonstrou uma relação entre estresse psicológico e atraso na cicatrização de feridas. Em um estudo de exposição constante ao estresse, foi obtida biópsia por punção de pele do antebraço de mulheres idosas, que foram em seguida acompanhadas para avaliação da velocidade de cicatrização da ferida. Cicatrização foi definida como ausência de espuma logo em seguida à aplicação de peróxido de hidrogênio ao local da ferida. As mulheres que estavam submetidas ao estresse de cuidar de um marido com doença de Alzheimer necessitaram de 25% mais tempo para que ocorresse completamente a cicatrização das lesões cutâneas, em comparação com os controles não submetidos a estresse. Um artigo correlato demonstra aumentos substanciais relacionados ao estresse no tempo transcorrido até a cicatrização do palato mole após uma cirurgia oral. Outro artigo demonstra que as respostas psicológicas à cirurgia, por exemplo, ansiedade, podem influenciar todas as facetas da recuperação cirúrgica, inclusive a necessidade de analgésicos, duração da hospitalização, velocidade de recuperação e satisfação do paciente.

TRANSTORNOS GASTROINTESTINAIS

Níveis elevados de estresse e de ansiedade associada podem causar ou agravar várias categorias de transtornos gastrointestinais. O estresse pode estar implicado em casos de diarreia sem qualquer outra explicação ou no agravamento de sintomas da síndrome do intestino irritável, e em aumentos da dor causada por úlcera péptica. *Estudos em mulheres com síndrome do intestino irritável (SII) constatavam que aproximadamente 70% têm histórico de prévio abuso sexual ou físico*. Em um artigo que usou modelos animais demonstra que o desamparo vivenciado durante a exposição ao estresse traumático está relacionado a uma sensibilidade aos estímulos dolorosos viscerais subsequentemente aumentada. Esse aumento na sensibilidade à dor parece ser causado por níveis elevados de ativação no sistema límbico e no corpo amigdaloide em particular. As manifestações autonômicas que acompanham a dor podem alterar a função intestinal e levar a um aumento da secreção de ácido gástrico. O estresse agudo (físico ou psicológico) pode exacerbar os sintomas de SII, mas não é necessário nem suficiente para causar essa síndrome.

Eventos adversos ocorridos no início da vida, por exemplo, eventos traumáticos ou abuso na infância, estão associados a desfechos mais sombrios e a níveis mais altos de angústia em pacientes adultos com SII. Acredita-se que o mecanismo seja a ocorrência de mudanças persistentes nos sistemas centrais de resposta de estresse, inclusive o eixo hipotalâmico-hipofisário-adrenal (HHA). Foi demonstrada hiper-reatividade do eixo HHA a uma sensação visceral em adultos com histórico de trauma na infância.

DOR

A dor pode influenciar emoções e a cognição; os processos cognitivos, por sua vez, podem aumentar ou diminuir as sensações de dor. Essas relações recíprocas entre dor, emoção e cognição são mediadas pelas mesmas estruturas cerebrais responsáveis pelas respostas de estresse psicológico. A dor aguda e a crônica podem aumentar a reatividade ao estresse em pacientes. Estudos publicados sobre modelos animais demonstram que os sinais nociceptivos ascendentes envolvem o corpo amigdaloide e o córtex pré-frontal orbital, resultando na ativação das fibras FLC nessas regiões. Essa ativação do sistema de estresse central cerebral aumenta a reatividade do corpo amigdaloide e interfere com a atividade do córtex pré-frontal medial. Exemplificando, seres humanos com dor de artrite crônica exibem níveis mais elevados de ativação no corpo amigdaloide e redução da função no córtex pré-frontal medial, o que pode ser visualizado nas neuroimagens. Portanto, a dor crônica aumenta a sensibilidade do corpo amigdaloide à estimulação sensorial e diminui a capacidade dos pacientes em exercitar controle cognitivo sobre sua dor.

O estresse também pode exacerbar a dor. A ocorrência de respostas emocionais negativas, juntamente com sensações dolorosas ascendentes, pode causar um aumento prolongado da reatividade do corpo amigdaloide. Por sua vez, a ativação das fibras FLC causa respostas mais intensas à exposição a estressores em geral. Essa ativação do sistema de estresse promovida pela dor e seus efeitos no córtex pré-frontal têm consequências cognitivas. Pacientes que padecem de dor neuromuscular crônica demonstram reduções de 5 a 10% no volume da substância cinzenta no lobo temporal e no córtex pré-frontal em exames estruturais por RM. Nesses pacientes, as tarefas de tomada de decisão demonstram um desvio em direção a uma preferência por recompensas pequenas e imediatas, em detrimento de recompensas maiores – um padrão parecido ao observado com abusos de substância. *A dor altera as reações emocionais ao ambiente, a cognição e muda o valor da recompensa de eventos ambientais,* fazendo que o paciente fique vulnerável a futuras exposições a estresses e aumentando o risco de ansiedade e depressão.

> "O estresse não é necessariamente ruim para nós: também é o tempero da vida, pois qualquer emoção, qualquer atividade, causa estresse."
> HANS SELYE
> *The spice of life* ("O tempero da vida")

DISFUNÇÃO DO SISTEMA IMUNE

Todos os assuntos pertinentes ao estresse e seus efeitos no sistema imune estão além dos objetivos deste capítulo. No entanto, diversos achados de pesquisa sobre redução das funções do sistema imune em pessoas sob estresse são relevantes e merecem uma breve menção. Sabe-se que o estresse diminui a capacidade do sistema imune para responder adequadamente à administração de vacinas contra gripe e hepatite. Um mecanismo subjacente a essa redução parece ser os altos níveis de ativação do sistema nervoso simpático e os altos níveis de cortisol. Em testes laboratoriais, indivíduos com mais respostas simpáticas e de cortisol sob exposição aguda ao estresse também tiveram as piores respostas à vacina para hepatite B. *Foi demonstrado que o estresse em eventos do dia a dia é capaz de aumentar a reativação de vírus latentes.* Em diversos estudos, alunos de medicina foram estudados durante os períodos de provas para que fosse observado o efeito do estresse na função do sistema imune. Nesses estudos, observa-se comprometimento do sistema imune de duas formas: em um modelo de pesquisa, anticorpos circulantes contra vírus latentes, por exemplo, herpes ou Epstein-Barr, indicam que esses vírus normalmente latentes foram recentemente ativados. Foi constatado que, nos alunos que informaram os níveis mais elevados de estresse percebido em suas vidas, ocorreram os graus mais altos de anticorpos. Tanto no herpes como no Epstein-Barr, a latência dos vírus é mantida pela vigilância do sistema imune, e reduções aparentes na vigilância, associadas a níveis elevados de cortisol, resultam na reativação do vírus e no recrutamento de uma resposta de anticorpo. Em um modelo experimental correlato, a supressão do sistema imune durante o estresse foi documentada pela incapacidade da pessoa em formar uma imunidade normal após a vacinação contra hepatite B. Também nesse caso, os indivíduos que sofreram os maiores níveis de estresse normalmente produzem menos imunidade contra o vírus. Assim, embora o estresse possa interagir com a função do sistema imune de várias maneiras, há boas evidências de que estressores de ocorrência natural podem prejudicar a capacidade do organismo de manter em xeque os vírus latentes e de montar uma imunidade bem-sucedida à vacinação.

ASMA

Há muito tempo a asma vinha sendo considerada uma enfermidade "psicossomática", isto é, que era evidentemente exacerbada pelo estresse. Hoje em dia sabemos mais sobre o mecanismo pelo qual isso ocorre. A inflamação das vias aéreas e a hiper-reatividade da asma podem ser pioradas pela ativação colinérgica que, por sua vez, pode ser iniciada pela tristeza. Foi observado que a inflamação das vias aéreas tem correlação com medidas de angústia psicológica em pessoas asmáticas. Uma história familiar de transtornos afetivos foi associada com aumento da morbidade e da mortalidade em crianças asmáticas. Transtorno depressivo maior parece ser fator de risco para algumas doenças, como a asma, que envolvem inflamação crônica e dor, além da reatividade autonômica. A substância P foi proposta como o mediador entre inflamação crônica e estados do humor.

TRANSTORNO DO ESTRESSE PÓS-TRAUMÁTICO

Transtorno do estresse pós-traumático (TEPT) é um conjunto persistente de sintomas que se originam na exposição a eventos que representaram ameaça à vida ou à integridade física, resultando em respostas emocionais de extremo medo, horror ou desamparo. Eventos como exposição ao combate, estupro, abuso sexual e abuso físico resultarão em TEPT em algumas pessoas, mas não em outras. Os sintomas de TEPT são: uma recordação persistente e intrusiva do evento original, frequentemente acompanhada pela experiência de uma vívida lembrança do evento nas horas de vigília. Esses *flashbacks* podem ser deflagrados por indícios (visões, sons, odores) associados com o evento, podendo fazer a pessoa com TEPT evitar tais tipos de lembretes. Os indivíduos que padecem de TEPT vivenciam frequentes períodos de hiperexcitação (agitação, aumento do reflexo de alarme) associados a níveis elevados de efluxo nervoso simpático. Pessoas com TEPT podem ter dificuldade para avaliar o perigo em situações cotidianas, resultando em isolamento e fuga social – ou terão comportamentos impulsivos e passarão a assumir riscos. Esses indivíduos se encontram em alto risco de transtornos por uso de substância, depressão e ataques de pânico. Como seria de se esperar do que foi discutido sobre as respostas de estresse, pessoas com TEPT frequentemente têm problemas em se concentrar e estão em maior risco para transtornos de dor gastrointestinal. Também foi observada redução no volume do hipocampo tanto em adultos como em crianças com TEPT e níveis elevados de cortisol.

TRANSTORNO DA ANSIEDADE GENERALIZADA E TRANSTORNO DO PÂNICO

Transtorno da ansiedade generalizada (TAG) é um sentimento persistente de ansiedade e de preocupação associado a uma gama de eventos ou atividades iminentes e normais do cotidiano da vida da pessoa, por exemplo, problemas financeiros ou responsabilidades no trabalho, não estando associado a qualquer exposição traumática prévia, como ocorre no TEPT. *TAG não é uma reação ao estresse, mas uma resposta exagerada às ameaças representadas por eventos habituais do nosso cotidiano e uma percepção de eventos normalmente inócuos como altamente estressantes.* TAG é fator de risco para depressão, transtornos por uso de substância e transtornos físicos mal definidos, como dores musculares, cefaleia e síndrome do intestino irritável.

ABUSO DE DROGAS E DE ÁLCOOL, JOGO PATOLÓGICO E TRANSTORNOS ALIMENTARES

A experiência do estresse leva a uma tendência de envolvimento em vários comportamentos que podem prejudicar a saúde. Esses comportamentos são: aumento do consumo de álcool, nicotina, cafeína e alimentos gordurosos, salgados ou doces, e também a opção por se envolver em atividades de risco. *Um número crescente de evidências em animais e em humanos sugere que a liberação de dopamina no nucleus accumbens, conhecido por alguns como o "centro do prazer do cérebro", é um denominador comum de todas essas atividades.* Este pode ser o mecanismo pelo qual os sentimentos acentuados de bem-estar (euforia) contrabalançam a disforia que acompanha a exposição ao estresse. Então, a diminuição da disforia e o aumento da euforia que acompanham todos esses comportamentos ativam os circuitos de recompensa do cérebro, aumentando a probabilidade de tais comportamentos no futuro. O indivíduo fica "viciado" (embora não necessariamente um dependente fisiológico) na repetição desses comportamentos, resultando em diversas consequências para sua saúde.

FUNÇÃO DO HIPOCAMPO E MEMÓRIA

O efeito do estresse na função do hipocampo e da memória tem recebido muita atenção. Conforme foi dito anteriormente, o hipocampo é essencial para a deposição de novas memórias declarativas e para a ativação de memórias armazenadas durante o processo de recordação. O cortisol sistêmico retorna ao giro denteado do hipocampo, no qual exerce *feedback* negativo na secreção de cortisol subsequente, agindo por meio das manifestações hipocampais no núcleo paraventricular (NPV) hipotalâmico. Para que funcione normalmente, o hipocampo produz continuamente novas células precursoras no giro denteado que, por sua vez, migram até partes do hipocampo onde prosseguem em seu processo de maturação resultando em células que geram a prolongada potenciação de novas conexões sinápticas necessárias para o estabelecimento de memórias. Níveis de cortisol de estresse trazem duas consequências indesejáveis na função do hipocampo.

Pesquisa em ratos demonstra que *a exposição do giro denteado a níveis elevados de corticosterona diminui a produção das células precursoras e faz que as células maduras originadas fiquem vulneráveis à morte celular (apoptose).* Além disso, a perda de células do giro denteado prejudica o *feedback* negativo, levando a níveis progressivamente mais elevados de cortisol. Em seres humanos idosos, níveis elevados de cortisol circulante estão associados a uma recuperação menos satisfatória da memória declarativa e à redução no volume do hipocampo.

INTERVENÇÕES

Com base nas relações entre estresse e enfermidade descritas acima, encontram-se em desenvolvimento e teste intervenções para a redução do estresse. Foi constatado que o treinamento para resposta de relaxamento ao longo de um período de oito semanas é quatro vezes mais bem-sucedido do que o treinamento para modificação do estilo de vida, em termos da redução da pressão arterial diastólica – o suficiente para eliminar a necessidade de medicação em alguns adultos hipertensos. Evidências experimentais sugerem que mesmo uma breve intervenção psicológica objetivando aumentar a capacidade de enfrentamento e o sentido de controle pode reduzir a resposta de cortisol a um ativador do eixo HHA. Também foi observado que o *biofeedback* é efetivo para aumentar a sensação de controle e diminuir a resposta de estresse, tanto em crianças como em adultos, resultando em menos dores de cabeça, menos desarranjos GI e em pressão arterial mais baixa. Meditação da atenção plena é outra intervenção bem-sucedida para a redução da resposta de estresse fisiológico e dos problemas de saúde associados.

RESUMO

O campo do estresse e da saúde é complexo e vem crescendo rapidamente. À medida que a medicina se sofistica na identificação das vulnerabilidades genéticas, passa a ser cada vez mais importante intervir, para que sejam evitadas enfermidades relacionadas ao estresse que sejam incapacitantes ou que representem risco para a vida.

ESTUDO DE CASO

Situação: Steve, um homem de negócios com 42 anos, sempre praticou corrida, tendo competido em maratonas desde os tempos da faculdade. Cerca de 6 meses atrás, Steve teve um episódio de extrema dor nas costas enquanto corria, o que o deixou se contorcendo no chão. Muitos exames depois, ele foi informado que tinha uma hérnia de disco, mas que seria melhor tentar evitar a cirurgia. Foi aconselhado a parar de correr. Atualmente, ele afirma viver em constante temor do retorno da dor. Suas costas doem sempre que fica ansioso, por exemplo, quando está com o prazo apertado para algum projeto, ou ao entrar em conflito com um colega de trabalho. Problemas financeiros recentes em seu negócio vêm causando preocupação, seguida pela exacerbação da dor nas costas. Embora não haja evidência de qualquer nova lesão, em certas ocasiões sua dor fica tão intensa a ponto de não lhe permitir deixar a cama. Sua esposa está perdendo a paciência, e Steve está com medo de perder seu emprego. O paciente sente falta do tempo em que corria, solitário, e da oportunidade de ficar com seus pensamentos. Ele está ciente de que seu corpo está mais rígido e tenso do que quando corria com regularidade.

Discussão: Steve tem um problema médico estrutural subjacente e tem vivenciado o maior estressor fisiológico e psicológico da dor aguda e intensa. Também tem vários outros estressores psicológicos, tanto em casa como no trabalho. Enquanto isso, o paciente perdeu sua principal estratégia de enfrentamento para lidar com os estressores físicos e psicológicos. Ele precisa aprender algumas novas estratégias de enfrentamento para diminuir a resposta de estresse fisiológico que está levando à sua dor incapacitante.

Acompanhamento: Ao longo de um período de meses, Steve tenta várias técnicas de redução do estresse. O paciente constata que, no seu caso, escrever e meditar são as técnicas mais confortáveis e efetivas. Sua esposa atualmente está mais compreensiva, pois entende como a ansiedade de seu marido se traduz em uma excitação de seus sistemas nervoso autônomo e endócrino e, em seguida, na tensão muscular e inflamação que resultam em dor.

SUGESTÕES DE LEITURA

Lovallo, W.R. (2005). *Stress and health: Biological and psychological interactions* (2ª ed.). Thousand Oaks, CA: Sage.
   Esse livro oferece uma visão geral da biologia e da pesquisa na florescente área do estresse e da saúde, fornecendo mais detalhes sobre cada uma das áreas abordadas neste capítulo.

Uhart, M., & Wand, G.S. (2009). Stress, alcohol, and drug interaction: An update of human research. *Addiction Biology, 14,* 43-64.
   Essa recente revisão examina a pesquisa sobre as complexas interações entre exposição traumática, estresse crônico e uso ou abuso de álcool e drogas.

Weaver, I.C., Cervoni, N., Champagne, F.A., D'Alessio, A.C., Sharma, S., Seckl, J.R., et al. (2004). Epigenetic programming by material behavior. *Nature Neuroscience, 7,* 847-854.
   Uma revisão concisa de trabalho que demonstra a influência das experiências no início da vida sobre a regulação da reatividade ao estresse pelo cérebro.

Transtornos do vício

9

Timothy W. Fong

> "Há algo desagradável na visão de uma sociedade altamente desenvolvida que é forçada a desviar grandes recursos, tanto financeiros quanto intelectuais, para o tratamento de doenças autoinfligidas. Podemos caracterizar tais males como doenças de escolha – aquelas que têm sua origem em excessos no seu estilo de vida ou na poluição do seu ambiente."
>
> J. GOODFIELD

> "O tabagismo é uma coisa terrível – soprar fumaça para fora de nossa boca até a boca, olhos e nariz de outras pessoas, e fazer o mesmo conosco."
>
> SAMUEL JOHNSON

"Por que eles não podem simplesmente parar?" Essa é a pergunta fundamental feita por médicos, famílias, pacientes e todas as demais pessoas cuja vida foi afetada por alguém que possui um vício. *A cada ano o abuso de drogas, álcool, tabaco e os vícios comportamentais ceifam mais de 540 mil vidas e custam cerca de 500 bilhões de dólares para a sociedade norte-americana, considerando gastos somados nas áreas médica, econômica, criminal e social.*

Pessoas de todas as faixas etárias e classes sociais padecem de transtornos do vício. Bebês e crianças expostas a drogas, ilícitas ou não, estão em risco de sofrer problemas no desenvolvimento cognitivo e psicológico. Adolescentes viciados em drogas e álcool têm desempenho ruim na escola, podem cometer crimes e agir impulsivamente, o que resulta em gestações indesejadas e em problemas comportamentais. Adultos prejudicados por transtornos do vício têm de lutar para conseguir emprego e se manter em alguma função social, e frequentemente são acometidos por doenças como HIV/Aids, hepatite e outras condições médicas passíveis de prevenção. Uma das populações emergentes que têm sido acometidas pelo vício é a dos idosos, que são suscetíveis a comprometimento da memória, quedas, acidentes e problemas de saúde ligados a anos de abuso. Embora o vício atinja um enorme número de indivíduos e famílias, uma das explicações prevalentes nos últimos 50 anos é a de que os viciados são moralmente fracos, insaciáveis ou indolentes. *Pesquisas realizadas nos últimos 20 anos têm questionado essa crença, caracterizando a base biológica para os transtornos do vício e utilizando o modelo médico para explicar esses comportamentos aparentemente irracionais.*

Apesar disso, com frequência a orientação sobre triagem, diagnóstico e tratamento dos transtornos do vício é negligenciada durante o treinamento médico. Isso se deve em parte ao limitado número de especialistas e pesquisadores no campo do vício, mas também resulta das arraigadas crenças de que o vício pode ser tratado apenas por grupos de autoajuda que usam programas de 12 passos, ou quando o paciente realmente chegou ao "fundo do poço". A psiquiatria e a medicina do vício são novas subespecialidades da medicina; espera-se que, com o amadurecimento desses campos, ocorra um aumento substancial no número de profissionais qualificados e treinados. Desde 2000 vem ocorrendo um aumento significativo no número de medicamentos aprovados pela Food and Drug Administration (FDA) para transtornos de abuso de substâncias, juntamente com o rápido crescimento de um banco de dados sobre tratamentos psicossociais baseados em evidência. O resultado é que, *atualmente, existem tratamentos efetivos para todos os transtornos do vício*. Esses tratamentos estão disponíveis e funcionarão se os pacientes se comprometerem a seguir as recomendações terapêuticas. Quando utilizados adequadamente, os resultados desses tratamentos para transtornos do vício serão iguais ou ultrapassarão os resultados terapêuticos para outros transtornos clínicos.

> "Primeiro o homem toma um drinque, depois o drinque toma um drinque e finalmente o drinque toma o homem."
>
> PROVÉRBIO JAPONÊS

DEFINIÇÕES E TERMOS

As origens da palavra inglesa *addiction* (i.e., vício) sugerem o significado de "ceder os direitos legais de uma pessoa a outra". No entanto, desde meados dos anos 1950, a palavra vem sendo utilizada em referência a pessoas que não conseguem controlar o uso de drogas ou de bebidas alcoólicas. Dentro dessa atual concepção, não existe uma definição científica universal para "vício". Vício é um conceito amplo que tem muitos componentes diferentes, inclusive tolerância, abstinência, uso compulsivo, impulsos e perda de controle. *Uma definição útil de vício, postulada por pesquisadores e profissionais do campo, é "uma doença cerebral crônica e recidivante caracterizada por um comportamento compulsivo, apesar das consequências prejudiciais".*

Essa definição esclarece boa parte do trabalho que já foi feito nos campos da pesquisa e da clínica com o objetivo de ampliar a compreensão do comportamento vicioso. A expressão "crônica e recidivante" sugere que esse problema vem e vai embora, eclode e desvanece, de maneira muito parecida com o que ocorre em outras enfermidades clínicas crônicas, como o diabetes, a hipertensão e a asma. Além disso, sugere que o vício não é curável, mas apenas controlável. Em um dos artigos mais influentes nesse campo, Thomas McClellan recomenda que clínicos e pesquisadores considerem o vício como uma enfermidade clínica crônica com desfechos similares aos de outras condições médicas. Considerando os vícios dessa maneira, começa a perder força a falsa expectativa de que os viciados podem simplesmente parar, desde que estejam suficientemente motivados ou nas circunstâncias certas. Agora, a energia negativa gerada por uma recidiva pode ser substituída por uma ênfase em manter as recidivas num nível mínimo e em restaurar o funcionamento tão logo seja possível. *É tão ilógico e ineficaz criticar um viciado por ter sofrido uma recidiva, quanto é repreender um diabético por não ter tomado insulina, ou punir um hipertenso por não mudar de estilo de vida.*

A segunda parte da definição é o conceito de vício como "doença cerebral". Essa ideia se popularizou durante meados dos anos 1990, tendo sido promovida pelo National Institute for Drug Abuse (NIDA); esse conceito resultou de pesquisas que destacaram as predisposições genéticas para o vício e as regiões neuroanatômicas envolvidas no abuso de drogas. A perda do funcionamento em áreas específicas do cérebro (nesse caso, o sistema límbico e os lobos frontais) parecia criar sintomas que eram consistentes e que podiam ser reproduzidos. Muito já foi escrito sobre como as drogas podem causar danos, em alguns casos permanentes, a uma grande variedade de tecidos cerebrais e redes neurais. Faz sentido afirmar que, *à medida que o uso da droga progride, o aumento nos danos cerebrais ou na formação de cicatrizes no cérebro torna cada vez mais difícil parar com o vício.* Um exemplo clínico dessa afirmativa pode ser observado em pacientes dependentes de metanfetaminas, que apresentam evidente comprometimento na atenção, memória e habilidades da linguagem. Esses problemas cognitivos dificultam ainda mais o comparecimento e a permanência tranquila desses pacientes em sessões de grupo, tornando menos efetivo o tratamento.

> "A embriaguez é suicídio temporário: a felicidade que ela traz é meramente negativa, uma cessação momentânea da infelicidade."
>
> BERTRAND RUSSELL

A ideia do vício como uma doença cerebral representa uma mudança cultural significativa, pois medicaliza um comportamento e toda uma população de pacientes que previamente não era tratada pela comunidade médica. Há pouquíssimo tempo, no início dos anos 1990, os comportamentos viciosos eram considerados assunto de moralidade, força de vontade e escolha consciente. As perspectivas psiquiátricas explicavam tais comportamentos como conflitos psicológicos não resolvidos, centrados na fuga das responsabilidades da vida ou como um subproduto de traços antissociais. A mudança para uma visão do vício como doença cerebral foi resultado direto de trabalhos realizados no laboratório de pesquisa utilizando modelos animais e neuroimagens. *Hoje em dia, os pesquisadores acreditam que uma combinação de vulnerabilidades genéticas e de intoxicações diretas pelo uso compulsivo da droga altera fundamentalmente a estrutura e o funcionamento do cérebro.* Da mesma forma que doenças cardíacas ocorrem como resultado de anos de desnutrição, falta de exercício e estresse físico e emocional, a doença cerebral do vício ocorre pela exposição permanente e contínua às drogas e ao álcool. O resultado é a interrupção e a desestruturação do funcionamento normal do organismo – nesse caso, são afetadas aquelas regiões do cérebro responsáveis pelo equilíbrio entre a busca do prazer, comportamentos de recompensa e autocontrole. Uma vez que essas regiões foram destruídas ou lesionadas, a doença do vício se revelará de maneira consistente e previsível.

Esse conceito de vício como doença do cérebro leva naturalmente ao terceiro elemento da definição de vício, focalizada no "comportamento compulsivo, a despeito das consequências prejudiciais". *Essa perda de controle sobre comportamentos recompensadores é uma das reais características do vício – a participação persistente e repetida em uma atividade que representa danos contínuos à vida da pessoa.* Embora os sinais e problemas circunjacentes na vida da pessoa estejam gritando "Pare!", as pessoas com transtornos do vício persistem no comportamento mal-adaptativo. Uma pesquisa no campo da neurociência sugere que os lobos frontais são os centros biológicos no cérebro responsáveis por esse controle – especialmente os córtices orbitofrontais. Quando lesionados, esses "freios" metafóricos no cérebro ficam desgastados, levando ao engajamento contínuo em impulsos primitivos e apetitivos por prazer (ver Fig. 9.1).

VÍCIO NO DSM

Na primeira (1952) e segunda (1968) versões do DSM (*Diagnostic and Statistical Manual* – Manual Diagnóstico e Estatístico) da American Psychiatric Association, o alcoolismo estava classificado como transtorno da personalidade. O terceiro DSM introduziu critérios científicos para abuso e dependência de substâncias, que foram expandidos na quarta versão, o DSM-IV, atualmente em uso. No entanto, o DSM-IV não lista nenhum critério formal para o termo vício. Em vez disso, existem transtornos relacionados ao uso de substâncias como uma condição mais abrangente, dividida em transtornos induzidos por substâncias (compreendendo intoxicação

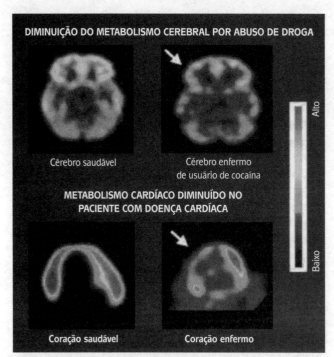

FIGURA 9.1 O vício como doença cerebral. Do Laboratório dos Drs. Nora Volkow e H. Schelbert (www.nida.nih.gov). O vício é parecido com outras doenças, como as cardiopatias. Ambos perturbam o funcionamento normal e sadio do órgão subjacente, têm graves consequências prejudiciais e são passíveis de prevenção e tratamento. Se não tratados, podem se prolongar por toda a vida.

TABELA 9.1 Critérios do DSM-IV para identificar abuso de substância

A. Um padrão mal-adaptativo de uso de substância, levando a comprometimento ou angústia clinicamente significativa, que se manifesta por um (ou mais) dos seguintes itens, com ocorrência em qualquer época no mesmo período de 12 meses:

(1) Uso recorrente de substância resultando na incapacidade de desempenhar importantes obrigações no trabalho, na escola ou em casa (p. ex., faltas repetidas ou baixo desempenho no trabalho relacionados ao uso de droga; faltas, suspensões, ou expulsões da escola ligadas ao uso de substância; negligência de filhos ou da casa);

(2) Uso recorrente de substância em situações nas quais isso seja fisicamente arriscado (p. ex., dirigir um automóvel ou operar uma máquina quando comprometido pelo uso de substância);

(3) Problemas legais recorrentes relacionados ao uso de substância (p. ex., prisões por conduta desordeira);

(4) Manutenção do uso de substância, apesar dos problemas sociais ou interpessoais persistentes ou recorrentes causados ou exacerbados pelos efeitos da substância (p. ex., discussões com o cônjuge sobre as consequências da embriaguez/intoxicação, luta corporal).

B. Os sintomas jamais atenderam aos critérios para Dependência de Substância para essa classe de droga.

---

por substâncias, abstinência de substâncias, transtornos do humor induzidos por substâncias, etc.) e transtornos pelo uso de substâncias (compreendendo abuso de substâncias e dependência de substâncias). O DSM descreve características específicas da substância para 11 classes de drogas: álcool, anfetaminas, cafeína, maconha, cocaína, alucinógenos, inalantes, nicotina, fenciclidina (PCP), hipnóticos sedativos/ansiolíticos e outros/desconhecidos.

No DSM-IV, abuso de substâncias e dependência de substâncias são dois diagnósticos distintos e separados (ver Tabs. 9.1 e 9.2). *Abuso de substâncias se caracteriza por padrões recorrentes e mal-adaptativos de consumo de droga ou álcool que resulta em consequências externas prejudiciais,* por exemplo, situações de risco ou o não cumprimento das obrigações do papel do indivíduo. Por outro lado, *dependência de substâncias lista sete critérios distintos que resultam como subproduto do uso contínuo e permanente de droga ou álcool, inclusive adaptações farmacológicas, como tolerância e abstinência.*

DISTINÇÃO ENTRE ABUSO E DEPENDÊNCIA DE SUBSTÂNCIAS

Abuso de substâncias pode ser pensado como um precursor da dependência de substâncias, mas é importante ter em mente que as duas condições não são idênticas. Por exemplo, todos os medicamentos atualmente aprovados são indicados para tratamento da dependência de substâncias, e não do abuso de substâncias. Em segundo lugar, um diagnóstico de abuso de substâncias não depende das adaptações farmaco-

---

TABELA 9.2 Critérios do DSM-IV para dependência de substância

Um padrão mal-adaptativo de uso de substância, levando a comprometimento ou angústia clinicamente significativa, que se manifesta por três (ou mais) dos seguintes itens, com ocorrência em qualquer época no mesmo período de 12 meses:

(1) Tolerância, definida por qualquer dos seguintes itens:

  (a) necessidade de quantidades significativamente aumentadas da substância para obter a intoxicação ou o efeito desejado; ou

  (b) efeito significativamente diminuído com o uso contínuo da mesma quantidade da substância.

(2) Abstinência, que se manifesta por qualquer dos seguintes itens:

  (a) a característica síndrome de abstinência para a substância (consulte os Critérios A e B nos grupos de critérios para Abstinência das substâncias específicas); ou

  (b) a mesma substância (ou uma substância muito parecida) é tomada para aliviar ou evitar os sintomas de abstinência.

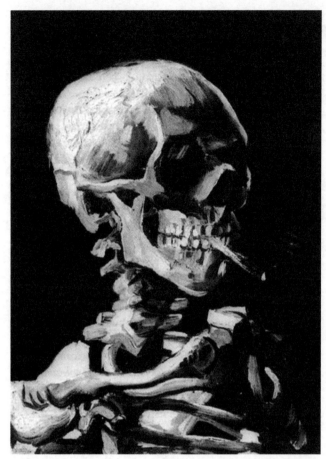

Crânio de um esqueleto com cigarro aceso Vincent van Gogh (1886). *Fundação Museu van Gogh, Amsterdam. A profissão médica tem desempenhado importante papel ao alertar o público para o potencial viciante da nicotina e para a letalidade do tabaco.*

lógicas/fisiológicas que a maioria das pessoas acredita fazer parte do vício. Ao empregar a palavra "vício", a maioria dos clínicos e pesquisadores utilizam-na como sinônimo geral de dependência de substâncias.

Durante a elaboração do DSM-V, continuou a discussão sobre quais alterações são prováveis na classificação dos transtornos relacionados ao abuso de substâncias. A palavra "vício" pode surgir em maior destaque com os critérios científicos específicos baseados em biomarcadores. Além disso, alguns estudiosos argumentaram em favor de uma abordagem dimensional, e não dicotômica, ao diagnóstico. Tal como está, se um paciente apresentar apenas dois dos sete critérios para dependência de substâncias, não será considerado portador do transtorno. Não há condições subclínicas ou subsindrômicas definidas. Contudo, na prática clínica, frequentemente não fica claro se o paciente padece ou não dessa doença. O indivíduo sintomático que não atende integralmente aos critérios ainda necessitará de um tratamento e monitoração contínuos.

Vícios comportamentais como o jogo, comportamentos sexuais compulsivos, vício em videogames, comportamento de compras compulsivas e vício em internet não estão listados na seção do DSM-IV sobre transtornos relacionados a substâncias. A prática patológica do jogo está listada na seção sobre transtornos de controle de impulsos. Os outros vícios comportamentais não têm nenhum critério formal listado no DSM. Isso não significa que tais vícios não existam ou que não sejam problemas reais. Os pesquisadores estão começando a desvendar processos comportamentais e fisiológicos similares ou diferentes entre vícios comportamentais e transtornos pelo uso de substâncias.

CARACTERÍSTICAS CLÍNICAS E CURSO NATURAL DO VÍCIO

O vício é uma doença dos jovens. *Na maioria dos casos, as pessoas que desenvolvem um transtorno do vício começam a usar a droga ou se envolver no comportamento vicioso antes dos 21 anos* (ver Fig. 9.2). O primeiro passo para ficar viciado é a introdução e o acesso. Quanto mais cedo a pessoa for exposta a drogas e ao álcool, mais provavelmente as substâncias viciantes terão impacto negativo no desenvolvimento do cérebro e maior a probabilidade de vício. O tempo necessário para o desenvolvimento integral dos critérios de dependência de substâncias dependerá de numerosos fatores, por exemplo, frequência de uso, número de responsabilidades na vida, contexto social e suporte financeiro. Em termos farmacológicos, a tolerância e a abstinência de substâncias específicas podem ocorrer dentro de poucas semanas de uso. Consequências permanentes, por exemplo, prejuízos legais, financeiros ou de relacionamento, podem ocorrer como resultado de apenas um dia de abuso de substâncias.

Como regra geral, *os homens parecem ser mais vulneráveis aos transtornos do vício, em comparação com as mulheres.* Acredita-se que isso se deva a uma combinação de diferenças nos comportamentos de busca de ajuda, genética e papéis de gênero desempenhados na sociedade. O rosto de uma pessoa que se torna viciada muda e fica dessemelhante constantemente. Os transtornos do vício influenciam todas as etnias e culturas, mas de formas diferentes. Algumas culturas, como as asiáticas e a dos povos das Ilhas do Pacífico, tendem a "sepultar" as consequências no seio da família, gerando maior vergonha e estigma. Embora os grupos socioeconômicos mais desamparados sintam mais agudamente os danos causados pelos vícios, os transtornos do vício permanecem altamente prevalentes em todas as classes da sociedade.

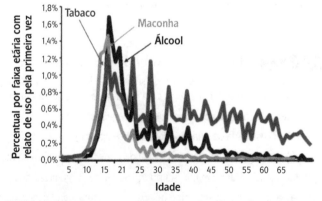

FIGURA 9.2 Vício é uma doença evolutiva que pode iniciar na adolescência ou na infância: idade de dependência de tabaco, álcool e maconha pelo DSM-IV (fonte: *National Epidemiologic Survey on Alcohol and Related Conditions*, 2003.)

De uma perspectiva epidemiológica, o vício é um transtorno comum. Cerca de 13% da população adulta atende aos critérios para abuso ou dependência de substâncias nos últimos 12 meses. Um dos desafios mais espinhosos no campo do tratamento do vício é que a maioria das pessoas jamais procura tratamento; estima-se que apenas 10% dos indivíduos viciados em substâncias procurarão voluntariamente tratamento. Pouco se sabe acerca da capacidade de recuperação das pessoas viciadas sem tratamento, mas os percentuais de abandono do tabagismo para tentativas sem ajuda para largar o vício giram em torno de 7% por ano. São muitas as razões para que as pessoas afetadas não procurem tratamento: negação, escassez de provedores de tratamento disponíveis, inexistência de seguro-saúde, a descrença de que o tratamento funcionará e a vontade de não parar com o uso. Alguns indivíduos nem mesmo chegam a perceber que o uso ou seu comportamento é problemático, acreditando, em vez disso, que continuar usando a droga é a solução, não o problema.

As consequências disso são enormes. *Pacientes viciados têm expectativa de vida muito mais curta se comparados com a população em geral.* Normalmente, a causa da morte não é uma overdose aguda, mas as consequências a longo prazo para a saúde, como doença cardíaca, cirrose, demência ou doença infecciosa.

FATORES ETIOLÓGICOS

Tanto fatores genéticos como ambientais desempenham um papel no desenvolvimento e na expressão dos transtornos do vício. O entendimento de como esses fatores se inter-relacionam exatamente está apenas no início, mas já pode ser percebido algum progresso considerável nessa área. Pesquisas demonstraram que indivíduos com um genótipo específico para um gene de transportador de serotonina que nasceram em ambientes de alto estresse (i. e., padecem de mais eventos adversos em suas vidas) são mais vulneráveis a desenvolver uma psicopatologia, em comparação com os indivíduos nascidos com um alelo diferente e que foram criados no mesmo ambiente.

Genética

Embora os cientistas ainda discutam a presença de um gene do "vício", *estudos geminados documentaram claramente uma predisposição genética para a ocorrência dos vícios.* O mais provável é que existam alguns genes predisponentes a comportamentos viciosos. Exemplificando, os pesquisadores do álcool demonstraram que pessoas nascidas com predisposição para baixas respostas ao álcool (i. e., que necessitam de maior número de drinques para que haja um efeito) estão em maior risco de sofrer dependência de álcool. Foi demonstrado que mudanças genéticas na dopamina, na síntese das catecolaminas e na serotonina ficam alteradas em pacientes com transtornos do vício, e todas indicam uma ligação neuroquímica. No entanto, a biologia do vício é mais complexa do que uma simples questão de se ter um pouco a mais ou a menos de qualquer neurotransmissor. As drogas de abuso também alterarão temporariamente a biodisponibilidade e os níveis desses agentes químicos, e podem produzir um efeito duradouro. Outra hipótese recente envolve a genética da conexina, levando a alterações na formação do lobo frontal que podem comprometer o funcionamento executivo e o controle dos impulsos.

Neuroanatomia

Acumulam-se evidências em favor da ideia de que os vícios afetam regiões cerebrais similares. As fibras e os centros associados com a região tegmentar ventral do tronco cerebral e que terminam no *nucleus accumbens* do corpo estriado e no córtex pré-frontal são conhecidos como **vias mesolímbicas e mesocorticais**. *Foi demonstrado que lesões nessas vias bloqueiam os efeitos comportamentais de recompensa das drogas viciantes.* O principal neurotransmissor associado a essas vias é a dopamina. Foi demonstrado que essa área, chamada por alguns de o *"centro do prazer" do cérebro,* influencia a atenção, o prazer, a euforia, a ênfase no reforço e a motivação.

Além das áreas que controlam a recompensa e a motivação natural que reforçam esse comportamentos, uma pesquisa sobre vícios destacou a disfunção dos lobos frontais, principalmente o **córtex orbitofrontal**. *Essa região é em grande parte responsável pelo autocontrole, pela avaliação de opções imediatas* versus *futuras e por, essencialmente, "pisar no freio" do cérebro.* Indivíduos com comprometimento ou disfunção nessas duas regiões do cérebro demonstram tendência para desenvolver vícios, em decorrência do limiar mais alto para vivenciar recompensa, juntamente com a perda do autocontrole. O uso contínuo da droga e o estresse provavelmente continuarão a enfraquecer e, talvez, a lesionar esses sistemas neurais, danificando ainda mais áreas já vulneráveis no cérebro. Dados de neuroimagem sugerem que a metanfetamina lesiona essas regiões cerebrais – talvez permanentemente. Sem essas estruturas e fibras em funcionamento, o resultado será o uso contínuo e a incapacidade de se adaptar e de aprender com comportamentos e erros passados.

Fatores de risco psicossociais

Alan Leshner, ex-diretor do National Institute on Drug Abuse (NIDA), tinha razão ao dizer que as *pessoas usam drogas por uma de duas razões: para sentir uma "onda" ou para se sentir normal.* A segunda razão implica a presença de uma condição psiquiátrica, por exemplo, depressão maior, transtorno da ansiedade ou transtorno do déficit de atenção. Na verdade, a presença de um *transtorno psiquiátrico é um dos fatores de risco mais fortes para um transtorno do vício concomitante.* São muitas as possibilidades diferentes para explicar essa ligação, variando desde o compartilhamento de riscos genéticos até a superposição de sintomas. Qualquer que seja a razão exata, foi conclusivamente demonstrado que problemas

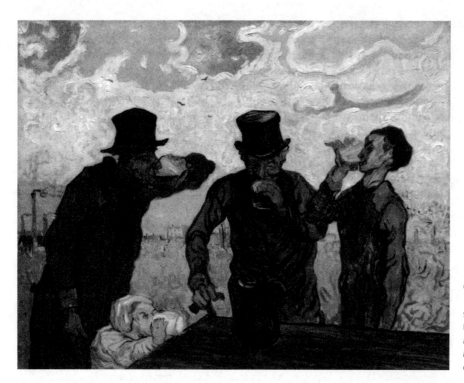

Os beberrões (1890) Vincent van Gogh, holandês, 1853-1890. Óleo sobre tela, 59,4 × 73,4 cm. The Joseph Winterbotham Collection, 1953.178. Pós-restauração. Fotografia de Robert Hashimoto. © *The Art Institute of Chicago*. *Tanto a genética como o modelamento influenciam os futuros hábitos de bebida das crianças.*

psiquiátricos estão associados a maior risco de desenvolvimento de transtornos do vício, e vice-versa.

Por exemplo, indivíduos com enfermidade mental grave, como a esquizofrenia, têm praticamente três vezes o percentual de dependência de nicotina, em comparação com a população geral. Pessoas com transtorno bipolar têm praticamente três vezes o percentual de dependência de álcool, em comparação com a população geral. Esse maior risco também vale para pessoas com transtornos da personalidade, um grupo frequentemente negligenciado de problemas psiquiátricos observados em pacientes no setor de atendimento primário. Foi demonstrado que o transtorno da personalidade antissocial, caracterizado por um padrão persistente de desconsideração pelos direitos dos outros, está associado a percentuais muito mais elevados de todos os vícios ligados a substâncias e os vícios comportamentais.

Estudos de famílias demonstraram que membros da família de indivíduos com transtornos do vício estão em um risco oito vezes maior de adquirirem, eles próprios, vícios. Isso resulta da influência do ambiente, além da genética. Outros fatores sociais já identificados como capazes de influenciar diretamente o risco de transtornos do vício são: colegas usuários, baixa situação socioeconômica, falta de atividades estruturadas e resultados insatisfatórios na escola.

TENDÊNCIAS RECENTES NOS TRANSTORNOS DO VÍCIO

Álcool

O consumo do álcool permanece sendo uma atividade muito comum na América do Norte, e aproximadamente 60% da população tomou pelo menos um drinque no último ano. A idade média do primeiro consumo de álcool nos Estados Unidos é em torno de 16 anos, apesar do limite de idade nacional de 21 anos para consumo legal. O mecanismo de ação dessa substância é complexo, envolvendo a modulação de receptores do ácido gama-aminobutírico (GABA) que gera efeitos sedativos e ansiolíticos. Outros sistemas neurotransmissores, como os receptores NMDA de inibição e os sistemas serotonérgicos e dopaminérgicos, também são diretamente afetados, o que explica porque o álcool pode ser simultaneamente estimulante e sedativo.

Estudos epidemiológicos estabeleceram um percentual para a população geral que atende os critérios para transtorno do uso do álcool em 9% (4% de abuso de álcool; 5% de dependência de álcool). Isso significa que *os transtornos pelo uso de álcool são tão comuns como os transtornos depressivos maiores.* Esse impacto dos transtornos ligados ao consumo de álcool na sociedade é enorme; sua influência se reflete nas estatísticas de acidentes, lesões cerebrais traumáticas, overdose não intencional, violência doméstica e comportamentos criminosos.

Por conta desse enorme impacto, é preciso fazer uma triagem para uso de álcool durante todas as consultas com os pacientes. Existem vários instrumentos comuns para triagem que podem ser utilizados pelos clínicos, por exemplo, o Alcohol Use Disorders Identification Test [Teste para Identificação de Transtornos pelo Uso de Álcool] (AUDIT) e o Michigan Alcohol Screening Test [Teste de Triagem para o Álcool de Michigan] (MAST). Na entrevista clínica, a simples pergunta "O senhor bebe?" é inadequada, pois não consegue suscitar mais informações sobre o consumo de bebidas alcoólicas. *Perguntas abertas como "fale sobre seus hábitos de bebida" ou "de que modo a bebida afetou sua vida recentemente?" têm maiores probabilidades de dar início a uma discussão sobre a bebida.* O

National Institute on Alcohol Abuse and Alcoholism [Instituto Nacional para Abuso do Álcool e Alcoolismo] (NIAAA) tem orientações estabelecidas com limites superiores de drinques recomendados – não mais de 7 drinques comuns por semana para mulheres, e não mais de 14 drinques por semana para homens. Outro modo de transmitir essa orientação é um limite de não mais de um drinque comum por dia para a mulher e não mais do que dois drinques comuns por dia para o homem. As mulheres metabolizam o álcool com menos eficiência, e são, portanto, mais afetadas por determinada quantidade de álcool. É importante ter em mente a definição de um drinque comum: 355 ml de cerveja, 236-266 ml de cerveja *lager* do tipo *malt liquor*, uma taça de 148 ml de vinho, ou 45 ml de bebida alcoólica destilada. Outra pergunta de triagem útil é "no ano passado, houve alguma ocasião em que o senhor tomou mais de 5 drinques em um mesmo dia?". Uma resposta positiva indica risco de consumo prejudicial de bebida alcoólica; deve ser obtida uma história mais detalhada de uso de álcool. O fato de exceder as quantidades diárias recomendadas de álcool não torna ninguém um alcoólatra, mas certamente indica um padrão de consumo de risco. Pacientes que bebem excessivamente podem minimizar a quantidade consumida (ou podem não ser capazes de lembrar com precisão), o que sinaliza a importância de um exame mais aprofundado do impacto do álcool nos domínios da vida do indivíduo.

Nicotina

Nos anos 1960, aproximadamente 50% da população dos Estados Unidos era fumante. Graças a anos de campanhas educativas, regulamentos voltados para a saúde e políticas públicas de restrição do uso do tabaco, *o percentual nacional de fumantes caiu para aproximadamente 20%*. Na Califórnia, onde existem leis e medidas bastante rígidas em relação à pureza do ar (p. ex., proibição de fumar em bares e restaurantes e impostos específicos para cigarros), o percentual de fumantes fica em torno dos 13%. *O tabaco e as enfermidades ligadas ao fumo causam os maiores danos, em comparação com todas as demais substâncias viciantes e transtornos do vício.* Aproximadamente 500 mil pessoas morrem todos os anos nos Estados Unidos devido a doenças ligadas ao tabaco, como câncer, enfisema e doenças cardiovasculares. Tais doenças não provêm da nicotina, mas dos numerosos agentes químicos e pirógenos liberados no processo do fumo. O hábito de mascar tabaco não significa que o usuário evitará os efeitos causados na saúde, pois essa prática foi associada a maior risco de câncer da boca e da garganta.

A nicotina, por si só, é uma substância altamente viciante; estudos com animais demonstraram que a nicotina intravenosa é tão poderosa quanto cocaína, anfetaminas ou opiáceos intravenosos. A nicotina se liga a receptores localizados em muitas regiões do cérebro, inclusive à subunidade α4β2 no *nucleus accumbens*, que pode liberar dopamina. Por causa de sua breve meia-vida, a abstinência da nicotina pode ser particularmente incômoda, induzindo novamente ao uso para diminuir a irritabilidade e a ansiedade.

A investigação do uso do tabaco deve ocorrer em todas as consultas, pois *estudos demonstraram que mesmo três minutos de aconselhamento podem dobrar os percentuais de abandono do tabagismo*. A investigação do tabagismo consiste em perguntas sobre o número total de cigarros fumados por dia e o número total de maços por ano. Um dos problemas desse instrumento de avaliação é que ele não mede a gravidade do vício do tabagismo. Uma pergunta de avaliação mais simples e mais eficaz para a avaliação do grau de dependência de nicotina é "desde o momento que o senhor acorda, quanto tempo leva para fumar o primeiro cigarro?". Se o paciente responder 10 minutos ou menos, isso sugere grave dependência de nicotina (porque a pessoa está despertando em estado de abstinência de nicotina), o que sinaliza a necessidade de terapia de substituição da nicotina.

> "Em todos os homens existe uma demanda pelo máximo, de tal forma que o infeliz não tem outro modo de encontrar esse nível senão embebedando-se."
> OLIVER WENDELL HOLMES JR.

Opiáceos

Opioides são substâncias que podem se ligar aos receptores opioides do corpo e do cérebro, ou seja, os receptores mu, kappa e delta. Os receptores opioides estão localizados no cérebro e em outras partes do corpo, sendo responsáveis pela dor, recompensa, estado de espírito e também por funções automáticas como a respiração. Os opiáceos são substâncias derivadas do ópio de ocorrência natural; são exemplos a morfina, heroína e codeína. *Todos os opiáceos são opioides, mas nem todos os opioides são opiáceos.*

As duas formas principais de uso abusivo de opiáceos nos Estados Unidos são heroína e pílulas de opiáceos de receita obrigatória. A heroína é derivada do ópio, e a maior parte do suprimento mundial é cultivada, processada e distribuída no sudeste da Ásia. Essa substância pode ser injetada, fumada, cheirada ou aplicada através da pele. Depois de ter penetrado no corpo, a heroína se liga de maneira rápida e firme aos receptores opioides no cérebro e no corpo, começando a exercer seus efeitos.

Depois da injeção de heroína, os usuários informam sentir uma torrente de euforia acompanhada por atordoamento emocional, braços e pernas pesados e uma sensação de calor no estômago. Dependendo da pureza da heroína, os efeitos podem se prolongar por uma a seis horas. À medida que ocorre a tolerância, os usuários necessitam da heroína com maior frequência para adiar os efeitos da ânsia e abstinência de opiáceo. Os usuários de heroína se encontram em risco extremo de se viciarem – estima-se que cerca de 23% dos indivíduos usuários de heroína ficam dependentes da droga. O abuso de heroína está associado a graves problemas de saúde e psiquiátricos, principalmente overdose fatal, HIV/Aids e hepatite. Com frequência, os usuários crônicos são acometidos de repetidas infecções cutâneas, endocardite, desnutrição e doença hepática ou renal.

De acordo com a National Survey on Drug Use and Health [Pesquisa Nacional sobre Uso de Drogas e Saúde], 114 mil pessoas, com mais de 12 anos de idade, usaram heroína pela primeira vez, nos Estados Unidos, em 2008. Uma queda pouco significativa em relação a 2007, quando 114 mil pessoas usaram a droga no país pela primeira vez. A média de idade para o primeiro uso foi 23,4 anos. O número de norte-americanos que utilizaram heroína nos últimos 12 meses chegou a 453 mil em 2008, mais alto do que em 2007 (366 mil), mas inferior ao número de usuários em 2006, que foi de 560 mil – o maior número de usuários em 10 anos.

Maconha (*Cannabis sativa*)

O uso da maconha continua a ser prática comum, especialmente entre adolescentes. Conforme as pesquisas e estimativas norte-americanas, atualmente a maconha é a segunda droga mais popular (em primeiro lugar está o abuso de pílulas de receita obrigatória). Perto de 30% dos veteranos nas escolas de Ensino Médio utilizaram maconha no ano anterior. Muitas comunidades e cidades norte-americanas informam que a maconha é muito fácil de ser adquirida, podendo ser até mais acessível do que o álcool. Os efeitos psicoativos da maconha são resultantes da ligação do Δ9-tetraidrocanabinol (comumente abreviado para THC) a receptores canabinoides no cérebro.

Todo o cérebro possui alta densidade de receptores canabinoides nas regiões que influenciam o prazer, a memória, os pensamentos, a concentração, as sensações, a percepção do tempo e os movimentos coordenados. Além do THC, há pelo menos 65 outros compostos psicoativos derivados da maconha, o que explica em parte a existência de tantas variedades de maconha.

Historicamente, há discussões sobre a existência de uma síndrome de abstinência da maconha. Pesquisas apontam que, realmente, essa síndrome ocorre, sendo similar à abstinência de nicotina. A síndrome da abstinência de maconha se caracteriza por ansiedade, irritabilidade, forte desejo pela droga, sintomas parecidos com os da gripe e insônia. Os defensores da legalização da maconha destacam seus efeitos ansiolíticos, analgésicos e calmantes. No entanto, estudos revelaram que os efeitos adversos da maconha na capacidade de aprendizado e na memória podem se prolongar por dias, ou mesmo semanas. Outras investigações científicas sobre os efeitos a longo prazo do abuso de maconha documentam alterações no cérebro parecidas com as observadas após uso prolongado de outras das principais drogas. Foi demonstrado que o uso prolongado da maconha afeta o funcionamento e o desempenho cognitivo, além de favorecer o aparecimento de transtornos do humor e psicoses.

O crescimento na disponibilidade e na popularidade da maconha se deu com a justificativa de uso medicinal. Na Califórnia, a aquisição da maconha medicinal foi legalizada por uma proposição de um eleitor em 1996. A intenção dessa iniciativa foi isentar de sanções legais os pacientes e profissionais de saúde que tenham posse ou cultivem maconha para tratamento médico. Os médicos que receitam maconha medicinal, com um exame de boa fé, não serão processados nem perderão suas licenças médicas. Desde sua introdução, ocorreu uma expansão das tensões entre órgãos estaduais e federais com relação às operações dessas clínicas e cooperativas. Contudo, na Califórnia continuam em funcionamento as clínicas de maconha medicinal, o que aumenta o acesso a essa droga em todo o estado.

O conteúdo de THC na maioria dos tipos de maconha atualmente cultivados é de 9 a 10%, aproximadamente o dobro do conteúdo de THC na maconha obtida nos anos 1960 (4 a 5%). O resultado desse aumento na potência se traduz por maior risco de efeitos adversos, como psicose, transtornos do humor, dependência e comprometimento das habilidades neurocognitivas.

Para muitos, a maconha é considerada uma droga "de abertura", significando que o início do uso da maconha levará diretamente ao uso de outras drogas ilícitas mais potentes. No entanto, pesquisas não conseguiram demonstrar conclusivamente essa suposição. É mais provável que *o uso da maconha seja um símbolo de uma constelação de condições que promovem um comportamento constante de uso de drogas*. Fatores de risco, como o uso de drogas por colegas e amigos, traços antissociais e histórico familiar de vício de droga tendem a contribuir muito mais fortemente para a probabilidade do uso de drogas.

Pílulas com prescrição médica (sedativo-hipnóticos, estimulantes, opiáceos)

Medicamentos de receita obrigatória usados equivocadamente ou por razões não médicas podem causar dependência e danos ao usuário. As classes de medicamentos de receita obrigatória comumente objeto de abuso são os opioides e depressores do sistema nervoso central, como os benzodiazepínicos e estimulantes. Nos Estados Unidos, de acordo com a Pesquisa Nacional sobre Uso de Drogas e Saúde de 2008, aproximadamente 52 milhões de pessoas (com 12 anos ou mais) utilizaram medicamentos psicoativos de receita obrigatória por razões não médicas ao longo de suas vidas. Isso representa praticamente 21% da população dos Estados Unidos.

O uso inadequado de pílulas de receita obrigatória pode ser categorizado como mau uso, abuso ou dependência. A expressão *mau uso é definida como a ingestão proposital de medicamentos sem prescrição médica*. As palavras abuso e dependência se aplicam a medicamentos de receita obrigatória com os mesmos critérios válidos para outras drogas de abuso. Os pacientes obtêm medicamentos de receita obrigatória de diversas fontes, principalmente de seus próprios médicos. O treinamento na identificação da dor como o quinto sinal vital e o surgimento de diversas formulações narcóticas deram grande número de opções aos médicos para a prescrição de opiáceos. Além disso, muitas dessas medicações são baratas, comercializadas em formas genéricas, e estão cobertas por planos de seguro-saúde sem necessidade de qualquer outra autorização. Os pacientes também podem comprar medicações pela internet, uma atividade que pode promover práticas comerciais ilegais.

Graças à ampla disponibilidade e facilidade de acesso, não é raro ver pacientes viciados afirmarem que sua fonte principal de pílulas de receita obrigatória são um ou dois médicos. Isso pode ocorrer por causa das frouxas práticas de prescrição. Um exemplo é a autorização de várias reposições da medicação em uma mesma receita, ou a autorização de reposições sem uma avaliação pessoal. Os médicos não só devem orientar seus pacientes sobre os riscos viciantes de certos medicamentos, mas também aconselhar para que fiquem atentos quanto ao local de armazenamento desses produtos. O médico também deve ficar atento a qualquer aumento rápido na quantidade de medicamento necessário, ou a frequentes solicitações de reposição antes que a quantidade receitada tenha terminado, pois esses podem ser indicadores de abuso.

Estimulantes

Atualmente, nos Estados Unidos, as principais formas de abuso de estimulantes ilícitos são a cocaína e a metanfetamina. Estima-se que 1,9 milhão de norte-americanos eram usuários de cocaína em 2008 (0,7% da população), ao passo que outros 314 mil norte-americanos eram usuários de metanfetamina (0,1% da população). Aproximadamente 0,4% das pessoas entre 12 e 17 anos usavam cocaína, e 0,1% usavam metanfetamina.

Os sinais e sintomas psicoativos são similares para todos os estimulantes, inclusive estado de insônia exacerbado, aumento da atividade física, perda do apetite, respiração aumentada, frequência cardíaca rápida e irregular, aumento da pressão arterial e hipertermia. Apesar disso, a cocaína e a metanfetamina não têm efeitos idênticos.

A cocaína é derivada da planta coca e ingerida na forma de fumo (crack), injeção ou inalação (cocaína em pó). A cocaína aumenta os níveis de dopamina mediante o bloqueio dos transportadores da recaptação de dopamina; isso resulta em maior disponibilidade dessa substância. A meia-vida da cocaína é muito curta, menos de 20 a 30 minutos, e os efeitos psicoativos podem ser ainda mais breves. Os sinais físicos de intoxicação são: dilatação das pupilas, elevação da frequência cardíaca e da pressão arterial, intensidade emocional, hiperatividade e euforia.

Em contraste, a metanfetamina é uma droga sintética manufaturada a partir de vários elementos precursores, inclusive descongestionantes nasais e produtos de venda livre. Como a cocaína, a metanfetamina pode ser fumada, cheirada ou injetada. *Os efeitos psicoativos da metanfetamina tendem a se prolongar por muito mais tempo, pois a meia-vida dessa droga varia entre 24 e 30 horas.* A metanfetamina também aumenta a disponibilidade da dopamina na fenda sináptica, mediante o bloqueio dos mecanismos de recaptação da dopamina e pela liberação de maior quantidade dessa substância das vesículas intrassinápticas. Desde os anos 2000, e em parte por causa de seu potente efeito, baixo custo e disponibilidade, ocorreu um rápido aumento no uso da metanfetamina nos Estados Unidos, principalmente concentrada no oeste do país. O abuso de metanfetamina durante longos períodos traz muitas consequências negativas para a saúde, como perda extrema de peso, graves problemas dentais ("boca de metanfetamina"), ansiedade, confusão, insônia, transtorno do humor e comportamento violento. Indivíduos que abusam cronicamente de metanfetamina também podem exibir vários aspectos psicóticos, como paranoia, alucinações visuais e auditivas e delírios (por exemplo, a sensação de insetos rastejando sob a pele).

Vícios comportamentais

Além do abuso de drogas, há certos comportamentos que podem evoluir de um passatempo ou hábito para um transtorno do vício. Chamados por alguns de vícios comportamentais, também são conhecidos como vícios de processo e incluem jogo, comportamentos sexuais compulsivos, vício de videogame e compras compulsivas. Desses comportamentos, o jogo é o mais estudado; dados com relação aos outros vícios comportamentais são relativamente escassos.

Mesmo durante períodos de crise econômica, o jogo é prática comum. Pesquisas indicam que *aproximadamente 60% da população geral tem jogado nos últimos 12 meses*. Em sua maioria, as pessoas que jogam o fazem socialmente e não sofrem de consequências adversas ou danos duradouros. Contudo, aproximadamente 1 a 2% da população atualmente atende aos critérios do DSM para jogo patológico. O jogo patológico, também conhecido como jogo compulsivo, vício do jogo ou jogo desordenado, pode ser facilmente ocultado. Como resultado, os médicos não reconhecem os sinais e sintomas do jogo patológico. O curso do jogo patológico pode variar desde uma condição de reincidência crônica até casos em que transcorre por curto tempo. Os grupos vulneráveis são homens, indivíduos com transtornos psiquiátricos concomitantes, especialmente abuso de substâncias, transtorno do déficit de atenção e da hiperatividade (TDAH) e transtorno da personalidade antissocial, idosos, adolescentes, incapacitados e pessoas provenientes de classes socioeconômicas desfavorecidas.

As consequências do jogo patológico variam em cada caso, podendo envolver perda financeira, divórcio, abuso de substâncias e perda de tempo ou de produtividade, até violência doméstica e atividade ilegal. Ideação suicida é comum em jogadores patológicos, afetando cerca de 25% dessa população. As consequências médicas do jogo patológico são: insônia, privação do sono, falta de exercício, enfermidades ligadas ao estresse e menor atenção aos cuidados pessoais.

TRATAMENTO

O objetivo principal no tratamento para transtornos do vício é envolver e reter o paciente em tratamento. *O mais forte sinal de que o indivíduo será capaz de manter a abstinência e reduzir os danos causados às suas vidas é o envolvimento em um tratamento formal.* O tratamento para transtornos do vício exige uma abordagem abrangente e interdisciplinar que envolve muito mais do que meramente dizer "não" e cumprir as reuniões do programa de 12 passos. O tratamento pode ocorrer em diversos tipos de cenários, inclusive no paciente interno, ambulatorial, com hospitalização parcial ou no tratamento residencial.

Tendo em vista que o vício é um transtorno crônico e recidivante, é improvável que apenas uma breve sessão de tratamento venha a exercer alguma influência duradoura. Para a maioria dos pacientes e suas famílias, o tratamento exige numerosas intervenções, monitoração constante e interrupções diversas. O fato de uma sessão de tratamento não ser bem-sucedida não significa que o paciente "não tem jeito" ou não melhorará. Um tratamento abrangente para o vício irá: 1) levar em consideração as bases biológicas do vício por meio de medicação; 2) enfrentar conflitos psicológicos, como a negação, ambivalência e falta de motivação e 3) ampliar o suporte social, com o objetivo de desenvolver redes de colaboradores saudáveis e habilidades de enfrentamento. *O resultado é que os pacientes que completarem o tratamento para abuso de substâncias melhorarão substancialmente.* Na verdade, a maioria dos pacientes com transtornos do vício melhora. Isso é muito diferente do estereótipo, que sugere que os viciados estão constantemente utilizando recursos da saúde sem qualquer remorso ou mudança (para uma comparação entre percentuais de recidivas em diferentes tipos de enfermidades crônicas, ver a Fig. 9.3).

MEDICAÇÕES

Desde os anos 2000 surgiram diversas medicações novas aprovadas pela FDA para tratamento de transtornos do vício, prenunciando uma nova era no tratamento. Essas medicações foram planejadas por especialistas no assunto e por médicos de família e aumentarão o número de pacientes com transtornos do vício que procuram e recebem tratamento.

ÁLCOOL

Dissulfiram (Antabuse)

Essa foi a primeira medicação a ser aprovada para dependência de álcool pela FDA e é comercializada desde 1951. O mecanismo de ação do dissulfiram (comercializado com o nome de Antabuse) consiste no bloqueio da segunda etapa no metabolismo do álcool, que resultará no acúmulo de acetaldeído, se a pessoa consumir bebida alcoólica. O acetaldeído se manifesta como rubor, taquicardia, náusea, vômito, ansiedade e tontura. *Dissulfiram é receitado para que seja criada uma aversão ao desejo de beber, ao fazer com que o paciente perceba que, se beber, ficará em mau estado.* Normalmente, a reação ao Antabuse não traz risco para a vida do paciente, mas realmente representa certo risco cardíaco.

A eficácia de dissulfiram tem sido estabelecida principalmente para pacientes altamente motivados e para os que estão recebendo a medicação durante uma terapia sob observação direta. A experiência clínica demonstrou que Antabuse é eficiente no estabelecimento de uma rápida abstinência, mas tão logo tenha retornado a ambivalência ou o desejo de beber, os pacientes param de tomar a medicação. Os principais efeitos colaterais de dissulfiram são: elevação nas enzimas hepáticas, tontura, náusea, parestesias e, em raros casos, psicose. Recentemente, dissulfiram recebeu atenção como possível tratamento para pacientes com dependência de cocaína, por causa de seus efeitos indiretos na elevação da dopamina.

Acamprosato (Campral)

Aprovado pela FDA em 2003, o acamprosato é um composto derivado da taurina que tem como alvo os receptores NMDA e glutamato em indivíduos dependentes de álcool. Antes da aprovação nos Estados Unidos, um grande corpo de dados foi coletado na Europa, e essa medicação tem um longo histórico de segurança e eficácia. Estudos clínicos realizados nos Estados Unidos demonstraram que o *acamprosato aumenta o número de dias de abstinência, amplia o espaço de tempo até a reincidência e diminui o número de dias de consumo intenso de álcool (definidos como um consumo de mais de cinco drinques por dia).*

O acamprosato (comercializado com o nome de Campral) apenas deverá ser introduzido depois de completada a desintoxicação de álcool; então, a dose-alvo é 666 mg 3 vezes/dia (1.988 mg/dia). Esta não é uma medicação para uso durante a desintoxicação de álcool. Em sua atual formulação como comprimido, a medicação deve ser tomada 6 vezes/dia, o que faz pensar em problemas de comprometimento em muitos pacientes. O acamprosato é bem tolerado; seus principais efeitos colaterais são diarreia e náusea. O paciente deve ser informado que, caso beba enquanto estiver tomando acamprosato, deverá continuar tomando a medicação.

Naltrexona oral (Revia)

Naltrexona (comercializado com o nome de Revia) é um antagonista opioide que parece ter como objetivo as propriedades de reforço positivo do álcool. Estudos clínicos demonstraram que esse agente aumenta o prazo até o primeiro drinque, diminui a vontade e a ânsia de beber e reduz o efeito "de partida" do álcool (i. e., o drinque que inicia a vontade de continuar bebendo). Os efeitos colaterais da naltrexona

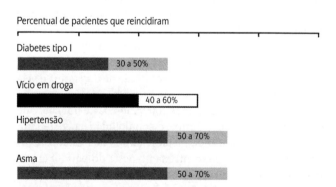

FIGURA 9.3 Comparação dos percentuais de reincidência entre vício em droga e outras doenças crônicas. Adaptado de: *Principles of Drug Addiction Treatment: A Research Based Guide*. National Institute on Drug Abuse.

são: hepatite, disforia (não ligada a um transtorno depressivo subjacente), fadiga e náusea. Naltrexona é também bastante cara e, embora muitos planos de saúde tenham cobertura para seu uso, *seus custos mensais ainda podem chegar à faixa de centenas de dólares.*

Naltrexona injetável (Vivitrol)

Embora tenha sido demonstrado que a naltrexona oral tem eficácia se for tomada apropriadamente, os percentuais de fidelidade ao uso da medicação são baixos. Isso levou ao desenvolvimento de uma versão injetável de ação prolongada para a naltrexona, que chegou ao mercado com o nome de Naltrexona ($Vivitrol), aprovada pela FDA em 2006. Essa formulação tem ação idêntica no cérebro à versão oral, embora os estados de equilíbrio sejam muito mais consistentes, por causa da dose mensal.

Naltrexona injetável é administrada uma vez por mês na dose de 380 mg, como injeção intramuscular (no músculo glúteo). A medicação tem início tão logo se tenha completado a desintoxicação do álcool. A vantagem evidente dessa medicação é a fidelidade a seu uso e a certeza de que os pacientes estão recebendo a dose apropriada do agente. O perfil de efeitos colaterais da versão injetável é similar ao da naltrexona oral. Alguns médicos hesitam em receitar a forma injetável porque, caso surjam efeitos colaterais, simplesmente não é possível interromper a medicação. O médico não precisa ter certificação e treinamento especiais para receitar ou injetar naltrexona, podendo fazê-lo no próprio consultório.

OPIÁCEOS

Metadona

Metadona é um agonista opioide de ação prolongada, aprovado pela FDA para tratamento de dependência de opioides. Há muito tempo essa substância é o padrão-ouro para tratamento, permanecendo como opção efetiva e viável para os pacientes. A metadona minimiza os efeitos da desintoxicação e ajuda os pacientes a evitar o uso da droga, graças aos prolongados efeitos agonistas da medicação. Para que seja iniciado em metadona, o paciente deverá ser inscrito em um programa de metadona com licenciamento e regulamentação federais. Se o paciente for internado em um hospital por razões médicas ou psiquiátricas, a metadona poderá ser administrada pela equipe de admissão apenas depois da confirmação de que se trata de um paciente ativo, registrado em uma clínica de metadona.

A metadona permanece altamente eficiente para a dependência de opioide, sendo segura quando administrada adequadamente. As preocupações sobre o uso de metadona ainda são a possibilidade de overdose, os efeitos a longo prazo no humor ou no funcionamento cognitivo, dependência e estigma. As interações farmacológicas também são preocupantes, especialmente com os benzodiazepínicos que podem exacerbar a sedação.

Buprenorfina (Subutex e Suboxone)

Embora a metadona seja efetiva, a rígida regulamentação sobre a o aviamento de receitas, juntamente com a limitada disponibilidade de clínicas, deixou um número significativo de pacientes com dependência de opioide sem acesso ao tratamento. Estima-se que apenas 10% dos pacientes com dependência de opioide chegarão a procurar tratamento. Para resolver esse problema, foi disponibilizada em 2004 a buprenorfina como tratamento ambulatorial para dependência de opioide. *A buprenorfina (comercializada com os nomes de Subutex e Suboxone) é um mu-agonista parcial que se liga firmemente ao receptor opioide.* Por definição, os agonistas parciais têm um efeito de teto, de tal modo que a medicação adicional não aumenta o efeito, depois que esse teto foi atingido. Isso limita o número de overdoses e das fatalidades que poderiam resultar, caso fosse utilizado um agonista opioide completo.

A buprenorfina foi aprovada pela FDA para dependência de opioide, inclusive para tratamento da abstinência. Para que a buprenorfina seja receitada, os médicos devem obter um documento de permissão da Drug Enforcement Agency. Para se qualificar para a obtenção desse documento, o médico deve ter completado um treinamento de 8 horas, ou um curso *on-line* oferecido por especialistas certificados no campo do vício. Ao receber o certificado que lhe permitirá receitar buprenorfina, há um limite máximo de prescrições de trinta pacientes, mas esse número poderá aumentar para cem com a maior experiência do clínico.

Durante a abstinência de opiáceo, a buprenorfina é administrada com o objetivo de reduzir e atenuar todos os sinais de abstinência. Esse medicamento possui efeito agonista parcial. Tão logo o processo de abstinência tenha se completado, a buprenorfina poderá funcionar como agente de manutenção para a redução do desejo, ânsia e preocupação por opiáceos. Visto que a buprenorfina é um poderoso agente ligante, se forem introduzidos opiáceos exógenos, eles não terão efeito na presença desse agente , pois não se ligarão aos receptores opioides. Clinicamente, os pacientes descrevem um efeito bloqueador, evitando a vivência de qualquer efeito subjetivo dos opiáceos enquanto estão com a buprenorfina em seu sistema.

Cessação do fumo

Os percentuais de abandono natural do fumo para as pessoas que estão tentando parar de fumar sem qualquer tratamento comportamental ou farmacológico chegam a aproximadamente 7% depois de um ano. *Com três a cinco minutos de aconselhamento de um médico, esses percentuais de abandono natural podem dobrar.* A adesão ao tratamento fisiológico e psicológico para a cessação do fumo pode aumentar os percentuais de abandono entre 30 e 40%, o que é significativamente mais alto do que a maioria das pessoas imagina. A cessação do fumo é particularmente desafiadora por causa da grande disponibilidade de cigarros, amigos e colegas que estão ainda fumando, hábitos arraigados e a meia-vida breve da nicotina, que contribui para o uso repetido e frequente.

Terapias de substituição da nicotina

Durante meados dos anos 1990, as terapias de substituição da nicotina obtiveram aprovação da FDA, inicialmente necessitando de receita, mas em seguida planejada para uma medicação de venda livre. Há várias formulações diferentes de terapia de substituição da nicotina, inclusive gomas de mascar, pastilhas, inaladores, emplastros e *sprays* nasais. O mecanismo subjacente a cada produto é o mesmo, consistindo na *introdução de um estado de equilíbrio de substituição da nicotina e, em seguida, na gradual redução da nicotina em questão de algumas semanas*. Supõe-se que essa redução gradual ocorra de acordo com um esquema fixo, e o paciente não deve demonstrar sinais de abstinência de nicotina. Em termos de eficácia, não há diferenças entre os variados tipos de substitutos da nicotina. Cada unidade de goma de mascar contém entre 1mg e 3 mg de nicotina, algo parecido com a quantidade da substância presente em um cigarro. As doses iniciais dos emplastros transdérmicos variam entre 7mg e 21 mg de nicotina.

O paciente deve ser ensinado a não mascar a goma de nicotina como o faz com o chiclete comum. Em vez disso, deve mascar a goma apenas até que tenha início o "formigamento" apimentado. Nesse momento, o paciente deve "estacionar" a goma de mascar entre as bochechas e a gengiva, para absorção da nicotina. Se o paciente mascar a goma como o faz com o chiclete comum, não irá absorver a nicotina, ou – o mais provável – absorverá a substância no trato GI superior, o que poderá acarretar o surgimento de efeitos colaterais como náusea ou diarreia.

As terapias de substituição da nicotina podem ser combinadas. Exemplificando, o uso passivo dos emplastros que contêm nicotina pode ser combinado com o uso ativo da goma de mascar nicotinada para desejos ou ânsias particularmente violentos. Quando utilizadas adequadamente, as terapias de substituição da nicotina obtêm um percentual de sucesso da ordem de 15 a 20%, um ano depois do início do tratamento.

Bupropiona (Zyban)

Comercializada com o nome de marca Zyban, a bupropiona também pode ser utilizada na cessação do fumo. O mecanismo de ação da bupropiona ainda é em grande parte desconhecido, mas acredita-se que esse agente restaure o tônus dopaminérgico, além de regular os receptores nicotínicos. Com um nome de marca diferente (Wellbutrin), a bupropiona foi aprovada para o tratamento do transtorno depressivo maior. *Estudos demonstraram que bupropiona, quando utilizada corretamente, pode resultar em aproximadamente 20% de desistência para os fumantes.* Esse efeito independe de qualquer impacto no estado de espírito. O efeito colateral mais importante da bupropiona é o maior risco de convulsões. Como muitos medicamentos antidepressivos, a bupropiona também traz consigo um firme alerta para os médicos monitorarem seus pacientes em busca de qualquer sinal de ideação suicida, agitação ou hostilidade.

Vareniclina (Chantix)

Um dos medicamentos mais recentes no combate ao vício do tabagismo chama-se vareniclina (comercialmente vendida como Chantix). Trata-se de um agonista nicotínico parcial que se liga ao receptor alfa-4, beta-2 nicotina localizado no *nucleus accumbens*. *Durante estudos clínicos, a vareniclina estabeleceu um percentual de 40% de abstinência contínua depois de 12 semanas,* o que é significativamente mais alto do que outras modalidades terapêuticas para a cessação do fumo. Vareniclina exerce seus efeitos atenuando a abstinência de nicotina e reduzindo os desejos e ânsias pelo cigarro. Esta não é uma substância controlada, podendo ser utilizada juntamente com outras medicações psicotrópicas. Os principais efeitos colaterais da vareniclina são náusea, insônia e cefaleia. Em 2009, foi acrescentada à bupropiona e à vareniclina uma "caixa negra de advertência" alertando para a possibilidade de ideação suicida e agitação comportamental. Como resultado dessa medida, os clínicos devem informar a seus pacientes e monitorar cuidadosamente seu comportamento nas primeiras semanas que se seguirem ao início do uso dessas medicações.

ESTIMULANTES

Não existem medicações aprovadas pela FDA para dependência de cocaína ou metanfetamina. Ao longo dos últimos 15 anos, numerosas medicações de muitas classes diferentes foram testadas em estudos clínicos, sem obtenção de efeitos terapêuticos claros e convincentes. Até que exista uma vacina contra a cocaína (o que está em estudo), os clínicos devem priorizar os tratamentos comportamentais para a dependência de estimulantes e um tratamento agressivo dos transtornos concomitantes.

MACONHA

Não existem medicações aprovadas pela FDA para dependência de maconha. Algumas medicações foram pesquisadas e propostas, mas ainda não há nenhuma que se destaque em relação às demais. As intervenções psicossociais permanecem sendo o tratamento mais eficiente para a dependência de maconha.

A sabedoria de THOMAS JEFFERSON, 1743–1826
Presidente dos Estados Unidos e filósofo

"Devemos dedicar diariamente não menos de duas horas ao exercício do corpo.

Gostaria que a cerveja se popularizasse, em vez do uísque que mata um terço de nossos cidadãos e arruína suas famílias.

A decadência do corpo é uma perspectiva melancólica, mas de todas as expectativas humanas, a mais repugnante é um corpo sem mente.

Jamais nos arrependeremos por ter comido muito pouco."

VÍCIOS COMPORTAMENTAIS

Jogo patológico, comportamentos sexuais compulsivos e compras compulsivas já tiveram estudos farmacológicos realizados; entretanto, até a presente data não foi aprovada pela FDA nenhuma medicação para esses comportamentos problemáticos. Foram publicados muitas pesquisas com antidepressivos, opiáceos antagonistas e estabilizadores do humor, que se revelaram promissores e eficazes. No momento, os clínicos devem ser incentivados a utilizar medicamentos para os transtornos concomitantes com a esperança de reduzir os transtornos do vício comportamental.

TRATAMENTO PSICOSSOCIAL

Além das medicações, os tratamentos psicossociais estão indicados para pacientes com todas as formas de transtornos do vício. *Os tratamentos psicossociais podem ser oferecidos em vários estilos diferentes, desde materiais de autoajuda, aconselhamento individual, terapias de grupo e tratamentos residenciais.* Os tratamentos baseados em evidência que já demonstraram eficácia para os transtornos do vício são terapia comportamental cognitiva, terapia motivacional e técnicas de prevenção de recidivas. Foi demonstrado que o tratamento contingencial, uma estratégia de oferecer incentivos (normalmente na forma de dinheiro) para que a pessoa permaneça sóbria, é uma forma terapêutica altamente efetiva para os transtornos ligados à substância. O tratamento manualizado por terapeutas treinados nessa área, e que ficam sob supervisão constante, é considerado o ideal.

A terapia ou o aconselhamento individual não apenas se concentra na redução ou descontinuação dos comportamentos viciosos, mas também aborda a situação de emprego, suporte legal, restauração das relações familiares/sociais e aumento das escolhas para um estilo de vida saudável. Por meio de sua ênfase nos objetivos comportamentais a curto prazo, o aconselhamento individual ajuda o paciente a desenvolver ferramentas e estratégias de enfrentamento para que possa manter a abstinência no uso da droga. Muitos programas oferecem a terapia de grupo como forma de aumentar a interação entre pares e ajudar a promover estilos de vida livres das drogas. Pesquisas demonstraram que, quando a terapia de grupo é oferecida juntamente com o aconselhamento individual para drogas, resultados positivos aparecem com maior frequência. Grupos com programas de 12 passos como os Alcoólicos Anônimos, Narcóticos Anônimos e Jogadores Anônimos são formas de suporte social que oferecem orientação, reflexão e ajuda de pares. Habitualmente, nesses grupos não há intermediação de um profissional da saúde. Evidências apontam que os programas de 12 passos constituem um componente importante da recuperação, e os pacientes devem ser incentivados a, além de comparecer aos encontros, também encontrarem um "padrinho" e se comprometer a participar integralmente dos encontros (por exemplo, arrumando as cadeiras ou distribuindo os livros). Em geral, a frequência recomendada aos encontros é de pelo menos 2 a 3 vezes por semana no início do tratamento; depois com a frequência que se faça necessária para que o participante reduza sua vontade e ânsia de uso da droga.

Os médicos de família podem também oferecer terapia psicossocial, por meio de breves intervenções no consultório. A agência Substance Abuse and Mental Health Services Administration [Administração de Serviços de Abuso de Substâncias e Saúde Mental] (SAMHSA) criou uma iniciativa denominada Screening, Brief-Intervention and Referral to Treatment [Triagem, Intervenção Breve e Encaminhamento para Tratamento] (SBIRT) com o objetivo de fazer da triagem para identificar abuso de substâncias uma parte rotineira do tratamento clínico. Para tanto, havia necessidade de uma mudança de paradigma, em que os médicos de família e profissionais de todos os campos da saúde seguissem uma série de etapas prescritas pela iniciativa SBIRT em pacientes com transtornos do vício.

A primeira etapa é a triagem para uma rápida identificação de pacientes que necessitem de uma avaliação mais aprofundada ou de tratamento para transtornos pelo uso de substância, sobretudo se, aparentemente, sua queixa inicial não estiver relacionada ao abuso de substâncias. A triagem não é um modo de estabelecer um diagnóstico ou plano terapêutico. Ela envolve o uso de relatórios dos pacientes (por meio de questionários) e estudos laboratoriais. Foram desenvolvidos diversos instrumentos para triagem de abuso de substâncias, que são facilmente disponibilizados para uso. São exemplos de instrumentos de triagem de uso comum o Alcohol Use Disorders Identification Test [Teste de Identificação de Transtornos pelo Uso de Álcool] (AUDIT), o Drug Abuse Screening Test [Teste de Triagem para Abuso de Droga] (DAST), e o Alcohol, Smoking and Substance Involvement Screening Test [Teste de Triagem de Envolvimento com Álcool, Fumo e Substância] (ASSIST) da Organização Mundial da Saúde. Os estudos laboratoriais utilizados nas triagens para transtornos do vício são: triagens de drogas na urina, provas de função hepática e achados do exame físico (p. ex., lesões cutâneas não explicadas).

A segunda fase da iniciativa SBIRT é a *Intervenção breve, que se refere a apenas uma sessão ou a várias sessões planejadas para aumentar a percepção e a compreensão dos comportamentos viciosos e para aumentar diretamente a motivação com o intuito de fazer uma mudança.* As intervenções breves podem ser flexíveis e apresentadas em grande variedade de formatos, inclusive linhas telefônicas de ajuda, manuais de autoajuda ou terapia de grupo com limitação de tempo. Não é preciso ser profissional da saúde mental nem especialista em vícios para implementar essas intervenções breves. Os componentes essenciais das intervenções breves abrangem o envolvimento do paciente em uma discussão aberta sobre seus comportamentos viciosos e a oferta de informações precisas sobre o que deve ser feito para minimizar os danos.

Finalmente, a iniciativa SBIRT termina com o encaminhamento para, ou tratamento por, especialistas em vícios. Isso pode consistir na marcação de uma consulta, fornecimento de uma lista de profissionais da área qualificados e acessíveis e/ou no acompanhamento do paciente, para verificar se ele realmente prosseguiu com o tratamento.

FUTURAS TENDÊNCIAS

O campo do tratamento de vícios está se desenvolvendo rapidamente nas áreas de intervenções farmacológicas e psicossociais. A melhora da triagem, as intervenções mais precoces e os encaminhamentos serão essenciais para que haja redução nos danos causados e no estigma representado por esses distúrbios. Futuramente, a realização de perfis e triagens genéticas para compatibilizar os pacientes com a modalidade terapêutica apropriada oferecerão a promessa de tratamentos realmente personalizados.

ESTUDO DE CASO

William Barrington é um rapaz branco de 19 anos de idade que se apresentou ao serviço de saúde para alunos em seu *campus* universitário por causa de queixas de insônia e ansiedade. O paciente informa à equipe de clínica geral que tem algum problema em se ajustar à sua faculdade e está encontrando dificuldades em fazer amigos, ter bom desempenho na escola e equilibrar seu tempo. William se juntou a uma fraternidade durante o primeiro ano na faculdade, vive lá e se vê muito envolvido nas atividades da agremiação. Afirma que está com um estado de espírito "ótimo" e que está motivado para fazer "a sua parte", mas acredita que, na verdade, não está fazendo muita coisa. O exame físico nada trouxe de excepcional e os exames de sangue iniciais também tiveram resultados normais, inclusive provas de tireoide e um painel metabólico abrangente.

Nesse momento, qual é o diagnóstico diferencial?

A impressão inicial é que o paciente tem alguma forma de transtorno depressivo e talvez um transtorno da ansiedade. O plano consiste em iniciar com um antidepressivo e encaminhá-lo ao serviço de psicologia estudantil para o tratamento. William prossegue com seu tratamento no serviço de psicologia. Na triagem, informa que não gosta de bebidas alcoólicas e que nem usa drogas como maconha, cocaína ou anfetaminas. No entanto, informou que toma regularmente pílulas de receita obrigatória, inclusive "alguns vics (Vicodin), um pouco de oxys (Oxycontin)... O que tiver à mão". O paciente também informa que sua mãe tem um grave problema clínico e que de vez em quando ele toma medicamentos dela. Ao ser perguntado, "Quantos por dia?", responde que não tem ideia, mas acha que "aproximadamente 4 a 5 vezes por dia".

Quais são os próximos passos na avaliação?

É solicitada uma triagem toxicológica urinária, que resulta positiva para benzodiazepínicos e opiáceos. William não acha que o fato de tomar essas pílulas de receita obrigatória constitua um "vício", porque acredita ser legal e que todo mundo que ele conhece parece estar fazendo a mesma coisa.

Essa parte da entrevista é fundamental para que se determine o grau de impacto e de dano que esses medicamentos podem estar causando ao paciente. Depois de aplicados os critérios do DSM-IV para dependência de opioide, fica claro que William atende aos critérios para tolerância, abstinência e enorme gasto de tempo nas tentativas de obter a droga. Considerando que esse é um serviço psicológico para alunos, há poucos grupos de viciados e, embora o serviço conte com vários médicos em sua equipe, nenhum deles é especialista em vícios. A equipe decide encaminhar William a um médico especialista em vícios.

O que ocorre no consultório do especialista em vícios?

Cerca de uma semana depois, o tratamento de William prossegue com um especialista em vícios. O paciente é submetido a uma bateria completa de exames que investigam seu comportamento de consumo de drogas e também outros comportamentos viciosos. Ao ser perguntado, William revela que joga pela internet com cartões de crédito de seus pais desde que entrou na faculdade. Quando estava no curso secundário, costumava jogar pôquer com amigos e achava que estava se saindo muito bem, pois normalmente ganhava. Ao ingressar na faculdade, começou a jogar mais na fraternidade, continuando a ganhar. Visto não ter ainda 21 anos, não podia frequentar os cassinos locais para jogar; assim, um veterano lhe ensinou a abrir uma conta *on-line*. O paciente afirma que perdeu dinheiro nos últimos três meses, mas que não foi muita coisa, e que esse passatempo "não lhe toma muito tempo". Depois da aplicação de alguns instrumentos de triagem para comportamento problemático de jogo, ficou evidente que William vem perdendo cerca de 2 mil dólares por mês e gastando até 20 horas por semana jogando. O paciente informa que parte do uso dos opiáceos está ligado à sua atividade de jogo, como uma forma de enfrentar a ansiedade que resulta das perdas financeiras.

O plano terapêutico, determinado pelo especialista em vícios, envolve a desintoxicação dos opiáceos e tratamento como paciente ambulatorial com buprenorfina. Ao mesmo tempo, William é incentivado a se alistar em um programa hospitalar parcial para cuidar tanto do abuso de jogo como do abuso de opiáceos. A princípio, o paciente declara que não pode participar no programa por causa da faculdade, mas depois de algum incentivo, começa a compreender que ele pode dedicar 9 horas por semana para sua recuperação.

As medicações para tratamento de seus sintomas de humor são adiadas até que a desintoxicação tenha terminado. William também é encorajado a discutir o que aconteceu com seus pais, o que dará início ao processo de enfrentamento da culpa relacionada às mentiras. De uma perspectiva social, William é incentivado a continuar com as atividades na faculdade e com atividades extracurriculares. Estrutura, a sensação de se sentir necessário, e de ser responsável por outras pessoas são aspectos importantes para William, que serão reforçados com a maior atividade e participação do paciente.

O que poderia ocorrer se William não tivesse acesso a um especialista em vícios?

Casos como o de William são mais comuns do que a maioria dos especialistas acredita, especialmente diante da natureza oculta dos transtornos do vício. Embora William tivesse se apresentado com queixas físicas e emocionais vagas, havia dois transtornos viciosos que estavam subjacentes à apresentação inicial e que evidentemente eram as causas dos sintomas. O primeiro passo para ajudar pacientes como este consiste em ajudá-los a reconhecer e identificar a origem de seus sintomas – e isso explica por que a triagem é tão essencial. Se não houver possibilidade de encaminhamento a um atendimento especializado, o médico de família ou clínico geral ficará encarregado por tratar casos como o de William. Nessas circunstâncias, é importante que esse médico faça contato com programas locais de saúde mental e de tratamento de viciados.

O que aconteceu durante o tratamento e qual é o prognóstico para William?

Os indicadores mais importantes de bons resultados são o tempo de tratamento e o compromisso com o processo de recuperação. Um plano terapêutico bem planejado e abrangente faz com que o paciente invista grande quantidade de tempo, energia e recursos em seu tratamento. Quase todos os pacientes com transtornos do vício não completarão o ciclo de tratamento por uma série de razões, inclusive ambivalência, negação, falta de tempo, falta de cobertura do plano de saúde ou outros empecilhos. Durante a intervenção, William receberá tratamento médico, psiquiátrico e social, para que sejam reparadas as consequências de seu vício e para que ele possa desenvolver maneiras mais sadias de enfrentar o estresse da vida e tenha maior habilidade para a solução de problemas.

SUGESTÕES DE LEITURA

Ries, R.K., Miller, S.C., Fiellin, D.A., & Saitz, R. (2009). *Principles of addiction medicine* (4ª ed.). Filadélfia, PA: Lippincott Williams & Wilkins.
  Guia abrangente para o moderno tratamento dos transtornos do vício.

National Institute on Drug Abuse: www.nida.nih.gov
  A missão do NIDA é levar os recursos da ciência a todos os norte-americanos, a fim de resolver problemas de abuso e vício de drogas.

National Institute on Alcohol Abuse and Alcoholism: www.niaaa.nih.gov
  NIAAA é uma agência governamental que empenha esforços para reduzir os problemas ligados ao consumo do álcool. A entidade realiza e apoia pesquisas, além de traduzir numa linguagem adequada, para profissionais da saúde, pesquisadores, formuladores de políticas e para o público em geral, os resultados de diversas pesquisas científicas da área.

Substance Abuse and Mental Health Service Administration: www.samhsa.gov
  A agência Substance Abuse and Mental Health Services Administration [Administração para Abuso de Substâncias e Serviços de Saúde Mental] (SAMHSA) estabeleceu uma clara visão para seu trabalho – uma vida na comunidade para todos. Para concretizar essa visão, a agência tem concentrado sua missão em construir resiliência e facilitar a recuperação de pessoas com transtornos mentais, ou com histórico de uso de substância, ou em situação de risco devido a esses problemas. A SAMHSA cria programas, políticas e subvenções visando a este objetivo.

American Academy of Addiction Psychiatry: www.aaap.org
  AAAP é uma organização internacional composta por profissionais, fundada em 1985, e conta com aproximadamente mil integrantes, entre psiquiatras que trabalham com vícios, membros de diversas instituições acadêmicas, estudantes de medicina, residentes e bolsistas, e profissionais ligados à área da saúde.

American Society of Addiction Medicine: www.asam.org
  ASAM é uma organização médica profissional que busca aumentar o acesso e melhorar a qualidade do tratamento médico para transtornos do vício.

http://pubs.niaaa.nih.gov/publications/Practitioner/PocketGuide/pocket_guide2.html
  Essa publicação do site do National Institute on Alcohol Abuse and Alcoholism [Instituto Nacional para Abuso do Álcool e Alcoolismo] descreve o que é um drinque comum, fornecendo exemplos.

Abordagens psicodinâmicas ao comportamento humano

10

Peter B. Zeldow

> "Todo homem tem algumas reminiscências que não pode contar para ninguém, exceto para seus amigos. E tem outras lembranças que não revelaria nem mesmo a seus amigos, mas apenas para si próprio, e em segredo. Mas finalmente há outras recordações que o homem terá medo de contar mesmo a si próprio – e cada homem decente tem um número considerável de tais coisas bem escondidas."
>
> FYODOR DOSTOIÉVSKI
> *Notes from the undergrawhel* ("Memórias do subsolo")

> "Toda a arte da análise consiste em dizer a verdade apenas quando a outra pessoa está pronta para isso e se preparou para isso por meio de um processo orgânico de gradação e evolução."
>
> ANAÏS NIN
> *The diary of Anaïs Nin* ("O diário de Anaïs Nin")

> "Toda vida é, de certa forma, uma ruína entre cujos restos temos de descobrir o que a pessoa deveria ter sido."
>
> ORTEGA Y GASSET

Para muitas pessoas, a psicanálise traz a imagem de um paciente deitado em um divã, falando sem parar (i. e., sessão após sessão, durante muitos anos) sobre sonhos e fantasias sexuais a um psicanalista barbudo e idoso que permanece em relativo silêncio, exceto por algum ocasional comentário conhecido como uma interpretação. Para aqueles que foram superficialmente expostos a Freud nos cursos das faculdades de psicologia, a psicanálise é tanto uma teoria da personalidade largamente desacreditada, quanto uma forma de tratamento para a qual há pouca justificativa empírica.

Contudo, a teorização psicanalítica e a psicoterapia influenciada pela psicanálise permanecem viáveis e continuam, depois de um século das primeiras publicações de Freud, tendo influência não apenas na psiquiatria e na psicologia clínica, mas também nas artes e ciências humanas em comunidades intelectuais de todo o mundo. A teoria e a prática psicanalíticas contemporâneas mudaram dramaticamente desde a morte de Freud em 1939, não podendo mais serem consideradas como a obra de apenas um homem. Elas evoluíram em muitas direções diferentes, algumas delas representando distanciamentos radicais das formulações freudianas ortodoxas. O Quadro 10.1 oferece uma amostra muito pequena de teóricos e de conceitos psicanalíticos.

Outra visão da teoria psicanalítica, popular em alguns círculos acadêmicos, considera essa teoria inútil por ter tomado como base uma amostra tendenciosa (residentes de Viena do século XIX neuróticos e de classe média) e também porque seus conceitos não podem ser submetidos ao teste empírico. Esses críticos têm uma visão simplista, e uma refutação está além dos objetivos deste capítulo. Basta que façamos os seguintes comentários. Primeiramente, a história da ciência sugere que aquelas teorias mais ricas em poder explicativo frequentemente se revelaram as de maior dificuldade para um estudo empírico. A Segunda Lei de Newton, por exemplo, não pôde ser demonstrada de maneira quantitativa confiável durante cem anos. A teoria psicanalítica é derivada principalmente da experiência da psicoterapia e, aos olhos daqueles que tiveram essa experiência, fornece um vocabulário e um mapa conceitual para um conjunto de experiências que são intensas, altamente pessoais e de difícil explicação.

Além disso, não é verdade que todas as teorias de Freud e de seus seguidores não podem ser testadas. Talvez seja difícil submeter ao exame científico as **hipóteses psicanalíticas**, mas o mesmo pode ser dito sobre qualquer hipótese psicológica que envolva fenômenos complexos e que valha a pena ser testada. Possivelmente as ideias psicanalíticas inspiraram tantas pesquisas empíricas como qualquer teoria nas ciências do comportamento, e nem sempre tais ideias se saíram mal. Os leitores interessados podem consultar Fisher e Greenberg (1996) ou o texto introdutório de psicologia de Kowalski e Westen (2008) para discussões equilibradas da situação empírica das ideias psicanalíticas contemporâneas.

Minha intenção nas colocações que se seguem é proporcionar uma introdução clinicamente útil sobre o que prefiro

QUADRO 10.1 Teóricos psicodinâmicos selecionados.

Sigmund Freud (1856-1939); Viena; psicanálise	Criador da psicanálise como teoria, método de pesquisa e tratamento psicológico.
	Teoria psicossexual do desenvolvimento, que enfatiza as vicissitudes dos impulsos biológicos ao longo dos estágios *oral*, *anal*, *fálico* e, por fim, *genital*.
Carl Gustav Jung (1875-1961); Zurique; psicologia analítica	Um dos primeiros discípulos de Freud, que questionou a natureza sexual da energia psíquica, ou *libido*.
	Desenvolveu tipos psicológicos: *introvertidos* e *extrovertidos*.
	Interessado nas crises espirituais da meia-idade.
	Formulou a teoria dos *arquétipos*, uma imagem mitológica universal e de grande carga emocional no *inconsciente coletivo*.
Alfred Adler (1870-1937); Viena; psicologia individual	Um dos primeiros discípulos de Freud, que desvalorizou os esforços sexuais em favor do *interesse social*: "o homem está inclinado para o bem".
	Enfatizou as capacidades conscientes dos seres humanos.
	Interessado nos efeitos da *ordem de nascimento* e na *memória mais primeva*.
	Formulou a teoria da compensação para a *inferioridade orgânica*.
Harry Stack Sullivan (1892-1949); Nova York e Washington, D.C.; psiquiatria interpessoal	Eminente e influente psiquiatra norte-americano.
	Definiu o psiquiatra como um especialista em relações interpessoais.
	Formulou teorias:
	A ansiedade resulta de ameaças à segurança da pessoa.
	O *autossistema* se desenvolve como guardião da segurança, mas limita o crescimento pessoal.
	O Eu Bom permanece consciente; o Eu Mau é dissociado.
Erik H. Erikson (1902-1994); Alemanha, Viena e Estados Unidos; teoria psicossocial do desenvolvimento	Enfatizou as implicações *psicossociais* dos estágios psicossexuais de Freud.
	Ampliou a teoria evolutiva até a vida adulta (**Oito estágios do desenvolvimento do homem**).
	Escreveu estudos psico-históricos de Luther e Gandhi.
	Desenvolveu conceitos de *identidade* e de *crise de identidade*.
Donald Winnicott (1896-1971); Grã-Bretanha; teoria das relações de objeto	*Objetos de transição*, como cobertores e ursinhos de pelúcia, que acalmam e confortam a criança em seus primeiros esforços para se separar da mãe.
	Capacidade de ficar sozinho como realização psicológica que reflete um ego coesivo e *objetos internalizados* com sucesso.
Margaret Mahler (1896-1985); Estados Unidos; teoria das relações de objeto	Dimensão central do desenvolvimento, desde a completa dependência (*simbiose*) até a diferenciação do *self (separação-individuação)*.
Heinz Kohut (1913-1981); Chicago; psicologia psicanalítica do *self*	Enfatizou a linha *narcisista* do desenvolvimento, desde a grandiosidade imatura e o exibicionismo, até modos mais maduros de autopromoção.
	Desenvolveu a taxonomia das transferências, classificadas de acordo com o tipo de experiência que o paciente tenta recriar (*transferência por espelhamento, idealização, transferência gemelar*).
	Formulou a teoria do *self*-objeto, definida como qualquer objeto (pessoa, coisa, ideal) que empreste um sentido de coesão, força e harmonia ao *self*.

chamar de perspectiva *psicodinâmica* do comportamento humano. Como futuros médicos e profissionais da saúde, quase todos os leitores deste livro inevitavelmente se verão em situações clínicas que exigirão a empatia com os pacientes, a compreensão das motivações e adaptações dos pacientes sob estresse e de suas próprias reações intensamente pessoais com relação aos pacientes. Acredito que as formulações psicodinâmicas do comportamento humano frequentemente oferecem roteiros experimentalmente mais úteis para a prática clínica.

HIPÓTESES PSICODINÂMICAS

Motivação inconsciente

Qualquer formulação psicodinâmica do comportamento humano deve incluir a noção de que as vidas humanas são governadas por forças internas, das quais o indivíduo não está ciente, e de que essas forças, que podem ser imagens, pensamentos ou sentimentos, são os determinantes principais do que é e faz esse indivíduo. Os teóricos psicodinâmicos enfatizam os limites dos relatos pessoais e da autopercepção; ficam mais impressionados com a capacidade demasiadamente humana de nos privarmos de certas emoções, desejos e medos que, se identificados, poderiam romper nosso equilíbrio psicológico. Isso fica demonstrado na vinheta a seguir.

Um paciente internado em uma unidade de terapia coronariana testemunhou uma parada cardíaca fatal de seu colega de quarto. Embora a equipe de enfermagem esperasse que isso tivesse efeito traumático no paciente, este negou qualquer medo e aceitou prontamente a informação tranquilizante da equipe de enfermagem de que ele não estava em risco similar. Apenas um evento aparentemente secundário sugeria que havia algo mais nessa situação: quando os pacientes foram solicitados a declarar sua preferência por quartos individuais ou com colegas de quarto, caso houvesse necessidade de outra hospitalização, todos os pacientes optaram por ter colegas de quarto, exceto esse paciente e outros que tinham presenciado paradas cardíacas.

Nessa situação, é fácil ver como a negativa de medo por parte do paciente servia para tranquilizá-lo e para manter seu equilíbrio psicológico. No entanto, também é difícil acreditar que ele não estava terrivelmente perturbado *em certo nível*, embora a única evidência para isso (sua preferência por um quarto individual) seja notoriamente tênue. É possível que, caso a equipe tivesse insistido em que ele compartilhasse o quarto, seus protestos aumentariam e sua ansiedade chegasse mais perto da superfície.

Outrora, os psicólogos experimentais eram contrários à noção de processos cognitivos inconscientes. Contudo, nos últimos anos, esses processos passaram a ser objeto de numerosos experimentos sob a rubrica de memória implícita. Hoje em dia é amplamente aceito que aprendemos e lembramos sem perceber. Ainda assim, é razoável dizer que o inconsciente dinâmico da psicanálise e o inconsciente cognitivo da psicologia experimental são diferentes entre si. Em nenhuma circunstância isso fica mais evidente do que na controvérsia circunjacente à recuperação de memórias reprimidas de abuso sexual na infância. Quase todas as vítimas de abuso repetido ou grave desse tipo realmente têm alguma memória – embora vaga – do abuso antes de terem ingressado na psicoterapia. Os psicólogos experimentais demonstraram de maneira bastante persuasiva que falsas memórias podem ser criadas no laboratório e presume-se que também no consultório do terapeuta. Apesar disso, clínicos responsáveis continuam a observar pacientes no seu processo de recordação, no curso da psicoterapia, de eventos há muito esquecidos do início de suas vidas. Essas recordações podem ser vívidas, altamente emocionais e catárticas. Embora seja importante preservar um ceticismo sadio com relação à veracidade de tais recordações, é igualmente importante respeitar a opinião de clínicos experientes, abster-se da excessiva generalização do que foi presenciado no laboratório para a vida real e permanecer com uma atitude humilde e curiosa diante de fenômenos que ainda não podemos explicar.

Conflito

As formulações psicodinâmicas do comportamento humano têm início com a inevitabilidade do conflito, tanto intrapsíquico como interpessoal. Falar de conflito dessa maneira é simplesmente notar que os seres humanos são organismos complexos, capazes de ter objetivos incompatíveis e de se envolver em ações paradoxais.

O conflito pode assumir muitas formas. Pode ocorrer conflito entre dois impulsos (amor e ódio); conflito entre um impulso e uma proibição ("quero matar" *vs.* "Não matarás"); conflito com relação a uma escolha vocacional (medicina *vs.* escrita criativa); ou conflito com relação à própria identidade sexual ("Sou homossexual ou heterossexual?"). Essa está longe de ser uma lista exaustiva. Além disso, o conflito pode ser vivenciado completamente, parcialmente, levemente ou não ser absolutamente vivenciado. Na perspectiva psicodinâmica, o conflito é considerado a base da maioria das formas de psicopatologia funcional (i. e., não orgânica).

É mais fácil falar de conflito psicológico se for criada uma estrutura psicológica hipotética, cujas partes operam mais ou menos harmoniosamente (de maneira mais ou menos conflituosa). Essa é a finalidade atendida pela divisão heurística de Freud da personalidade humana em três componentes. **Id** é o repositório de todos os desejos e instintos biológicos, inclusive a fome, a sede e a sexualidade. Na maioria das condições, os seres humanos não estão cientes de seu conteúdo e funções. O id é governado pelo **princípio do prazer**. Isso significa que há um esforço para evitar a dor e obter prazer, e o id não pode tolerar atraso na gratificação. Diz-se que o id opera de acordo com um **processo primário**, uma forma primitiva de pensamento ilusório e mágico. Exemplificando, se o organismo está faminto, o processo primário fornece uma imagem mental de alimento, o preenchimento de um desejo. Os sonhos e as alucinações de pacientes psicóticos são outros exemplos de pensamento de processo primário. Embora satisfaçam ao id, essas experiências não capacitam o organismo a lidar com a realidade objetiva.

O **ego** se desenvolve para permitir transações mais efetivas com o ambiente. Em contraste com o id, o ego é governado pelo **princípio da realidade**, que tem por objetivo postergar a gratificação até que um objeto apropriado seja encontrado. Em outras palavras, o ego não aceitará uma imagem mental da comida ou qualquer fantasia irreal. O ego opera de acordo com um pensamento de **processo secundário**, que basicamente é sinônimo do pensamento realista e da solução de problemas. As funções do ego são a cognição (percepção, lembrança, fala e linguagem, teste da realidade, atenção, concentração e julgamento), relações interpessoais, movimento voluntário e mecanismos de defesa (discutidos neste capítulo). No entanto, uma vez que o ego se desenvolve a partir do id, será sempre seu devedor, e suas várias funções podem sofrer ruptura se as demandas do id não forem suficientemente atendidas.

Para que os seres humanos funcionem efetivamente, devem aprender não só a negociar um equilíbrio entre suas necessidades físicas e as limitações da realidade física, mas também como lidar com as normas da sociedade. O **superego** é a representação interna dos valores, normas e proibições dos pais do indivíduo e da sociedade na qual ele vive. O superego tem dois componentes: a **consciência**, que tanto pune a pessoa por se envolver em ações e pensamentos proibidos, como a recompensa por uma conduta moralmente aceitável, e o **ego-ideal**, que representa a perfeição moral que os seres humanos lutam para alcançar, mas que jamais conseguem.

Ocorre conflito intrapsíquico quando as demandas dessas três agências mentais entram em desacordo. Quando os impulsos do id ameaçam se tornar opressivos, ocorre a geração de ansiedade. Nessa perspectiva, a ansiedade é um sinal de perigo iminente. Ela pode ser vivenciada diretamente ou pode funcionar como um estímulo para novos esforços do ego para manter inconscientes os impulsos do id. Alguns desses esforços do ego em resposta à sinalização da ansiedade serão discutidos na seção sobre mecanismos de defesa.

Perspectiva evolutiva: o passado no presente

Uma terceira hipótese comum às formulações psicodinâmicas é que *os eventos do passado, em particular os eventos da infância, exercem profunda influência em nosso comportamento como adultos*. Essa influência surge de duas formas distintas. Em primeiro lugar, os seres humanos são vistos como "máquinas repetidoras", completando (quando adultos) antigas experiências cruciais, em um esforço de dominá-las e de obter a gratificação que não foi obtida na infância. Em segundo lugar, os modos de raciocinar característicos da infância permanecem com os indivíduos quando adultos, inconscientes e prontos para serem ativados nas condições apropriadas. Ambas as influências estão evidentes no estudo de caso ao final deste capítulo.

Respeito pelo corpo

Uma quarta hipótese, inerente à maioria das formulações psicodinâmicas, é que o *corpo do indivíduo desempenha um papel crucial no desenvolvimento da personalidade*. Não importa o quão controverso seja o ponto de vista de Freud de que "anatomia é destino" como explicação das diferenças psicológicas entre os gêneros, ficam evidentes dois pontos relacionados. Em primeiro lugar, as diferenças anatômicas entre homens e mulheres são objeto de grande interesse para as crianças, que percebem as diferenças e se espantam e fantasiam sobre elas. A possibilidade de que essas diferenças possam trazer diferentes consequências para meninos e meninas não parece exagerada. Certamente eventos como a menstruação, lactação, gravidez, parto e menopausa são exclusivos do ciclo vital da mulher, tendo efeitos profundos na autoestima e nos modos pelos quais são expressas as necessidades e emoções. Qualquer pessoa que tenha passado algum tempo em um vestiário masculino sabe que os homens, também, têm alguns rituais curiosos (por exemplo, caçoar uns dos outros sobre o tamanho do seu pênis), o que parece compreensível apenas quando se assume alguma forma de ansiedade genital. Em segundo lugar, todos os seres humanos devem aceitar sua sexualidade e sua capacidade de causar danos e de ser destrutivo. A noção de que a teorização psicanalítica reduz tudo ao sexo e à agressão é mera caricatura. É igualmente ridículo fingir que os modos característicos de satisfação e inibição das diversas necessidades do corpo nada têm a ver com o desenvolvimento da personalidade e da psicopatologia.

TEORIAS PSICODINÂMICAS DO DESENVOLVIMENTO

Ao ser considerada a motivação inconsciente, deve ser questionado, por exemplo, o que precisamente são os "conteúdos" do inconsciente que motivam os seres humanos e que

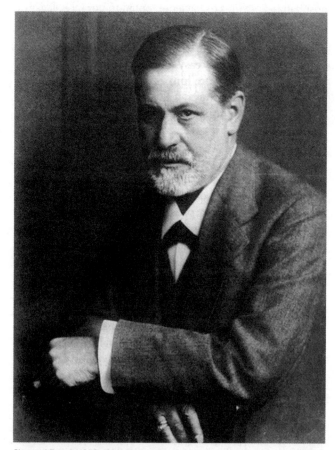

Sigmund Freud *(1856-1939)*. Cortesia de National Library of Medicine. O câncer de garganta de Freud foi associado a uma vida inteira de consumo de charutos, um hábito que ele não foi capaz de suprimir, apesar das repetidas tentativas de parar de fumar. O médico de Freud colaborou para sua morte ao administrar, a pedido do grande pensador, uma dose letal de morfina. Como você responderia a esse pedido?

> "A menina gosta de se considerar como aquilo que seu pai ama acima de tudo; mas chega o momento em que tem que resistir a uma dura punição dele, e a menina é expulsa de seu ingênuo paraíso. O menino encara sua mãe como propriedade pessoal; mas um dia descobre que ela transferiu seu amor e atenção para um recém-chegado."
>
> SIGMUND FREUD

constituem a origem dos conflitos e das divisões internas. Em relação ao papel do passado no presente, devem ser determinados os aspectos do desenvolvimento humano que exercem a influência mais formidável e proporcionam os maiores desafios. Infelizmente, os psicanalistas discordam consideravelmente sobre esses assuntos.

A teoria do desenvolvimento psicossexual de Freud representa uma tentativa de descrever a trajetória dos instintos por meio de várias zonas erógenas e fases da infância. Para Freud, a sexualidade refere-se a uma "experiência de prazer primária, nitidamente pungente", derivada da estimulação de uma área do corpo. A não ser esse prazer sensual, a sexualidade infantil nada tem em comum com a variedade de experiências que consideramos sob a rubrica de sexualidade adulta (ou *sexualidade genital*, para utilizar a terminologia de Freud). Durante o **estágio oral**, a sucção, a mordida e outras atividades orais são fontes primárias de prazer. Durante o **estágio anal**, aproximadamente por volta dos dois a três anos, o prazer é obtido por meio da expulsão e retenção das excreções. Durante os dois ou três anos seguintes, no **estágio fálico**, a zona erógena predominante é a genitália. Durante o **período de latência**, dos seis anos até a adolescência, presume-se que a atividade dos impulsos diminua. Apenas ao final da adolescência verificaremos o desenvolvimento psicossexual culminando na sexualidade da forma conhecida pelos adultos, com capacidade de orgasmo e com relações não ambivalentes e mutuamente gratificantes com outros. Esse chamado **estágio genital** não é alcançado por todas as pessoas, mas representa para Freud o nível mais elevado possível do desenvolvimento humano.

O que não fica evidente nesse resumo tão esquematizado e abstrato são as implicações dessa teoria para o desenvolvimento da personalidade. Basta dizer que traços particulares da personalidade estão associados à gratificação ou privação excessiva de cada estágio. Problemas no estágio oral, por exemplo, oportunidade insuficiente para gratificação oral, podem deixar um legado de pessimismo, dependência e de excessiva necessidade por aprovação, bem como uma inclinação para comer, beber e fumar excessivamente. Problemas no estágio anal, por exemplo, o treinamento para toalete que tenha ocorrido demasiadamente cedo ou que tenha sido exigente demais, podem resultar em asseio excessivo, obstinação e atitude desafiadora, ambivalência e indecisão e mesquinhez. Durante a fase fálica, os meninos e as meninas devem entrar em acordo com seu amor possessivo com relação ao pai (no caso da menina) ou da mãe (no caso do menino), e com suas fantasias homicidas direcionadas para o genitor de mesmo gênero. Um suposto desfecho da dificuldade em conter tais sentimentos pode ser uma vida inteira na busca do fracasso. Dentro dessa ótica, o sucesso é inconscientemente igualado à gratificação da fantasia edipiana, devendo ser cuidadosamente evitado.

Há alguns anos, um estudante de medicina veio até meu gabinete depois de ter fracassado na prova em um de seus cursos de ciência básica. Anteriormente, esse aluno não tinha passado por nenhuma dificuldade acadêmica na faculdade de medicina, tendo expressado sua crença de que ele estava sabotando inconscientemente seu próprio desempenho. O aluno explicou que estava ambivalente com relação a se tornar um médico e que existiam muitas tensões não resolvidas em seu relacionamento com o pai, um eminente médico e professor. O aluno também informou que, quando mais jovem, não tinha conseguido o desempenho esperado em vários eventos esportivos importantes. Em retrospecto, o aluno acreditava que sua história de desempenho abaixo do esperado estava ligada ao seu relacionamento com o pai e aproveitou a ocasião de suas dificuldades acadêmicas para tirar uma licença de afastamento da faculdade para tentar resolver esses problemas na psicoterapia.

Erik Erikson reformulou (alguns diriam "sanitizou") a teoria psicossexual em termos psicossociais. Para esse estudioso, o estágio oral é a época em que uma criança desenvolve idealmente um sentido básico de **confiança *vs.* desconfiança**, um panorama da vida como algo essencialmente bom, nutritivo e previsível, com base em suas primeiras experiências com a mãe. Analogamente, a demanda pelo controle intestinal, que a sociedade impõe no estágio anal, pode deixar a criança com um saudável sentido de **autonomia**, arraigado no domínio de seu corpo ou um sentido perene e pervasivo de **vergonha e dúvida**. Erikson falava sobre o estágio fálico em termos de **iniciativa *vs.* culpa** e definiu o estágio de latência em termos do sentido da criança de **diligência** (i. e., o aprendizado das habilidades básicas da sociedade) ***vs.* inferioridade**. Erikson descreveu a adolescência como a época em que o indivíduo estabelece um firme sentido de **identidade** ou fica confuso acerca de seu papel na sociedade. Também deu uma contribuição importante, estendendo a noção de crescimento além da adolescência. Contrastando com Freud, Erikson descreveu a vida adulta não só como um estágio para a resolução dos conflitos infantis, mas como uma série de novas oportunidades e perigos. A seguir, estão relacionadas as tarefas evolutivas de Erikson da vida adulta:

1. Desenvolver uma relação de confiança e duradoura (**intimidade *vs.* isolamento**).
2. Desenvolver na meia-idade uma preocupação com a orientação da geração seguinte (**generatividade *vs.* estagnação**).
3. Desenvolver na velhice a aceitação da própria vida do indivíduo como uma experiência necessária e valorizada, e vivida com dignidade (**integridade do ego *vs.* desespero**)

Diante de tais formulações, o clínico tem uma estrutura para avaliar o progresso evolutivo do paciente em qualquer estágio da vida.

Freud acreditava que, em última análise, todo comportamento estava a serviço (ou era uma expressão) de instintos sexuais e agressivos básicos. Por outro lado, vários teóricos psicodinâmicos argumentaram que as linhas mais significativas do crescimento e do desenvolvimento humano dizem respeito ao *self* e às **relações de objeto** (objetos são outras pessoas significativas ou suas representações intrapsíquicas). Para esses teóricos, que têm sérias divergências de opinião entre si, o entendimento e o tratamento da psicopatologia assumem formas muito diferentes em comparação com o modelo freudiano tradicional. Mahler e Winnicott, dois proponentes da teoria das relações de objeto, enfatizam o movimento da dependência absoluta do neonato para a independência e autonomia do adulto, como a tarefa evolutiva principal e para toda a vida. O desenvolvimento avança desde uma fusão simbiótica com a mãe por meio de diversos estágios de diferenciação parcial do *self* e de outros no sentido de um estado de individualidade e independência crescentes. As imagens internalizadas de outros (ou objetos) no bebê (e no adulto psicótico) são primitivas, englobantes, devoradoras e também ameaçadoras. Apenas na maturidade, quando a separação da mãe foi completada com sucesso, observa-se uma capacidade para a empatia e para perceber as outras pessoas como realmente são, e não como projeções das fantasias primitivas do indivíduo.

Mesmo na maturidade permanece – mais ou menos conscientemente – o eterno desejo de desfazer essa separação e voltar a se reunir, em um estado de plena felicidade, com "a mãe simbiótica e absolutamente perfeita". Idealmente, isso se manifesta na capacidade de amar e de ter uma real intimidade. No entanto, em pessoas que não conseguiram estabelecer um firme sentido do *self* e nos indivíduos que, quando sob coação, se veem perdendo esse senso de separação, o amor pode se transformar em uma tentativa de recaptura de parte da gratificação primitiva característica dos primeiros sentimentos de fusão com o objeto materno. Em tais circunstâncias, pode seguir-se um desesperado estilo de relações amorosas, em que o amante é idealizado, separações são intoleráveis, e a rejeição pode representar risco à vida. O amante não é percebido de forma precisa como uma pessoa distinta, com pontos fortes e imperfeições, mas como a única fonte de nutrição e de satisfação das necessidades. Na verdade, não há espaço para o crescimento pessoal em tal relacionamento, e a consequência inevitável é um amargo desapontamento.

Kohut estava mais preocupado com a linha narcisista do desenvolvimento e com as concomitantes mudanças no *self*, à medida que o indivíduo passa das fantasias grandiosas e exibicionistas do narcisismo imaturo para os modos de ação mais realistas associados ao narcisismo saudável. Ele enfatiza que certas experiências (que denomina *self*-objetos) são tão vitais para o *self* em desenvolvimento como os alimentos e a água para o bem-estar físico. Essas experiências são a necessidade de ser sancionado e gratificado pelo que nós somos (a necessidade do espelhamento), e a necessidade de buscar, admirar e sentir-se parte de uma fonte de calma infalibilidade e de força (a necessidade da idealização). Em uma criança, essas necessidades são expressas em formas não socializadas. Desde que os cuidadores da criança ofereçam um meio em que tais expressões sejam bem-vindas, a criança desenvolverá uma ambição saudável e autoafirmativa e um conjunto variável de valores e ideais pelos quais possa viver. Se as necessidades da criança forem equivocadamente interpretadas, ignoradas ou menospre-

zadas, a criança (e mais tarde o adulto) não possuirá o sentido interno do *self* que é tão essencial para o bem-estar psicológico. Na falta desses nutrientes emocionais, essa pessoa recorrerá a uma série de medidas forçadas, desesperadas e evolutivamente primitivas para reforçar um *self* defeituoso. Exemplificando, se um pai responde continuamente às expressões de agressão e sexualidade *apropriadas para a idade* da criança com uma atitude raivosa e de desprezo, será difícil imaginar a criança se transformando em um adulto capaz de expressar afeição e assertividade de uma forma livre de conflitos. Da mesma forma, um vício em droga, que Freud poderia considerar uma tentativa direta de satisfação dos desejos orais, seria considerado por Kohut como uma tentativa de compensar um *self* defeituoso, a consequência do fracasso dos pais em proporcionar as funções especulares e calmantes tão necessárias para que a criança aprenda a regular seus próprios sentimentos.

CONCEITOS CLÍNICOS E APLICAÇÕES

Mecanismos de defesa

O conceito do mecanismo de defesa foi emprestado da imunologia para descrever as formas e meios pelos quais o ego repele a ansiedade e controla os desejos instintivos inaceitáveis e os afetos ou emoções desagradáveis. O primeiro tratamento sistemático dos mecanismos de defesa foi escrito em 1936 pela filha de Freud, Anna Freud, uma eminente analista infantil. Mais recentemente, George Vaillant introduziu uma classificação de defesas com base no grau em que esses mecanismos distorcem a percepção da realidade.

*O mecanismo de defesa da **negação** é comumente observado na prática clínica geral.* Trata-se de uma defesa primitiva em que é recusado o reconhecimento (i. e., negado) dos fatos ou implicações lógicas da realidade externa em favor de fantasias ilusórias geradas internamente. A negação envolve uma importante distorção da realidade, sendo comum em crianças saudáveis até por volta dos cinco anos de idade.

Um exemplo de negação pode ser observado no médico com 50 anos de idade que ignora os sinais e sintomas clássicos de um infarto agudo do miocárdio e continua a limpar a neve de sua calçada. Outro exemplo é encontrado na mulher que examina diariamente suas mamas em busca de caroços até descobrir um, para de se examinar e não informa seu achado ao médico. Nesses exemplos, a negação traz consigo um risco para a vida, sendo claramente mal-adaptativa. No entanto, em alguns casos a negação pode ser adaptativa: por exemplo, um paciente cardíaco pode se recusar a aceitar que teve um ataque cardíaco, ficando aparentemente alegre e sereno depois da internação em uma unidade de terapia intensiva.

Projeção é outra defesa associada com uma considerável distorção da realidade. *Na projeção, os próprios impulsos e desejos reprimidos (ou inaceitáveis) do indivíduo são repudiados e atribuídos a outra pessoa.* É mais típica a projeção de impulsos sexuais e agressivos, como em um caso em que, com todas as evidências em contrário, determinado paciente está convencido de que seu médico está fazendo investidas sexuais, ou que o médico está tramando, em conluio com a equipe de enfermagem, o assassinato do paciente. *A projeção é o mecanismo de defesa dominante utilizado por pessoas com transtornos de personalidade paranoide.* Também desempenha certo papel em muitas atitudes prejudiciais. Quando pessoas fanáticas afirmam que os membros de algum grupo minoritário são todos preguiçosos, desprezíveis, sujos, indignos de confiança, imorais, etc., é muito provável que estejam projetando atributos que precisam repudiar em si próprios.

Regressão *é um retorno parcial a um estágio precedente do desenvolvimento e a formas mais inocentes e pueris de comportamento.* Sua finalidade é escapar da ansiedade mediante o retorno a um nível anterior de ajuste, no qual estava assegurada a gratificação. Como a negação, a regressão é uma resposta extremamente comum à enfermidade grave e crônica e à hospitalização. Sempre que você for confrontado na prática clínica com um paciente cujos sintomas e incapacitações são desproporcionais ao transtorno físico subjacente, o médico provavelmente estará lidando com um paciente em regressão. Esses são os pacientes que fazem exigências insaciáveis a médicos e enfermeiras, se queixam insistentemente, solicitam medicação (e reuniões com seus advogados), exigem privilégios especiais e acusam todos os que estão à sua volta de indiferença com relação ao seu estado.

A regressão não é necessariamente um sinal de perturbação psiquiátrica, e as reações de curta duração do tipo descrito nesse texto ocorrem frequentemente. Contudo, quando são prolongados, esses sinais de angústia emocional dificultam a manutenção de uma atitude profissional de equanimidade de interesse imparcial por parte dos cuidadores.

A regressão pode ser precipitada pela fadiga, drogas, dor crônica, estresse ou qualquer circunstância que prive o paciente de sua autonomia. Não é raro testemunhar um comportamento levemente regressivo em um grupo de estudantes que ficaram estudando até tarde na noite anterior a uma prova. As teorias psicanalíticas da criatividade consideram a **regressão a serviço do ego** como um dos pontos capitais da criatividade. No entanto, quando a regressão é prolongada e grave, passa a se associar com níveis psicóticos de funcionamento, em que a capacidade de diferenciar entre realidade e fantasia fica comprometida.

Viederman (1974) utiliza o conceito de regressão para explicar o comportamento de pacientes em uma unidade de transplante renal. Viederman compara de duas maneiras o tratamento por hemodiálise à relação entre mãe e filho. Em primeiro lugar, o paciente vive em um tipo de fusão simbiótica com o dialisador, estando ligado a ele por um tubo plástico... não muito diferente de uma conexão umbilical. Rapidamente o paciente ingressa em uma relação de amor e ódio com seu dialisador, que passa a ser considerado tanto como aquele que preserva sua vida, como o tirano que simboliza as limitações de sua liberdade.

Em segundo lugar, considerando que são severas as limitações nutricionais e de líquidos, a privação oral é um elemento constante no tratamento. Viederman utiliza material de casos para demonstrar que uma adaptação bem-sucedida à diálise depende da capacidade do paciente em efetuar uma regressão parcial até o estágio da dependência oral, o que, por sua vez, depende de uma relação mãe e filho razoavelmente bem-sucedida durante os primeiros anos do paciente. O paciente que, quando era uma criança desamparada, se mostrou capaz de formular uma relação de esperança e de confiança com sua mãe, revela-se mais à vontade com a dependência compulsória do aparelho de hemodiálise, em comparação com o paciente cujos anos iniciais de vida se caracterizaram por cuidados maternos não tão adequados.

Fixação *se refere a uma incapacidade persistente em se desligar de padrões infantis ou ingênuos de comportamento em favor de padrões mais maduros,* e pode ocorrer por causa de uma privação ou gratificação excessiva no estágio em que cessou o desenvolvimento. Quando dizemos que uma pessoa com quarenta anos tem a cabeça de um adolescente de quinze anos, estamos implicitamente dizendo que, em alguns aspectos importantes (talvez na capacidade para estabelecimento de relações interpessoais íntimas), essa pessoa não age conforme o esperado para alguém de sua idade cronológica. Diversas teorias psicanalíticas enfatizam linhas diferentes de desenvolvimento humano (psicossexual, psicossocial, narcisista), e o progresso do indivíduo pode ser retardado ao longo de qualquer uma dessas linhas. Exemplificando, todos os seres humanos têm necessidade de reconhecimento, atenção e afirmação do seu valor. No entanto, há diferentes formas de obter as chamadas gratificações narcisistas em diferentes momentos da vida. Uma criança de quatro anos de idade que passa a demonstrar uma atividade ostensivamente exibicionista pode estar em busca de tal afirmação de uma forma apropriada para a sua idade. Essa pode ser a única forma que a criança conhece. Os adultos não devem achar que precisam superar essas necessidades, mas espera-se que procurem pela gratificação de formas mais maduras. Recentemente, uma celebridade foi citada como tendo declarado que ele amava sua namorada porque "ela nunca faz qualquer exigência". Da perspectiva psicodinâmica, esta é uma forma de amor bastante egoísta. Pessoas maduras não têm medo de exigir coisas de outras pessoas nem temem que lhe façam demandas. Embora essa colocação não tivesse qualquer sentido para a celebridade em questão, seu comentário reflete uma fixação em um nível imaturo de desenvolvimento psicossocial.

De certa forma, está errado falar de todos os comportamentos descritos neste texto como mecanismos de defesa. Seria mais preciso descrevê-los como tendo, entre outras coisas, *aspectos defensivos*. A "defesa" da **identificação** é um bom exemplo. Identificação é o mecanismo psicológico pelo qual alguns traços ou atributos de outro indivíduo são assumidos como do próprio indivíduo (de maneira mais ou menos permanente). Esse processo é um fator importante no desenvolvimento do superego, a dimensão moral da personalidade. De acordo com Freud, durante a fase edipiana, as crianças renunciam à sua perturbadora atração pelo genitor do gênero oposto por temer suas consequências. Ao se identificar com o genitor do mesmo gênero, a criança torna-se capaz de resolver esse conflito. "Em vez de substituir o papai (ou a mamãe), vou ficar igual a ele (ou a ela)." Certamente, essa resolução tem seu lado defensivo, mas é também adaptativa e desempenha um papel importante no desenvolvimento da personalidade.

A identificação é observada em seus aspectos predominantemente defensivos nas reações de luto patológico – as reações à perda de um ente querido em que ficam bloqueadas as atividades normais de pranteamento, enlutamento e da verdadeira aceitação da perda. *Para muitas pessoas, a morte do pai ou da mãe é uma experiência profundamente ambivalente.* Ao mesmo tempo que o indivíduo padece de dor e tristeza agudas, poderá ficar vagamente ciente de sentimentos menos admiráveis e mais perturbadores: raiva por ter sido abandonado, alívio por ter terminado um longo período de sofrimento ou por ter desejado inconscientemente a morte do pai ou da mãe, e possivelmente culpa por desejos tão hostis. Em tais circunstâncias, o pranteamento normal pode ficar inibido, e a identificação pode contribuir para esse processo. Exemplificando, se o pai (ou mãe) sofreu um ataque cardíaco, a criança pode sentir dor no peito. Se o morto andava com uma claudicação ou era gago, a criança (e mesmo a criança "adulta") pode adotar a mesma característica sem perceber, mantendo assim vivo o pai (ou a mãe) de uma maneira mágica por meio da identificação. O novo sintoma também ajuda a distrair o enlutado da dor da perda.

Uma variante comum é a **identificação com o agressor**, em que o indivíduo domina a ansiedade gerada por ter sido vitimizado por meio de uma imitação involuntária. Anna Freud (1966) descreve o caso de um menino com seis anos de idade entrevistado por ela logo depois de ter passado por um doloroso procedimento dental:

O menino estava de mau humor e inamistoso, e extravasava seus sentimentos nas coisas em meu consultório. Sua primeira vítima foi uma borracha para lápis... Em seguida, quis pegar uma grande bola de fios de lã... Quando me recusei a lhe dar a bola inteira, pegou a faca e cortou um grande pedaço... Finalmente, o menino... voltou sua atenção para alguns lápis e, incansavelmente, começou a fazer pontas neles; depois, quebrava as pontas, e voltava a apontá-los novamente.

Segundo o comentário de Anna Freud, essa não foi uma personificação literal de um dentista; tratava-se de uma identificação com a agressão do dentista.

Algumas vezes, as vítimas dos campos de concentração e reféns de terroristas se identificam com seus captores, assumindo suas características e se convertendo a seus pontos de vista políticos. Alguns educadores médicos descreveram o ocasional tratamento ríspido dos residentes com relação aos estudantes de medicina estagiários como resultado de um processo similar. Nesses casos, um residente que tenha sido maltratado pelo médico responsável pode, de maneira parecida, abusar de um estudante de medicina estagiário. Essa identificação com o médico responsável pode diminuir temporariamente a mágoa de seu próprio maltrato, mas à custa da vítima.

Repressão *refere-se ao esquecimento motivado, o processo pelo qual memórias, sentimentos e ímpetos associados com impulsos dolorosos e inaceitáveis são excluídos da consciência.* Segundo Freud, a repressão é o mecanismo de defesa básico. Apenas se a repressão falhar, ou se for incompleta, outros mecanismos entrarão em ação. Às vezes, confundimos negação e repressão. Mas negação é uma reação a um perigo externo; repressão sempre representa uma luta com estímulos internos (instintivos). A repressão deve ser diferenciada da supressão, que reflete um esforço voluntário ou intencional para esquecer. É como se a pessoa soubesse que o material esquecido "está lá", mas o ignora.

Supressão é considerada uma das defesas mais maduras, e foi demonstrado empiricamente que tem correlação com várias medidas da saúde mental do adulto. Sempre admirei a capacidade de minha esposa em usar adequadamente a supressão. Uma vez estávamos voltando para casa do trabalho em uma tarde de sexta-feira, e ela estava revisando alguns eventos estressantes e antecipava que esses eventos continuariam a preocupá-la durante a próxima semana de trabalho. No entanto, como estávamos no fim de semana, minha esposa declarou que, por hora, colocaria tudo para fora de sua mente. Sempre me pareceu que a ênfase na natureza volitiva da supressão não é inteiramente precisa. Minha esposa realmente conseguia suprimir com sucesso os pensamentos desagradáveis sobre seu trabalho. Contudo, quantos de nós, tendo feito a mesma declaração de intenções, seria capaz de realmente fazê-lo?

Formação de reação *é o mecanismo de defesa pelo qual motivos reprimidos são traduzidos em seus contrários.* Como exemplo, você já se pegou demonstrando antipatia por alguém que é evidentemente bom e gentil? Para seu constrangimento, você questiona a pureza dos motivos dessa pessoa. Talvez exista algo em sua intuição. A menos que essa pessoa tenha tudo para ser um santo, uma formulação psicodinâmica de tal comportamento poderia envolver a formação de reação contra a hostilidade: as defesas repressivas foram insuficientes para fazer com que os impulsos hostis não aflorassem à consciência, e assim a defesa da formação de reação é recrutada para ajudar nesse esforço, ao camuflar a intenção agressiva original do comportamento. Em uma formação de reação contra a dependência, uma pessoa que, inconscientemente, é muito carente frequentemente vive uma vida de independência exagerada, recusando qualquer tipo de ajuda dos outros. Em uma formação de reação contra impulsos sexuais, todos os desejos sexuais são repudiados. O indivíduo abraça a causa do celibato e vive uma vida de ascetismo.

Em todos os exemplos precedentes, é razoável perguntar como um indivíduo fica sabendo que essas formulações são verdadeiras ou válidas. *O clínico psicodinâmico se apoiaria nos sonhos e deslizes da língua (**parapraxias**, ou atos falhos) do paciente em busca do impulso subjacente.* As palavras (ou associações) do paciente são outra rica fonte de evidência. A excessiva dependência em pronomes na primeira pessoa e alusões frequentes ao poder e ao *status* podem refletir uma orientação narcisista. Temas de oferta e procura e o uso frequente de imagens com alimentos podem refletir uma orientação oral. Recentemente, fiquei perplexo com a discussão de um paciente (homem) sobre encontros com mulheres e seus riscos concomitantes. O paciente falava constantemente de seu medo de "arriscar-se" e se referia aos bares para solteiros como "açougues". Para o clínico psicodinâmico, esse tipo de imagística sugere a ansiedade da castração. Outras fontes de evidência são as observações de como o indivíduo em questão lida com mudanças inesperadas em sua vida. Se um homem independente viesse a sofrer uma pequena lesão e reagisse com emoção e angústia desproporcionadas, ficando de cama durante os próximos seis meses, isso levantaria nossas suspeitas de que impulsos de dependência estavam subjacentes à sua pseudoindependência. Com alguma regularidade, a mídia oferece ao público norte-americano revelações escandalosas sobre as preferências sexuais pouco convencionais de alguma celebridade esportiva, tele-evangelista, política ou artística. O clínico psicodinâmico que não fica surpreso por tais revelações não é um cínico, nem acredita simplesmente que apenas impulsos sórdidos estejam subjacentes aos nossos ideais mais nobres. Contudo, esse clínico realmente sabe que o comportamento humano possui muitos determinantes e que nossos corpos (inclusive nossos impulsos sexuais e agressivos) não podem ser ignorados. De fato, raro é o indivíduo que negocia a sua infância de maneira tão harmoniosa a ponto de que possa lidar com algum problema em uma ou outra trajetória de seu desenvolvimento.

Isolamento e **intelectualização** são duas defesas correlatas cuja finalidade comum é emparedar nossos sentimentos, ou **afetos**, para usar um termo psiquiátrico técnico. *No isolamento do afeto, apenas o componente emocional de uma ideia é reprimido, ao passo que o componente cognitivo (ou a própria ideia) permanece consciente.* Com frequência, é melhor que as pessoas não vivenciem em toda a sua extensão seu envolvimento emocional em uma situação. A capacidade do próprio raciocínio lógico depende do isolamento do afeto. Para os médicos e demais profissionais da saúde, o isolamento proporciona o distanciamento e a objetividade, com relação ao sofrimento dos seus pacientes, que são tão necessários para possibilitar a continuação do tratamento. Entretanto, se o isolamento for utilizado com rigidez e difusão demasiadas, a pessoa ficará em perigo de se tornar indevidamente desapaixonada e distante.

O aspecto distintivo da intelectualização é seu "desvio da ênfase de um conflito interno e interpessoal imediato para ideias abstratas e tópicos esotéricos" (Schafer, 1954). Quando estudantes de medicina entram pela primeira vez na sala de anatomia para dar início à dissecação de cadáveres, devem encontrar maneiras de lidar com os sentimentos de repugnância e aversão que são reações comuns em presença dos mortos. Ao se concentrarem atenta e exclusivamente na aula de anatomia do dia, serão capazes de afastar muitos desses sentimentos em benefício do aprendizado. Esse é um uso perfeitamente aceitável da intelectualização.

O exemplo a seguir ilustra um uso menos adaptativo da intelectualização. Um residente de oncologia acabou de informar a um jovem com aproximadamente a mesma idade que ele (o paciente) tinha câncer de fígado. Em resposta às perguntas do paciente com relação ao seu prognóstico e aos cursos terapêuticos alternativos, o residente mergulhou em uma discussão prolongada e técnica sobre "percentuais de mortalidade corrigidos para idade" e "estudos clínicos duplo-cegos de quimioterapia". Não é difícil notar a ansiedade do médico. Ninguém gosta de ser o portador de más notícias, e indubitavelmente a semelhança nas idades aumentou a sensação perturbadora de identificação com o paciente, complicando ainda mais o problema. Infelizmente, o resultado final dessa resposta abstrata e intelectualizada foi aumentar o nível de ansiedade do paciente e confundi-lo ainda mais acerca do prognóstico e do tratamento. Se o paciente se encontrasse novamente com esse residente, hesitaria em expressar suas preocupações mais profundas, ou em fazer as perguntas necessárias. *Com frequência, os pacientes mostram-se sensíveis aos estados emocionais de seus médicos e se esforçarão muito para evitar que fiquem sobrecarregados (p. ex., com perguntas difíceis), mesmo com a possibilidade de pôr em risco seu próprio tratamento.*

Deslocamento *envolve o redirecionamento de uma emoção de seu objeto inicial para um substituto mais aceitável.* A emoção mais comumente envolvida é a raiva. O exemplo clássico de deslocamento é a história do indivíduo excessivamente tímido que chega à sua casa vindo do escritório onde seu chefe o repreendeu impiedosamente e desloca sua agressão contida gritando com a esposa e chutando o cão.

Voltar-se contra si próprio é uma forma especial de deslocamento na qual os impulsos e fantasias direcionados para outra pessoa passam a ser dirigidos para si próprio. Essa é uma característica comum em alguns pacientes deprimidos que foram provocados ou enganados por outra pessoa, mas que não exibem qualquer tipo de raiva evidente. Em vez disso ficam cada vez mais deprimidos. Pacientes com complicações pós-operatórias e pacientes que passam por procedimentos dolorosos frequentemente ficam deprimidos por meio desse mecanismo. Esses pacientes estão cheios de raiva e ressentimento com relação a seus cuidadores, mas não expressam publicamente esses sentimentos por medo de pôr em risco essas importantes relações. Em vez disso voltam sua raiva para si próprios. O médico pode aliviar os sintomas depressivos gerados por esse mecanismo dando ao paciente permissão para voltar sua raiva para "alguém de fora", assegurando que tais sentimentos não afastarão a equipe hospitalar.

Anulação *refere-se a um mecanismo de defesa que objetiva negar ou desfazer (anular) algum pensamento ou desejo inaceitável, ou real transgressão do passado.* Podemos dizer que o pai negligente que despeja presentes em seus filhos e o "padrinho" do submundo que faz generosas doações para instituições de caridade estão envolvidos em um mecanismo de anulação, ou seja, tentam expiar ou contrabalançar condutas reprováveis de seus passados. A anulação pode se tornar o mecanismo de defesa predominante e praticamente paralisar a vítima, conforme fica ilustrado pelo exemplo de Carson (1979):

Todos os dias, antes de ir para a escola, um menino de treze anos passava por uma série elaborada de rituais que não tinham qualquer finalidade prática. Verificava seu quarto e olhava embaixo da cama exatamente três vezes antes de deixar o aposento. Em seu caminho para sair de casa, sempre acertava um quadro na parede da sala de estar, até lhe parecer na posição correta. Na ida para a escola e na volta para casa, era importante para ele que caminhasse em trajetórias definidas, com relação a vários postes telefônicos pelos quais passava. Caso se desviasse dessa rotina, ficava muito ansioso. O menino era sexualmente inibido e sentia culpa por suas fantasias masturbatórias. Seu comportamento ritualístico atendia à finalidade de diminuir a culpa e a ansiedade mediante uma anulação mágica de suas fantasias e desejos sexuais inaceitáveis.

Sublimação pode ser entendida como uma defesa relativamente madura em que diversos instintos são deslocados ou convertidos em soluções socialmente aceitáveis. A curiosidade sexual normal, por exemplo, pode se transformar em voyeurismo em circunstâncias adversas. Em circunstâncias mais favoráveis, o mesmo impulso pode ser sublimado em um interesse por fotografia. Do mesmo modo, um impulso sádico para infligir dor pode ser sublimado na prática da cirurgia, socialmente aceitável e necessária. O cirurgião pode cortar e ferir o paciente a serviço de um objetivo maior. O leitor deve observar que nesses dois exemplos de sublimação, as origens infantis e sexuais desses comportamentos estão quase que completamente disfarçadas.

Humor, altruísmo, supressão e antecipação completam a maioria das listas de defesas maduras.

Transferência

Transferência pode ser definida como "atitudes, sentimentos e fantasias que o paciente vivencia com relação aos seus médicos, muitos deles tendo origem, aparentemente de maneira irracional, em suas próprias necessidades inconscientes e conflitos psicológicos, e não das reais circunstâncias do relacionamento" (Nemiah, 1973). *A análise da transferência é o ponto focal do tratamento psicanalítico,* mas nosso interesse nesse mecanismo diz respeito à sua expressão em uma variedade mais ampla de cenários terapêuticos.

A relação entre médico e paciente não é inteiramente (ou mesmo primariamente) racional. Os pacientes conectam todo tipo de desejos, expectativas e sentimentos a seus médicos, a maioria dos quais permanece desconhecida para esses. Exemplificando, quando um paciente está com raiva por ter que ficar sentado durante duas horas na sala de espera, essa não é uma reação inadequada, e não precisa ser enquadrada na rubrica de transferência. Contudo, se o mesmo paciente tivesse sido criado em um lar com numerosos irmãos competindo pela atenção dos pais e tivesse de sofrer uma gratificação retardada a mais do que lhe cabia, sentar na sala de espera do consultório poderia incitar todo tipo de memórias dolorosas e sentimentos associados que – conscientes ou não – serviriam para intensificar e colorir um ressentimento que, sob os demais aspectos, é perfeitamente legítimo. Todos os encontros interpessoais têm componentes realistas e de transferência.

A transferência é uma faca de dois gumes. Pode fornecer ao médico (ou a qualquer outro profissional de saúde) o ponto de apoio para influenciar o paciente a cooperar com um regime terapêutico desagradável ou inconveniente. Também pode levar o paciente a acreditar no seu médico, muito tempo antes que tenha uma base objetiva para essa confiança.

Uma transferência positiva pode ajudar a conduzir o paciente através dos estados de ansiedade que acompanham a maioria das enfermidades. Certa ocasião, fui solicitado a examinar uma mulher idosa que estava apavorada com a radioterapia. A paciente estava perturbando toda a família e incomodando a equipe de enfermagem com suas recusas histriônicas. Depois de uma breve entrevista, durante a qual simplesmente permiti que a paciente expressasse suas ansiedades, ela anunciou que eu a fazia lembrar-se de seu neto favorito e deu imediatamente consentimento para o tratamento.

A transferência, seja positiva ou negativa, pode gerar grandes dificuldades se não for identificada e administrada com sucesso. *A mesma transferência que permite a um paciente imbuir o médico com poderes terapêuticos mágicos também o leva a fazer pedidos impossíveis,* a ficar com raiva quando o médico o desaponta, a ressentir-se de sua autoridade e a temer e se rebelar contra o médico.

Basicamente, a transferência é um fenômeno regressivo, estruturado em fatores psicológicos e não na realidade. Por essa razão, é importante não assumir *pessoalmente* a confissão de um paciente de amor eterno – da mesma forma que é importante não ficar ofendido pelas expressões igualmente injustificadas de outro paciente, dessa vez de ódio e desagrado. Essas expressões devem ser reconhecidas e compreendidas, e o médico deve ajudar o paciente a separar a realidade da fantasia. Agir com base nos impulsos iniciais em qualquer das situações precedentes seria romper o relacionamento com o paciente e fazer do médico um participante pouco eficaz.

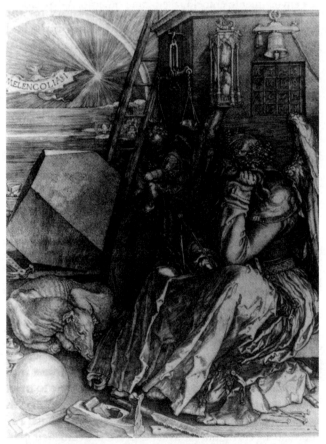

Melencolia I (Melancolia) (1514) *Albrecht Dürer, 1471–1528. Gravura,* 24 × 19 cm. Cortesia da National Library of Medicine. A depressão tem sido chamada de "gripe comum da doença mental", e todos os médicos de atendimento primário se depararão com pacientes deprimidos e terão de tratá-los.

Quando sentimentos tão compreensíveis, mas pouco profissionais, interferem no trabalho do médico, passam a ser conhecidos como **contratransferência**. Apesar de sua dependência exclusiva em pronomes masculinos, não posso encontrar melhor definição concernente ao papel dos sentimentos na vida profissional do clínico do que as palavras de Nemiah, a seguir:

> Seria imprudente, senão impossível, para o médico evitar ter qualquer sentimento por seus pacientes. Em certas ocasiões, não é possível deixar de ficar aborrecido com um paciente particularmente hostil; contente com elogios que talvez não estejam inteiramente justificados; ansioso e incomodado com outros pacientes; enternecido e à vontade com outros; seduzido pelo comportamento sedutor de uma mulher atraente; e dominado por uma sensação de desesperança diante de situações desanimadoras. É particularmente importante, contudo, que o médico tenha suficiente autopercepção para reconhecer como ele está se sentindo. Ele deve ser capaz de julgar se suas atitudes são realmente apropriadas para a situação na qual tiveram origem ou se são um resultado de sua contratransferência. É ainda mais importante que ele seja capaz de se abster de agir conforme os ditados de seus impulsos e sentimentos, se essa ação entrar em conflito com os objetivos terapêuticos racionalmente determinados. É parte do trabalho do médico reconhecer o irracional, tanto em si próprio como em seus pacientes; ele deve ser capaz de proporcionar a objetividade que falta em seus pacientes, sem entretanto perder a afetividade humana, sua compreensão e empatia.

RESUMO

Este capítulo pode apenas aludir à complexidade e amplitude das ideias psicanalíticas. Minha esperança é que os leitores achem algumas das ideias aqui colocadas tanto provocantes para o raciocínio como úteis para o entendimento de alguns dos aspectos menos racionais do comportamento humano que podem ser observados em pacientes e em médicos ao enfrentarem as doenças. A perspectiva psicodinâmica talvez não proporcione a abordagem cientificamente mais rigorosa ao comportamento humano, mas oferece uma concepção abrangente das preocupações humanas, com espaço para todos os fenômenos psicológicos. Nenhuma outra perspectiva é tão bem-sucedida em reunir domínios de experiência tão díspares: passado e presente, o pensamento desperto e os sonhos, consciente e inconsciente, vontade e compulsão, amor e ódio.

ESTUDO DE CASO

Um estudante no terceiro ano de medicina começou seu ano de estágio com uma rotação em medicina interna. Logo ficou claro para seus supervisores que o estagiário se identificava abertamente com seus pacientes, passando tempo excessivo envolvido em conversas, passando uma falsa ideia de tranquilidade e se queixando para todos que o escutassem que a equipe de enfermagem tinha sido negligente no cumprimento de seus deveres. De forma discreta e circunspecta, o residente-chefe confrontou o estagiário com seu comportamento, mas sua reação imediata foi uma combinação de ressentimento e de negação. No dia seguinte, o estagiário estava temporariamente dominado por sentimentos de depressão e de inutilidade, tendo pensado até mesmo em abandonar a faculdade de medicina.

Como a perspectiva psicodinâmica pode ajudá-lo a compreender o comportamento do estudante?

Uma consulta psiquiátrica revelou que esse jovem era o único filho homem de uma mãe cronicamente deprimida de mais três filhas e que raramente tinha energia ou saúde mental suficiente para atender às necessidades dos filhos. Ao longo de sua infância, o rapaz e sua mãe estabeleceram um acordo tácito que, essencialmente, exigia que ele subordinasse suas próprias necessidades às necessidades da mãe, como compensação pela aprovação dela. Em outras palavras, desde que ele continuasse sendo um bom garoto, sem queixas e atencioso, desejoso de ouvir as demoradas queixas da mãe e de retornar *feedbacks* fantasiosamente otimistas, o rapaz poderia evitar a alienação da mãe. Suas irmãs lidavam com a psicopatologia da mãe de maneira inteiramente diferente, mantendo-se o mais distantes possível, tanto física como emocionalmente.

As várias entrevistas com esse estudante ajudaram a delinear mais detalhadamente o quadro de um indivíduo cuja escolha vocacional e cujos modos de se relacionar com os pacientes podiam ser compreendidos, em parte como esforços para ganhar a aprovação materna ao assumir o papel de alguém que cura, ouve e anima a todos. Como adulto, esse estudante ainda estava tentando dominar uma relação impossivelmente complicada com sua mãe. Sua percepção das enfermeiras também era colorida pela sua percepção de suas irmãs, como pessoas que negligenciaram suas responsabilidades com a mãe. Até o ponto em que essa preocupação com seus pacientes estava livre de conflito, o estudante era capaz de se revelar um médico incomumente empático. Mas o nível em que sua autoestima estava à mercê do bem-estar de seus pacientes, ele próprio estava em risco de sofrer danos.

Modos de pensar infantis ficam mais evidentes na negação do estudante e em sua subsequente reação depressiva. Ele não era capaz de absorver críticas e de mantê-las em perspectiva. Em vez disso, ele exagerou e partiu para a supergeneralização, concluindo, com base em evidências insignificantes, que não merecia mais se tornar um médico. Esse é um exemplo do que é chamado por alguns de **pensamento de *pars pro toto***, em que a parte (nesse caso, um episódio de comportamento problemático) é tomada equivocadamente pelo todo (seu valor como indivíduo). Felizmente, um breve curso de psicoterapia foi suficiente para melhorar a moral do estudante e restaurar uma perspectiva madura com relação à situação. O estudante completou seu estágio (e o restante da faculdade de medicina) sem maiores problemas.

SUGESTÕES DE LEITURA

Fisher, S., & Greenberg, R.P. (1996). *Freud scientifically reappraised: Testing the theories and therapy.* Nova York: Wiley.

Esse livro revisa a pesquisa em ciências sociais realizada para comprovar ou desmentir algumas das ideias mais influentes de Freud, inclusive a natureza dos sonhos, o complexo de Édipo, as origens da depressão e da paranoia e o resultado do tratamento psicanalítico.

Gabbard, G.O. (1985). The role of compulsiveness in the normal physician. *Journal of the American Medical Association, 254,* 2926-2929.

Uma aplicação do pensamento psicanalítico à psicologia dos alunos de medicina e médicos; esse artigo demonstra como os traços pessoais podem ser adaptativos ou mal-adaptativos em um médico, dependendo dos usos a que estão destinados.

Kowalski, R.M., & Westen, D. (2008). *Psychology* (5º ed.). Nova York: Wiley.

Excelente texto introdutório de psicologia com uma cobertura excepcionalmente boa das perspectivas psicanalíticas.

Leichsenring, F., & Rabung, S. (2008). Effectiveness of long-term psychodynamic psychotherapy: A meta-analysis. *Journal of the American Medical Association, 300,* 1551-1565.

Mitchell, S.A. (2002). *Can love last? The fate of romance over time.* Nova York: Norton.

Um livro criterioso e otimista, escrito por um brilhante psicólogo que demonstra a relevância do pensamento psicanalítico contemporâneo a um objeto de interesse para todos.

Facilitação das mudanças de comportamento em saúde

11

Adam Aréchiga

> "Hábito é hábito, e não deve ser arremessado pela janela, mas persuadido a descer as escadas, um degrau de cada vez."
>
> MARK TWAIN
>
> "A desgraça deste mundo reside no fato de ser muito mais fácil abandonar os bons hábitos do que os maus."
>
> W. SOMERSET MAUGHAM
>
> "Meu médico pediu para eu parar com os jantares para quatro pessoas, a menos que outras três pessoas estejam presentes."
>
> ORSON WELLES

Diante dos progressos dos tratamentos médicos e do consequente envelhecimento da população, os modelos de atenção crônica se tornaram um componente cada vez mais importante do atendimento médico. Os problemas de longo prazo que afetam vários sistemas do organismo, por exemplo, o diabetes, a hipertensão e a obesidade, estão bastante disseminados e são os responsáveis por grande parte da utilização dos recursos de saúde. O tratamento e o controle bem-sucedidos desses problemas dependem da conscientização do paciente em relação a mudanças no estilo de vida.

Os médicos são responsáveis pelo diagnóstico e pelo tratamento dessas enfermidades crônicas e podem desempenhar um papel crucial na facilitação da mudança de comportamento do paciente. Infelizmente, os médicos, em geral, não se atentam a oportunidades para intervenções efetivas quando elas surgem. Este capítulo apresenta um apanhado geral de modos efetivos que podem ser colocados em prática para ajudar os pacientes a dar início ao processo de mudança no estilo de vida.

MODELO TRANSTEÓRICO

Nos últimos anos, o **modelo transteórico** (MTT), de Prochaska e DiClemente, vem sendo cada vez mais utilizado para a compreensão e o ensino de mudanças de comportamento de saúde, especialmente no campo dos vícios. O MTT, ou teoria dos "**estágios de mudança**", baseia-se na ideia de que a mudança ocorre em estágios ou períodos de tempo previsíveis e bem definidos, cada qual associado a tarefas específicas. Esses estágios são definidos como pré-contemplação, contemplação, preparação, ação, manutenção e término.

Indivíduos no estágio de **pré-contemplação** tendem a resistir à mudança. Podem utilizar-se da negação e fazer com que a responsabilidade por seus problemas recaia em fatores como genética, vício, família ou sociedade. Essas pessoas carecem de informações sobre seu problema. Na verdade, não têm intenção de mudar tão cedo seu comportamento.

Indivíduos no estágio de **contemplação** reconhecem que têm um problema e começam a considerar algum tipo de mudança de comportamento. Embora muitos contempladores pensem em tomar medidas nos próximos seis meses, podem estar longe de fazê-lo. Os indivíduos costumam estacionar nesse estágio durante meses ou anos.

Indivíduos no estágio de **preparação** planejam tomar medidas no próximo mês e estão fazendo os ajustes finais antes de iniciar a mudança de comportamento. Embora pareçam empenhados e prontos para mudar de comportamento, podem não ter resolvido ainda sua ambivalência com relação à mudança.

O estágio de **ação** é aquele em que a mudança de comportamento tem início de fato. Esse estágio exige o máximo empenho em termos de tempo e energia. As mudanças realizadas nesse período são as mais visíveis para as outras pessoas; por isso, são consideradas as de maior reconhecimento. O perigo desse estágio reside no fato de *muitos profissionais da saúde*

TABELA 11.1 Mudanças comuns no estilo de vida defendidas pelos profissionais de saúde

Alimente-se com uma dieta mais saudável (p. ex., diminua a ingestão de sódio, aumente o consumo de frutas/vegetais)

Aumente a atividade física

Pare de fumar

Ingira bebidas alcoólicas apenas com moderação

Mude a medicação ou o regime medicamentoso

Monitore mais cuidadosamente a glicemia

Adaptado de Rollnick, Mason, & Butler (1999)

TABELA 11.2 Intervenções recomendadas para cada estágio de mudança	
Estágio de mudança	Estratégias intervencionistas
Pré-contemplação	Pergunte sobre tentativas passadas de mudança de comportamento Utilize uma abordagem empática e centrada no paciente Discuta o problema de saúde Explore os "contras" para a mudança
Contemplação	Discuta a história do comportamento problemático Discuta as consequências do comportamento para a saúde Discuta os benefícios da mudança Desenvolva a autoconfiança de mudança (autoeficácia)
Preparação	Compatibilize o paciente com o modelo apropriado de mudança de comportamento Encaminhe para o especialista apropriado Facilite o desenvolvimento de objetivos realistas
Ação	Use materiais de autoajuda padronizados Dê suporte para a mudança de comportamento de saúde Solucione os problemas para obstáculos contra a mudança Dê treinamento para prevenção de recidivas
Manutenção	Forneça suporte contínuo para as mudanças no estilo de vida Forneça *feedback* de saúde, enfatizando as melhoras Promova os "prós" da mudança de comportamento Discuta outros tópicos de mudança de comportamento correlatos (p. ex., possíveis consequências negativas da mudança)

Adaptado de Clark & Vickers (2003).

> "Deus e o Médico igualmente adoramos,
> Mas apenas quando em perigo, não antes;
> Passado o perigo, ambos são recompensados:
> Deus é esquecido, e o Médico desprezado."
> ROBERT OWEN

mais saudável, e não temem recidivas. São capazes de manter os novos comportamentos com esforço mínimo. *Muitos indivíduos podem não atingir esse estágio e terão que se esforçar para manter seu(s) comportamento(s) mais saudável(is) pelo resto de suas vidas.*

Embora a progressão ao longo dos estágios de mudança pareça linear, na realidade, assemelha-se mais a uma trajetória espiral. Os indivíduos que progrediram até o estágio de ação podem sofrer um retrocesso, retornando para o estágio de contemplação ou de pré-contemplação. *Raramente os pacientes avançam para o próximo estágio de mudança sem que ocorra algum tipo de retrocesso ou recidiva.* A maioria das pessoas igualarem ação a mudança, ignorando o importante processo de preparação para a ação e os esforços para a manutenção das mudanças que se seguem à ação.

No estágio de **manutenção**, todo sucesso dos estágios precedentes precisa ser consolidado. É importante compreender que a mudança não termina no estágio de ação. Esse estágio demanda grande empenho para a manutenção da mudança de comportamento, a fim de evitar recidivas, e pode durar de seis meses à vida toda. Qualquer programa que prometa uma mudança fácil ou uma "solução rápida" do problema não considera a manutenção uma tarefa longa, contínua e, em alguns casos, difícil.

O estágio de **término** é o objetivo final para qualquer pessoa que esteja tentando mudar seu comportamento. Indivíduos que atingem esse estágio têm completa confiança em seu novo comportamento, ou em seu comportamento

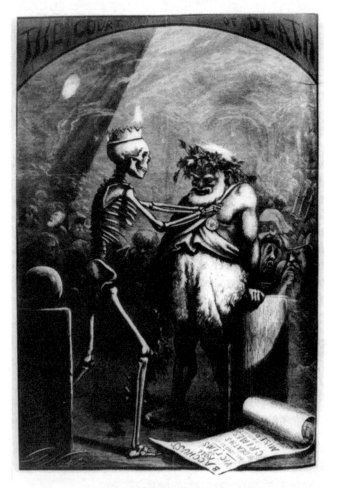

Distribuição de prêmios pelo Rei da Morte. Baco ganha o primeiro prêmio (1870) Xilogravura de Thomas Nast. Cortesia da National Library of Medicine. A maioria de nós morrerá mais cedo do que deveria por causa de decisões equivocadas que tomamos sobre alimentação, álcool e exercício.

TABELA 11.3 Aconselhamento para a mudança de comportamento

Como *Não* Fazer	Um método melhor
Clínico: Você já pensou em perder peso?	Clínico: Você já pensou em perder peso?
Paciente: Sim, muitas vezes, mas não sei o que fazer. Este é meu único conforto: meus ovos de manhã, meu frango frito no almoço. Tenho ficado tão preso em casa ultimamente...	Paciente: Sim, muitas vezes, mas não sei o que fazer. Este é meu único conforto: meus ovos de manhã, meu frango frito no almoço. Tenho ficado tão preso em casa ultimamente...
Clínico: Certamente isso ajudaria a controlar sua pressão arterial.	Clínico: Não é fácil.
Paciente: Eu sei, mas o que devo fazer, quando, na verdade, quero meus dois ovos para o café da manhã? É uma tradição de família. [suspiros] Sempre me pedem para perder peso quando venho aqui.	Paciente: O senhor está com toda a razão!
Clínico: Você já pensou na possibilidade de uma abordagem gradual, como deixar de comer apenas um dos ovos durante algum tempo e observar a diferença que isso faz?	Clínico: Algumas pessoas preferem mudar o hábito alimentar, outras preferem fazer mais exercício. As duas opções podem ajudar na perda de peso. Como você se sente no momento?
Paciente: Sim, mas que tipo de diferença fará?	Paciente: Não estou certo. Sempre me pedem para perder peso quando venho aqui.
Clínico: Com o passar do tempo, à medida que você obtiver sucesso com uma coisa, poderá tentar outra – e gradualmente seu peso baixará.	Clínico: É como se nós sempre soubéssemos o que é bom para você, como se fosse apenas uma questão de chegar e... 1, 2, 3, e você perde peso!
Paciente: Não em minha casa. As tentações estão *por todo lado*; o senhor deveria ver o que tem sempre sobre a mesa para comer.	Paciente: Exatamente. Não estou certo de que posso mudar meus hábitos alimentares agora. Eu estava acostumado a praticar muito mais exercício, mas a vida mudou e fiquei um pouco preguiçoso.
Clínico: Você já conversou com sua esposa sobre tirar essa comida de cima da mesa, simplesmente para facilitar as coisas para você?	Clínico: Bem, certamente não estou aqui para incomodá-lo. Na verdade, tudo o que quero é compreender como você está realmente se sentindo e se existe alguma maneira de manter baixa a sua pressão arterial. Será que essa não é uma boa oportunidade?
Paciente: Sim, mas...	Paciente: Bem, posso pensar a respeito...

Adaptado de Rollnick, Mason, & Butler (1999)

que estão tentando mudar seu comportamento lutam durante anos para alcançar uma solução efetiva para seus problemas.

ENTREVISTA MOTIVACIONAL

A **entrevista motivacional**, desenvolvida por Miller e Rollnick, é um método ou uma abordagem terapêutica destinados à promoção de mudanças de comportamento nas pessoas. Trata-se de um estilo de aconselhamento direcionado e centrado no cliente (paciente), que tem como pretensão ajudá-lo a "se libertar" e a iniciar o processo de mudança de comportamento. O "espírito" da entrevista motivacional pode ser descrito como colaborativo e evocativo e respeita a autonomia do paciente. *Não é só um conjunto de técnicas, mas uma maneira de estar com as pessoas.* A entrevista motivacional tem quatro princípios fundamentais que orientam as interações clínicas: (1) **fluir com a resistência**, resistindo ao "reflexo de consertar as coisas", (2) compreender as motivações do paciente para **desenvolver discrepância**, (3) **expressar empatia**, (4) **promover autoeficácia**, para capacitar o paciente.

Fluir com a resistência. Deve-se esperar por resistência, mas não se deve enfrentá-la diretamente; o médico, ou outro profissional da saúde, deve "fluir" com a resistência. Na entrevista

> "Melhor caçar nos campos, para ter uma saúde não comprada,
> Do que pagar ao médico por um nauseabundo purgante.
> Para a cura, os sábios dependem do exercício, pois
> Deus não fez seu trabalho para que o homem remendasse."
>
> JOHN DRYDEN

motivacional, são observadas a relutância e a ambivalência, naturais e compreensíveis, com relação à mudança. Os seres humanos naturalmente opõem resistência à persuasão. O papel do terapeuta não é o de impor novos pontos de vista ou objetivos, mas o de convidar seu paciente a considerar novas informações e perspectivas. Para tal finalidade, é vital que o profissional resista ao desejo natural de dizer a seu paciente que ele está fazendo algo errado ("reflexo de consertar as coisas"). O paciente deve ser convidado a trabalhar com o que funciona melhor para ele. Perguntas feitas pelo paciente ou problemas apresentados por ele devem ser devolvidos a ele ("Sim, mas..."). *Quando um terapeuta flui com a resistência, está envolvendo ativamente o paciente no processo de solução do problema.*

Desenvolver discrepância. A entrevista motivacional é intencionalmente direcionada. Esse método tem por objetivo resolver

TABELA 11.4 Seis tipos de "conversas para a mudança"

Desejo	Declarações sobre preferência para a mudança ("Quero...")
Capacidade	Declarações sobre capacidade para a mudança ("Posso...")
Razões	Argumentos específicos para a mudança ("Eu seria mais saudável se...")
Necessidade	Declarações sobre o sentimento de obrigatoriedade em relação à mudança ("Tenho que...")
Comprometimento	Declarações sobre a probabilidade de mudança ("Planejo...")
Ação	Declarações sobre ações específicas tomadas ("Caminhei...")

Adaptado de Rollnick, Miller, & Butler (2008).

TABELA 11.5 Amostras de perguntas para a promoção de "conversas para a mudança"

Desvantagens do *status quo*
- O que preocupa você sobre sua atual situação?
- O que faz você pensar que precisa fazer alguma coisa sobre sua pressão arterial [ou peso]?
- Quais dificuldades ou problemas você tem tido com relação ao uso da droga?
- Em sua opinião, o que vai acontecer se você não fizer nenhuma mudança em seu estilo de vida?

Vantagens da mudança
- De que maneira você gostaria de mudar as coisas?
- Quais seriam as vantagens da perda de peso?
- Como você gostaria que fosse a sua vida daqui a cinco anos?
- Se, em um passe de mágica, você pudesse fazer essa mudança imediatamente, quais seriam os impactos positivos na sua vida?
- O fato de você estar aqui indica que pelo menos uma parte de você sabe que já é hora de fazer alguma coisa. Quais motivos você considera principais para fazer essa mudança?
- Quais seriam as vantagens dessa mudança?

Otimismo sobre a mudança
- O que faz você pensar que, se decidir fazer uma mudança, poderá fazê-la?
- O que leva você a pensar que pode mudar se desejar?
- O que funcionaria para você, caso decidisse mudar?
- Você já fez alguma mudança significativa em sua vida antes? Como você fez?
- Qual o seu grau de confiança em fazer essa mudança?
- Qual força interna (motivação) irá ajudar você a obter sucesso?
- Quem poderia ajudar você a fazer essa mudança?

Intenção de mudar
- O que você acha de seu peso [ou outro comportamento] neste momento?
- Percebo que você está se sentindo preso neste momento. O que precisa mudar?
- O que você acha que poderia fazer?
- O quão importante isso é para você? Com que intensidade você quer fazer isso?
- O que você gostaria de tentar?
- Das opções que mencionei, qual parece ser a melhor para você?
- Por hora, não se preocupe com o "como". O que você deseja que aconteça?
- Então, o que você pretende fazer?

Adaptado de Miller & Rollnick, (2002).

a ambivalência em favor de uma mudança de comportamento positiva para a saúde, fazendo com que o paciente "se liberte" e avance em direção a uma mudança positiva. Uma forma de concretizar tal objetivo consiste em *criar e amplificar qualquer discrepância entre o atual comportamento do paciente e seus objetivos e valores mais amplos*. Por exemplo, um médico observa a discrepância entre o atual estado de saúde de seu paciente e o estado desejado. A realidade é que *muitos pacientes percebem essa discrepância, mas se mostram ambivalentes com relação à mudança de comportamento*. O objetivo do terapeuta é fazer bom uso da discrepância, aumentando-a e amplificando-a até que o paciente "se liberte" e seja capaz de avançar em direção à mudança. Geralmente, esse processo é facilitado pela identificação e pelo esclarecimento dos objetivos e dos valores do paciente, quando entram em conflito com seu atual comportamento. São as razões do próprio paciente para a mudança que mais provavelmente darão início à mudança de comportamento. *É imperativo que o paciente apresente suas próprias razões para a mudança, e não se sinta coagido pelo profissional de saúde.*

Expressar empatia. O aconselhamento empático centrado no paciente, baseado na "aceitação", é o fundamento da entrevista motivacional. O conselheiro tenta compreender as perspectivas e sentimentos do paciente, sem julgar, repreender ou criticar. Deve-se ter em mente que é possível compreender ou aceitar a perspectiva do paciente, sem endossá-la ou concordar com ela. Do mesmo modo, a aceitação não é obstáculo para que o conselheiro deixe de expressar uma opinião diferente daquela do paciente. O curioso é que, *quando você aceita o paciente pelo que ele é, liberta-o para a mudança*. Por outro lado, se você adota uma atitude de não aceitação, geralmente interrompe o processo de mudança. O paciente não é considerado incapaz de mudança, mas "preso" por processos psicológicos compreensíveis.

Promover autoeficácia. Um dos pontos essenciais da mudança de comportamento é a **autoeficácia** – a crença da pessoa em sua própria capacidade de mudar e/ou de concretizar

> "Uma pessoa não deve comer até que seu estômago fique repleto, mas diminuir sua ingestão em aproximadamente a um quarto da saciedade."
>
> MOSES BENMAIMON (MAIMÔNIDES)
> *Mishneh Torah*

> "O rico comia e bebia livremente, aceitando a gota e a apoplexia como enfermidades que ocorriam misteriosamente nas famílias mais respeitáveis..."
>
> GEORGE ELIOT
> *Silas Marner*

objetivos. Um objetivo da entrevista motivacional é promover ou aumentar a confiança do paciente em sua capacidade de conseguir uma mudança bem-sucedida. Ao fazer com que o paciente entenda que você *pode* ajudá-lo a mudar, em vez de dizer que você, como seu terapeuta, *irá* mudá-lo, a mudança pode acontecer. A autoeficácia também pode ser promovida pela observação do sucesso de outras pessoas ou dos sucessos passados do próprio paciente. É vital que o terapeuta apoie a esperança do paciente – de que a mudança é possível e *de que ela poderá fazer uma diferença em sua saúde*.

Durante toda a interação com o paciente, é importante ouvir e promover "conversas para a mudança". Ao ouvir o que o paciente tem a dizer, o terapeuta passa a ter uma percepção sobre o sinal de mudança. Como regra, quando você ouve uma "conversa para a mudança" positiva, está fazendo a coisa certa. Mas se, por outro lado, você se percebe argumentando em favor da mudança enquanto o paciente defende o *status quo*, será preciso retroceder no processo.

APLICAÇÕES CLÍNICAS

Exemplo de técnicas de entrevista motivacional aplicadas à cessação do fumo

Introduzir o tópico e avaliar a disposição para mudança

- **Introduir o tópico** – Use comentário ou pergunta aberta não reprobatória, para convidar o paciente a discutir o tabagismo:
  "Estou interessado em ouvi-lo falar um pouco sobre seu hábito de fumar."
  "Quero compreender o que significa para você ser um fumante. Fale a respeito."
  "Como você realmente se sente com relação ao seu hábito de fumar atualmente?"
- **Classificar a motivação** – Peça ao paciente para classificar sua motivação para deixar de fumar:
  "Gostaria que você classificasse, em uma escala de 1 a 10, sua atual motivação para parar de fumar. Considerando 1 a absoluta falta de motivação para parar de fumar e 10 motivação total, qual seria sua motivação agora?"
- **Classificar a confiança** – Peça ao paciente para classificar a confiança em parar de fumar:
  "Também em uma escala de 1 a 10, qual seria seu grau de confiança, com relação a ter sucesso em parar de fumar, se você decidisse parar agora? Considerando 1 a total falta de confiança de que poderia parar e de que permaneceria sem fumar e 10 a confiança absoluta de que teria êxito."

Abordar motivação e confiança

- **Discutir motivação** – Incite declarações pessoais do paciente sobre a mudança, fazendo com que explique a classificação de sua motivação:
  "Porque você escolheu o número... e não o 1 na escala?"
  Nota: a pergunta na outra direção ("Porque você escolheu o número... e não o 10?") incentivará o paciente a argumentar contra a mudança; por isso, esse formato não deve ser utilizado.
  "O que representaria para você passar do número... para o... [um número mais alto]?"
- **Pesar os prós e os contras** – Explore com o paciente tanto os benefícios da mudança como as barreiras para que ela possa ocorrer:
  "O que você gosta no fumo?"
  "O que preocupa você com relação ao fumo?"
  "Quais são os obstáculos para que você deixe o fumo?"
  "O que agradaria você em ser um não fumante?"

  Resuma os prós e os contras propostos pelo paciente e, em seguida, pergunte: "Então, diante disso tudo, como você se situa?"

- **Oferecer informações sobre risco pessoal** – Compartilhe informações não reprobatórias sobre risco e/ou dados objetivos fundamentados em avaliações médicas; em seguida, peça a opinião do paciente sobre essas informações (evite aconselhar, chocar ou assustar o paciente a fim de que ele inicie a mudança):
  "O que você acha desses resultados?"
  "Seria útil se eu apresentasse algumas informações sobre o risco de fumar?"
  "O que você gostaria de saber sobre o assunto?"
- **Discutir a confiança** – Incite o paciente a fazer declarações sobre sua confiança em parar de fumar, discutindo sua classificação para confiança:
  "Por que você escolheu o número... e não o 1 na escala?"
  "O que ajudaria você a passar do... para o... [número mais alto]?"
  "O que posso fazer para ajudá-lo a passar para o... [número mais alto]?"

Oferecer ajuda e elaborar um plano centrado no paciente

- Trabalhe com o paciente para criar um plano centrado no paciente que leve em conta a vontade do paciente em parar de fumar.

TABELA 11.6 Recomendações para o aconselhamento para mudança de comportamento

Estruture o plano de modo a que fique compatível com as percepções do paciente.

- É importante avaliar as crenças e as preocupações do paciente e fornecer informações baseadas nesse fundamento. Lembre-se de que as intervenções para mudança de comportamento devem ser adaptadas às necessidades específicas de cada paciente.

Informe exaustivamente aos pacientes as finalidades e os efeitos esperados das intervenções e quando esses efeitos poderão ser observados.

- Isso ajudará a limitar o desincentivo, quando o paciente não puder observar efeitos imediatos. Se forem comuns efeitos colaterais, informe ao paciente o que ele deverá esperar especificamente e sob quais circunstâncias a intervenção deverá ser descontinuada.

Sugira pequenas mudanças, em vez de grandes mudanças.

- As pessoas vivenciam o sucesso ao concretizarem um pequeno objetivo; isso dará início a uma mudança positiva.

Seja específico.

- Explique o regime e a linha de raciocínio da mudança de comportamento; em geral, é útil pôr o regime no papel, para que o paciente possa levar consigo para casa.

É mais fácil adicionar um novo comportamento, em vez de eliminar um comportamento estabelecido.

- Por exemplo, pode ser mais efetivo sugerir ao paciente aumentar a prática da atividade física, em vez de mudar seus atuais padrões alimentares.

Estabeleça um paralelo entre comportamentos novos e antigos.

- Por exemplo, sugira o uso de uma bicicleta ergométrica enquanto o paciente assiste à televisão.

Use o poder de persuasão.

- Pacientes consideram médicos especialistas em saúde; portanto, seja simpático e ofereça ajuda ao passar uma mensagem firme e definida.

Obtenha compromissos explícitos do paciente.

- Perguntar ao paciente como ele planeja seguir as recomendações serve de incentivo para que ele pense como deve integrar um comportamento específico à sua rotina.

Encaminhe o paciente.

- Em certos casos, não é possível aconselhar adequadamente o paciente. Nesses casos, encaminhe o paciente a especialistas comportamentais, educadores em saúde clínica ou para grupos de suporte, para avaliação da intervenção apropriada.

Adaptado de *Guide to Clinical Preventive Services*, 2ª Ed. 1996.

- Incentive o paciente a pensar no que poderia funcionar para ele, em vez de se concentrar no que não funcionaria.
- Dê opções (encaminhamento, substituição de nicotina, materiais educacionais para o paciente, etc.), não recomendação específica.
- Peça ao paciente para selecionar a próxima etapa.
- Estimule qualquer movimento no sentido da mudança.
- Faça o acompanhamento nas visitas subsequentes.

Exemplo de técnicas de entrevista motivacional aplicadas à fidelidade de adolescentes à dieta

- **Estabelecer um bom relacionamento**
  "Como vão indo as coisas?"

- **Iniciar a conversa**
  "Temos... minutos para esse encontro. Então, eis o que acho que poderíamos fazer:"
  Ouvir de você como vai sua nova dieta.
  Passar para você algumas informações sobre o que sabemos de sua última dieta e os valores do colesterol.
  Falar sobre o que você poderia mudar em seus hábitos alimentares, se for o caso.
  "O que você acha disso? Há qualquer outra coisa que você queira fazer?"

- **Avaliar a fidelidade à dieta e seu progresso**
  "Em uma escala de 1 a 10, em que 1 significa que você não está absolutamente seguindo a dieta recomendada e 10 significa que você está seguindo à risca a dieta recomendada, em que número você se encontra agora?"
  "Fale mais sobre o número que você escolheu."
  "Por que você escolheu o... e não o 1?"
  "Em quais ocasiões você segue a sua dieta e em quais você não a segue?"
  "Como você está se sentindo sobre a dieta recomendada?"
  "Em nosso último encontro, você estava se esforçando para... Como vão indo as coisas, nesse aspecto?"

- **Dar *feedback***
  Mostre os resultados dos exames aos pacientes.
  Compare os resultados de participantes com dados normativos ou com outras informações interpretativas.

TABELA 11.7 — Exemplos de respostas intervencionistas adaptadas

Não preparado	Indeciso	Preparado
Objetivo: aumento da percepção do problema	Objetivo: estabelecer motivação e confiança.	Objetivo: negociar o plano.
Principal tarefa: informar e incentivar	Principal tarefa: explorar a ambivalência.	Principal tarefa: facilitar a tomada de decisão.
Faça perguntas abertas. "O que precisaria ser diferente para que você considerasse fazer mudanças adicionais em seus hábitos alimentares?" "Você disse que estava na posição ___ da escala. O que deveria acontecer para que você saltasse de ___ para ___?"	Explore a ambivalência. "Informe algumas das coisas de que você gosta (e não gosta) sobre seus atuais hábitos alimentares." "Informe algumas coisas boas (e não tão boas) sobre a mudança de sua dieta."	Identifique opções de mudança "Em sua opinião, o que precisa ser mudado?" "Quais são suas ideias para fazer a mudança?" "Quais são as opções que fazem mais sentido para você?"
Respeite as decisões do paciente. "Respeito sua decisão de não fazer qualquer mudança nova ou adicional em seus hábitos alimentares."	Fique atento ao futuro. "Acho que posso compreender o porquê de você estar tão indeciso sobre fazer mudanças novas ou adicionais em sua dieta. Vamos parar um pouco e imaginar que você decidiu mudar. Por que você faria isso?"	Ajude o paciente a estabelecer um objetivo, de curto prazo, realista e alcançável. Desenvolva um plano de uma dieta mais saudável.
Ofereça aconselhamento profissional. "Não deve ser surpresa que minha recomendação é que você salte para ___. Mas a decisão é sua. Se você decidir por fazer algumas mudanças em sua dieta, estou pronto para ajudá-lo. Independente do que você decidir, eu gostaria de manter contato."	Faça referência a outros adolescentes. "O que seus amigos gostam de comer?" "O que seus amigos pensariam se você comesse dessa forma?" Pergunte sobre a próxima etapa. "Depois disso tudo, como você se situa?" (Deixe o paciente trazer à discussão o tópico da mudança)	Resuma o plano.

"É nesse ponto que você se encontra, em comparação com outros adolescentes."
Incite o paciente a opinar sobre essas informações.
"O que você acha de todas essas informações?"
Ofereça informações sobre o significado ou pertinência dos resultados (nota: apenas faça isso se o paciente demonstrar interesse ou se fizer perguntas sobre as informações).
"Em sua maioria, os adolescentes com valores de colesterol em torno de... têm mais chances de... ."

- **Avaliar a disposição para a mudança**
"Em uma escala de 1 a 10, em que 1 significa que você não está pronto para fazer qualquer nova mudança em sua dieta e 10 significa que você está completamente preparado para fazer mudanças, como comer alimentos com teores de gordura saturada e de colesterol mais baixos, em que número você está agora?"
"Fale um pouco mais sobre o número que você escolheu."
"O que fez você escolher o... em vez do 1?"

- **Abordar com intervenção adaptada ao adolescente**

- **Encerrar a entrevista**
Faça um resumo da sessão.
"Compreendi tudo?"
Apoie a autoeficácia.

> "Os que pensam que não têm tempo para praticar exercícios físicos, cedo ou tarde encontrarão tempo para a doença."
> EDWARD STANLEY, CONDE DE DERBY
> *The conduct of life – Address at Liverpool College*
> ("A conduta da vida – Discurso no Liverpool College")

"Posso afirmar que você está realmente tentando e eu sei que você pode fazê-lo. Se esse plano não funcionar totalmente, podemos adaptá-lo ou mudá-lo, para que você obtenha resultados melhores."
- Marque a próxima entrevista.

RESUMO

A mudança no estilo de vida é uma etapa necessária para pacientes com enfermidades crônicas. Infelizmente, a mudança de comportamento pode ser tarefa difícil. Os profissionais da saúde têm papel importante na facilitação dessa mudança em seus pacientes. Dois dos modelos mais relevantes para o aconselhamento para a mudança de comportamento são o **Modelo transteórico** e a **Entrevista motivacional**. O MTT postula que a mudança de comportamento de saúde ocorre em estágios distintos (pré-contemplação, contemplação, preparação, ação, manutenção e término), cada qual com suas próprias tarefas, que devem ser completadas antes que o indivíduo possa efetivamente avançar. A entrevista motivacional é uma abordagem de aconselhamento direcionada e centrada no paciente, utilizada para fazer com que o paciente "se liberte" e inicie o processo de mudança de comportamento. Os quatro princípios essenciais dessa abordagem são: expressar empatia, desenvolver discrepância, fluir com a resistência e apoiar a autoeficácia. Quando corretamente utilizados, esses modelos podem ajudar na facilitação e na promoção de mudanças de comportamento nos pacientes.

ESTUDO DE CASO

O Sr. Brown é um contador de 51 anos de idade que apresenta vários problemas de saúde. O paciente sente fadiga, depressão e insônia. Está preocupado com seu coração por causa de um histórico familiar de cardiopatia (seu pai morreu de infarto do miocárdio aos 59 anos). O Sr. Brown é obeso (IMC = 34 kg/m^2), tem hipertensão, colesterol elevado e é sedentário. Ao receber o *feedback*, o paciente suspira e diz que já tentou perder peso no passado, mas que nada funcionou. Ao ser questionado sobre seus hábitos alimentares e físicos, ele responde: "Trabalho mais de 80 horas por semana, alimento-me quando posso (normalmente nas máquinas de venda automática de comida no trabalho) e não tenho tempo para praticar exercício."

Qual seria a melhor abordagem com esse paciente?

O Sr. Brown não está seguro quanto a qualquer mudança no comportamento de saúde. Se você confrontar esse paciente, muito provavelmente tal atitude irá levar à negação e à resistência. A melhor abordagem seria tentar estabelecer um bom relacionamento e expressar empatia com relação à dificuldade do paciente em mudar o estilo de vida. Perguntas abertas como "Fale um pouco mais sobre suas preocupações com relação à doença cardíaca", "O que o senhor pensa sobre seu peso?" e "Quais foram os métodos para perder peso tentados pelo senhor no passado?" podem ajudar a destacar os sucessos e fracassos passados em termos de mudança de estilo de vida. Perguntas como essas também podem revelar a predisposição do paciente em mudar e talvez identifiquem os prós e os contras dessa mudança. Um possível objetivo principal para essa entrevista inicial é fazer com que o Sr. Brown examine seus comportamentos problemáticos mais de perto e com que comece a pensar sobre o que seria necessário para efetuar uma mudança. Na entrevista seguinte, pode ser possível apresentar ao Sr. Brown diferentes opções de estilo de vida que afetariam positivamente seus fatores de risco e o ajudariam a desenvolver um plano de ação, uma vez que o paciente tenha identificado o comportamento que, em sua opinião, o deixa mais à vontade para tentar a mudança.

SUGESTÕES DE LEITURA

Berg-Smith, S.M., Stevens, V.J., Brown, K.M., Van Horn, L., Gernhofer, N., Peters, E. et al. (1999). A brief motivational intervention to improve dietary adherence in adolescents. *Health Education Research, 14*(3), 399-410.

Esse artigo descreve alterações específicas na abordagem por entrevista motivacional úteis no trabalho com adolescentes.

Clark, M.M., & Vickers, K.S. (2004). Counseling for health behavior change. In R.S. Lang, & D.D. Hensrud (Eds.). *Clinical preventive medicine* (2ª ed., pp. 59-67). Nova York, NY: AMA Press.

Esse capítulo fornece um delineamento básico da entrevista motivacional em sua aplicação em um ambiente médico.

Miller, W.R., & Rollnick, S. (2002). *Motivational interviewing* (2ª ed.). Nova York, NY: Guilford.

Os autores e criadores da entrevista motivacional escreveram um livro que explica seu método de aconselhamento para mudanças de comportamentos de saúde. Além de oferecer uma descrição detalhada dos fundamentos para a entrevista motivacional, os autores dão exemplos fáceis da aplicação clínica de seu método de aconselhamento.

Prochaska, J.O., Norcross, J.C., & DiClemente, C.C. (2002). *Changing for good*. Nova York, NY: Quill.

Esse livro explica o modelo transteórico de mudança de comportamento de uma forma que pode ser utilizada com o público leigo.

Relatório da U. S. Preventive Services Task Force/U. S. Department of Health and Human Services, Office of Public Health and Science, Office of Disease Prevention and Health Promotion (1996). *Guide to clinical preventive services* (2ª ed.).

Esse relatório foi redigido por uma força-tarefa do Department of Health and Human Services, Office of Public Health and Science, Office of Disease Prevention and Health Promotion. O relatório é fonte de referência para a eficácia dos serviços preventivos clínicos, inclusive aconselhamento para redução de riscos.

Rollnick, S., Miller, W., & Butler, C. (2008). *Motivational interviewing in health care*. Nova York, NY: Guilford.

Esse livro oferece uma abordagem prática e gradual ao uso da Entrevista motivacional nos cuidados de saúde.

Sexualidade humana 12

Jeannine Rahimian, Jonathan Bergman,
George R. Brown e Salvador Ceniceros

> "Creio na carne e nos apetites,
> O ver, o ouvir e o sentir são milagres
> E cada parte de mim é um milagre."
>
> WALT WHITMAN
> *Song of myself* ("Canção de mim mesmo")

O funcionamento sexual é um aspecto importante da vida e da interação humanas. Mas a saúde sexual é também altamente suscetível aos efeitos de muitas enfermidades e de medicamentos. A impotência, por exemplo, está entre os muitos problemas vivenciados por diabéticos, secundariamente ao neuropata e ao portador de doença microvascular. Os antidepressivos mais modernos apresentam poucos efeitos adversos, mas a diminuição do desejo sexual faz com que muitos pacientes interrompam o uso desses medicamentos. O interesse público em melhorar a função sexual fica evidente nas inúmeras propagandas (inclusive *spams* de computador) de medicamentos de auxílio na disfunção erétil. Nos Estados Unidos, uma medida foi tomada com relação à importância do funcionamento sexual: a maioria dos planos de seguro-saúde cobrirá as despesas de medicamentos para disfunção erétil, apesar de seu alto custo. *A verificação da função sexual é parte crítica da avaliação dos pacientes pelo médico, particularmente quando os pacientes têm enfermidades ou fazem uso de medicamentos associados* à disfunção sexual.

Apesar de sua importância, estima-se que apenas 35% dos médicos de atendimento primário incluem o histórico sexual nas avaliações de rotina de seus pacientes. As razões relatadas para essa pouca atenção à saúde sexual são: limitações de tempo, constrangimento, a crença de que o histórico sexual não é relevante para a queixa principal ou despreparo do médico. Hoje, as faculdades de medicina estão tratando desses tópicos mais sistematicamente, e os estudantes de medicina praticam ativamente a avaliação do histórico sexual para ajudá-los a se sentir mais preparados e menos constrangidos com a situação. As perguntas, adaptadas às necessidades específicas do paciente, são altamente relevantes e não consomem indevidamente o tempo.

Este capítulo delineia os tipos de perguntas mais apropriadas para a triagem, descreve como determinar quando devem ser feitas mais perguntas e ilustra como obter informações específicas, quando houver necessidade. Além disso, o capítulo também aborda algumas intervenções simples às quais o clínico pode recorrer para ajudar seus pacientes com disfunção sexual. Em sua maioria, esses problemas são encaminhados com relativa facilidade, o que ajuda a transpor outro obstáculo no momento de realizar as perguntas sobre a função sexual – a sensação de impotência do médico com relação a poder fazer alguma coisa útil.

> "O sexo não é antídoto para solidão, sentimentos de inadequação, medo de envelhecer, hostilidade ou incapacidade de fazer amizades cordiais."
>
> ISABEL P. ROBINAULT
> *Sex, society and the disabled* ("Sexo, sociedade e os incapacitados")

HISTÓRICO SEXUAL

O histórico sexual deve fazer parte da avaliação geral, mas este raramente será o tópico do primeiro grupo de perguntas. *O médico deve sempre estabelecer uma boa relação com o paciente antes de fazer perguntas sobre a saúde sexual.* Uma vez preparado para perguntas mais íntimas, uma fala de transição pode ser útil. O médico pode dizer, por exemplo:

> Agora, vou fazer algumas perguntas um pouco mais íntimas. Faço essas perguntas para compor um histórico clínico completo. Suas respostas são confidenciais, e você não precisa responder a nenhuma delas, caso não se sinta à vontade.

Se o médico mantiver uma atitude pragmática, sensível e não crítica, o paciente, em geral, não se sentirá constrangido. *Orientação ou comportamento sexual jamais devem ser presumidos, e a forma de articular as perguntas deve criar um ambiente que favoreça respostas honestas.* Por exemplo, é mais provável que respostas a perguntas como "Quantos parceiros você teve no ano passado?" tragam informações mais precisas quando comparadas a perguntas para saber se o paciente tem namorada ou namorado. A normalização de atividades ou de problemas específicos pode ajudar o paciente a se sentir mais à vontade ao fornecer informações que, não fosse isso, fariam com que o paciente se sentisse constrangido. Por exemplo, o médico pode perguntar se o número de parceiros em toda a vida do paciente foi "5, 10, 20 ou mais". Essa abordagem faz com que o paciente confesse se teve mais do que uns poucos parceiros. Do mesmo modo, dizer a um paciente diabético que "muitos diabéticos sofrem mudanças na função sexual" pode atenuar parte do possível constrangimento do paciente.

Na avaliação inicial do paciente, devem ser incluídas perguntas de triagem sobre o histórico sexual, como componente importante de um histórico e exame abrangentes. Seguem algumas perguntas relevantes:

- Você é, ou foi, uma pessoa sexualmente ativa?
- Você faz sexo com homens, mulheres ou ambos?
- Você usa algum anticoncepcional? Em caso afirmativo, de que tipo?
- Você deseja engravidar em um futuro próximo?
- Quantos parceiro(a)s você teve no último mês? E em toda a sua vida?
- De que tipo de atividade sexual você participa (oral, vaginal, anal, outros)?
- Você está satisfeito(a) com seu funcionamento sexual?
- Você gostaria de melhorar em algo?
- Você tem dificuldade em atingir orgasmo ou ejaculação?
- Você já sentiu dor com o intercurso?
- Você usa algum brinquedo ou dispositivo durante a prática do sexo?
- Você já foi testado(a) para doença sexualmente transmitida (DST)? Já teve uma DST?
- Você já foi testado(a) para HIV? Gostaria de fazer o teste hoje?
- O que você sabe sobre a transmissão das DST, inclusive HIV?
- Alguma vez você foi pressionado(a) a fazer sexo quando não queria?

Em situações de suspeita de disfunção sexual, perguntas abertas, como "De que forma eu posso ajudá-lo?" ou "Qual é o problema?" podem ser bastante convenientes. Essas perguntas podem ser seguidas por perguntas mais específicas, após o paciente ter a oportunidade de explicar o problema (ou problemas) da forma como o(s) percebe. *O silêncio pode ser um instrumento poderoso durante a investigação do histórico sexual, e a repetição do que foi dito pelo paciente demonstra empatia e atenção com relação às necessidades do paciente.*

INTERVENÇÕES

Depois de identificado o problema, é importante fazer com que o paciente saiba que foi muito bom ele compartilhar essa informação. Em seguida, o médico pode dar atenção às preocupações do paciente. Em geral, a intervenção é muito simples, embora, em alguns casos, uma consulta com o especialista em função sexual seja indicada. O modelo **PILSETI**, de Jack Annon, oferece uma série gradual de respostas às preocupações sexuais levantadas pelos pacientes.

> "Vênus percebeu ser uma deusa
> Em um mundo controlado por deuses;
> Por isso, tirou seu corpete
> E desfez a desigualdade."
>
> HARVEY GRAHAM
> *A doctor's London* ("A Londres de um médico")

1. *Permissão.* Na maioria das vezes, as preocupações sexuais podem ser resolvidas com uma simples permissão, como assegurar ao paciente que não há posição "correta" para o intercurso sexual ou explicar que os problemas com a diminuição da libido podem, em geral, ser resolvidos com a simples substituição do antidepressivo.
2. *Informação limitada.* As preocupações sexuais que exigem mais do que a permissão são frequentemente resolvidas com informações simples e limitadas. Por exemplo, uma mulher com problemas para atingir o orgasmo pode ser "curada" com informações sobre o papel da estimulação do clitóris no orgasmo feminino; ou um homem com disfunção erétil talvez precise saber que as bebidas alcoólicas diminuem o desempenho sexual.
3. *Sugestões específicas.* O médico pode dar sugestões especificamente adaptadas aos problemas e aos desejos de cada paciente. Por exemplo, pode-se receitar medicamentos para disfunção erétil ou um creme vaginal para um intercurso doloroso. Em alguns casos, é esse o momento em que o clínico geral deve recorrer a um especialista, como o urologista ou ginecologista.
4. *Tratamento intensivo.* Se as intervenções menos intensivas não forem suficientes, *é indicado* tratamento individualizado com um terapeuta sexual ou terapeuta de casais. A recomendação do médico para o paciente procurar por ajuda especializada pode aumentar significativamente a probabilidade de o paciente continuar com o tratamento.

O capítulo ainda apresenta mais detalhes a respeito do que é conhecido sobre resposta sexual "normal" e problemática. No entanto, é importante ter em mente que *o conceito de funcionamento sexual "normal" ou saudável é profundamente influenciado pela época e cultura nas quais tanto o paciente como seu médico estão inseridos.* Por exemplo, alguns comportamentos sexuais considerados transtornos psiquiátricos pela *American Psychiatric Association* há 30 anos são atualmente considerados "normais". Nos Estados Unidos, as leis concernentes ao comportamento sexual diferem de estado para estado. A poderosa e íntima natureza da sexualidade a torna foco de intensa discussão moral e espiritual em todo o mundo.

TABELA 12.1 Principais mudanças físicas no ciclo de resposta sexual

Homem	Mulher
	**Excitação (mecanismo: vasocongestão)** *Rubor sexual no pescoço, peito, face, torso e genitália; aumento da frequência cardíaca e da pressão arterial; aumento da tensão muscular*
Ereção do pênis	O clitóris aumenta em tamanho
Tumefação e elevação dos testículos	Lubrificação vaginal
	Os dois terços internos da vagina alongam e se expandem
	**Platô (mecanismo: vasocongestão)** *Contínuo aumento da frequência cardíaca, da pressão arterial e da tensão muscular, iniciado na fase de excitação*
Contínuo crescimento e elevação dos testículos	Retração do clitóris sob o capelo
Rotação dos testículos	Tumefação do terço externo da vagina, formando a plataforma orgásmica
Secreção de algumas gotas de fluido da glândula de Cowper	
	**Orgasmo (mecanismo: neuromuscular)** *Contrações musculares por todo o corpo; frequência respiratória e pulso dobrados; aumento da pressão arterial em até 30%; possível vocalização*
Contrações que se estendem desde os testículos até o próprio pênis	Contrações musculares (2 a 4 por segundo) começando no terço externo da vagina, seguidas por 3 a 15 contrações em intervalos de 0,8 segundos
Três ou quatro fortes contrações ejaculatórias em intervalos de 0,8 segundos, seguidas por duas a quatro contrações mais lentas do esfíncter anal	Contrações uterinas
	**Resolução** *Rápida redução da vasocongestão; respiração, pulso e pressão arterial normalizados; relaxamento dos músculos*
Retorno gradual do pênis a seu estado não estimulado	Clitóris, vagina e genitália externa retornam ao normal
Os testículos descem e retornam ao tamanho normal	

O ESPECTRO DA RESPOSTA SEXUAL

Antes do trabalho de **Masters e Johnson** nos anos de 1960, homens e mulheres eram vistos como muito diferentes em suas respostas sexuais fisiológicas. No entanto, esse trabalho pioneiro estabeleceu que, em sua maioria, as mudanças fisiológicas durante a resposta sexual eram similares para os dois gêneros (Tab. 12.1). Com efeito, Masters e Johnson relataram duas dramáticas diferenças entre homens e mulheres: (1) o funcionamento sexual do homem se caracteriza por uma **fase de resolução** prolongada, enquanto muitas mulheres são capazes de vivenciar múltiplos orgasmos em um mesmo episódio sexual; e (2) os orgasmos do homem são pontuados pela ejaculação, mas o mesmo não ocorre com os orgasmos femininos. Pesquisas mais recentes sugerem que mesmo essas diferenças não são universais: alguns homens são capazes de vários orgasmos, e algumas mulheres relatam a ejaculação durante seu orgasmo.

Masters e Johnson propuseram que a intensidade da resposta sexual em homens não varia amplamente, mas também informaram uma grande variedade na duração relativa das várias fases de resposta sexual (Fig. 12.1). Em uma das pontas do espectro está a ejaculação precoce, com uma rápida progressão pelas fases de excitação e de platô, culminando em um orgasmo abrupto muito mais prematuro do que desejariam o homem ou sua parceira. Na outra ponta do espectro, homens e mulheres podem apresentar um padrão de orgasmo enormemente atrasado ou ausente, frequentemente, afora esse aspecto, dentro de um contexto de excitação sexual típica.

Disfunção sexual em homens

Ejaculação precoce é definida como a ejaculação que ocorre antes do desejado, sem controle razoável sobre o momento da ejaculação. São muitos os fatores associados a esse problema, que pode ocorrer com mais frequência em homens menos experientes. Estima-se em 30% a prevalência de ejaculação precoce. Na prática, o termo ejaculação precoce **é** utilizado apenas quando se observa angústia ou dificuldade relacional (p. ex., se esse é um aspecto de ocorrência regular e indesejada do ciclo de resposta sexual do homem). A chave para o controle ejaculatório é a identificação dos sinais que ocorrem imediatamente antes do início da ejaculação (o ponto da **inevitabilidade ejaculatória**). Homens que ejaculam precocemente podem padecer de um sistema nervoso sim-

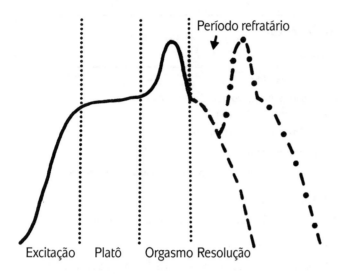

FIGURA 12.1 Ciclo da resposta sexual do homem

pático constitucionalmente hipersensível, conceito descrito como vulnerabilidade constitucional ou vulnerabilidade somática. Normalmente o tratamento é comportamental, com a utilização de técnicas como a **técnica de "começar-parar"** e a **técnica do aperto** ou de medicamentos como antidepressivos, que têm como efeito colateral específico retardar a ejaculação.

As técnicas comportamentais são muito efetivas quando utilizadas isoladamente ou com medicação. A técnica de **"começar-parar"** (ou "parar-prosseguir") pode ser praticada sozinho ou com uma parceira. O homem é instruído a estimular seu pênis até a ereção e, em seguida, deve masturbar-se até perceber que está a ponto de ejacular. Então, interrompe a masturbação e espera por alguns minutos, até que a sensação intensa desapareça. O procedimento deve ser repetido até que se tenha quase atingido o orgasmo outras quatro vezes. O homem aprende a controlar seu *timing* observando seu ponto de inevitabilidade ejaculatória e internalizando a resposta de seu corpo à estimulação.

A **técnica do aperto** envolve a estimulação até próximo ao ponto de inevitabilidade ejaculatória e, em seguida, a cessação da estimulação prazerosa extra. Nesse momento, o homem ou sua parceira aperta firmemente o pênis com o polegar e os dedos indicador e médio a cada lado da crista coronal entre a glande e o corpo do pênis. O aperto deve ser suficientemente firme para causar a perda parcial ou completa da ereção, devendo se prolongar por 15 a 20 segundos. Depois de transcorrido 1 minuto, a estimulação é repetida, e todo o procedimento é repetido por quatro outras vezes. O homem deve se abster do intercurso durante a fase inicial do tratamento. Quando o intercurso é recomendável, a mulher deve ficar por cima, para reduzir a estimulação do homem e reduzir seu controle sobre os movimentos do corpo durante o intercurso. Inicialmente, o homem deve permitir penetração vaginal sem impulsão, e a mulher deve controlar os movimentos regulares e o ritmo.

Demonstrou-se, ainda, que a medicação antidepressiva ajuda a retardar a ejaculação. Especificamente, diversos estudos documentaram a eficácia da **clomipramina**, um antidepressivo tricíclico, no tratamento da ejaculação precoce. **Inibidores seletivos da recaptação de serotonina** (ISRS) também apresentaram considerável eficácia, pois a ejaculação precoce pode estar associada a uma redução na neurotransmissão serotonérgica e a perturbações nos receptores 5-HT_{2C} ou 5-HT_{1A}. Meta-análises demonstraram que a paroxetina é nitidamente superior à clomipramina, à sertralina e à fluoxetina para o tratamento da ejaculação precoce. Recomenda-se o tratamento farmacológico da ejaculação precoce quando a etiologia é indicativa de origem biológica, o paciente deseja tratamento farmacoterápico, a terapia sexual tradicional não foi bem-sucedida, a ejaculação precoce como fator importante levou ao fracasso das relações ou quando fatores religiosos ou culturais proíbem a terapia sexual.

*A **ejaculação inibida** pode ocorrer por causa de problemas psiquiátricos ou clínicos (p. ex., esclerose múltipla, diabetes e doença vascular) ou pelo uso de medicamentos.* Esse transtorno afeta de 2 a 8% da população geral, e sua etiologia é variada, por exemplo, lesão de medula espinal, esclerose múltipla, cirurgia pélvica, diabetes severa e medicações inibidoras da inervação adrenérgica do sistema ejaculatório, como as fenotiazinas, álcool, alguns antidepressivos, anti-hipertensivos, ansiolíticos, zolpidem e anti-histamínicos. Por outro lado, o orgasmo masculino inibido pode refletir um estado de angústia no relacionamento, quando o problema está associado à incapacidade de atingir o orgasmo com determinado parceiro, enquanto essa capacidade existe com outros parceiros ou com a autoestimulação. Em geral, a atenção a problemas de relacionamento, na forma de aconselhamento por um profissional de saúde confiável ou de encaminhamento para o especialista, pode ajudar a resolver esse problema. Alguns **disparadores de orgasmo**, que, em certas circunstâncias, ajudam na facilitação do orgasmo, são: respirar rapidamente e em seguida parar (prender a respiração); inclinar a cabeça para trás (deslocamento da glote); apontar os dedos dos pés e contrair os músculos pélvicos; estimular as áreas escrotal, testicular e perianal; e estimular o ânus com massagem da próstata pela parceira.

A disfunção sexual do homem pode ser causada por preocupações psicológicas, problemas físicos ou uma combinação dessas etiologias. Estudos anteriores defendiam que a maioria dos casos de disfunção sexual era de base psicológica. No entanto, técnicas diagnósticas mais modernas levaram os urologistas e os pesquisadores do sono a concluir que, em sua maioria, os casos têm etiologias predominantemente somáticas. *A etiologia mais provável, para qualquer paciente considerado, é uma combinação de elementos somáticos e psicológicos, possivelmente com etiologias primárias e secundárias.*

A avaliação do paciente com **disfunção erétil masculina** deve consistir da análise dos níveis hormonais de uma amostra combinada de soro (especialmente prolactina e testosterona), de exame vascular e de um teste de tumescência peniana noturna, embora este seja caro e nem sempre preciso. Devem-se considerar os seguintes problemas clínicos: vício em nicotina, diabetes, doença arterial coronariana, insuficiência cardíaca e alcoolismo. Além disso, também podem padecer de transtornos eréteis pacientes em diálise ou aqueles que fazem uso de certos medicamentos (p. ex., anti-hipertensivos, antipsicóticos, corticosteroides ou opioides).

Ansiedade, culpa ou raiva relacionadas ao parceiro sexual são os fatores psicológicos mais comuns para a disfunção erétil. Além disso, sentimentos de inadaptação e de vergonha podem levar a uma intelectualização do ato sexual e a uma "**atitude de espectador**", ou seja, o tratamento do intercurso sexual como um desempenho no qual o homem é um espectador e não um participante emocionalmente envolvido. À medida que o homem se esforça para desempenhar seu papel, torna-se menos capaz de fazê-lo. Logo se forma um ciclo vicioso, em que fracasso gera fracasso, e o homem se torna cada vez mais sexualmente inibido.

O tratamento da disfunção erétil masculina foi revolucionado pela descoberta do papel do óxido nítrico como neurotransmissor na fisiologia da ereção. Esse achado levou ao desenvolvimento do **citrato de sildenafila** (*Viagra*), *o primeiro tratamento oral amplamente efetivo para a disfunção erétil.* O citrato de sildenafila opera na inibição da fosfodiesterase, impedindo a degradação do GMPc e prolongando o relaxamento da musculatura lisa. A tadalafila (**Cialis**) e a vardenafila (**Levitra**) operam pelo mesmo mecanismo, embora as meias-vidas da tadalafila (36 horas) e da vardenafila (72 horas) sejam maiores do que a meia-vida do citrato de sildenafila (6 horas). Os pacientes são instruídos a fazer uso desses medicamentos com o estômago vazio, idealmente uma hora antes da atividade sexual. Outros possíveis agentes efetivos são os andrógenos, a ioimbina, injeções intracavernosas de papaverina, prostaglandinas e exercícios de foco sensível. Podem também ser considerados dispositivos de constrição a vácuo (bombas) e o tratamento cirúrgico como a revascularização arterial, ligação venosa ou implantes penianos.

Disfunção sexual em mulheres

As mulheres demonstram variedade considerável na duração e na intensidade de suas fases de resposta sexual. O estado de espírito, a eficácia da estimulação sexual, distrações e experiências prévias afetam toda a reatividade sexual. Masters e Johnson descreveram inúmeros padrões de resposta sexual feminina e descobriram que algumas mulheres apresentam um padrão típico, enquanto outras podem responder com diferentes padrões em diferentes ocasiões (Fig. 12.2).

As mulheres podem vivenciar um padrão que lembra a resposta sexual dos homens - vários orgasmos com intervalos de tempo suficiente para que possam ser experimentados como eventos distintos (padrão A). Mulheres com menos experiência sexual podem ter um aumento gradual e um tanto tênue na excitação e uma fase de resolução lenta (padrão B). Algumas mulheres apresentam um "efeito escalada" com a estimulação contínua após o orgasmo, o que resulta em vários orgasmos, cada qual tendo sua base na intensidade do orgasmo anterior (padrão C).

É inquestionável que essa variabilidade na resposta da mulher contribuiu para formar a ideia de que mulheres psicologicamente maturas atingem o orgasmo com homens através da estimulação vaginal pelo pênis, em vez da estimulação do clitóris. Masters e Johnson sustentaram que a estimulação clitoriana, direta ou indireta, é a origem primária da estimulação

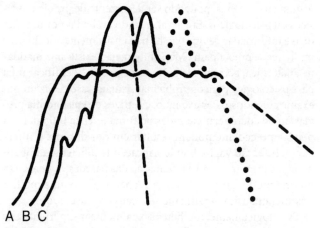
FIGURA 12.2 Ciclo da resposta sexual da mulher

orgásmica e que os tipos de resposta orgásmica são fisiologicamente indistinguíveis. No entanto, e em contraste, um pequeno número de pesquisas identificou pelo menos três tipos de orgasmo feminino:

1. **Orgasmo vulvar** se caracteriza por contrações do terço externo da vagina, como resultado da estimulação coital ou não coital. Não ocorre período refratário com esse tipo de orgasmo.
2. **Orgasmo uterino** se caracteriza pela alteração da respiração, que se distingue por ofegação, e pelo clímax em um episódio de retenção involuntária da respiração, com a expiração durante o orgasmo. Essa resposta é então seguida por um período refratário caracterizado por um profundo relaxamento e por uma sensação de saciedade. Esse tipo de orgasmo ocorre durante a repetida estimulação de uma penetração profunda.
3. **Orgasmo misto** exibe características dos orgasmos vulvar e uterino, resultado da estimulação simultânea do clitóris e da parede vaginal.

São poucas as pesquisas publicadas sobre transtornos da resposta sexual de mulheres. Os dados disponíveis sugerem que, em homens e mulheres, os medicamentos/drogas e as enfermidades exercem efeitos similares na função sexual na mesma fase do ciclo de resposta. Por exemplo, *cerca de metade dos homens medicados com antidepressivos serotonérgicos apresentam ejaculação e orgasmo retardados, e um percentual similar de mulheres têm dificuldades orgásmicas decorrentes do mesmo tratamento.* Quase todos os transtornos ocorrem tanto em homens como em mulheres, embora certos transtornos possam ser mais prevalentes ou problemáticos em um ou outro sexo. É mais comum que os homens procurem por orientação profissional, em comparação com as mulheres, com relação à disfunção sexual. Mulheres cujo transtorno da excitação sexual envolva a não lubrificação podem recorrer a medidas de autoajuda, como os medicamentos de compra livre, com algum sucesso, o que torna desnecessária a ajuda profissional.

A dor genital persistente ou recorrente durante ou depois do intercurso sexual é chamada de **dispareunia**. Pode-se sentir dor na entrada da vagina (o **introito**) ou profundamente na vagina ou na pélvis, podendo ser decorrente de problemas físicos ou psicológicos. Em geral, quando avaliadas por um médico e informadas de que não há nada fisicamente anormal, as mulheres se preocupam. Mas, embora não exista anormalidade anatômica, geralmente os médicos podem identificar uma base psicológica para os problemas sexuais, caso realizem um exame cuidadoso. Por exemplo, cicatrizes de episiotomia prévias ou de aderências causadas por uma doença inflamatória pélvica precedente podem resultar em dor durante o intercurso. Infecção vaginal ou lubrificação insuficiente também podem causar irritação e inflamação das paredes vaginais. Do mesmo modo, uma vagina seca e "apertada" em uma mulher pós-menopáusica geralmente será causa de dispareunia.

Psicologicamente, mulheres sexualmente inexperientes, as quais ensinou-se que os homens são insensíveis e descuidados, ou que o sexo deve ser tolerado, não desfrutado, podem esperar por dor, e o medo e a ansiedade levam à subsequente dispareunia. Não podemos desprezar a influência do abuso ou do trauma sexual na sexualidade de muitas mulheres, especialmente diante da elevada prevalência desses problemas.

A contração involuntária dos músculos pubococcígeos que circundam o terço externo da vagina é denominada **vaginismo**. O espasmo desses músculos pode interferir no coito e impedir a penetração do pênis. *Mais de metade das mulheres com vaginismo também têm histórico de dispareunia.* A maioria das mulheres com esse transtorno contrai seus músculos pubococcígeos em resposta a qualquer coisa inserida na vagina (p. ex., um dedo, um espéculo ou tampão higiênico). As contrações dos músculos pubococcígeos não estão sob controle voluntário. As tentativas de penetração da vagina podem causar dor e ansiedade associada. Algumas mulheres evitam a possibilidade dessa dor privando-se de todos os encontros sexuais. Para essas mulheres, é essencial obter um histórico clínico e psicológico completo, a fim de que se descubra ocorrência de estupro ou de abuso sexual na infância. Um histórico positivo para qualquer desses eventos sugere a possível necessidade de psicoterapia, além da terapia sexual.

O tratamento do vaginismo é altamente efetivo, tendo sido relatados percentuais de sucesso de até 100%, sem que ocorressem recidivas em um acompanhamento de cinco anos. O tratamento deve combinar educação, aconselhamento e exercícios comportamentais e tem início com a autodescoberta, masturbação e relaxamento aprendidos por meio de exercícios e de *audio tapes*. O próximo passo envolve a inserção de dilatadores sucessivamente mais calibrosos na vagina, com controle do ritmo de tratamento. Em seguida, explica-se os exercícios e o procedimento para a inserção dos dilatadores ao parceiro, que assume a tarefa de inserção, com a mulher guiando sua mão. O intercurso sexual não deve ocorrer até que a mulher se sinta preparada. *A maioria dos casamentos não consumados resulta de vaginismo,* e muitos casais permanecem juntos durante anos sem ter praticado o intercurso sexual.

A postura da sociedade com relação ao orgasmo feminino mudou notavelmente com o passar do tempo. Na Era Vitoriana, o orgasmo era considerado anormal e pernicioso, o que não ocorre hoje em dia. Essa mudança nas normas culturais gerou um interesse crescente no orgasmo, e, antes de se rotular uma mulher como anorgásmica, deve-se investigar a fundo, com precisão diagnóstica, inclusive com a formulação de um diagnóstico diferencial apropriado. Entretanto, algumas mulheres simplesmente não são capazes de atingir o orgasmo, apesar da estimulação sexual adequada. Essas mulheres podem ter uma expectativa favorável em relação ao sexo e podem experimentar um alto nível de excitação sexual com tumefação e lubrificação vaginal, mas, ainda assim, não são capazes de vivenciar um orgasmo.

O **orgasmo feminino inibido** é dividido em dois subtipos principais: global e situacional. O transtorno orgásmico **global** ou generalizado refere-se à incapacidade de ter um orgasmo independente de situações e de parceiros. O transtorno orgásmico **situacional** refere-se à capacidade de ter orgasmo apenas em circunstâncias específicas, p. ex., durante a masturbação, mas não com o intercurso; ou com um parceiro, mas não com outro. O tratamento do orgasmo feminino inibido consiste em ajudar a paciente a progredir ao longo de nove etapas básicas:

1. Autoexame.
2. Toque genital.
3. Identificação de áreas prazerosas.
4. Aprendizado da masturbação (com ou sem auxílio de um filme de treinamento).
5. Experiência de excitação com fotografias, histórias ou fantasias eróticas.
6. Uso de um vibrador.
7. Observação por um parceiro.
8. Participação por um parceiro.
9. Intercurso.

Transtornos do desejo sexual hipoativo afetam os dois gêneros e podem ser decorrentes de grande variedade de problemas, por exemplo, traços ou transtornos de personalidade obsessiva-compulsiva e **anedonia** (um sintoma de depressão). Problemas de identidade de gênero ou fobias sexuais específicas também podem contribuir para a falta de desejo sexual. Além disso, numerosos problemas físicos podem resultar em baixo desejo sexual. Por exemplo, mulheres diabéticas podem sofrer repetidas infecções fúngicas, acarretando dificuldade na lubrificação e diminuição da resposta sexual. Enfermidade psiquiátrica também pode ser parte integrante dessa forma de disfunção sexual. *Transtornos de ansiedade e de humor e abuso de substâncias devem ser tratados antes do, ou simultaneamente ao, tratamento para desejo sexual hipoativo.*

A deficiência no desejo sexual também está fortemente associada à complexidade dos relacionamentos. Algumas pessoas não se sentem mais atraídas por seus parceiros, ou seus parceiros podem ter pouca habilidade sexual ou de comunicação. Conflitos de poder entre parceiros sexuais podem diminuir o desejo sexual. O tratamento, então, torna-se difícil, diante da etiologia multifatorial do problema. Nesses casos, é preciso levar em conta os aspectos psicossociais do problema sexual, estimulando a comunicação verbal e não verbal entre os parceiros sexuais, atentando a novas maneiras de pensar sobre o relacionamento e possivelmente ao aumento da frequência dos jogos sexuais.

Aversão sexual é um transtorno do desejo sexual em que o paciente sente aversão e evita atividades sexuais, órgãos ou conteúdo sexual específicos. A princípio, esses pacientes têm nível de interesse normal nas atividades sexuais. No entanto, se não for tratada, sua aversão específica pode reduzir a libido, resultando em um transtorno do desejo de difícil tratamento. Com efeito, a maioria dos pacientes que procuram por tratamento já apresentam redução do desejo sexual. A aversão frequentemente ocorre associada a um transtorno do pânico e a fobias sexuais. Esse nível extremo de ansiedade, iniciado pela atividade sexual, pode estar conectado a casos de vitimização sexual, por exemplo, estupro ou abuso na infância. Tendo em vista que muitas das técnicas terapêuticas utilizadas na terapia sexual podem fazer com que essas ansiedades entrem em um processo de escalada, muitas vezes esses pacientes parecem não se beneficiar da terapia. Uma vez identificado o problema, a integração da medicação ansiolítica e de uma breve psicoterapia no tratamento global pode aumentar a probabilidade de sucesso.

Excitação noturna e sexo matinal

A excitação sexual e a resposta obtida durante o sono são conhecidas como **excitação noturna**. *Muitos homens e mulheres vivenciam vários episódios de excitação sexual (ereção com e sem ejaculação em homens e lubrificação vaginal e intumescimento clitoriano em mulheres) durante a fase do movimento rápido dos olhos do sono.* A contribuição potencial dessa resposta ao sucesso reprodutivo ainda não foi comprovada, embora a excitação noturna possa proporcionar uma saída sexual adequada, caso a experiência sexual com os parceiros despertos esteja diminuída ou ausente.

Um efeito das excitações noturnas, no homem, é, em geral, ereções ao acordar. Para homens com dificuldade em ter ereções quando despertos, as ereções matinais são vitais para o histórico clínico e podem representar uma oportunidade para o envolvimento na atividade sexual. Deve-se levar em consideração a interpretação de algumas mulheres sobre as ereções matinais como causadas por um reflexo, e não por uma resposta, para que o tratamento seja bem-sucedido.

Efeitos do envelhecimento na função sexual

A idade afeta a função sexual de homens e mulheres. Em geral, os homens exibem um declínio gradual, mas contínuo, no funcionamento sexual depois do início da segunda década, também podendo ocorrer uma possível redução no impulso. As mulheres atingem seu pico sexual na terceira ou quarta década de vida, ocorrendo declínio gradual na quinta década de vida. Depois dos 50 anos, o desempenho sexual em homens e mulheres declina a cada década. Para as mulheres, o evento-sentinela no declínio sexual é a menopausa. Os reduzidos níveis de estrogênio podem levar ao ressecamento e ao estreitamento vaginal, resultando em dispareunia. O uso de **lubrificação hidrossolúvel** durante o intercurso é enfaticamente recomendado, e a terapia de reposição hormonal pode ser considerada, embora os benefícios dessa última opção devam ser pesados contra os riscos médicos associados a esse tratamento. O efeito psicológico da menopausa varia de mulher para mulher, mas deve-se considerar os sentimentos potenciais de diminuição da feminilidade, para que se maximize a função e o prazer sexuais.

*Nos homens, o **período refratário** começa a se prolongar por volta dos 30 anos de idade, aumentando anualmente.* São períodos refratários típicos: 20 a 30 minutos em adolescentes e 3 horas a 3 dias em homens com 70 anos. Caracteristicamente, é necessária a estimulação adicional para que homens idosos consigam uma ereção. As parceiras desses homens devem entender que essa é uma resposta fisiológica normal e não representa a diminuição da atração com relação a ela.

A maior expectativa de vida das mulheres, em relação aos homens, resulta em um número desproporcional de mulheres idosas sem parceiros sexuais. Viúvos e viúvas que retomam a atividade sexual depois de longos períodos de abstinência frequentemente sentem dificuldade considerável com a função e o desejo sexuais. Mas, em geral, *embora a função sexual decline com o passar do tempo, o interesse sexual permanece constante no final da vida.* Importantes pesquisas nos Estados Unidos demonstraram que 75% dos homens e 58% das mulheres na sétima década de vida têm interesse moderado a intenso pelo sexo. Na sétima década de vida, 81% dos casais são ainda sexualmente ativos, enquanto 75% dos homens e 50% das mulheres não casados, nessa mesma faixa etária, permanecem sexualmente ativos. *Portanto, é importante levar em consideração a função sexual nos idosos, pois, em geral, o desejo sexual é substancial nessa etapa da vida.*

Prazer sexual: masturbação

A **masturbação** é definida como a autoestimulação com a finalidade de excitação sexual e/ou orgasmo. É possível que crianças se masturbem porque gostam da sensação. Os adultos se masturbam quando se sentem solitários, cansados, aborrecidos ou sexualmente excitados. A masturbação ajuda a aliviar a tensão sexual, o estresse ou a raiva e pode também ajudar a pessoa a cair no sono. Em geral, a masturbação é acompanhada por fantasias sexuais, muitas das quais irrealizáveis, o que propicia uma saída segura para os desejos sexuais. *A masturbação é uma atividade normal e saudável, que melhora a qualidade de vida para a maioria dos indivíduos;* mas, em alguns casos, pode enfraquecer o desejo pela interação sexual interpessoal. A masturbação excessiva está associada a diversos transtornos psiquiátricos, embora a maioria das pessoas que se masturbam mais do que duas vezes por dia não apresentem qualquer transtorno psiquiátrico.

Os padrões de atividade masturbatória podem aumentar nosso conhecimento com relação aos problemas sexuais. Mulheres que são anorgásmica, por exemplo, raramente se masturbam. O orgasmo durante a masturbação, mas não durante o intercurso, sugere uma etiologia psicossocial ou uma deficiência na interação sexual entre a mulher e seu parceiro. Mulheres com espasmo vaginal se masturbam, em geral, até o orgasmo sem maiores dificuldades. Homens com ejaculação precoce podem se masturbar para liberar a tensão, não por mero prazer. Homens com ejaculação retardada podem se masturbar compulsivamente, passando a ficar abertamente engajados na atividade de autoestimulação. A masturbação é uma afirmação de que o indivíduo merece o prazer; o compartilhamento de experiências sexuais com outras pessoas é uma questão de escolha. A masturbação é uma saída sexual satisfatória para muitos indivíduos; no entanto, para outros, talvez não proporcione a satisfação emocional de uma relação sexual interpessoal.

Fantasias sexuais

Normalmente, as fantasias sexuais têm início durante o começo da adolescência e diminuem na meia-idade. Os homens relatam mais episódios de fantasias sexuais que as mulheres, e essas fantasias ocorrem durante a masturbação e o intercurso. As fantasias quebram a monotonia, aumentam a excitação e permitem que a pessoa "vivencie" um comportamento inaceitável ou indesejável na vida real. Em certas situações, considera-se as fantasias intoleráveis, humilhantes ou assustadoras. Homens com disfunção sexual podem visualizar outra pessoa fazendo amor com sua parceira; com frequência, essa outra pessoa é quem o sonhador deseja ser. Alguns indivíduos têm fantasias violentas, que podem ou não ser indesejáveis, enquanto outros t*êm* fantasias que envolvem humilhação ou degradação. Quase todos os heterossexuais autodenominados têm fantasias homossexuais ocasionais.

Fantasias específicas podem preceder um novo romance ou encontro sexual. Indivíduos que têm no horizonte se envolver em um caso extrarrelacional (i. é., extraconjugal, etc.) podem fantasiar o caso antes que ele ocorra, e isso pode se constituir em um estressor para os dois parceiros. Quando a idealização da fantasia se torna ineficaz, a probabilidade de realizá-la aumenta.

Prazer sexual com um parceiro

Associada a comunicação e a orientação, a exploração dos corpos – um do outro – pode proporcionar informações sobre técnicas que aumentam o prazer do parceiro. A masturbação mútua oferece, em geral, uma alternativa satisfatória ao intercurso, e carícias mútuas das mamas e dos órgãos genitais podem ser um prazeroso prelúdio ao intercurso. O sexo oral também pode funcionar como precursor ou como alternativa ao intercurso. **Felação** envolve a estimulação oral da genitália do homem; **cunilingo** refere-se à estimulação dos órgãos genitais da mulher; **analingo** é a estimulação oral do ânus; e *soixante-neuf* (francês para **sessenta-e-nove**) envolve a prática simultânea da felação e/ou cunilingo. O desejo do sexo oral difere de uma pessoa para outra, embora pesquisas recentes sobre comportamento sexual em adolescentes nos Estados Unidos sugiram que essa prática vem se tornando cada vez mais comum e adotada entre os jovens.

Para muitas pessoas, o ânus, espacialmente relacionado aos órgãos e músculos pélvicos envolvidos na resposta sexual e inervado pelos mesmos nervos desses ógãos e músculos, pode ser fonte de prazer sexual e de erotismo. Para outros indivíduos, o sexo anal não é prazeroso por causa da associação com defecação, estupro ou tentativas prévias dolorosas de penetração retal. Alguns heterossexuais não se sentem à vontade com o sexo anal por sua associação à homossexualidade masculina. *No entanto, o* **sexo anal** *faz parte do repertório sexual de pelo menos um quarto da população heterossexual e de pelo menos três quartos da população homossexual masculina.*

O risco de infecção com o **vírus da imunodeficiência humana (HIV)** e outras **doenças sexualmente transmissíveis (DST)** é particularmente alto com o sexo anal, por causa da presença de delicados vasos sanguíneos na região anal-retal. Por essa razão, recomenda-se o uso de uma camisinha lubrificada em todas as relações não monogâmicas. Em todos os casos, a lubrificação é recomendável por causa da falta de lubrificação natural; além disso, o pênis deve ser cuidadosamente lavado após a penetração anal e antes da inserção em outra cavidade do corpo.

Embora alguns primatas utilizem quase que exclusivamente a posição de penetração por trás, os seres humanos utilizam grande variedade de posições durante o intercurso. Diferentes posições sexuais permitem a exploração de uma série de métodos de estimulação, além de introduzir a novidade na experiência sexual. Posições do tipo face a face permitem o beijo e a observação das expressões faciais do parceiro. A penetração por trás com os parceiros deitados de lado é a posição menos exigente em termos físicos, recomendada para aqueles com problemas médicos que limitem uma atividade sexual vigorosa. Masters e Johnson relataram que a excitação da mulher ocorre com mais rapidez e intensidade quando a mulher está por cima, permitindo que as mãos do homem proporcionem estimulação adicional.

Orientação sexual

A orientação sexual é definida como uma afinidade erótica e um envolvimento na atividade sexual com pessoas de gênero oposto (heterossexualidade), de mesmo gênero (homossexualidade) ou de qualquer dos gêneros (bissexualidade). Os homossexuais tendem a sentimentos eróticos espontâneos mais fortes por membros de mesmo gênero, enquanto os heterossexuais tendem a sentimentos eróticos espontâneos mais fortes por membros de gênero oposto. Muitos indivíduos têm a capacidade de ficarem excitados por membros dos dois gêneros, embora, para a maioria das pessoas, haja predomínio da excitação por um ou por outro gênero. *Uma fração considerável das pessoas que se autodenominam exclusivamente homossexuais ou heterossexuais relatam experiências de ex-*

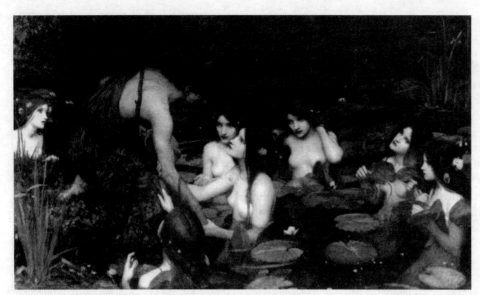

Hylas e as Ninfas (1896) *John W. Waterhouse, inglês (1849-1917).* © Manchester City Galleries, Manchester, Inglaterra. *A fantasia é parte natural e importante de nosso ser sexual, e os médicos frequentemente precisam tranquilizar seus pacientes, informando-os de que as fantasias são inofensivas.*

citação sexual ou de envolvimento em atividade sexual com membros dos dois gêneros. Um heterossexual assumido não necessariamente mantém relação sexual exclusivamente com membros de gênero oposto, nem um homossexual assumido necessariamente mantém relação sexual exclusivamente com membros de mesmo gênero. Pessoas que se envolvem em **homossexualidade situacional**, por exemplo, em um ambiente prisional, em geral, não persistem com esse comportamento tão logo deixem o ambiente restrito. Essas pessoas não se consideram necessariamente homossexuais nem definem seus comportamentos homossexuais situacionais como sexo entre *gays*. As fantasias permitem a esses indivíduos dissociar o parceiro real do parceiro desejado.

O **Relatório Kinsey** estimou que 5 a 10% dos homens e 3 a 5% das mulheres norte-americanos eram homossexuais. Kinsey e seus colaboradores relataram que 37% dos homens e 14% das mulheres tinham vivenciado uma experiência homossexual até o ponto de atingir um orgasmo antes dos 45 anos, com 4% dos homens e 0,03% das mulheres permanecendo exclusivamente homossexuais.* Contudo, problemas de definição e de classificação e os próprios relatos prejudicam os esforços para que se possa chegar a estimativas precisas. Por exemplo, qualquer pessoa que já se envolveu em atividade sexual com o mesmo gênero é homossexual? Em 1994, o estudo *National Health and Social Life* (Pesquisa nacional sobre saúde e vida social) constatou que 2,8% dos homens e 1,4% das mulheres se autodenominam exclusivamente *gays*. Mas relatos de contato sexual voluntário com pessoas do mesmo gênero nos últimos 12 meses variam de 2 a 15%, com um maior percentual de pessoas informando atividade sexual com o mesmo gênero com o passar do tempo, quando utilizada a mesma metodologia.

Também é difícil estimar com precisão a prevalência de **bissexualidade**. Bissexualidade envolve uma tendência no sentido de alguma combinação de expressão sexual com o mesmo gênero e com o gênero oposto. Muitos indivíduos que se consideram heterossexuais ou homossexuais são capazes de ter excitação sexual com indivíduos dos dois gêneros. Um estudo realizado em 1978 constatou que 52% dos homens e 77% das mulheres exclusivamente homossexuais tinham praticado intercurso com um membro do gênero oposto em ao menos uma ocasião. Embora isso seja impreciso, *estima-se que um pequeno número (aproximadamente 6%) dos casamentos envolve um cônjuge heterossexual e um homossexual*. Não existem dados comparáveis para indivíduos bissexuais. Além disso, estima-se que 1% dos casamentos envolve um homem e uma mulher homossexuais em um casamento de conveniência.

Apesar das muitas pesquisas, ainda não foi possível evidenciar definitivamente qualquer base biológica ou psicológica específica para a orientação sexual. *A orientação sexual do indivíduo parece enraizar profundamente nos primeiros anos de vida e é geralmente imutável.* Não obstante, atitudes negativas com relação à homossexualidade e à bissexualidade ainda prevalecem em diferentes sociedades e etnias. "Preferência sexual" é uma denominação equivocada, por implicar que as pessoas escolhem ativamente sua atração sexual, enquanto a vasta maioria dos estudos sugere que a atração sexual não é uma escolha. *Em 1973, a American Psychiatric Association removeu homossexualidade de sua lista de transtornos mentais reconhecidos,* em grande parte com base na ausência de evidência de qualquer correlação direta entre orientação sexual e transtorno mental. Mas quando a orientação sexual de qualquer tipo leva à angústia ou ao comprometimento psicológico, pode ser firmado o diagnóstico psiquiátrico de "transtorno sexual não especificado".

Ainda não estão completamente esclarecidas as possíveis diferenças psicológicas entre homossexuais e heterossexuais. *Adolescentes homossexuais têm percentual significativamente mais elevado de depressão e de suicídio quando comparados a adolescentes heterossexuais,* embora a causa dessa disparidade seja claramente multifatorial. A percepção precoce da exci-

---

* N.C.C.: É importante salientar que os resultados de Alfred Kinsey foram publicados entre 1948 e 1953, de modo que a interpretação das estatísticas mencionadas deve levar em conta o contexto sociocultural de sua época.

tação pelo mesmo gênero pode ser acompanhada por uma sensação de isolamento dos colegas, possivelmente por um isolamento social autoimposto ou pelo ostracismo dos colegas heterossexuais. Recentemente, foram descritas diferenças no córtex parietal de homossexuais e de heterossexuais, assim como respostas variáveis aos ferormônios entre os dois grupos. Muitos pesquisadores acreditam que a orientação sexual acabará sendo explicada exclusivamente em uma base genética ou hormonal. Os ensinamentos mais antigos, destacando que a homossexualidade e a bissexualidade são resultantes de uma relação inicial conflitante entre pai e filho, são infundados e especulativos. Permanecem desconhecidos os fatores contributivos para o desenvolvimento da orientação sexual do indivíduo.

Homossexuais e bissexuais tendem a ter redes de suporte psicossocial diferentes das que atendem aos heterossexuais. Para *gays* e lésbicas, a presença do suporte social está positivamente relacionada a um bom ajuste psicológico. No entanto, os percentuais de depressão e de abuso de substâncias são ainda mais altos na população homossexual e bissexual em relação aos da população heterossexual.

PARAFILIAS

Parafilias, ou atrações desviantes, são fantasias ou atividades sexuais desgastantes que se caracterizam por exclusão erótica de um parceiro adulto e por angústia ou disfunção significativa como resultado direto dessas fantasias ou atividades. É intrinsecamente problemático definir qualquer comportamento ou fantasia sexual como desviante ou anormal, diante da ampla variedade de interesses sexuais humanos normais. Mas, quando as atividades sexuais causam danos a outras pessoas, envolvem objetos inanimados de uma forma que exclui tanto erótica como emocionalmente um parceiro adulto, implicam na participação de adultos sem seu consentimento ou de animais, ou causam angústia ou dano significativo ao indivíduo, essas atividades são geralmente consideradas uma evidência de um transtorno psicológico e não parte de um apetite sexual variado e saudável. A quarta edição do *Manual diagnóstico e estatístico de transtornos mentais* (DSM-IV) da American Psychiatric Association exige explicitamente que critérios com significado clínico sejam atendidos antes que determinada atividade sexual seja rotulada como transtorno.

Indivíduos com uma ou mais parafilias (ver Tab. 12.2) frequentemente consomem tempo, energia e dinheiro consideráveis satisfazendo seus impulsos avassaladores. Por exemplo, um *voyeur* pode perambular pelas ruas em busca de pessoas que, sem suspeitar, possam ser observadas através de cortinas abertas ou de binóculos ao se despirem ou praticarem atividades sexuais. Isso pode tomar tempo, até interferir em outras atividades da vida do *voyeur*. **Pedofilia** envolve a interação sexual de um adulto com uma criança, em busca de gratificação sexual. *Essas crianças, menores de idade, não dão seu consentimento para a prática; entretanto, mesmo se concordarem com a interação, existe uma dinâmica de poder na qual a criança não é capaz de, conscientemente, consentir com a interação.* Atualmente, acredita-se que a pedofilia, de forma muito parecida com o estupro, é um crime de agressão, de violência e de poder, e não um crime de lascívia sexual. Isto é, um homem adulto pode molestar um garoto não na condição de um adulto homossexual que tem atração pelo garoto, mas como uma expressão de agressão. Muitos pedófilos buscam desesperadamente por tratamento. Já houve vários relatos de suicídio como alternativa à recidiva, pois o pedófilo deseja evitar o futuro crime, mas não acredita que será capaz de se abster.

TABELA 12.2 Parafilias descritas no DSM-IV

Parafilia	Descrição
Exibicionismo	A exposição da genitália a estranhos
Fetichismo	Uso sexual de objetos inanimados, como roupas íntimas e sapatos
Frotteurismo	Tocar e se esfregar em uma pessoa, sem o consentimento dessa pessoa
Pedofilia	Atividade sexual com uma criança pré-púbere por uma pessoa com pelo menos 16 anos de idade e pelo menos cinco anos mais velha que a criança; inclui atividades com crianças da própria família (incesto)
Masoquismo sexual	O ato (real, não simulado) de ser humilhado, espancado, amarrado ou outro tipo de sofrimento infligido
Sadismo sexual	O ato (real, não simulado) em que o sofrimento psicológico ou físico (inclusive humilhação) do parceiro é sexualmente excitante
Fetichismo transvéstico	Para a excitação sexual, é preciso vestir as roupas do gênero oposto
Voyeurismo	Observação de pessoas se despindo ou praticando atividade sexual, ou nuas, sem seu consentimento
Outros	Parafilias ainda não especificadas, por exemplo, escatologia telefônica (chamadas telefônicas obscenas), necrofilia (atividade sexual com cadáveres), zoofilia (com animais), parcialismo (foco exclusivo em uma parte específica do corpo), e clismafilia, coprofilia e urofilia (respectivamente, excitação com enemas, fezes e urina)

A vasta maioria dos paráfilos são homens e, considerando que quase todos jamais procurarão por tratamento clínico, as informações sobre as parafilias são provenientes daquela minoria de indivíduos que realmente procura se tratar. É típico esses indivíduos sofrerem de várias parafilias. *Contrariamente à crença pública, existem regimes terapêuticos efetivos para a maioria dos paráfilos, inclusive os pedófilos.* Os tratamentos mais bem-sucedidos consistem de abordagens multimodais que incorporam o treinamento para habilidades sociais, psicoterapia individual ou em grupo e medicação antiandrógena (p. ex., acetato de leuprolida, acetato de medroxiprogesterona ou acetato de ciproterona).

HIV E SEXUALIDADE

Quando a epidemia de HIV começou no início dos anos de 1980, foi rotulada como uma "doença dos *gays*". À medida que se acumularam evidências de transmissão, tornou-se claro que o HIV podia ser transmitido pelo intercurso vaginal ou anal, pelo contato de sangue com sangue (inclusive pelo uso de drogas intravenosas) e mesmo pelo intercurso oral. Hoje, *o percentual mundial de transmissão heterossexual excede todas as outras vias de infecção*. Em 1996, com o desenvolvimento dos inibidores da protease e a estruturação do protocolo da **terapia antirretroviral altamente ativa (TARAA)**, observou-se uma supressão significativa da replicação do HIV, a restauração parcial da imunidade, a redução da morbidade e a extensão da sobrevida. Acredita-se que a expectativa de vida projetada para indivíduos no protocolo TARAA seja superior a 10 anos, embora esses sejam apenas dados preliminares. Mas considerando que atualmente o HIV é uma doença incurável e, em última análise, mortal, ela fez com que muitos indivíduos deixassem de relacionar a sexualidade às doenças sexualmente transmissíveis (DST).

Diversos estudos publicados constataram que aproximadamente 70% dos pacientes HIV-positivos informam um ou mais problemas sexuais. Disfunção erétil foi informada em 25 a 55% desses indivíduos; transtorno sexual hipoativo em 25 a 60%; e ejaculação retardada em aproximadamente 25%. Mulheres com HIV têm maior probabilidade do que os homens de sofrerem transtorno do desejo sexual hipoativo não resolvido, embora ainda não inteiramente elucidadas as causas multifatoriais, psicológicas e médicas dessa disfunção.

HIV não é incompatível com saúde sexual. A comunicação honesta entre os parceiros sexuais é de extrema importância, especialmente quando o parceiro é HIV-negativo. Diversos autores demonstraram que *indivíduos HIV-negativos frequentemente arriscam sexo desprotegido com seus parceiros HIV-positivos, para demonstrar empatia com o indivíduo HIV-positivo*. Mas existem muitas opções para a prática do sexo seguro, como a masturbação mútua, o intercurso interfemural (inserção do pênis entre as coxas firmemente apertadas), o uso de brinquedos sexuais para adultos e a massagem corpórea total. Sexo vaginal, sexo anal e sexo oral podem, todos, envolver o uso da camisinha, e cada uma dessas práticas é mais segura do que o sexo sem camisinha; no entanto, essas práticas não estão completamente isentas de risco, mesmo se for utilizada a camisinha.

RESUMO

O conhecimento do comportamento sexual aumentou significativamente no século passado, mas o espectro da sexualidade humana foi apenas parcialmente iluminado. A etiologia das vastas diferenças individuais no desejo sexual, na orientação sexual e na atividade sexual permanece desconhecida. O que está claro é que a sexualidade é parte central do senso de *self* do indivíduo, permanecendo, para muitas pessoas, como um dos aspectos mais satisfatórios e gratificantes da experiência humana.

ESTUDO DE CASO

A paciente J.Y. é uma mulher de 54 anos que apresenta queixa de falta de desejo sexual por seu marido. O casal vem tendo intercursos menos frequentes nos últimos três a quatro anos e, atualmente, têm intercurso apenas cerca de duas vezes por ano. A paciente informa que ainda ama muito seu marido e que não tem tido qualquer outro problema conjugal, mas ela acredita que a quase ausência de intercurso diminuiu seu nível de intimidade.

A paciente nega histórico de problemas clínicos e não está fazendo uso de qualquer medicação, além de um ocasional Tylenol para dores de cabeça. Não menstruou nos últimos três anos. Teve fogachos e suores noturnos por cerca de dois anos antes e um ano depois de sua última menstruação. Informa que vem notando crescente ressecamento e irritação vaginal ao longo dos últimos três a quatro anos, o que é incômodo durante o intercurso. A paciente acredita que esse desconforto diminuiu seu desejo por intimidades com seu marido.

O médico receitou à paciente um lubrificante de base aquosa, de compra livre, para usar durante o intercurso. A paciente retorna um mês depois e informa que o lubrificante ajudou com o intercurso, mas ainda sente algum desconforto durante o ato e alguma secura vaginal durante o dia. Depois de uma discussão sobre os riscos e benefícios de um creme vaginal à base de estrogênio e da terapia de reposição hormonal oral, a paciente opta pela tentativa do uso tópico de um creme vaginal de estrogênio. Então, o médico receita um creme vaginal à base de estrogênio para aplicação em noites alternadas.

Transcorrido um mês, a paciente retorna ao consultório e informa grande melhora em seus sintomas desde o início da aplicação do creme vaginal de estrogênio. Informa que o creme vem sendo aplicado apenas duas vezes por semana, mas atualmente não sente nenhum desconforto durante o dia ou com o intercurso. Já observou grande progresso em seu relacionamento com o marido, e passaram a ter intercursos mais frequentes.

SUGESTÕES DE SITES

http://www.nlm.nih.gov/medlineplus/sexualhealthissues.html
   Esse *site* é oferecido como um serviço da U.S. National Library of Medicine e da National Institutes of Health. O *site* disponibiliza informações atualizadas sobre saúde sexual para pessoas de todas as idades, com glossário, problemas específicos, dados estatísticos e informações sobre organizações relevantes.

http://www.cdc.gov/node.do/id/0900f3ec80059b1a
   Esse *site* é mantido pelo Centers for Disease Control and Prevention e disponibiliza informações sobre a saúde das mulheres e dos homens, além de informações sobre reprodução e doenças sexualmente transmissíveis.

http://www.ejhs.org/
   O *Electronic Journal of Human Sexuality é uma publicação do* Institute for Advanced Study of Human Sexuality; essa revista eletrônica posta artigos de pesquisa revisados por especialistas e revisões de livros sobre uma ampla gama de tópicos sexuais.

O papel do médico

PARTE 3

Bem-estar do estudante de medicina e do médico

13

Margaret L. Stuber

> "Precisamos emancipar o estudante e dar a ele a oportunidade de cultivar sua mente, de modo que, durante seu tempo como aluno, ele não seja uma marionete nas mãos de outros, mas, ao contrário, um ser autoconfiante e reflexivo."
>
> SIR WILLIAM OSLER

> "Se você ouvir cuidadosamente aquilo que os pacientes dizem, frequentemente irão lhe contar não apenas o que está errado com eles, mas também o que está errado com você."
>
> WALKER PERCY

Para muitos estudantes, o ingresso na faculdade de medicina é a realização de um sonho há muito acalentado. O caminho até a faculdade sempre envolve enorme esforço, além de competição e da vontade de ser o melhor. Mas, uma vez calouro, espera-se que o estudante trabalhe e aprenda em equipe e em pequenos grupos. Incentiva-se – pelo menos oficialmente – o melhor de cada um, não a competição com os colegas. O volume de informação a ser dominado é enorme, assim como a responsabilidade de tomar decisões de vida ou de morte. Em geral, é difícil para os alunos de medicina, direcionados ao atendimento e ao conhecimento, enfrentarem as pressões com que se deparam durante o curso. Infelizmente, o resultado, com demasiada frequência, é a depressão ou mesmo o suicídio. *As probabilidades de morte por suicídio são mais altas para os médicos do que para profissionais de outras carreiras, particularmente tratando-se de mulheres.* Os médicos homens têm um percentual de suicídio 1,41 vez o de homens não médicos, enquanto as médicas têm um percentual de suicídio 2,27 vezes o de mulheres não médicas.

Esse aumento no número de suicídio é, em parte, resultado do fato de que os médicos têm maior probabilidade de morrer ao tentarem um suicídio; ironicamente, isso é decorrente, em parte, de sua maior compreensão de fisiologia e de medicamentos. Poucos dos médicos que morreram por suicídio estavam em tratamento psiquiátrico imediatamente antes de sua morte. *Esses números também refletem a maior prevalência da depressão em médicos.* Um recente estudo realizado com mais de 2 mil estudantes de medicina e residentes constatou que 12% informaram sintomas de depressão maior e 6% informaram ideação suicida. Tanto a depressão como os pensamentos suicidas foram relatos mais comuns de estudantes de medicina do que de residentes. Tanto estudantes como residentes informam "esgotamento", definido como exaustão emocional, diminuição da sensação de realização pessoal, falta de empatia e um sentimento de despersonalização.

Este capítulo examina o que é necessário para a transição do graduado na faculdade para o médico. Também examina os fatores prognosticadores do bem-estar do médico e os obstáculos para que essas metas sejam concretizadas. Ao contrário dos demais capítulos deste livro, que enfatizam o contexto do atendimento clínico ou das interações entre paciente e médico, este capítulo se concentra em você e em seu comportamento.

> "Nada vai fazer com que vocês preservem sua fortaleza do que o poder de se reconhecerem em sua rotina monótona... a verdadeira poesia da vida – a poesia do lugar-comum, do homem comum, da mulher desgastada pela labuta, com suas alegrias, suas dores e seus pesares."
>
> CONSELHOS DE SIR WILLIAM OSLER A ESTUDANTES DE MEDICINA (POR VOLTA DE 1905)

UMA NOVA LINGUAGEM E UM NOVO PAPEL

Mesmo para os estudantes que tiveram um treinamento aprofundado em algum aspecto da ciência, a faculdade de medicina exige o aprendizado de uma linguagem nova e técnica. Nos primeiros dois anos, essa nova experiência envolve a necessidade de aprender numerosos termos multissilábicos latinos para a anatomia e vários novos usos de palavras comuns para a patologia (p. ex., "necrose caseosa"). O trabalho clínico traz consigo uma pletora de abreviaturas, muitas das quais utilizadas de formas diversas por diferentes especialistas (p. ex., IM pode referir-se tanto a "infarto do miocárdio" como a "intramuscular").

Em geral, os estudantes consideram os cursos formais, nos quais são ensinados a "entrevistar" pacientes, engraça-

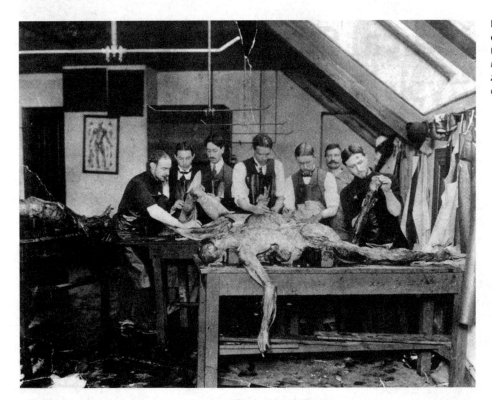

Estudantes de medicina trabalhando em um cadáver, 1890 Da coleção da Minnesota Historical Society, Minneapolis. *A dissecção humana é uma experiência singular de aprendizado que interliga o calouro de medicina com as gerações anteriores de médicos.*

dos ou ofensivos. Você está certo de que sabe como falar com as pessoas, ser amigável, passar informações e fazer perguntas? Mas logo fica evidente que, *agora, espera-se que você questione estranhos sobre assuntos geralmente desagradáveis e íntimos, de uma forma que seria considerada totalmente inadequada em qualquer outro contexto.* As conversas entre médico e paciente comumente giram em torno de tópicos como diarreia, vômito, sangue, coceira, inchaço e "corrimentos" relacionados a diversos orifícios. Em muitas situações clínicas, o médico deve se envolver em uma conversa pragmática sobre interações sexuais com homens, mulheres ou ambos e sobre os detalhes dessas interações. Conselhos óbvios – geralmente indesejados e não apreciados – sobre a necessidade de parar de fumar, de perder peso ou de melhorar a higiene pessoal precisam ser oferecidos. Essas são precisamente coisas que você foi ensinado, desde o início da infância, a *não* falar a respeito na polida sociedade em que vivemos. Assim, naturalmente, tais interações são desconfortáveis e frequentemente embaraçosas.

Do mesmo modo, você será cobrado a mencionar e a informar detalhes que a sociedade educadamente omitiria. É preciso não só considerar o cheiro de álcool no hálito de alguém, mas também o odor terroso de sangramento do trato GI superior ou de *Candida* e o odor adocicado de cetose. O modo de andar, a postura e a expressão facial de uma pessoa são dados potencialmente importantes, que devem ser anotados, avaliados e utilizados. "Escorregões" da língua, inquietude ou confusão não podem ser ignorados, como se faria socialmente. Para muitos de vocês, essa é uma forma nova, desconfortável e inoportuna de se relacionar com as pessoas.

NÃO É POSSÍVEL SABER TUDO

Compara-se a faculdade de medicina a beber de uma mangueira de incêndio – o volume é grande, a pressão é intensa, o consumo total do produto é impossível, e a experiência é, em geral, não totalmente satisfatória. Embora quase todas as faculdades de medicina tenham mudado as estratégias para a apresentação do material, tentando genuinamente reduzir o vasto volume de minudências para a memorização e o número de leituras complexas, *continua sendo simplesmente impossível que o aluno conheça, entenda e memorize todas as coisas apresentadas no curso.*

As pressões intensas são, até certo ponto, propositais. Jamais você terá a segurança de saber tudo o que precisa com relação a sua área. Sempre haverá a necessidade de ficar atento a algum detalhe, ou de procurar por novas informações, ou de consultar um colega mais experiente. Você terá que ser capaz de dizer "Não sei, mas vou descobrir" milhares de vezes ao longo de sua carreira. *Uma tarefa importante na faculdade e em sua educação médica contínua é aprender o que você realmente precisa saber e saber procurar pelo que você desconhece.*

A CULTURA DA MEDICINA

As faculdades profissionais, como a de direito e a de medicina, são orientadas para a ação. Essa é uma orientação muito diferente das demais escolas de graduação em que contemplação e deliberação são altamente valorizadas.

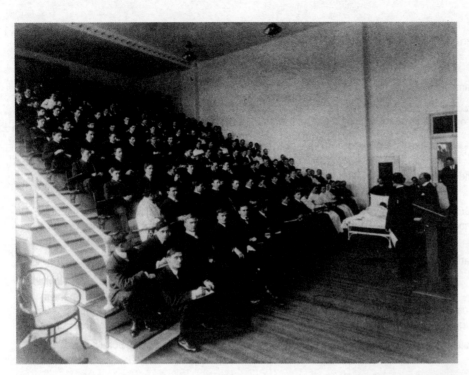

Sir William Osler em uma conferência para estudantes de medicina no Hospital Johns Hopkins
Cortesia da National Library of Medicine. *Grandes professores sempre foram apreciados pelos alunos de medicina. Observe que praticamente todos os estudantes são homens.*

Obviamente, as ações que se fazem necessárias são radicalmente diferentes para cada especialidade. Médicos como os que trabalham na emergência ou na anestesia devem tomar decisões instantâneas em situações críticas, e raramente passam mais do que algumas horas com um paciente. Por outro lado, os médicos de medicina familiar se envolvem em um planejamento de longo prazo que objetiva a manutenção da saúde e a prevenção de enfermidades. Não obstante, os médicos são avaliados principalmente pelo que fazem – ou não fazem – por seus pacientes. Como o tempo é sempre muito precioso, a eficiência é altamente valorizada.

Em sua maioria, as equipes médicas para pacientes internos em centros médicos acadêmicos operam em um sistema amplamente hierarquizado. Cada membro da equipe tem uma tarefa ou área de especialização e contribui para o atendimento do paciente, mas há uma pessoa responsável pela tomada de decisão final. Raramente são tomadas decisões de consenso; o processo simplesmente leva tempo demais para que tenha utilidade nesse cenário. Algumas equipes, no entanto, operam com uma mescla desses dois sistemas, com responsabilidades diferenciadas para membros da equipe e formas regulares de comunicação para a coordenação.

Na faculdade de medicina, internos e residentes se reportam aos médicos responsáveis, e os alunos de medicina se reportam aos internos e residentes. Isso significa que, como aluno de medicina, você está na base dessa hierarquia – ou bem próximo dela. Essa posição está em total contraste com o restante de sua vida, em que, muito provavelmente, você será considerado um dos membros mais inteligentes de qualquer grupo e um líder em muitas circunstâncias e situações. De fato, na faculdade você está em treinamento para que, algum dia, você possa realmente liderar uma equipe médica. Essa situação – a hierarquia, a pressão por tempo e sua história pessoal – gera um cenário perfeito para incompreensões, frustrações e abuso de poder.

> "Na medicina, em algum lugar subjacente ao pessimismo e ao desencorajamento resultantes da desordem do sistema de saúde e de seu estupendo custo, há uma tendência oculta a um otimismo quase ultrajante, com relação ao que está mais à frente para o tratamento das doenças humanas... apenas se conseguirmos continuar aprendendo."
>
> LEWIS THOMAS (1979)

Outros capítulos deste livro afirmam que *você precisa entender o mundo cultural e experimental de um paciente para que possa efetivamente se comunicar e "negociar" o tratamento*. Isso também vale na cultura da medicina. Mas não significa que os estudantes de medicina devam esperar ou aceitar que serão objeto de abuso pelos médicos responsáveis, residentes e enfermeiras com os quais trabalham. É inevitável que seus colegas de trabalho e professores venham a ficar ocasionalmente irritadiços; podem mesmo ser rudes em algumas situações, e alguns podem fazer piadas sexuais ou raciais que, em sua opinião, são de muito mau gosto. Entretanto, *você não tem que tolerar outros médicos que sistematicamente o degradem ou insultem, joguem coisas em você ou façam repetidos e indesejáveis avanços sexuais*. Todas as faculdades de medicina têm sistemas instalados para lidar com tais problemas. Então, por que eles ainda acontecem? Trata-se de um problema duplo. Primeiro, os estudantes relutam demais em falar alguma coisa, para os perpetradores ou para qualquer outra pessoa, pois sabem que são vulneráveis. Os residentes e médicos responsáveis redigem as avaliações dos estudantes e podem tornar muito difícil a vida deles. No entanto, a administração poderá agir apenas se houver evidência de ofensas ou ultrajes repetidos. Em segundo lugar, em alguns cenários – particularmente aqueles de alto nível de estresse ou que dependem muito

168 Parte 3 O papel do médico

QUADRO 13.1 **Atitudes que influenciam a felicidade dos estudantes de medicina e dos médicos***

Linha de conduta 1	Linha de conduta 2
A longo prazo, essas atitudes de enfrentamento não terão muita utilidade para você na medicina.	Essas atitudes de enfrentamento levarão, a longo prazo, a mais satisfações e alegrias na medicina.
A abordagem do silêncio absoluto. Não conte para os outros o que você está pensando.	Aprenda a prestar atenção nos sentimentos dos outros e a compartilhar os seus próprios sentimentos.
Sucesso significa boas notas e, mais tarde, riqueza e bens materiais.	Tudo bem, mas isso não se compara a gostar de seu trabalho e das pessoas.
Suas necessidades devem ficar em segundo plano em relação a coisas mais importantes na vida.	Você deve atender às suas próprias necessidades ao mesmo tempo em que está concretizando seus outros objetivos.
Seu valor depende do que você realiza. Quando você não realiza tanto quanto os outros, ou tanto quanto você pode, basicamente você não será adequado.	Há uma fonte de autovalorização que não pode ser medida por suas realizações e que é inegociável e fundamental.
Erros são resultado de ignorância, de apatia, de descuido e, basicamente, de incompetência em geral.	Errar certamente não é bom, mas erros são uma realidade da vida, mesmo na medicina. Os erros são sua principal fonte de sabedoria. Aprenda com seus erros e não os repita. O perfeccionismo leva ao esgotamento.
Desaprovação é uma demonstração de sua inadequação para o mundo. Defenda-se, justifique-se, explique-se e ataque!	Desaprovação não é algo agradável, mas acostume-se à ideia de que isso não significa inadequação. Aprenda a aproveitar-se dessa situação.
Você se sente impotente em um mundo que controla seu comportamento.	Você é responsável pelo que faz; não tem sentido pôr a culpa em outra pessoa. O que você faz é responsabilidade sua.
Quando você está se sentindo oprimido, solitário, ansioso, deprimido e não consegue estudar, depende de você "animar-se e sair dessa". Seja forte, trabalhe arduamente e aguente firme. Trata-se apenas de uma questão de força de vontade.	Não há nada de errado com você; todos têm dificuldade em enfrentar certas situações e podem ser beneficiados com alguma ajuda. Pode ser frustrante descobrir que você ainda não sabe tudo. A percepção de autovalorização, que não o deixa procurar por ajuda, pode resultar em reais complicações.
Os resultados são mais importantes do que as pessoas. (O comportamento do tipo A é orientado para o "objetivo".)	As pessoas são mais importantes do que os resultados. (O comportamento do tipo B é orientado para o "processo".)
Pensar é o mais importante.	Há mais em você do que apenas o pensar. Não deixe que seus sentimentos e intuições atrofiem; não se transforme em um "chato" intelectual.

*De *Coping in Medical School,* de Bernard Virshup. Copyright © 1985, 1981 por Bernard B. Virshup. Reproduzido com permissão de W.W. Norton & Company, Inc.

---

do tempo, certo abuso de estudantes, internos e residentes é aceitável. Em algumas áreas, por exemplo, a pediatria, o abuso verbal para com os estudantes parece ser raro, enquanto em outras, como a cirurgia, parece ser muito mais frequente. Os diretores das faculdades, chefes de departamento e administradores estão trabalhando duramente para mudar o aspecto dessas culturas. Mas, como ocorre com todas as mudanças culturais, isso levará tempo.

Então, nesse meio tempo, o que você deve fazer, caso se sinta uma vítima de abuso? Eis algumas orientações básicas:

1. Primeiro, respire fundo, e certifique-se de que você não está considerando alguma coisa fora de contexto ou levando para o lado pessoal.
2. Com calma, faça com que a pessoa saiba que isso não deixou você à vontade e explique o motivo.
3. Espere por uma resposta. Caso a pessoa reconheça o erro ou se desculpe, ótimo! Em caso contrário – mas se o comportamento não for repetido – não há necessidade de tomar qualquer outra medida, a menos que o comportamento abusivo seja redirecionado para outra pessoa.
4. Se a resposta for um novo abuso, ou se o abuso for repetido apesar do reconhecimento ou das desculpas, procure por ajuda. Você poderá obter ajuda no escritório do *ombudsman* da instituição, no setor de assuntos acadêmicos ou junto ao chefe do curso ou do estágio.

PEDIDO DE AJUDA ACADÊMICA

Cada pessoa que é aceita para a faculdade de medicina tem a capacidade acadêmica de completar seu curso. Aqueles com dificuldades acadêmicas muito sérias, a ponto de não conseguirem se formar, geralmente ficam em apuros por não quererem ou não terem sido capazes de pedir ajuda no momento em que precisavam.

"Minha família/amigos precisam de mim." Os estudantes de medicina são pessoas inteligentes e esforçadas, e sua família e amigos os admiram e contam com eles – em alguns casos, excessivamente. Mas a faculdade de medicina é um trabalho em tempo integral. Talvez tenha sido possível dirigir os negócios da família enquanto você estava no colégio, ou talvez você seja aquela pessoa da qual toda a sua família dependia para tomar decisões importantes, ou para organizar todos os eventos familiares importantes. Em comparação com outros cursos de graduação, a faculdade

> "Isso tudo é muito bonito, mas não vai adiantar – Anatomia – Botânica – Bobagem! Senhor, conheço uma velha em Covent Garden que entende melhor de botânica, e, quanto à anatomia, o meu açougueiro pode dissecar uma articulação de forma completa e satisfatória. Não, meu jovem, tudo isso é inútil; você precisa ficar junto à cama do doente, pois é lá que você aprenderá sobre as doenças."
>
> THOMAS SYDENHAM

de medicina é muito menos flexível com relação às faltas. Espera-se que você esteja presente no hospital por volta das 5 horas da manhã, todas as manhãs, para fazer a ronda de seus pacientes. Se você for "puxado" em muitas direções, seu trabalho como estudante de medicina poderá ser bastante afetado.

"Sempre fui capaz de fazer isso e serei capaz de fazer isto também." Alguns estudantes de medicina superaram obstáculos significativos em seu caminho até a faculdade. Essas pessoas podem ter vindo de famílias com poucos recursos financeiros ou de base educacional limitada. Podem ter enfrentado problemas médicos ou psicológicos ou superado problemas de aprendizado. Podem ter enfrentado tragédias ou violência. O fato de esses estudantes conseguirem se matricular na faculdade de medicina é testemunho de seu grande esforço, determinação e inteligência. Eles merecem ter orgulho de seus feitos. Portanto, é uma perda terrível quando tais estudantes não aproveitam toda a ajuda de que possam precisar, quando já na faculdade de medicina. Com muita frequência, um estudante se recusa a se encontrar com os colegas depois de ter fracassado em uma prova ou curso, pensando que tudo o que precisa fazer é se esforçar ainda mais. Não será senão depois de ter surgido um padrão, e depois que o estudante se viu forçado a concordar com uma avaliação, que chegará à conclusão de que precisa de maior tranquilidade para fazer suas provas, de diferentes abordagens de estudo ou de ajuda para lidar com a ansiedade. As faculdades de medicina têm a obrigação de fornecer acomodações a todo estudante, capaz sob os demais aspectos, mas que apresente deficiência de aprendizado ou problema sensorial documentados – isto é válido apenas se o estudante solicitar tais acomodações. Fica a seu critério, estudante, solicitar a avaliação e as acomodações.

"Não posso deixar ninguém saber que não consigo fazer isso." Embora quase todos os estudantes tenham se esforçado muito para entrar na faculdade de medicina e estejam lá porque querem estar, alguns não pensam assim. Alguns estudantes estão na faculdade de medicina porque era isso o que seus pais esperavam ou ordenaram, e muitos desses estudantes não estão certos de que desejam prosseguir nessa carreira. Outros estudantes estão convencidos de que não são capazes de vencer no mundo acadêmico. Esses estudantes ficam constrangidos e envergonhados quando se deparam com alguma dificuldade acadêmica e podem sentir como se tivessem "deixado na mão" seus amigos e familiares. Com frequência, esses estudantes acham difícil admitir que precisam de ajuda.

PEDIDO DE AJUDA NÃO ACADÊMICA

A dificuldade acadêmica não é a única razão de os estudantes não se formarem. Para alguns, a carga de trabalho e a sensação de não saber o suficiente podem precipitar ou revelar depressão ou ansiedade. Problemas para dormir, dificuldade de concentração ou falta de energia suficiente para ir às aulas ou ao hospital podem exacerbar uma situação já percebida como opressora. Embora haja ajuda disponível, geralmente o estudante opõe resistência a recorrer a ela. Isso é compreensível: se você tem problemas no exercício de sua função em seu turno de cirurgia, a última coisa que você quer é pedir uma dispensa para consultar um conselheiro. Mas uma avaliação de curto prazo demonstra que é muito melhor enfrentar essas respostas *mais cedo do que mais tarde*. O tempo perdido com a reprovação em um curso ou em um estágio tem consequências muito maiores e custa muito mais do que qualquer tempo investido na solução de um problema antes que ele fique fora de controle.

> "O próprio médico, se doente, chama outro médico, por perceber que não pode raciocinar corretamente se tiver que avaliar seu próprio problema enquanto sofre."
>
> ARISTÓTELES
> *De republica* ("A república")

Abuso de substâncias, ideação suicida, depressão e ansiedade estão muito mais disseminados entre estudantes de medicina e médicos do que comumente se pensa, especialmente considerando o quão brilhantes e talentosos são os estudantes de medicina. É importante compreender que *em geral esses problemas são tratáveis* – se o indivíduo procurar por ajuda. No entanto, estudos com estudantes de medicina constataram que menos de 25% dos estudantes clinicamente deprimidos utilizaram os serviços de saúde mental. As barreiras mais citadas foram: pouco tempo, pouca confiança, estigma, custos, medo da documentação nos registros acadêmicos e medo de uma intervenção indesejada.

Todas as faculdades de medicina têm a obrigação de manter serviços de orientação confidencial. Esses serviços incluem acesso a medicamentos, aconselhamento sobre vícios e psicoterapia. No entanto, *uma vez fora da faculdade, até 35% dos médicos não contam com atendimento de saúde mental adequado.* Tendo em vista que os médicos não diagnosticam ou tratam adequadamente a depressão em 40 a 60% dos pacientes com essa doença, não deve surpreender que tenham dificuldade em superar as barreiras psicológicas ao tratamento e em buscar ajuda para si.

Existem também alguns riscos reais na busca por tratamento. Geralmente, os estudantes se preocupam com o fato de qualquer diagnóstico ou tratamento recebidos ser arquivado em seus registros. Essas preocupações são em parte justificadas; por exemplo, um estudo mostrou que os diretores da residência declararam que seria menos provável que convidassem um candidato hipotético para uma entrevista se ele tivesse um histórico de aconselhamento psicológico. Na maioria dos estados norte-americanos, as comissões de registro de medicina perguntam sobre problemas médicos significativos e verificam se o candidato informa qualquer diagnóstico ou tratamento que possa comprometer sua capacidade de clinicar. Embora seja improvável que uma comissão estadual impeça alguém de ter sua licença por causa de um histórico de tratamento para depressão, alguns estados podem exigir uma carta do médico responsável pelo tratamento do candidato para documentar que o candidato está lidando bem com seu transtorno.

Ocasionalmente, um estudante de medicina terá alguma enfermidade psiquiátrica ou médica grave que poderá ser exacerbada pelos estresses da faculdade. São exemplos o transtorno afetivo bipolar e a colite ulcerativa. Nesses casos, embora a enfermidade seja tratável, o tratamento e os sintomas da enfermidade podem interferir na concentração e na capacidade de trabalho do estudante, como parte de uma equipe. É mais inteligente que o estudante procure logo por ajuda e por orientação, a fim de verificar se o trancamento da matrícula não seria a melhor opção. Essa atitude evitaria a possibilidade de avaliações ruins ou reprovação nos exames – o que poderia representar maior perda de tempo do que se o aluno pedisse o trancamento de um semestre ou de um ano na faculdade.

Em geral, os estudantes são os melhores defensores uns dos outros, e, em muitos casos, você sabe, antes da faculdade, se outro estudante está às voltas com ansiedade ou depressão ou se está bebendo demais. Geralmente, o simples ato de permitir que seus colegas de turma fiquem sabendo que você considera aceitável e honroso procurar por ajuda, e lembrá-los de que existe ajuda disponível pode ser suficiente para fazer a diferença no sucesso acadêmico, na carreira e na vida de alguém.

Caráter e medicina

Atualmente, quase todas as faculdades de medicina estão avaliando os estudantes com relação ao seu profissionalismo ou "**medicalidade**". Esse tipo de avaliação, liderada pela University of California, em São Francisco, é um adendo às avaliações habituais de conhecimento e habilidades ministradas em cada curso ou estágio. Esse tipo de avaliação surgiu da preocupação sobre alguns dos comportamentos abusivos aparentemente tolerados no âmbito da "cultura da medicina" descritos em parágrafos anteriores. Houve necessidade de uma abordagem sistêmica ao abuso de estudantes para comunicar (tanto aos estudantes como ao corpo docente) a condenação das faculdades com relação ao comportamento abusivo ou insensível. Mudanças culturais levam muito tempo para ocorrer, e essa é uma das formas mais efetivas de fazê-lo.

Na UCLA, em Los Angeles, por exemplo, com o auxílio das expectativas delineadas na Tabela 13.1, os estudantes são orientados pelo médico ou professor responsáveis nos casos de ocorrência de uma violação notória ou de repetidos exemplos de infrações menores dessas expectativas. Se o estudante for capaz de aceitar a orientação e de modificar seu comportamento, será entregue um relatório escrito ao chefe do curso,

---

TABELA 13.1 Expectativas de "medicalidade" da David Geffen School Medicine no Formulário de Informações da UCLA

Profissionalismo

1. **Confiabilidade e responsabilidade.** Cumpre com as responsabilidades em relação a colegas, instrutores, pacientes, outros profissionais da saúde e consigo mesmo. Dá informações precisas e não enganosas, empregando o máximo de sua capacidade.

2. **Melhora pessoal e adaptabilidade.** Aceita *feedback* construtivo e incorpora-o ao fazer mudanças em seu comportamento; assume a responsabilidade por seus próprios erros.

3. **Relacionamento com pacientes e familiares.** Estabelece um bom relacionamento e demonstra sensibilidade nas interações terapêuticas com os pacientes; mantém os limites profissionais com os pacientes ou familiares do paciente.

4. **Relacionamento com colegas, professores e outros membros da equipe de saúde.** Tem bom relacionamento com os colegas estudantes, professores ou demais membros das equipes; demonstra sensibilidade com relação a demais membros da equipe de saúde.

5. **Comportamento profissional.** Respeita a diversidade nos pacientes e colegas; resolve os conflitos profissionalmente; se veste e age de maneira profissional.

---

mas não será tomada nenhuma outra medida. Mas se houver repetição do comportamento ou outra violação da expectativa, o chefe do curso também aconselhará o estudante, e o formulário com o relatório será enviado ao setor de assuntos acadêmicos e arquivado junto à documentação do estudante. Dois desses formulários no arquivo do estudante resultarão em uma anotação na avaliação de desempenho do estudante, e mais de dois formulários podem dar margem à expulsão do estudante.

A seguir, alguns exemplos de violações das expectativas:

1. O estudante não cumpre as tarefas no prazo determinado.
2. O estudante resiste ou demonstra uma atitude evidentemente defensiva a críticas.
3. O estudante não protege a confidência ou privacidade dos pacientes.
4. O estudante não estabelece nem mantém limites apropriados em situações de trabalho e de aprendizado.
5. O estudante adultera ou falsifica informações e/ou ações.

Em geral, a resposta dos estudantes a essas orientações tem sido de apoio, mas é compreensível que os estudantes rapidamente peçam por orientações similares para o corpo docente. Essas expectativas também existem para o corpo docente, mas o processo de sanção nem sempre é tão óbvio ou rápido. Entretanto, recentemente tem ocorrido um enfoque muito maior nesses tipos de expectativas no âmbito dos médicos. Por exemplo, atualmente é oferecido treinamento compulsório sobre assédio sexual para membros do corpo docente e das equipes

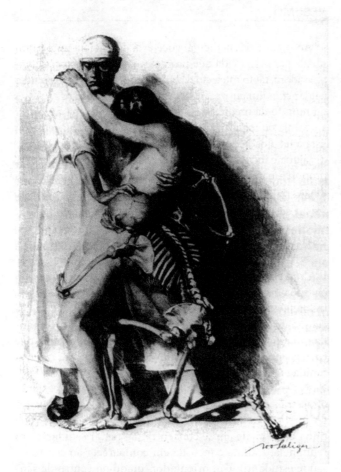

O médico Ivo Saliger (1920). Cortesia da National Library of Medicine. *Embora a imagem seja sugestiva, médicos que adotam autoimagens grandiosas têm alto risco de sofrer esgotamento, frustrações e amarguras.*

na maioria dos centros médicos. A diversidade de gênero e de etnia dos atuais estudantes e dos médicos gerou uma situação na qual alguns problemas de longa duração não podem ser mais tolerados pela maioria dos médicos. É lamentável que se tenha que recorrer a ações judiciais para que algumas dessas mudanças se tornem mais abrangentes. Mas o resultado será um ambiente melhor para a prática da medicina.

AUTOCUIDADO

Na qualidade de estudante de medicina ou de médico, frequentemente você dá conselhos excelentes para seus pacientes acerca de assuntos pertinentes ao estilo de vida. No entanto, vários estudos documentaram que é *muito provável que você ignore esses bons conselhos, ao se tratar de sua própria vida.* Afinal de contas, você é jovem. Você é uma pessoa atarefada. Você está estressado. Lamentavelmente, embora você não permaneça sempre jovem, é muito provável que continue sendo um indivíduo ocupado e estressado, a menos que opte por fazer alguma coisa a respeito. *A faculdade de medicina oferece o melhor momento para estabelecer hábitos que poderão ajudá-lo a ser um melhor médico e uma pessoa mais feliz e mais saudável para o resto de sua vida.*

Seguem algumas recomendações para a manutenção de seu bem-estar que devem ser implementadas desde já e não depois de você terminar seu treinamento.

1. Priorize seu tempo

Sem isso, nada mais funcionará. Percebendo que, na realidade, não há tempo suficiente para fazer tudo, esquematize o que você precisa fazer. Isso significa dizer não para algumas coisas, geralmente para coisas agradáveis ou para tarefas que outras pessoas acreditam que só você pode cumprir. Também significa ter alguma ideia do tempo que você realmente vai consumir fazendo determinada tarefa. Esse é um objetivo para toda a vida, como você perceberá se observar qualquer de seus professores ou orientadores. Mas você está em um campo em que deve ser capaz de gostar de seu trabalho. Em grande parte, isso deixará de ser verdade, se você tentar fazer demais.

2. Amigos

Ter pessoas na sua vida é parte essencial de todo ser humano. Dependendo de sua personalidade, isso pode representar muitas pessoas ou apenas alguns poucos amigos íntimos. Você pode ter uma enorme família com quem você se comunica diariamente ou sua família pode fazer contato basicamente por *e-mails* ou em visitas intermitentes. Sua rede social pode se limitar a sua vizinhança, a seu local de culto religioso, à escola de seus filhos ou ao trabalho. O que importa é que você seja capaz de relaxar e ser você mesmo com alguém que o conheça e que goste de você. *O isolamento dificulta muito mais a obtenção da ajuda, essencial para o trabalho que você escolheu – um trabalho extremamente exigente em termos emocionais.*

3. Exercício

Cuidar de seu corpo é sempre um inteligente investimento de tempo e energia. O exercício pode ser uma forma maravilhosa de lidar com as tensões do dia a dia ou de proporcionar um momento de paz ou de meditação em um dia repleto de pacientes exigentes ou de colegas de trabalho petulantes. É também uma boa maneira de estar com pessoas, não importando se você gosta de esportes em equipe ou de atividades mais individuais, como nadar, fazer caminhadas ou andar de bicicleta. Excursões com organizações como o Sierra Club podem proporcionar tanto exercício como uma sensação de pertencimento e de comunidade.

4. Relaxamento

A prática do exercício é uma forma de relaxar, mas não deve ser a única opção. O relaxamento tem a ver, em parte, com a mudança do ritmo de suas atividades, mas também com a mudança de sua forma de pensar. Ler ou viajar pode levá-lo a um mundo diferente, tanto figurativa como literalmente, e ajudá-lo a desenvolver novas perspectivas e a experimentar diferentes "maneiras de ser". *Você será uma pessoa melhor e mais interessante, mas também um médico melhor e mais sensível, se seu tempo não for gasto exclusivamente com seus pacientes e seus artigos científicos.*

Diferentes pessoas encontram diferentes formas de relaxar. Alguns médicos não se sentem à vontade quando têm tempo livre, e, se isso se aplica a você, talvez precise ter seus fins de semana e férias muito estruturados. Algumas pessoas ficam satisfeitas em passar todo o seu tempo livre com outras pessoas, enquanto outras têm uma necessidade genuína de passar algum tempo sozinhas. Saber o que funciona com você é uma etapa importante na tarefa de tomar conta de si mesmo.

5. Sono

A quantidade de sono e o momento em que ele é necessário são diferentes para cada pessoa, e essas necessidades mudam à medida que a pessoa vai envelhecendo. O que vale para todos nós é que alguma quantidade de um sono repousante é essencial para o bem-estar, e quase todos nós não conseguimos dormir o suficiente para satisfazer nossos corpos. Isso significa que é importante compreender e respeitar suas próprias necessidades e observar como essas necessidades mudam com o passar do tempo. *Adolescentes e pessoas na faixa dos 20 anos frequentemente têm um padrão circadiano interno que facilita a concentração e o trabalho à noite* e dificulta seu funcionamento efetivo no início da manhã. Esse padrão muda com o passar dos anos, até que, por volta dos 60 ou 70 anos, o período da manhãzinha é o momento mais ativo para a maioria dessas pessoas. Quase todas as pessoas precisam de aproximadamente 8 horas de sono por noite. Mas alguns adultos se saem muito bem com 6 ou mesmo 4 horas, enquanto outros precisam de 9 ou 10 horas.

Provavelmente, mais importante do que a quantidade de sono é o que interfere no sono. Café e outras bebidas a base de cafeína são parte integrante da cultura dos Estados Unidos, e se tornaram parte da cultura médica. Mas essas bebidas podem ter influência significativa no sono, particularmente quando são usadas para induzir artificialmente um estado de vigília, quando o corpo está exausto. É ainda mais provável que o álcool afete os padrões do sono. *Geralmente utilizado como relaxante, na verdade o álcool provoca alterações no sono.* Embora um drinque possa ajudar na indução do sono, também interfere no sono profundo, leva ao despertar durante a noite e interfere no sono reparador. Analogamente, por causa do fácil acesso aos sedativos, os médicos frequentemente utilizam drogas para induzir o sono. Os perigos dessa prática são óbvios; ainda assim, a tentação é grande.

> "Os modernos estagiários possuem valores diferentes e exigem um estilo de vida mais equilibrado, comparativamente àqueles que acreditam que a única coisa errada com uma chamada noturna dia sim dia não é que você perdeu metade dos bons casos."
>
> H. SANFEY
> *Cirurgião norte-americano contemporâneo, University of Virginia*
> *British Journal of Surgery*

RESUMO

Ao optar pela medicina, você está dá início a uma caminhada para uma vida que promete ser desafiadora e recompensadora, tanto intelectual como emocionalmente. Aprender a lidar com uma nova linguagem e cultura e com os estresses do mundo da medicina pode ser tão difícil como aprender anatomia ou realizar um exame físico. Uma abordagem realista à faculdade de medicina, que permita ao indivíduo pedir ajuda e inclua algum tipo de relaxamento em sua rotina, proporcionará uma excelente preparação para uma carreira longa e satisfatória.

ESTUDO DE CASO

Uma estudante de medicina do primeiro ano fracassou em uma importante prova de anatomia no primeiro semestre da faculdade. Ela disse ao diretor do curso que teve um ataque de ansiedade, mas também disse que naquele momento estava ótima, que não precisava de tratamento e que apenas pedia uma oportunidade de refazer a prova. A oportunidade foi concedida e a aluna obteve sucesso na nova prova. No entanto, no semestre seguinte, fracassou nos exames bimestrais do período. Ao ser convocada pelo coordenador do curso, reconhece que estava extremamente ansiosa e que tinha dificuldade em se concentrar ao tentar estudar. Com relutância, a aluna concorda em comparecer ao centro de saúde estudantil. Um orientador lotado no centro de saúde fica sabendo que ela é a primeira da família a conseguir acesso a uma escola de segundo grau e à faculdade. A família tem muito orgulho dela, mas não a apoia emocionalmente, pois não compreende a pressão e as demandas do curso de medicina. A aluna também está em conflito porque sua família passa por dificuldades financeiras, e ela acredita que deveria estar trabalhando e ajudando a família. A aluna recebe treinamento em atividades de relaxamento e é medicada para uma depressão subjacente que jamais foi tratada. No entanto, é o aconselhamento sobre seus objetivos profissionais e sua obrigação com a família que, basicamente, se revela mais útil.

SUGESTÕES DE LEITURA

Epstein, R.M., & Hundert, E.M. (2002). Defining and assessing professional competence. *Journal of the American Medical Association, 287*, 226-235.
   Esse artigo revisa as expectativas que atualmente recaem nos estudantes de medicina, inclusive aquelas que têm a ver com o profissionalismo, e como essas expectativas são avaliadas.

Hampton, T. (2005). Experts address risk of physician suicide. *Journal of the American Medical Association, 294*, 1189-1191.
   Esse artigo oferece uma visão geral de um recente relatório de um grupo de especialistas em medicina, seguro-saúde e licenciamento de médicos, reunidos para identificar os fatores que desestimulam os médicos em buscar tratamento para depressão.

Krasner, M.S., Epstein, R.M., Beckman, H., Suchman, A.L., Chapman, B., Mooney, C.J., & Quill, T.E. (2009). Association of an educational program in mindful communication with burnout, empathy, and attitudes among primary care physicians. *Journal of the American Medical Association, 302,* 1284-1293.

    Esse artigo se reporta a um estudo sobre os benefícios para médicos de atendimento primário que receberam treinamento em meditação da atenção plena e exercícios de autopercepção e que escreveram suas narrativas sobre experiências clínicas significativas. Os participantes demonstraram melhoras de curto prazo e mais permanentes em termos de bem-estar e de atitudes associadas ao atendimento centrado no paciente.

Rosenthal, J.M., & Okie, S. (2005). White coat, mood indigo—depression in medical school. *New England Journal of Medicine, 353,* 1085-1088.

    Esse artigo é um resumo da incidência e de prováveis causas de depressão na faculdade de medicina. Também trata dos obstáculos ao tratamento e das atitudes adotadas por algumas faculdades no sentido de resolver esse problema.

Ética Médica 14

Sarah J. Breier

> "Os cirurgiões precisam ser muito cuidadosos
> Ao pegarem o bisturi!
> Por baixo de suas delicadas incisões
> Revolteia o Culpado – a Vida!"
> EMILY DICKINSON

O aprendizado, o entendimento e a prática da ética médica no cenário clínico exigem muitas das mesmas elaborações prevalentes no aprendizado, no entendimento e na prática da própria medicina clínica. Da mesma maneira que ocorre na medicina, a aplicação ativa da ética médica deve ser precedida por um estudo considerável dos princípios, teorias e abordagens éticas. O estudo da ética e do comportamento ético na medicina se desenvolveu substancialmente ao longo das duas últimas décadas. Atualmente contamos com enorme número de textos primários e secundários, além de numerosas revistas devotadas a esse tópico; pontos de debate éticos como a engenharia genética, confidencialidade e alocação de fundos têm sido tratados com amplitude e profundidade na literatura médica. Esses tópicos são discutidos mais frequentemente do ponto de vista da ética utilitária ou deontológica; ainda assim, muitas vezes esses fundamentos teóricos centrais não estão presentes nos currículos de treinamento médico. Este capítulo oferece uma visão geral dos princípios éticos fundamentais que modelam o comportamento ético nos médicos, uma discussão das qualidades éticas de médicos exemplares, o contrato social da medicina e o desenvolvimento do treinamento extremamente necessário para a ética na educação médica.

RECAPITULAÇÃO DOS PRINCÍPIOS

Vai muito além dos objetivos deste capítulo uma revisão completa dos princípios da ética médica e de como eles influenciam o comportamento dos médicos. No entanto, frequentemente surgem questões éticas no tratamento de pacientes em qualquer ambiente clínico; assim, é essencial que todos os estudantes de medicina estejam minimamente familiarizados com esses princípios. Embora os médicos possam se apoiar em pesquisas científicas, padrões aceitos para os cuidados clínicos, leis e normas legais que regem as tomadas de decisões, cada dilema ético é único para o paciente e às suas próprias circunstâncias físicas, emocionais e culturais.

Quase todos os médicos exercem sua prática dentro dos limites do código de ética profissional, que lhes oferece orientações para o trabalho junto aos pacientes e a seus familiares. Mas os avanços tecnológicos na medicina e os sistemas cada vez mais complexos de atendimento de saúde geraram situações em que a aplicação de distintos princípios profissionais, legais e éticos frequentemente leva a diferentes conclusões. No entanto, a estrutura ética fundamental para a prática médica ética pode se fundamentar nos seguintes princípios abrangentes.

Autonomia alude ao princípio da autodeterminação – um princípio de grande destaque nas culturas ocidentais. Autodeterminação significa que é essencial ter conhecimento dos desejos do paciente com relação à sua enfermidade. Além do respeito pela autonomia individual, é essencial ter em mente que os indivíduos são membros inter-relacionados e interconectados a uma comunidade humana. Esse princípio de amplas consequências (enfatizado particularmente na saúde pública) reconhece que muitas das decisões que tomamos enquanto indivíduos afetam outras pessoas, direta ou indiretamente.

Deve-se envidar todos os esforços para que a autonomia do paciente seja respeitada. Apesar disso, a autonomia pode ficar comprometida se o paciente teve diminuída sua capacidade de tomar decisões ou se foi considerado incapaz por um juiz – por exemplo, pacientes com certas enfermidades psiquiátricas ou neurológicas. Para que possa agir com a máxima autonomia, supõe-se que o paciente também deva dar o **consentimento informado**. Isso implica que o paciente deve receber uma explicação completa e compreensível de sua enfermidade, a fim de ficar ciente de possíveis benefícios e problemas que possam decorrer dos diversos tratamentos propostos, inclusive da opção de recusar o tratamento. *A capacidade de dar consentimento informado para uma intervenção médica repousa na capacidade do paciente em compreender sua enfermidade, o prognóstico, o tratamento proposto e outras opções, e na sua capacidade de julgar os prós e os contras do recebimento do tratamento.*

A autonomia também se estende ao direito do paciente à **privacidade e confidencialidade**. O médico é obrigado a "quebrar" a confidencialidade no caso de emergências, como intenção suicida ou homicida ou em casos que envolvem menores de idade. Do mesmo modo, apesar do seu respeito pela autonomia, em alguns casos o médico deve desconsiderar a decisão informada e consentida do paciente, por considerar que tal decisão não está atendendo aos melhores interesses do paciente (p. ex., o desejo de morrer de um paciente deprimido). Em geral, essa situação é conhecida como **paternalismo**. Em si, o paternalismo tem uma tradição longa e consagrada na medicina, que envolve o *direito fiduciário do médico em agir a favor dos melhores interesses do paciente*. Os "médicos da antiga" são tradicionalmente conhecidos por tomar decisões sábias e prudentes por seus pacientes, com os pacientes seguindo tais decisões de maneira inquestionável e respeitosa. Entretanto, com o advento da autodeterminação e do maior respeito da sociedade pelo papel e pela autonomia do paciente, a conotação do paternalismo médico passou a ser negativa. Com efeito, as atuais descrições de paternalismo médico frequentemente geram imagens de um médico que, de maneira arrogante e egoísta, prossegue com determinado curso de tratamento sem levar em consideração os desejos do paciente.

Beneficência é o princípio que exige que o médico ajude seu paciente e pese os contras do tratamento *vis-à-vis* seus benefícios. A interpretação básica desse princípio é à seguinte: *o médico deve agir em benefício de seu paciente, tomar medidas positivas e afastar os perigos*. Essas obrigações éticas são consideradas autoevidentes e são amplamente aceitas como objetivos justos e apropriados da medicina. Esses objetivos são aplicados tanto individualmente a cada paciente como em benefício da sociedade como um todo. Mas a saúde ideal de cada paciente é o objetivo primordial da medicina. A prevenção de doenças por meio de pesquisas e do uso de vacinas, por exemplo, é simplesmente esse mesmo objetivo ampliado para toda a sociedade.

O atendimento à saúde é considerado positivo quando promove a saúde e o bem-estar, como na prevenção de enfermidades de lesões ou no adiamento da morte prematura. O equilíbrio entre os prós e os contras do tratamento, a tomada de decisão, a pesquisa com seres humanos ou o desenvolvimento de políticas e estratégias devem ser parte constitutiva da ação pensada e criteriosa imposta pelo princípio da beneficência. Os contras devem ser medidos e pesados em relação aos possíveis benefícios para o paciente, da perspectiva do paciente ou das pessoas afetadas – e não da perspectiva do médico. Em consequência, o princípio da autonomia influencia significativamente o princípio da beneficência e pode até mesmo suplantá-lo.

Não maleficência se baseia no consagrado princípio de Hipócrates – *primum non nocere* – *em primeiro lugar, não causar malefício*. Isso envolve a ponderação – pelo médico e paciente – dos prós e contras de determinado procedimento. O médico deve certificar-se de que está estendendo um atendimento que pouco provavelmente causará enfermidade ou morte. Quando o risco de dano ou de morte se torna inevitável, o médico deve certificar-se de que os benefícios do tratamento realmente superam os possíveis malefícios. Em certas circunstâncias,

---

QUADRO 14.1 O estabelecimento de fronteiras e limites apropriados gera dilemas embaraçosos para os médicos. Considere as seguintes situações e avalie sua resposta:

- Vários de seus pacientes pedem para seguir você no Twitter e para adicioná-los no Facebook.
- Um paciente de longa data morre, e sua irmã lhe pede para dizer algumas palavras no funeral do paciente.
- Seu paciente, um agente de viagens, lhe oferece um assento na primeira classe quando você está pagando por um assento na classe econômica.
- Uma paciente atendida por você há muitos anos comete suicídio, e a irmã da paciente – uma advogada criminal que vinha pagando as contas da irmã há muitos anos – pede para ter uma consulta privada a fim de superar a morte da irmã.
- Uma paciente revela que, na verdade, ela é "Maria", uma mulher com a qual você estava flertando em um *site* de encontros da internet durante os últimos dois meses, sem ter conhecimento de sua real identidade.
- Um policial estadual – que também é um de seus pacientes – aborda-o por excesso de velocidade, mas informa que apenas irá dar uma notificação de aviso porque "você tem sido um médico muito bom por todos esses anos."

---

o princípio da não maleficência pode ser um dever negativo, resultando na decisão do médico em *não* tratar a enfermidade ou a lesão. A **não maleficência** requer que o médico não exponha o paciente a riscos ou a lesões desnecessários, seja por meio de atos de comissão ou de omissão.

Em geral, a sociedade considera negligência o ato de expor, por descuido ou indiferença, uma pessoa a risco de malefício ou de lesão. O oferecimento de um padrão apropriado de atendimento, que evite ou minimize a ocorrência de malefício, é atitude apoiada por nossas convicções morais comumente vigentes e pela própria lei.

Em um modelo profissional de prestação de serviços de saúde, o médico pode ser ética e legalmente considerado culpado se não atender aos "padrões de atendimento vigentes na comunidade" que, cada vez mais, vêm sendo definidos pelas normas profissionais. Além disso, a não maleficência reforça a necessidade da competência médica. Compreende-se e aceita-se que, **às vezes**, ocorrerão erros médicos. Mas esse princípio enuncia um arraigado comprometimento, por parte dos médicos, de fazer tudo o que for possível para proteger seus pacientes de qualquer dano.

TABELA 14.1 Critérios legais para determinação da negligência profissional na medicina

1. O médico deve ter algum tipo de obrigação com a parte afetada
2. O médico precisa violar essa obrigação
3. O paciente precisa sofrer algum dano
4. O dano precisa ter sido causado pela violação dessa obrigação

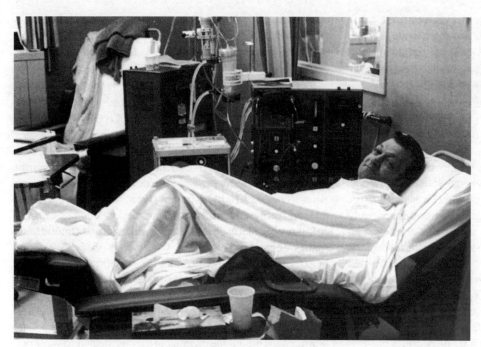

Reproduzido com permissão da National Kidney Foundation, Inc., Nova York. *A diálise renal vem proporcionando benefícios tremendos à saúde, mas a um custo considerável. A decisão com respeito à disponibilização universal de benefícios onerosos como a diálise é um dos maiores desafios das políticas de saúde.*

Justiça no atendimento da saúde é um aspecto ético complicado que impõe *a consideração da razoabilidade de determinado tratamento ou de intervenção propostos*. Enquanto os princípios da autonomia, da beneficência e da não maleficência têm aplicações óbvias em relação à interação entre médico e paciente, o princípio ético da justiça é empregado mais rotineiramente em relação à comunidade ou à saúde pública. A gama de tópicos abraçados pelo princípio da justiça tem grandes consequências, que podem envolver questões como o estabelecimento do número e a categoria dos leitos de enfermagem autorizados e oferecidos em determinada região geográfica, a indicação do candidato mais apropriado para um transplante de rim ou a determinação do número de vacinas antigripais a serem distribuídas e a decisão de quais serão os primeiros a recebê-las. Há incontáveis modos de considerar a justiça em nossa sociedade pluralista, e atualmente não existe um consenso social com relação ao que constitui a justiça, embora a maioria das pessoas possua um "senso" de justiça como princípio ético.

QUALIDADES DE UM MÉDICO ÉTICO E PRINCÍPIOS SECUNDÁRIOS

Quase todos nós temos nossas hipóteses básicas sobre as qualidades que compõem o médico ideal. Há um número limitado de qualidades que, se existentes ou praticadas, assegurariam a manutenção da fé e da confiança do paciente em seu médico. Essas qualidades são: *veracidade, manutenção da confidencialidade, fidelidade, confiabilidade, integridade, compaixão e julgamento criterioso*. Embora essas qualidades estejam implícitas nos princípios éticos anteriormente mencionados – autonomia, beneficência, não maleficência e justiça – merecem uma consideração à parte.

Veracidade é sinônimo de contar a verdade. A autonomia dos pacientes em detrimento do paternalismo médico deve tornar claro que os pacientes esperam de seus médicos apenas a verdade. Seria incomum que um médico ético mentisse intencionalmente para seus pacientes. No entanto, alguns médicos encontram dificuldades em diferenciar omissão de compassivo fornecimento de informações. Essas dificuldades acentuam-se em muitas regiões dos Estados Unidos e em cenários similares, em que os médicos estão lidando com pacientes (e com seus familiares) oriundos de culturas de todos os pontos da Terra. É possível praticar veracidade, embora ainda acreditando que "o engano beneficente" seja justificado em certas circunstâncias para redução da ansiedade do paciente; que nem o paciente nem o médico jamais poderão ter total conhecimento da verdade; e que, de fato, nem todos os pacientes desejam saber a verdade nua e crua. Esses argumentos enfatizam que *a prática efetiva da medicina exige compaixão, paciência, discernimento e excelente capacidade de comunicação*.

O compromisso com a exatidão, a veracidade e a franqueza levanta outras dificuldades para os médicos, como explicar ao paciente que alguma coisa "deu errado" durante certo procedimento ou se deve-se notificar a Comissão Médica sobre algum colega cuja habilidade prática possa estar comprometida. Em particular, esse último tópico abre uma importante discussão sobre a ética na denúncia de irregularidades, e todo estudante de medicina deve estar pensando sob quais circunstâncias ele deveria informar sobre sua preocupação acerca de algum colega que esteja apresentando tal problema.

Originalmente, **privacidade e confidencialidade** se baseavam no princípio ético da não maleficência, que resultava do fato que o fornecimento de determinada informação pudesse causar danos ao paciente. Hoje, é o princípio ético da autonomia que nitidamente modela as decisões acerca de privacidade e da confidencialidade. Mesmo nos casos em que não há envolvimento de um princípio ético, a necessidade prática da verdade como base de uma relação satisfatória entre o médico e seu paciente faz da confidencialidade um assunto de essencial importância. No entanto, existem conflitos legais e éticos que influenciam as decisões sobre confidencialidade, particularmente quando um médico está de posse de informações confidenciais que, se vindas a público, poderiam impedir dano ou lesão a terceiros. Contudo, no dia a dia, a confidencialidade é frequentemente quebrada, seja conscientemente (com consentimento implícito), seja impensada, sistemática ou deliberadamente (sem consentimento implícito). Conversas em elevadores são um exemplo clássico de quebra impensada da confidencialidade. *O fracasso sistemático em proteger a confidencialidade dos prontuários médicos computadorizados tem permitido violações da confidencialidade em uma escala sem precedentes.*

Fidelidade, honestidade e integridade são essenciais para os princípios éticos primários da autonomia, da beneficência, da não maleficência e da justiça. Essas são as qualidades ou comportamentos que podem fazer da prática da medicina algo tão oneroso. Essas qualidades são a base dos deveres dos médicos, como não abandonar seus pacientes sem antes tomar providências apropriadas; jamais utilizar a relação médico-paciente para a concretização de objetivos sexuais ou para proveito próprio; deixar suas famílias e entes queridos ao serem convocados. Enfim, tais qualidades explicam porque, há tempos, a profissão médica tem afirmado que os interesses do paciente sempre devem vir em primeiro lugar.

> "As relações sexuais com pacientes são problemáticas, não por serem antiéticas e por comprometerem o atendimento ao paciente, mas porque podem levar a ações civis por danos, ações criminosas e procedimentos disciplinares pelos conselhos de medicina estaduais... Conquanto em outras épocas a preocupação se concentrasse sobretudo nas relações entre pacientes e psiquiatras, atualmente é de conhecimento geral que o problema também se estende aos médicos de outras especialidades."
>
> MAXWELL J. MEHLMAN

A natureza íntima da relação entre médico e paciente pode despertar uma atração sexual. No entanto, uma regra fundamental da ética médica tradicional é que essa atração deve ser reprimida. No Juramento de Hipócrates, podemos encontrar a seguinte promessa: "Em quantas casas entrar, fá-lo-ei só para a utilidade dos doentes, abstendo-me de todo o mal voluntário e de toda voluntária maleficência e de qualquer outra ação corruptora, tanto em relação a mulheres quanto a jovens, sejam livres ou escravos". Nos últimos anos, muitas associações médicas reiteraram a proibição de relações sexuais entre médicos e seus pacientes. As razões para tal advertência são tão fortes e defensáveis hoje em dia como o eram na época de Hipócrates, há 2.500 anos: os pacientes estão vulneráveis e depositam sua confiança nos médicos que, segundo esperam, irão curá-los. Talvez temam alguma vingança, caso oponham resistência aos assédios sexuais do médico. Além disso, o julgamento clínico do médico poderá ficar negativamente afetado pelo envolvimento emocional com seu paciente. Essa última razão também se aplica aos médicos que estejam tratando membros da própria família, o que é uma prática fortemente desestimulada e proibida por muitos códigos de ética médica.

Compaixão e julgamento criterioso são virtudes abrangentes que ajudam os médicos no desenvolvimento e na manutenção de relações efetivas com seus pacientes. Médicos compassivos e com julgamento criterioso são capazes de atuar de maneira aceitável por todos os envolvidos e de evitar possíveis quebras em seus deveres éticos. *Na prática médica, a compaixão engloba a percepção e a sensibilidade às necessidades do paciente.* A atenção e a aceitação respeitosa da fragilidade e da finitude humanas são essenciais para o princípio da compaixão. A ausência de compaixão fica evidente diante do descuido, da rudeza, do desrespeito, de atitudes abruptas e da insensibilidade. *Julgamento criterioso implica que o médico é capaz de discernir as reais necessidades do paciente, com base na intuição, nas habilidades de comunicação e na experiência.* Essa é uma qualidade desenvolvida mais espontaneamente por alguns médicos do que por outros, e uma habilidade que jamais se desenvolverá sem que seja tomada uma deliberada decisão para fazê-lo. Não obstante, o julgamento criterioso talvez nunca seja aperfeiçoado: mesmo o mais experiente e compassivo dos médicos pode errar em certas circunstâncias. Mal-entendidos, concepções equivocadas e a "perda durante a tradução" em meio a culturas em choque são consequências inevitáveis na prática da medicina.

> "Não pense, com relação à doação de um órgão, que você está dando uma parte de si para que um perfeito estranho se mantenha vivo. Na realidade, trata-se de um perfeito estranho desistindo de praticamente a totalidade de seu corpo para que parte de você permaneça viva."
>
> ANÔNIMO

CULTURAS CONFLITANTES

A imigração e a globalização conectaram populações mundiais nos aspectos geográfico, econômico, digital e social, criando comunidades multiculturais tanto locais quanto globais. Em consequência, os médicos precisam estar apropriadamente preparados a atender aqueles seus pacientes que difiram em etnia, linguagem, religião, educação, situação socioeconômica e crenças e normas culturais. A sensibilidade às diferenças culturais promove uma comunicação efetiva com pacientes de origens diversas, proporcionando com isso um atendimento melhor e mais aprimorado para tais pacientes.

Recentemente, currículos de competência cultural vêm proliferando em muitas faculdades de medicina. A apreciação dos fundamentos morais desse tipo de desenvolvimento lança luz na finalidade desses currículos para educadores e estagiários, além de proporcionar uma forma de avaliar a relação entre a ética da competência cultural e a ética médica ocidental normativa. Os princípios fundamentais da competência cultural são o reconhecimento da importância da cultura nas vidas das pessoas, o respeito pelas diferenças culturais e a minimização de qualquer consequência negativa das diferenças culturais. São inúmeras as culturas encontradas no cenário médico – as culturas dos pacientes, suas famílias e cuidadores; as culturas de nossa diferenciada população de provedores de cuidados de saúde; e a cultura da medicina ocidental. Médicos culturalmente competentes aprendem sobre as culturas, abraçam o pluralismo e se adaptam às diferenças culturais, sabendo que um atendimento culturalmente competente promoverá a autonomia, beneficência, não maleficência e justiça com relação aos pacientes.

MEDICINA, ÉTICA E SOCIEDADE

Atualmente, o contrato social, um conceito que tem suas origens na ciência política, vem sendo utilizado na descrição das relações entre a profissão médica e a sociedade a que atende. Esse contrato social entre medicina e sociedade tem implicações bastante amplas para a ética médica e para o profissionalismo. No contexto histórico, o contrato social da medicina era mais implícito do que explícito, e funcionava com máxima eficácia quando os valores da medicina e da sociedade eram ditos homogêneos. As obrigações dos médicos, necessárias para a manutenção desse contrato social, eram transmitidas por profissionais exemplares e respeitados. *A sociedade esperava que os profissionais responsáveis pelo atendimento dos enfermos fossem competentes, altruístas e virtuosos e que se responsabilizassem pelas necessidades de saúde, tanto individual como coletiva. Em troca, a sociedade assegurava aos médicos posição social, respeito, autonomia, o privilégio da autorregulação e ganhos financeiros substanciais.* Esse entendimento ainda é a quintessência do contrato social vigente, apesar de o papel do médico na sociedade moderna ter passado por uma extraordinária modificação nas últimas décadas.

Até meados do século XX, a estrutura do atendimento de saúde evoluiu de maneira gradual. A confiança na medicina permanecia inabalada, e o termo "contrato social" não aparecia no discurso médico. O público, acreditando no altruísmo dos médicos, tinha uma opinião favorável quanto à profissão, e a influência da medicina na política pública era significativa. No entanto, nas décadas de 1960 e de 1970, todas as formas de autoridade passaram a ser questionadas. Os cientistas sociais argumentavam que a medicina valia-se de seu monopólio em favor de seus próprios interesses, que não fazia a autorregulação de maneira apropriada e que suas organizações estavam mais interessadas em servir a seus membros do que à sociedade. Nos anos de 1980, Paul Starr cunhou o termo "contrato social" para descrever as relações da medicina com a sociedade, afirmando que esse contrato estava sendo renegociado para fazer frente às complexidades da medicina moderna e da sociedade contemporânea. Desde então, as expectativas da sociedade com relação à medicina e ao comportamento dos médicos vêm evoluindo, ampliando a necessidade de deliberações éticas mais criteriosas com relação à prática, educação e aprendizado contínuo – por toda a vida – dos profissionais.

A principal expectativa da sociedade é a de que os indivíduos recebam assistência dos profissionais de atendimento. A sociedade deseja – e merece – atendimento de saúde profissional e compassivo, em que a confidencialidade dos pacientes seja respeitada e sua dignidade preservada. Além disso, os indivíduos desejam manter o controle da orientação de seu próprio tratamento. A medicina tem a obrigação de atender a essas expectativas.

A sociedade também espera que os órgãos de regulação da profissão médica garanta a competência de cada médico, mediante o estabelecimento e a obrigatoriedade de padrões para educação, treinamento e prática, assim com ações disciplinares para conduta incompetente, antiética ou não profissional. A obrigação de todo médico é preservar sua competência e se envolver no processo da autorregulação.

Os médicos estão habilitados a fazer perguntas intrusivas e a realizar procedimentos invasivos. Mas essas atividades estão associadas a expectativas claras: os pacientes precisam acreditar que os médicos colocarão as necessidades deles, pacientes, à frente das próprias necessidades. Isso não significa um comprometimento completamente aberto, incompatível com um estilo de vida saudável por parte do médico; mais importante é que os estudantes de medicina e os médicos percebam que *o altruísmo é fundamental para o contrato social entre médicos e pacientes.*

Outras expectativas da sociedade com relação aos médicos são a moralidade e a integridade no trabalho e no dia a dia. É inquestionável que aqueles médicos que não agem moralmente e com integridade perderão a credibilidade, fazendo com que o público perca a confiança na profissão médica. A promoção do bem-estar público é outra expectativa com relação aos médicos. Enquanto os médicos asseguram o controle sobre a prática da medicina, espera-se que esses profissionais enfrentem os problemas vivenciados individualmente por seus pacientes e as questões importantes da sociedade, em vez de lidarem apenas com os aspectos pertinentes à própria medicina. O que se espera do médico, como profissional capaz de curar e como agente moral, está determinado, em grande parte, pelo que significa ser um profissional na sociedade contemporânea. Os médicos devem ter ciência do profissionalismo e das obrigações necessárias para a manutenção de um comportamento profissional e ético essencial para o cumprimento do contrato social. Essa tarefa, no entanto, não é tão simples como parece. O contrato social fica exposto a muitos aspectos (e comportamentos) eticamente questionáveis. Sem esgotar as possibilidades, alguns desses aspectos são: a influência corruptora dos incentivos financeiros, a agressiva concorrência do mercado e a gradual diminuição da confiança do paciente no médico. Lamentavelmente, muitos médicos não estão devidamente preparados para enfrentar essas questões. Outras questões éticas com que frequentemente os médicos se deparam são as situações clínicas desafiadoras, em que sua estratégia de ação preferida pode entrar em conflito com as expectativas do paciente, com as exigências da família ou com as seguradoras de saúde. Quando um médico ético, competente e compassivo cede a tais demandas e a expectativas tão questionáveis, tornando-se cúmplice em ações percebidas por ele como eticamente inadequadas, sua integridade fica comprometida. A educação na ética médica é essencial para "capacitar eticamente" os médicos, objetivando um comportamento apropriado, beneficente e justo.

PODEMOS ENSINAR COMPORTAMENTO ÉTICO NA MEDICINA?

Até o final dos anos de 1970, a ética, o profissionalismo e o humanismo não faziam parte do currículo das faculdades de medicina. No entanto, o treinamento formal em ética médica passou a ser cada vez mais comum, e a ética médica se transformou em um acréscimo bem-sucedido aos currículos educacionais na maioria das faculdades de medicina em todo o mundo. Essas mudanças originaram-se da percepção de que todos os médicos devem estar equipados com habilidades que lhes permitam reconhecer a angústia ética, identificar dilemas éticos, conduzir uma análise ética fundamentada no problema e evoluir em meio aos complexos aspectos éticos que terão que enfrentar em sua vida profissional. Algumas instituições têm pequeníssimas cargas horárias destinadas ao ensino da ética, enquanto outras contam com programas altamente desenvolvidos. Ao longo das últimas décadas, foram tentadas várias abordagens visando à introdução da ética médica no treinamento formal, de graduação e de pós-graduação. O treinamento formal em ética clínica se tornou uma parte essencial nos currículos de residência nos Estados Unidos, com vistas a preparar futuros médicos para enfrentar as muitas e variadas dimensões éticas da prestação de serviços de saúde aos pacientes.

As metas e objetivos do ensino da ética médica são a aquisição das habilidades em análise ética, essenciais para que sejam atendidas as demandas associadas às escolhas médicas morais, seja aumentada a responsabilidade pelos aspectos éticos na prática clínica cotidiana e seja feita uma reflexão crítica mais abalizada com relação aos valores pessoais e obrigações do indivíduo enquanto médico. Esse treinamento ajudará tanto os médicos como os profissionais em treinamento a desenvolver um profundo conhecimento operacional teórico e prático, além de um comportamento ético. Mas o ônus para um comportamento ético sempre repousará em cada indivíduo que tenha abraçado a carreira médica.

ESTUDO DE CASO

Uma mulher, de 32 anos, em sua 12ª semana de gestação gemelar, relata a seu obstetra um cansaço extremo. O obstetra, então, diz a paciente que essa fadiga é bastante comum no primeiro trimestre de gestação, mas solicita um hemograma completo, com leucometria diferencial, imaginando uma possível anemia. Naquela noite, o obstetra, notadamente preocupado, telefona para a paciente. "A senhora está com leucemia. A doença está em uma fase aguda e deve ser tratada imediatamente." A mulher diz que a gravidez é muito desejada; além disso, ela considera imoral qualquer procedimento que possa causar dano aos gêmeos. Diante do exposto, a pacientese recusa a passar por qualquer tratamento para a leucemia até o nascimento dos bebês e não quer envolver o marido na decisão. A paciente e o obstetra marcam uma consulta para o dia seguinte.

Quais são os princípios éticos médicos a se considerar nesse caso?

- *Autonomia.* O respeito à autonomia da jovem mulher sugere que ela deve ser capaz de tomar sua própria decisão sobre os cuidados para sua saúde, mesmo com a discordância de seu médico. No entanto, nesse caso, são aplicáveis as regras habituais de consentimento informado. Ou seja, o médico deve certificar-se de que a paciente entendeu seu diagnóstico, as opções viáveis e as possíveis consequências de cada opção. Nessa situação, ela precisa compreender

---

QUADRO 14.2 Educação em ética médica deve incluir as seguintes matérias de estudo:

- Consentimento informado, tanto para o tratamento clínico como para a participação em pesquisas
- Confidencialidade e quando ela pode ser justificadamente desconsiderada
- Avaliação da capacidade (ou falta de capacidade) de tomada de decisão
- Divulgação e justificativa para sonegar informações (privilégio terapêutico)
- Futilidade médica/ordem para não ressuscitar (ONR)/limitação de tratamento
- Planejamento antecipado de tratamento
- Término do relacionamento terapêutico entre médico e paciente
- O paciente que não coopera e a recusa do tratamento recomendado, inclusive tratamento para manutenção da vida
- Tópicos sobre qualidade de vida
- Administração de recursos médicos dispendiosos e alarmantes
- Cuidados no fim da vida e a diferença entre:
  - sonegar e descontinuar tratamento de sustentação da vida, inclusive nutrição e hidratação
  - cuidados comuns e extraordinários
  - aceleração do processo da morte *versus* permissão de ocorrência de morte natural
  - suicídio assistido e eutanásia
  - morte cerebral e estados vegetativos persistentes
- Testes genéticos e aspectos da manipulação genética
- Aspectos do médico com deficiência
- Diferenças éticas, morais, culturais e religiosas em relação a tópicos como tecnologia reprodutiva, aborto, contracepção e controle da natalidade

que, se recusar o tratamento, tanto ela como os gêmeos podem morrer.
- *Beneficência.* Em todo caso que envolve mais de uma pessoa, existem abordagens "boas" ou beneficentes em competição. Nesse caso, o tratamento de uma enfermidade de risco para a vida da jovem gestante seria a abordagem beneficente habitual. No entanto, esse tratamento conflita com o bem imediato para os fetos e, possivelmente, com a beneficência para o pai, que também é parte interessada. Pode-se argumentar, contudo, que a beneficência para a mulher importa mais do que para os gêmeos, que não são seres independentemente viáveis. Considerando que a jovem paciente está recusando o tratamento, a beneficência também entra em conflito com o respeito à autonomia.
- *Não maleficência.* Nesse caso, parece claro que tratar essa jovem gestante com as toxinas sistêmicas que constituem os tratamentos habituais da leucemia significaria causar danos aos fetos, o que violaria a não maleficência. A mãe também está pedindo que tudo seja feito para preservar a vida dos gêmeos; assim, poder-se-ia argumentar que uma lesão ou mesmo a morte dos fetos, mesmo com a finalidade de salvar a vida da mãe, seria causar malefício a ela própria.
- *Justiça.* Em geral, permite-se que as mulheres tomem suas próprias decisões sobre o tratamento da saúde durante a gravidez, e pessoas com enfermidades graves têm permissão para recusar tratamento, desde que estejam cientes das consequências. Assim, poder-se-ia argumentar que não seria razoável ou justo fazer com que essa jovem gestante fizesse o tratamento, nem que desistisse dele.

Com frequência, esse tipo de caso é apresentado a uma comissão de ética formal, por causa da complexidade e das possíveis ramificações da decisão tomada, qualquer que seja ela. No entanto, em geral o médico se depara com variações menos sérias dessa situação no seu cotidiano clínico.

RESUMO

Ao longo de praticamente toda a história registrada e basicamente em todas as partes do mundo, ser médico significa ser honorável, probo e bom. As pessoas vão aos médicos em busca de serviços, benefícios e simples ajuda para suas necessidades mais urgentes – alívio da dor e do sofrimento e restauração da saúde e do bem-estar. As pessoas permitem que os médicos vejam, toquem e manipulem todas as partes de seus corpos, mesmo as mais íntimas. As pessoas confiam aos médicos os cuidados de suas funções físicas normais e não tão normais. Elas fazem isso porque acreditam que seus médicos atuarão em seus melhores interesses e respeitarão e honrarão suas decisões autônomas sem temer represália, discriminação ou um atendimento abaixo do ideal. O comportamento ético do médico deve abraçar as tradições hipocráticas em toda a sua extensão, além de nossa compreensão mais contemporânea de integridade pessoal e profissional e de humildade. Essa apreciação do comportamento ético na medicina é importante demais para que fique confinada a um "currículo oculto" do treinamento médico, em que o comportamento ético do médico se desenvolve através de uma cerimônia de iniciação decorrente da experiência. Embora os médicos tenham muito a ganhar pela experiência, a ética também precisa ser valorizada como um sólido instrumento teórico e de clínica aplicada.

SUGESTÕES DE LEITURA

Bryan, C.S., & Babelay, A.M. (2009). Building character: a model for reflective practice. *Academic Medicine, 84,* 1283-1288.
    Os autores examinam o uso da prática reflexiva nas faculdades de medicina como uma forma de ensinar as habilidades necessárias para a resolução de dilemas éticos e a promoção da virtude e do profissionalismo entre os médicos. Isso significa ter uma resposta parcial à pergunta se o caráter ético pode, de fato, ser ensinado.

Goold, S.D.,& Stern, D.T. (2006). Ethics and professionalism: What does a resident need to learn? *American Journal of Bioethics, 6,* 9-17.
    Foram utilizados métodos qualitativos para a avaliação do que os residentes, professores, diretores de treinamento e comissões de ética devem aprender sobre ética médica. Conforme sugerido neste capítulo, o estudo verificou que o consentimento, as relações interprofissionais, as interações familiares, as habilidades de comunicação e os cuidados no final da vida são componentes essenciais do treinamento.

Wilkinson, T.J., Wade, W.B., & Knock, L.D. (2009). A blueprint to assess professionalism: Results of a systematic review. *Academic Medicine, 84,* 551-558.
    Esse artigo examina o trabalho que tem sido realizado na avaliação do profissionalismo para médicos. Os autores identificam um grupo de atributos e comportamentos associados ao profissionalismo e descrevem as formas como atualmente esses itens estão sendo avaliados. Também identificam elementos de profissionalismo para os quais ainda não existem boas medidas de avaliação.

PARTE 4

Interações entre médico e paciente

Relacionamento entre médico e paciente

15

Howard Brody

ESTUDO DE CASO 1: DUAS VERSÕES DO PRONTUÁRIO MÉDICO ELETRÔNICO

A dra. Green, uma médica de atendimento primário, está examinando a sra. Jones em uma consulta de retorno para avaliar a nova medicação e o regime de exercício recomendado para a osteoartrite do joelho da paciente. A sra. Jones está muito satisfeita e menciona que agora pode trabalhar novamente em seu jardim.

A dra. Green usa uma versão do prontuário médico eletrônico (PME) que facilita o lançamento de notas narrativas, além de oferecer opções para uso de caixas de seleção. A médica acrescenta o comentário "Capaz de trabalhar novamente no jardim", à sua nota de progressão da consulta.

Na consulta seguinte, a dra. Green revisa suas anotações prévias. Em seguida, pergunta à sra. Jones, logo no início da sessão, "E como está indo o seu jardim?". A paciente fica satisfeita em perceber que a médica lembrou-se de seu passatempo favorito.

O dr. Gold, outro médico clínico-geral, tem um encontro idêntico com uma paciente sua, apresentando também osteoartrite, a sra. Smith. O modelo de PME utilizado pelo médico torna muito complicado acrescentar notas narrativas, favorecendo o uso de caixas de seleção. O médico clica na caixa "Função articular: melhorou".

Na consulta de acompanhamento seguinte, o dr. Gold não consegue se lembrar se é a sra. Smith ou outro paciente qualquer que gosta de jardinagem. Assim, o médico decide não correr riscos e não comenta nada sobre o assunto.

ESTUDO DE CASO 2: AS PALAVRAS DO MÉDICO E O CÉREBRO DO PACIENTE

Em 2002, Fabrizio Benedetti, um neurocientista da faculdade de medicina da Universidade de Turin, escreveu uma revisão intitulada *How the doctor's words affect the patient's brain* ("Como as palavras do médico afetam o cérebro do paciente"; Benedetti, 2002). O tema tratado pelo cientista tem uma linhagem muito antiga, que o historiador médico espanhol Pedro Lain-Entralgo abordou em um livro chamado *The therapy of the word in classical antiquity* ("A terapia da palavra na Antiguidade Clássica"; Lain-Entralgo, 1970). Contudo, nada havia de

> "Penso que aqui está o mais antigo e efetivo ato dos médicos – o toque. Algumas pessoas não gostam de ser manipuladas por outros, mas isso nunca, ou quase nunca, ocorre com pessoas enfermas. Elas precisam ser tocadas, e parte do desalento causado por uma doença grave é a falta de contato humano íntimo."
> LEWIS THOMAS

antiquado com relação à revisão de Benedetti – ele resumiu as recentes investigações de seu grupo de neurociência em Turim e se referiu a outros estudos utilizando técnicas de neuroimagem para exploração da química cerebral.

Um achado da pesquisa em Turim foi particularmente intrigante. Benedetti e seus colaboradores estudaram um grupo de pacientes que tinham sido recentemente submetidos a cirurgias importantes e estavam recebendo fortes medicamentos analgésicos, como a morfina, por via intravenosa. A medicação era administrada sob duas condições diferentes. Em uma dessas condições, o paciente testemunhava um profissional da saúde injetando a medicação na linha intravenosa e era informado de que se tratava de um analgésico potente e de que logo faria efeito. Na outra condição, o paciente era acoplado a uma bomba intravenosa programada para administrar a mesma dose da medicação em ocasiões específicas, mas sem que o paciente soubesse o momento em que era medicado. Todos os pacientes tiveram seus níveis de dor continuamente monitorados.

A medicação analgésica administrada com o conhecimento e a ciência do paciente teve quase o dobro de efeito em relação ao efeito analgésico do mesmo composto químico administrado sem o conhecimento do paciente (Amanzio et al., 2001).

É importante pensar um pouco sobre esse achado. A vasta maioria dos estudos de agentes farmacológicos atenta apenas para o primeiro tipo de situação – o paciente toma um remédio e sabe o que, quando e para que o está tomando. Ainda não foi publicado nenhum estudo que apresente um grupo de controle em que alguns pacientes tenham a medicação colocada em suas xícaras de café sem seu conhecimento. (Há boas razões para a não realização desses estudos; como regra, seriam antiéticos.) Mas suponhamos que esses estudos fossem realizados com frequência e que os achados refletissem aqueles obtidos pelos pesquisadores de Turim – que *praticamente metade dos efeitos da maioria dos medicamentos depende da percepção do paciente ao tomar o remédio e da expectativa de que esse remédio lhe será benéfico; e que apenas metade da eficácia do medicamento depende exclusivamente de suas propriedades químicas.* Atualmente, essa é apenas uma hipótese intrigante. Imaginemos, então, como esse achado mudaria nosso modo de pensar a prática médica – e a importância do relacionamento entre o médico e seu paciente.

Em sua revisão, Benedetti salientou que hoje não basta apenas poder observar esses efeitos. É verdade também que temos uma ideia muito melhor sobre como explicar tais resultados. Um achado essencial do trabalho do grupo de pesquisa de Turim foi que, quando pacientes vivenciam alívio da dor porque esperam por isso, o efeito parece ser mediado por **endorfinas**, agentes neuroquímicos similares aos opiáceos, produzidos pelo cérebro, que se ligam aos mesmos receptores utilizados pela morfina e por outros opiáceos exógenos. Como parte de um estudo maior, que relacionou o trabalho ao alívio da dor pós--operatória, o grupo realizou estudos laboratoriais sobre dor experimentalmente induzida. Esses pesquisadores utilizaram uma droga diferente como analgésico, o cetorolac (um agente anti-inflamatório não esteroide não ligado quimicamente aos opiáceos), e, novamente, compararam as proporções do efeito da administração aberta *versus* oculta. Mas dessa vez havia um procedimento novo: os pesquisadores acrescentaram uma injeção de naloxona à injeção aberta de cetorolac. Naloxona é um antagonista dos opiáceos. Esse agente bloqueia os efeitos de opiáceos exógenos, como a morfina, e das endorfinas de ocorrência natural no cérebro. Tendo em vista que o cetorolac não é um opiáceo, a naloxona não reverterá o efeito de alívio da dor daquele agente farmacológico. Mas, quando administrada com a injeção aberta de cetorolac, a naloxona reduziu a eficácia da injeção para o mesmo nível da injeção oculta de cetorolac.

O grupo de Turim interpretou esses resultados como classificadores de dois efeitos curativos distintos. O primeiro é o efeito analgésico, puramente químico, do cetorolac. Esse efeito não é revertido pela naloxona, permanecendo o mesmo, não importando se o paciente sabe ou não que está tomando a medicação. O segundo efeito é o reforço extra, por assim dizer, que o paciente obtém por *ter conhecimento* de que a medicação está sendo administrada e pela *expectativa* de que ela irá ajudá-lo. Benedetti e seus colaboradores concluíram que esse reforço extra é mediado por endorfinas no cérebro; portanto, está sujeito à reversão pela naloxona. E, mais uma vez, esse "reforço extra" foi o responsável por cerca de metade da resposta analgésica total.

Antes de considerar outros exemplos, vamos contrastar os "Estudos de Caso 1 e 2". O segundo caso tem todos os elementos que, em geral, associamos à pesquisa científica, inclusive uma mensuração cuidadosa dos agentes químicos administrados e os desfechos resultantes. Em contraste, o "Estudo de Caso 1" parece nada ter a ver com a *ciência* da medicina. A possível lembrança da dra. Green – que sua paciente, a sra. Jones, gosta de jardinagem – é o tipo de ação comumente conhecida como "a arte da medicina" ou, mais depreciativamente, "o jeitinho de medicar". Desde que o *software* do PME permita que o médico registre determinações objetivas importantes (p. ex., melhora na função articular), quem se importará se ele facilita o registro, no prontuário, do passatempo favorito da paciente?

Lembremo-nos dessas questões para avaliarmos, ainda, outro exemplo de pesquisa.

ESTUDO DE CASO 3: OUVIR O PACIENTE E FUTURAS CONSEQUÊNCIAS PARA A SAÚDE

Por sua natureza, o estudo de cetorolac-naloxona somente poderia ser realizado em um ambiente laboratorial artificial; assim, é preciso ter cuidado ao extrapolar esses resultados para o trabalho clínico com pacientes de carne e osso. Essa preocupação, no entanto, não se aplica àquele estudo mais antigo realizado por médicos de família na University of Western Ontario. Os autores do estudo elaboraram uma pergunta bastante simples. Suponha que você tem um grupo de pacientes, todos visitando o consultório do médico da família com uma ampla variedade de queixas comuns. Em sua opinião, o que acontece durante a consulta médica que *melhor* prediz que, um mês mais tarde, os pacientes informarão que *se sentem melhor*?

O grupo de pesquisa observou várias dessas consultas, analisando a dinâmica envolvida no processo. Quase todas as variáveis estudadas não tinham correlação com as futuras consequências para os pacientes. O rigor da história e do exame físico; os exames laboratoriais e radiológicos realizados; o tratamento prescrito; se as anotações nos prontuários foram mais ou menos completas – nenhuma dessas variáveis teve boa correlação com a melhora dos pacientes. Parecia que basicamente tudo o que se tentava ensinar na faculdade de medicina e na residência fazia pouca diferença.

Um fator, no entanto, demonstrou intensa associação com a futura melhora. Foi a percepção do paciente de que *o médico tinha ouvido suas queixas com tal atenção de modo que ambos (médico e paciente) concordaram sobre a natureza do problema* (Bass, Buck et al., 1986). Na verdade, esse resultado não causou surpresa, pois um estudo realizado alguns anos antes na Johns Hopkins University havia demonstrado que a sensação do paciente de estar sendo ouvido com atenção era a variável crucial para sua futura melhora (Starfield et al., 1981).

Contudo, os médicos da Western Ontario não estavam completamente satisfeitos. Os pesquisadores selecionaram um grupo de pacientes – aqueles que compareceram pela primeira vez com queixa de dor de cabeça – e os acompanharam durante um ano inteiro. O que poderia predizer que a dor de cabeça tinha melhorado um ano depois? Também, nesse caso, a resposta foi clara: a percepção dos pacientes que, em sua primeira consulta, tiveram a oportunidade de discutir amplamente o problema de sua dor de cabeça com o médico.

Se compararmos os "Estudos de Caso" 1 e 3, notaremos uma grande vantagem da versão do *software* de PME que permite registrar, para nosso conhecimento, que a sra. Jones gosta de jardinagem. O grau de sensação de melhora dessa paciente no futuro pode estar diretamente ligado à sua percepção de ter sido ouvida durante suas consultas médicas – e a lembrança de seu passatempo, a jardinagem, ajuda a tranquilizá-la de que realmente está sendo ouvida e tratada como um indivíduo singular.

Contudo, os céticos poderão objetar que ainda estamos presos a um domínio pouco importante – a "arte da medicina" ou o "jeitinho de medicar" – quando deveríamos estar falando sobre alguma coisa realmente importante, por exemplo, a fisiologia do corpo na doença. Essa objeção cética, no entanto, está em desacordo com o que atualmente sabemos sobre mente, cérebro e comportamento (ver Cap. 1). À medida que aprofundamos no assunto, veremos que é exatamente sobre a "fisiologia do corpo em doença" de que estamos tratando.

> "Essencialmente, o que percebemos é que o placebo não é realmente necessário e que a mente pode realizar suas difíceis e maravilhosas missões sem a influência dos comprimidos. O placebo nada mais é do que um objeto tangível tornado essencial em uma época que não se sente à vontade com o intangível, uma época que prefere pensar que todo efeito interno deve ter uma causa externa. Desde que o placebo tenha um tamanho e uma forma e seja portátil, satisfará o desejo contemporâneo por mecanismos e respostas visíveis. Portanto, o placebo é um emissário entre a vontade de viver e o corpo."
>
> NORMAN COUSINS

EFEITO PLACEBO NA PRÁTICA COTIDIANA

Bass e seus colaboradores na Western Ontario não tinham um nome especial para o que estavam estudando em 1986. Mais tarde, esses autores resumiram seus achados de pesquisa no que passaram a chamar "método clínico centrado no paciente" (Stewart et al., 1995). Por outro lado, Benedetti e seu grupo em Turim acreditavam que seus estudos sobre injeções abertas *versus* ocultas faziam parte de sua indagação maior sobre o *efeito placebo*.

A noção de que a qualidade do relacionamento entre médico e paciente – ou as palavras ditas pelo médico ao seu paciente – possa ter um efeito importante na saúde e na doença remonta aos tempos de Hipócrates. Há muito tempo – pelo menos até a Renascença –, os médicos se habituaram a usar simulacros ou imitações de medicamentos em certas circunstâncias, pois observavam que o paciente, desconhecendo o que estava ingerindo, respondia, em geral, como se tivesse sido medicado com o medicamento real. Com o passar do tempo, esses simulacros passaram a ser conhecidos como **placebos**, e o impacto resultante no paciente, como **efeito placebo**.

Pesquisas modernas sobre o efeito placebo demonstram que o poder das palavras – e das expectativas do paciente –, a fim de alterar o curso de um sintoma ou de enfermidade, não fica restrito a situações em que se administra um simulacro de tratamento. (Lembre-se de que no "Estudo de Caso 2" todos os pacientes receberam morfina "real".) Portanto, é razoável acreditar que o *efeito placebo é onipresente e está presente sempre que o médico se vê diante de um paciente consciente*. Não é preciso que o médico esteja presente de fato; é muito provável que se um paciente que tem fé no poder da medicina alternativa encomendar um produto em um *site* da internet, terá um efeito placebo igualmente potente ao tomar o "remédio". Em outras palavras, o efeito placebo é um fenômeno muito mais disseminado e importante do que a administração de

---

QUADRO 15.1 Resumo da pesquisa sobre efeito placebo

1. Na média, cerca de um terço dos indivíduos pesquisados que receberam placebo demonstrarão melhora. Esse percentual varia consideravelmente entre os estudos, e as razões para essa variação ainda não foram esclarecidas.

2. Placebos podem ser agentes poderosos para o alívio da dor ou da ansiedade, mas sua eficácia não se restringe àquelas condições. Foi demonstrado que, em uma ou outra ocasião, virtualmente todo sintoma potencialmente reversível responde a placebos.

3. Placebos podem afetar tanto os sintomas "orgânicos" como "psicogênicos", e a resposta ao placebo não oferece qualquer ajuda para que se possa saber quem é quem. De fato, à medida que aumenta nosso conhecimento sobre a neurofisiologia e a neuroquímica de sintomas como a dor, *torna-se cada vez mais questionável se a chamada diferenciação orgânica/psicogênica faz qualquer sentido*.

4. Placebos podem alterar variáveis fisiologicamente mensuráveis como a glicose sanguínea, e não meramente o estado subjetivo do indivíduo.

5. A aplicação de técnicas de neuroimagem ao estudo do efeito placebo ainda se encontra em sua infância. O que já foi aprendido até agora sugere que, ao ocorrer um efeito placebo, ele envolve as mesmas estruturas e vias neurais utilizadas pelo tratamento farmacológico da mesma doença. Também contamos com robusto apoio científico para a hipótese propondo que o alívio da dor relacionado à expectativa do placebo é mediado pelas endorfinas.

6. Os efeitos placebo podem ser também tão surpreendentes e, ocasionalmente, tão duradouros como qualquer efeito produzido pelos medicamentos. Alguns estudos documentaram um poderoso efeito placebo com um simulacro de procedimento cirúrgico.

7. Placebos podem também mimetizar muitos dos efeitos colaterais observados com a terapia farmacológica.

8. Como regra geral, as pesquisas direcionadas para a identificação de um "tipo de personalidade propensa ao efeito placebo" têm sido infrutíferas. *Quase todas as pessoas parecem ser potenciais respondedoras ao placebo, diante do conjunto certo de circunstâncias.*

9. As pesquisas mais antigas frequentemente superestimavam as dimensões e frequência do efeito placebo, porque outros efeitos se confundiam com ele – particularmente, a tendência natural do corpo humano para a autocura (história natural da enfermidade). Mesmo quando esses outros efeitos estiverem controlados, com frequência ainda poderá ser demonstrado um efeito placebo.

10. Efeitos placebo podem ser iniciados por dois tipos diferentes de processos psicológicos. Em um desses processos, as pessoas podem vivenciar um efeito placebo porque estão à espera de um resultado positivo (expectativa). No outro, as pessoas podem vivenciar um efeito placebo porque estão situadas em circunstâncias similares às da ocorrência da cura no passado (condicionamento).

placebos – o que, também por razões éticas, dificilmente seria justificado na prática clínica. O Quadro 15.1 resume o conhecimento atual em relação ao efeito placebo.

Graças a trabalhos de grupos como o de Benedetti e colaboradores em Turim, atualmente já sabemos bem mais sobre as vias bioquímicas (inclusive o sistema das endorfinas) que parecem ser as responsáveis pelo efeito placebo (ver Quadro 15.2). Não é absurdo dizer que o corpo humano está abastecido com sua própria farmácia interna, capaz de fornecer medicações curativas quando a pessoa se encontra no ambiente certo e recebe os estímulos certos (Bulger, 1990). Atualmente, estamos em uma posição de situar a investigação sobre a "arte da medicina" em uma base mais científica. Podemos argumentar sobre o tipo de comportamento que o médico deve ter – e o tipo de relacionamento que deve ser estabelecido com o paciente – a fim de "ativar", da melhor maneira possível, a farmácia interna de seu paciente.

As pesquisas disponíveis sugerem que *a farmácia interna, ou o efeito placebo, provavelmente será "ativada", da melhor maneira possível, quando o entendimento do paciente com relação à experiência da enfermidade for alterado em uma direção positiva*. O que, então, seria uma alteração positiva no "significado da experiência de enfermidade"? Graças a pesquisas realizadas na Western Ontario e em outras instituições, podemos dizer, com alguma certeza, que *a sensação do paciente de ser completamente ouvido é um desses fatores de "ativação"*. Considerando também os resultados de outros estudos, podemos expandir essa lista, para constituir o que chamamos de **Modelo de significado** (ver Quadro 15.3). O Modelo de significado descreve os comportamentos e as condições sociais com maior probabilidade de "ativar" os mecanismos fisiológicos listados no Quadro 15.2.

> "O que acontece quando meu corpo sofre algum malefício não acontece apenas ao corpo, mas também à minha vida, que é vivida no interior deste corpo. Quando o corpo sofre, a vida também sofre."
>
> ARTHUR FRANK

Nossa capacidade de investigar o efeito placebo de maneira científica foi desenvolvida por um grupo de pesquisa em Harvard, liderado por Ted J. Kaptchuk. Ted e seus colaboradores estavam utilizando uma condição de placebo um tanto incomum – acupuntura administrada com agulhas especiais retráteis, de tal modo que o paciente pensava que a agulha estava perfurando a pele, quando, na realidade, isso não ocorria –, seguida pela mensuração dos resultados do alívio dos sintomas para um problema clínico comum, a síndrome do intestino irritável. Como parte de seu estudo, o grupo designou aleatoriamente os participantes para uma dentre duas condições – a acupuntura simulada era administrada por um profissional impessoal e frio ou por um indivíduo caloroso, incentivador e atencioso. Para todas as medidas de sintomas, a relação interpessoal calorosa demonstrou melhora quando comparada ao uso exclusivo do simulacro de acupuntura. Com efeito, de forma muito parecida com o que ocorreu no "Estudo de Caso 2", o *"reforço extra" de alívio dos sintomas*

QUADRO 15.2 Possíveis vias bioquímicas[2] para efeitos placebo (a "farmácia interna")

Endorfinas As endorfinas estavam entre os primeiros neuropeptídeos estudados em relação ao efeito placebo; as primeiras pesquisas demonstraram que o efeito placebo podia ser revertido com a administração de naloxona, um antagonista das endorfinas. Pesquisas subsequentes, particularmente os estudos de Benedetti e colaboradores (ver texto), demonstraram consistentemente que as endorfinas desempenham um importante papel no alívio da dor por placebo (desde que a expectativa seja mecanismo psicológico importante) e provavelmente em vários outros sintomas. Estudos de neuroimagem confirmam que os núcleos cerebrais envolvidos nos efeitos placebo para a dor são os centros sabidamente responsáveis pela secreção de endorfinas.

Catecolaminas e serotonina As catecolaminas foram os primeiros hormônios confirmados como altamente reativos ao estresse e ao estado emocional. Além de seus efeitos na frequência cardíaca, pressão arterial e em outras manifestações da resposta de "lutar ou fugir", também foi demonstrado que os hormônios adrenocorticais estavam ligados a respostas imunes alteradas. Isso sugere que, essencialmente, as vias psiconeuroimunológicas e das catecolaminas (ver adiante) podem acabar sendo consideradas como uma mesma e complexa via.

Respostas psiconeuroimunológicas A função imune pode ser experimentalmente alterada por meio de mudanças no estresse ou relaxamento. Foram identificados sítios receptores de neuropeptídeos em células imune, ilustrando como as catecolaminas e endorfinas podem todas "conversar" entre si e também com o sistema imunológicas. Embora a psiconeuroimunologia permaneça sendo um caminho promissor para as futuras pesquisas sobre placebo, até a presente data foram publicados apenas poucos estudos ligando diretamente os efeitos placebo com a função do sistema imune e com desfechos mensuráveis para a saúde na doença humana.

QUADRO 15.3 O Modelo de significado

É mais provável que ocorra um efeito placebo positivo quando o entendimento, pelo paciente, da experiência da enfermidade fica alterado em uma direção positiva.

Uma mudança positiva no entendimento tem grande probabilidade de ocorrer se os elementos a seguir estiverem presentes:

- O paciente sente que está sendo ouvido
- O paciente recebe uma explicação satisfatória de seus sintomas
- O paciente percebe atenção e interesse da parte dos que estão à sua volta
- O paciente é ajudado a obter uma sensação de domínio ou de controle com relação à doença

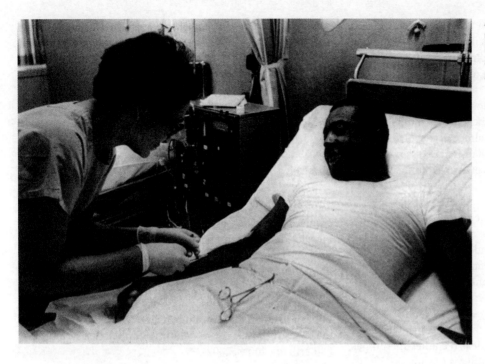

As expectativas ajudam a determinar o resultado em qualquer situação clínica. ©National Kidney Foundation, Inc. *Aprender a modelar as expectativas do paciente irá ajudá-lo a se tornar "uma pessoa com jeito para a cura."*

atribuído ao relacionamento caloroso praticamente duplicou o alívio dos sintomas gerado exclusivamente pelo simulacro de acupuntura (Kaptchuk et al., 2008).

Seria bastante agradável se pudéssemos dizer que em todos os locais onde se pratica a medicina os elementos de "significado positivo" listados no Quadro 15.3 estão integralmente presentes. Lamentavelmente, sabemos que em nosso sistema de atendimento médico, complexo e, muitas vezes, impessoal, não é isso o que ocorre. Com frequência, os pacientes vivenciam uma experiência oposta. Seus problemas permanecem verdadeiros mistérios, e seus médicos fracassam ao tentar explicar o *significado* de sua enfermidade em uma linguagem compreensível. Ninguém ouve os pacientes. O paciente pode perceber os profissionais da saúde como pessoas frias e distantes, em vez de atenciosas e preocupadas. O resultado final pode ser um paciente que se sente desamparado e vitimizado. Quando esses elementos de significado negativo estão presentes, é razoável esperar que o paciente venha a sofrer consequências piores. Alguns investigadores referem-se a esse resultado desafortunado como **efeito nocebo**, o prejudicial oposto ao efeito placebo positivo.

EXEMPLO DE SIGNIFICADO POSITIVO: "QUEIXAS DE MULHER"

A seguir, um exemplo prático em que o médico percebeu que estava ocorrendo um grave efeito nocebo e se esforçou para transformar a situação em um efeito placebo positivo.

Aproximadamente na mesma época em que os médicos de família da Western Ontario tentavam deslindar o que fazia com que os pacientes se sentissem melhor, Kirsti Malterud começava sua carreira como clínica geral em Bergen, na Noruega. Logo ela percebeu que algumas de suas pacientes padeciam de "queixas de mulher", com sintomas relacionados ao trato genital ou à área pélvica. Em alguns casos, os sintomas incapacitavam-nas, impactando a vida dessas mulheres. Os ginecologistas e clínicos gerais em Bergen haviam realizado numerosas investigações sobre essas mulheres, mas não haviam conseguido estabelecer qualquer diagnóstico consistente. No final, esses médicos informavam a muitas delas que as dores que sentiam "estavam na cabeça" delas ou, de alguma forma, sugeriam que não retornassem ao consultório.

Essas mulheres, desesperadas, acreditavam que uma médica teria mais condições de cuidar delas. Contudo, a princípio, Malterud não tinha a menor ideia sobre o que fazer. Afinal de contas, ela havia sido treinada na mesma tradição que os demais médicos e acreditava que, se não fosse possível estabelecer um diagnóstico, não seria possível oferecer o tratamento. Além disso, quando as mulheres eram medicadas sem boa fundamentação, raramente melhoravam e continuavam retornando ao consultório com os mesmos sintomas.

Finalmente, Malterud teve uma ideia, ao perceber que seus colegas estavam criando um efeito nocebo. O tipo de tratamento oferecido pelos médicos – todos com a melhor das intenções – fazia com que essas mulheres se sentissem impotentes. As pacientes padeciam de seus sintomas, mas, na verdade, eram informadas de que poderiam melhorar apenas se deixassem os médicos "trabalharem". Os médicos despiam as pacientes, escarafunchavam e cutucavam seus órgãos genitais e as submetiam a uma série de procedimentos incômodos. Depois de tudo isso, as mulheres eram informadas de que o problema era ainda mais sério do que se pensava. As pacientes apresentavam sintomas graves, mas não tinham o "bom senso" de ter uma doença diagnosticável. Claro, se elas cooperavam tão pouco, o problema era com elas, não com os médicos. Elas, então, deixavam o consultório de mãos abanando, com uma mensagem clara: nada poderia ser feito por elas, e nada poderia fazer com que melhorassem.

Municiada com esses pensamentos, Malterud se perguntou como poderia modificar a experiência dessas mulheres com relação às suas enfermidades. E, finalmente, chegou à conclusão de que obteria os melhores resultados para essas mulheres se lhes fizesse, em cada consulta, as quatro perguntas a seguir (Malterud, 1994):

- O que você deseja – mais do que tudo – que eu faça por você agora?
- O que você acha que está causando seu problema?
- O que você acha que eu deveria fazer sobre seu problema?
- Até agora, qual foi a melhor maneira de tratar o seu problema?

Essa lista de perguntas se alinha com as recomendações de um artigo clássico, sobre como aplicar o conhecimento das ciências sociais à prática clínica cotidiana (Kleinman, Eisenberg e Good, 1978).

Aos poucos, a estratégia de abordagem utilizada por Malterud começou a fazer com que o efeito nocebo se transformasse em um efeito placebo positivo. De repente, essas pacientes passaram a se sentir "especialistas", em vez de portadoras de corpos defeituosos. Efetivamente, alguém queria saber o que pensavam, e essa pessoa estava lhes solicitando orientações com relação ao que deveria ser feito sobre seus problemas. Ao que parecia, finalmente alguém estava querendo ouvi-las. E, se alguma coisa que elas mesmas tinham feito podia "dar uma pista" para que seus problemas fossem tratados da maneira mais adequada, talvez não fossem tão impotentes assim. E, talvez, caso se esforçassem e meditassem sobre seus problemas, descobrissem modos melhores de se cuidar no futuro.

Malterud descobriu que se considerasse suas pacientes pessoas capazes de raciocinar e de resolver, de maneira criativa, seus problemas, e não apenas "um corpo defeituoso", poderia obter os melhores resultados.

SIGNIFICADO E A IMPORTÂNCIA DA HISTÓRIA

Observamos que, idealmente, um efeito placebo positivo poderia fazer parte de todas as entrevistas entre o médico e seu paciente, mesmo nos casos em que placebos jamais são administrados. Isso levou alguns comentadores a argumentar que o termo "efeito placebo" é demasiadamente enganoso para que tenha qualquer utilidade. Uma revisão sistemática da literatura sugeriu o termo "efeitos contexto", visto que o responsável é todo o contexto da cura, e não meramente o conteúdo químico da pílula (Di Blasi et al., 2001). Outros autores, utilizando um modelo muito parecido com o nosso, propõem que essas respostas sejam denominadas "efeitos significado" (Moerman e Jonas, 2002).

> "A maior indignidade é receber uma aparadeira de um estranho que está lhe chamando pelo primeiro nome."
> MAGGIE KUHN
> *Observer*

Em seguida, poderíamos perguntar como inicialmente os pacientes atribuem significado à experiência da enfermidade. Em todo o mundo, a forma humana mais básica pela qual podemos determinar um significado para qualquer grupo de eventos consiste em contar uma história sobre tais eventos (Brody, 2003). A história organiza os eventos em uma sequência cronológica e de causa-efeito. A história situa os even-

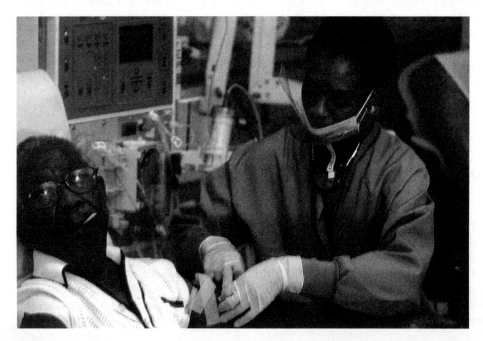

Algumas vezes, os profissionais da saúde se esquecem de como o paciente se sente deslocado por estar no hospital © National Kidney Foundation, foto de Erica Berger. Reproduzida com permissão.

tos no contexto da vida do indivíduo e, em maior escala, da comunidade ou da sociedade. Quando um paciente conta a história de uma enfermidade, se esforça muito em explicar o que causou a doença; quais resultados futuros ocorrerão por causa dela; e qual o impacto que toda essa situação tem em sua vida e em suas atividades passadas, presentes e futuras. *Os profissionais especializados em entrevista médica sugerem que pensemos no processo de "coletar uma história médica" como mais bem caracterizado do que se induzirmos o paciente a elaborar sua própria história* (Smith e Hoppe, 1991).

Os pacientes consultam os médicos por muitas razões. Obviamente, querem alguma coisa que possam tomar ou fazer, que resolverá seus males. Alguns pacientes querem algo simples, como um pedaço de papel informando que estão bem, para que possam voltar ao trabalho. Muitos outros buscam atendimento médico em uma situação em que estão trabalhando sob certo grau de angústia ou de sofrimento. Uma forma de caracterização dessa angústia é: "Alguma coisa está acontecendo comigo. Elaborei uma história que me permita entender essa coisa toda. Mas a minha história não está fazendo muito sentido; ou então ela tem implicações realmente assustadoras para meu futuro. Doutor, o senhor poderia me ajudar a elaborar uma história melhor, que faça sentido e também me dê algum conforto e tranquilidade?" Poderíamos resumir essa situação, como: "Doutor, minha história tem muitas falhas. Pode me ajudar a consertá-la?"

A noção de "consertar a história" nos faz retornar ao "método clínico centrado no paciente", proposta que surgiu da pesquisa iniciada pelos médicos de família na University of Western Ontario. Esse "método" assume que, no final, serão contadas duas histórias de enfermidade. O paciente descreverá a enfermidade em termos dos sintomas que apresenta e do impacto que esses sintomas têm em sua vida. O médico, depois das investigações apropriadas, contará a história clínica da enfermidade. Em geral, essa história clínica será contada por meio de denominações de doenças e de lesões teciduais, por exemplo, "o senhor está com uma faringite estreptocócica" ou "ao que parece, o senhor pode estar com refluxo gastroesofágico; terei que sugerir alguns exames, para ter certeza". Tanto a história do paciente como a do médico são importantes e essenciais para um bom desfecho. O que garante que o método fique "centrado no paciente" é que *a tarefa do médico não terá terminado até que ele tenha trabalhado com seu paciente objetivando harmonizar as duas histórias*. No final, o paciente é o "especialista", que determinará se houve ou não essa harmonização. Se a história do médico para a enfermidade ou doença não for aceitável ou não fizer sentido para o paciente, será preciso um maior esforço – não importando o quão elegante tenha sido o diagnóstico do médico nem o quão cientificamente estruturado seja o plano terapêutico.

Vamos agora examinar o método clínico centrado no paciente visando "consertar uma história com muitas falhas" e fazendo o melhor uso possível do Modelo de significado. Como poderá ocorrer a harmonização das histórias? O que é importante para que haja cooperação ideal entre o médico e seu paciente *na construção de uma história melhor?*

CONSTRUÇÃO DE UMA HISTÓRIA MELHOR – UM CASO ILUSTRATIVO

A seguir, um caso que pode representar uma ocorrência diária no consultório de um médico de família durante o inverno (ver "Exemplo de caso" a seguir). Como poderíamos analisar esse encontro entre médico e paciente, considerando a utilização do Modelo de significado e a construção de uma história melhor?

Em primeiro lugar, devemos lembrar que *nosso objetivo geral é um relacionamento efetivo e saudável entre o médico e seu paciente, não um mero encontro satisfatório*. Isso sugere que o médico tenha duas agendas. Primeiro, a doença – caso haja alguma – deve ser satisfatoriamente identificada e tratada, e o paciente deve sentir que está sendo ouvido, cuidado e no controle dos eventos. Em segundo lugar, todas essas coisas devem ocorrer de maneira a estabelecer uma base de trabalho positiva para futura colaboração/cooperação. O médico deve "olhar mais para a frente" com relação aos tipos de problemas com que esse paciente poderá se deparar no futuro. Essa consulta deve estabelecer o cenário para um trabalho conjunto entre o médico e seu paciente, como uma equipe, para que esses problemas sejam devidamente solucionados.

Devemos avaliar agora o que ocorreu na própria consulta. Para que as atitudes tranquilizadoras do médico sejam consideradas satisfatórias pelo paciente e para que o paciente sinta que suas colocações foram realmente ouvidas, *a nova história* ("gotejamento pós-nasal" em vez de "pneumonia") *deve surgir de uma real colaboração terapêutica*. O médico deve indicar a seu paciente, tanto verbalmente como por ações não verbais, que está completamente atento à história e ao exame físico e que considerou cuidadosamente as possibilidades alternativas antes de dar suas explicações finais. (Mesmo que esse seja o décimo caso de gotejamento pós-nasal/tosse examinado por ele nesse mesmo dia, o paciente quer acreditar que recebeu a mesma atenção que teria se chegasse ao consultório com uma queixa rara, desconhecida para a ciência médica.) Durante todo esse processo, o médico deve ficar alerta com relação ao *feedback* verbal e não verbal de seu paciente. Se o paciente parecer aliviado e assentir com sua cabeça, o médico pode preparar o terreno para a conclusão da consulta. Se o paciente erguer a sobrancelha ou parecer ainda mais preocupado, o médico deve parar e explorar mais cuidadosamente os pensamentos de seu paciente.

Se o paciente sentir que teve um papel de completa colaboração na construção da nova história, perceberá essa história como algo significativo, de seu próprio ponto de vista. Ou seja, ele deve ser capaz de imaginar que tudo o que foi dito realmente está ocorrendo em seu corpo. A explicação oferecida pelo médico deve "bater" com a experiência existencial do paciente. Se, por exemplo, o paciente sofreu com alergias no passado e tem uma coceira na garganta que o faz tossir, poderá aceitar imediatamente a ideia de que a tosse se deve a um processo nasal. Mas se, por outro lado, o paciente se sentir ofegante e com um peso no peito, poderá opor resistência a qualquer explicação que relacione sua tosse a algum problema no trato respiratório superior. Qualquer que seja o caso, o tempo e a atenção dedicados pelo médico na promoção da história e no oferecimento da explicação ajudarão a determinar se o paciente irá sentir que a nova história diz respeito à *sua* tosse ou se apenas se trata de uma explicação "feita" que o médico passa a todos os pacientes atendidos naquele dia.

Os pacientes visitam seus médicos a fim de receber atenção *médica,* não apenas tranquilização emocional. Para ser merecedor da confiança do paciente, o médico precisa ajudar na criação de uma história que seja *consistente no aspecto biomédico.* A história precisa ser cientificamente correta – de que o corrimento pós-nasal pode causar a tosse. Se o médico em questão suspeitar que o paciente está desenvolvendo um câncer pulmonar, não deverá oferecer a explicação do gotejamento pós-nasal apenas para fazer com que o paciente se sinta melhor. Em nosso caso, o paciente poderia ficar imensamente aliviado se o médico prescrevesse um antibiótico. Mas, se na verdade não houver indicação para antibioticoterapia, o médico não deverá deixar que seu paciente saia do consultório com uma história inadequada, como "Talvez eu necessitasse de um antibiótico". Se a história biomedicamente consistente for "gotejamento pós-nasal não necessitando de antibioticoterapia", o médico deve discutir essa história com o paciente, mesmo que isso vá consumir mais algum tempo. Mais adiante, em um relacionamento continuado, esse tempo terá sido útil. Por outro lado, é provável que a prescrição de um antibiótico desnecessário apenas para ganhar tempo complique futuramente o relacionamento.

Outro aspecto da história com muita probabilidade de auxiliar a cura é que ela *promoverá os tipos certos de comportamentos saudáveis.* Se a médica em questão recomendou um vaporizador e talvez um *spray* nasal de salina, com um descongestionante de venda livre, se tais medidas não funcionarem, então o paciente precisa se imaginar realmente fazendo essas coisas, e também que, ao fazê-las, irá produzir o resultado desejado. Em outras palavras, a história mutuamente construída pelo médico e por seu paciente deve terminar (na versão do paciente) com "Então, voltei para casa e fiz o que o médico recomendou, e em alguns dias os sintomas desapareceram". Essa parte da construção de uma nova história curativa é relativamente fácil, quando as medidas necessárias são simples e a doença é autolimitante. À medida que os pacientes forem enfrentando numerosas enfermidades crônicas que exijam importantes mudanças no estilo de vida, esse aspecto da construção de uma nova história se tornará mais e mais desafiador.

O pré-requisito final para uma história curativa ideal também se torna mais desafiador diante de uma enfermidade grave ou crônica. Esse pré-requisito é: *a nova história deve ajudar o paciente a tocar sua vida,* seja depois da resolução da enfermidade (no caso de uma doença aguda), seja na situação em que a enfermidade é uma presença constante (i.é, uma doença crônica). Eric Cassell, em seu clássico estudo sobre os perigos da prática médica altamente tecnológica e impessoal, descreve o que acontece quando os médicos diagnosticam e tratam adequadamente a doença do paciente, mas não conseguem aliviar seu sofrimento (Cassell, 1991). Frequentemente o sofrimento, conforme relato de Cassel, se deve a uma sensação básica de ficar dividido, onde anteriormente existia um todo. Quando saudável, o paciente se considerava como uma unidade com seu próprio corpo, e como um membro funcionante de sua comunidade, com sua rede de papéis designados e relações. Mas quando cronicamente enfermo, esse paciente pode se ver como alguém alienado de seu próprio corpo, que não mais obedecerá às suas vontades, e que agora faz novas exigências, decorrentes de seu tratamento. O paciente também vê a si próprio como um ser alienado da família e da comunidade, pois a enfermidade impossibilita que desempenhe algumas de suas responsabilidades. Além disso, o paciente sente que as outras pessoas à sua volta simplesmente não podem compreender o que está ocorrendo com ele. Diante desse tipo de sofrimento, a atenção e compaixão do médico, e sua vontade de ouvir, podem ajudar o paciente a sentir que uma "corda salva-vidas" foi lançada em sua direção, trazendo-o de volta para um relacionamento integral com a comunidade humana. Mas para que seja alcançado um alívio completo do sofrimento, provavelmente será preciso que o paciente construa uma nova história para o restante de sua vida. Ele terá que desistir da antiga história de vida "saudável", em que simplesmente lhe era possível fazer o que quisesse sem pensar. O paciente terá que elaborar uma nova história, onde ele viverá uma vida que ainda será satisfatória em termos de seus valores mais centrais e de suas relações mais importantes, e que lhe permitirá prosseguir com seus projetos de vida mais estimados. Mas, nessa nova história, sua enfermidade será uma companheira constante em sua nova vida. O paciente terá que seguir uma nova dieta, terá que se exercitar, tomar as medicações corretas, e visitar seu médico mais frequentemente. O médico que trabalha cuidadosamente e de maneira consistente com seu paciente ao longo de algumas consultas para ajudá-lo na construção dessa nova história curativa está realizando uma das mais importantes tarefas que podem ser feitas na medicina.

RELACIONAMENTO ENTRE MÉDICO E PACIENTE BASEADO EM EVIDÊNCIAS

Até aqui, verificamos que existem vários princípios gerais que podem nos orientar efetivamente na criação do tipo de

---

EXEMPLO DE CASO

O paciente se queixa de uma tosse persistente, que já dura alguns dias. Na cuidadosa entrevista que se segue, a médica, acompanhando a habitual descrição dos sintomas, verifica que o paciente está afebril e apresenta congestão nasal. Ao perguntar a seu paciente qual é sua maior preocupação, a médica tem como resposta que, recentemente, a tia do paciente quase morreu de pneumonia e que ele está preocupado – estaria ele com a mesma doença? O exame revela ausência de febre, congestão nasal, alguma irritação da parte posterior da faringe e campos pulmonares limpos. A médica tranquiliza o paciente – ele não tem sinais de pneumonia, e, provavelmente, a tosse está relacionada a algum corrimento pós-nasal – e recomenda um vaporizador, além de outras medidas caseiras simples, para que o paciente possa aliviar a congestão nasal. Também lista os sinais de alerta de uma possível pneumonia, para que o paciente fique atento, "apenas para o caso de...".

relacionamento entre médico e paciente com maior probabilidade de garantir resultados terapêuticos positivos:

- **Modelo de significado:** As formas de promover um efeito placebo positivo como parte de cada entrevista com o paciente
- **Construção colaborativa das histórias:** Trabalhar com os pacientes para que possam contar histórias melhores sobre suas enfermidades, compreendendo que a história é o principal modo que temos para designar um significado para nossas vidas
- **Cuidados centrados no paciente:** Incorpora tanto o Modelo de significado como a construção colaborativa da história, fazendo com que nos recordemos que *devemos abordar o diagnóstico e tratamento médicos através de nosso relacionamento com os pacientes, e não considerar o diagnóstico e tratamento como alguma coisa que pode ser separada dessas relações*

Atualmente, a medicina se encontra sob uma pressão crescente para se transformar em algo cada vez mais baseado em evidências. Alguns temem que essa tendência irá enfraquecer o humanismo na medicina e acreditam que "o mensurável irá expulsar o importante". Essas pessoas imaginam que, por ser mais fácil medir (por exemplo) se um medicamento baixa a pressão, ou se um estudo de TC espiral pode detectar afetivamente uma apendicite, os médicos passarão a se concentrar exclusivamente na técnica, ignorando o relacionamento humano na medicina.

É sabidamente difícil estudar o relacionamento entre médico e paciente da mesma forma rigorosa com que avaliamos um novo agente farmacológico. Vamos imaginar, por exemplo, a tentativa de fazer um estudo em que milhares de pacientes foram aleatoriamente designados para boas ou más relações com seus médicos, retornando depois de 10 anos para verificar quais foram os resultados. Ou vejamos o caso em que um grupo tentou fazer um estudo randomizado e controlado em que foram mantidos constantes todos os outros elementos do relacionamento entre médico e paciente; apenas em metade dos casos o paciente teve uma explicação consistente para sua enfermidade, enquanto na outra metade essa explicação foi confusa. Até certo ponto, nosso entendimento do relacionamento entre médico e paciente está destinado a prescindir e ficar aquém da boa evidência.

Contudo, isso não significa necessariamente que não possamos atingir dois objetivos importantes. Primeiro, podemos continuar, da melhor maneira possível, documentando o que ocorre em relação à saúde de nossos pacientes quando eles vivenciam diferentes tipos de encontros e relações – conforme demonstra elegantemente a pesquisa de Ted Kaptchuk. Em segundo lugar, podemos tentar com mais afinco refinar nosso entendimento com relação ao que funciona e não funciona; assim, em última análise o que aprendermos e ensinarmos para os futuros médicos terá maior base científica.

Já tivemos a oportunidade de ver como os médicos de família da University of Western Ontario basearam seu "método clínico centrado no paciente" em resultados mensuráveis para seus pacientes. Tempos depois, um estudo de grande porte nos Estados Unidos, denominado *Medical Outcomes Study* (Estudo de Desfechos Médicos), documentou repetidas vezes como certos modos de interação com os pacientes geravam melhores resultados para a saúde em diversas condições

---

A sabedoria de HIPÓCRATES, 460-375 A.C.
Médico grego

Tanto o sono como a vigília, quando imoderados, constituem doença.
Aphorisms II ("Aforismos II")

Pessoas naturalmente muito gordas tendem a morrer antes do que pessoas magras.
Aphorisms II ("Aforismos II")

Aquele que deseja praticar a cirurgia deve ir à guerra.
Corpus hippocraticum

Não usarei bisturi, nem mesmo naqueles que padecem de cálculos; mas me colocarei ao lado dos homens envolvidos nessa tarefa.
Corpus hippocraticum

A arte da medicina tem três fatores: a doença, o paciente, e o médico. O médico é o servo da arte. No combate da doença, o paciente deve cooperar com o médico.
Epidemics I ("Epidemia I")

Jamais administrarei uma droga mortal a alguém, se a isso for solicitado; e nem darei qualquer sugestão nesse sentido.
The oath ("Juramento")

Então, não concentre sua atenção em determinar o valor de seus honorários. É provável que uma preocupação dessa natureza prejudique o paciente, particularmente se a doença tiver possibilidade de ser aguda. Apegue-se mais à reputação, do que aos ganhos.
Precepts I ("Preceitos I")

Em certas ocasiões, preste seus serviços gratuitamente. E se houver oportunidade de servir alguém em grandes dificuldades financeiras, dê completa assistência a essa pessoa. Pois onde existe o amor à humanidade, também existe o amor à arte (da medicina).
The art VI ("A arte da medicina VI")

O médico deve ter um aspecto digno; deve parecer saudável e bem nutrido, de maneira apropriada ao seu porte físico: pois as pessoas, em sua maioria, são de opinião que os médicos que não cuidam de seu próprio corpo não podem cuidar adequadamente dos outros.
Attributed ("Atribuído")

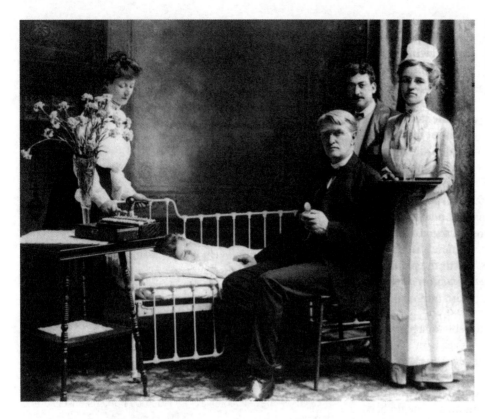

Cortesia da Library of Congress, Washington, D.C. *Outrora, os papéis profissionais e de gênero estavam firmemente estabelecidos nas profissões voltadas para a cura, e os médicos tendiam a ser brancos, do gênero masculino e claramente no comando.*

crônicas. Os pacientes que foram incentivados a se tornarem participantes ativos em seus próprios cuidados, utilizando uma abordagem centrada no paciente, tiveram melhores resultados; além disso, em geral os custos de seu atendimento médico foram menores (Kaplan et al., 1996). Pesquisando essa literatura, um grupo de especialistas em atendimento primário concluiu que "parcerias prolongadas" com pacientes comprovadamente geram melhores resultados para a saúde em grande variedade de doenças e condições (Leopold, Cooper e Clancy, 1996). Em 2001, quando o Institute of Medicine of the Nacional Academy of Sciences publicou seu influente relatório, chamado *Crossing the Quality Chasm* (Cruzando o Abismo da Qualidade), incluiu *centrado no paciente* como um dos seis critérios essenciais para avaliação da qualidade do atendimento médico. Do mesmo modo, uma força-tarefa que descreveu o "Futuro da Medicina de Família" selecionou o atendimento centrado no paciente como o elemento-chave para o futuro desenvolvimento dessa especialidade de atendimento primário (Future of Family Medicine, 2004).

O FUTURO: A CAMINHO DOS CUIDADOS MÉDICOS CENTRADOS NO PACIENTE

Resumindo, hoje em dia contamos com evidências sólidas com base nas quais é possível argumentar que o tipo de relacionamento entre médico e paciente, descrito neste capítulo, é:

- Humano e compassivo
- Eticamente respeitoso quanto aos direitos dos pacientes
- Bem fundamentado em um entendimento científico do cérebro humano
- Efetivo quanto à geração de melhores resultados para a saúde
- Eficiente em manter baixos os custos do atendimento médico

De que forma esse tipo de atendimento superior pode ser mais adequadamente enfeixado? Os líderes da medicina de atendimento primário e analistas das políticas de saúde vêm discutindo cada vez mais o conceito de **cuidados médicos centrados no paciente.** As características centrais propostas para esse tipo de atendimento estão listadas no Quadro 15.4.

Embora o conceito de cuidados médicos centrados no paciente seja extremamente válido, e embora as pesquisas iniciais sobre seus benefícios sejam bastante tranquilizadoras, ainda assim podemos errar, caso sigamos o padrão de uma parcela demasiadamente expressiva da medicina norte-americana de nos concentrar apenas na tecnologia ou no financiamento, e não nas relações humanas. Se os cuidados médicos centrados no paciente deteriorarem nos locais onde existam prontuários médicos eletrônicos exclusivamente para poupar dinheiro, essa estratégia não conseguirá realizar todas as suas promessas. Lembremo-nos do Estudo de Caso 1 – a pergunta essencial é: *qual* será a versão do PME que futuramente será utilizada pelos praticantes de cuidados médicos centrados no paciente?

Se for escolhida a *boa* versão do PME, isto é, a versão que tornaria fácil para o dr. Gold lançar no computador uma nota sobre a sra. Jones e seu passatempo de jardinagem, então temos razão para pensar que essa paciente *se sentirá bem-vinda*

> **QUADRO 15.4** Características dos cuidados médicos centrados no paciente
>
> - Cuidados centrados no paciente, como agendamento de consulta para o mesmo dia e facilidade de contato por telefone, e-mail e internet
> - PME e um monitoramento de qualidade intensivo
> - Atendimento por equipe interdisciplinar, idealmente liderada por um médico clínico geral
> - Coordenação do atendimento, seja esse prestado no local ou por encaminhamento externo
> - Foco na prevenção e na educação para a saúde, incluindo visitas em grupo
> - Foco no tratamento de doenças crônicas
>
> Future of Family Medicine Project Leadership Committee (2004)

ao visitar sua "casa de medicina" em busca da ajuda do dr. Gold e dos demais membros da equipe de cuidadores. E desde que todos mantenham firmemente em mente que *casa* significa um lugar onde *nos sentimos bem-vindos,* sendo verdade para qualquer "casa" em particular, então podemos ter a esperança que, no futuro, os relacionamentos incentivados pelos cuidados médicos centrados no paciente serão verdadeiramente significativos – relações curativas endossadas pelas mais sólidas evidências científicas atuais.

BIBLIOGRAFIA E SUGESTÕES DE LEITURA

Amanzio, M.,&Benedetti, F. (1999). Neuropharmacological dissection of placebo analgesia: expectation-activated opioid systems versus conditioning- activated specific subsystems. *Journal of Neuroscience, 19,* 484-494.

Amanzio, M., Pollo, A., Maggi, G., & Benedetti, A. (2001). Response variability to analgesics: A role for nonspecific activation of endogenous opioids. *Pain, 90,* 205-215.

Bass, M. J., Buck, C., Turner, L. et al. (1986). The physician's actions and the outcome of illness in family practice. *Journal of Family Practice, 23,* 43-47.

Um estudo excelente e pioneiro que mostra que a concordância entre médico e paciente a respeito da natureza do problema (o que por sua vez requer do médico que escute atentamente o paciente) antecede a resolução dos sintomas comuns.

Benedetti, F. (2002). How the doctor's words affect the patient's brain. *Evaluation and the Health Professions, 25,* 369-386.

Uma revisão de um estudo bastante recente sobre o efeito placebo e sobre o modo como o contexto e o cenário médicos (inclusive a relação médico-paciente) afetam os sistemas neurais.

Benedetti, F. (2009). *Placebo effects: understanding the mechanisms in health and disease.* New York, NY: Oxford University Press.

Brody, H. (2000). The placebo response: Recent research and implications for family medicine. *Journal of Family Practice, 49,* 649-654.

Desenvolve o modelo de significado e as evidências que o suportam, e recomenda ações no sentido de implementar o modelo na prática de atendimento primário.

Brody, H. (2003). *Stories of sickness* (2nd ed). New York, NY: Oxford University Press.

Explora a importância da história e da narrativa na medicina e na ética médica.

Bulger, R.J. (1990). The demise of the placebo effect in the practice of scientific medicine – a natural progression or an undesirable aberration? *Transactions of the American Clinical and Climatological Association, 102,* 285-293.

Cassell, E.J. (1991). *The nature of suffering and the goals of medicine.* New York, NY: Oxford University Press.

Uma obra importante sobre a natureza do sofrimento no que toca à integridade da pessoa e suas relações sociais, e como a medicina pode tanto melhorar como exacerbar o sofrimento.

Di Blasi, Z., Harkness, E., Ernst, E. et al. (2001). Influence of context effects on health outcomes: A systematic review. *Lancet, 357,* 757-762.

Future of Family Medicine Project Leadership Committee (2004). The future of family medicine. *Annals of Family Medicine, 2,* S1-S32.

Um relatório sobre o futuro da medicina familiar que enfatiza a importância do tratamento voltado para o paciente.

Hahn, R.A. (1997). The nocebo phenomenon: scope and foundations. In A. Harrington (Ed.) *The placebo effect: An interdisciplinary exploration* (pp. 56-76). Cambridge, MA: Harvard University Press.

Institute of Medicine. Committee on Quality of Health Care in America. (2001). *Crossing the quality chasm: A new health system for the 21st century.* Washington, DC: National Academy Press.

Um relatório essencial sobre tratamento de qualidade, argumentando que o foco no paciente é um dos seis elementos da boa qualidade.

Kaplan, S.H., Greenfield, S., Gandek, B. et al. (1996) Characteristics of physicians with participatory decision-making styles. *Annals of Internal Medicine, 124,* 497-504.

Componente de uma série de publicações do Medical Outcomes Study, descreve um estilo de comunicação médico-paciente associado a melhorias na saúde.

Kaptchuk, T.J., Kelley, J.M., Conboy, L.A. et al. (2008). Components of placebo effect: randomized controlled trial in patients with irritable bowel syndrome. *British Medical Journal, 336,* 999-1003.

Estudo bem elaborado mostrando que diferentes elementos que contribuem para o efeito placebo em pacientes doentes podem ser distinguidos, e suas contribuições relativas, mensuradas.

Kleinman, A.F., Eisenberg, L., & Good, B. (1978). Culture, illness and care: Clinical lessons from anthropological and cross-cultural research. *Annals of Internal Medicine, 88,* 251-258.

Estudo clássico sobre a aplicação de descobertas sócio-científicas na rotina de consultas médicas.

Lain-Entralgo, P. (1970). *The therapy of the word in classical antiquity* (trans. L.J. Rather&J.M. Sharp). New Haven, CT: Yale University Press.

Leopold, N., Cooper, J., & Clancy, C. (1996). Sustained partnership in primary care. *Journal of Family Practice, 42,* 129-137.

Descreve o modelo de "parceria sustentada" e avalia evidências de que esse modelo produz resultados superiores em saúde.

Malterud, K. (1994). Key questions—a strategy for modifying clinical communication: transforming tacit skills into a clinical method. *Scandinavian Journal of Primary Health Care, 12,* 121-127.

Malterud descreve seu método de fazer perguntas-chave que permitem às pacientes femininas que se tornem parte do processo de consulta de rotina.

Moerman, D.E.,& Jonas, W.B. (2002). Deconstructing the placebo effect and finding the meaning response. *Annals of Internal Medicine, 136,* 471–476.

Smith, R.C., & Hoppe, R.B. (1991). The patient's story: integrating the patient-and physician-centered approaches to interviewing. *Annals of Internal Medicine, 115,* 470–477.

Starfield, B., Wray, C., Hess, K. et al. (1981). The influence of patient-practitioner agreement on outcome of care. *American Journal of Public Health, 71,* 127–132.

Stewart, M., Brown, J.B., Weston, W.W. et al. (1995). *Patient-centered medicine: Transforming the clinical method.* Thousand Oaks, CA: Sage.

Comunicação com o paciente 16

Gregory Makoul e Peter B. Zeldow

> "Outrora, a medicina era a mais respeitada de todas as profissões. Hoje em dia, quando está de posse de grande variedade de tecnologias para o tratamento (ou cura) de doenças que, há alguns anos, simplesmente estavam além da compreensão, a medicina se encontra sob ataque por todos os tipos de motivos. Os médicos – dizem os críticos – são cientistas aplicados, preocupados exclusivamente com a doença do momento, mas jamais com o paciente enquanto pessoa íntegra e individual. Na realidade, os médicos não conseguem ouvir. Não se mostram desejosos ou são incapazes de explicar coisas para os enfermos, ou suas famílias."
>
> LEWIS THOMAS
> *House calls* ("Chamadas domiciliares")

A ideia arraigada que implica que a comunicação consiste meramente em coleta da história e conversas junto à cabeceira do paciente deu lugar à definição da comunicação como uma habilidade clínica fundamental, vital tanto para o bem-estar do paciente como para o diagnóstico e sucesso terapêutico. É isso que ocorre ao longo do *continuum* da faculdade de medicina, residência e prática clínica. Com efeito, o *Accreditation Council for Graduate Medical Education* (Regulamentação de Educação Médica para Graduados), que supervisiona os programas de residência nos Estados Unidos, e a *American Board of Medical Specialties* (Junta Norte-americana de Especialidades Médicas), a organização geral responsável pelas juntas de especialidades que qualificam os médicos, determinaram que *as habilidades interpessoais e de comunicação que resultam em troca efetiva de informações e em um trabalho em equipe com os pacientes, suas famílias e outros profissionais da saúde constituem uma área essencial de competência para todos os médicos.*

Uma comunicação efetiva tem sido ligada ao aumento na satisfação de médicos e pacientes, fidelidade aos planos terapêuticos e redução da incidência de processos judiciais por má prática profissional. Além disso, a atenção às habilidades de realização de entrevistas pode enriquecer a prática da medicina ao longo da vida do profissional, garantindo que o paciente seja tratado como um ser humano que está vivo, respirando e com sentimentos, e não como uma mera coleção de sistemas disfuncionais do organismo. Esse ponto merece ser atentamente considerado, pois com frequência passa despercebido na prática clínica cotidiana. Quando uma pessoa se transforma em paciente, ingressa em um mundo no qual seu sentido de controle fica ameaçado. Não apenas o controle percebido pode ficar diminuído pelas enfermidades que provocam a busca por ajuda, mas as oportunidades para a recuperação do controle podem ficar limitadas pela própria consulta. Isso é válido sobretudo se o médico considerar o paciente como um caso a ser tratado, e não como uma pessoa a ser ajudada. Há casos que dispensam informações, explicações, escolhas. No entanto, as pessoas procedem dessa maneira porque as informações, explicações e escolhas aumentam a sensação de controle percebido. Em outras palavras, com relação à consulta, o paciente pode manter o controle mediante a obtenção de informações sobre sua situação e com a participação nas decisões sobre o tratamento.

Obviamente, a natureza da entrevista dependerá do ambiente e do relacionamento entre o médico e seu paciente. Um paciente delirante em uma sala de emergência pode não se envolver no tipo de diálogo possível em uma consulta de um paciente com cardiopatia crônica. Entrevistas com crianças e adolescentes também dependerão de modificações na técnica. Certamente, uma entrevista diagnóstica inicial tem diferentes objetivos, em comparação com uma consulta de acompanhamento planejada para proporcionar apoio emocional, controlar a medicação, ou discutir o estilo de vida. A leitura sobre os métodos de conduzir uma entrevista é apenas um primeiro passo no sentido de vir a ser um entrevistador competente; a prática supervisionada também é importante. *O simples fato de conduzir muitas entrevistas* não melhora a técnica; apenas consolida hábitos preexistentes. Observação, feedback e autorreflexão são essenciais para a obtenção de habilidades de entrevista mais efetivas. Entrevistas gravadas em vídeo com pacientes reais ou simulados proporcionam evidência incontestável dos prós e contras verbais e não verbais do entrevistador. A revisão desses vídeos, particularmente com a presença de um supervisor, pode ter efeito profundo no desenvolvimento das habilidades.

O PACIENTE

A primeira coisa que devemos ter em mente sobre o paciente é que ele está ansioso. Isso pode, ou não, ficar evidente. É importante reconhecer que o paciente está enfermo ou subjetivamente angustiado, e que pode já ter elaborado suas próprias teorias a respeito do que está errado. A possibilidade de estar padecendo de uma doença desperta o medo da morte e da incapacitação, o temor de danos físicos, o medo da separação dos entes queridos (p. ex., com a hospitalização) e, consequentemente, preocupações relativas à capacidade de cumprir as responsabilidades cotidianas. Além disso, os médicos frequentemente intimidam os pacientes. Não importa o quão educado e prestativo o médico é; a reação do paciente diante da *presença* do médico não pode ser controlada. O paciente espera grandes coisas de seu médico, e sente uma forte sensação de dependência em relação a ele, a fim de atender suas necessidades físicas e emocionais. É fundamental que o médico perceba que essas realidades complicam a entrevista. Ele não pode simplesmente fazer perguntas e assumir que as respostas desejadas retornarão de maneira franca e direta. Além disso, não basta que o médico forneça informações que, em sua opinião, serão compreendidas pelo paciente. Ele deve conferir com o paciente, para ter a certeza de que a informação foi ouvida e entendida conforme o pretendido. *A ansiedade do paciente e a natureza carregada de emoção do relacionamento entre o médico e seu paciente exigem que o paciente fique à vontade, estabelecendo uma relação de confiança, em que o médico ouvirá ativamente o que seu paciente tem a dizer e a perguntar.*

Um ponto relacionado é que os pacientes e médicos podem ter agendas diferentes durante a entrevista. Tipicamente, os pacientes estão em busca de alívio de queixas subjetivas (sintomas) e falam **a língua da enfermidade**. Os médicos procuram trazer à tona os sinais objetivos que ajudam no diagnóstico, e falam a **língua da doença**. Embora o médico possa preferir que o paciente apresente sua queixa e conte sua história exatamente na sequência necessária para a preparação de suas anotações, é raro que isso ocorra, e a prática não deve ser incentivada. Com o aumento da experiência, aos poucos o entrevistador ficará mais à vontade anotando as palavras ocasionalmente vagas e desorganizadas do paciente, transformando-as em uma história clínica compreensível, significativa e ordenada. Embora essa história clínica seja útil para a equipe de atendimento do paciente, subsequentemente os membros da equipe deverão traduzir as informações e opções clínicas para que o paciente possa entendê-las.

O MÉDICO

O papel do médico o autoriza a inquirir sobre detalhes privados e íntimos da vida do paciente e a realizar exames físicos em uma pessoa relativamente estranha. Isso também faz que o médico tenha a obrigação de ser profissionalmente competente, colocar os interesses do paciente na frente dos interesses pessoais e, sempre que possível, proporcionar ajuda e conforto.

Embora, na perspectiva do médico, a finalidade principal da entrevista possa ser diagnóstica, *a entrevista pode e deve também ser terapêutica para o paciente.* Dependendo da conduta do médico, o paciente poderá sair do consultório com a sensação de estar sendo mais compreendido, de estar mais bem informado, e com maior certeza do interesse e disponibilidade de seu médico. Por outro lado, o paciente pode deixar o consultório sentindo-se incompreendido, confuso e alienado.

A pequena descrição a seguir exemplifica uma troca com pouco conteúdo terapêutico:

O entrevistador não "bateu na porta" da paciente e se apresentou com um resmungo rápido, de tal maneira que a paciente ficou sem saber o seu nome. O entrevistador pronunciou erradamente o nome da paciente e em nenhuma vez mais se dirigiu a ela pelo nome. O médico conduziu a entrevista sentado em uma cadeira afastada cerca de 2 metros da paciente. Não houve contato físico durante a entrevista. Em diversas ocasiões a paciente expressou sua angústia emocional. Em cada uma dessas ocasiões o entrevistador ignorou o conteúdo emocional dessas falas. Como exemplo,

- *Médico:* Exatamente onde se localiza a dor?
- *Paciente: É tão difícil de explicar... Estou tentando da melhor maneira possível.* (Voltando-se para seu marido:) Eu não estou fazendo o melhor que posso?
- *Médico:* Bem, a dor está localizada em seu abdome, ou mais abaixo? (Platt e McMath, 1979)

Vários aspectos desse diálogo merecem um comentário. O fato de não ter "batido na porta" e de não ter aprendido o nome da paciente, além da apresentação apressada, indicam negligência das amenidades mais básicas. *A distância física entre o médico e a paciente também pode ter sido excessiva, acompanhando a distância emocional criada pela incapacidade do médico em explorar o conteúdo emocional das falas da paciente.* E acima de tudo, deve ser observada a insistência do médico em descobrir o local da dor. Certamente esse é um aspecto necessário da entrevista, mas nesse momento a

---

Uma mulher de 84 anos de idade que vive no Maine jamais tinha passado por um exame clínico completo. Seus filhos insistem para que ela vá ao médico e, embora jamais tenha ficado doente, ela concorda com a consulta. Ela não é uma mulher muito sofisticada, e o jovem médico está assombrado com sua boa forma. Depois do exame, o médico informa à paciente: "Tudo parece estar bem, mas há alguns exames que eu gostaria de obter. Volte na semana que vem e traga uma amostra." A mulher não sabe a que o médico se refere. Ele informa: "O que eu preciso é de uma amostra de urina. A senhora pode trazê-la, e assim poderei fazer alguns exames extras." Ainda assim, a idosa não entende. Então, o médico diz: "Antes de voltar na semana que vem, urine em um recipiente." A mulher responde de maneira engraçada, "O quê?" Finalmente, o médico se irrita e diz, "Por favor, minha senhora, faça xixi dentro de um pote." A paciente enrubesce, golpeia o médico na cabeça com sua bolsa e replica: "E você vá cagar em seu chapéu!" e imediatamente vai embora.

RICHARD S. WURMAN

Information anxiety ("Ansiedade da informação")

O CENÁRIO

O cenário para uma entrevista pode tanto facilitar como inibir a transmissão espontânea e aberta das informações. *Privacidade, conforto e tempo suficiente são três aspectos desejáveis no ambiente da entrevista que podem ser difíceis de se obter.* No ambiente hospitalar, a privacidade pode ficar ameaçada pela presença de outros pacientes no quarto e pelas intrusões dos visitantes e de outros profissionais da saúde. Em uma clínica ambulatorial muito atarefada, as entrevistas realizadas em um cubículo podem ficar comprometidas pela privacidade limitada, pelo desconforto físico (inclusive pelo barulho) e pelas limitações de tempo. Esses fatores não estão completamente sob o controle do médico. Porém, se tiver conhecimento do potencial desses fatores em afetar a entrevista, o médico deve exercer controle, quando possível. Por exemplo, se a entrevista estiver sendo realizada em um consultório simples, com cadeiras pouco confortáveis, o médico poderá admitir o problema, devendo ao menos oferecer a cadeira mais confortável ao paciente. Se o problema é um nível prejudicial de ruído, talvez isso tenha que ser tolerado, mas talvez possa duplicar o esforço para que seu paciente tenha toda a sua atenção, podendo ser tomadas providências para que não ocorram outras intrusões. A privacidade e o conforto são importantes; entretanto, o médico poderá compensar sua ausência com uma combinação de consideração e de total atenção ao que estiver sendo dito pelo paciente.

O tempo do médico é valioso. Em algumas instituições, o sucesso financeiro é atribuído a uma política de limitação das consultas a 12 minutos. É difícil acreditar que as necessidades dos pacientes possam ser resolvidas adequadamente quando os médicos são incentivados a se concentrar no relógio. *Não importa o quão atarefado esteja o médico e nem a razão para tal; ele deve estar ciente de que esse sentido de urgência do tempo é antiético para as obrigações profissionais.* Os pacientes sabem quando estão sendo apressados, e podem reconhecer quando o pensamento do médico não está inteiramente voltado para eles. Alguns reagem com ressentimento, enquanto outros reagem tentando livrar a responsabilidade do médico. Esse tipo de reação pode assumir a forma de omissão de sintomas críticos do relato do paciente sobre o problema, a não formulação de perguntas que poderiam esclarecer determinada instrução, ou o cancelamento de uma consulta futura, por causa de um desejo genuíno, embora um pouco masoquista, de não sobrecarregar o médico. Nenhuma dessas reações é aceitável, e todas podem ser evitadas se a impaciência e irritabilidade do tipo A frequentemente impostas pelo ambiente médico estiverem controladas. Enquanto o médico estiver com seu paciente durante a entrevista, deverá lhe prestar completa atenção, e sua participação deverá fluir sem afobamento ou pressa. O domínio das técnicas de entrevista a serem discutidas ajuda a fazer um uso eficiente do tempo passado junto aos pacientes.

A melhor entrevista é um processo colaborativo entre duas pessoas de igual status, não importando o quão diferentes sejam seus papéis. É melhor não sentar atrás de uma escrivaninha durante a entrevista, porque a escrivaninha impõe uma barreira entre os participantes – tanto real como simbólica. Do mesmo modo, é melhor se sentar ao mesmo nível do

---

A Sabedoria de OLIVER WENDELL HOLMES, 1809–1894
Humorista e médico norte-americano
Ensaios médicos

A verdade é que a medicina, declaradamente fundamentada na observação, é tão sensível às influências externas – políticas, religiosas, filosóficas, imaginativas – quanto o barômetro às mudanças na densidade atmosférica.

Um homem de capacidade muito moderada pode ser um bom médico, caso se dedique fielmente ao seu trabalho.

Acredito que a parte mais essencial da instrução de um estudante é obtida não na sala de aula, mas junto ao leito do paciente.

Jamais usaria uma palavra complicada no lugar de uma simples que atendesse à mesma finalidade. Sei que existem professores neste país que "ligam" artérias. Outros cirurgiões apenas as emendam, e isso interromperá a hemorragia com igual eficiência.

O leito do paciente é sempre o centro onde realmente ocorre o ensino médico.

O conhecimento especializado não causará danos ao homem se ele também tiver bom senso; mas se isso lhe faltar, apenas ficará mais perigoso para seus pacientes.

---

paciente não é capaz de responder. *Se o médico estivesse mais disposto a explorar a dificuldade da paciente em dar suas explicações, poderia ter aprendido algo de importância fundamental sobre o sintoma e também sobre a paciente.* É provável que ela passasse a ver o médico como uma pessoa paciente e atenta, o que poderia aumentar a confiança da paciente na sua capacidade de descrever os seus sintomas. Em vez disso, o médico aprendeu muito pouco, e a paciente não ficou melhor do que antes dessa troca de palavras. Essas serão as consequências quando o médico estiver estritamente devotado à promoção de informações relacionadas à doença, à custa do seu aprendizado com respeito ao paciente que está hospedando a doença.

A ansiedade física também pode ser um obstáculo para uma entrevista efetiva (e pode ter desempenhado certo papel nesse pequeno relato). Embora sempre se deva assumir a ansiedade por parte da paciente, de alguma forma supõe-se que um encontro clínico seja uma interação rotineira e inteiramente racional para o médico. Isso simplesmente não é verdade. A insegurança com o papel de médico, o desconforto com o súbito acesso aos corpos dos pacientes, preocupações sobre diferenças de idade e gênero, e a ansiedade relacionada à exploração de certos tópicos podem ser perfeitamente naturais nos estágios iniciais do desenvolvimento profissional. O perigo surge quando tais ansiedades levam o médico a não fazer certas perguntas necessárias, ou a não seguir indícios importantes.

> "A triste realidade é que nosso sistema de atendimento médico de um trilhão de dólares parece acreditar que o tempo gasto com os pacientes é um luxo que simplesmente não pode ser permitido."
>
> FRANK DAVIDOFF
> *Annals of internal medicine* ("Anais de medicina interna")

paciente, em vez de ficar em pé, pois isso faz com que o paciente se sinta dominado. Por fim, a entrevista do paciente despido, parcialmente despido, ou vestido com uma bata hospitalar contribui para que o paciente tenha percepção de um *status* desigual. Em geral será melhor manter a parte do exame representada pela entrevista em separado do exame físico, como outra forma de enfatizar um *status* equivalente. Pode parecer paradoxal, mas *quanto mais o paciente se percebe como um parceiro igual nesse relacionamento com o seu cuidador, mais provavelmente aceitará a influência do médico.* Dentro dessa linha, será válido reconhecer que você pode ser o especialista relativo em termos de medicina, mas o paciente é o especialista em sua própria vida.

> "O contato da orelha desnuda constituiu um dos grandes avanços na história da medicina. Tão logo se percebeu que o coração e os pulmões emitiam sons próprios, e que em alguns casos esses sons tinham utilidade diagnóstica, os médicos passaram a posicionar um ouvido sobre o coração e sobre áreas na frente e atrás do tórax, para auscultar. É difícil imaginar um gesto humano mais amigável, um sinal mais íntimo de preocupação e afeição pessoais, do que essas cabeças inclinadas e coladas na pele do paciente."
>
> LEWIS THOMAS
> *House calls* ("Chamadas domiciliares")

A ESTRUTURA EEDEE: INTEGRAÇÃO DA COMUNICAÇÃO E DAS TAREFAS CLÍNICAS

Nesse ponto, é importante proporcionar uma compreensão muito tangível do quão efetivamente a comunicação pode ser integrada no trabalho clínico. A Estrutura EEDEE, uma lista de verificação fundamentada em pesquisas e desenvolvida por um dos autores deste capítulo (G.M.), se transformou em um dos modelos mais amplamente utilizados para o ensino e a avaliação das habilidades de comunicação no mundo. Além de servir como lembrete das áreas gerais em que o médico deve se concentrar (i. e., **E**stabelecer o cenário, **E**xtrair informações, **D**ar informações, **E**ntender a perspectiva do paciente, **E**ncerrar o encontro), o acrônimo EEDEE conota a transição ou fluxo do encontro clínico: desde o início até o final, e dos problemas para as soluções. A Estrutura EEDEE proporciona um vocabulário comum para ensino, aprendizado, avaliação e estudo da comunicação em entrevistas médicas.

A lista de verificação enfatiza uma série de tarefas de comunicação essenciais (i. e., coisas que são importantes que devem ser feitas durante o encontro clínico). Tendo em vista que as próprias tarefas podem ser desempenhadas de diversas maneiras, é importante que seja desenvolvido um repertório de habilidades e estratégias de comunicação que funcionarão para o médico e seus pacientes. Essa flexibilidade intrínseca com relação às habilidades e estratégias necessárias para o cumprimento de tarefas relevantes reflete a realidade e individualidade da comunicação humana. Em outras palavras, *EEDEE oferece uma estrutura flexível, não um roteiro.* Embora as coisas possam não evoluir na ordem apresentada, as breves explicações e exemplos oferecidos a seguir pretendem possibilitar melhor compreensão de cada tarefa EEDEE.

Estabelecer o cenário (E)

1. Cumprimente o paciente de modo apropriado.

O indispensável é decidir diretamente o que significa "de modo apropriado", e em seguida permanecer fiel a essa definição. A seguir, alguns exemplos dos critérios para essa tarefa:

Se o médico e o paciente ainda não foram apresentados

O médico deve confirmar (i. e., perguntar, ou dizer) o nome do paciente e se apresentar utilizando seu nome e sobrenome. Como exemplo, se o Dr. Robert Franklin estiver visitando a Sra. Jane Smith, frequentemente será mais adequado entrar no quarto e dizer: "Jane Smith? Olá, sou o Dr. Bob Franklin", em vez de assumir que a paciente prefere ser chamada de Jane. Um estudante de medicina ou residente deve fornecer seu nome e atribuições (p. ex., "Olá, sou Ellie Brown, estudante do primeiro ano de medicina, e trabalho com o Dr. Franklin.").

Se o médico e o paciente já se encontraram anteriormente

O médico deve indicar esse conhecimento anterior na sua saudação ("Olá, Sra. Smith; é bom voltar a vê-la", ou "Não sei se a senhora se lembra de mim. Sou a Dra. Janet Jones, residente que trabalha com o Dr. Franklin.").

2. Estabeleça a razão para a visita.

O médico (ou outro profissional) pode realizar essa tarefa de diversas maneiras, fazendo perguntas como: "O que a traz ao meu consultório hoje?" ou "O que posso fazer pela senhora hoje?" ou ainda, "Então essa é a sua consulta de retorno após 6 meses?"

3. Faça o resumo de uma agenda para a visita (p. ex., assuntos, sequência).

Com frequência, paciente e médico têm prioridades diferentes. *Para essa tarefa, o essencial é perguntar ao paciente se existe algo que ele gostaria de discutir, além da declaração in-*

formada para a consulta ("Algo mais?"). Essa negociação deve ocorrer antes que o médico comece a explorar com detalhes os tópicos específicos. Também será útil o fornecimento de uma ideia geral de como a entrevista irá fluir. O resumo de uma agenda fará com que as duas partes fiquem sabendo que seus assuntos serão discutidos.

4. Estabeleça uma conexão pessoal durante a visita (p. ex., vá além dos aspectos médicos que serão discutidos).

Essa tarefa se concentra no tratamento/identificação do paciente como uma pessoa. Embora provavelmente seja mais apropriado estabelecer esse objetivo no início da visita, isso poderá ocorrer em qualquer momento durante a entrevista, desde que de forma sincera. Isso é algo que os pacientes percebem e apreciam.

Exemplo:

Paciente: "Estou na faculdade."
Médico: "E o que você está estudando?"

→ *5. Preserve a privacidade do paciente (p. ex., bata à porta, feche a porta).*

Autoexplicativo: Se não houver porta, o médico poderá preservar a privacidade do paciente ficando em pé, ou sentando-se perto. Isso também deve ser levado em conta em situações de exame físico (p. ex., uso de cortinados etc.).

Extrair informações do paciente (E)

6. Extraia do paciente seus pontos de vista sobre problemas de saúde e/ou seu progresso.

Considerando que os pacientes têm suas próprias ideias sobre a saúde, e suas próprias hipóteses sobre o que poderia estar causando e/ou exacerbando um problema de saúde, é importante extrair suas perspectivas.

O médico pode levar a termo essa tarefa fazendo ao paciente uma pergunta aberta, por exemplo, "Como estão indo as coisas com o senhor?", ou "Como o senhor está se sentindo, agora que seu tratamento foi iniciado?". Frequentemente, as ideias, preocupações e dúvidas do paciente podem ser extraídas se o médico permanecer em silêncio depois de ter feito a pergunta "O que o trouxe aqui hoje?"

7. Explore fatores físicos/fisiológicos.

Você pode concretizar essa tarefa perguntando sobre sinais ou sintomas relacionados ao problema de saúde (p. ex., duração, localização, intensidade etc.)

8. Explore fatores psicossociais/emocionais (p. ex., situação de vida, relações familiares, estresse, trabalho).

Nesse caso, o principal é aprender sobre os fatores relevantes na vida do paciente que possam influenciar seu problema/estado de saúde.

9. Discuta os tratamentos precedentes (p. ex., cuidados pessoais, última visita, outros cuidados médicos).

O objetivo dessa tarefa é descobrir o que o paciente fez quanto a seu problema de saúde, antes da consulta médica.

10. Discuta como o problema de saúde afeta a vida do paciente (p. ex., qualidade de vida).

Qualidade de vida é algo subjetivo, sendo avaliada de forma mais eficaz por meio de uma discussão. Nesse caso, em vez de explorar como a vida do paciente afeta o problema de saúde, o médico está tentando aprender as maneiras pelas quais o problema de saúde afeta a vida do paciente. Essa tarefa pode ser cumprida se forem feitas perguntas gerais, como "De que maneira o problema afetou sua vida?", "De que maneira afetou sua vida diária?", "Conte-me sobre um dia típico", "Esse problema está impedindo que o senhor faça coisas de que gosta?", ou perguntas mais específicas (p. ex., sobre atividades do dia a dia).

11. Discuta aspectos do estilo de vida/estratégias de prevenção (p. ex., riscos para a saúde).

Aqui, a ideia é que o médico identifique os riscos para a saúde, e também a extensão em que o paciente está lidando com tais riscos. Dieta, exercício, uso de álcool ou drogas, fumo e sexo seguro são exemplos dos tópicos que podem ser discutidos. Com frequência, essa tarefa fica facilitada quando o médico oferece ao paciente uma introdução, por exemplo, "Vou lhe fazer algumas perguntas, para que possa obter um melhor quadro de sua saúde geral".

→ *12. Evite perguntas dirigidas/que sugiram respostas.*

"O senhor não está com dor no peito, está?" é um exemplo de pergunta dirigida, ou sugestiva. Em certas circunstâncias, esse tipo de pergunta soa como uma afirmativa ("Nenhum problema com seu peito?"). *O problema com essas perguntas é que elas colocam palavras na boca do paciente, e frequentemente torna-se muito difícil para o paciente corrigir a pessoa que está cuidando dele.* Do mesmo modo, se o médico fizer uma pergunta diretiva sobre um tópico desconfortável (p. ex., "Então, o senhor não usa drogas, usa?"), o paciente poderá aproveitar a oportunidade para fazer que o tópico caia no esquecimento. Perguntas dirigidas/sugestivas são diferentes de perguntas fechadas, como "Quando o problema começou?", "A dor é aguda, indistinta, de queimação, de aperto, ou se parece com outra coisa qualquer?", que ajudam muito quando feitas nas circunstâncias apropriadas.

→ *13. Dê ao paciente a oportunidade/tempo para falar (i. e., não interrompa).*

Todos estamos familiarizados com interrupções explícitas e seu efeito nas conversas. Também é importante que você evite "pular" na última palavra do paciente, o que simplesmente o corta antes que tenha realmente terminado de falar.

Se o paciente "sair pela tangente", tente fazer que saibam de seu interesse, mas que é preciso se concentrar nas principais preocupações dele.

→14. *Saiba ouvir. Dê ao paciente total atenção (p. ex., encare o paciente, forneça feedback).*

Conforme Sir William Osler declarou há 100 anos atrás: "Ouça seu paciente, pois ele está lhe dizendo qual é o diagnóstico". Ficar de frente, olhando para o paciente, mostrar verbalmente que o está compreendendo e proporcionar feedback não verbal (p. ex., assentir com a cabeça, emitir ruídos de aprovação) são exemplos de maneiras pelas quais você pode demonstrar que está prestando atenção.

Os pacientes percebem, e tendem a ficar menos acessíveis, quando o clínico não os está encarando, raramente olha para o paciente ao tomar notas, está lendo o prontuário enquanto o paciente está falando, ou demonstra qualquer distração com relação ao que ele está dizendo.

→15. *Verifique/esclareça as informações (p. ex., recapitule; pergunte "Explique o que quer dizer 'não muito'.").*

Neste ponto, está em questão a precisão da informação. Verificar significa que o médico vai recapitular o que o paciente disse, para ter certeza de uma interpretação correta ("Tudo bem, então o inchaço tende a ser pior pela manhã, correto?"). Esclarecer significa que o médico pedirá ao paciente que seja mais específico em relação a informações vagas. Exemplo:

Médico: "O quanto o senhor fuma?"
Paciente: "Não muito."
Médico: "Explique o que quer dizer 'não muito.'"

Dar informações (D)

16. *Explique as razões para os procedimentos diagnósticos (p. ex., exame, testes).*

O médico deve fazer que o paciente tome conhecimento de que está realizando procedimentos. Alguns exemplos: "Vou auscultar seus pulmões" antes de usar o estetoscópio, "Vamos dar uma conferida nos movimentos de sua perna" antes de movimentar a perna do paciente, e "Penso que devemos dar uma conferida, fazendo uma cultura de material da garganta", antes de coletar material da garganta do paciente.

17. *Ensine o paciente sobre seu próprio corpo/situação (p. ex., forneça feedback e explicações).*

O encontro médico fornece uma excelente oportunidade para dar informações que podem ajudar o paciente a aprender sobre seu corpo ou situação. O médico pode cumprir essa tarefa informando ao paciente o que foi descoberto com o exame físico ("O senhor parece um pouco mais debilitado nesse lado") ou exame laboratorial ("A cultura da garganta teve resultado negativo; isso significa que o senhor não está com faringite"). O médico também pode cumprir essa tarefa explicando a anatomia relevante ("Na verdade, o manguito rotador é um grupo de músculos..."), o diagnóstico ("Ao que parece, o senhor está com cefaleia de tensão – essas dores de cabeça frequentemente estão relacionadas ao estresse, e parece que esse seu novo trabalho é bastante estressante..."), ou o tratamento ("Esse tipo de antibiótico funciona para uma grande variedade de bactérias, mas tem alguns efeitos colaterais...").

18. *Incentive o paciente a fazer perguntas/Verifique se ele está entendendo tudo.*

É válido pedir ativamente ao paciente para que faça perguntas ("O senhor tem alguma dúvida?", "Tudo ficou claro?", ou "O que expliquei está fazendo sentido?"). Essa é uma maneira muito efetiva de verificar o nível de compreensão do paciente. NOTA: Perguntar "Alguma coisa a mais?" *não é o mesmo que incentivar o paciente a fazer perguntas.*

→ 19. *Adapte-se ao nível de compreensão do paciente (p.ex., evite o uso de jargão, ou explique as palavras técnicas utilizadas).*

Autoexplicativo: Não há necessidade de dizer "Deambule", quando o médico pode dizer "Ande".

Entender a perspectiva do paciente (E)

20. *Reconheça as realizações/progressos/desafios do paciente.*

Nesse ponto, o importante é saber se o médico deve ou não responder a uma pergunta explícita do paciente sobre alguma coisa percebida como muito positiva ou muito difícil, ou a uma expressão de emoção. A resposta do médico (ou a ausência de resposta) sugere de forma muito cristalina para o paciente em que grau o médico está ouvindo o paciente sob seus cuidados.

21. *Reconheça o tempo de espera.*

Se o paciente ficou esperando ou terá que esperar durante muito tempo pela consulta, o médico pode enfrentar esse problema fazendo que o paciente saiba que está ciente dessa espera.

→ 22. *Exprima atenção, interesse, empatia.*

Nesse caso, o enfoque recai na atenção à experiência subjetiva do paciente. O médico pode resolver essa tarefa fazendo que o paciente saiba que ele está compreendendo – ou pelo menos está sensível – à perspectiva do paciente. Essa etapa pode ser resolvida tanto verbalmente como não verbalmente; o essencial é responder. Os pacientes tendem a ficar menos acessíveis quando o médico parece estar desligado, desinteressado, ou evidentemente apressado.

→ *23. Mantenha um tom respeitoso.*

Não importa se o médico concorda/gosta ou não do paciente – é extremamente inadequado e pouco profissional ter uma atitude condescendente, superior, ou rude.

Encerrar o encontro (E)

24. Pergunte se há alguma coisa a mais que o paciente gostaria de discutir.

Em alguns casos, os pacientes acreditam que precisam de permissão para trazer à discussão assuntos estranhos à "queixa principal", ou à razão principal da hospitalização. Mesmo que esses assuntos surjam durante a definição da agenda mais no início da entrevista, o médico deve inquirir explicitamente o paciente sobre esse novo assunto também no final do encontro. Para que o paciente sinta que realmente tem permissão para trazer novos problemas, o médico deve inquirir o paciente antes de se levantar para encerrar a entrevista. Se houver problema de tempo – e frequentemente há –, o médico sempre poderá sugerir que a discussão dos novos tópicos que surgiram seja feita em uma consulta subsequente.

25. Revise as etapas seguintes com o paciente.

Essa etapa poderá ser cumprida informando o que será feito para o paciente *ou* o que o paciente deverá fazer, assim que a visita terminar. Alguns exemplos:

"Examinarei os resultados dos testes para o senhor."
"Marque a consulta de retorno para daqui a seis meses."
"O senhor pode se vestir agora."
"A enfermeira irá mostrar como isso pode ser feito."
"Não se esqueça de pegar sua receita na farmácia."

Se o médico sugeriu um tratamento/plano de prevenção novo ou modificado

26. Discuta o interesse/expectativa/objetivo do paciente quanto ao plano.

O paciente examinou e/ou concordou com a necessidade desse plano?

27. Envolva o paciente na decisão relacionada ao plano (p. ex., opções, linha de raciocínio, valores, preferências, preocupações).

Nem todos os pacientes desejam se envolver na tomada de decisão, mas todos devem ficar envolvidos, até o ponto em que se sintam confortáveis. Além de fornecer opções e discutir a linha de raciocínio, é particularmente importante explorar os valores, preferências e preocupações do paciente.

28. Explique os prováveis benefícios da opção ou opções discutidas.

Os benefícios específicos se relacionam com o objetivo desse plano?

29. Explique os prováveis efeitos colaterais e riscos da opção ou opções discutidas.

Além de dar a informação, deixe que o paciente saiba o que fazer, caso venha a passar por algum problema.

30. Forneça instruções completas para o plano.

Certifique-se de que o paciente entendeu suas instruções.

31. Discuta a capacidade do paciente em seguir o plano (atitude, tempo, recursos).

Esse é um componente essencial e frequentemente negligenciado do processo. Não é provável que o paciente possa prosseguir – ou mesmo dar início – a um plano terapêutico, a menos que ele pense que seja capaz de cumprir tal tarefa. Ao mesmo tempo, é improvável que muitos pacientes ofereçam de forma espontânea seus pontos de vista sobre esse assunto.

32. Discuta a importância do papel do paciente no tratamento/prevenção.

Certamente ajudará se o paciente compreender que ele é parceiro no processo. O médico deve falar sobre o que o paciente pode fazer para facilitar sua melhora (p. ex., monitoração de detalhes de sua situação, e permitir que o médico fique sabendo sobre como as coisas estão evoluindo).

COMPARTILHAMENTO DE INFORMAÇÕES

Uma finalidade básica da entrevista clínica é o compartilhamento de informações, uma atividade que assume duas formas: (1) extrair informações dos pacientes com o objetivo de diagnosticar e compreender seu estado clínico, e (2) fornecer informações aos pacientes, como diagnósticos, prognósticos, prescrições e recomendações terapêuticas. A entrevista também ajuda a estabelecer uma relação positiva com o paciente, que pode se constituir na base para o eventual relacionamento terapêutico.

Há necessidade de informações sobre os sintomas do paciente antes que o diagnóstico possa ser estabelecido, mas isso não é suficiente para um tratamento efetivo. *Um objetivo mais amplo da entrevista é compreender o paciente mais completamente, e formular hipóteses sobre sua personalidade, experiências de vida, ativos e passivos, e reações à enfermidade.* Se o médico não puder antecipar que o paciente terá dificuldade em seguir fielmente determinado regime terapêutico, ou que ficará em risco de sofrer complicações psiquiátricas, dificilmente um diagnóstico preciso *per se* servirá como garantia para um tratamento bem-sucedido.

Ao procurar informações diagnósticas e psicossociais de seu paciente, o médico deve se esforçar ao máximo para obter informações que sejam tão *bem estruturadas* e *espon-*

Estrutura EEDEE

Paciente:_____ Médico ou estudante:_____

Estabelecer o cenário		Sim	Não
1.	Cumprimente apropriadamente o paciente.		
2.	Estabeleça a razão para a visita.		
3.	Faça o resumo de uma agenda para a visita (p. ex., "alguma coisa mais?", assuntos, sequência).		
4.	Estabeleça uma conexão pessoal durante a visita (p. ex., vá além dos aspectos médicos que serão discutidos).		
→5.	Preserve a privacidade do paciente (p. ex., feche a porta).		

Extrair informações		n/a	Sim	Não
6.	Extraia do paciente seus pontos de vista sobre problemas de saúde e/ou seu progresso.			
7.	Explore fatores físicos/fisiológicos.			
8.	Explore fatores psicossociais/emocionais (p. ex., situação de vida, relações familiares, estresse).			
9.	Discuta os tratamentos precedentes (p. ex., cuidados pessoais, última visita, outros cuidados médicos).			
10.	Discuta como o problema de saúde afeta a vida do paciente (p. ex., qualidade de vida).			
11.	Discuta aspectos do estilo de vida/estratégias de prevenção (p. ex., riscos para a saúde).			
→12.	Evite perguntas dirigidas/que sugiram resposta.			
→13.	Dê ao paciente a oportunidade/tempo para falar (i. e., não interrompa).			
→14.	Saiba ouvir. Dê ao paciente total atenção (p. ex., encare o paciente, entendimento verbal, forneça feedback não verbal).			
→15.	Verifique/esclareça as informações (p. ex., recapitule, pergunte "quanto?").			

Dar informações		n/a	Sim	Não
16.	Explique as razões para os procedimentos diagnósticos (p. ex., exame, testes).			
17.	Ensine o paciente sobre seu próprio corpo/situação (p. ex., forneça feedback com relação ao exame/testes, explique a linha de raciocínio, anatomia/diagnóstico).			
18.	Incentive o paciente a fazer perguntas./Verifique se ele está entendendo tudo.			
→19.	Adapte-se ao nível de compreensão do paciente (p. ex., evite/explique jargão).			

Entender a perspectiva do paciente		n/a	Sim	Não
20.	Reconheça as realizações/progressos/desafios do paciente.			
21.	Reconheça o tempo de espera.			
→22.	Exprima atenção, interesse, empatia.			
→23.	Mantenha um tom respeitoso.			

continua

Estrutura EEDEE *(continuação)*

Encerrar o encontro		Sim	Não
24.	Pergunte se há alguma coisa mais que o paciente gostaria de discutir.		
25.	Revise as etapas seguintes com o paciente.		
Se for sugerido um tratamento/plano de prevenção novo ou modificado:		n/a Sim	Não
26.	Discuta a expectativa/objetivo do paciente quanto ao tratamento/prevenção.		
27.	Envolva o paciente na decisão relacionada ao plano (p. ex., opções, linha de raciocínio, valores, preferências, preocupações).		
28.	Explique os prováveis benefícios da opção ou opções discutidas.		
29.	Explique os prováveis efeitos colaterais e riscos da opção ou opções discutidas.		
30.	Forneça instruções completas para o plano.		
31.	Discuta a capacidade do paciente em seguir o plano.		
32.	Discuta a importância do papel do paciente no tratamento/prevenção.		
Comentários:			
Os itens sem seta se concentram no conteúdo; assinale "Sim" se foi feito pelo menos uma vez durante a entrevista.			
Os itens com uma seta (→) se concentram no processo, devendo ser mantidos durante toda a entrevista; assinale "Não" se em pelo menos uma circunstância relevante isso não foi feito (p. ex., apenas um uso de jargão).			
© 1993/2010 Gregory Thomas Makoul – Todos os direitos reservados. Permitido o uso educacional não comercial.			

tâneas quanto possível. Descrições bem estruturadas possuem uma qualidade viva e orgânica que é inconfundível. O médico pode perceber o esforço que foi feito para que a descrição se tornasse precisa e cuidadosa. Descrições de pacientes que não possuem essa qualidade tendem a ser breves, monótonas, unidimensionais e estereotipadas, dificultando o estabelecimento do diagnóstico do problema ou a maior compreensão do paciente. Da mesma forma, a espontaneidade nas verbalizações do paciente indica que ele está falando livremente, sem hesitar e sem alterar suas colocações. Essa é a situação ideal a que o entrevistador deve aspirar, pois significa que está sendo fornecida a mais ampla gama de informações. Pacientes que "editam" suas respostas às perguntas estão sonegando informações e privando o médico da oportunidade de fazer aquilo para o que foi treinado – separar os detalhes essenciais do que é irrelevante. A geração de informações tão bem estruturadas e espontaneamente oferecidas é um produto resultante do trabalho conjunto do médico e de seu paciente. Pode ser tarefa impossível mudar as capacidades descritivas inatas do paciente, mas deve ficar também evidente que *a maneira com que o médico faz as perguntas e ouve influencia*

"Os médicos não são pagos para conversar com os pacientes. Em uma economia médica dominada por uma medicina terceirizada – companhias de seguros, o governo, os planos de saúde etc. –, a dura realidade é que eles são pagos principalmente para fazer exames e procedimentos. Portanto, não deve surpreender que os pacientes fiquem sujeitos a um enorme número de consultas com uma dispendiosa tecnologia médica, que nem sempre será essencial ou isenta de risco... E certamente mais grave ainda é a redução do tempo dedicado ao cuidadoso questionamento feito pelo médico – aspecto que sempre ocupou lugar tão elevado na tradição médica."

NORMAN COUSINS

Head first: The biology of hope
("Entrando de cabeça: a biologia da esperança")

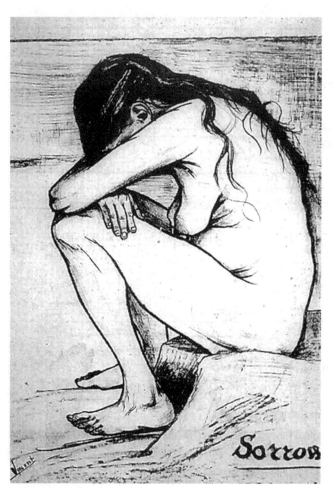

Tristeza *Vincent van Gogh (1882).* Desenho, 38,5 × 29 cm. van Gogh Museum Foundation, Amsterdam.

profundamente a qualidade das informações fornecidas pelo paciente. O fornecimento de informações é a segunda maneira de compartilhá-las durante uma entrevista clínica; esse aspecto será levado em consideração mais detalhadamente adiante neste capítulo.

TÉCNICAS DE ENTREVISTA: ENFOQUE NA EXTRAÇÃO DE INFORMAÇÕES

As técnicas de entrevista discutidas nesta seção formam um *continuum* de controle do entrevistador. Em uma das extremidades do espectro está o uso do silêncio, que impõe mínimo controle do entrevistador sobre o paciente e permite que este tenha uma ampla gama de alternativas de resposta. Na outra extremidade do espectro está o tipo de pergunta direta que dá ao paciente a oportunidade de responder apenas sim ou não. *Essas duas técnicas têm seu lugar na entrevista clínica* (embora não em seu início), juntamente com a facilitação, a confrontação e uma série de outros instrumentos clínicos. Tendo em vista que o médico está à procura de uma explicação bem estruturada e espontânea das dificuldades do paciente, com frequência o melhor uso dessas técnicas envolve a evolução ao longo de um ciclo de busca de informações que tem seu início com um modesto controle e que prossegue para o uso progressivamente maior da autoridade. Qualquer que seja a técnica escolhida pelo médico, a chave para uma entrevista bem-sucedida está em se lembrar de *prestar atenção* às informações extraídas.

Perguntas abertas

O início da entrevista com perguntas como "O que o traz aqui hoje, meu caro?", "Como o senhor está passando?", "Como posso ajudá-lo?" e "Que tipo de problema o senhor está tendo?" faz que o paciente sinta que poderá começar em qualquer ponto, sem qualquer restrição. Essas perguntas também transferem de forma momentânea o ônus da responsabilidade para o paciente (o que é perfeitamente apropriado), além de minimizar qualquer tendenciosidade. O início da entrevista com perguntas mais específicas ou diretas ("Fale sobre suas dores de cabeça.") restringe o campo do discurso de maneira prematura, e pode sugerir ao paciente que outros tópicos não são adequados ou relevantes do ponto de vista clínico.

O início de uma entrevista com uma pergunta aberta facilita o processo diagnóstico, porque a resposta escolhida pelo paciente para a pergunta aberta tem significado especial. Entretanto, dois estudos observacionais sugerem que poucos médicos dão a seus pacientes a oportunidade de fazer uma completa descrição aberta de suas preocupações. Em cerca de apenas 25% das visitas ao consultório estudadas os médicos permitiram que seus pacientes completassem sua descrição aberta. *Na maioria das vezes, os médicos interrompiam e redirecionavam os pacientes para que discutissem a primeira preocupação expressa.* Um dos autores desses estudos observou que os médicos "frequentemente e talvez de forma inconsciente inibem ou interrompem a expressão inicial de preocupação de seus pacientes".

Em certas circunstâncias os estudantes de medicina justificam a inexistência de perguntas abertas ao declarar que elas tomam muito tempo. (Supostamente os estudantes estão se referindo não às perguntas em si, mas ao tempo consumido pelos pacientes ao respondê-las.) Essa é uma racionalização baseada na compreensão equivocada das técnicas e finalidades da entrevista. Uma entrevista que utiliza perguntas abertas as emprega para a promoção de um fluxo livre de informações, a serviço da elaboração de um diagnóstico e da melhor compreensão do paciente. É responsabilidade do entrevistador orientar o discurso do paciente, se houver necessidade. Embora as perguntas abertas possam ser de fato eficientes, apenas serão efetivas se forem utilizadas apropriadamente.

Algumas vezes, estudantes e médicos saem de uma entrevista na qual lançaram mão de perguntas abertas pouco impressionados com os resultados. Porém, *uma pergunta aberta não é garantia de uma resposta elaborada; meramente aumenta sua probabilidade.* Crianças, adolescentes e mesmo alguns adultos talvez não sejam capazes de responder a essas perguntas com explicações detalhadas. Por exemplo, alguns pacientes de mente muito literal (e também pessoas com transtornos mentais orgânicos) respondem a uma pergunta como "O que o trouxe hoje à clínica?" com uma resposta como "Vim dirigindo meu carro". O médico não deve se sentir desencorajado por seus esforços iniciais no uso de uma nova habilidade, e também não deve ficar seduzido pela possibilidade de fazer apenas perguntas diretas, se algumas perguntas abertas não atingirem seus objetivos.

Silêncio

Se determinado paciente responder a uma pergunta aberta com uma resposta mínima, considere o uso do silêncio como um sinal de que é preciso ouvir mais. O silêncio impõe mínimo controle sobre o paciente. O silêncio comunica ao paciente "de boca fechada" que o médico deseja ouvir mais e se propõe a esperar. Algumas vezes o paciente fica com receio de responder perguntas abertas simplesmente por imaginar que há necessidade de uma resposta breve, ou porque essa foi sua experiência com médicos no passado. Com frequência, tudo o que é preciso para fazer que o paciente fale de forma mais detalhada sobre seus problemas é uma atitude de silêncio expectante e atencioso por parte do entrevistador.

Quando o paciente está falando de maneira bem estruturada e espontânea, o silêncio é a resposta mais apropriada. Quando ele se cala, ainda é apropriado um breve silêncio da parte do entrevistador, porque pode ter interrompido sua fala para organizar seus pensamentos ou para encontrar a palavra certa para a descrição de determinado problema. É provável que interrupções ou interjeições sejam prematuras. O paciente cuja pausa sinaliza o final de uma corrente de pensamento frequentemente volta seu olhar para o médico, indicando o desejo de lhe passar a palavra. Nesse momento, a decisão do médico – de falar ou ficar em silêncio – depende de sua avaliação da situação. No início da entrevista, o médico pode julgar essencial prosseguir com o que o paciente disse. Ou pode decidir que dará mais tempo para o paciente falar. Na entrevista mais adiantada, os silêncios serão mais improváveis, depois que foi coletada uma descrição completa das dificuldades do paciente. Em tais circunstâncias, o médico poderá prosseguir com mais segurança fazendo perguntas diretas com objetivos bastante específicos.

Quando determinado paciente está dominado pela emoção, com frequência a melhor coisa a fazer é permanecer em silêncio. Falar alguma coisa em tais circunstâncias é correr o risco de inibir a expressão da emoção, que quase sempre é terapêutica ou funciona como catarse. Fazer silêncio, simplesmente *ficar* com o paciente enquanto ele chora, por exemplo, dá ao paciente o controle do grau de emoção (se pouca, se muita) exibido.

Em certas situações, o uso do silêncio não é aconselhável. Pacientes com transtornos neurológicos, por exemplo, com frequência necessitam de muita estrutura para que possam responder de forma adequada, e talvez fiquem confusos e desorientados se o silêncio for utilizado em circunstâncias que impõem o uso de orientação. Os adolescentes podem não tolerar ambiguidades por outras razões, considerando o silêncio do entrevistador como algo desconfortável. *Às vezes*, determinado paciente é intensamente falante, embora paradoxalmente tal tipo de paciente jamais pareça ser muito informativo. Eis aí um caso evidente no qual a indulgência do paciente ao silêncio trará poucos benefícios; o médico talvez tenha que interromper o paciente para adquirir o controle da entrevista, orientando-a em direções mais significativas.

Facilitação

"O incentivo à comunicação por modos, gestos, ou palavras que não especificam o tipo de informação buscada é chamado facilitação" (Enelow e Swisher, 1986). Facilitação envolve um controle ligeiramente maior do que o silêncio, e agrupa uma ampla variedade de intervenções que exigem pouco consumo de energia por parte do entrevistador. *Apesar de sua aparente simplicidade, as técnicas de facilitação desempenham um papel poderoso, tanto na promoção da informação quanto na orientação da entrevista em direção aos tópicos desejados.* Uma expressão facial atenta, uma elevação de sobrancelha, um encolher de ombros e um assentimento com a cabeça são, todos, maneirismos ou gestos que podem incentivar o paciente a continuar com suas associações. O médico não fala absolutamente nada; ainda assim, o paciente sabe que o entrevistador está interessado no que está sendo dito, ficando curioso para ouvir mais. Palavras como "sim", "o.k.", "prossiga" e "percebo" atendem essencialmente à mesma função, do mesmo modo que a expressão vocal "mmm-hhh". Essas vocalizações funcionam como reforços e aumentam a probabilidade de que o paciente venha a falar mais livremente sobre o assunto que está sendo reforçado por tal estratégia. Porém, o entrevistador deve se precaver contra o uso dessas técnicas fáceis e potentes de maneira mecânica ou estereotipada, pois isso poderia resultar em um efeito involuntário de distrair e inibir o paciente. Uma salvaguarda contra o abuso dessas técnicas consiste em ouvir as entrevistas gravadas, ou em assisti-las em vídeo.

Outro grupo de técnicas de facilitação que envolve um pouco mais de controle por parte do entrevistador é qualquer intervenção – verbal ou não verbal – que transfira para o paciente a ideia de que "Não estou compreendendo" ou "Estou confuso com o que o senhor está me contando". Essa comunicação pode ser feita direta ou indiretamente (p. ex., um olhar perplexo).

Uma técnica de facilitação muito poderosa, se utilizada apropriadamente e com moderação, envolve a repetição criteriosa de palavras-chave ditas pelo paciente. As palavras condensam e resumem as experiências do paciente. Em certas circunstâncias, as palavras podem ser entendidas ao pé da letra; em outras situações, precisam ser exploradas de maneira mais profunda para que fiquem esclarecidas suas conotações. Um modo econômico e efetivo de convidar os pacientes para que se aprofundem um pouco mais no significado de suas palavras consiste simplesmente em repetir as palavras de interesse, com uma inflexão vocal ligeiramente interrogativa.

A seguir teremos a oportunidade de tomar conhecimento das respostas de três médicos com um paciente cuja queixa inicial foi expressa pelas palavras, "Minha cabeça está me matando!". O médico A pergunta, "O senhor sofreu dores de cabeça anteriormente?". Essa é uma pergunta razoável, mas é provável que a resposta surja naturalmente se o paciente tiver a oportunidade de relatar suas dificuldades sem a interferência do médico. Ao fazer essa pergunta neste momento, o médico está interrompendo o fluxo de ideias do paciente e limitando a gama de alternativas de resposta.

O médico B responde: "Fale um pouco mais sobre como sua cabeça está matando você." Essa é uma solicitação legítima, mas tem 11 palavras, pode ser formal demais e pode soar muito profissional, impedindo talvez um bom relacionamento.

O médico C responde pela observação da violenta imagem presente na breve descrição da dor de cabeça pelo paciente. Ele decide que uma palavra tão carregada de emoção merece ser articulada mais explicitamente (**"desembrulhada"**), replicando, "Ela está matando você?". Essa resposta impõe apenas um modesto controle em relação à próxima resposta do paciente, acompanhando o melhor possível a linha discursiva do paciente. A resposta do médico C aumenta a probabilidade de que as respostas do paciente proporcionarão um relato mais completo de seu sintoma, com a espontânea inclusão de informações sobre lugar, início, duração e história – o que todos os médicos querem saber. Também pode fornecer material significativo em relação aos temores e fantasias do paciente com relação ao que está errado – temores que podem ser legitimamente assumidos como existentes, se a descrição for tomada ao pé da letra.

Duas outras observações facilitadoras são "O que o senhor quer dizer com isso?" e "Como assim?". Essas observações cumprem a mesma função da repetição de palavras/frases-chave, podem ser empregadas nas mesmas situações e acrescentam um pouco mais de variedade ao repertório do entrevistador. Variedade é importante, pois tão logo o paciente tenha consciência de que o médico está empregando essas técnicas, a entrevista ficará prejudicada.

> "Se suas notícias têm de ser ruins, conte-as de maneira sóbria e pontual."
>
> SIR HENRY HOWARTH BASHFORD
> *The corner of Harley street* ("A esquina da Rua Harley")

Confrontação

Confrontação envolve apontar, para o paciente, aspectos de seu comportamento desconhecidos por ele. Confrontação representa um grau moderadamente alto de controle por parte do entrevistador. *Trata-se de uma técnica a ser utilizada com parcimônia.*

Em várias circunstâncias poderá ser apropriado utilizar a confrontação. Se o paciente continuar a oferecer respostas apenas breves e não elaboradas às perguntas abertas, silêncios e facilitações, e se isso aparentemente estiver relacionado a alguma angústia que esteja sendo vivenciada por ele, um comentário dentro da linha, "O senhor parece não estar à vontade em falar sobre isso" faz que o paciente saiba que seu desconforto foi percebido, e que seu médico espera respostas um pouco mais longas/elaboradas. O comentário deve ser feito na forma de uma observação. Ao utilizar a frase tentativa "O senhor parece...", em vez da expressão mais presunçosa "O senhor não está à vontade...", o entrevistador evitará ser interpretado como um "sabe tudo", podendo descartar a observação de maneira mais elegante caso ela se revele equivocada.

Uma vez feita a confrontação, o paciente poderá concordar, ou negar. Se concordar com a confrontação, ele poderá prosseguir com um aprofundamento da natureza da dificuldade. O paciente poderia dizer, por exemplo, "Sim, estou pouco à vontade; na realidade, não sei até onde devo me aprofundar no meu problema". Ou, "Sim, estou pouco à vontade; não contei ao senhor uma coisa que precisa saber". Qualquer que seja a razão para a atitude reticente do paciente, confrontações desse tipo ajudam a "clarear" e a estabelecer o cenário para a retomada de uma discussão mais aberta. Se o paciente ficar genuinamente embaraçado pela confrontação, poderá solicitar esclarecimentos. Se isso ocorrer, o entrevistador deverá descrever os comportamentos do paciente que conduziram à interferência em seu desconforto; essa estratégia ajudará a esclarecer a situação e a promover maior compreensão, e o paciente poderá facilmente se contrapor à observação, caso assim o deseje. A observação pode ser correta, mas o paciente não acredita no entrevistador a ponto de admitir tais preocupações tão privadas. Mesmo nesse caso, o fato de que o entrevistador fez as colocações apropriadas, utilizou a técnica apropriada e não insistiu sobre determinada resposta sinaliza para o paciente que está diante de um médico observador e interessado em remover obstáculos, para que se estabeleça uma relação melhor entre eles, e que não teme trilhar (de maneira sutil) por áreas potencialmente delicadas. Esse é um bom augúrio para o futuro do relacionamento entre o paciente e seu médico.

Outras circunstâncias nas quais o confronto terá utilidade ocorrem ao observar-se alguma disparidade em diferentes aspectos do comportamento do paciente. Por exemplo, a disparidade pode ser uma contradição entre duas das observações do paciente, e a confrontação poderia assumir a forma a seguir: "O senhor está dizendo que seu pé não está incomodando, mas há apenas alguns instantes disse que não pode se apoiar nele." Observe como essa confrontação deve ser delicada. Ela não é acusadora; o médico está simplesmente justapondo duas declarações do paciente. *Implícita nessa declaração está a mesma exortação subjacente a todas as demais intervenções discutidas até agora: "Fale um pouco mais sobre...".* A única diferença é que, no caso da confrontação, o entrevistador está exercendo maior controle sobre a natureza do material a ser produzido.

Com frequência, a disparidade a ser confrontada ocorre entre o que o paciente fala e o que ele faz. Por exemplo, um paciente pode discutir de maneira imperturbável pensamentos suicidas, ou discutir os assuntos aparentemente mais insignificantes em um estado de grande agitação. É preciso que discrepâncias entre aspectos verbais e não verbais do comportamento sejam investigadas. O médico pode confrontar o paciente com ideação suicida dizendo, "O senhor parece tão indiferente". Para o paciente nervoso, pode dizer, "O senhor está tremendo" ou "Senti tanto medo em sua voz". Existem muitas outras situações em que o comportamento não verbal do paciente comunica alguma coisa que não está sendo discutida. A confrontação dá ao paciente tanto a permissão quanto a oportunidade para expressar verbalmente suas emoções.

Perguntas diretas

Entre todas as técnicas de entrevista, o mais alto nível de controle é observado nas perguntas fechadas, ou diretas. Uma solicitação estruturada em uma frase como "Conte-me como o senhor está indo" tem enfoque mais amplo e é menos controladora do que "Conte-me o que está errado", que, por sua vez, é mais abrangente do que "Conte-me quando começou a náusea". Para alguns pacientes e certas situações, o entrevistador deverá depender mais intensamente das perguntas diretas. Uma pergunta como "Como o senhor descreve sua dor?" pode resultar apenas em uma resposta ambígua. Nesse caso, seria apropriado fazer ao paciente uma pergunta com formato de múltipla escolha: "Sua dor é do tipo de queimação, ferroada ou de formigamento?". As perguntas diretas são muito úteis quando utilizadas adequadamente: servem para preencher os detalhes que faltam, "amarrar" as pontas soltas e aguçar o foco da entrevista. Esse tipo de pergunta também está associado a certo número de perigos potenciais.

Um problema é a possibilidade de que *uma pergunta direta possa gerar tendenciosidade na resposta do paciente, graças ao uso inadvertido de uma palavra carregada de emoção, ou se o fraseado não for adequado.* Como exemplo, o ato de perguntar ao paciente se tem histórico de doença mental tem uma conotação mais pejorativa do que perguntar se ele já consultou um especialista nessa área (e, em seguida a uma resposta afirmativa, solicitar informações mais detalhadas). Perguntar a um paciente casado se ele teve algum caso é uma atitude de crítica, que pode provocar uma resposta menos honesta, em comparação com uma pergunta sobre outros parceiros sexuais. Do mesmo modo, é pouco provável que uma pergunta sobre "drogas ilícitas" ou "drogas ilegais" venha a ter uma resposta honesta; seria mais adequado perguntar sobre "qualquer droga, como maconha ou cocaína, essas coisas". E com frequência é difícil para o paciente dar respostas honestas a uma forma comum de pergunta direta – as perguntas dirigidas, por exemplo, "E então, não usa drogas?" ou "O senhor não está sentindo dor no peito, está?", seja porque o paciente reluta em corrigir o médico, seja por optar por não discutir absolutamente o tópico.

O outro problema importante decorrente do uso de perguntas diretas é o efeito desanimador que tais perguntas podem ter na narrativa do paciente. O diálogo a seguir demonstra como o uso excessivo de perguntas diretas priva o paciente da oportunidade de formular um relato mais consistente de seu problema:

Médico: Que tipo de problema o senhor está tendo?
Paciente: Estou piorando há dois anos, doutor. Nada parece funcionar como devia.
Médico: Qual é a pior parte?
Paciente: Minhas pernas. Sinto dores constantes em minhas pernas. Está ficando tão ruim que já não posso dormir.
Médico: Como está sua respiração?
Paciente: Oh, ela está bem. Posso respirar perfeitamente. O problema é apenas com a enorme dor nas minhas pernas.
Médico: O senhor ainda está fumando?
Paciente: Sim, e com essa dor voltei a fumar em busca de alívio. Mas estou fumando menos de meio maço por dia.
Médico: O senhor está sentindo dores no peito?
Paciente: Não.
Médico: E tosse?
Paciente: Não, quase nunca tusso.
Médico: O que o senhor se sente realmente capaz de fazer?
Paciente: Bem, era capaz de fazer todas as coisas até há cerca de dois anos, mas hoje em dia dificilmente posso caminhar meio quarteirão.
Médico: Por que isso está ocorrendo?
Paciente: Minhas pernas. Elas doem.
Médico: Elas incham?
Paciente: Bem, elas têm inchado um pouco nas últimas 2 ou 3 semanas, mas eu sinto dor, estejam ou não inchadas.
Médico: Tudo bem, agora farei algumas perguntas sobre sua história clínica. (Platt e McMath, 1979)

A primeira pergunta do médico é bastante aberta. Ao prosseguir com "Qual é a pior parte?", o médico dá ao paciente a oportunidade de descrever a queixa principal. Porém, seus quatro comentários seguintes são, sem exceção, perguntas orientadas para sintomas impostas ao paciente. Essas perguntas não seguem a linha de raciocínio do paciente. É evidente que ele deseja discutir suas pernas, e está claro que tem sua própria agenda. Contudo, ao final desse diálogo, o paciente ainda sabe pouco sobre a dor nas pernas, sendo forçado a suportar uma segunda rodada de descrição da dor nas pernas que não é mais detalhada do que a primeira. (Compare "Sinto dores constantes em minhas pernas" com "Minhas pernas. Elas doem" seis respostas adiante.) O médico está se esforçando muito, mas a entrevista não está levando a lugar algum. Essa entrevista é exemplo de um estilo conhecido como de **alto controle pelo médico-baixo controle pelo paciente**. *Conforme pesquisas empíricas, esse estilo tem grande prevalência nos cenários clínicos.* Durante essas entrevistas, os médicos tendem a falar mais e os pacientes menos, à medida que o tempo passa. Tal situação está em direta contradição com a boa técnica de entrevista. Depois da entrevista precedente, o médico descreveu seu paciente como "não desejando falar." De fato, o uso de perguntas diretas pelo entrevistador para controlar e limitar a entrevista forçou o paciente a chegar a esse ponto.

As perguntas diretas constituem um componente absolutamente essencial de uma entrevista clínica: os médicos e outros profissionais da saúde não podem viver sem elas. O problema é que essas perguntas facilmente são mal utilizadas e com frequência usadas ao mesmo tempo em que excluem outras técnicas mais proveitosas na promoção de informações fidedignas e no desenvolvimento de um sentimento de colaboração produtiva.

ESTRATÉGIAS PARA DAR INFORMAÇÕES: ENFOQUE NA VERIFICAÇÃO DA COMPREENSÃO

Os médicos abordam a entrevista com o interesse principal de coletar informações. Os pacientes têm um interesse ligeiramente diferente: querem saber o que o médico pensa a respeito de sua queixa e qual o curso terapêutico que será recomendado. Querem uma explicação para sua enfermidade e uma declaração sobre os benefícios e riscos do tratamento. *Não raro, o paciente deixa a entrevista desapontado com as informações recebidas.* No melhor estudo já publicado sobre esse tópico, os médicos passaram pouco mais de 1 minuto (na média) de uma entrevista com duração de 20 minutos dando informações. Contudo, em sua percepção passaram mais de 9 minutos informando seus pacientes. Esta é uma visível distorção do que ocorre na realidade, e *essa concepção equivocada é um fator importante, tanto para a insatisfação dos pacientes com os médicos como para a pouca fidelidade dos pacientes aos regimes terapêuticos.* O problema era particularmente agudo quando o paciente tinha baixo grau de educação, ou era proveniente de um ambiente de classe mais baixa, quando o médico dirigia um consultório muito atarefado (definido como mais de 20 pacientes ambulatoriais por dia) e quando o médico era proveniente da classe média-baixa ou de um extrato ainda mais desvalido da sociedade. Pacientes homens tendiam a receber menos atenção e menor número de explicações em comparação com pacientes mulheres, talvez porque as pacientes fazem mais perguntas e são mais ativas verbalmente durante a entrevista.

Mesmo se a quantidade de tempo consumida em explicações e em outras formas de passar as informações aumentasse, os problemas com a qualidade de compartilhamento das informações permaneceriam. *As instruções devem ser simples, breves e com o mínimo possível de palavras técnicas (i. e., jargão), mas o paciente deve ser mais que um receptor passivo.* Informar ao paciente para tomar a medicação conforme a necessidade não será uma boa ideia, a menos que haja uma discussão sobre o significado de "conforme a necessidade". Dizer ao paciente que ele deve tomar a medicação 4 vezes ao dia também é algo sujeito a erro de interpretação; esse tópico deve ser discutido com o paciente para determinar quando (p. ex., desjejum, almoço, jantar, na hora de dormir). Eis o ponto decisivo: não é provável que o fato de "dizer" ao paciente que ele deve seguir o plano terapêutico leve a um bom resultado; o médico deverá

> "O médico também pode aprender mais sobre a doença pelo modo como o paciente conta a história, do que com a própria história."
>
> JAMES B. HERRICK, M.D.
> *Memoirs of eighty years* ("Memórias de oitenta anos")

trabalhar com seu paciente na elaboração de um plano, devendo lembrar-se de verificar seu grau de compreensão.

Pode ser tarefa difícil antecipar todas as possíveis interpretações equivocadas que podem ocorrer quando um paciente a princípio ansioso está tentando assimilar as instruções do médico. Um colega entrevistou um estivador que buscou atendimento em uma clínica para pacientes com dor crônica. Ao descrever sua história sobre suas experiências prévias com médicos, subitamente o paciente começou a chorar. Ao que parece, o estivador tinha sido informado, 3 meses antes, que estava com artrite degenerativa, e desde então tinha ficado deprimido. Para esse homem, artrite degenerativa significava que sua medula espinal estava degenerando, ou caindo em pedaços, e que em breve ficaria totalmente incapacitado, incapaz de caminhar, trabalhar, ou sustentar a família. Sua angústia poderia ter sido evitada se seu médico levasse algum tempo explicando o significado de seu diagnóstico em palavras que o paciente pudesse compreender facilmente, e se tivesse verificado, para certificar-se de que o paciente tinha compreendido tudo.

Com frequência, pacientes hospitalizados ficam particularmente privados de informações concernentes à sua condição e futuro tratamento. Isso apenas concorre para maior incerteza em uma situação já *per se* estressante e geradora de ansiedade. Há alguns anos, um de nós (PBZ) estava junto ao leito de um paciente com câncer, que estava se queixando de como seus médicos o estavam mantendo no escuro sobre seus planos com relação a si próprio. Enquanto conversávamos, o residente de cirurgia entrou no quarto, se apresentou e anunciou que o paciente passaria por uma cirurgia pela manhã. Em seguida, deixou o quarto. Essa conduta não só é pouco profissional – é também contrária à boa terapia.

Estudos que comparam os desfechos clínicos de pacientes com e sem informações adequadas sobre seu tratamento demonstram que *o fornecimento de informações é vantajoso tanto para o médico quanto para o paciente.* Em um desses estudos, anesthesiologistas visitavam pacientes no grupo experimental antes da cirurgia, para descrever o que eles sentiriam ao despertarem da cirurgia. Os médicos sugeriam que eles sentiriam dor, informavam-nos onde iria doer e como isso seria percebido, enfatizavam que esse era um evento normal e que seria autolimitante, e estimulavam os pacientes a pedir analgésicos se a dor ficasse muito intensa. Em comparação com o grupo controle, esses pacientes foram considerados como prontos para a alta hospitalar 2,7 dias antes, tendo feito 50% *menos* solicitações para medicação analgésica.

Quase que invariavelmente os pacientes têm uma estrutura de referência diferente, em comparação com a de seus médicos. Além disso, há um limite para a quantidade e complexidade de informações que os seres humanos podem absorver em um limitado lapso de tempo. Dentro dessa linha, torna-se absolutamente essencial verificar o grau de entendimento do paciente com relação às explicações e recomendações. Recomendamos a técnica a seguir para que se tenha a certeza de que cada paciente ouviu o que o médico pretendia transmitir. *Em seguida a uma explicação ou recomendação, peça ao paciente para repetir o que acabou de ser dito com suas próprias palavras – não textualmente.* Os médicos ficarão surpresos com o que ouvirão, e com a frequência com que suas explicações e instruções são distorcidas ou interpretadas de maneira equivocada. Mais importante ainda, esse exercício dá a oportunidade de corrigir incompreensões e de esclarecer qualquer ambiguidade que tenha ocorrido. Além disso, os médicos poderão ficar mais seguros, por saber que seus pacientes compreenderam as orientações médicas em suas próprias palavras.

LIDANDO COM AS EMOÇÕES DO PACIENTE

Com frequência, a enfermidade se faz acompanhar por estados psicológicos negativos. Quando o paciente está ansioso, com raiva, ou deprimido, pode ser difícil obter um relato completo e espontâneo de suas dificuldades. Em muitas ocasiões, o estado psicológico do paciente é o principal problema. Para que se tenha a capacidade de lidar com tais situações de maneira harmoniosa e terapêutica, é preciso tempo e prática; entretanto, podem ser consideradas diversas orientações gerais.

Ansiedade

Se o paciente estiver irrequieto, agitado, ou facilmente sobressaltado, parece estar nervoso, ou sua voz soa trêmula, poderá estar ansioso. Pode ser difícil dar prosseguimento à entrevista até que a ansiedade seja posta em discussão. Nessas circunstâncias, a técnica de confrontação é bastante útil; o médico simplesmente deve dizer ao paciente, "O senhor parece estar perturbado," ou nervoso, ou qualquer descrição que seja mais apropriada. Em geral, o paciente se agarra a essa oportunidade para falar sobre sua ansiedade. Esse compartilhamento ajuda a diminuir a ansiedade e a restaurar a aliança entre o médico e seu paciente.

Alguns pacientes podem padecer de ansiedade crônica, mas muitos outros podem estar ansiosos em decorrência da situação na qual se encontram. Para alguns, a perspectiva de se submeter a um exame físico com uma pessoa relativamente estranha causa ansiedade. Para outros, a passividade e perda da independência associadas ao estado de enfermidade (e de hospitalização) pode representar uma ameaça. Ainda para outros, a ansiedade pode estar associada a experiências desagradáveis ocorridas anteriormente com um médico, ou procedimento. Qualquer que seja o caso, e em qualquer outra circunstância de ansiedade do paciente, a prescrição é a mesma: é responsabilidade do médico trazer à tona a fonte de preocupação do paciente, compreendê-la e tomar as medidas necessárias para sua diminuição.

Falamos em diminuir – e não em eliminar – a ansiedade do paciente. Ela não pode ser completamente eliminada, não havendo necessidade de sua eliminação para que se tenha uma entrevista bem-sucedida. Tão logo a ansiedade tenha diminuído até um ponto em que a entrevista poderá prosseguir, o entrevistador poderá concluir que controlou satisfatoriamente o problema. Diante de um paciente que esteja ansioso por ficar exposto durante um exame físico, poderia ser mais apropriado – depois de ter sido estabelecida a natureza da ansiedade – simplesmente adiar o exame físico até que se tenha estabelecido um relacionamento melhor com o paciente. Diante de um paciente intensamente ativo, ameaçado pela passividade forçada e pela dependência da enfermidade, o médico pode reconhecer o desconforto decorrente da situação, revisar sua necessidade e prometer que tomará as medidas necessárias para aumentar a atividade e o senso de controle pessoal do paciente. No caso de um paciente que esteja antecipando um procedimento desagradável, frequentemente bastará passar informações precisas, para que a ansiedade seja diminuída. Se o procedimento for doloroso, e se a ansiedade é tão grande a ponto de pôr em risco a participação do paciente, hipnose, modelagem, ou medicação poderá ajudar. Nos casos refratários, talvez haja necessidade de encaminhamento para um psicólogo ou psiquiatra.

Com frequência a ansiedade se apresenta de maneira sutil. Por exemplo, as perguntas do paciente podem, na verdade, ser expressões veladas de ansiedade. *Quando um paciente de meia-idade pergunta a um residente quantos anos tem, é praticamente certo que ele duvida que alguém tão jovem, e presumivelmente inexperiente, possa ajudá-lo.* Quando uma mãe de cinco filhos preocupada com os problemas de comportamento deles pergunta a uma estudante em uma rotação pediátrica tem filhos, pode-se assumir novamente que a pergunta não está sendo feita por mera curiosidade. Em uma conversa social comum, considera-se rude não responder a uma pergunta direta. Porém, em um contexto clínico, considerar tal pergunta ao pé da letra e respondê-la de forma imediata e direta significa não ter compreendido a preocupação subjacente da paciente.

Essas expressões de ansiedade e de preocupação, mascaradas na forma de perguntas diretas, podem assumir muitas formas diferentes. "Devo casar com minha namorada?"; "Uma perda de peso de 10 quilos é algo com que eu devo me preocupar?"; "Devo aceitar a quimioterapia?"; "A prática do *jogging* pode causar um ataque de coração?" – eis perguntas que podem ser perfeitamente legítimas, e podem mesmo ser pertinentes com relação à experiência do médico. Porém, jamais será apropriado simplesmente dar uma resposta afirmativa ou negativa, e deixar o problema para lá. Ao contrário, é responsabilidade do clínico esclarecer a natureza precisa da pergunta e, se for cabível, fornecer a informação que o paciente precisa ter para que possa tomar uma decisão informada. Para perguntas diretas como essas, uma resposta que retorne ao paciente a responsabilidade pelo esclarecimento (p. ex., "O senhor parece estar indeciso" ou "O senhor parece estar preocupado") será um primeiro passo bastante apropriado. Apenas quando ficar aparente o motivo da pergunta e o modo como o paciente pretende utilizar a resposta, o médico deverá responder. Mesmo nesse ponto, *deve ser feita uma diferenciação entre recomendação e informação.* Se uma mulher com 40 anos pergunta se deve tentar engravidar, uma coisa seria fornecer informações sobre o risco; outra completamente diferente seria orientá-la ou fazer recomendações em um ou outro sentido.

Outra resposta à ansiedade do paciente que deve ser evitada é a resposta falsamente tranquilizadora, que "tudo ficará bem". **Tranquilização** baseada nos fatos do caso e que não crie expectativas sem razão é uma forma útil de atenuar a ansiedade do paciente. *Contudo, com demasiada frequência a tranquilização é utilizada para a proteção dos sentimentos do médico, e nada faz para tranquilizar o paciente.* Se o paciente perceber que os esforços clínicos para tranquilizá-lo não são genuínos, o clínico passará a ser mais uma pessoa da qual deverá ocultar seus sentimentos íntimos.

O diálogo a seguir demonstra que as respostas que reconhecem as preocupações do paciente e que refletem uma real compreensão são as mais tranquilizadoras possíveis. Imaginemos como seria diferente essa entrevista se o médico respondesse com lugares-comuns tranquilizadores do tipo, "Certamente o senhor não vai morrer" ou "Estou certo que o senhor não está com câncer".

Paciente: Estou preocupado com essas dores de cabeça. Eu sei o que elas podem significar.
Médico: O que elas significam?
Paciente: Tumores cerebrais. Câncer. Bem no fundo, acho que já estou convencido de ter um tumor inoperável.
Médico: Esse deve ser um pensamento assustador de se conviver.
Paciente: Bem, provavelmente convivi com ele a maior parte da minha vida. Meu pai morreu de tumor cerebral quanto eu tinha 5 anos.
Médico (depois de um breve silêncio) E agora o senhor está preocupado que a sua vez tenha chegado.
Paciente: Mmm-mmm. Sim e não. Acho que estou me antecipando. Meu pai morreu de uma doença que não era hereditária. E meus sintomas podem ser resultantes de um milhão de coisas. Simplesmente é difícil não pensar dessa forma diante da história da minha família. Se eu tivesse que apostar no que eu tenho de errado, realmente não apostaria no câncer. Acredito que todo esse problema está ligado ao estresse.
Médico: Como assim?

Depressão

Um estado de espírito deprimido é outra resposta comum à enfermidade física, expressado em termos de desesperança, culpa, baixa autoestima e fadiga. Entrevistas com pacientes deprimidos podem ser penosamente lentas e improdutivas. Também aqui a confrontação pode ser uma técnica útil. O comentário sobre o lento processo da entrevista ("O senhor parece estar tendo problemas em me acompanhar") ou sobre o próprio estado de espírito do paciente ("O senhor parece cansado" ou "O senhor parece estar um pouco triste") dá ao paciente a oportunidade de discutir sua dificuldade com o entrevistador, caso assim o deseje. *Reconhecer que o paciente parece estar a ponto de chorar ("Acho que o senhor está prestes a chorar") concede efetivamente a permissão ao paciente para chorar, ou não; além disso, esse reconhecimento pode abrir as portas para aspectos emocionais importantes.*

Se o médico estiver preocupado acerca da magnitude do sentimento depressivo, deverá avaliar o **potencial de suicídio** do paciente. Habitualmente é melhor começar de maneira indireta, perguntando se o paciente está se sentindo desesperançado, se está extraindo algum significado da vida, ou se desejou alguma vez que estivesse morto. Explorar o assunto de maneira progressiva ou gradual não significa ser evasivo. *Se o paciente perceber que o médico está tímido ao fazer perguntas sobre intenção suicida, é mais provável que suas respostas sejam evasivas.* Eventualmente, se as respostas convencerem o médico de que seu paciente está contemplando a possibilidade de suicídio, será preciso fazer um questionamento direto: "O senhor já pensou em tirar sua vida?", "Já pensou em como faria isso?", ou "Já pensou em como as outras pessoas se sentiriam?". *Expressões claras de intenção suicida sempre devem ser seriamente levadas em consideração. Quanto mais letal for o método contemplado, quanto mais fácil o acesso do paciente ao método, e mais vívidas forem suas fantasias sobre como as outras pessoas seriam afetadas, maior será o risco.* A essa altura o clínico deve ser franco com seu paciente, declarando a intenção de elaborar um plano para a sua proteção e sua recuperação, por meio do envolvimento de membros da família e de um profissional de saúde mental. O paciente poderá opor forte objeção, mas como regra ficará agradecido de que o médico assumiu a responsabilidade pela carga representada pelo seu futuro imediato.

Raiva

Se determinado paciente estiver encobrindo a raiva, a resposta apropriada do médico é utilizar a técnica da confrontação, do mesmo modo que responderia no caso de uma ansiedade ou depressão não reconhecida do paciente. Em certa ocasião, um dos autores entrevistou um paciente que estava dando respostas breves e descuidadas às suas perguntas. Ao longo da entrevista, seu rosto estava ficando vermelho, os punhos cerrados, e sua voz estava se tornando mais hostil. Não foi difícil perceber sua raiva, e o entrevistador se preparou para a resposta do paciente. Ocorreu que o paciente pensava que o entrevistador estava no seu quarto do hospital para fazer uma punção lombar, e estava achando que as perguntas longas e o ritmo sossegado faziam parte de um esforço de retardar o inevitável. O paciente queria seguir com o procedimento. Se o entrevistador não estivesse disposto a confrontar o paciente, seria provável a ocorrência de uma altercação. Esse encontro demonstra que o entrevistador precisa esclarecer a finalidade da entrevista já em seu início, como parte de suas observações introdutórias.

Talvez mais comum na prática clínica seja o paciente ostensivamente irritado – caso em que o uso da confrontação poderá ser redundante. Pacientes ficam com raiva por várias razões, que podem ser convenientemente agrupadas em duas categorias. Na primeira, o paciente pode estar com raiva por causa de algo que foi dito (ou não), ou que foi feito (ou não). As possibilidades são inúmeras, dentre elas, o médico pode não ter se apresentado, pode ter feito o paciente esperar muito, esqueceu-se de algum fato crítico sobre o paciente, machucou o paciente, fez observações acusatórias ou em tom moralista, sonegou informação, ou não permitiu que o paciente tivesse a sensação de ter feito um relato completo da enfermidade. Se o médico estiver na origem da raiva, com ou sem intenção, não existe outra alternativa além de assumir essa responsabilidade, tomar as medidas corretivas apropriadas e, se for o caso, pedir desculpas.

A segunda possibilidade é que o paciente seja a própria origem da raiva, e que estaria com raiva independentemente de qualquer coisa provocativa que o médico tivesse feito (ou não). *Com frequência, a raiva é uma forma comparativamente segura para que o paciente expresse seu medo.* Muitas vezes os pacientes ficam assustados com suas enfermidades ou pelos tratamentos propostos, podendo lançar mão da raiva como uma forma de descarregar e de negar tal ansiedade. Além disso, alguns pacientes ficam assustados com a perda de controle vinculada ao papel de enfermo, respondendo com raiva como uma forma de reafirmar sua autoridade. O clínico sensível aprende a prestar atenção aos sentimentos de impotência que ficam subjacentes a essa raiva explícita, não respondendo como reflexo ou de um modo que meramente engendrará os mesmos sentimentos de impotência que fizeram que o paciente ficasse inicialmente com raiva. Além disso, o médico deve compreender que *a raiva frequentemente está deslocada de outra pessoa que causou frustração ao paciente.* Se a recepcionista ofendeu o paciente, ou se o paciente ficou desapontado com médicos no passado, pode muito bem ocorrer que o clínico seja o recipiente inocente de uma hostilidade injustificada.

Em cada um desses casos, a tendência natural é ficar na defensiva e querer partir para a retaliação. Essas respostas podem ser momentaneamente catárticas, mas em geral são desaconselháveis porque não concorrem para os melhores interesses do paciente. A maneira ideal de lidar com um paciente irado é fazer um esforço combinado para compreender a natureza da raiva. Se a raiva for justificada, o reconhecimento da responsabilidade será frequentemente suficiente para restaurar a aliança entre o médico e o paciente até um nível funcional produtivo. Se a raiva não se justificar pelo comportamento do médico, a aceitação da raiva do paciente e a permissão para sua completa expressão são catárticas para ele, fazendo que compreenda melhor sua real origem.

ENCAMINHAMENTO AO PSICOTERAPEUTA

Providenciar o encaminhamento de um paciente é um aspecto negligenciado, mas importante do atendimento ao paciente, e talvez o encaminhamento mais difícil seja aquele para o psiquiatra ou outro profissional da saúde mental. É relativamente certo que, se o médico não fizer nada além de informar ao paciente que é recomendável uma consulta com o psiquiatra, *essa recomendação não será seguida.* Quase todos os pacientes acham essa opção ameaçadora, e 20 a 40% rejeitam a psicoterapia, ao ser oferecida. Esses encaminhamentos são mais bem-sucedidos quando são discutidos ao longo de algumas sessões, quando o médico é capaz de fornecer razões diretas e não intimidantes, e quando o paciente é incentivando a expressar suas reservas.

Três concepções equivocadas de ocorrência comum sobre a psicoterapia devem ser rotineiramente abordadas sempre que surgir a possibilidade de encaminhamento. *A primeira concepção equivocada é a noção de que apenas os loucos precisam ser examinados por psicoterapeutas.* Não importa se o paciente formule ou não essa preocupação: na entrevista, em geral será válido informar ao paciente que não acha que ele esteja louco, não acredita que seus problemas estejam todos na cabeça, e *realmente* acredita na veracidade de suas queixas. Em seguida, deve ser oferecida uma explicação não técnica (i. e., para leigos): por exemplo, na maioria dos casos as enfermidades têm um componente emocional e deve-se ter uma preocupação ainda maior se o paciente não estiver exibindo nenhum efeito psicológico. Ou o médico poderá dizer que praticamente todas as pessoas que passam pelas mesmas dificuldades físicas ou situações estressantes provavelmente exibirão sintomas psicológicos. De qualquer forma, uma expressão de preocupação, juntamente com uma declaração no sentido de que o profissional de saúde mental está mais bem preparado para ajudar na solução do problema, deverá tornar mais palatável a ideia do encaminhamento.

Uma segunda concepção equivocada de ocorrência comum é que psicoterapia é o mesmo que psicanálise. Para que o paciente fique tranquilizado, o médico deve informar que encaminhamento não significa um tratamento diário de longa duração, no qual será solicitado ao paciente que deite em um divã e faça livres associações para um indivíduo calado, sentado fora de suas vistas. Apenas um pequeno número de pacientes necessitados de atendimento psicoterápico está interessado e se presta a essa forma de tratamento.

Uma terceira concepção equivocada é a noção de que o encaminhamento psiquiátrico está sendo empregado para que o médico se livre do paciente. Essa concepção equivocada é comum entre pacientes cronicamente enfermos que estejam dependentes sobretudo de seus médicos, e entre pacientes cujas relações com seus médicos tenham se caracterizado por discordâncias e estresses. *Esses pacientes devem saber que o médico não está desistindo deles, e que esse não é o final do relacionamento.* Simplesmente significa que certos aspectos de suas vidas estão além da competência do médico, podendo ser resolvidos de forma mais apropriada por outro profissional.

Depois que o médico deu as explicações para o encaminhamento e discutiu essas concepções equivocadas comuns, o paciente deverá ter a oportunidade de fazer perguntas e expressar outras preocupações. Pacientes que caracteristicamente negam dificuldades emocionais e pacientes que não têm ideia da inadequação de seu comportamento são particularmente resistentes ao encaminhamento para avaliação ou tratamento psicológico. Portanto, o médico não se deve sentir obrigado a completar a discussão sobre um possível encaminhamento em apenas uma sessão. Como rotina, alguns médicos mencionam a possibilidade de futuros encaminhamentos em seu primeiro contato com o paciente, caso tenham qualquer razão para suspeitar da necessidade do encaminhamento. Se a essa altura for mencionado de passagem um encaminhamento ao psiquiatra ou ao psicólogo, juntamente com a possibilidade de encaminhamento ao neurologista, cardiologista, ou outro especialista, tornar-se-á mais fácil reintroduzir essa ideia.

RESUMO

A atenção às habilidades interpessoais e de comunicação pode facilitar encontros clínicos efetivos e eficientes. Este capítulo ofereceu abordagens úteis, mas *a prática, a reflexão e o feedback são essenciais para o desenvolvimento e aprimoramento das interações dos médicos com seus pacientes*. A noção que pacientes e médicos têm perspectivas e papéis diferentes – mas igualmente válidos – nos encontros clínicos foi captada no título de um livro de Tuckett et al. publicado há mais de 20 anos: *Meetings between experts* (Encontros entre especialistas). Manter em mente essa ideia enganosamente simples durante o progresso de seu treinamento será útil aos médicos e também aos pacientes a quem servem.

ESTUDO DE CASO

A seguir, um excerto da segunda visita clínica de um encarregado de fábrica de 38 anos de idade com dores intermitentes no peito. Uma bateria exaustiva de testes não revelou qualquer tipo de anormalidade.

Dr. Jones: Como o senhor está se sentindo hoje, Sr. Smith?
Sr. Smith: As coisas vão muito mal no trabalho. Essa é a nossa época de grande produção, e todos estão muito estressados. Mas eu vou indo.
Dr. Jones: Bem, revisei seus exames com nosso cardiologista, e concordamos que realmente não há nada de errado. É muito provável que seja apenas uma combinação de coisas, talvez estresse ou indigestão.
Sr. Smith: Tudo bem, mas não percebo qualquer melhora. Cedo ou tarde, acabarei sofrendo esgotamento.
Dr. Jones: Não penso que isso vá acontecer. O senhor é jovem e está com boa saúde; não fuma e não tem histórico familiar de doença cardíaca. Algumas pessoas sentem dor no peito quando estão sob estresse.

Sr. Smith: O senhor diz que não é provável, mas não sei. Venho tendo um monte de problemas, e tudo o que me dizem é que a coisa está na minha cabeça.
Sr. Jones: Não tem nada em sua cabeça. A dor é real, mas o senhor não está tendo um ataque cardíaco. Podemos pedir mais exames, mas acredito que nada revelarão de novo.
Sr. Smith: Não sei como o senhor pode estar tão certo. Ultimamente, também tenho tido problemas em recuperar o fôlego. E meu cunhado corria 10 milhas por dia, jamais fumou ou bebeu, e caiu morto com um ataque do coração apenas um mês antes de eu vir consultá-lo, doutor.

Este *não* é um exemplo de boa entrevista. O Dr. Jones é muito educado e nesse caso estava fazendo um grande esforço, mas tanto o médico como o paciente estavam falando com objetivos opostos. *Revise minuciosamente essa entrevista, e veja como poderia ser melhorada a técnica de entrevista do Dr. Jones. Pode dar exemplos de perguntas abertas, ou de facilitação? Em que grau essa entrevista teria sido diferente, caso o Dr. Jones tivesse utilizado essas técnicas e tentado acompanhar o ritmo do paciente, em vez de tentar convencê-lo de que ele não teria um ataque cardíaco? Como se sentiria o paciente, ao verificar que o médico estava querendo solicitar mais exames, apesar de seu ceticismo?*

SUGESTÕES DE LEITURA

Billings, J.A., & Stoeckle, J.D. (1999). The clinical encounter: A guide to the medical interview and case presentation (2nd ed.). Chicago, IL: Year Book Medical Publishers.
  Uma introdução à entrevista médica e à apresentação de caso oral ou escrita. A segunda metade do livro considera tópicos mais avançados, como o exame de estado mental, avaliação funcional e diversas relações complicadas.

Platt, F.W., & Gordon, G.H. (2004). Field guide to the difficult patient interview (2nd ed.). New York, NY: Lippincott, Williams, & Wilkins.
  Capítulos curtos que abordam tópicos relevantes para médicos residentes e profissionais de todos os níveis. Cada capítulo oferece princípios e procedimentos tangíveis no sentido de lidar com tópicos e situações complicados.

Raciocínio diagnóstico 17

Carl D. Stevens

> "... não existe isso de 'a melhor maneira de abordar um problema'. Quanto mais o especialista clínico se debruça sobre um problema, mais se maravilha com os componentes complexos e multidimensionais do conhecimento e da habilidade a que deve recorrer para lidar com o problema, além da incrível adaptabilidade, imprescindível para que seja concretizado o objetivo de um tratamento efetivo."
>
> GEOFFREY NORMAN
> 2005
>
> "Sintomas são os gritos dos órgãos que estão sofrendo."
>
> GIOVANNI MORGAGNI
> 1761

Com o ingresso da medicina em seu quarto milênio, o diagnóstico preserva sua primazia como a base do atendimento clínico. O diagnóstico se situa no centro daquilo que os pacientes esperam dos médicos, e do que estes têm a oferecer em retorno. Hoje em dia, como sempre, os pacientes procuram aqueles que os vão curar com suas preocupações mais urgentes, seus sofrimentos mais secretos e temores mais profundos. Muito tempo antes da existência de tratamentos efetivos, os médicos proporcionavam conforto por meio do diagnóstico – o simples ato de dar um nome aos males do paciente e, juntamente com o nome, alguma explicação sobre o que causou a enfermidade e o que ela pressagiava. Hoje em dia, como sempre, um diagnóstico correto, meditado e devidamente explicado abre as portas para uma consulta clínica bem-sucedida. E hoje em dia, mais do que em qualquer outra época, com o nosso vasto arsenal de tecnologia médica um diagnóstico equivocado pode fazer que pacientes e seus médicos tenham que percorrer uma odisseia dispendiosa e infrutífera de testes, exames e tratamentos. Em resumo, *na medicina clínica o diagnóstico sempre vem em primeiro lugar: em tempo, em importância e em seu potencial para beneficiar ou causar dano ao paciente.*

Este capítulo introduz o raciocínio diagnóstico para aqueles que estão começando a aprender a medicina. Começa com uma explicação geral da ciência de dar nomes, discutindo a origem e o desenvolvimento dos sistemas de classificação ou

QUADRO 17.1 A INVENÇÃO DA ANATOMIA PATOLÓGICA

A era moderna do diagnóstico na medicina teve início em uma manhã de 1705, quando um jovem anatomista de Bolonha se viu diante do corpo de um operário de 72 anos, trazido ao hospital por sua família de Forli, uma cidade próxima. De acordo com o relato da família, o homem estava bem até cerca de duas semanas antes de sua morte, quando se queixou de leve dor na área do umbigo, juntamente com náusea e perda do apetite. Ao longo dos dias seguintes a dor migrou para a parte direita inferior do abdome, onde se tornou cada vez mais intensa. O paciente foi acometido de febre e debilitação generalizada e, em seguida, evoluiu gradualmente para delírio e, por fim, morreu, 16 dias após o início dos sintomas.

Giovanni Battista Morgagni, aos 23 anos um promissor assistente do renomado anatomista bolonhês Antonio Valsalva, obteve a história clínica da família e, em seguida, voltou sua atenção para o cadáver. Ao abrir o abdome com a incisão de rotina na linha média, desde o esterno até o púbis, um odor fétido se espalhou pela sala. Logo ficou evidente que o paciente tinha morrido após a ruptura de um grande abscesso no quadrante inferior direito do abdome. Por meio de uma cuidadosa dissecção, Morgagni certificou-se de que a infecção tinha se originado na pequena estrutura vermiforme presa ao ceco – atualmente conhecida como apêndice. Ao juntar a história do paciente com suas observações anatômicas elegantemente detalhadas, Morgagni percebeu algo que vinha frustrando os médicos por milênios: que as doenças e seus sintomas concomitantes surgem não de vagos desequilíbrios humorais ou miasmas, mas sim de transtornos observáveis em órgãos específicos. Ao inventar o campo da anatomia patológica, Morgagni colocou a medicina no caminho para nosso moderno entendimento do diagnóstico, com base na fisiopatologia da doença.

Adaptado de uma história em Sherwin B. Nuland (1993), *Doctors: The History of Scientific Medicine Revealed Through Biography*, The Teaching Company

"taxonomias" utilizados nos vários ramos da medicina. Em seguida, volta sua atenção para a lógica do diagnóstico, considerando abordagens qualitativas e quantitativas e introduzindo o vocabulário básico necessário para se compreender a literatura médica moderna sobre diagnósticos. O capítulo termina com a consideração de algumas ciladas do processo diagnóstico e de como evitá-las; além de algumas reflexões sobre o futuro do diagnóstico no alvorecer de uma nova era de medicina molecular.

NOSOLOGIA: A CIÊNCIA DE DAR NOMES

Um entendimento básico da "nosologia", ou dos sistemas de classificação das doenças, ajudará a esclarecer o processo de raciocínio utilizado pelos clínicos para chegar em seus diagnósticos. Embora os pacientes se apresentem com uma infinita variedade de sintomas, sinais físicos e achados laboratoriais, basicamente o clínico deve optar por um ou mais diagnósticos dentro de uma lista finita; e o universo de diagnósticos possíveis fica limitado pela lista especificamente utilizada pelo médico. Para facilitar a comunicação, a coleta de dados e as estratégias de saúde, os serviços de saúde pública formalizaram o processo de classificação das doenças por meio do desenvolvimento e da atualização periódica de taxonomias padronizadas. No Ocidente, a *International Classification of Disease* da OMS, 10ª revisão (CID-10) serve como padrão, codificando milhares de diagnósticos detalhados com o uso de um sistema de cinco algoritmos. Nos Estados Unidos, uma modificação clínica da versão precedente da OMS, CID-9-CM, é utilizada de forma mais ampla para registro de consultas clínicas. Embora o CID certamente inclua códigos de diagnóstico para transtornos do comportamento, nos Estados Unidos e em outros países os clínicos em geral utilizam o *Diagnostic and Statistical Manual Fourth Revision* (DSM-IV) da American Psychiatric Association como classificação preferida de diagnósticos para a saúde comportamental.

Os sistemas de classificação das doenças são dinâmicos e mudam com o passar do tempo, à medida que novas entidades vão sendo descobertas e termos antigos são aposentados. Como ocorre também em outras ciências, a nosologia evolui graças a uma série de pequenos ajustes e atualizações ocasionalmente interrompidos por importantes desvios paradigmáticos, que subvertem todo um sistema para a compreensão e classificação das enfermidades humanas. Na Europa, a teoria humoral das enfermidades, que teve sua origem durante o período clássico com os escritos de Hipócrates e Galeno, dominou o pensamento e a prática da medicina desde o século II até o século XVI, antes da reviravolta causada pelas descobertas de Harvey, Morgagni e demais inventores da medicina científica moderna. Embora os diagnósticos baseados no modelo humoral – desequilíbrios do sangue, da fleuma e das biles amarela e negra – pareçam hoje em dia comicamente antiquados, refletiam com precisão a compreensão dominante das enfermidades da época, do mesmo modo que nossas próprias classificações das doenças refletem as crenças atuais. Dentro dessa linha de pensamento, é preciso considerar que as gerações futuras, ao se debruçarem sobre nossa época, irão achar que nossos diagnósticos eram igualmente divertidos e esquisitos. É rotineiro ocorrerem mudanças modestas nas taxonomias da doença, por ocasião das atualizações programadas. Como exemplo, a síndrome de Asperger, um subtipo do autismo, aparece no DSM-IV como entidade distinta, mas não aparecerá no DSM-V, em que a síndrome será classificada no grupo dos transtornos do espectro do autismo.

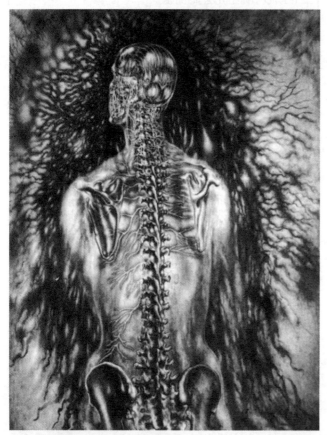

Pintura anatômica (1946) *Pavel Tchelitchew (1898-1957)*. Óleo sobre tela, 142,2 × 116,8 cm). *Whitney Museum of American Art,* Nova York; doação de Lincoln Kirstein 62.26. *Esta pintura captura tanto a beleza como a complexidade do sistema nervoso central e sugere os desafios diagnósticos com que o médico se depara.*

> "Dia após dia, deixava meu consultório à noitinha, com a sensação de que não conseguiria manter os olhos abertos por nem mais de um minuto. Iniciava minhas consultas matinais depois de apenas algumas horas de sono; ficava sentado em frente à casa do paciente, dando um tempo até ganhar coragem e subir os degraus e tocar a campainha. Porém, tão logo me via diante do paciente, tudo isso desaparecia. Repentinamente, os detalhes do caso começavam a se desvendar em um esquema identificável, o diagnóstico se esclarecia ou se recusava a ficar evidente – e a caçada então tinha início."
>
> WILLIAM CARLOS WILLIAMS
> *The doctor stories* ("Histórias de médico")

O exemplo da síndrome de Asperger ilustra outra importante verdade acerca do diagnóstico: *os nomes das doenças representam construtos sociais, que adquirem existência graças a um consenso de especialistas, além dos avanços científicos*. Por essa razão, os sistemas de denominação das doenças são específicos para a cultura, refletindo de perto a compreensão e as crenças da sociedade acerca da natureza da saúde e da doença.

Cada um dos sistemas "alternativos" de medicina praticados nos Estados Unidos e em outros países tem seu próprio sistema de classificação dos diagnósticos com base em um entendimento singular dos mecanismos fisiológicos e patológicos. Por exemplo, a medicina quiroprática enfatiza o alinhamento da coluna vertebral e de outras articulações como a origem subjacente dos sintomas e, portanto, os diagnósticos podem se referir a perturbações esqueléticas específicas. Cada uma das principais tradições médicas asiáticas (medicina herbária chinesa, acupuntura, medicina ayurvédica) tem seus próprios nomes de doenças, refletindo o entendimento das enfermidades e as características terapêuticas de cada uma dessas disciplinas. A competência cultural exige que o médico saiba que seu paciente pode compreender a enfermidade no âmbito dos conceitos e da linguagem de uma tradição médica alternativa; e que os diagnósticos alopáticos ocidentais talvez exijam uma tradução, ou explicação, para que possam transmitir informações válidas para o paciente e a sua família.

> "Os sintomas são a língua materna do corpo; os sinais estão descritos em uma língua estrangeira."
> JOHN BROWN
> *Horae subsecivae*

Os nomes das doenças ou diagnósticos em uso corrente na medicina ocidental variam drasticamente com respeito às suas origens e níveis de precisão. Como exemplo, quando um paciente sente uma dor lombar que se irradia para uma das pernas, o clínico pode usar um diagnóstico descritivo baseado no padrão sintomatológico ("ciática"), um diagnóstico mecanicista baseado nos achados do exame físico ("radiculopatia de L5") ou um diagnóstico com base estrutural ("hérnia de núcleo pulposo"). Outros diagnósticos podem tomar por base a bioquímica ("dislipidemia"), ou algum transtorno genético específico ("trissomia do 13"). Essa ampla gama de especificidades e de derivação das entidades diagnósticas proporciona ao clínico a capacidade de alcançar grande precisão no estabelecimento de um diagnóstico. Porém, junto com a flexibilidade, vem o desafio da precisão. Como regra prática geral, *os clínicos devem designar o diagnóstico mais específico apoiado pelos dados clínicos por ocasião de seu estabelecimento*. Uma futura validação possibilitará o estabelecimento de um diagnóstico mais preciso.

Por fim, os avanços científicos vêm continuamente expandindo diagnósticos isolados em numerosos subtipos distintos do ponto de vista clínico. As leucemias estão sendo rapidamente subclassificadas por marcadores citogenéticos, com importantes implicações para o tratamento. Ao considerar que os nomes das doenças acompanham o atual estado da ciência básica e clínica, os médicos podem esperar uma rápida expansão do CID, à medida que as bases moleculares de doenças comuns forem elucidadas. Entretanto, apesar dessa tendência no sentido de uma complexidade cada vez maior, não mudaram os processos essenciais de raciocínio que permitem aos clínicos estabelecer seus diagnósticos. A seguir, voltaremos nossa atenção para um exame dos processos e métodos de raciocínio clínico.

> "Mais se perde por não observar, do que por não saber."
> THOMAS MCCRAE
> *Aphorism* ("Aforismo")

A LÓGICA DO DIAGNÓSTICO

Raciocínio diagnóstico qualitativo

O processo pelo qual clínicos experientes chegam a diagnósticos acurados vem recebendo grande atenção de psicólogos e pesquisadores educacionais, suficiente para comprovar apenas que inexiste uma heurística ou estratégia de raciocínio que, de forma isolada, capture o processo todo. As pesquisas indicam que os especialistas realmente lançam mão de várias combinações de raciocínio hipotético-dedutivo, identificação de padrões, roteiros de enfermidades, esquemas e outras representações abstratas do problema. No entanto, um componente substancial do raciocínio clínico pelos especialistas parece ocorrer fora da percepção consciente, sendo mais bem caracterizado como uma forma de intuição clínica que se forma apenas com muitos anos de prática, possivelmente exigindo até 10 mil horas de trabalho no ambiente clínico. Para os estudantes, infelizmente ainda não foram desvendados atalhos confiáveis para atingir esse nível de intuição diagnóstica. Assim, a formação de uma real perícia no diagnóstico parece exigir um investimento de muitas horas de trabalho prático em ambientes clínicos, em que os médicos fazem a avaliação inicial de um grupo grande e variado de pacientes não diagnosticados. No atual sistema de atendimento médico, os departamentos de emergência e de atendimento de urgência e as clínicas ambulatoriais oferecem aos estudantes de medicina e residentes as maiores oportunidades para a aquisição desse tipo de experiência pessoal e de participação ativa.

Além da importância da experiência de atendimento direto do paciente, alguns conceitos gerais podem ajudar o neófito a aumentar sua capacidade de raciocínio clínico. O processo diagnóstico é altamente iterativo, começando com uma lista inicial de possibilidades e, em seguida, prosseguindo por meio de várias rodadas de atualização da lista de hipóteses, à medida que chegam novas informações. Esse processo iterativo apresenta dois desafios consideráveis: primeiro, o clínico deve permanecer "na pista" – isto é, os novos dados pesquisados em cada rodada precisam efetivamente aumentar a probabilidade do diagnóstico correto, ao mesmo tempo em que reduzem ou eliminam diagnósticos alternativos. Em segundo lugar – e igualmente desafiador – o clínico precisa reconhecer o momento em que foram completados ciclos suficientes de coleta de informações, para chegar a um "limiar de decisão": o ponto no qual o clínico se sente com suficiente confiança no diagnóstico para dar início ao tratamento. Iterações excessivas na busca pela certeza diagnóstica podem retardar e complicar o processo, enquanto um número insuficiente de rodadas poderá resultar em um "fechamento prematuro", isto é, a seleção de um diagnóstico incorreto por não se ter levado em consideração e nem avaliado suficientemente as alternativas.

> "Na prática da medicina, são cometidos mais erros pela observação e dedução incorretas do que pela falta de conhecimento."
>
> George Howard Bell
> *Experimental physiology* ("Fisiologia experimental")

Na prática, o processo diagnóstico iterativo tem início tão logo chegam os primeiros dados, tipicamente por meio da queixa principal do paciente e da história inicial. Porém, no ambiente clínico do século XXI, rico em informações, a consulta clínica pode começar de várias maneiras, algumas das quais dispensam mesmo a presença do paciente: revisão de dados *on-line*, informações de encaminhamento, um valor laboratorial de "pânico", ou um achado preocupante nas imagens.

Esta seção se encerrará com uma descrição de uma consulta clínica prototípica, juntamente com um aviso: apenas uma pequena parte do atendimento médico no atual ambiente clínico segue esse padrão. Contudo, ele permanece sendo um modelo útil para a apresentação de uma abordagem ao diagnóstico em pacientes com uma queixa nova e não explicada. A consulta clínica prototípica tem início com o relato do próprio paciente para o início e evolução dos sintomas. Durante essa história inicial, o clínico tenta compatibilizar as características da história contada com padrões de enfermidade ou "roteiros" aprendidos por meio do estudo, experiência clínica e prática. Em seguida ao relato inicial do paciente – e com bastante frequência antes de seu término – o clínico começa a orientar a conversa com perguntas planejadas para resultar em "positivos e negativos pertinentes". Essa próxima parte da entrevista tem como objetivo diminuir o número dos diagnósticos mais prováveis, de cinco ou seis para dois ou três, dependendo do grau de adequação dos sintomas atuais do paciente com as descrições das doenças consideradas. À medida que o clínico gera e refina hipóteses, deve levar em consideração duas classes de problemas: aqueles mais prováveis, diante das queixas do paciente; e também transtornos menos comuns, porém mais graves que, caso não sejam diagnosticados, implicariam risco de um desfecho sombrio (passível de prevenção). Em seguida, o entrevistador conduz a conversa para uma "revisão dos sistemas", para fazer com que aflore qualquer detalhe que o paciente possa ter esquecido de mencionar, ou que não foi previamente observado e que poderia ajudar a completar o quadro da enfermidade do paciente, com base nos padrões sintomatológicos. Em seguida, dependendo do tipo e da abrangência da consulta, a história é seguida por um exame físico mais ou menos detalhado, para testar ou confirmar as hipóteses geradas durante a história. Clínicos experientes em geral afirmam ser possível identificar um diagnóstico correto em cerca de 90% dos pacientes comuns, com base em uma história habilidosamente coletada. No entanto, tal afirmação ainda não teve confirmação objetiva. Não obstante, em seguida à história e ao exame físico, o clínico tomará uma das duas decisões a seguir: existe uma certeza diagnóstica suficiente, o que possibilita o tratamento sem novos exames, ou há necessidade de outros testes diagnósticos para confirmar o diagnóstico suspeito ou para diferenciar entre várias possibilidades restantes. A necessidade de exames extras, bem como o número e a complexidade dos exames solicitados, diferem drasticamente entre o clínico experiente e o novato. Clínicos inexperientes se apoiam mais nas tecnologias de exames diagnósticos para confirmar suas hipóteses. Um exame dos testes diagnósticos, quando utilizá-los e como interpretar seus resultados levam à consideração do uso de métodos quantitativos em apoio ao raciocínio diagnóstico.

> "Enrolei algumas folhas de papel formando uma espécie de cilindro; em seguida, apliquei uma das extremidades sobre a região do coração e a outra ao meu ouvido. Fiquei agradavelmente surpreso ao descobrir que poderia, assim, perceber a ação do coração de uma forma muito mais nítida e distinta do que jamais tinha sido capaz de fazer pela aplicação imediata da orelha. Percebi imediatamente que isso poderia se transformar em um método útil para o estudo não apenas dos batimentos cardíacos, mas também de todos os movimentos capazes de produzir som na cavidade torácica."
>
> Rene Laennec
> *Auscultation medicine* ("Medicina da auscultação")

Raciocínio diagnóstico quantitativo

Os conceitos subjacentes ao raciocínio diagnóstico estão tão profundamente enraizados na probabilidade, que mesmo uma breve introdução a esse tópico deve incluir alguns princípios matemáticos simples. Felizmente para os estudantes de medicina, os cálculos necessários para o entendimento básico do diagnóstico dependem de uma aritmética simples, dispensando grandes conhecimentos nessa área. As recompensas a quem dominar esses cálculos simples e definições de termos serão uma compreensão muito mais fundamentada do processo de raciocínio subjacente ao diagnóstico e à capacidade de interpretar e aplicar com precisão os resultados dos exames diagnósticos.

Consideremos o processo de raciocínio iterativo discutido na seção precedente, em que o clínico cria uma lista de diagnósticos possíveis bem no início da consulta clínica, e em seguida "atualiza" a lista a cada vez que uma nova informação é disponibilizada. A matemática do diagnóstico trata cada um desses fragmentos de informação como um "resultado de exame", independente de terem se originado da história, do exame físico ou mental, ou de estudos laboratoriais ou de imagens. À medida que chega cada resultado de "exame", algumas hipóteses diagnósticas se tornam mais prováveis, enquanto outras ficam menos plausíveis. Iterações suficientes apontam para apenas um diagnóstico – e o tratamento terá prosseguimento.

Os dados dos "exames" disponíveis ao clínico chegam às suas mãos em diversas modalidades, das quais a mais simples é o dado categórico, por exemplo, um teste de gravidez na urina no ponto de atendimento, com dois resultados possíveis: positivo e negativo. Para resumir, limitaremos nossa discussão a esse tipo de dado. Se esse teste for aplicado a uma população de mulheres em idade fértil, cada paciente estará grávida ou não grávida e cada uma delas terá um resultado de teste positivo ou negativo, o que gera quatro categorias de pacientes: grávida com um teste positivo (célula a, "verdadeiros positivos"), não grávida com um teste positivo (célula b, "falsos positivos"), grávida com um teste negativo (célula c, "falsos negativos") e não grávida com um teste negativo (célula d, "verdadeiros negativos") (Tab. 17.1). Por convenção, o resultado é exibido em uma tabela 2 × 2 ("dois por dois"), o método padronizado para análise dos resultados de exames diagnósticos:

Com base nesse exemplo simples, pode ser gerado todo o vocabulário necessário para um entendimento básico do raciocínio diagnóstico quantitativo. Em primeiro lugar, para que a tabela tenha sentido, é preciso ter acesso a uma referência independente, ou padrão-ouro, para verificar a acurácia do teste urinário no ponto de atendimento. Nesse exemplo, um teste sérico para gravidez atenderia a essa finalidade e o clínico teria uma ideia de como se sai o teste no ponto de atendimento com relação a esse padrão-ouro, obtido com base em estudos realizados em grandes populações. Ao aplicar esse conceito a um padrão de referência, é possível definir as duas medidas mais comumente citadas de desempenho de testes: sensibilidade e especificidade.

A **sensibilidade** de determinado teste descreve como ele se sai em pacientes que têm a condição-alvo (de acordo com o padrão-ouro). Descritivamente, o conceito não poderia ser mais simples: *sensibilidade de um teste é o percentual de todos os pacientes com a condição que é corretamente identificada* (resultado positivo do teste); em nossa tabela, a/a + c. A **especificidade** faz uma declaração parecida: como o teste se sai em pacientes sem a condição-alvo: *o percentual de todos os pacientes sem a doença e que são corretamente identificados* (resultado negativo do teste); em nossa tabela, d/b + d. Vale a pena notar que sensibilidade e especificidade são medidas do desempenho do teste, tendo valores que variam de zero até 1,0. Geralmente, quanto mais elevados forem esses valores (ou, em outras palavras, quanto mais baixo for o percentual de resultados falsos *versus* resultados verdadeiros), maior utilidade terá o teste em suas aplicações clínicas.

Entretanto, embora a sensibilidade e a especificidade proporcionem um curso geral sobre o desempenho de um teste/exame, esses conceitos não respondem diretamente à premente dúvida que assola os clínicos em sua caminhada pelo processo iterativo de se chegar a um diagnóstico. A sensibilidade nos informa a probabilidade de um paciente com uma doença ter um teste positivo, mas o clínico precisa ter conhecimento da informação oposta: qual é a

> "O instrumento diagnóstico mais valioso é a passagem do tempo."
>
> HENRY GEORGE MILLER

probabilidade de um paciente com um teste positivo ter o problema? Para tanto, é preciso calcular medidas diferentes, os **valores preditivos positivo e negativo** para o teste. Aqui, um fator complicador é que, embora a sensibilidade e a especificidade do teste sejam propriedades intrínsecas ao próprio teste, os valores preditivos dependem muito da população na qual o teste está sendo aplicado. O percentual de pacientes na população que têm o problema-alvo (também chamado **prevalência da doença**) tem impacto drástico na informação passada pelo teste ao clínico. Como exemplo, mesmo quando um teste tem sensibilidade e especificidade elevadas, ao ser aplicado em uma população com prevalência muito baixa, a maioria dos resultados positivos do teste será falso positiva.

Felizmente, existem alguns atalhos que ajudam o clínico a avaliar a probabilidade de uma doença com o uso do resultado do teste e sua sensibilidade/especificidade. O método mais comumente utilizado se fundamenta no uso de uma aritmética simples para combinar sensibilidade e especificidade em razões de probabilidade, definidas como se segue:

Razão de probabilidade positiva = sensibilidade/(1-especificidade) =

[a/(a + c)] / [b/(b + d)] para a tabela apresentada.

Razão de probabilidade negativa = (1-sensibilidade)/especificidade = [c/(a + c)] / [d/(b + d)] para a tabela apresentada. Conhecendo a razão de probabilidade, o clínico pode usar os resultados do teste para prosseguir com a tarefa fundamental do raciocínio diagnóstico: recompor ou "atualizar" sua estimativa inicial da probabilidade de que seu paciente tenha determinado problema – a "probabilidade pré-teste" – para uma nova "probabilidade pós-teste". A Figura 17.1 (Nomograma de Fagan) mostra como as razões de probabilidade ajudam a traduzir a probabilidade pré-teste da doença em probabilidade pós-teste. Um exemplo ajudará a ilustrar como isso funcionaria em uma consulta clínica no mundo real.

Imaginemos que você se apresentou como voluntário para trabalhar em uma clínica urbana que atende a uma população carente. É importante identificar pacientes com transtorno de abuso de substâncias, pois isso pode complicar os demais problemas médicos; porém, as consultas são rápidas e é preciso contar com um modo eficiente de fazer a triagem dos pacientes para dependência alcoólica. Você tem acesso a um estudo recente que testou a utilidade de uma única pergunta de triagem para a detecção de uso abusivo de álcool em uma população adulta urbana. Nesse estudo, realizado em uma clínica de atendimento primário em um bairro do centro da cidade, 286 pacientes adultos foram solicitados a responder a uma pergunta de triagem: "Quantas vezes no último ano o senhor consumiu 5 ou mais doses de bebida alcoólica em um mesmo dia (4 para mulheres)?" O teste foi considerado positivo para pacientes que informaram um ou mais dias de

TABELA 17.1 Tabela de contingência 2 × 2 para teste diagnóstico.

	Grávida			Não grávida	
Teste positivo	Verdadeiro positivo	a	b	Falso positivo	a + b
Teste negativo	Falso negativo	c	d	Verdadeiro negativo	c + d
	a + c		b + d	a + b + c + d	

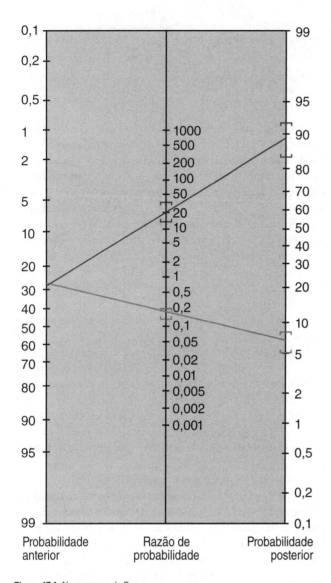

Figura 17.1 Nomograma de Fagan.

Razão de probabilidade positiva = sensibilidade/(1 − especificidade) = [a/(a + c)] / [b/(b + d)] = 0,82/0,21 = 3,9

Razão de probabilidade negativa = (1 − sensibilidade)/especificidade = [c/(a + c)] / [d/(b + d)] = 0,18/0,79 = 0,23

Agora, usando os valores calculados para as razões de probabilidade, imagine que você faz uma estimativa da probabilidade pré-teste de uso abusivo de álcool em torno de 30%, exclusivamente com base em estimativas da prevalência de uso abusivo de álcool na população atendida pela clínica. Utilizando o nomograma e uma régua, é possível constatar que um teste positivo com base naquela única pergunta resultaria em uma probabilidade pós-teste de aproximadamente 62%, mais do que o dobro de sua estimativa pré-teste. Esse paciente poderia ser encaminhado para uma avaliação mais detalhada e para aconselhamento para uso abusivo de álcool. Por outro lado, uma resposta negativa à pergunta permitiria que você "atualizasse" sua suspeita de uso abusivo de bebida alcoólica para menos de 10%: provavelmente esse paciente não seria encaminhado para orientação. Em resumo, um "teste" tão simples como uma única pergunta feita ao paciente pode fornecer ao clínico uma informação diagnóstica valiosa para a orientação do atendimento ao paciente, desde que sejam conhecidas as razões de probabilidade do teste e possa ser estimada a probabilidade pré-teste. Por fim, consideremos a aplicação desse mesmo teste a uma população muito diferente, com uma prevalência de transtornos pelo uso de álcool muito mais baixa, talvez 5% (aproximadamente o percentual em uma turma típica da faculdade de medicina). Ao retornar ao nomograma, uma resposta positiva à pergunta resulta em uma probabilidade pós-teste de apenas 20% para consumo habitual abusivo de álcool. Esse exemplo é uma fina ilustração de quão drasticamente a prevalência da doença afeta o desempenho dos testes diagnósticos. Esse princípio vale para todos os testes diagnósticos, inclusive elementos da história, achados do exame físico, exames laboratoriais e imagens. Cada teste tem sua razão de probabilidade e os resultados sempre refletem tanto as características do teste como a prevalência da doença na população testada.

> "Quando novas informações não podem alterar a decisão, mas apenas dão origem a uma sensação maior de conforto por parte do médico, essas informações não trazem nenhum benefício para o paciente. A sua vantagem repousa apenas na redução do desconforto do médico."
>
> HAROLD M. SCHOOLMAN

consumo de 5 ou mais doses. Depois de registrar a resposta a essa pergunta, todos os pacientes preencheram uma avaliação com padrão ouro independente para uso abusivo de álcool com base em respostas a questionários validados. Os resultados estão apresentados a seguir em uma tabela 2 × 2 (ver Tabela 17.2).

Sensibilidade = a/a + c = 72/88 = 0,82, ou 82%

Especificidade = d/b + d = 156/198 = 0,79, 79%

TABELA 17.2 Tabela de contingência 2 × 2. Teste de triagem de pergunta simples para uso abusivo de álcool.

Resultado da triagem de pergunta simples	Uso abusivo de álcool confirmado por questionário de padrão-ouro	Exclusão do uso abusivo de álcool por questionário de padrão-ouro	
Positivo (≥ 5 doses em ≥ 1 dia)	72	a	b
Negativo (≥ 5 doses em 0 dia)	16	c	d
	88	a + c	b + d

RESUMO

Quando este livro foi escrito, a medicina se encontrava no vértice do próximo grande desvio paradigmático que transformará nossa compreensão das enfermidades humanas e nossa capacidade de tratá-las. A biologia molecular apenas começou a cumprir as promessas geradas durante meados do século XX, quando foram desvendadas as bases bioquímicas da hereditariedade, da expressão genética e do ciclo e sinalização celulares.

Um por um, nossos atuais nomes de doenças e classificações darão lugar a categorias precisas, ligadas a mecanismos moleculares; o que consideramos atualmente como doenças isoladas serão distribuídas em várias entidades distintas, com prognósticos e tratamentos drasticamente diferentes. À medida que forem descobrindo a base molecular da doença, pesquisadores laboratoriais oferecerão aos clínicos alvos cada vez mais precisos, juntamente com terapias mais adaptadas.

O advento da medicina molecular transformará a consulta clínica: os clínicos obterão os instrumentos para estabelecer "diagnósticos moleculares" e prescrever tratamentos moleculares precisos e direcionados. Aumentará a importância relativa de estabelecer um diagnóstico preciso; e a tarefa de selecionar o tratamento ficará mais facilitada. Doenças que, hoje em dia, ainda são referidas de forma estranha como "esquizofrenia" e "mania" abrirão seus segredos moleculares e oferecerão alvos terapêuticos precisos. Quando isso ocorrer, o clínico experiente será novamente elevado à posição de líder da equipe de atendimento. A denominação das doenças – a primeira atividade a ligar pacientes e seus curandeiros na aurora da história médica – irá transportar a medicina até sua próxima época. No futuro, como no passado, diagnosticadores talentosos continuarão a servir como base para o empreendimento clínico e serão de valor inestimável para seus pacientes.

ESTUDO DE CASO

Uma mulher de 83 anos é levada à clínica por sua filha por motivo de deterioração do estado de confusão e recente ocorrência de incontinência urinária. Com base na história relatada pela filha, a paciente tem problema gradativamente progressivo com perda da memória de curto prazo, mas em geral está alerta e ligada e capaz de executar de maneira independente a maioria das atividades cotidianas. Cerca de uma semana antes da consulta, a filha notou manchas de urina no sofá onde a mãe passa a maior parte do dia assistindo televisão desde a morte de seu marido, há cerca de dois anos. A filha informa que, há três dias, a mãe parou de falar de maneira espontânea e parecia estar cantando e falando calmamente consigo própria. Demonstrou problemas para responder a perguntas simples e ignorava o cão quando o animal ficava esperando para sair para sua caminhada vesperal. Também parou de tomar banho e de se vestir.

Esse caso apresenta um dos dilemas diagnósticos mais comuns e desafiadores para clínicos que cuidam de idosos: uma mudança bastante abrupta no comportamento, sugestiva de perda da capacidade cognitiva. Na visão do neófito, a história apresenta pouco mais do que uma viúva idosa que está sucumbindo ao inevitável declínio cognitivo da senilidade. Por outro lado, o clínico calejado descortina uma ampla gama de possibilidades mais preocupantes: deterioração da demência do tipo Alzheimer, depressão importante com características psicóticas, ou um delírio agudo resultante de distúrbio metabólico, intoxicação, reação adversa a agente farmacológico ou infecção sistêmica ou do sistema nervoso central, ou ainda acidente vascular encefálico. Para esse cenário, um diagnóstico equivocado trará consequências drásticas e permanentes: quando um caso de delírio é rotulado de demência, frequentemente a causa e a solução passam despercebidas, vindo a ocorrer um desfecho sombrio que poderia ter sido evitado.

A história médica pregressa é digna de nota para hipertensão, retenção de líquido nos tornozelos e um problema de tireoide. A filha trouxe todos os frascos de medicamentos do banheiro de sua mãe: digoxina, 0,125 mg 1×/dia, furosemida 20 mg 1×/dia, clonidina 0,1 mg 2×/dia, levotiroxina 75 µg 1×/dia, frasco vazio, com última recarga ocorrida há 6 meses. A paciente nega disúria ou dor no flanco.

A lista de medicamentos expande as possíveis causas de delírio: intoxicação por digoxina, efeitos de um alfabloqueador de ação central no sistema nervoso central, perturbações eletrolíticas causadas por diuréticos de alça, hipotireoidismo não tratado. Tendo em vista que o delírio é perigoso e reversível e que geralmente a demência não é, o clínico faz um diagnóstico provável de delírio metabólico tóxico, prosseguindo em suas tentativas de elucidar a causa.

Exame físico: a paciente está com os cabelos desalinhados, calçou meias diferentes, mas sem angústia aparente. Reconhece o médico e responde às perguntas com brevidade. Está orientada apenas para pessoas e lugares ("o hospital"), mas não para tempo. Começa a "beliscar" a roupa, dizendo: "de onde veio todo esse pelo de gato?".

Temperatura: 36,2, pulso 48, respirações 12, pressão arterial 110/66.

Pele: seca e áspera; mãos frias ao toque; alopecia difusa; face, mãos e pés inchados; cabeça/olhos/ouvido/nariz/garganta não dignos de nota; pescoço flexível; tireoide na linha média, não aumentada, sem nódulos; voz ligeiramente rouca; tórax: limpo à auscultação; *à percussão,* macicez basal direita; coração distante, sem sopros, fricções ou galopes; abdome não sensível, sem organomegalia, hemocultura retal negativa; extremidades: edema pré-tibial moderado, DTR's 1 + com atraso, marcha lenta; arrastando os pés, com Romberg negativo, sem ataxia; teste do estado mental: incapaz de fazer 3's seriados ou soletrar palavras de trás para a frente, exame neurológico digno de nota apenas por debilitação difusa.

Iniciamos com um diagnóstico diferencial amplo e preocupante. O exame físico diminuiu a probabilidade pós-teste de infecção aguda – a paciente está afebril, sem sinais de bacteremia ou de intoxicação sistêmica. A avaliação de uma possível encefalopatia metabólica deve esperar os resultados dos exames laboratoriais, embora o quadro clínico seja típico de hipotireoidismo não tratado. Como todos os pacientes com um delírio não diagnosticado, essa paciente necessita de hospitalização até que possa ser excluída uma causa com risco para sua vida. Uma triagem metabólica revela eletrólitos nos limites normais, mas o TSH está significativamente elevado, o que é consistente com hipotireoidismo como o diagnóstico principal, ou como diagnóstico robustamente contributivo.

É instituída terapia de reposição de tiroxina, apesar da necessidade de outros exames laboratoriais. Com base no quadro clínico, a paciente é reiniciada em sua última dose conhecida de suplemento tireoidiano, 100 μg/dia, sendo observada no hospital até que novos exames de sangue e estudos de imagens do cérebro excluam um problema com risco para sua vida.

SUGESTÕES DE LEITURA

Gladwell, M. (2008). *Outliers*. Nova York; Little, Brown and Company.
Em um livro bastante acessível, Gladwell examina o modo como pensamos sobre estatísticas, variabilidade e desvio concernentes à vida real, além de seus impactos no mundo.

Simel, D. L., & Rennie, D. (2009). *The rational clinical examination*. Nova York: McGraw-Hill.
Esta obra oferece um olhar atual sobre o modo de usar o exame clínico para geração e teste sistemáticos de hipóteses diagnósticas.

Vergehese, A. (2008). *Culture shock-patient as icon, icon as patient. New England Journal of Medicine*, 359(26), 2748-2751.
O dr. Vergehese é clínico geral e professor em Stanford, que aborda a importância da interação médico-paciente. Nesse artigo, ele discute a emergência do "Ipaciente", o paciente que aparece apenas em valores imagéticos e laboratoriais, no computador, com o corpo humano servindo sobretudo como ícone.

Avaliação do paciente 18

John C. Linton e Steve Cody

> "Até agora, a medicina científica tem dado muita atenção à doença, e quase nenhuma à saúde; aos agentes causadores em vez da pessoa ou do hospedeiro; ou seja, à semente, e não ao solo; ao enfermo, e não às pessoas que adoecem."
>
> J. AUDY

A avaliação da personalidade, das características comportamentais e das competências do paciente é parte importante de um atendimento efetivo. Em alguns casos, esses achados estão diretamente relacionados à determinação do diagnóstico e do tratamento, como nos casos de transtornos psiquiátricos e de atraso mental. Em outras situações, fatores como inteligência e personalidade podem expor certos pacientes a maior risco para determinados problemas médicos ou prejudicar um tratamento efetivo. Muito se pode aprender sobre um paciente por meio de uma cuidadosa entrevista, mas também contamos com técnicas formais mais focadas e objetivas. Essas técnicas variam desde o exame semiestruturado do estado mental a testes de inteligência e de funcionamento neurocognitivo altamente estruturados e padronizados. Algumas técnicas, como o exame do estado mental, constituem parte rotineira da entrevista médica, enquanto outras, como os inventários de personalidade ou testes de inteligência, devem ser aplicados e interpretados por um psicólogo.

Todas essas técnicas envolvem *realizar amostragem de comportamentos* de modo mais ou menos sistemático. Os pacientes são expostos a perguntas, tarefas ou estímulos, selecionados de modo a refletir um aspecto mais amplo do funcionamento, por exemplo, a inteligência. Esses procedimentos são úteis pois permitem que se preveja como o paciente funciona fora do contexto da avaliação.

Um médico atento e observador depreende da fala do paciente aspectos não limitados ao *conteúdo* do que estão dizendo. Em geral, há muito a se aprender com os aspectos *processuais* da comunicação; em outras palavras, com o *modo* como os pacientes expressam o que compartilham. Os pacientes revelam muito de si na conduta que adotam com relação ao médico, ao tipo de informação que fornecem e quando fornecem e ao tom de suas respostas às orientações e informações. Certas sutilezas de atitude, emoção e comportamento não verbal podem ser críticas para o diagnóstico psiquiátrico, mas também são importantes para que o médico compreenda o paciente enquanto indivíduo com o qual está tentando estabelecer e cultivar elos de confiança e de cooperação. Lidar com tudo isso pode parecer tarefa árdua para o médico em começo de carreira, que está se esforçando para recordar todas as perguntas importantes que devem ser feitas; no entanto, essas habilidades poderão ser desenvolvidas com a prática.

Certamente, o médico perspicaz também tem noção do quanto é importante refletir sobre o que o paciente está realmente dizendo. Alguns problemas afetam diretamente a capacidade do paciente em compreender o que está acontecendo e em se comunicar de maneira efetiva com seu entrevistador. Em algumas situações, o paciente apresenta uma atitude ambivalente sobre as informações compartilhadas. Mais frequente, o médico pode ser enganado por conjecturas, impedindo-o de compreender a situação específica de determinado paciente. Por exemplo, *pode ser um erro o médico assumir que a palavra "deprimido", na fala do paciente, signifique a mesma coisa para ambos*. Geralmente, é melhor perguntar por dados, em vez de conclusões (p. ex., "Quanto o senhor bebe?" em vez de "O senhor tem algum problema com a bebida?").

EXAME DO ESTADO MENTAL

Para pacientes em cenários psiquiátricos e em certos cenários clínicos não psiquiátricos, há a necessidade de se realizar uma entrevista psiquiátrica, que deve incluir uma história psiquiátrica abrangente. A história psiquiátrica é um relato de eventos do passado lembrados pelo paciente. Dessa maneira, a história é muito subjetiva – os *eventos* recontados não foram testemunhados pelo entrevistador –, e o clínico também precisa realizar um exame do estado mental, que é um relato objetivo do atual funcionamento mental do paciente, conforme o testemunho do entrevistador. De certa forma, para o clínico que cuida de pacientes com problemas mentais, o exame do estado mental tem o mesmo significado que o exame físico tem para o clínico geral. Assim como os achados do exame físico permitem uma avaliação objetiva do estado físico atual, *o exame do estado mental é uma avaliação objetiva de aspectos quantitativos e qualitativos do funcionamento mental do paciente em determinado momento.*

Tecnicamente, o exame do estado mental é realizado e apresentado como parte distinta da entrevista psiquiátrica clínica. Mas, na verdade, essa separação é artificial, pois as informações coletadas durante toda a entrevista podem ser aplicáveis ao exame psiquiátrico; por outro lado, os achados específicos relacionados ao estado mental podem fazer com que o clínico reavalie a história médica ou psiquiátrica já obtida, ou retorne a partes precedentes da entrevista, com o objetivo de reexaminar detalhes específicos. Com frequência, o clínico "vai e volta" algumas vezes, saltando de um aspecto da entrevista para outro, ao longo da coleta de informações sobre o paciente.

Importância do exame do estado mental

O exame do estado mental oferece um sistema para a organização das informações, possibilitando o diagnóstico de diferentes transtornos psiquiátricos. Indivíduos com problemas psiquiátricos que comparecem a uma instituição psiquiátrica são aqueles que mais claramente necessitam dessa avaliação; entretanto, em certas ocasiões, pacientes com problemas médicos ostensivamente não psiquiátricos padecem de transtornos psiquiátricos sutis que somente virão à tona durante esse exame estruturado.

Além disso, *os pacientes, em geral, mudam com o passar do tempo, e o exame do estado mental estabelece um nível basal para se medir essa mudança.* Determinado indivíduo pode ser tratado por diferentes clínicos, em diferentes locais e momentos, e os achados do exame do estado mental propiciam uma forma de comunicação padronizada e de ampla aceitação entre os profissionais em relação ao funcionamento mental do paciente em questão. Assim, o exame do estado mental auxilia no entendimento, diagnóstico e mensuração do progresso ou da degeneração dos pacientes, além de facilitar a comunicação entre os profissionais.

Condução e interpretação do exame do estado mental

A condução de um exame do estado mental exige que o clínico ouça empaticamente a descrição das experiências subjetivas do paciente, enquanto se mantém atento aos padrões de fala, além de observar frequentes comportamentos sutis. No setor de emergência e nos consultórios médicos, solicita-se ao clínico, com certa frequência, reunir com presteza informações complexas, organizando-as em uma avaliação convincente e acurada do estado mental. Ao mesmo tempo, o clínico deve estabelecer um relacionamento harmônico com o paciente, ajudando-o a se sentir seguro e compreendido e mantendo a confidência do relacionamento. O clínico deve cobrir diversas áreas de exame específicas por meio da observação e de perguntas, mas não deve passar a impressão de estar checando itens em uma lista preparada.

Em geral, decisões importantes são tomadas com base nos resultados do exame do estado mental, se o paciente é capaz de se cuidar; se tem competência para cuidar de seus negócios financeiros; se atualmente está psicótico ou em risco de psicose; ou se demonstra tendência para cometer suicídio ou outro ato violento qualquer. É importante coletar informações o mais acuradas possível; além disso, deve-se também considerar variáveis que possam diminuir essa acurácia. Por exemplo, em certas circunstâncias, o paciente está emocionalmente descontrolado, dificultando o acompanhamento de seu pensamento; pode não ser capaz de prestar atenção ou de se concentrar em perguntas ou tarefas; ou pode estar com dificuldades da percepção (deficiência da audição ou da visão, etc.) ou com transtornos de expressão ou recepção verbal. Em alguns casos, o paciente pode não cooperar com o exame, não desejando, talvez, revelar informações pessoais. Essa recusa pode decorrer da personalidade do paciente ou da natureza da avaliação, particularmente se ela envolver aspectos legais ou de compensação financeira.

Muitos exames do estado mental são realizados de maneira informal. Determinado paciente que procura apenas atenção médica ou orientação ambulatorial para problemas de ajustamento poderá ser avaliado rapidamente, provavelmente sem a necessidade de qualquer outro tipo de avaliação. Mas, se o paciente exibir sintomas substanciais de perturbação do humor (estado de espírito), da percepção, da memória ou do raciocínio, então haverá necessidade de um exame formal do estado mental. A seguir, um resumo das principais partes do exame do estado mental.

Apresentação

Aspecto geral. O relato do examinador deve criar uma imagem do paciente para que qualquer outra pessoa que leia o prontuário seja capaz de visualizar o aspecto singular do paciente. Deve-se registrar a impressão física geral, incluindo maneira de andar, postura, forma do corpo, cicatrizes ou tatuagens, características faciais e expressão, cuidados pessoais e asseio. A estimativa da idade aparente em relação à idade cronológica também é importante. Roupas, cosméticos e joias, em geral, indicam o modo como o paciente deseja ser percebido pelos outros. Deve observar, ainda, o estado das roupas e o decoro do vestuário para a ocasião e para o clima.

Nível de consciência. É importante descrever o estado de alerta do paciente por ocasião da entrevista. Essa informação é particularmente importante quando o exame do estado mental é realizado em pacientes psiquiátricos e clínicos hospitalizados e nos encaminhamentos para o departamento de

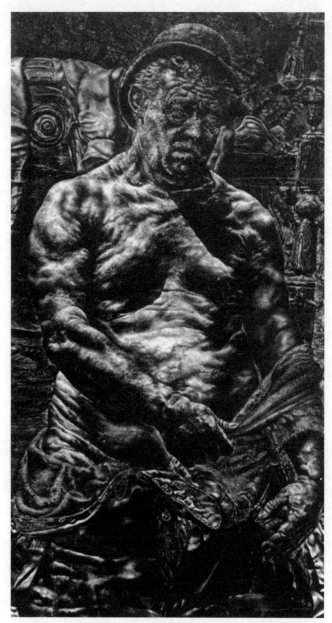

E o homem criou Deus à sua própria imagem (1930-1931) *Ivan Le Lorraine Albright, 1897-1983.* Óleo sobre tela, 121,9 × 66 cm. Doação de Ivan Albright, 1977.36. Fotografia © The Art Institute of Chicago. Reproduzido com permissão do espólio do artista. *O simples ato de olhar cuidadosamente para seus pacientes é o início de um exame efetivo do estado mental. Quais hipóteses poderiam ser levantadas sobre esse homem?*

emergência. Obviamente o funcionamento mental do paciente será influenciado pelo nível de consciência.

O examinador deve ser bastante descritivo, registrando com detalhe como o paciente respondeu às perguntas, solicitações, sugestões, etc. Habitualmente, o nível de consciência é descrito em um *continuum*, de comatoso a alerta. Em um **coma**, não ocorrem respostas verbais ou motoras em resposta a estímulos nocivos. No caso de pacientes em estado de estupor, há necessidade de estimulação repetida e enérgica para que despertem. Pacientes **letárgicos** estão sonolentos, inativos e indiferentes, respondendo às ações das outras pessoas de modo incompleto e retardado. O indivíduo **sonolento** está efetivamente sonolento, mas pode ser despertado por estímulos aversivos. A vigília (estado de **alerta**) é o estado em que o indivíduo responde imediatamente e de maneira apropriada a todas as ações perceptivas.

Atitude com relação ao entrevistador. O modo como o paciente se relaciona com o examinador e com a situação da entrevista afeta a qualidade e quantidade das informações obtidas. O examinador deve elaborar um resumo descritivo de como o paciente interagiu durante a sessão, comentando acerca da atitude geral e das mudanças no estilo de respostas do paciente.

Em alguns casos, no curso da entrevista, o examinador talvez aborde certos tópicos que afetam a atitude do paciente. O paciente pode exibir uma súbita resistência à continuação da discussão; ou, por outro lado, nesse momento, pode evidenciar maior envolvimento no processo. É importante o examinador anotar quais áreas de conteúdo causam determinadas reações, pois esse dado pode fornecer pistas para o estado mental do paciente, possibilitando novos caminhos para a investigação. O examinador também deve anotar sua própria reação ao paciente. O conhecimento das reações pessoais pode ajudar o examinador a prever como outras pessoas responderão ao paciente.

Comportamento motor. A sessão de comportamento motor do relatório sobre o estado mental descreve os aspectos específicos do comportamento do paciente durante a entrevista. A maneira de andar, os gestos e a firmeza do aperto de mão devem ser registrados, além de movimentos involuntários ou anormais, como tremores, tiques, gestos de torcer as mãos, **acatisia** ou maneirismos estereotipados. O examinador deve observar se o paciente mimetiza seus próprios movimentos (**ecopraxia**) ou se os membros permanecem em posições pouco naturais ou desconfortáveis, depois de terem assumido tais posições (**flexibilidade cérea**). O clínico também deve registrar o ritmo dos movimentos. Inquietude ou **agitação** psicomotora pode ser observada no paciente que demonstra dificuldade em permanecer sentado, quieto; ele precisa movimentar-se constantemente, coçar-se, roer unhas ou levantar-se da cadeira ou da cama e perambular pelo quarto. No outro extremo, o **atraso psicomotor** fica sugerido por um atraso significativo dos movimentos e da fala. O paciente fica sentado, quieto, e raramente se move, e sua expressão facial é monótona. É importante registrar comportamentos específicos em vez de apenas resumir as impressões globais. O comportamento da maioria dos pacientes pode ser descrito como "normal"; contudo, qualquer evidência dos achados acima mencionados sugere perturbação emocional significativa.

Fala. A seção da fala é devotada à descrição da *maneira*, não do conteúdo. O examinador deve ficar atento à velocidade da fala/pronúncia, observando características como: fala rápida, retardada, urgente, indistinta, alta ou suave. Problemas da fala, como gagueira ou tartamudez, assim como qualquer sintoma de afasia, também devem ser registrados.

Estado emocional: humor e afeto

*Caracteristicamente, a descrição da emoção é dividida entre o **humor** (estado de ânimo), um sentimento subjetivamente vivenciado e razoavelmente persistente, e o **afeto**, o tom emocional da entrevista ou a óbvia manifestação do humor, conforme observação direta pelo entrevistador.* Em outras palavras, o paciente sente o humor e se queixa de problemas com ele, pois o humor influencia no modo de o paciente ver o mundo. Os pacientes não se queixam de seu afeto. Os clínicos observam e avaliam o afeto, e este pode mudar frequentemente durante o curso do exame.

Além dos relatos dos pacientes com relação à emoção, o entrevistador deve prestar especial atenção a muitos indícios, por exemplo, expressão facial, fala e pistas não verbais, como gestos e linguagem corporal. Também, nesse caso, é provável que as descrições específicas das expressões emocionais do paciente sejam mais importantes do que as impressões gerais.

Amplitude da expressão emocional. O entrevistador deve descrever a emoção predominante relatada pelo paciente, por exemplo, tristeza, depressão, raiva, culpa ou medo. É sensato questionar um pouco mais profundamente o paciente, para determinar quais significados pessoais estão associados a essas descrições, em vez de assumir seu significado.

O humor pode variar em sua intensidade. Normalmente, indivíduos felizes são conhecidos como **eutímicos**, mas esse estado de ânimo positivo pode se tornar exagerado ao longo de um *continuum* em que o estado de ânimo do indivíduo primeiro fica elevado, em seguida eufórico e finalmente expansivo. Por outro lado, estado de ânimo desagradável é disfórico e pode assumir a forma de **distimia**, ansiedade e irritabilidade. Comumente, pacientes disfóricos chegam à entrevista com queixas sobre seu humor. Os pacientes eufóricos ou expansivos raramente se queixam de seu humor, mas os outros assim procedem!

É importante indicar a amplitude do afeto da pessoa. Um indivíduo "normal" exibe *ampla* gama de afetos: parece triste ao discutir tópicos infelizes e ri quando fala sobre coisas engraçadas. Se o afeto estiver **embotado**, o paciente exibirá uma amplitude significativamente reduzida e limitada de respostas emocionais. No caso de **afeto monótono**, o paciente relata pouco ou nenhum sentimento, parece estar destituído de emoções e demonstra pouca ou nenhuma mudança na expressão facial, independentemente do que estiver em discussão. *Esse é um sintoma clássico de esquizofrenia.* **Afeto constrito** é comumente observado em pessoas com depressão. As emoções estão presentes, mas o paciente está demasiadamente deprimido para que possa influenciá-las. **Afeto lábil** refere-se à emoção que muda rapidamente, de uma expressão para outra, diante da menor provocação. Esses indivíduos podem estar felizes em determinado momento, com raiva no momento seguinte e deprimidos no próximo momento. O afeto lábil pode ser observado em certos transtornos da personalidade, conspícuo em pacientes com doença cerebral orgânica. Finalmente, os clínicos estão identificando cada vez mais pacientes **alexitímicos**, ou aparentemente incapazes de discutir suas emoções. A discussão das emoções e as conexões entre seus sintomas físicos e sentimentos parecem lhes escapar completamente. Mais frequentemente, esses pacientes são observados em ambientes clínicos gerais, podendo constituir-se em grandes frustrações para seus cuidadores.

> É válido lembrar que *afeto* está para *estado de ânimo* assim como *tempo* está para *clima*.

Compatibilidade de emoções. O examinador deve determinar e observar se o afeto e a apresentação são apropriados para o assunto em discussão. Em certas ocasiões, pode existir grande discrepância entre o assunto em discussão e as expressões faciais e o tom emocional projetados pelo paciente. Uma pessoa que discute problemas para os quais a resposta apropriada seria tristeza, ansiedade ou raiva, mas que age com alegria ou tolamente e sorri, demonstra um afeto inadequado. Alguns pacientes aparentam esse comportamento, mas, se o achado de um afeto inadequado for constante, em geral reflete uma psicopatologia significativa.

Indicações biológicas de afeto. O examinador deve inquirir sobre mudanças psicofisiológicas que podem acompanhar o estado emocional do paciente. Isso talvez fique mais evidente em casos de depressão. É importante determinar se o paciente exibe **variação circadiana** no estado de ânimo, isto é, se o humor da pessoa fica pior pela manhã e vai melhorando durante o dia e vice-versa. *O examinador deve observar as características do sono do paciente, com especial atenção a dificuldade em adormecer, acordar cedo demais e não ser capaz de retornar ao sono ou dormir mais ou menos que o habitual* (mas o examinador deve ter o cuidado de não utilizar seus padrões pessoais para sono adequado em suas comparações).

Devem ser registradas mudanças no apetite do paciente, por exemplo, redução na frequência e quantidade, em comparação com o costumeiro. Mudanças significativas de peso também devem ser registradas. O examinador deve determinar se a **libido**, ou impulso sexual, do paciente mudou e se houve aumento ou diminuição na atividade sexual. Mudanças no interesse do paciente pelas atividades cotidianas, como trabalho, família e passatempos, também devem ser registradas, assim como a capacidade e motivação do paciente na realização das atividades do dia a dia.

Nessa ocasião, alguns clínicos também avaliam **suicídio** e **homicídio**. *Nenhum exame do estado mental será adequado sem um registro sobre o que o paciente pensa com relação a suicídio ou homicídio.* O clínico deve sempre determinar se existe a possibilidade de o paciente infligir danos a si mesmo ou se matar, ou matar outras pessoas. Essa parte é avaliada mais adequadamente com perguntas *diretas* ao paciente sobre a história de tais pensamentos ou planos. O relatório final deve registrar com clareza que esses tópicos foram explorados e a natureza dos achados. Se tais achados forem positivos, o examinador deve oferecer algum tipo de avaliação da urgência da situação. Um paciente que declara ter "pedido à esposa para pedir ao farmacêutico algumas pílulas venenosas" provavelmente está em menor risco do que o paciente aparentemente desesperançado, que vive solitário e que possui "uma pistola carregada na mesinha de cabeceira". *Mas toda ideação suicida deve ser tratada com respeito clínico e apropriadamente avaliada.*

> "A ideia de suicídio é um grande consolo: com o auxílio de tal ideia, é possível atravessar muitas noites ruins."
> FRIEDRICH NIETZSCHE

Transtornos de percepção

O funcionamento sensorial anormal deve ser descrito na seção do relatório que trata de transtornos de percepção. Em algum momento, quase todas as pessoas têm breves experiências com "estados de sonho", uma sensação de despersonalização ou **déja vu**; ou experiências de ouvir (falsamente) alguém chamar seu nome. Isso ocorre com pouca frequência em indivíduos "normais", muitas vezes durante momentos de estresse. No entanto, essa categoria também abrange transtornos da percepção mais significativos.

Alucinações e ilusões. Alucinação é uma impressão sensorial que existe na ausência de um estímulo externo real. O paciente pode informar que está ouvindo vozes que ninguém mais pode ouvir, vendo objetos inexistentes, vivenciando sensações sem estimulação táctil e sentindo o gosto ou o cheiro de coisas que não estão presentes. Ocasionalmente, as alucinações envolvem o **sentido vestibular**, em que o paciente acredita estar voando. Alguns pacientes admitem ter alucinações, mas muitos não o fazem, e o examinador deve inferir tais anormalidades quando o paciente parecer preocupado, como se estivesse ouvindo vozes ou sons; ou olhar para alguma coisa aparentemente real para ele, algumas vezes movendo aleatoriamente os olhos, para seguir essa coisa. Ao observar tal comportamento, o examinador deve – com muito tato – inquirir sobre essa experiência.

As alucinações auditivas podem consistir de sons, palavras e sentenças completas ou comandos para execução de uma ação. As vozes podem ser estranhas ou familiares. *Uma regra útil é a seguinte: as alucinações auditivas são observadas com mais frequência em pacientes com transtornos funcionais, geralmente esquizofrenia, mas também nas psicoses afetivas (maníacas ou depressivas).* Essas alucinações tendem a ser mais consistentes em esquizofrênicos e mais temporárias em pacientes com transtornos afetivos. Também podem ser observadas em transtornos mentais orgânicos, como na **alucinose alcoólica**.

Quanto ao humor, as alucinações podem ser congruentes ou incongruentes. O primeiro tipo de alucinação não se combina com o humor do paciente, ao contrário do que ocorre com o segundo tipo. *Pacientes esquizofrênicos tendem a sofrer alucinações incongruentes quanto ao humor, enquanto pacientes com transtornos afetivos sofrem mais alucinações congruentes.* Pacientes deprimidos podem ouvir vozes dizendo que eles merecem punição, enquanto esquizofrênicos retraídos e amedrontados podem ouvir que estão destinados a comandar o mundo com Jesus. *O clínico deve determinar se as vozes estão dizendo ao paciente para causar danos a si mesmo ou a outras pessoas e se o paciente pode opor resistência a esse comando.*

As alucinações visuais são mais comuns em pacientes com transtornos mentais orgânicos como o delírio, mas também podem ser observadas em diversos outros tipos de condições, por exemplo, psicoses reativas breves ou reações graves de tristeza/luto. As alucinações visuais também podem decorrer dos efeitos de drogas ou da privação dos sentidos. Essas alucinações ocorrem com pouca frequência em pacientes esquizofrênicos e, muitas vezes, são descritas como assustadoras. Pacientes com certas formas de transtorno da personalidade descrevem experiências que se parecem com alucinações, quando, na verdade, sua imaginação está ativa, e eles apreciam a atenção que acompanha tais discussões.

Ilusões são percepções equivocadas de estímulos reais, por exemplo, pensar que um estranho é um conhecido, até que a pessoa chegue mais perto. Essas experiências são mais comuns em estados de ansiedade ou de fadiga extrema. Pessoas que não apresentam transtorno mental podem sofrer de ilusões. As ilusões também podem acompanhar psicoses funcionais, pois tais pacientes costumam estar emocionalmente perturbados e exaustos, em decorrência de sua síndrome clínica. Em certas situações, os pacientes confundem ilusões com alucinações, e o examinador deve tentar diferenciar essas duas situações.

Despersonalização e desrealização. Despersonalização refere-se a uma estranha sensação de mudança ou de perda da realidade do *self* e ao sentimento concomitante de que há alguma coisa diferente sobre o *self* ou sobre as emoções que não pode ser explicada. *No caso da* **despersonalização**, *o indivíduo sente que é diferente; na* **desrealização**, *a pessoa acredita que, de alguma forma, o ambiente mudou e que a realidade externa não é mais familiar.* Essas condições são avaliadas mais adequadamente quando o clínico pergunta ao paciente se ele se sente natural ou se percebe seu corpo como algo diferente ou incomum, ou ainda se seu ambiente lhe parece estranho. Sob certas circunstâncias, essas duas condições podem ocorrer em indivíduos "normais"; porém, em geral, acompanham transtorno de pânico, agorafobia ou depressão.

Processos de pensamento

O examinador não pode avaliar diretamente os pensamentos do paciente; assim, ele depende do comportamento e da fala para avaliar o nível de organização e de expressão das associações mentais da pessoa e o que significam.

Corrente de pensamento. Ao avaliar a corrente de pensamento, o examinador está interessado na quantidade e na velocidade do pensamento, novamente medida por meio da fala.

Em um dos extremos, o paciente pouco ou nada fala, talvez pronunciando apenas algumas palavras. A menos que haja razão para suspeitar que o paciente esteja oferecendo resistência intencionalmente, essa parcimônia na fala sugere atraso ou lentidão dos pensamentos. No outro extremo, a fala do paciente está superabundante e acelerada ou atropelada, de tal modo que se torna difícil acompanhar o que está sendo dito. Tal situação é comumente conhecida como **fala premente**, mais frequentemente observada em pessoas com ansiedade aguda ou com depressão agitada que se sentem pressionadas a falar; em alguns casos sugere a presença de fuga de ideias, que é sinal diagnóstico de mania.

Continuidade do pensamento. *A continuidade do pensamento é avaliada pela determinação do ponto até o qual os pensamentos do paciente estão orientados para um objetivo, assim como a natureza das associações entre as ideias do paciente.* Algumas anormalidades da continuidade do pensamento são extremamente patológicas, enquanto outras, embora habitualmente patológicas, podem também ser decorrentes de uma inteligência limitada, de diferenças culturais ou de uma intensa reação a uma disforia avassaladora. As anormalidades do pensamento consideradas sempre patológicas são as **associações com certos traços fonológicos**, em que os pensamentos estão ilogicamente conectados por rimas ou trocadilhos; **ecolalia**, uma condição em que o paciente repete exatamente o que o clínico diz; uso de **neologismos**, que são palavras inventadas ou condensadas com significado exclusivo para o paciente; **perseveração**, que é uma resposta aparentemente involuntária a todas as perguntas da mesma forma; e a presença de uma **salada de palavras**, uma mistura sem sentido de palavras e frases. Habitualmente patológicos, e certamente dignos de nota, são a **frouxidão de associações**, uma condição em que a pessoa pula de um tópico a outro, com perda da conexão entre pensamentos; o **bloqueio**, que é a súbita cessação do pensamento no meio de uma sentença e a incapacidade de continuar ou de recuperar o que tinha sido dito; a **circunstancialidade**, que se caracteriza pela ausência de direção para um objetivo na linguagem e no pensamento e pela inclusão de detalhes desnecessários e, basicamente, tediosos, comumente observada em indivíduos obsessivos que não querem deixar "nada de fora", não importando o quão trivial essa coisa seja; e a **tangencialidade**, que é uma forma grave de circunstancialidade, em que o paciente se dispersa completamente do tópico e inclui pensamentos que parecem ser totalmente desvinculados e irrelevantes. A tangencialidade é observada com mais frequência em pacientes esquizofrênicos.

Tendo em vista que, em geral, os pacientes estão perturbados, eles podem apresentar seus pensamentos de maneira pouco produtiva, assim, a princípio, o processo de pensamento pode parecer desordenado. Em vez de assumir essa possibilidade, o examinador deve perguntar ao paciente: "O que isso significa para o senhor?" ou "O senhor poderia me explicar o que acabou de dizer?". Os pensamentos do paciente devem ficar claros para um observador imparcial; se isso não ocorrer, o examinador deve se sentir suficientemente à vontade para fazer perguntas sobre os pensamentos.

Conteúdo do pensamento. A seção sobre conteúdo do pensamento do exame do estado mental avalia a integridade dos pensamentos do paciente. A maior parte desse material já terá sido desenvolvida durante a entrevista psiquiátrica geral ou em outra parte do exame do estado mental. No entanto, várias anormalidades específicas do conteúdo do pensamento devem ser investigadas antes de se descartar certos diagnósticos.

Delírio é uma crença falsa e exclusiva do indivíduo. O delírio não pode ser explicado de maneira adequada pela referência à base cultural ou subcultural do paciente e, na verdade, seria rejeitado pelas outras pessoas com a mesma base cultural. Os delírios podem surgir de muitas formas diferentes. Por exemplo, uma pessoa com **delírios de referência** tem a sensação de estar sendo vigiada, discutida ou ridicularizada por outros; **delírios de perseguição** envolvem mais comumente a crença de que a pessoa foi escolhida como objeto de alguma conspiração ou para ser prejudicada de alguma forma; **delírios de grandeza** referem-se à crença que o indivíduo assumiu a identidade de uma pessoa famosa, viva ou morta, e que tem talentos ou poderes especiais; **delírios de ciúme** resultam de falsas crenças a respeito da infidelidade do cônjuge ou do amante; **delírios de culpa** dizem respeito à sensação de ter cometido uma ação imperdoável; e **erotomania** é a ilusão de que um estranho ou uma celebridade ama a pessoa, mas que o sentimento não pode vir a público. O examinador deve inquirir objetivamente o paciente sobre pensamentos delirantes, sem qualquer tentativa de dissuadi-lo ou de concordar com suas noções. O examinador deve também determinar o nível de organização do sistema delirante e avaliar se está diante de um caso de ideia passageira ou de um modo sistematizado de ver o mundo. *É fundamental que o examinador verifique se o paciente pretende promover algum tipo de ação sobre uma crença delirante.* Por exemplo, o examinador deve determinar se o paciente pretende retaliar, de alguma forma, outras pessoas, por sua perseguição percebida.

> "Se determinado paciente é pobre, ele é entregue a um hospital público como "psicótico"; se puder arcar com o luxo de um hospital particular, é internado com o diagnóstico de "neurastenia"; se for suficientemente rico para ficar em isolamento em sua casa, sob constante vigilância de enfermeiras e médicos, simplesmente será um "excêntrico" com alguma indisposição."
>
> PIERRE MARIE JANET
> *Stength and psychological debility*
> ("Debilidade psicológica e de força")

Obsessões são pensamentos irracionais repetidos. Os pacientes não gostam desses pensamentos e percebem que eles não são normais; desejam se livrar deles, mas são incapazes de interromper a intrusão na sua cadeia de pensamentos. Comumente, as obsessões são acompanhadas de uma sensação de ansiedade ou de pavor mórbido, que os pacientes sentem como dolorosos, porém irresistíveis. **Compulsões** estão relacionadas às obsessões, mas envolvem comportamentos em vez de pensamentos. As compulsões são rituais estereotipados e repetitivos que o indivíduo é impelido a realizar, embora saiba que as ações não fazem sentido. A realização das ações ritualísticas não é agradável *per se*, mas diminui a ansiedade, o que reforça a ação; se ocorrer resistência às compulsões, o paciente ficará excepcionalmente ansioso.

O clínico deve fazer uma tentativa de determinar o grau de interferência das obsessões e das compulsões na vida do paciente. Trata-se de uma pequena irritação ou o paciente está correndo o risco de perder o emprego porque a verificação das fechaduras e trincos da casa dúzias de vezes antes de sair faz com que o paciente chegue cronicamente atrasado ao trabalho? Finalmente, as preocupações envolvem o grau em que o paciente está absorvido em seus pensamentos, com exclusão da realidade. Indivíduos brilhantes, mas excêntricos, são notórios pela desatenção ao se concentrarem em certas ideias. Na outra extremidade do *continuum*, está a pessoa que não pode pensar em nada mais além de homicídio ou suicídio ou que tem fantasias autísticas. Quando presentes, as preocupações e sua intensidade sempre deverão ser registradas.

Fobia é um medo mórbido de um objeto, animal ou situação que não assustaria uma pessoa comum. O indivíduo fóbico se esforça muito para evitar contato com o estímulo temido. Se esse estímulo for facilmente evitável (p. ex., cobras em uma grande cidade), a fobia do paciente interferirá pouco em suas atividades cotidianas, mas se o estímulo fóbico for regularmente encontrado (p. ex., elevadores em uma grande cidade), será mais problemático. É raro o paciente ser examinado primeiro por causa de uma fobia, que frequentemente coexiste com outros sintomas. O examinador talvez tenha que fazer perguntas ao paciente sobre uma ansiedade fóbica específica, porque raramente essa informação será oferecida espontaneamente.

Estado cognitivo

Alguns examinadores optam por avaliar as habilidades cognitivas no início do exame, antes de determinar o estado emocional e os processos de pensamento, para se assegurar de que o que foi observado *como* um transtorno de pensamento ou de estado de ânimo não é realmente um comprometimento do estado cognitivo. Mas essa área é mais comumente abordada ao final do exame, quando a informação poderá ser utilizada na interpretação do que foi previamente observado.

Orientação. Orientação refere-se à capacidade do paciente em compreender a natureza de seu atual ambiente em relação ao tempo, lugar, pessoa e situação. Para a maioria dos pacientes, essa parte do exame é desnecessária, particularmente se, mais no início da entrevista, a qualidade do material comunicado ao examinador indicou que o paciente está bem orientado. Pode ocorrer desorientação em psicoses funcionais, como a esquizofrenia, e nos transtornos afetivos maiores, mas esse problema é mais comum em transtornos orgânicos.

A **orientação com relação a tempo** é avaliada por meio de perguntas ao paciente sobre o ano, estação, mês, dia da semana e data. Ocasionalmente, algum paciente que parece estar com bom funcionamento surpreende seu examinador com uma resposta incorreta com diferença de décadas em relação ao tempo. Alguns acreditam que esse seja o indicador mais sensível de desorientação, porque o tempo muda constantemente, enquanto as outras esferas mudam com menos frequência ou não mudam absolutamente. A **orientação com relação a lugar** é determinada por meio de respostas do paciente quando solicitado a nomear o lugar onde vive – país, estado, município, cidade, tipo de edificação – e a localização da residência. Nesse tocante, o clínico deve ter bom senso e cuidado e fazer perguntas sobre localizações mais fáceis – como, por exemplo, país – apenas depois que o paciente não foi capaz de responder sobre o tipo de edificação ou cidade. Também deve-se levar em consideração a inteligência da pessoa. A **orientação com relação a pessoa** envolve o conhecimento, por parte do paciente, de seu próprio nome e dos nomes e papéis daqueles que convivem diretamente com ele. Em alguns casos, essa é a última área a revelar uma deficiência, e a primeira a ressurgir em estados orgânicos reversíveis. O paciente orientado em relação à situação percebe que ele é um paciente e que um exame clínico está em andamento, e não uma visita social ou uma entrevista de trabalho. Se não forem observadas deficiências em qualquer das áreas previamente mencionadas, diz-se que o indivíduo exibe um **sensório** normal.

Atenção e concentração. Atenção refere-se à capacidade do paciente em se concentrar em uma atividade ou tarefa por vez. Normalmente, o clínico, observando a atenção do paciente durante as outras fases da entrevista, consegue ter uma ideia de sua capacidade. Em alguns casos, a falta de atenção é uma atitude volitiva. Às vezes, o paciente se mostra propositalmente não cooperativo e com uma atitude de confrontação; ignora o clínico ou se envolve em outro comportamento com o objetivo de competir com o processo da entrevista. Contudo, o paciente pode também se distrair pela ansiedade ou por preocupações psicóticas. Nesses casos, o paciente não consegue diferenciar estímulos relevantes e irrelevantes, e pode prestar atenção a sons produzidos no exterior do consultório ou a vozes internas, em vez de estar atento ao que diz o examinador.

Embora, na verdade, a entrevista jamais possa ocorrer com uma pessoa com grave deficiência de atenção, o paciente com déficit de concentração é capaz de prestar atenção durante curtos períodos, e o exame terá um bom começo. Mas, logo em seguida, o paciente se distrai e deve-se retomar a entrevista por meio da repetição de perguntas e da reestruturação dos termos da entrevista.

Quando o paciente tem um problema significativo de atenção ou de concentração, faz-se necessária a aplicação de testes mais formais. No teste mais comum, conhecido como **"sete em série"**, o paciente é solicitado a subtrair 7 de 100; em seguida, deve subtrair 7 da resposta; e assim sucessivamente. Mas alguns clínicos acreditam que isso exige demasiada capacidade matemática; em vez desse teste, sugerem o uso de "um em série", tarefa que implica a contagem de trás para frente a partir de qualquer número (p. ex., 62), parando em outro número (p. ex., 19). Essa tarefa propicia uma medida relativamente simples da concentração.

Memória. A memória pode ser clinicamente avaliada em cinco dimensões básicas: *memória imediata refere-se à capaci-*

dade de lembrar o que uma pessoa acabou de dizer; **memória de curto prazo** *envolve a recuperação de informação recebida cerca de 5 minutos antes;* **memória recente** *envolve a identificação de material de alguns dias a alguns meses atrás;* **memória de longo prazo** *envolve a lembrança de eventos de alguns anos atrás; e* **memória remota** *envolve a lembrança de eventos do passado remoto.* Quando a memória da pessoa falha, a memória imediata, em geral, falha primeiro, e a memória remota, por último. Normalmente, as memórias recentes, de longo prazo e remota podem ser estimadas pela avaliação do grau de lembrança do paciente com relação à história pessoal e acontecimentos correntes. Entretanto, alguns pacientes com transtornos mentais orgânicos **confabulam** ou inventam histórias plausíveis – mas falsas – que mascaram seu problema de memória. Portanto, as recordações do paciente devem ser checadas, de maneira independente, com outras fontes – como membros da família –, se houver qualquer dúvida acerca da veracidade das declarações do paciente.

As memórias imediata e de curto prazo podem ser avaliadas por meio de testes formais. O método mais comum consiste em pedir ao paciente para memorizar cinco objetos comuns quaisquer – por exemplo, carro, sapato, guarda-chuva, xícara de chá e lanterna. Solicita-se então ao paciente que repita os objetos; se correto, informa-se-lhe que o procedimento será repetido em 5 minutos. O exame continua por outros 5 minutos, e, em seguida, o examinador pede que o paciente repita os objetos. Quase todos os pacientes se lembram de quatro ou cinco objetos. Um escore de três objetos é considerado desempenho limítrofe, e a lembrança de menos de três objetos sugere necessidade de uma avaliação de organicidade mais aprofundada.

Finalmente, o examinador não pode se esquecer de registrar os objetos que deviam ser lembrados pelo paciente ou de usar uma lista padronizada. Já ocorreu de o examinador atarefado esquecer-se dos objetos que o paciente deveria lembrar!

Inteligência. A única medida real de **inteligência** é resultado do teste de inteligência, que raramente está disponível por ocasião do exame do estado mental. No entanto, o examinador pode, ao menos, estimar o nível de funcionamento intelectual do paciente por seus comentários durante a entrevista. *O uso do vocabulário pelo paciente é provavelmente a melhor estimativa da inteligência geral,* particularmente quando associado ao nível de educação. O bom vocabulário de um paciente com pouca instrução sugere que ele não teve oportunidade de concluir seus estudos, enquanto o vocabulário sofrível de um paciente com curso superior sugere que o funcionamento intelectual dessa pessoa pode estar declinando.

O **capital de informações** do paciente engloba o conhecimento geral que pode ser avaliado por meio de perguntas sobre uma ampla variedade de assuntos, por exemplo, geografia, história e acontecimentos atuais. É importante lembrar que as limitações educacionais e culturais podem desempenhar papel significativo na base educacional e de conhecimentos do paciente.

O teste da **abstração** é uma maneira adicional de medir a inteligência do paciente e é realizado pedindo-se ao paciente que descreva atributos comuns entre objetos aparentemente dissímeis, por exemplo, "De que forma um tambor, um violão e um violino são parecidos?". O paciente que responde que todos são instrumentos musicais demonstra boa habilidade em termos de abstração; o paciente que diz simplesmente que todos produzem ruído está respondendo concretamente. É válido ainda pedir ao paciente que interprete provérbios; também, nesse caso, o examinador deve adequar o teste para a idade e para a base cultural do paciente, evitando estímulos obsoletos ou coloquiais. Finalmente, se o examinador suspeitar de um comprometimento intelectual significativo, deve solicitar uma avaliação formal da inteligência.

Confiabilidade. O examinador deve estimar a confiabilidade do paciente como informante ou historiador. É preciso que se considerem vários fatores, como inteligência do indivíduo, seu contato com a realidade e sua personalidade e o propósito da avaliação. Por exemplo, se o paciente estiver sendo avaliado por pressão da família ou do sistema judicial, é provável que conte uma história diferente da de alguém que esteja à procura de alívio de seus sintomas. Pacientes com memória ruim talvez queiram cooperar, mas são incapazes de recordar informações vitais, confabulando histórias que são bastante dignas de crédito. A ideia que o clínico faz da confiabilidade dos dados deve moderar e qualificar todas as informações coletadas na entrevista.

Discernimento e bom senso. *Discernimento é a capacidade de compreender que determinada pessoa está com um problema, de conceitualizar como esse problema surgiu e de pensar como ele pode ser solucionado.* O grau de discernimento do paciente é um prognosticador geral do grau de cooperação do indivíduo com o tratamento, especialmente se o tratamento for de algum modo orientado pelo discernimento.

O clínico pode determinar o **bom senso** do paciente pela avaliação da história obtida com a entrevista e pela avaliação direta do comportamento durante a entrevista. Bom senso se refere à capacidade do indivíduo em lidar com situações sociais e compreender e aderir a convenções sociais razoáveis. Obviamente, o paciente psicótico que fica sem comer durante dias exibe um bom senso defeituoso. Entretanto, mesmo indivíduos com inteligência normal e sem psicopatologia importante podem exibir um bom senso notoriamente ruim, quando tomam repetidas decisões românticas, vocacionais e econômicas desastrosas. Esse achado deve ser registrado e informado, por ter claras implicações para o tratamento.

RESUMO

A realização de um exame do estado mental abrangente consiste em uma mescla de arte, persuasão social e ciência. Saber como, quando e em que nível realizar esse exame é uma habilidade clínica inestimável, fundamental para que o paciente tenha um atendimento superior. Embora o exame possa parecer complexo e difícil, na realidade, trata-se de um processo relativamente breve e facilmente aprendido pela maioria dos médicos.

Infelizmente, o exame do estado mental também pode ser superficial, apressado e truncado, chegando ao ponto de gerar pouca informação de valor. Entretanto, *clínicos experientes incluem rotineiramente um exame do estado mental completo na avaliação de seus pacientes,* utilizando um formato estruturado, como o delineado neste capítulo. Os poucos minutos extras acrescentados à entrevista do paciente representam um pequeno preço a pagar por informações estruturadas, sistemáticas e de fácil transmissão a outros profissionais.

TESTES PSICOLÓGICOS E NEUROPSICOLÓGICOS

A aplicação de testes oferece a abordagem mais estruturada e sistemática para a coleta de dados de comportamento com o objetivo de aprender sobre personalidade, habilidades e funcionalidade do paciente. Em alguns casos, a aplicação de um teste formal é essencial para a obtenção do diagnóstico, por exemplo, a avaliação intelectual no transcurso do diagnóstico de transtornos do aprendizado ou de atraso mental. Em outros casos, o teste pode ser útil para o diagnóstico diferencial, esclarecendo os fatores da personalidade contributivos para a situação do paciente, determinando se o paciente é capaz de atender a determinada tarefa (p. ex., dirigir) ou estabelecendo de que maneira determinada enfermidade ou lesão afetou o paciente. Para as finalidades da presente discussão, pode ser válido considerar três amplas áreas da avaliação psicológica: (1) medidas da personalidade e da psicopatologia, (2) medidas do intelecto e do funcionamento acadêmico e (3) avaliação neuropsicológica.

Critérios para avaliação das técnicas de aplicação de testes

Da mesma forma que o médico espera que os exames atendam aos padrões científicos para que possa aceitá-los em seu processo de tomada de decisões clínicas, os testes psicológicos também devem atender a padrões básicos. Para que esses testes tenham utilidade, devem ser **padronizados, confiáveis e válidos.**

Padronização refere-se à ideia de que estímulos e materiais, instruções e procedimentos, forma de pontuação das respostas e interpretação dos resultados são consistentes de uma a outra administração de determinado teste. A constância de todas essas variáveis aplicadas a cada indivíduo permite que os resultados do teste reflitam apenas as diferenças entre eles. A padronização permite o estabelecimento de normas, de forma muito parecida com a definição das faixas de normalidade para os diversos testes clínicos. O clínico é capaz de identificar comportamentos e características desviantes do normal e de quantificar a extensão do desvio.

Confiabilidade refere-se à estabilidade dos achados dos testes com o passar do tempo e diante de repetidas administrações. Da mesma forma que as leituras de pressão arterial devem ser essencialmente idênticas se tomadas duas vezes ou se tomadas por diferentes clínicos, os testes devem apresentar achados estáveis em uma característica estável, produzindo essencialmente os mesmos achados quando aplicados por diferentes examinadores. Ao se estabelecer a confiabilidade de determinada medida, o clínico pode concluir que uma mudança nos resultados reflete alguma mudança no indivíduo, em vez de ser meramente uma variabilidade irrelevante.

Embora a confiabilidade assegure uma valoração consistente daquilo que o teste deve medir, não garante que o teste, de fato, meça o que se propõe a medir. A **validade** fica estabelecida pela demonstração de que o teste se relaciona acuradamente com outras medidas do construto, prevê acuradamente o estado do indivíduo no momento ou no futuro e diferencia acuradamente os indivíduos. Na prática, determinado teste apenas será considerado válido para certos usos e para certas populações; é fundamental que o clínico tenha em mente essas limitações, para que o teste possa ser utilizado de maneira eficaz. O critério final para avaliação de um teste psicológico é sua utilidade; mas é improvável que um teste que não seja válido, confiável e apropriadamente padronizado tenha qualquer valor para o clínico.

Avaliação da personalidade e da psicopatologia

Contamos com uma grande variedade de medidas para a avaliação das características da personalidade, do estado emo-

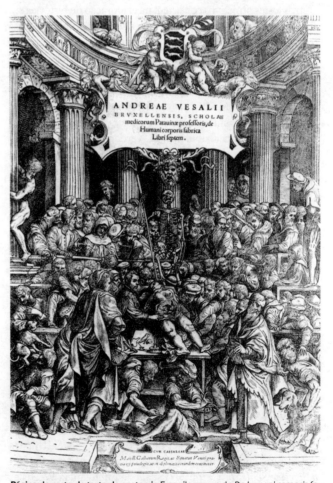

Página de rosto de texto de anatomia Essa xilogravura do *De humani corporis fabrica* (1543), de Andreas Vesalius, ilustra o celebrado professor de medicina fazendo uma dissecção em um teatro anatômico abarrotado. Cortesia da National Library of Medicine. *Quase todos os médicos atuam dentro da faixa superior/muito superior no quesito capacidade intelectual.*

cional e dos sintomas de transtorno psiquiátrico. Essas medidas variam amplamente quanto ao enfoque, à amplitude e ao método. Podem avaliar muitos aspectos diferentes do funcionamento da personalidade ou focalizar sintomas em uma área de interesse específica; algumas medidas objetivam a avaliação dos aspectos "normais" do funcionamento da personalidade, enquanto muitas outras são utilizadas para finalidades clínicas.

Quase todos os instrumentos atualmente utilizados são considerados *objetivos,* por procurarem por respostas específicas a perguntas específicas, portadoras de determinado significado e significância. Por exemplo, o respondente lê determinada frase (p. ex., *Geralmente, estou deprimido.*) e decide se essa afirmativa é verdadeira ou falsa em relação a si próprio. Nos **testes projetivos**, os estímulos são muito mais ambíguos, e a amplitude das respostas é mais diversificada. Talvez o melhor exemplo conhecido de um teste de personalidade projetiva seja o **teste da mancha de tinta de Rorschach**, que não pretende que os desenhos se pareçam com nada em particular e, teoricamente, pode-se enxergar todos os tipos de coisas nos padrões determinados pela mancha. Tendo em vista que os estímulos não possuem significado óbvio e que as respostas possíveis são extremamente diversificadas, acredita-se que as respostas sejam uma *projeção* dos sentimentos internos em maneiras de pensar do indivíduo. Outros testes projetivos consistem na elaboração de histórias em resposta a fotografias de pessoas em situações ambíguas, para completar as raízes de sentenças como, por exemplo, "Estou com muito medo de..." com uma reposta pessoalmente relevante.

O mais conhecido e mais amplamente utilizado dos testes de personalidade objetivos é o ***Minnesota Multiphasic Personality Inventory*** (MMPI – Inventário multifásico de personalidade de Minnesota), atualmente em sua segunda edição. As 567 sentenças, para atribuições de "verdadeiro" ou "falso" pelo indivíduo, estão ordenadas em 10 escalas clínicas primárias, um número muito maior de escalas suplementares e de conteúdo e em várias escalas de *validade*. A finalidade das escalas de validade é proporcionar informações sobre a abordagem do indivíduo ao realizar o teste; essas escalas podem ajudar a determinar se o indivíduo está exagerando, minimizando ou respondendo de maneira inconsistente. As pontuações obtidas nas várias escalas quantificam a extensão do desvio com relação às normas esperadas.

Habilidades intelectuais e acadêmicas

A avaliação formal do intelecto teve seu início há cerca de 100 anos com um teste introduzido na França, em 1905, por Alfred Binet. Atualmente, os testes de inteligência de utilização mais ampla são as medidas originalmente criadas por David Wechsler. São a *Wechsler Adult Intelligence Scale* (Escala de inteligência Wechsler para adultos) (WAIS-III, para indivíduos com 16 anos de idade ou mais), a *Wechsler Intelligence Scale for Children* (Escala de inteligência Wechsler para crianças) (WISC-IV, para indivíduos entre 6 e 16 anos de idade) e a *Wechsler Preschool and Primary Scale of Intelligence* (Escala de inteligência Wechsler para idade pré-escolar e primária) (WPPSI, para crianças entre 4 e 6 anos de idade).

Os testes de inteligência geram um escore conhecido como QI (quociente de inteligência). A ideia de um quociente de inteligência teve origem com as formulações iniciais do QI como uma relação entre a idade cronológica e uma "idade mental" exibida no desempenho em um teste. Os estudantes podem tomar conhecimento de uma descrição dessa *relação de QI* como idade mental/idade cronológica × 100. Por uma série de razões, a relação de QI foi substituída por *desvio do QI,* em que os escores podem ser diretamente interpretados em termos de distanciamento de um nível médio. Os escores de QI, um tipo de *escore padronizado,* têm como média 100 e um desvio-padrão de 15. Os escores comparam determinado indivíduo a outros em sua faixa etária; um escore de 115, por exemplo, posiciona o indivíduo em um desvio-padrão acima da média, no 84º percentil para indivíduos de idade similar. O uso de normas para faixa etária corrige a mudança normal ligada à idade em diferentes áreas de funcionamento.

Um escore global conhecido como QI da escala completa oferece uma descrição relacionada ao funcionamento geral, mas, em alguns casos, oculta uma variabilidade subjacente significativa. Tradicionalmente, os testes de Wechsler incluíam dois amplos grupos de mensurações específicas. Os testes verbais, que geravam um **QI verbal**, incluíam aspectos como vocabulário, informação geral e raciocínio social. Outro grupo de testes, que enfatizavam habilidades visuais e velocidade, gerava um **QI de desempenho**. As atuais edições oferecem quatro escores-índices que representam domínios mais específicos de habilidade. Esses domínios lidam com capacidade verbal, capacidades visual e visuoespacial, velocidade de processamento e memória operacional.

Uma situação em que a avaliação intelectual formal figura de modo saliente é no diagnóstico do atraso mental e dos transtornos de aprendizado. Um critério essencial para o diagnóstico de atraso mental é um achado de funcionamento intelectual subnormal, tipicamente definido como um escore de QI igual ou inferior a 70 (que se situa pelo menos 2 desvios-padrão abaixo do normal ou nos 2% inferiores da faixa etária). Um critério essencial para o diagnóstico dos transtornos de aprendizado é o achado de uma inteligência relativamente normal combinada ao fracasso em alcançar um nível esperado em uma ou mais áreas de habilidade acadêmica.

Existem vários testes padronizados para avaliação das habilidades acadêmicas. Alguns são utilizados mais apropriadamente para triagem, outros se concentram em uma área limitada e outros, ainda, oferecem uma bateria de testes que examinam uma ampla gama de habilidades. Comumente, os escores são expressos como escores padronizados com média igual a 100 e um desvio-padrão de 15 e terão valores normais para idade e educação.

Avaliação neuropsicológica

A neuropsicologia clínica é uma especialidade estabelecida na psicologia clínica. O neuropsicólogo avalia o funcionamento intelectual, cognitivo, social e emocional e faz inferências sobre a integridade do funcionamento cerebral e sobre a capacidade do paciente em desempenhar uma série de papéis sociais, inter-

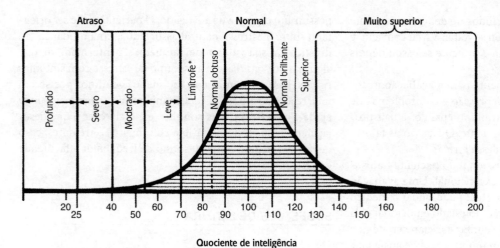

FIGURA 18.1 Distribuição dos escores de QI na população geral. A American Association on Mental Deficiency e a American Psychiatric Association utilizam a faixa de 71 a 84 para definir funcionamento intelectual limítrofe.

pessoais e vocacionais. O valor da avaliação baseia-se na identificação do significado funcional do comprometimento cerebral (como uma lesão afeta o comportamento e as habilidades do indivíduo) e na avaliação de transtornos nos quais manifestações comportamentais precedem a alteração estrutural no cérebro (p. ex., demência) ou não envolvem evidência estrutural de comprometimento (p. ex., traumatismo craniano leve).

Caracteristicamente, a avaliação inclui entrevistas com o paciente e, talvez, com membros da família ou terceiros próximos, revisão dos prontuários e aplicação de testes formais para dimensões variadas do funcionamento neurocognitivo. Nesse tocante, pode-se utilizar baterias padronizadas de testes; as mais provavelmente encontradas na prática são a **Bateria neuropsicológica de Halstead-Reitan** e a **Bateria neuropsicológica de Luria-Nebraska**. A primeira dessas baterias é a mais amplamente utilizada e conhecida; a segunda é um pouco mais breve, e o equipamento necessário é mais portátil e barato. Além das medidas que tratam de aspectos da saúde mental e do diagnóstico psiquiátrico, contamos com vários instrumentos para a avaliação de atitudes e de funcionamento em áreas mais relevantes para os cuidados gerais da saúde. Um instrumento bastante utilizado é o *Short Form Health Survey* (SF-36). Consistindo de 36 itens que podem ser preenchidos em 10 minutos, esse instrumento produz escores para oito escalas relacionadas ao funcionamento e ao bem-estar. As escalas são: saúde geral, dor, vitalidade, funcionamento físico e social e cumprimento dos papéis sociais e emocionais, além da saúde mental.

Outro instrumento desse tipo é o *Health Related Quality of Life* (HRQOL). Esse teste propicia medidas da percepção da saúde, energia, participação em atividades sociais e de lazer, ausência de dor, funcionamento social e sexual, vida familiar e amizades. Testes como o SF-36 e o HRQOL fornecem informações valiosas sobre o impacto da enfermidade clínica na vida do paciente. Esse conhecimento pode ajudar o médico a compreender como o paciente percebe seu estado de saúde e a concentrar os esforços nos tópicos de particular importância para o paciente.

Questionários e listas de verificação podem proporcionar uma coleta sistemática de informações de difícil obtenção nas consultas com limitação do tempo. Um exemplo é a capacidade de lidar com a ampla variedade de atividades do dia a dia (ADD) básicas e instrumentais. Existem várias escalas de pontuação que podem ser preenchidas pelo paciente (e/ou membros da família) na sala de espera. Também, nesse caso, o benefício se situa em permitir que o médico se concentre em áreas de particular interesse. São exemplos a Escala de Lawton para atividades instrumentais da vida diária e a Escala de Bristol para atividades diárias. Embora quase todos esses instrumentos sejam de uso relativamente fácil, é comum o médico considerar mais apropriado a conversa com um psicólogo, a fim de selecionar as medidas que irão atender às finalidades desejadas e satisfazer os padrões psicométricos apropriados.

RESUMO

Um bom conhecimento do paciente é aspecto subjacente a todos os esforços para a elaboração do diagnóstico e o planejamento do tratamento. As técnicas descritas neste capítulo podem ser de inestimável ajuda aos médicos que se esforçam para compreender a natureza dos pacientes sob sua responsabilidade.

ESTUDO DE CASO

William H. é um homem de 59 anos de idade que vai ao consultório médico a pedido de sua esposa. Ele apresenta os seguintes sintomas: desarranjo gastrointestinal recorrente, diarreia e dor de cabeça. A avaliação clínica não revela qualquer problema médico evidente, mas, ao conversar com o paciente, o médico fica sabendo que os sintomas o impediram, por três vezes, de tentar fazer a prova de admissão para a faculdade de Direito. O paciente está qualificado para aposentadoria, e sua esposa o está incentivando a prosseguir em seu antigo sonho de se tornar um advogado. O paciente se considera excepcionalmente inteligente, mas suas notas na faculdade não eram muito boas. O paciente é engenheiro e trabalhou na área, em uma repartição estadual, por mais de 30 anos, porém jamais foi promovido ou recebeu qualquer bônus financeiro por mérito. Teve períodos de depressão durante muitos anos, mas nunca procurou se tratar. Viveu com a mãe a maior parte de sua vida adulta e somente se casou depois que mãe morreu, há quatro anos.

O médico encaminha o paciente para a avaliação, reconhecendo que a ansiedade, a depressão e os problemas de personalidade podem estar contribuindo para os atuais problemas de apresentação desse paciente. Quais são os fatores que levaram o médico a pensar dessa forma?

A história acadêmica e profissional do paciente não sugere uma pessoa com intelecto excepcional. Uma avaliação objetiva do funcionamento intelectual pode ajudar o médico a enfrentar a situação. A avaliação do estado emocional e da personalidade do paciente pode ajudar a esclarecer até que ponto seus sintomas representam um processo de ansiedade com relação à perspectiva de realmente prosseguir com seu sonho, manifestações de uma depressão subjacente ou conflitos sobre dependência.

A avaliação intelectual indica que o Sr. H. é pessoa de capacidade superior, com um QI da escala completa de 128, o que o situa no 97º percentil para pessoas em sua faixa etária. O paciente tem habilidade verbal excepcional e excelente memória operacional, que envolve a manipulação mental das informações na memória imediata. Suas capacidades visual e visuoespacial estão acima da média. A velocidade de processamento simples está na média.

Os índices de validade MMPI do Sr. H. sugeriram que ele poderia estar subestimando seus problemas, buscando aparentar um aspecto mais saudável do que de fato tem, mas não a ponto de invalidar seu perfil. Os aspectos dominantes sugerem depressão e somatização. Pessoas com perfis similares têm maior probabilidade de reagir ao estresse com sintomas físicos e tendem a apresentar sintomas físicos que os achados médicos não explicam de maneira adequada. Esses indivíduos tendem a ser passivos e dependentes em suas relações e têm problemas em expressar abertamente sentimentos agressivos. Em geral, são emocionalmente imaturos e se apoiam em excesso na negação e na repressão como defesas. O psicólogo também administrou o instrumento Inventário clínico multiaxial de Millon (*Millon Clinical Multiaxial Inventory* – MCMI-III), que indicou aspectos de personalidade dependente.

Agora, o médico sabe que o Sr. H. tem a capacidade intelectual de que precisa para se sair bem na faculdade de Direito, mas há indicações significativas de que esse paciente pode estar conflitado e estressado com a perspectiva de realmente possuir um diploma de advogado. O paciente pode ser orientado sobre o estresse natural associado a uma mudança tão drástica em sua vida; pode, também, ser informado de que algumas pessoas reagem a esse tipo de estresse com sintomas físicos. Esses sintomas não são menos genuínos por serem uma reação ao estresse. O encaminhamento ao terapeuta pode ajudá-lo a resolver seus conflitos e a esclarecer o que deseja; além disso, pode ajudá-lo a enfrentar os estressores, caso queira prosseguir com seu sonho de frequentar a faculdade de direito.

SUGESTÕES DE LEITURA

Linton, J.C. (2004). Psychological assessment in primary care. In L. Haas (Ed.), *Handbook of Primary Care Psychology.* New York: Oxford University Press.
   Esse é um capítulo devotado para os desafios especiais na avaliação de pacientes em um ambiente de atendimento primário muito atarefado.

Rozensky, R.H., Sweet, J.J., e Tovian, S.M. (1997). *Psychological assessment in medical settings.* New York: Plenum.
   Esse livro discute como um serviço bem organizado de avaliação psicológica deve funcionar em um ambiente médico. Enfatiza-se especialmente questões de encaminhamento, de eficiência e de controle de qualidade.

Stead, L.G., Stead, S.M., e Kaufman, M.S. (2005). *First aid for the psychiatry clerkship.* New York: McGraw-Hill.
   Trata-se de um livro esmerado e organizado para o estudante de medicina que deseja aprender os conceitos básicos da avaliação dos pacientes, tudo em um formato de fácil leitura.

Trzepacz, P.T., e Baker, R.W. (1993). *The psychiatric mental status examination.* New York: Oxford University Press.
   Embora a data de publicação sugira que esse livro é antigo, ainda é considerado um clássico para o estudante que busca informações sobre os aspectos básicos da realização de um exame minucioso do estado mental.

Zimmerman, M. (1993). A 5-minute psychiatric screening interview. *Journal of Family Practice, 37,* 479–482.
   Trata-se de um artigo notavelmente inteligente, que apresenta um instrumento de triagem breve para uso por pare de médicos de atendimento primário em clínicas atarefadas, a fim de identificar pacientes que necessitem de um aprofundamento da avaliação. Essa entrevista é concisa e abrange, de maneira rápida, a área de funcionamento, mediante o emprego de perguntas práticas com pouca probabilidade de ofensa ao paciente.

Identificação e tratamento da psicopatologia no atendimento primário

19

Debra Bendell Estroff, Denise Stephens e Pilar Bernal

> "No tempo de meu pai, conversar com o paciente era fundamental na medicina, pois era praticamente só o que podia ser feito. A relação entre médico e paciente, para o pior ou para o melhor, era uma longa conversação na qual o paciente se situava no epicentro das preocupações – e sabia disso."
> LEWIS THOMAS

Atualmente, com a mudança rápida e constante dos serviços de saúde, a alocação apropriada dos recursos médicos com o objetivo de melhorar a qualidade do atendimento e aumentar a eficiência dos serviços passou a ser prioridade. Tradicionalmente, a educação médica se concentrava nos sistemas do organismo. As especialidades médicas evoluíram a partir da experiência que os clínicos adquiriram no tratamento de órgãos ou enfermidades específicas. Entretanto, a presença de comorbidades (p. ex., depressão elevando o diabetes ou ansiedade contribuindo para prolapso da válvula mitral) fez com que o diagnóstico e o tratamento se tornassem mais complexos. Além disso, o nível de funcionamento do paciente e os sistemas de suporte social frequentemente influenciavam nos desfechos de pacientes com o mesmo diagnóstico e tratados da mesma maneira. *É cada vez mais evidente que bons médicos tratam seus pacientes por completo, não somente os órgãos comprometidos.*

APRESENTAÇÃO DA ENFERMIDADE MENTAL EM AMBIENTES DE CUIDADOS PRIMÁRIOS

O enfoque do tratamento na medicina se deslocou do tratamento de problemas agudos para o de enfermidades crônicas e para a prevenção das sequelas psicológicas ou das complicações iatrogênicas da enfermidade. Os principais problemas que preocupavam os antigos médicos eram: infecção, nutrição, elevada mortalidade infantil e expectativa de vida limitada. Esses problemas não desapareceram, mas foram feitos avanços significativos em cada uma dessas áreas. Cada vez mais os médicos se defrontam com a grave morbidade associada a problemas psicossociais, e sua prática frequentemente se concentra no tratamento de enfermidades crônicas e de problemas de saúde mental.

Há mais de 30 anos, foi demonstrado que a enfermidade psiquiátrica era um dos motivos mais comuns para consulta médica, e 95% dos transtornos psiquiátricos eram tratados sem envolvimento do especialista. Essa tendência persiste ao longo dos anos. As enfermidades psiquiátricas ainda estão entre os transtornos que mais comumente chegam ao ambiente de atendimento médico primário. *A expressão "sistema de serviços de saúde mental de facto" refere-se ao fato de 50% das pessoas com enfermidade mental receberem tratamento exclusivamente de médicos de cuidados primários, não de psiquiatras ou de outros profissionais da saúde mental.* Pesquisas epidemiológicas recentes confirmam essa tendência, indicando que os transtornos psiquiátricos, sobretudo os depressivos, os de uso de substâncias e os de ansiedade, são rotineiramente tratados em instituições de atendimento médico primário.

Já foi demonstrado que enfermidades psiquiátricas como depressão, ansiedade, transtorno de estresse pós-traumático (TEPT) e abuso de substâncias estão associadas a morbidez psicossocial significativa, ao aumento da mortalidade e a maiores despesas para a sociedade. No entanto, esses transtornos não costumam ser detectados e tratados. Apenas um pequeno número de pacientes com transtornos psiquiátricos recebe algum tipo de tratamento para tais enfermidades, seja de um médico generalista, seja de um especialista.

Transtorno do estresse pós-traumático

Para todos os médicos de cuidados primários, é importante conseguir identificar e tratar o transtorno de estresse pós-traumático. O TEPT é um transtorno de ansiedade que pode ocorrer após exposição a um evento ou provação aterrorizante. Estudos recentes sugerem que até 60% dos homens e 51% das mulheres na população geral informam pelo menos um evento traumático em alguma época de suas vidas, e 17% dos homens e 13% das mulheres vivenciam mais de três desses eventos. Os eventos traumáticos mais comuns são: testemunhar alguém se ferir ou ser assassinado; envolver-se em um incêndio, inundação ou desastre natural; envolver-se em um acidente com risco de morte; assalto; e morte súbita e trágica ou lesão grave de um parente próximo ou de um amigo. Eventos menos comuns, mas em alguns casos mais traumáticos, são: molestamento, ataque físico, estupro, luta corpo a corpo e abuso físico. Apesar desses elevados porcentuais de trauma, apenas 10,4% das mulheres e 5% dos homens chegam efetivamente a informar casos de TEPT.

O TEPT é um problema crônico e altamente comórbido. Em geral, as pessoas que se recuperam espontaneamente o fazem cerca de três meses depois do trauma. Cerca de um terço das pessoas com TEPT recupera-se dentro de um ano. Depois de transcorridos dez anos, mais de um terço dos pacientes com TEPT ainda exibirá sintomas várias vezes por semana. *Indivíduos com qualquer tipo de sintoma de TEPT apresentam maior risco de sofrer problemas de saúde e maior probabilidade de sofrer enfermidades crônicas.* Estudos de veteranos que foram à guerra, vítimas de estupro, refugiados, reféns, vítimas de desastres e mulheres com histórico de abuso físico e sexual verificaram que as queixas físicas de vítimas de trauma são numerosas e graves – o que resulta em um uso desproporcionado do sistema de saúde e em despesas ambulatoriais até duas vezes maiores que as de outros usuários do sistema de saúde. Em muitos casos, o paciente pensa que o trauma não apresenta relação com sua atual queixa física. Um estudo recente constatou que veteranos com história de TEPT apresentavam mortalidade pós-operatória mais alta, em comparação com veteranos sem esse problema. Indivíduos com sintomas de TEPT não tendem a procurar tratamento no sistema de saúde mental mais do que pessoas não vitimadas por esse problema – na verdade, parecem ser mais relutantes a procurar por ajuda profissional do que outras pessoas com problemas emocionais.

Pessoas com TEPT exibem grau elevado de comorbidade. Dezesseis por cento dos pacientes com TEPT terão outro diagnóstico psiquiátrico, 17% terão dois diagnósticos psiquiátricos e aproximadamente 50% terão três ou mais diagnósticos psiquiátricos adicionais. Mesmo os estudos mais conservadores demonstram que esses pacientes apresentam probabilidade duas a quatro vezes maior de ter outro diagnóstico psiquiátrico, como transtornos depressivos, transtornos de ansiedade, fobias, abuso

TABELA 19.1 Sintomas de TEPT.

- Vivenciar recorrentemente imagens intrusivas traumáticas, sonhos ou *flashbacks*.
- O paciente evita pensamentos, sensações, conversas, locais ou pessoas associadas com o trauma e é incapaz de lembrar-se de aspectos importantes do trauma.
- Exacerbação da vigília, inclusive com dificuldade de adormecer ou de permanecer adormecido, dificuldade de concentrar-se, hipervigilância, resposta de sobressalto exagerada e irritabilidade ou surtos de raiva.
- Retraimento, inclusive com diminuição do interesse ou da participação em atividades importantes, sensação de encurtamento do futuro, limitação da amplitude do afeto e sensação de separação ou estranhamento com relação às outras pessoas.

de substâncias ou transtornos da somatização. Foi observado que a somatização é 90 vezes mais provável em pessoas que apresentem TEPT; isso sugere uma conexão importante – e frequentemente negligenciada – entre TEPT e queixas físicas.

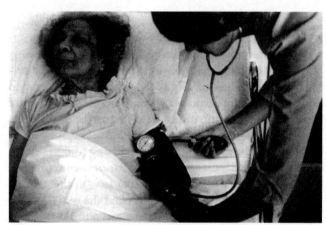

Mulher com afeto deprimido Cortesia do National Institute on Aging. *Aprender a identificar o afeto deprimido é uma habilidade clínica essencial.*

TABELA 19.2 Sintomas de depressão e ansiedade.

Depressão	Ansiedade
• sentimentos de desânimo	• ansiedade e preocupação excessivas que ocorrem frequentemente durante pelo menos seis meses
• pouco apetite ou consumo excessivo de alimentos	
• insônia ou hipersonia	• dificuldade de controlar a preocupação
• baixo nível de energias ou fadiga	• perturbação do sono
• baixa concentração ou dificuldade em tomar decisões	• cansa-se facilmente; inquietude ou sensação de estar nervoso ou tenso
• baixa autoestima	• dificuldade em concentrar-se, "dar um branco" na mente
• ideação suicida ou tentativa de suicídio	• a ansiedade causa angústia ou comprometimento significativo na funcionalidade do dia a dia
• em crianças/adolescentes, pode se manifestar na forma de irritabilidade ou de surtos de raiva	• tensão muscular
	• irritabilidade

Consultar *DSM-IV* para mais sintomas.

Depressão e ansiedade

Transtornos depressivos, transtornos relacionados ao abuso de substâncias e transtornos de ansiedade são comuns nos centros de atendimento clínico primário e constituem importante fonte de incapacitação. *Depressão é, sem dúvidas, o problema psiquiátrico mais comum observado pelos médicos de cuidados primários.* Transtornos depressivos maiores ocorrem em 15% da população (com maior incidência nas mulheres) ao longo de toda a vida. Estima-se que 70 a 80% desses pacientes procurarão seu médico de cuidados primários em busca de tratamento. Além disso, praticamente um terço de todos os pacientes que consultam seu médico de cuidados primários tem um transtorno de ansiedade diagnosticável.

Abuso de substâncias

O abuso de substâncias, tanto legais como ilegais, é comum e debilitante para adultos e adolescentes. Entre 17 e 27% dos norte-americanos são afetados por abuso e por dependência de substâncias ao longo de suas vidas. Porcentuais ainda mais altos são observados em pacientes hospitalizados e em departamentos de emergência. Como ocorre com outros problemas psiquiátricos, o abuso de substâncias permanece, em grande parte dos casos, sem diagnóstico ou subdiagnosticado, sendo acompanhado de estigma e constrangimento.

O abuso de substâncias está ligado a numerosas complicações para a saúde, além de a problemas psicossociais. O fumo, por exemplo, foi ligado a câncer, doença cardiovascular e doença pulmonar de vários tipos. Ele também causa complicações em condições como úlcera péptica e gestação, além de aumento na mortalidade.

O alcoolismo, outro problema comum relacionado ao abuso de substâncias, é a terceira principal causa de morte nos Estados Unidos. O álcool é um importante fator contributivo em metade dos acidentes com veículos motorizados, em metade dos homicídios, em um quarto dos suicídios e na maioria das mortes por afogamento, incêndio, envenenamento ou queda. Ele também é responsável pela disseminação da toxicidade sobre vários sistemas e órgãos do corpo, como cérebro, coração, fígado, sistema endócrino, sistema gastrointestinal, musculoesquelético e sistema tegumentar. Neurotoxicidade é outra consequência do alcoolismo. Sete transtornos mentais orgânicos estão associados ao consumo do álcool: embriaguez, abstinência descomplicada, delírio de abstinência, embriaguez idiossincrática, alucinose, transtorno amnésico e demência. Além disso, em associação com outras drogas, o álcool costuma ser um importante fator contributivo em casos de violência doméstica, abuso e negligência infantil, privação de habitação (i. e., sem-teto) e grande variedade de atos criminosos.

Perturbações do espectro do alcoolismo fetal (PEAF) referem-se a diversos defeitos mentais e físicos ocorrentes no feto *in utero* quando há ingestão de bebidas alcoólicas durante a gestação. O álcool na corrente sanguínea atravessa a barreira placentária, interferindo no desenvolvimento normal do feto. Alguns bebês que nascem com PEAF exibem características faciais diferenciadas, como fissuras palpebrais curtas, depressão infranasal indistinta e lábio superior delgado. Estejam ou não presentes essas características faciais, *crianças com PEAF frequentemente exibem graves deficiências, com sintomas que incluem deficiências de crescimento, deformidades esqueléticas, anormalidades faciais, deformidades de órgãos e deficiências do sistema nervoso central.* Médicos de cuidados primários costumam ser os primeiros profissionais a identificar os sintomas de PEAF. Esses profissionais podem desempenhar um papel importante na educação de mulheres em idade fértil com risco de gravidez, ressaltando a importância de evitar qualquer exposição a bebidas alcoólicas durante a gestação.

TABELA 19.3 Probabilidade de defeitos congênitos.

Síndrome de Down:	1/800 nascimentos
Fenda labial ± palatina:	1/800 nascimentos
Espinha bífida:	1/1.000 nascimentos
Síndrome do alcoolismo fetal:	1-2/1.000 nascimentos

DETECÇÃO NOS CUIDADOS PRIMÁRIOS

Embora muitos pacientes com transtornos mentais sejam examinados apenas em instituições de cuidados primários, esses transtornos frequentemente passam despercebidos pelos médicos. Especialistas de saúde mental prestam serviços apenas a um pequeno porcentual de pacientes com dificuldades mentais como depressão, ansiedade, TEPT e abuso de substâncias. Entre 15 e 40% dos pacientes adultos em um atendimento primário têm transtornos mentais diagnosticáveis; contudo, menos de 20% desses pacientes são tratados por especialistas. Tendo em vista que os médicos de cuidados primários são aqueles com maior probabilidade de examinar pacientes com transtornos psiquiátricos, é imperativo que esses profissionais perguntem a seus pacientes sobre exposição traumática e mudanças em sua vida doméstica, profissional e social. Todos os médicos de cuidados primários qualificados devem estar familiarizados com os sintomas de transtornos psiquiátricos e precisam, a cada momento, decidir sobre o encaminhamento desses pacientes para profissionais da saúde mental.

Adolescentes

Em geral, adolescentes são saudáveis. Poucos são hospitalizados e o atendimento ambulatorial, tipicamente, concentra-se em problemas relativamente menores, como resfriados, inflamações de garganta, infecções do ouvido, problemas de pele e da visão e alergias. Embora os adolescentes apresentem o menor porcentual de utilização dos serviços de saúde, em comparação com indivíduos de qualquer outra faixa etária, e de constituírem o grupo com menor probabilidade de buscar atendimento em consultórios tradicionais, também são os com maior probabilidade de não possuir seguro-saúde, consi-

> "Em minha experiência com relação à anorexia nervosa, esta é uma doença exclusivamente de pacientes particulares."
>
> SENHOR ADOLF ABRAMS,
> Médico inglês

deradas as diversas faixas etárias. Isso ocorre, sobretudo, nas minorias étnicas e em comunidades carentes. A ironia é que os adolescentes sem seguro-saúde tendem a apresentar os problemas de saúde mais significativos, pois a pobreza está associada a um risco maior de doenças e de enfermidades crônicas.

Cerca de 6% dos adolescentes entre 10 e 18 anos padecem de algum problema crônico que limita suas atividades cotidianas. As principais deficiências físicas para esse grupo são condições respiratórias crônicas como a asma, além de doenças dos músculos e do sistema esquelético.

Isoladamente, a principal causa de incapacitação entre adolescentes não é física, mas proveniente de transtornos mentais, que chegam a 32% de todas as incapacitações para essa faixa etária. Aproximadamente 20% dos jovens com menos de 18 anos padecem de problemas evolutivos, comportamentais ou emocionais. O antigo U. S. Office of Technology Assessment (OTA) [Escritório de Avaliação de Tecnologias] estima que pelo menos 7,5 milhões de jovens com menos de 18 anos tenham necessidade de serviços de saúde mental, mas que menos de um terço dessas crianças receba atendimento.

O porcentual de suicídios aumenta mais rapidamente entre adolescentes, em comparação com o restante da população. Quase todos os adolescentes que cometeram suicídio padeciam de algum transtorno psiquiátrico, inclusive transtornos afetivos (especialmente depressão), de conduta, de ansiedade e relacionados ao abuso de substâncias, problemas alimentares e esquizofrenia. Nos últimos sessenta anos, ocorreu uma mudança na principal causa de morte para adolescentes, de causas naturais para lesões e atos violentos. Os porcentuais de mortalidade em geral para jovens aumentam em 239% ao chegarem aos 15 até os 19 anos, e a violência é responsável por esse dramático aumento. Aproximadamente 80% das mortes nessa faixa etária são causadas por acidentes, homicídios ou suicídios. *Diante de tão elevada taxa de mortalidade entre adolescentes, é primordial que os médicos de cuidados primários tenham profundo conhecimento dos sintomas que possam indicar necessidade de tratamento para a saúde mental.*

Crianças

A American Academy of Pediatrics orientou os médicos para que se envolvam mais na identificação e no tratamento da morbidade psicossocial crônica em crianças. Assim como em adultos, o porcentual de identificação de problemas de saúde mental em crianças é surpreendentemente baixo. Os médicos de cuidados primários variam muito em sua capacidade de identificar de forma correta as crianças com transtornos comportamentais ou psiquiátricos, sendo 0,6 a 16%

TABELA 19.4 Sintomas comportamentais e emocionais comuns em crianças e adolescentes.

Itens internalizantes
Cansa-se facilmente, pouca energia
Teme novas situações
Sente-se triste, infeliz
Sente-se desanimado
Sentimento de auto-hostilidade
Demonstra grande preocupação
Parece divertir-se pouco

Itens externalizantes
Irritável, com raiva
Briga com outras crianças
Assume riscos desnecessários
Importuna terceiros
Não segue regras
Recusa-se a participar
Não compreende os sentimentos dos outros
Aborrece-se facilmente
Importuna terceiros
Agride outras pessoas
Culpa terceiros pelos problemas
Difícil de controlar

Itens da Lista de Verificação para Crianças (Achenbach, 2009).

em diferentes cenários clínicos. Embora os problemas psicossociais sejam comuns e incapacitantes, menos de 2% das crianças e dos adolescentes são atendidos por especialistas em saúde mental em qualquer ano. Essa carência de serviços de saúde mental para crianças gera uma carga em outros setores de serviços, inclusive escolas, serviços de assistência infantil, instituições correcionais e prestadores de serviços de saúde não psiquiatras, sobretudo médicos de cuidados primários.

Muitas crianças enfrentam dificuldades de regulação emocional, ou seja, da capacidade de orientar e modificar sentimentos intensos. O enfoque principal da regulação emocional é o controle dos impulsos. Um resultado da falta de controle é conhecido como "externalização dos problemas", em que as emoções são exibidas na forma de raiva e ataque impulsivos contra pessoas ou coisas. São exemplos de comportamentos de externalização: brigar (i. e., combater) com outras pessoas, assumir riscos desnecessários e não compreender os sentimentos alheios. Outras crianças ou adolescentes expressarão seus sentimentos descontrolados com a "internalização dos problemas", e nesse caso a resposta primária é inibição ou medo. São exemplos de comportamentos de internalização: preocupação excessiva, desânimo, tristeza e infelicidade.

É forte a relação entre transtornos mentais na infância e transtornos mentais dos pais, aparentemente apontando origem genética e ambiental. Entre 25 e 50% das crianças de pais mentalmente enfermos também exibem transtornos psiquiátricos que necessitam de avaliação e acompanhamento. Diversos estudos sugeriram que transtornos psicológicos em crianças estão mais intimamente relacionados ao grau de comprometimento funcional dos pais do que à presença de um diagnóstico psiquiátrico para os pais. Níveis elevados de estresse e níveis baixos de coesão e de apoio social foram associados com enfermidade psiquiátrica, tanto em crianças como nos seus pais.

Como também ocorre com a população adulta, um número relativamente pequeno de crianças chega a ser examinado por especialistas em saúde mental. Estima-se que 5 a 15% de todas as crianças com menos de 18 anos tenham problemas significativos de saúde mental; ainda assim, apenas 2% das crianças com esse tipo de dificuldade são examinadas por especialistas. Os médicos de cuidados primários examinam cerca de 75% das crianças com problemas psiquiátricos. Com frequência, os pediatras desempenham um papel fundamental na detecção e no tratamento de transtornos mentais em crianças.

IDENTIFICAÇÃO E DIAGNÓSTICO

Alguns dos obstáculos para o diagnóstico e o tratamento dos transtornos mentais em instituições de cuidados primários são o desconforto do médico com as discussões do problema emocional do paciente, o treinamento inadequado e pressões econômicas e de tempo. Médicos aos quais se ensinou que a psiquiatria é algo separado do restante da medicina podem achar que ela não faz parte de suas atribuições. Essa divisão entre mente e corpo está inserida na linguagem da medicina, datando desde os tempos de Descartes. A resistência do paciente a um diagnóstico de transtorno psiquiátrico e ao tratamento de um problema de saúde mental também é comum no atendimento primário. Pacientes atendidos em centros de cuidados primários com frequência não esperam ou desejam assistência psicossocial para problemas de saúde mental não identificados.

Mesmo quando realmente acreditam ser apropriado que cuidem de problemas de saúde mental, os médicos de cuidados primários normalmente sentem que não estão treinados de forma adequada para identificar e tratar de problemas psiquiátricos. A identificação de uma enfermidade mental é mais difícil em um ambiente de cuidados primários do que em um consultório psiquiátrico. Pacientes atendidos em clínicas de cuidados primários com frequência apresentam queixas pouco definidas ou somáticas, que não são percebidas ou identificadas como problemas de saúde mental. Em um consultório psiquiátrico, o problema de saúde mental é o único foco de atendimento, enquanto no centro de cuidados primários os clínicos costumam tratar simultaneamente vários tipos de problemas e quase nunca lidam com as dificuldades de saúde mental isoladamente.

O tempo é também um problema sério. A exigência em relação aos médicos vêm aumentando de forma contínua com o passar dos anos. As demandas fundamentais da prática clínica, no que tange à monitoração da saúde e à supervisão e ao tratamento de problemas clínicos agudos, permaneceram constantes ou se tornaram mais complexas. Como rotina, espera-se que os médicos de cuidados primários ofereçam

> "Um dos males da velhice é que, à medida que se envelhece, passa-se a pensar que qualquer pequena enfermidade prenuncia a morte. Quando um homem espera ser preso, qualquer batida na porta é motivo de alarme."
>
> SYDNEY SMITH
> *Ensaísta inglês*
>
> *Letter to Sir Wilmot-Horton*
> *("Carta para Senhor Wilmot-Horton")*

serviços preventivos, incluindo uma grande variedade de exames/triagens, orientação de saúde e serviços de imunização. Os médicos ficam preocupados, pois atualmente espera-se que também identifiquem e tratem problemas do desenvolvimento e do comportamento (p. ex., depressão ou transtornos do aprendizado e de déficit de atenção), ameaças ambientais (p. ex., violência familiar, abuso e negligência infantis) e problemas de relacionamento parentais e familiares.

Uma resposta às demandas de tempo tem sido a ênfase na triagem em instituições de cuidados primários. *A triagem para problemas de saúde mental popularizou-se em 1985, quando 46% dos médicos informaram usar questionários em sua prática profissional.* A triagem pode ser especialmente importante por causa da grande variação na capacidade dos médicos de cuidados primários de identificar crianças com problemas comportamentais ou psiquiátricos. Tendo em vista que a maioria das crianças com problemas de comportamento é examinada por médicos de cuidados primários, pesquisadores que atuam em todo país se concentraram na triagem em clínicas pediátricas, como uma forma de auxílio na identificação apropriada desse grupo. Para a população adulta, a triagem para depressão, ansiedade e abuso de substâncias é fundamental em clínicas de cuidados primários.

Lamentavelmente, os estudos têm constatado de forma consistente que os médicos de cuidados primários subdiagnosticam os problemas de saúde mental. Em um estudo de triagem de crianças e adolescentes de 2 a 18 anos, por exemplo, os pediatras tiveram baixa sensibilidade e alta especificidade em sua identificação dos transtornos psiquiátricos; em outras palavras, deixaram de detectar muitos casos positivos, mas raramente identificaram os casos negativos de maneira equivocada. Isso é importante, porque a não identificação pode ser dispendiosa em termos de dinheiro e também de sofrimento humano. Em um estudo da utilização e dos custos do atendimento de saúde e psiquiátrico, o custo médio do atendimento de saúde por criança foi de 393 dólares para um ano de serviços clínicos em uma organização de manutenção da saúde. O custo médio com a saúde para crianças com sintomas de ansiedade e de depressão mais do que dobrou. Nos casos em que estava presente disfunção psicossocial, modelos de regressão demonstraram que as despesas com o atendimento de saúde foram maiores para crianças jovens.

O estigma social associado à depressão e a falta de integração dos serviços de saúde mental no atendimento primário representam barreiras adicionais para um tratamento efetivo.

> "Todos os seres que vêm ao mundo possuem dupla cidadania no reino dos saudáveis e no reino dos enfermos."
>
> SUSAN SONTAG
> *Illness as metaphor* ("Enfermidade como metáfora")

Parte da razão pela qual quase todos os pacientes com depressão maior sejam exclusivamente tratados por médicos de cuidados primários é a baixa resposta para encaminhamento. Quando pacientes com depressão são encaminhados a especialistas em saúde mental, até metade deles não realiza o tratamento, faltando à consulta marcada. Segundo estudo, apenas 19% das crianças positivamente identificadas como apresentando sintomas psiquiátricos significativos do ponto de vista clínico e 33% dos pais positivamente identificados como sofrendo depressão prosseguiram com o encaminhamento psiquiátrico recomendado. A pesquisa dos autores documenta que, após as recomendações de encaminhamento feitas pelos pediatras, apenas 7% dos pais seguem as orientações e entram em contato com o departamento psiquiátrico da organização de manutenção da saúde para serviços de saúde mental para seus filhos.

MODELOS DE ATENDIMENTO

Existem quatro modelos importantes de serviços de saúde mental no ambiente de tratamento primário. São eles: triagem, intervenção preventiva precoce, consulta-ligação e encaminhamento para a clínica de saúde mental.

Triagem psicossocial

A triagem psicossocial surgiu graças ao reconhecimento de que os porcentuais de diagnóstico e de encaminhamento dos casos são baixos no ambiente clínico de rotina. Uma pesquisa realizada com adultos e crianças documentou que, na tentativa de aliviar seu sofrimento, os pacientes persistem em marcar consultas desnecessárias com clínicos, quando problemas de saúde mental, como depressão ou problemas de comportamento infantil, constituem a causa real de suas dificuldades. Apesar do desejo de avaliar completamente seus pacientes, os médicos de cuidados primários não têm tempo suficiente. O uso de um questionário padronizado e devidamente validado, que é auto-administrado pelo paciente, é uma solução para esse problema. Muitos médicos usarão, entre outros, instrumentos de avaliação como a Lista de Verificação de Sintomas Pediátricos, o Índice de Estresse Parental e o Inventário de Depressão de Beck.

Intervenção preventiva precoce

A prevenção precoce se concentra na educação. Nesse modelo, o médico preserva exclusivamente a responsabilidade pelo tratamento clínico do paciente, enquanto o profissional de saúde mental assume o papel de um professor ou de um colega informado que fornece orientação e conselhos concernentes à prevenção da gravidez, cessação do fumo ou sobre o tratamento e controle contínuos de uma doença clínica crônica, como o diabetes ou a asma.

Modelo de consulta-ligação

Esse modelo envolve três abordagens colaborativas. Primeiramente, uma abordagem centrada no paciente, na qual o principal objetivo é que o "consultor" formule um plano para ajudar o paciente que foi encaminhado por um clínico. Em seguida, uma abordagem centrada no responsável pelo encaminhamento, na qual o enfoque principal é fazer com que o clínico aumente a compreensão ou o domínio emocional de aspectos envolvidos nos cuidados de determinada população de pacientes. E, finalmente, um terceiro modelo, que é uma abordagem colaborativa em equipe.

São várias as vantagens e desvantagens de cada uma dessas abordagens. A **abordagem centrada no paciente** costuma ser mais rápida, pois não há necessidade de consumir muito tempo nos contatos. Basta um simples encontro com o paciente, um ou dois telefonemas entre os profissionais, ou mesmo uma "consulta de corredor", para completar o ciclo de consultas. Sua principal desvantagem é que essa limitada comunicação frequentemente restringe a discussão das alternativas terapêuticas. As questões mais comuns relacionadas a essa abordagem são quanto ao comportamento mais apropriado para a faixa etária ou nível de desenvolvimento (p. ex., "O que você acha de um menino de 3 anos que não está falando?"), à disponibilidade de serviços, e à necessidade ou conveniência dos serviços psicológicos.

A **abordagem centrada no responsável pelo encaminhamento** frequentemente assume a forma de uma conferência ou apresentação de caso. Sua vantagem é que, em uma estrutura cronológica específica e compacta, as informações podem ser disseminadas para um grande número de médicos. No entanto, muitas vezes os resumos de casos teóricos complexos pouco ajudarão aos clínicos; além disso, costumam tomar muito tempo.

A terceira abordagem é a da **equipe colaborativa, ou modelo de ligação**. A contribuição das informações provenientes de várias disciplinas e perspectivas em busca de uma solução abrangente para problemas de saúde é a principal vantagem dessa abordagem. No tratamento de muitas condições, foi demonstrado que uma abordagem multimodal é mais efetiva do que a modalidade singular de tratamento. A principal desvantagem dessa abordagem é seu maior custo. Além disso, é frequente que a flexibilidade do funcionamento dos papéis e o vocabulário compartilhado sejam aspectos difíceis desse modelo para profissionais propensos a lutar por territórios e papéis.

Apesar das desvantagens dos modelos de consulta-ligação, é óbvio o valor de tal consulta entre médicos de cuidados primários e departamentos de psiquiatria. *Das vinte razões principais e mais frequentes para consultas ao médico de família, seis problemas (sintomas nas costas, hipertensão, dor de cabeça, dor no estômago, sintomas no pescoço e na lombar) são basicamente causados por estresse, transtornos psiquiátricos ou má adaptação comportamental.*

Encaminhamento para a clínica de saúde mental

Depois de realizada a triagem, é importante que o médico ofereça o encaminhamento mais apropriado. Isso envolve a determinação do que será mais efetivo para cada transtorno psiquiátrico, além de considerar-se a idade e os grupos sociocultural e econômico aos quais o paciente pertence. O encaminhamento para uma clínica de saúde mental pode ser um verdadeiro desafio, diante da relutância dos médicos em rotular seus pacientes com diagnósticos psiquiátricos e da relutância dos pacientes em aceitar e agir de acordo com tais diagnósticos. É importante que os médicos compatibilizem seus pacientes com o nível de atendimento necessário, ao mesmo tempo que devem demonstrar confiança em seu conhecimento, no que tange às necessidades dos pacientes. A ajuda ao paciente em sua primeira consulta pode ter efeito benéfico, além de evitar atrasos no tratamento.

Um número substancial de pacientes psiquiátricos examinados em instituições comunitárias não dá andamento às recomendações de tratamento psiquiátrico. Essa pouca cooperação assume muitas formas: faltar às primeiras consultas, não comparecer aos encaminhamentos ambulatoriais feitos pelos serviços de emergência, não comparecer às consultas de acompanhamento depois da hospitalização, não dar prosseguimento ao tratamento ou não tomar os medicamentos receitados. Esses aspectos da não cooperação estão fortemente associados com recaídas, e novas hospitalizações. Não é demais enfatizar a importância de uma boa relação entre o médico do estabelecimento e o paciente e sua família. Quando o médico se mostra otimista com relação ao tratamento, acredita na eficácia dos medicamentos prescritos e transmite seu respeito pelo atendimento de saúde mental, há um aumento expressivo na probabilidade de cooperação.

Os pacientes encaminhados por um médico têm maior probabilidade de comparecer à primeira consulta, em comparação com pacientes encaminhados por amigos, parentes ou serviços de emergência. Os médicos de cuidados primários têm muitas opções para aumentar a probabilidade de prosseguimento do tratamento, inclusive o encurtamento do tempo de espera entre o encaminhamento e a primeira consulta. Lembrar por carta ou telefonemas os pacientes de que suas consultas e instruí-los sobre suas enfermidades e a necessidade de continuar com a medicação depois da alta hospitalar pode reduzir os obstáculos ao tratamento. Também ficou claro que a reabilitação psicossocial e vocacional, o tratamento dos casos e a terapia adjuvante são essenciais no acompanhamento terapêutico de pacientes com enfermidade mental crônica. Contudo, a medicação é um elemento essencial. As principais causas de não cooperação com a medicação são os efeitos colaterais e a complexidade do regime medicamentoso. Acatisia e acinesia são problemas difíceis de tolerar e que, com frequência, resultam em não cooperação com os regimes neurolépticos. Um episódio de distonia aguda pode ter efeito avassalador, levando talvez à recusa de ingerir neurolépticos quando o paciente se convence de que é "alérgico" à medicação. É nesse momento que o médico de cuidados primários deve ter a confiança de que as recomendações terapêuticas provavelmente serão efetivas.

Intervenções terapêuticas baseadas em evidência (TBE)

O médico de cuidados primários pode assegurar a seu paciente que os profissionais da saúde mental têm condições de oferecer intervenções terapêuticas baseadas em evidência (TBE) e fundamentadas em dados obtidos em pesquisas empíricas sistemáticas de eficácia estatisticamente significativa. Essas abordagens são endossadas por associações médicas e pelas organizações de seguro-saúde. Os protocolos contam com orientações clínicas específicas que fazem a união entre o que os pesquisadores consideram como tratamento eficiente e o que é implementado no nível da prática clínica. A Terapia Cognitiva Comportamental (TCC) é um exemplo de tratamento empiricamente validado para eficácia diante de transtornos da depressão e de ansiedade. Trata-se de uma abordagem de solução de problemas ativa, diretiva, de duração limitada e estruturada que segue o modelo conceitual e o programa terapêutico desenvolvidos por Aaron Beck. Os clínicos utilizam o protocolo para informar a tomada de decisão no que concerne à adoção de estratégias terapêuticas e para garantir que os tratamentos serão fielmente aplicados. Pesquisas atuais documentam que, no tratamento da depressão, o uso da TCC tem eficácia em todas as faixas etárias e na maioria dos grupos de minorias desvalidas, e traz benefícios para os pacientes, independentemente do gênero.

O processo da TCC utiliza formulações específicas para modelo, psicoeducação e intervenções orientadas que ajudam os pacientes na compreensão de suas próprias cognições e de como elas podem ser obstrutivas e pouco práticas para uma vida saudável. Com isso, é possível modelar funções e aprender novas cognições e comportamentos. Resultados de estudos clínicos randomizados sugerem que a TCC tem efeito significativo na redução dos sintomas e no aumento da probabilidade de descontinuação da medicação antidepressiva.

IMPACTO DA ENFERMIDADE CLÍNICA NA FAMÍLIA E NO TRABALHO

Pesquisadores têm investigado as consequências da enfermidade mental nos membros da família e documentaram seus efeitos devastadores. Muitas famílias tiveram que ampliar suas responsabilidades nos cuidados do paciente, como resultado da disponibilidade limitada de programas hospitalares e comunitários. Muitos pacientes mentais outrora hospitalizados vivem atualmente na comunidade, com frequência compartilhando a moradia com suas famílias de origem. Essa carga nos cuidados dos pacientes apresenta dois componentes. A primeira carga objetiva é definida como as despesas concretas e observáveis, como a impossibilidade de trabalhar por causa dos cuidados que a pessoa deve prestar a um cônjuge, pai ou filho mentalmente enfermo. Também existe uma carga subjetiva, representada por preocupações, estresse e ansiedade. Esse aspecto do problema pode consistir em sentimentos associados a eventos estressantes da vida, comportamentos do paciente, a resposta insatisfatória ao tratamento, complicações iatrogênicas decorrentes da medicação e a incapacidade do sistema de saúde mental de proporcionar apoio adequado às famílias. Mais de 50% de uma amostra de cuidadores familiares informaram dificuldades de algum tipo, ressentimento, sentimento de sobrecarga e de impossibilidade de escapar da situação, além de sentimento de isolamento social. A gravidade da doença também influencia em pressões financeiras e funcionais; com isso, as famílias de pacientes esquizofrênicos ou portadores de outras psicoses e de depressão identificam os custos mais subjetivos e objetivos.

Cuidados de saúde domiciliar e internação em instituição

Os familiares que se veem diante da difícil decisão de internar de um parente em uma instituição frequentemente recorrem ao médico da família para orientação. Os critérios explícitos para uso do médico na orientação da família são: incontinência vesical e intestinal periódica, impossibilidade do parente cooperar com o atendimento do paciente, incapacidade do parente de perceber que uma casa com cuidadores familiares é estável e segura, risco para a saúde ou estabilidade mental dos demais moradores da casa e esgotamento do principal cuidador. As opções disponíveis para a família são: casas de repouso para incapacitados, lares para idosos em geral e instituições de repouso com unidades fechadas e com esquipe especializada em saúde mental. Uma alternativa de meio-termo poderia ser a utilização de serviços de saúde física e mental na própria residência, proporcionados por enfermeiro especializado que tenha um nível sofisticado de conhecimento dos instrumentos de avaliação e de protocolos terapêuticos, como percursos clínico-assistenciais.

Estratégias de reabilitação

Os transtornos psiquiátricos crônicos limitam a capacidade funcional do indivíduo em inúmeras esferas, inclusive nos aspectos práticos da vida cotidiana e nas estratégias de enfrentamento. Para os pacientes psicóticos e deprimidos mais comprometidos, socialização, atividades do dia a dia, controle do tempo e organização são áreas importantes do tratamento. Quando integrado a um plano terapêutico abrangente que inclua medicação psicotrópica, psicoterapia e outras modalidades terapêuticas, a reabilitação psicossocial oferece ao paciente e à sua família uma ajuda importante para esses problemas práticos.

RESUMO

É essencial que os médicos sejam treinados para identificar as enfermidades mentais. Problemas psicossociais e psiquiátricos afetam grande número de pacientes, e suas dores passam despercebidas e não recebem tratamento.

A ciência médica ilumina o delicado equilíbrio entre a mente e o corpo. Aprender a identificar e tratar o ser humano como um todo é uma habilidade essencial para os futuros médicos de cuidados primários.

ESTUDO DE CASO

Uma estudante universitária com 17 anos de idade é levada em coma ao setor de emergência do hospital. Há dois anos, ela foi diagnosticada com diabetes melito. Por ocasião da sua hospitalização, várias embalagens de barras de doce foram encontradas em sua mochila, além de alguns textos com pensamentos suicidas em sua agenda. Ao despertar, a paciente se recusa a falar com qualquer pessoa. Suas colegas de quarto informam que, ultimamente, ela vem se retraindo e se escondendo em seu quarto. A estudante dorme muito, mas ainda tem problemas em levantar-se para as aulas. Está irritável e fica irada com facilidade, e suas notas estão caindo. Não sai tanto como fazia com seus amigos, e parece ter perdido peso nos últimos meses.

Como essa paciente deveria ser tratada? Seriam apropriados programas de modificação do comportamento, como automonitoração? A paciente deve ser encaminhada para o serviço psiquiátrico para avaliação da depressão e do risco potencial de suicídio? Os problemas da paciente são basicamente psiquiátricos ou clínicos? O médico precisaria da permissão da paciente para discutir seu caso com seus pais?

A depressão é muito comum e os médicos de cuidados primários devem estar cientes dos sintomas em adolescentes e em jovens adultos. O suicídio é uma das causas principais de morte entre adultos jovens, o que reforça a importância dos médicos estarem atentos ao desenvolvimento da depressão. Em geral, estudos demonstram que, entre um e dois anos após o diagnóstico inicial de uma enfermidade crônica, os pacientes passam por um segundo ajuste, percebendo que "esse problema vai me acompanhar pelo resto da vida". Em casos de enfermidade crônica, uma orientação antecipatória será útil para que as famílias compreendam que esse período de ajuste poderá ocorrer no segundo ano depois do diagnóstico. A pouca cooperação com o tratamento é um problema muito comum durante a adolescência, podendo se prolongar até a vida adulta jovem. São importantes as intervenções que possibilitem às crianças e aos adolescentes enfrentarem de modo realista a resposta a "esse problema vai me acompanhar pelo resto da vida", da mesma forma que esclarecimentos sobre as consequências a curto e longo prazo da não cooperação com o tratamento. Adultos jovens e suas famílias devem ser encaminhados ao serviço psiquiátrico para tratamento da depressão e também para que os pacientes recebam auxílio para se ajustarem às realidades de uma existência com uma enfermidade crônica. Aos 17 anos, a paciente é ainda menor de idade, embora esteja frequentando a universidade; portanto, seus pais terão que ser consultados.

A paciente ter recebido alta depois de uma breve consulta psiquiátrica sugere não haver perigo agudo de suicídio. Contudo, o médico marca uma consulta com a paciente para a semana seguinte e descobre que ela continua perdendo peso. Seus sinais vitais e ECG estão dentro dos limites da normalidade.

Pacientes como essa seriam beneficiados com a medicação antidepressiva? É aconselhável repouso na cama e restrição dietética? O médico poderia sugerir terapia familiar para a jovem e seus pais e irmãos? Ela deveria ser hospitalizada?

A paciente foi capaz de se recuperar dos sintomas agudos e no momento não precisa de um nível mais intensivo de cuidados psiquiátricos. Entretanto, seu progresso deve ser monitorado, tanto no ponto de vista físico como psicológico.

Transcorridos seis meses, o médico observa que a paciente vinha cooperando apenas parcialmente com o tratamento e continua a perder peso. Ela retorna para sua consulta clínica semanal; na oportunidade, informa à enfermeira que sabe como chegar ao revólver do pai e que está pensando em se suicidar. Pede à enfermeira para não falar com o médico sobre seus pensamentos suicidas, mas a profissional decide que ele precisa ser informado sobre o plano da paciente de se matar e com um método que é evidentemente letal.

O suicídio é um problema médico ou legal? O médico deve ligar para o serviço de emergência ou para a polícia? Nesse momento, o médico deve medicar a paciente com antidepressivos? Quanto tempo deverá esperar para que a medicação faça efeito? A paciente deve ser hospitalizada ou simplesmente examinada no dia seguinte? Este é um caso da alçada do médico de cuidados primários ou seria aconselhável solicitar consulta com um psiquiatra, psicólogo clínico ou assistente social? Qual é a responsabilidade do médico se estiver convencido de que a paciente deve ficar hospitalizada, mas seu seguro-saúde discordar e se recusar a aceitar sua recomendação?

O suicídio é uma emergência psiquiátrica comum entre pacientes com transtornos da alimentação. Assim, esse problema deve ser considerado e avaliado pelo profissional de saúde mental. Nesse caso, provavelmente será mais prudente uma consulta com o psiquiatra, por ser provável a necessidade de prescrição de medicação antidepressiva. Por sua vez, o psiquiatra pode optar por trabalhar com um colega da assistência social ou da psicologia. É obrigação do médico tomar as melhores decisões médicas possíveis, e seu paciente terá que negociar com sua empresa de seguro-saúde para ter a garantia de receber a cobertura apropriada de suas despesas médicas. O médico pode trabalhar como defensor da paciente nessas negociações; entretanto, o colega psiquiatra pode estar em melhor posição para argumentar que o atendimento psiquiátrico com internação é essencial no caso dessa jovem estudante.

SUGESTÕES DE LEITURA

Gillespie, C.F., Bradley, B. Mercer, K., Smith, A.K., Conneely, K., Gapen, M., Weiss, T., Schwartz, A.C., Cubells, J.F., e Ressler, K.J. (2009). Trauma exposure and stress-related disorders in inner city primary care patients. *General Hospital Psychiatry, 31*, 505-514.
   Uma revisão moderna da prevalência de TEPT e do estresse no ambiente de cuidados primários.

Kashikar-Zuck, S., Goldschneider, K., Powers, S., Vaught, M., e Hershey, A. (2004). Depression and functional disability in chronic pediatric pain. *The Clinical Journal of Pain, 34*, 341-349.
   Esse artigo define sucintamente para os médicos os aspectos da qualidade de vida associados com depressão em crianças.

Nimalasuriya, K., Compton, M.T., e Guillory, V.J. (2009). Screening adults for depression in primary care: A position statement of the American College of Preventive Medicine. *Journal of Family Practice, 58*, 535-538.
   Essas são as recomendações mais recentes sobre triagem para depressão para adultos na medicina familiar.

Tratamento de pacientes difíceis 20

Brenda Bursch

> "Não é de um caso que tratamos, mas de uma criatura, um semelhante, um ser vivo palpitante e, infelizmente, muitas vezes em sofrimento."
>
> JOHN BROWN,
> Médico e escritor de Edimburgo

Quase todos os profissionais da saúde têm o desejo e se sentem no dever de ajudar seus pacientes. Tipicamente, assume-se que os pacientes tenham um desejo similar; eles também querem ser curados e, portanto, atuarão de acordo com seus melhores interesses. Porém, é preciso pouquíssimo tempo e experiência para que quase todos os médicos reconheçam que a prática da medicina é muito mais complexa do que essa fórmula idealista. *Não importa o quão atencioso e tolerante o profissional seja enquanto médico: é provável que encontre pacientes com os quais seja difícil lidar,* que o façam se sentir frustrado, confuso ou mesmo indignado. O médico pode se culpar por tudo isso ou achar que não será capaz de ajudar esses pacientes. Este capítulo tem por finalidade descrever estratégias terapêuticas que podem ser utilizadas para ajudar esses pacientes a obter mais efetivamente os cuidados que esperam do médico.

O QUE É UM PACIENTE "DIFÍCIL"?

Os médicos definem aproximadamente 15% de seus encontros com pacientes como "difíceis". Eles informam que se frustram sobretudo com pacientes que exigem muito de seu tempo e que não seguem as recomendações clínicas. Diferentemente do que se poderia esperar, não são considerados difíceis os pacientes clinicamente complexos, mas os exigentes, agressivos, rudes, que buscam vantagens secundárias ou que tenham muitas queixas psicossomáticas inespecíficas. Os pacientes considerados "difíceis" costumam padecer de algum transtorno depressivo ou de ansiedade, abuso ou dependência de álcool, transtorno de personalidade, sintomas somáticos não explicados ou sintomas mais graves. Também demonstram um quadro funcional mais problemático, com mais expectativas não atendidas em relação às suas consultas clínicas, menor satisfação com o atendimento médico e uso mais intenso dos serviços de saúde.

Talvez seja igualmente importante o fato de clínicos com atitudes psicossociais inferiores classificarem um maior número de pacientes como difíceis. Além disso, observou-se que médicos que informam níveis elevados de frustração com seus pacientes são menos experientes e mais estressados; têm maior probabilidade de estar abaixo dos 40 anos de idade, de trabalhar mais de 55 horas por semana, de atender em uma subespecialidade e de ter maior número de pacientes com problemas psicossociais ou de abuso de substâncias.

Em 1978, Grove propôs quatro categorias para descrever pacientes considerados difíceis pelos médicos: aduladores dependentes, impositores de exigências, rejeitadores de ajuda manipuladores e negadores autodestrutivos. Embora essas denominações possam ser desnecessariamente pejorativas, as descrições que as acompanham têm sua utilidade. **Aduladores dependentes** exaurem seus médicos e cuidadores com pedidos e necessidades – de explicações, afeto, analgésicos, sedativos e atenção. Não é raro que os clínicos sintam aversão a um paciente que consideram extremamente carente. É válido lembrar que indivíduos com uma necessidade insaciável de atenção não são felizes e não têm a intenção de provocar sentimentos de aversão em seus clínicos. Independentemente dos problemas clínicos presentes nesses indivíduos, *uma intervenção mais efetiva e proveitosa pode se dar no sentido de obter tipos de atenção previsíveis, limitados e apropriados para os pacientes.*

Impositores de exigências com frequência usam culpa, intimidação ou ameaças para manipular os clínicos. Não surpreende que as ameaças desses pacientes essencialmente prejudiquem a eles próprios, pois os clínicos ficam com medo e costumam responder com raiva, chegando a revidar em certas circunstâncias. Surpreendentemente, *em muitos casos, pacientes que parecem estar com raiva ou que fazem ameaças estão bastante assustados.* Podem ser indivíduos que temem profundamente o abandono pela equipe médica, a perda de controle, a obtenção de tratamento inadequado ou várias outras consequências possíveis de sua situação. É particularmente importante que os clínicos não permaneçam na defensiva e concordem com pacientes irados e exigentes, pois eles têm

> **A sabedoria de SIR WILLIAM OSLER, 1849-1920**
> **Médico canadense**
>
> É espantoso como os médicos podem praticar a medicina com tão pouca leitura, mas não surpreende como podem causar malefícios ao fazê-lo.
>
> Não desejo outro epitáfio além do seguinte: ensinei estudantes de medicina nas enfermarias. Pois considero esta seguramente a mais útil e importante obra de minha vida.
>
> Erros de julgamento certamente ocorrerão na prática de uma arte que consiste, em grande parte, em comparar as probabilidades.
> *Aequanimitas, with other addresses to medical students, nurses and practitioners of medicine* ("Aequanimitas, e outros textos para enfermeiros, estudantes e praticantes de medicina")
>
> O médico que se automedica tem um tolo como paciente.
>
> Um dos primeiros deveres do médico é educar as massas para que não tomem remédios.
> *Aphorisms* ("Aforismos")
>
> O desejo de tomar remédios é, talvez, a maior característica que diferencia o homem dos outros animais.
> *Science*
>
> A disenteria tem sido mais fatal para os exércitos do que a pólvora e os disparos.
> *The principles an practice of medicine* ("Princípios e prática da medicina")
>
> Pode alguma coisa ser mais triste do que uma procissão de quatro ou cinco médicos no quarto de um homem enfermo?
> *Montreal Medical Journal*
>
> O especialismo, atualmente uma necessidade, fragmentou até mesmo as especialidades de forma a tornar o panorama perigoso. Os profissionais perdem todo o senso de proporção em um labirinto de minúcias.
> *Address, Classical Association, Oxford*

direito a um atendimento de alta qualidade. Nessa situação, será muito útil lembrar que esses pacientes estão temerosos e possivelmente necessitando de orientação para que possam se comunicar de forma mais efetiva com a equipe terapêutica.

Rejeitadores de ajuda manipuladores, às vezes chamados de "cacos velhos" por clínicos frustrados, têm sintomas que parecem jamais poder ser aliviados ou que se alteram continuamente com o passar do tempo. Alguns desses pacientes parecem mesmo gostar dos erros médicos, talvez satisfeitos por poderem manter sua relação com o clínico enquanto tiverem os sintomas. *As reações emocionais comumente vivenciadas pelos médicos em relação a esse tipo de paciente são a preocupação por negligenciar uma enfermidade tratável, irritação, desânimo e insegurança*. Não surpreende que, com frequência, os pacientes tenham os mesmos sentimentos. Eles ficam preocupados com a possibilidade de terem uma doença potencialmente letal não diagnosticada, de não serem levados a sério, por acharem que realmente estão loucos, e ficam frustrados com clínicos que não podem explicar ou tratar seus sintomas, sentem-se desamparados. É essencial que o clínico se comunique com esses pacientes usando uma linguagem que transmita um modelo biopsicossocial e que *evite a tentação de dicotomizar os problemas como sendo físicos ou mentais*. Caso seja estabelecido um relacionamento equilibrado, o enfoque na funcionalidade com uma abordagem de reabilitação poderá ser eficaz.

Negadores autodestrutivos negam a necessidade de autoatendimento até o ponto de serem autodestrutivos; podem ser considerados suicidas crônicos, embora seja mais provável que aleguem desesperança, em vez de reconhecerem ideação suicida. Alguns pacientes parecem encontrar um sentido na observação de sua própria morte. Os clínicos podem ter vontade de salvar esses pacientes ou, em certos casos, desejar (ocultamente) que morram. Tendo em vista a dificuldade desses pacientes em perceber que estão potencialmente contribuindo para sua própria deterioração, é importante que o médico enfrente sua negação, ajudando-os ao explicitar suas opções, aprovar qualquer decisão ou ação positiva e alertar para qualquer decisão prejudicial que estejam tomando.

O REFERENCIAL DO MÉDICO

Pode ser extremamente recompensador ter sucesso no tratamento ou minimizar algum **dano iatrogênico** em um paciente considerado por outros clínicos difícil ou intratável. Como esclarecido na seção anterior, *é possível que o médico utilize suas reações com relação ao paciente como um instrumento diagnóstico que o ajudará a descobrir o que ele está sentindo e do que está precisando*. É bastante provável que um médico atenda pacientes que exibem elementos de muitas das emoções e ações descritas.

O primeiro referencial a ser adotado é o de que *qualquer pessoa pode ser difícil*. Isso inclui o médico, sobretudo se estiver sob estresse. É muito mais válido pensar em consultas difíceis, evitando rotular determinado paciente de difícil. Afinal, poucos se sentirão bem estando com raiva, carentes ou autodestrutivos. Alguns pacientes se tornam difíceis com o passar do tempo, ao perceberem que essa é a única maneira de terem suas necessidades atendidas no atual sistema de saúde; a verdade é que médicos e organizações de saúde têm treinado e recompensado esses pacientes para serem difíceis durante as consultas clínicas.

> "Se existe um inferno na terra, ele pode ser encontrado no coração de um homem melancólico."
>
> ROBERT BURTON
> *The anatomy of melancholy* ("A anatomia da melancolia")

É possível aprender a enfrentar consultas difíceis de uma maneira que ajudará tanto o médico como seu paciente. Assim que o médico adotar esse referencial e estiver capacitado para exercer um bom controle, poderá até mesmo ficar fascinado, energizado ou satisfeito com seus encontros com pacientes inicialmente difíceis.

A próxima etapa é o médico reconhecer que *irá receber seus pacientes em ocasiões incomuns de estresse*. Ele escolheu uma carreira que exigirá contato permanente com indivíduos extremamente angustiados. As pessoas ficam mais vulneráveis a enfermidades e lesões quando estão estressadas demais. Além disso, *lesões e enfermidades são estressantes para a maioria das pessoas, na melhor das circunstâncias*. Quase nenhum clínico nasce com o conhecimento intuitivo acerca de como lidar da melhor maneira com essas situações. Em razão disso, é essencial que ele obtenha treinamento para o controle de situações difíceis, com enfoque nas respostas comportamentais em situações de estresse.

Pode ser importante separar as coisas que estão sendo ditas e o modo como são ditas. É normal que o médico responda tanto *àquilo* que seu paciente está lhe informando quanto ao seu *modo* de comunicação. Também é normal que o médico tenha maior dificuldade em ouvir o paciente se ficar incomodado com o modo como as informações estão sendo passadas. Embora muito se possa aprender pelo modo de comunicação do paciente, é importante ter em mente que informações importantes podem facilmente se perder se forem comunicadas de maneira insatisfatória. Poderá ser de grande utilidade tomar a decisão consciente de considerar separadamente o conteúdo da mensagem e o estilo de comunicação do indivíduo durante consultas difíceis. Essa técnica simples pode ajudar o médico a compreender melhor seu paciente e as experiências de outros clínicos envolvidos. Com isso, ele pode decidir e discutir com os membros da equipe quais os aspectos da comunicação que são mais relevantes e que necessitam de resposta e quais poderiam ser ignorados.

O médico pode responder de uma maneira que melhore ou piore a situação. Haverá dias que desafiarão a paciência e resistência do profissional. Haverá pacientes que, na concepção do médico, não serão afetados por suas recomendações ou preocupações. E haverá situações sobre as quais o médico não terá controle. Apesar disso, as escolhas feitas nas consultas com pacientes difíceis podem alterar significativamente o curso de sua comunicação, seu dia em geral e sua relação com o paciente. Mesmo diante da consulta com o paciente mais desafiador, o médico terá escolhas de respostas que poderão gerar uma experiência positiva.

ADMINISTRANDO AS EXPECTATIVAS DO PACIENTE

Expectativas do paciente não atendidas podem levar a encontros difíceis com ele, além de diminuírem sua satisfação e aumentarem a utilização dos serviços de saúde. *Pacientes insatisfeitos têm menos probabilidade de aderir às recomen-*

EXEMPLO DE CASO

O sr. Eastman é pai de uma menina com 4 anos de idade que irá passar por um transplante de medula óssea. O diretor do hospital convoca o médico para tomar conhecimento de uma queixa do sr. Eastman: o médico não teria lavado suficientemente as mãos antes de examinar sua filha. Ao chegar ao quarto do hospital, o médico o presencia reclamando em tom exaltado de uma mancha no assoalho. Ele fica muito nervoso com a queixa do pai da paciente em relação ao seu comportamento na consulta, julgando-o irracional, e podendo responder a isso de várias maneiras. A seguir, duas opções:

| O médico pode pedir ao sr. Eastman para abster-se de suas queixas, informando que ele está sendo pouco racional em suas expectativas. | O médico pode reconhecer com sinceridade os temores do sr. Eastman com relação à vida de sua filha e discutir o raciocínio subjacente e os objetivos razoáveis de precaução contra contágios. |

Embora ambas as abordagens pudessem fazer com que o sr. Eastman parasse de se queixar tão abertamente no momento, é mais provável que a segunda facilitasse uma discussão benéfica (e talvez agradável), fortalecendo a confiança do pai no médico e ajudando-o a lidar com o estresse e a tensão vivenciandos nessa assustadora situação.

EXEMPLO DE CASO

A sra. Robinson, que é um pouco tímida, vai ao médico com sintomas semelhantes aos de uma gripe. A partir desse ponto, a consulta pode tomar duas direções, dependendo da avaliação das expectativas da paciente em relação ao seu médico.

ABORDAGEM 1

| "Bom dia, sra. Robinson. Pelas anotações da enfermeira, sei que a senhora não está se sentindo bem. Quais são os seus sintomas hoje?" *Nota: Essa pergunta pressupõe que a paciente quer um diagnóstico e um plano terapêutico.* | O médico percebe que a paciente está com sintomatologia gripal e fica aborrecido com o fato de tantas pessoas gripadas estarem à procura de antibióticos. O médico explica à paciente que, provavelmente, ela está gripada, mas que não precisa de antibióticos. |

ABORDAGEM 2

| "Bom dia, sra. Robinson. Pelas anotações da enfermeira, sei que não está se sentindo bem. O que posso fazer pela senhora?" *Nota: Essa pergunta permite que a paciente estabeleça a direção do tratamento.* | O médico fica sabendo que a paciente está preocupada porque pode ter HIV, e que deseja saber mais sobre o modo de transmissão. Então, ele passa algumas informações educacionais, coleta um histórico de risco e decide se há indicação para um teste de HIV. |

É muito mais provável que a segunda abordagem atenda às reais necessidades da sra. Robinson, e a paciente ficará muito mais satisfeita com o médico e com a consulta.

dações médicas, dar prosseguimento às consultas ou desfrutar da melhora nos sintomas; além disso, têm probabilidade muito maior de trocar de médico. Com frequência, os pacientes de atendimento primário esperam obter informações durante uma consulta médica, e não necessariamente ser encaminhados ou receber pedido de exames clínicos. Entretanto, é comum que os médicos deixem de perceber com precisão as expectativas dos pacientes; *estima-se que 15 a 25% dos pacientes de atendimento primário não tenham suas expectativas atendidas durante uma consulta médica.* Por isso, a avaliação das expectativas do paciente é um importante primeiro passo para aumentar sua satisfação e, possivelmente, para atingir outros desfechos do caso. Algumas expectativas do paciente são: ser examinado, ter solicitados exames clínicos, ser encaminhado para outro clínico, receber uma prescrição, receber orientação sobre o problema (inclusive sobre a trajetória normal e os tratamentos disponíveis para a enfermidade), receber educação sobre determinado tratamento (inclusive instruções para administração, efeitos colaterais esperados, melhoras esperadas e linhas de tempo correlatas) e/ou maneiras de tratar sozinho do problema. *Embora simples, a melhor maneira de garantir que o médico está atendendo as expectativas de seus pacientes consiste em lhes perguntar o que estão esperando obter com a consulta, em vez de meramente assumir que eles desejam aquilo que o médico está oferecendo.*

É também importante ajudar o paciente a desenvolver expectativas apropriadas sobre sua saúde, enfermidade, tratamento e/ou necessidade de cuidados pessoais. Ter expectativas demasiadamente altas ou baixas pode levar a saúde e funcionalidade insatisfatórias. Distribuir materiais educacionais impressos para o paciente pode ajudar muito no estabelecimento de expectativas realistas e apropriadas. Considera-se as seguintes expectativas do paciente em seguida a uma cirurgia de substituição do quadril:

EXEMPLO DE CASO

Expectativas demasiadamente baixas	Expectativas demasiadamente altas
O sr. Hart ouviu que a maioria das pessoas morre dentro de um ano após realizar cirurgia para colocação de prótese no do quadril. Assim, decidiu que não havia necessidade de fazer fisioterapia e que não fazia sentido tentar andar novamente. Ele solicitou uma cadeira de rodas e começou a reorganizar sua vida.	A sra. McKinney ouviu que a cirurgia para colocação de prótese no quadril era maravilhosa. No entanto, ficou muito preocupada quando seu fisioterapeuta pediu que se envolvesse em exercícios terapêuticos que lhe causavam dor. Além disso, ficou surpresa com a demora de sua recuperação. Ela sabia que algumas pessoas demoravam mais para melhorar, mas esperava que pudesse completar sua recuperação em não mais que duas semanas.

ADMINISTRANDO CONSULTAS COM PACIENTES DIFÍCEIS

O paciente irritado

Quase sempre a raiva é uma emoção secundária, uma resposta de defesa relacionada a outra emoção. A raiva pode ser eficaz em bloquear a dor física ou emocional associada a medo, desaprovação ou injustiça percebida. *A raiva também pode ser um sintoma de numerosos transtornos emocionais e neurológicos.* Independentemente da etiologia da raiva, ajudará ter em mente que um paciente irado pode estar se sentindo muito vulnerável. Como um paciente irado pode gerar muita angústia a todos os clínicos envolvidos, é particularmente importante que o médico se lembre de verificar seu referencial. Ele deve considerar a raiva como uma possível parte da apresentação clínica, não permitindo que isso o afete.

EXEMPLO DE CASO

O sr. Martellino tem 53 anos e está na sala de espera há mais de 2 horas. Isso ocorreu em parte por ter chegado com 45 minutos de antecedência, mas também porque o último paciente do médico exigiu maior tempo de consulta e precisou ser hospitalizado. O sr. Martellino está furioso e grita com o médico por ter feito com que perdesse tempo. Ele ameaça mudar de plano de saúde e deseja preencher um formulário de reclamação. O médico esteve de plantão durante toda a noite e sente somente vontade de abandonar a sala.

Aspectos a considerar:

- Segurança. O sr. Martellino está simplesmente desabafando ou também representa uma ameaça?
- Diante desse tipo de situação, a maioria das pessoas não reage com gritos – provavelmente, há algo mais no acesso de raiva do sr. Martellino. Pode haver, por exemplo, algum motivo a mais que o tenha feito ficar com raiva ou assustado; o atraso pode ter prejudicado gravemente seus compromissos do dia; e/ou o funcionamento neurológico do sr. Martellino pode estar comprometido.
- A maioria das pessoas ficaria irada e frustrada em uma situação análoga.

Sugestões de comunicação:

- Evite responder de maneira exaltada. Essa atitude raramente melhoraria a situação.
- Peça desculpas e explique que o atraso foi causado por uma emergência com o paciente anterior.
- Se o paciente continuar a gritar, deixe que termine de se expressar. Outra vez, peça desculpas e mostre-se simpático à sua frustração. Respeitosamente, pergunte se ele deseja continuar com a consulta ou se está se sentindo tão aborrecido ou atrasado a ponto de não poder prosseguir.
- Ajude o paciente a mudar de assunto, falando sobre a razão de sua vinda ao consultório.
- Documente com detalhes a mudança. Embora o ataque de raiva do paciente possa ter sido situacional, também ajudará a rastrear os episódios, como parte de sua avaliação. Além disso, será útil ter o episódio registrado caso tenha sido preenchida uma reclamação.

A troca de ideias fluirá de maneira mais harmoniosa se o médico puder manter a calma, levar em consideração separadamente o conteúdo da mensagem e o estilo de comunicação do paciente e tratá-lo com respeito. Independentemente da razão para a raiva, é importante que em primeiro lugar o médico pense em sua segurança. Ele precisa ter outra pessoa em sua companhia no consultório, ter uma via de fuga ou deve chamar a segurança? Se parecer que a situação não implica perigo físico, o médico deve tentar amenizar a raiva do paciente o mais rápido possível. Algumas das intervenções que podem ajudar são: permanecer em uma atitude não defensiva; determinar o motivo da raiva do paciente, desculpar-se por qualquer erro ou inconveniência, mesmo se o culpado não foi o médico (pedidos de desculpas podem evitar processos); concordar que todos os pacientes têm direito a um atendimento de alta qualidade; sorrir e manter uma voz suave; perguntar ao paciente o que o satisfaria nesse momento; e tentar reorientar o paciente em uma direção produtiva.

O paciente com dor

É frequente que os clínicos receiem examinar pacientes com dor crônica ou com outros sintomas que não correspondam a uma doença identificável, ou que não respondam ao tratamento conforme o esperado. Muitas vezes esses pacientes desencadeiam preocupações nos clínicos: por um lado, pela possibilidade de terem errado o diagnóstico; por outro, por terem contribuído para um vício. *O médico deve assumir que os sintomas são genuínos e explicáveis, mesmo na ausência de uma patologia tecidual ou inflamação evidente que os expliquem.* Sintomas físicos persistentes que não são completamente explicados por alguma enfermidade clínica ou patologia tecidual são comuns, sendo frequentemente denominados sintomas e transtornos funcionais. Eles são causados pela alteração das funções fisiológicas (o modo de funcionamento do corpo), e não por uma anormalidade estrutural.

Transtornos funcionais não são diagnosticados com radiografias ou exames laboratoriais, mas com critérios baseados nos sintomas. São exemplos de transtornos funcionais as dores de cabeça, a síndrome do intestino irritável (SII) e as convulsões não epilépticas. Entre os pesquisadores, vem crescendo o interesse pela identificação dos mecanismos biológicos contributivos para a persistência de sintomas somáticos (p. ex., hipersensibilidade no trato gastrointestinal, em associação com SII). A chave para trabalhar de forma efetiva com pacientes com transtornos funcionais é *evitar a tentação de dicotomizar os problemas, rotulando-os como físicos ou mentais*, e tornar-se fervorosamente adepto da compreensão de todas as enfermidades dentro de um **contexto biopsicossocial**. O modelo biopsicossocial postula que a enfermidade é o produto da interação de subsistemas biológicos, psicológicos e sociais em diversos níveis. Por exemplo, os fatores biológicos que podem contribuir para uma dor abdominal funcional incluem alterações nos receptores sensoriais na parede intestinal, modulação das transmissões sensoriais no sistema nervoso, percepções corticais e respostas fisiológicas a memórias dolorosas. Os fatores psiquiátricos que podem contribuir são: temperamento, aumento do foco em estímulos ligados à dor, respostas emocionais à dor, memórias dolorosas e esforços para lidar com a dor e controlá-la. Os fatores sociais relevantes podem ser: histórico familiar de dor, respostas de membros da família à dor e eventos estressantes da vida. Outros aspectos correlatos dos sintomas somáticos funcionais são: uso de substâncias, transtornos comórbidos da ansiedade, enfermidade clínica prévia, lesão física, hospitalização e histórico de trauma.

É recomendável uma abordagem de reabilitação multimodal, em vez de uma abordagem terapêutica isolada e sequenciada. As intervenções devem considerar possíveis mecanismos sintomatológicos subjacentes, sintomas específicos e incapacitação. Em geral, os objetivos do tratamento devem se concentrar em aumento do funcionamento independente (atividades do dia a dia e atividades vocacionais, sociais e físicas); remediação de sintomas, deficiências ou problemas específicos revelados na avaliação; melhora da comunicação, especialmente no tocante à angústia, com colegas e membros da família; e facilitação de mais habilidades adaptativas para solução de problemas. As técnicas terapêuticas planejadas

---

EXEMPLO DE CASO

A sra. Rockwood tem 35 anos de idade e sofreu uma ruptura do tendão do calcâneo enquanto jogava tênis. Passou por uma cirurgia sem maiores problemas e parece estar em um processo de convalescença satisfatório, mas atualmente se queixa de dor intensa. Não há indicação de infecção ou outra explicação para a dor. A paciente solicita uma dose mais alta de analgésico do que o comumente receitado nessa etapa em tais cirurgias. O médico está preocupado com relação a isso.

Aspectos a considerar:

- A paciente usou excessivamente o membro afetado, sofreu outra lesão ou veio a ter uma complicação?
- A paciente tem fatores de risco para desenvolvimento de um transtorno com dor crônica ou para intolerância a opioide (p. ex., lesões prévias, ansiedade comórbida ou uso prévio de opioides)?
- A paciente ou outro membro da família teve problemas com abuso de substâncias?
- A paciente sabe que, normalmente, a fisioterapia é um processo doloroso?

Sugestões de comunicação:

- Aceite que a paciente está sentindo mais dor do que o normal.
- Determine as preocupações específicas e as situações promotoras de dor mais intensa.
- Avalie a paciente em busca de complicações, problemas comórbidos e fatores exacerbantes.
- Avalie a paciente para a ocorrência prévia de lesão, cirurgia e comportamento de abuso de opioides. Pacientes que já desenvolveram previamente tolerância a opioides frequentemente dependem de doses mais altas, mesmo depois de transcorridos anos.
- Descreva uma abordagem de reabilitação para a recuperação. Se for o caso, incentive o enfoque no funcionamento, não na dor. Estabeleça expectativas: a fisioterapia pode não melhorar a dor enquanto o funcionamento ainda estiver melhorando.
- Forneça recomendações relacionadas a abordagens farmacológicas e não farmacológicas para o controle da dor.

para a resolução de possíveis sintomas e mecanismos específicos subjacentes são: estratégias cognitivo-comportamentais (p. ex., psicoterapia cognitiva comportamental, auto-hipnose, ou biofeedback), técnicas comportamentais, intervenções familiares, intervenções físicas (p. ex., massagem, acupuntura, estimulação elétrica nervosa transcutânea [TENS], fisioterapia, terapia ocupacional) e intervenções farmacológicas.

Em geral, *o médico deve dar preferência às intervenções capazes de promover um enfrentamento ativo, em lugar das intervenções que exijam dependência passiva*. Sempre que possível, devem ser recomendados tratamentos baseados em evidência.

O paciente sedutor

Pacientes sedutores solicitam seu interesse e seus cuidados exibindo admiração, afeição e adulação excessivas. A princípio, esses comportamentos podem ser considerados pelo clínico como reconfortantes e benignos. O desejo de apoio e de um relacionamento seguro é provavelmente a motivação mais comum para os pacientes agirem de forma sedutora com relação a seus médicos. No entanto, é comum que os clínicos fiquem excessivamente envolvidos com pacientes que os fazem se sentir habilidosos, talentosos, atraentes ou poderosos, sobretudo quando ele estiver pessoalmente estressado. O clínico deve ter atenção especial à sua própria vulnerabilidade durante ocasiões de estresse agudo ou extremo, por exemplo, em casos de morte ou divórcio, um membro doente na família ou trabalho excessivo. *É importante ter em mente que pacientes sedutores podem ter histórico de problemas emocionais e frequentemente foram vítimas de abuso físico, de incesto, ou de estupro.*

Os códigos de ética da Sociedade Médica Americana (1995-2009) e da Associação Americana de Osteopatia (2003-2009) delineiam o dever do médico de agir pelos melhores interesses dos pacientes, inclusive abstendo-se de explorar a relação entre médico e paciente. *Esse dever inclui "terceiros es-*

EXEMPLO DE CASO

A srta. Cooke é uma mulher solteira com 26 anos de idade, que vive há pouco tempo na cidade e visita o médico para seu exame físico anual. Ela é muito atraente e amistosa. Trazendo alguns biscoitos, pergunta se o médico precisa de alguma ajuda no consultório. Recentemente, a paciente teve uma separação difícil e gostaria de tirar isso da cabeça fazendo algum trabalho voluntário para o médico. Encontrou o nome do médico na internet e está impressionada com seu trabalho. O médico fica muito lisonjeado e se sente tentado a admiti-la no consultório, para ajudá-lo na organização.

Aspectos a considerar:

- Segurança. A srta. Cooke é simplesmente amistosa e prestativa ou está flertando com o médico?
- É muito raro que as pessoas se ofereçam para trabalhar para seu médico, especialmente se for um novo; provavelmente há motivação adicional na oferta da srta. Cooke. Ela pode, por exemplo, estar vivenciando uma crise pessoal, ter histórico de se aproximar demais de profissionais, ter um membro da família com a doença que o médico está estudando e/ou ter vindo de uma cidade muito pequena, onde esse é o comportamento normal.
- Quais são algumas das possíveis complicações decorrentes de um médico trabalhar com uma paciente?

Sugestões de comunicação:

- Evite rejeitar muito energicamente a proposta, o que não melhoraria a situação.
- Agradeça à paciente por sua gentil proposta e declare sua política sobre esse tópico (p. ex., não utilizar voluntários pacientes; não usar voluntários de qualquer tipo; ou não necessitar de nenhum tipo de ajuda no momento).
- Incentive sua participação em programas hospitalares ou comunitários estabelecidos para voluntários.
- Evite passar mensagens conflitantes para a paciente. Em todas as circunstâncias, mantenha comunicação e contato amistosos, mas profissionais.
- Documente de forma cuidadosa a troca de palavras. Embora a proposta possa parecer completamente inocente, será útil acompanhar esse comportamento como parte de sua avaliação. Além disso, essa documentação pode se tornar necessária no caso do término do tratamento ou de ser registrada alguma reclamação.

EXEMPLO DE CASO

O sr. Finley tem 42 anos e é paciente novo na clínica médica. Ele se apresenta para um check-up de rotina anual e o médico faz o exame com a presença de sua assistente. Duas semanas depois, o paciente retorna e informa que "simplesmente, precisava voltar". Durante a consulta, o paciente fala sobre um atual relacionamento difícil e sugere que está procurando por outra pessoa para cuidar dele. Pergunta se a médica está interessada em sair para jantar. A médica responde que se sente lisonjeada, mas não está interessada e não marca encontros com pacientes. Ela documenta o comportamento no prontuário clínico. No dia seguinte, flores e um cartão são entregues à médica, vindas do paciente, reforçando o pedido de um encontro e, de forma provocativa, informando que não receberá um "não" como resposta, pois ele acredita que os dois estão destinados a ficar juntos.

Aspectos a considerar:

- Segurança. O sr. Finley está simplesmente sendo amistoso ou pode estar flertando com a médica?
- A médica deveria obter uma consulta com o setor de controle de riscos, com um colega ou com um profissional da saúde mental?

Sugestões de comunicação:

- Não se encontre sozinha com o paciente.
- Evite responder demonstrando evidente rejeição; porém, sua mensagem deve ser clara e definitiva. Reafirme sua política sobre esse tópico (não marcar encontro com qualquer paciente ou com ex-pacientes).
- Relembre seu paciente de que, em situações de problemas de relacionamento penoso e difícil, será de grande ajuda uma consulta com um terapeuta. Providencie encaminhamento.
- Informe por escrito ao paciente seu desejo de terminar o atendimento médico e sua recomendação para que ele consulte um médico do gênero oposto; providencie encaminhamento e ofereça a transferência do prontuário médico.
- Documente cuidadosamente o diálogo no prontuário médico.
- Não responda a futuros cartões, flores ou presentes.

> "Acautele-se contra médicos jovens e barbeiros idosos."
> BENJAMIN FRANKLIN

senciais", por exemplo, aquelas pessoas que podem acompanhar seus pacientes em consultas clínicas ou hospitalizações.

Essa posição se baseia em duas premissas básicas: (1) a relação entre médico e paciente não é recíproca, pois o médico tem mais poder que o paciente; e (2) com frequência a objetividade médica profissional se perde quando o médico estabelece uma relação pessoal íntima com um paciente. Pesquisas documentam evidências de que, quando o médico se torna íntimo de um paciente, este costuma sofrer danos emocionais duradouros. Alguns sinais de alerta que indicam um envolvimento excessivo do médico são: falar sobre problemas pessoais ao seu paciente favorito, passar mais tempo com o paciente do que o apropriado para um problema simples, marcar um horário para o fim do dia, oferecer tratamento gratuito ou com desconto significativo, trocar presentes, fazer planos para encontrar com o paciente fora do consultório e/ou passar um tempo considerável no telefone com seu paciente.

É importante compreender o que o paciente sedutor está tentando ganhar com seu comportamento; o médico deve informá-lo com clareza sobre seu papel profissional, evitar o envio de mensagens ambíguas, desestimular o comportamento sedutor, documentar qualquer ocorrência no prontuário clínico, incentivá-lo a obter ajuda de um profissional da saúde mental (se indicado), marcar uma consulta com um colega caso haja dúvida quanto ao paciente estar, ou não, com um comportamento sedutor e em caso de necessidade encaminhá-lo para outro clínico. O médico jamais deve ignorar o comportamento sedutor, mesmo se achar que provavelmente é inofensivo.

Deixar de documentar o comportamento peculiar do paciente é como deixar de documentar uma febre. Não só o comportamento é clinicamente pertinente, mas também será importante contar com essa informação no prontuário clínico se a situação evoluir para um problema legal.

Embora alguns pacientes possam apresentar claramente um comportamento inapropriado, em outros casos, isso pode ser menos evidente.

Em situações nas quais o paciente está agindo de maneira incisivamente sedutora, talvez haja necessidade de uma resposta mais agressiva.

O paciente que não coopera

É frequente que o clínico se sinta frustrado ao descobrir que determinado paciente não está sendo fiel às suas recomendações médicas – talvez não percebendo que aproximadamente 75% dos pacientes nem sempre seguem todas as recomendações médicas. Na média, foi constatado que a fidelidade é maior entre pacientes com HIV, artrite, transtornos gastrointestinais e câncer; e pior entre pacientes com doença pulmonar, diabetes e transtornos do sono. Maior fidelidade está associada a recomendações menos complexas (tomar a medicação *vs.* mudar comportamentos de saúde). As razões para a não cooperação com as recomendações médicas variam e nem sempre o paciente está ciente do fato de não ter seguido as recomendações de seu médico.

As possibilidades a serem consideradas são que o paciente:

- não tem ideia da gravidade do problema e/ou das instruções fornecidas. Isso pode ocorrer por causa de problemas de linguagem, dificuldade de compreensão, desejo do médico em manter uma atitude positiva ou proteger seu paciente de notícias ruins, educação inadequada do paciente e/ou uma sensação de opressão do paciente, que, com isso, se mostra incapaz de absorver a informação;
- esquece as recomendações ou instruções;
- está com raiva, deprimido, sente-se culpado, esgotado, assustado, traumatizado ou embaraçado por sua condição ou pelo tratamento necessário;
- está pouco à vontade com o médico;
- discorda do médico;
- atende às suas necessidades emocionais com as visitas ao médico, e a não cooperação aumenta o contato;
- tem objetivos terapêuticos diferentes dos do médico.

Também pode ocorrer que as recomendações do médico:

- causem efeitos colaterais inaceitáveis;
- sejam demasiadamente complexas ou tomem muito tempo;
- sejam assustadoras demais ou provoquem ansiedade;
- sejam demasiadamente caras e/ou o transporte para obtenção do tratamento seja muito dispendioso;
- não sejam consistentes com as crenças do paciente.

Como no caso de muitas das consultas problemáticas discutidas neste capítulo, é importante contar com um planejamento cuidadoso e a prevenção é sempre a melhor cura. Para aumentar a fidelidade às recomendações, durante a avaliação inicial e no planejamento terapêutico e durante os pontos subsequentes do planejamento terapêutico:

- determine o grau de entendimento do paciente com relação ao problema ou doença;
- pergunte sobre fatores religiosos ou culturais que possam influenciar as noções do paciente com relação ao problema e tratamento;
- avalie o interesse e a capacidade de seu paciente, ou do cuidador, de participar nas decisões e nos cuidados pessoais;
- eduque o paciente e sua família (quando indicado) acerca do problema clínico;
- elabore objetivos terapêuticos conjuntamente com seu paciente;
- inclua o paciente e sua família (quando indicado) no planejamento do tratamento;
- pergunte ao paciente se ele acha que o plano funcionará para ele;
- dê instruções específicas, claras e impressas a seu paciente;
- reveja como você irá se comunicar com seu paciente (consultas, telefonemas, e-mails);

EXEMPLO DE CASO

O sr. Golden tem 68 anos de idade e está se recuperando de uma cirurgia para colocação de prótese no quadril. O paciente informa que não tem mais força para andar e está solicitando uma cadeira de rodas. O fisioterapeuta informa ao médico que o sr. Golden simplesmente não está interessado na reabilitação. O paciente afirma que é velho o suficiente para ter uma cadeira de rodas e que está errado forçá-lo a fazer a fisioterapia. Afora isso, o sr. Golden é bastante saudável; é casado, tem vários netos vivendo nas proximidades e costumava jogar golfe três dias por semana. O médico fica bastante frustrado com a relutância do paciente em se envolver com a fisioterapia e compreende que está pondo em risco sua cobertura gratuita de saúde, caso não faça progresso.

Aspectos a considerar:

- O sr. Golden é portador de alguma comorbidade que esteja interferindo na cooperação?
- Ele está deprimido, assustado, com raiva, frustrado, sentindo dor, com vergonha ou com sentimento de culpa?
- Ocorreram mudanças em sua situação psicossocial?
- Em que o paciente acredita, com relação a seu prognóstico? Ele acredita que não vai viver por muito mais tempo?

Sugestões de comunicação:

- Evite responder de maneira irritada. Raramente isso melhorará a situação.
- Tente envolver o paciente em uma conversa sobre sua resposta emocional à sua situação.
- Normalize seus sentimentos (p. ex., é normal ter medo de cair novamente, ficar irritado com o fisioterapeuta ou triste com relação ao declínio na saúde).
- Corrija qualquer informação que tenha probabilidade de estar incorreta (p. ex., o paciente poderia acreditar que todas as pessoas morrem logo em seguida a uma colocação de prótese no quadril, que normalmente a fisioterapia não é tão assustadora como ele está achando ou que ele morrerá aos 70 anos, como ocorreu com seu pai).
- Forneça informações educacionais com respeito ao curso normal da recuperação, às necessidades de cuidados pessoais para uma recuperação satisfatória e aos riscos de não fazer progresso.
- Chame a atenção para as decisões saudáveis tomadas pelo paciente (p. ex., tomar a decisão de prosseguir com a cirurgia, completar todas as medicações pós-cirúrgicas).
- Com bastante cuidado, chame a atenção para as decisões desfavoráveis tomadas pelo paciente (p. ex., perder sessões de fisioterapia, evitar determinados exercícios).
- Avalie os objetivos de vida e as prioridades terapêuticas.
- Discuta com o paciente soluções para os problemas, levando em conta o que poderia ajudá-lo a fazer a fisioterapia.

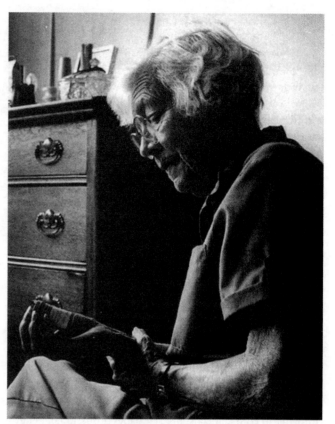

Idade e visão podem ser dois fatores que afetam a cooperação *Cortesia do National Institute on Aging.*

- documente todas as instruções passadas ao paciente e todas as discussões sobre o regime terapêutico.

Tão logo o médico tenha detectado pouca cooperação, as abordagens a seguir poderão ser úteis:

- Considere a não cooperação como um sintoma e formule um diagnóstico diferencial para determinar a explicação subjacente.
- Pergunte ao paciente por que está apresentando determinado comportamento. "Por que o senhor está deixando de tomar sua medicação noturna?"
- Não critique seu paciente.
- Esteja disposto a se comprometer.
- Priorize os objetivos terapêuticos.
- Simplifique o tratamento.
- Envolva seu paciente na solução do problema, para aumentar o investimento na cooperação.
- Trate os sintomas comórbidos ou os transtornos que estejam interferindo na cooperação.
- Documente observações e discussões.
- Considere o término de sua relação com o paciente se perceber que ele será melhor atendido em outro local.

O paciente carente/exigente

Em geral, pacientes carentes desejam ter contatos frequentes com o médico. Podem ter perguntas ou preocupações intermináveis; podem fazer constantes solicitações para novas avaliações ou para tratamentos específicos; podem esperar que as regras e os horários sejam alterados para sua conveniência. Em alguns casos, vários membros da família talvez queiram fazer contato com o médico. Para os clínicos que tentam evitar desapontar a qualquer custo pacientes e suas famílias, esses pacientes podem ser extremamente extenuantes. A melhor maneira de assegurar um atendimento de qualidade e um esforço que seja razoável consiste em formular e ser fiel às orientações clínicas. Essas orientações devem ser compartilhadas com todos os pacientes na primeira consulta, devendo ser repetidas para aqueles que as ignorarem. Se houver envolvimento de vários membros da família, o médico deve fazer com que um deles seja designado como porta-voz da família, ou então deve se reunir com a família como um grupo.

EXEMPLO DE CASO

A srta. Gracie tem 44 anos de idade e sofre de infecções recorrentes do trato urinário (ITU). Está intensamente preocupada com respeito a esse problema e passa grande parte de seu tempo pesquisando seu transtorno. Ela telefona com frequência para o médico, para discutir suas hipóteses sobre o problema (p. ex., uma deficiência imunológica primária) e abordagens terapêuticas alternativas (p. ex., ervas e acupuntura). O médico encara com apreensão esses telefonemas, chegando a questionar se a paciente sofre realmente de ITUs recorrentes. O médico quer que sua paciente se sinta menos ansiosa, mas nada parece ajudar. Na verdade, ele deseja que ela procure outro médico.

Aspectos a considerar:

- Por que o médico fica apreensivo com os telefonemas?
- A srta. Gracie tem boas ideias?
- O médico precisa fazer sua própria pesquisa na literatura ou consultar um colega?
- A paciente segue as orientações do médico?
- Houve alguma mudança na situação psicossocial da paciente?
- Ela padece de algum problema psiquiátrico ou clínico comórbido?

Sugestões de comunicação:

- Certifique-se de ouvir atentamente as perguntas da paciente; não ajudará fazer com que ela pense que os médicos são inúteis.
- Faça a sua própria pesquisa; uma ideia aparentemente pouco convencional pode ter uma base de evidência que mereça uma tentativa.
- Tente compreender o motivo da apreensão com relação a essa paciente, para que o problema possa ser diretamente enfrentado.
- Evite responder de maneira irritada ou com desprezo. Raramente isso melhorará a situação.
- Tente envolver a paciente em uma conversa sobre sua resposta emocional a essa situação. Como ela está lidando com esse problema recorrente?
- Entre em um acordo com a paciente, para definir quando e como ela poderá fazer contato. Por exemplo, pode-se pedir à paciente para fazer contatos semanais, mas evitar telefonemas com perguntas entre os contatos.

TERMINANDO A RELAÇÃO COM O PACIENTE

Quando o médico concorda em tratar do paciente, passa a ter obrigação ética e legal de prestar serviços a ele enquanto houver necessidade. Porém, há ocasiões em que é aceitável terminar a relação com o paciente, desde que isso seja feito de maneira consciente. O médico pode considerar o término da relação com o paciente nos casos em que ele seja não cooperativo, irracionalmente exigente, apresente atitudes ameaçadoras ou quando simplesmente torna-se impossível desenvolver uma relação harmoniosa. Também há ocasiões em que o médico talvez tenha que terminar a relação por estar se mudando, se aposentando ou mudando de posto ou trabalho. Abandono do paciente é uma expressão legal que se refere ao término da relação entre médico e paciente em um estágio crítico do tratamento sem uma boa razão e sem que o paciente tenha tempo hábil para encontrar outro médico com qualificação semelhante. O Conselho para Assuntos Éticos e Judiciais da Associação Médica Americana considera o abandono do paciente (conforme descrito anteriormente) uma atitude antiética, declarando de forma explícita que o não pagamento de uma conta médica pelo paciente não é, isoladamente, justificativa suficiente para o término da relação terapêutica. Para que sejam evitados os problemas legais e éticos associados ao abandono de um paciente, em 1998 o Gabinete do Conselho Geral da Associação Médica Americana resumiu as etapas apropriadas que devem ser seguidas para o término da relação entre médico e paciente. Essas etapas são:

1. notificar o paciente por escrito (por carta registrada com solicitação de recibo retornável);
2. dar ao paciente uma razão para o término da relação (p. ex., impossibilidade de conseguir/manter uma relação harmoniosa, não cooperação ou faltas constantes às consultas);
3. concordar em proporcionar atendimento continuado durante um período razoável (normalmente 30 dias; na carta, deve constar uma data antecipada de término da relação), para dar ao paciente tempo de encontrar outro médico;
4. fornecer encaminhamentos gerais (p. ex., sociedades médicas locais, equipes médicas hospitalares ou recursos comunitários) para ajudar o paciente na localização de outro médico comparável;
5. oferecer a transferência dos prontuários para o novo médico (caso seja fornecido consentimento assinado para tal ação).

Algumas ocasiões particularmente arriscadas para tentar o término da relação com o paciente ocorrem quando este se encontra em uma fase aguda de tratamento, como imediatamente após uma cirurgia ou durante a avaliação diagnóstica, quando o médico em questão é o único especialista disponível ou a única fonte de atendimento médico na área. Além disso, se o paciente faz parte de um plano de seguro coletivo, o médico talvez deva entrar em contato com a fonte pagadora, para solicitar transferência do paciente para outro médico.

RESUMO

Não importa o quão atencioso e tolerante seja o médico, é provável que se depare com pacientes causadores de apreensão, com os quais se sentirá frustrado, confuso ou irado. Contudo, isso não é necessariamente ruim; na verdade, *as reações diante dos pacientes podem ser utilizadas como um instrumento diag-*

nóstico para ajudar os médicos a discernir o que pensam, sentem e necessitam seus pacientes.

É importante aprender a lidar com encontros com pacientes difíceis de uma forma que ajude tanto o médico como seu paciente. Uma vez que tenha aceitado essa situação como parte do papel de médico e desenvolva habilidades efetivas para gestão do paciente, o profissional ficará fascinado pelos desafios e gozará das recompensas associadas ao contato com pacientes difíceis.

ESTUDO DE CASO

A sra. Jetter, com 29 anos de idade e histórico de 10 anos de dor crônica intratável nas extremidades inferiores, foi encaminhada para avaliação e tratamento depois do insucesso em numerosos programas de reabilitação prévios, que objetivavam ajudá-la a aprender a andar novamente. A paciente foi descrita como pouquíssimo cooperativa e difícil. Em certa ocasião, seu comportamento ficou exacerbado até o ponto da altercação física com um fisioterapeuta.

No exame inicial, a sra. Jetter tinha um aspecto alerta, orientado, cooperativo, inteligente e verbal. Ela fazia bom contato visual e estava bem cuidada. Confirmou ser uma pessoa irritável e que se preocupava muito com sua saúde, com a saúde dos seus pais e "com tudo mais". Ao descrever seus programas anteriores de reabilitação física, a sra. Jetter informou que estava extremamente traumatizada porque não tinha noção de controle e que, além disso, não acreditava em seus clínicos. Tendo em vista que seu medo e ansiedade levavam a um estado de alerta exacerbado do sistema nervoso central, sua dor também ficava exacerbada e se tornava mais centralizada.

Não ficou claro por que a sra. Jetter parecia estar sentindo mais dor e apresentando mais dificuldades em comparação com outros pacientes. O aumento na dor, causada por seu estado de alerta exacerbado, impedia a recuperação da paciente e fazia com que as outras pessoas a considerassem "difícil". Naturalmente, essa situação causava grande confusão, tanto para a equipe de tratamento como para a sra. Jetter (e sua família).

Depois de muita investigação, testes cognitivos realizados como parte de uma avaliação psicológica da paciente identificaram uma deficiência específica que tornava difícil para a paciente antecipar as intenções das outras pessoas. Embora essa seja uma deficiência comum entre os autistas, a sra. Jetter não era autista e sua deficiência não tinha sido identificada anteriormente. Assim que essa deficiência foi explicitada para a paciente, ela adquiriu uma compreensão importante, tendo sido capaz de narrar prontamente e com facilidade numerosos episódios nos quais sua deficiência contribuiu para a dificuldade em se relacionar com outras pessoas.

Ao relembrar da altercação com o fisioterapeuta, a sra. Jetter percebeu que tinha considerado os comportamentos normais do profissional como agressivos, pois não podia compreender que ele estava tentando ajudá-la, confiar que ele seria prudente e não agravaria sua dor. As repetidas exposições a esse comportamento equivocadamente percebido como agressivo acarretou o desenvolvimento de um transtorno do estresse pós-traumático (TEPT) clínico.

As intervenções efetivas foram: tratamento do TEPT da paciente, orientação do fisioterapeuta sobre sua deficiência cognitiva, comunicar as intenções de maneira clara à sra. Jetter antes de tocá-la e permitir que a paciente estabelecesse o ritmo de sua reabilitação. Embora tenha sido considerada uma "paciente difícil" durante anos, a história da sra. Jetter demonstra como um clínico curioso pode solucionar um longo e desconcertante mistério. A equipe de tratamento foi capaz de partilhar a satisfação associada à ajuda de uma paciente anteriormente rotulada como "difícil", e, por fim, a sra. Jetter foi capaz de trabalhar com a equipe de reabilitação para voltar a andar.

SUGESTÕES DE LEITURA

http://virtualmentor.ama-assn.org/2009/03/hlaw1-0903.html; acessado em 17 de julho de 2009.

Esse artigo postado no site da Associação Médica Americana aborda o risco de processo por má prática médica no contexto de uma relação entre paciente difícil e médico.

http://www.aafp.org/afp/20051115/2063.html; acessado em 7 de agosto de 2009.

Esse artigo postado no site da Academia Americana de Médicos de Família lista as recomendações práticas ligadas a pacientes difíceis utilizando o sistema SORT de pontuação de evidências.

Haas, L.J., Leiser, J.P., Magill, M.K., e Sanyer, O.N. (2005). Management of the difficult patient. *American Family Physician, 72,* 2063-2068.

OS SITES A SEGUIR CONTÊM OS CÓDIGOS DE ÉTICA PARA MÉDICOS:

Associação Médica Americana, Código de Ética Médica (1995-2009). Acessado em 17 de julho de 2009, de http://www.ama-assn.org/

Associação Osteopática Americana, Código de Ética Médica (2003-2009). Acessado em 17 de julho de 2009, de http://www.osteopathic.org/

DiMatteo, M. R. (2004). Variations in patients' adherence to medical recommendations: A quantitative review of 50 years of research. *Medical Care, 42,* 200-209.

Essa publicação esclarece certos pontos na literatura sobre a fidelidade dos pacientes às recomendações médicas, além de oferecer orientações para futuras pesquisas.

As ciências humanas e a prática da medicina 21

Steven C. Schlozman

> "As ciências humanas, centradas em narrativas bem elaboradas, podem fazer com que os médicos tenham em mente a difícil situação representada por uma enfermidade, mas também abrem espaço para a alegria... Os profissionais da área médica – médicos, enfermeiros, técnicos e administradores – precisam lembrar-se de que são atores importantes no drama vivenciado pela pessoa enferma e que a forma como desempenham seus papéis irá moldar esse drama, com efeitos tão importantes como os da própria doença (a patologia celular). As ciências humanas podem fazer com que pessoas enfermas lembrem-se de que seus problemas particulares também constituem uma situação aflitiva pública – e, assim, atribui-se ao sofrimento um sentido de importância e de abrangência. A mensagem universal das narrativas bem elaboradas sobre as enfermidades é: o doente não deve ser sequestrado da vida; em vez disso, a enfermidade adquire o seu valor na plenitude de sua participação na vida, embora a maioria das pessoas tenha que adoecer para perceber esse fato."
>
> ARTHUR W. FRANK

Desde eras muito antigas, a prática da medicina tem sido comparada ao estudo da condição humana. A mitologia clássica comparou, de maneira bastante deliberada, a exploração da expressão artística com a arte da cura. Apolo, por exemplo, foi o deus da música, da poesia *e* da medicina. Nesse sentido, é frequente que a prática médica seja associada ao estudo das ciências humanas em geral. E, durante muitos anos, os médicos foram educados tanto nos estudos clássicos como nas artes do diagnóstico, do prognóstico e da terapêutica.

Porém, embora muitos educadores médicos persistam em alertar para as fortes conexões entre o apreço pelas ciências humanas e a perícia médica, um volume cada vez maior de avaliações críticas emerge sugerindo que os currículos médicos e, portanto, os atuais estudantes de medicina, ignoram as ciências humanas, para prejuízo de ambas as partes – médicos e pacientes. Frequentemente, o crescente corpo de conhecimento a ser dominado para a formação do médico moderno, aliado à necessidade de ampliar sua experiência tecnológica, pode levar a uma diminuição na ênfase da apreciação de tudo aquilo que os médicos contemporâneos ganhariam em sua prática geral caso dedicassem atenção adequada às artes e à literatura. Nas palavras de um inteligente estudante de medicina, "os estudantes aprendem a tratar seus pacientes da mesma maneira que tratariam um camundongo em uma experiência. As noções idealistas de altruísmo, honestidade e integridade, que atraíam muitos ao chamado da medicina, são mencionadas na cerimônia de formatura, discutidas pelos reitores e ativamente desestimuladas por um processo de aculturação". Poder-se-ia argumentar que, atualmente, enfrenta-se uma encruzilhada do reducionismo médico, em sua competição com os objetivos mais amplamente moldados do estudo das ciências humanas, como uma maneira de formar médicos melhores.

Contudo, tais afirmações impõem a necessidade de definições cuidadosas. Se estivermos preparados para argumentar que o estudo das ciências humanas informa e contribui para a eficiência dos médicos, é preciso, antes, ter clareza quanto aos aspectos englobados pela expressão "ciências humanas". A literatura médica contemporânea não oferece soluções claras para essa dúvida inicial. As ciências humanas podem ser vagamente definidas como o estudo das expressões literárias, filosóficas e artísticas da chamada "condição humana". Nesse sentido, literatura, arte, música e mesmo a cultura popular se encaixam nessa ampla categoria. **"Ciências humanas médicas"**, por outro lado, é uma expressão relativamente recente, tendo sido cunhada em 1976 por um cirurgião australiano que, ao indicar a leitura de obras literárias relevantes como parte do currículo de Cirurgia, esperava aumentar o interesse de seus estudantes pelas experiências cirúrgicas. Por outro lado, em algumas faculdades de medicina, o termo "ciências humanas" tem sido conceituado de forma limitada ao englobar apenas aspectos do currículo que envolvem o estudo da ética e do profissionalismo. Obviamente, qualquer tentativa de melhorar a integração das ciências humanas ao ensino e à prática médica implica que todas essas definições sejam dissecadas e que se chegue a algum consenso sobre o que terá mais utilidade para os pacientes e os próprios médicos.

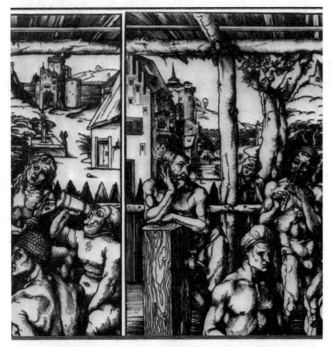

O banho dos homens *Albrecht Dürer (1496)*. Museu Nacional Germânico, Nuremberg. *Esta obra é um exemplo da preocupação de Dürer com os quatro temperamentos. O homem junto à bomba tipifica o humor melancólico (podendo ser um retrato do próprio Dürer). O homem com a flor representa o temperamento otimista, enquanto o tipo colérico é ilustrado pelo homem com a raspadeira. Finalmente, a personalidade fleumática manifesta-se no homem com a caneca de cerveja.*

O QUE SÃO CIÊNCIAS HUMANAS? QUAL A SUA RELAÇÃO COM A PRÁTICA DA MEDICINA?

Novamente, voltando para a antiguidade, deve-se ter em mente que o estudo formal das ciências humanas é essencialmente um fenômeno da Renascença, conhecido como *studia humanitatis*. As raízes dessa atividade acadêmica eram clássicas e englobavam campos tão distintos como literatura, teatro, poesia, leis, teologia, filosofia e ética. Essa definição se parece com as modernas e será adotada parcialmente neste capítulo. Resumidamente, para nossas finalidades, o estudo das ciências humanas se refere ao estudo de como os indivíduos e as culturas se expressam como seres humanos.

O desejo pelas ciências humanas é uma realização exclusivamente humana. Somos a única espécie que representa suas experiências por meio da metáfora e da comparação. Essa distinção é notavelmente parecida com a famosa distinção que Osler fez entre os humanos e o resto do reino animal: somos a única espécie para a qual remédios são desejados e procurados. Em outras palavras, *o desejo humano pela poesia é parecido com o desejo humano pela compreensão da enfermidade e da saúde.* Ambos são elementos exclusivos da experiência fundamental da condição do ser humano.

Diante de tudo isso, onde o médico moderno se posicionará com relação ao papel das ciências humanas na educação e na prática médica? É verdade que, para que possa ser um bom profissional, nenhum médico ou aspirante a médico duvidaria da utilidade da apreciação e da compreensão da expressão da experiência humana. Porém, ainda estão por ser definidos vários aspectos, como de que modo estudantes e médicos podem alcançar esse objetivo, quanto tempo deve ser dedicado ao estudo desses princípios e até que ponto eles podem gerar mudanças nessa percepção de um distanciamento cada vez maior entre médicos e pacientes. Felizmente, no debate médico atual, é enorme o interesse em se fazer exatamente essas perguntas. Assim, este capítulo se concentrará em como o estudo das ciências humanas pode influenciar de maneira positiva a medicina moderna. Serão destacados também alguns dos recursos e currículos mais promissores que tentam equacionar esses complicados problemas. Por fim, será resumida e explorada uma lista de recursos que podem ter utilidade para o médico na integração dos princípios das artes liberais com a prática da medicina.

> "Conhece-te a ti mesmo, não ouses a Deus perscrutar. Cabe à humanidade o homem estudar."
> ALEXANDER POPE
> *An essay on man* ("Ensaio sobre o homem")

CONTRIBUIÇÕES DAS CIÊNCIAS HUMANAS PARA A ARTE DA MEDICINA

Atualmente, tem-se dedicado grande entusiasmo e energia à redescoberta das ciências humanas como parte do treinamento médico. Está além dos objetivos deste capítulo uma discussão ampla sobre esses esforços, mas é preciso ter em mente que um genuíno renascimento do interesse pelas ciências humanas tenta obter espaço em diversos currículos médicos. São muitas as razões para essas mudanças, mas, em geral, há a sensação de que uma melhor compreensão dos princípios da indagação crítica em relação às artes e à literatura resultará em melhora generalizada em tópicos fundamentais, como a relação entre médico e paciente, a apreciação e o domínio das habilidades empáticas e a universalidade que o estudo das ciências humanas traz à própria capacidade de opor resistência a sentimentos poderosos e, em alguns casos, desconfortáveis.

Os médicos lidam diariamente com aspectos existenciais e empíricos representados nas belas artes. Para essa finalidade, muitos acreditam que os médicos terão mais condições de resistir às agressões emocionais que podem acompanhar sua exposição rotineira ao sofrimento humano caso tenham melhor compreensão dos modos pelos quais experiências poderosas em geral têm sido representadas pelas expressões artísticas. Na medida em que tais explorações podem resultar em maior autoconsciência, muitos postulam que a capacidade de curar também melhorará mediante o aprimoramento das habilidades empáticas no espaço deslocado, gerado pelo estudo das ciências humanas. Consideremos, por exemplo, o Ato III, Cena II, da peça *Ricardo II* de William Shakespeare.

Nessa passagem extremamente evocativa, pode-se perceber as questões fundamentais das nuances da medicina. É indiscutível que Ricardo II está sofrendo muito. Ao mesmo tempo, a passagem também pode ser lida como um texto maduro de autopiedade e narcisismo, o que dificulta a simpatia pelo lastimável estado do rei. Com efeito, um tema importante da peça envolve as trágicas dificuldades com que Ricardo II se depara ao tentar alinhar sua própria corte com seu sofrimento, em um cenário de arrogância e autoengrandecimento. Ainda assim, seu sofrimento constitui sinais e sintomas de um problema médico? Que intervenção poderia ser apropriada para aliviar os nítidos pensamentos de morte, isolamento e fatalismo de Ricardo? Se os estudantes de medicina forem orientados a aderir de forma rígida à nosologia médica, perceberão que esse sofrimento exibe aspectos narcisistas e uma possível ideação suicida, mas serão firmemente compelidos a identificar sintomas claros de um transtorno do estado de espírito que orientaria com maior precisão o tratamento do rei. Entretanto, a passagem exige análise e empatia, e raro será quem não se sinta dominado pelo desejo de auxiliar, de alguma forma, no desespero vivenciado por Ricardo II. Analogamente, espera-se que a natureza visceral do sofrimento do rei seja vivenciada pelo menos até certo ponto por qualquer um que leia essa passagem. Dessa maneira, a análise da própria obra gera uma sensação de autoconsciência (que alguns clínicos chamaram de **autognose**) e também o desejo de agir com o objetivo de aliviar o sofrimento.

Portanto, o sofrimento de Ricardo II ser patológico ou normal se torna menos importante. Prioriza-se a necessidade de aliviar ao máximo, da forma mais efetiva possível, o sofrimento. Para realizar essa tarefa, é preciso, primeiro, examinar as próprias reações à angústia de Ricardo II, decidir em que extensão essas reações pessoais são guias válidos na busca do melhor procedimento e do atendimento mais eficaz e, em seguida, implementar esse atendimento.

Muitos estudantes de medicina perceberam que o simples ato de ler essas obras tem efeito terapêutico. Isso não significa que, da mesma forma que prescrevem outros tipos de tratamento, os médicos devem receitar literatura para seus pacientes. Porém, a compreensão da universalidade dos sentimentos engendrados pelas artes e pela literatura pode ser de grande ajuda, para que os estudantes percebam que *o simples ato de estar junto ao paciente pode se revelar enormemente terapêutico*. Com efeito, é esse tipo de presença empática que muitos críticos da medicina moderna percebem como dolorosamente ausente na prática clínica atual. Se os educadores médicos puderem ajudar os aspirantes a médicos a compreender que o ato de ler cuidadosa e visceralmente uma obra literária ou de examinar uma pintura pode gerar emoção genuína e uma cura catártica, terão melhores condições de ajudar esses mesmos aspirantes a apreciarem os poderes da empatia e da conexão na relação médico-paciente.

> "Percebo que tenho duas profissões, não uma. A medicina é minha esposa legítima e a literatura, minha amante. Quando me canso de uma, passo a noite com a outra. Contudo, nenhuma das duas sofre com minha infidelidade."
>
> ANTON TCHEKHOV
> *Letter* ("Carta")

> "*Estupidez*... infiltra-se como um veneno corrosivo, permeando todos os níveis da sociedade, e deposita sua maligna mão em todos os aspectos da vida social, profissional, política e cultural... O que você pode – isto é, enquanto médico humanista, o que você deve fazer – para combater a estupidez? Primeiro, é preciso que tenhamos certeza de nossa própria inoculação completa contra essa praga por meio de enormes aplicações diárias de arte, música e literatura. Em seguida, devemos fazer a coisa mais difícil de todas: agir de maneira completamente honesta com nossos pacientes."
>
> ROBERTSON DAVIES
> *Can a doctor be a humanist?*
> ("O médico pode ser um humanista?")

RENASCIMENTO DAS CIÊNCIAS HUMANAS NO CÂNONE MÉDICO

É verdade que, recentemente, muitos médicos discutiram com eloquência a importância de incorporar as ciências humanas no treinamento e na prática médica. Como exemplo, um programa inovador, dirigido por Abraham Verghese e Therese Jones na Universidade do Texas, em San Antonio, propicia uma exposição longitudinal e obrigatória às ciências humanas para todos os estudantes de medicina. Os diretores desse programa observam que seus objetivos são nada menos do que "criar o tipo de médico que qualquer pessoa se sentiria orgulhosa de ter para si e para sua família", fazendo do contato com as ciências humanas parte integrante de um "novo currículo" que proteja, estimule e respeite a "humanidade inata, a imaginação dinâmica e a preciosa individualidade dos estudantes". Em outras palavras, os estudantes – individual e dinamicamente – se engajam em tópicos que costumam ser reservados para as artes liberais; e, ao fazê-lo, englobam o que aprenderam à sua capacidade como profissionais da saúde completos.

> "Minha 'medicina' foi a chave que me abriu as portas para esses jardins secretos do *self*. Havia outro mundo no *self*. Tive a permissão, graças à minha condição de médico, de acompanhar o corpo lesionado e derrotado por esses abismos e cavernas."
>
> WILLIAM CARLOS WILLIAMS
> *Autobiography* ("Autobiografia")

Sentimentos similares podem ser encontrados em um ensaio maravilhoso, escrito por Brian Hurwitz, um ilustre professor de medicina no Kings College, em Londres, e publicado pelo Colégio Real de Médicos, da Grã-Bretanha. O dr. Hurwitz observa que "para que se tenham encontros clínicos produtivos, haverá necessidade de diversos tipos de comunicação: intercâmbios, observações e interpretações, espontâneos e em estágios, verbais e não verbais, íntimos e imparciais". Embora boa parte desses encontros exija a orientação de princípios científicos e baseados em evidência, o dr. Hurwitz argumenta também que a atenção às "artes e ciências humanas" contribui de igual maneira para a prática clínica, ajudando o médico a enfatizar o "significado e a interpretação". O dr. Hurwitz prossegue argumentando que "do ponto de vista educacional, as artes e ciências humanas desenvolvem uma série de habilidades e capacidades: desde a observação, a argumentação e a análise até o autoconhecimento; aptidões que são estimuladas de maneira insuficiente pelos cursos universitários científicos e pelos currículos médicos convencionais. A tarefa de cuidar de pessoas enfermas faz com que enfermeiras e médicos se vejam, com frequência, diante de questionamentos profundos sobre o significado da vida, além de serem expostos a tragédias humanas e a absurdos cômicos – em certas ocasiões, simultaneamente. As artes podem resolver esses aspectos com um imediatismo e variedade de respostas que, muitas vezes, inexistem na medicina". Nesse sentido, a passagem do Ricardo II de Shakespeare mencionada contribui muito mais do que uma abordagem mais analítica e científica, que provavelmente ficaria aquém dos objetivos.

Por fim, é preciso observar com cautela a limitação na atenção dada às ciências humanas durante o treinamento médico e na prática clínica, com discussão e análise exclusivamente das chamadas "belas artes e boa literatura". As manifestações da cultura popular, desde a música, o cinema e a televisão até os videogames, são, sem exceção, expressões da condição humana. Vem crescendo o interesse dos educadores médicos por uma melhor compreensão dos riscos e benefícios para os pacientes, que são bombardeados cotidianamente por uma mídia cada vez mais difundida. Pacientes e médicos se expressam por meio de seus sentimentos, engendrados não apenas por poetas consagrados, mas também pela música popular, pela satisfação de vencer em um jogo de realidade virtual ou pela sensação provocada por uma identificação muito real com personagens ficcionais da televisão. Muitos pacientes choraram quando Buffy desfez seu relacionamento com Angel no seriado *Buffy, a caça-vampiros*. Um livro como *A redoma de vidro* pode se revelar tão terapêutico ou prejudicial para a saúde do paciente quanto uma identificação com as histórias reais ou ficcionais que permeiam a cultura popular. Ao ignorarem esses fenômenos, os médicos privam-se de uma ferramenta que os ajudaria a se conectar e compreender melhor seus pacientes, além de aumentar sua autocompreensão.

> "Se tivesse que viver novamente a minha vida, estabeleceria uma regra – a de ler poesia e ouvir música ao menos uma vez por semana; pois talvez as partes do meu cérebro que agora estão atrofiadas teriam sido preservadas vivas, graças ao seu uso."
>
> CHARLES DARWIN

O FUTURO DAS CIÊNCIAS HUMANAS E DA MEDICINA

Os argumentos para a inclusão das ciências humanas nos currículos das faculdades de medicina estão crescendo, tanto em abrangência como em volume. Apesar disso, ainda não se esclareceu o que exatamente é feito com essas ideias em uma escala mais sistêmica. Rafael Campo, poeta e clínico geral da Faculdade de Medicina de Harvard, observou que os defensores de uma presença maior das ciências humanas na educação e na prática médica frequentemente parecem um tanto conflitantes acerca do papel que estas devem desempenhar na medicina. Devem as ciências humanas ser ensinadas acompanhando todos os cursos médicos, com leituras relevantes e experiências similares às do modelo de San Antonio? Ou deve a ênfase nas ciências humanas recair somente nas questões mais tradicionais da medicina, por exemplo, em considerações éticas sobre diretivas antecipatórias e cuidados neonatais? Esses pontos de vista são necessariamente exclusivos? Como alguns já sugeriram, talvez todas as faculdades de medicina devam ter departamentos próprios de "ciências humanas médicas", com corpos docentes derivados das artes liberais e também médicos e profissionais correlatos. Esses são problemas que estão evoluindo de maneira fragmentada, com pouca centralização de objetivos e agendas. Entretanto, tanto o público como os candidatos às faculdades de medicina parecem preferir universalmente uma integração maior das ciências humanas no âmbito das práticas médicas institucionais. O que ainda será determinada é a extensão em que essas crenças fortemente arraigadas demonstrarão uma mudança cultural dentro da própria prática médica.

OS ESTUDOS FORMAIS DAS CIÊNCIAS HUMANAS ESTÃO APROPRIADAMENTE POSICIONADOS NO CÂNONE MÉDICO?

Apesar do volume crescente de literatura sugerindo que os médicos são beneficiados quando estudam ciências humanas, alguns clínicos têm argumentado que a natureza da medicina moderna simplesmente não é compatível com a inclusão desses estudos no currículo das atuais faculdades de medicina. Ironicamente, alguns desses argumentos têm sua origem em clínicos e estudiosos que, no passado, argumentavam com a mesma firmeza em favor da inclusão dessa matéria.

Jane McNaughton, do Centro de Ciências Humanas Médicas da Universidade de Durham, sugere que o papel do médico envolve uma crescente objetificação do paciente, de modo que sua enfermidade possa ser compreendida de maneira desapaixonada e científica; entretanto, na prática, todos os argumentos para a inclusão das ciências humanas médicas no currículo tentam minimizar essa objetificação. Causa confusão a desconexão que os estudantes vivenciam entre a tentativa de gerar habilidades empáticas por meio de um cuidadoso exame das ciências humanas e seu treinamento científico e tecnológico.

A atual competição pelo tempo curricular na educação médica dificulta qualquer tentativa de introdução e estudo das ciências humanas. Os estudantes rapidamente percebem o que é importante e o que pode ser descartado; e descobrem também que o que lhes é apresentado no contexto das ciências humanas médicas frequentemente parece ser mero chavão. Os estudantes leem poesia, veem filmes, exploram a literatura e contemplam pinturas escolhidas por seus professores como substitutos relevantes para as crises existenciais que assolam os pacientes; contudo, por causa do pouquíssimo tempo que pode ser devotado para esse esforço na prática, os estudantes absorvem apenas reduções relativamente simplistas desses exercícios: "Seja gentil com os pacientes" ou "Tente entender o que seus pacientes estão sentindo". Tendo em vista que qualquer contribuição séria das ciências humanas para a medicina tem por objetivo transmitir um nível muito mais expressivo de profundidade e contemplação, alguns estudiosos argumentam que as atuais limitações curriculares não permitem nada além de uma introdução descuidada, superficial e, em última análise, danosa às ciências humanas.

Outro problema envolve a pouca experiência dos que ensinam ciências humanas na faculdade de medicina. É difícil questionar a capacidade de um nefrologista, um estudioso do rim, em seu ensino sobre fisiopatologia renal. Porém, as ciências humanas médicas são – exceto em raras circunstâncias – ensinadas por médicos com pouco ou nenhum treinamento formal no estudo ou ensino da literatura ou das artes. Os estudantes percebem essas inconsistências e, dada a expectativa de aprendizado com especialistas notáveis que caracteriza o restante da educação médica, sentem que pouco mudou com sua introdução às ciências humanas durante a formação médica.

Essas são críticas estruturais, que exigem questionamentos importantes. Deseja-se que a medicina moderna diminua a ênfase na natureza subjetiva da relação entre médico e paciente? Os estudantes podem aprender sozinhos os aspectos tecnológicos cada vez mais enfatizados nos cânones médicos – por meio dos formatos on-line e do autodidatismo – e deixar o cuidadoso exame das ciências humanas a cargo de tutoriais possivelmente superficiais? O médico moderno simplesmente está muito atarefado para a ligação empática gerada por um estudo sério das ciências humanas? Pesquisas recentes sobre satisfação do paciente sugerem que muitos deles acreditam já terem sentido na pele a crescente objetificação considerada por alguns clínicos como um aspecto consistente e necessário do diagnóstico/tratamento moderno. Talvez essas sejam as "dores do crescimento" de um novo tipo de medicina; de fato, essas dores são sintoma de um ambiente médico no qual as ciências humanas têm pequeno ou nenhum papel. O *páthos* atual expressado nos dois lados desses problemas na literatura médica sugere que a própria medicina está no meio de uma crise de identidade significativa e crescente.

POSSÍVEIS CONTRIBUIÇÕES DA MEDICINA CIENTÍFICA MODERNA PARA AS CIÊNCIAS HUMANAS

Diversos estudos científicos trataram da natureza da empatia. Tópicos como a "teoria da mente" e uma compreensão mais aprofundada da teoria dos neurônios-espelho permitem que os médicos discursem com genuína perícia sobre as ciências humanas. Se clínicos e professores sugerirem aos estudantes que a apreciação das ciências humanas realmente envolve processos neurológicos complexos, sofisticados e apenas recentemente compreendidos, talvez eles passem a dedicar maior atenção a essas discussões. Na verdade, em teoria, *os mesmos processos neurológicos envolvidos na conexão com pacientes estão envolvidos também quando ficamos profundamente emocionados pela arte*. As ciências humanas podem oferecer um cenário seguro, no qual os estudantes conseguiriam explorar as experiências neurológicas potencialmente invasivas e íntimas que, de forma tradicional, os têm colocado pouco à vontade, ao serem confrontados com um real sofrimento do paciente. Uma vez que fique claro aos estudantes que a apreciação das ciências humanas envolve processos complexos e sofisticados do ponto de vista neurológico, será possível que passem a desejar e aceitar a importância desse estudo para a prática da medicina.

SUGESTÕES DE APLICAÇÃO DAS CIÊNCIAS HUMANAS À PRÁTICA DA MEDICINA

São muitos os caminhos pelos quais a medicina, enquanto disciplina, pode adotar uma apreciação das ciências humanas como meio de melhorar o atendimento aos pacientes. Alguns deles foram sugeridos nos parágrafos anteriores, mas será importante resumir os meios essenciais de utilização das ciências humanas.

Incentivar os estudantes de medicina a se exporem mais intensamente ao estudo das ciências humanas como condição para a aceitação nas faculdades de medicina.

Essa noção é potencialmente controversa. Com frequência, a crescente amplitude das informações médicas impõe a necessidade de uma atenção mais concentrada no estudo científico antes mesmo do início dos estudos na faculdade de medicina. À medida que essas necessidades vão crescendo, ocorre uma tensão inevitável e compreensível entre o desejo de um domínio cada vez maior da ciência pelos estudantes, antes mesmo de iniciarem seus estudos, e o desejo de que também demonstrem maior proficiência no estudo das artes liberais. As poucas pesquisas que avaliaram candidatos à faculdade de medicina com especialização básica em ciências humanas constataram um desempenho ligeiramente inferior nas avaliações padronizadas, mas um desempenho melhor nas avaliações interpessoais, além de maior empenho em discutir tópicos abstratos e complexos. Talvez não surpreenda que os estudantes desse grupo também tivessem maior probabilidade de escolher a psiquiatria em detrimento das outras disciplinas médicas.

> "O maior empreendimento da mente sempre foi e sempre será a tentativa de ligar ciências e humanidades."
> EDWARD O. WILSON

Ciências humanas nos currículos médicos da graduação e da pós-graduação

Muitas das referências mencionadas em parágrafos anteriores e listadas ao final deste capítulo fazem apelos apaixonados para a implementação do treinamento na área de humanas para estudantes de medicina. Os estudiosos argumentam que essa formação pode ser útil em áreas tão amplas quanto a da identificação de padrões para a natureza terapêutica do aprimoramento das conexões empáticas. Embora, em geral, os estudantes recebam de maneira favorável esses acréscimos ao cânone médico, foram publicados alguns estudos examinando se essas mudanças resultaram ou não em mudanças profissionais reais. A nova entrevista ao vivo com pacientes, que atualmente faz parte do *United States Medical Licensing Examination* (USMLE) [Exame de Licenciatura Médica dos Estados Unidos], oferece uma oportunidade para estudar se os programas de medicina que combinam de forma ativa o estudo das ciências humanas com a formação médica geram médicos mais empáticos, conectados e eficientes. Dentro dessa mesma linha, a prática cada vez mais adotada da avaliação de 360° de profissionais médicos pode ajudar a esclarecer se os currículos de ciências humanas na pós-graduação atingem os objetivos de uma relação entre médico e paciente melhorada e mais empática. No entanto, é difícil medir as qualidades visadas com a apreciação das artes e da literatura na prática médica. Em certa medida, os progressos na relação entre médico e paciente são mudanças qualitativas, nem sempre apropriadas para as medidas de desfecho que caracterizam os padrões da evidência médica.

Esses tópicos não são novidade; muito ainda se pode aprender com a experiência.

O desafio de fazer observações objetivas relacionadas à natureza subjetiva da experiência da doença sempre foi um paradoxo fundamental na prática da medicina. Do ponto de vista histórico, os pacientes se sentem incompreendidos e seria tolice sugerir que o lamentável atual distanciamento entre médicos e seus pacientes seja exclusivamente um produto da modernidade. Embora a tecnologia e a diminuição na ênfase dada a análises mais abstratas certamente tenham alguma influência, há exemplos fascinantes de pacientes mal interpretados que ocorreram centenas de anos atrás. Um exemplo é Jean Marc Gaspard Itard, médico e filósofo francês, que aparentemente percebia esse distanciamento quando sugeriu que a má interpretação da condição das mulheres de sua época constituía a principal gênese da epidemia de histeria ocorrida na Paris do século XIX. Do mesmo modo, o exame das cartas de Samuel Tissot, célebre médico suíço do século XVIII, demonstra semelhanças notáveis com as queixas dos pacientes modernos. Um deles escreveu que o médico responsável "considerou que eu estava indo muito bem; no meu ponto de vista, eu ainda estava me sentindo mal". Sentimentos frustrados como esse podem ser encontrados ao longo de toda a história da medicina; portanto, não seria sincero lamentar uma era completamente perdida de compreensão entre o médico e seu paciente. Ao contrário, esses exemplos fornecem fortes argumentos em favor do uso das ciências humanas como maneira de reformar uma cultura muito arraigada. A natureza subjetiva da doença é, por definição, reconceitualizada como objetiva quando se discutem características como história natural, prognóstico e tratamento. No entanto, a fusão das respostas universais com as respostas profundamente pessoais às questões das artes e da literatura significa uma real promessa de ajuda aos médicos na reconciliação dessas forças rivais. Os seres humanos vivenciam as artes tanto internamente quanto no que se relaciona com sua cultura predominante. Com essa finalidade, a experiência da arte pode ajudar o médico a compreender as perspectivas singulares de cada indivíduo com relação às conclusões globais vinculadas ao estudo das enfermidades e à experiência. Como sempre, a história é o professor mais eficiente.

> "Esforce-se para não deixar que sua vida intelectual atrofie pelo desuso. Familiarize-se com os clássicos da literatura inglesa em prosa e verso; leia as vidas dos grandes homens do passado e permaneça atualizado com o pensamento moderno nos livros de viagem, história, ficção, ciência. Uma vida intelectual variada trará sabor aos seus estudos médicos... Permita que a música e as artes derramem seu esplendor sobre sua vida, tantas vezes enfadonha, e descubra nas doces cadências dos sons ou nas ricas emoções da forma e da cor um refinamento que ajudará a lapidar o homem de ciência."
>
> WILLIAM WILLIAMS KEEN
> *The ideal physician* ("O médico ideal"). *JAMA (1900), 34:1592-1594.*

RESUMO

Muitos médicos apreciam a oportunidade de contemplar obras de arte e desfrutar da literatura e de outros aspectos da expressão humana. Colunas como a popularíssima *A piece of my mind*, publicada no *Journal of the American Medical Association*, e agora compilada em uma antologia pela editora da *AMA*, demonstram claramente a necessidade que os médicos sentem de se expressarem de forma artística e de considerarem a expressão cultural como uma maneira de compreender seu próprio senso de finalidade. Na verdade, um número enorme desses ensaios discute poemas, pinturas, peças e livros. Revistas científicas tão respeitadas como a *Lancet* resenham exibições de arte e, há muito tempo, o *American Journal of Psychiatry* vem resenhando livros apenas levemente ligados à prática da medicina. Não obstante, o treinamento médico e a prática da medicina ficam cada vez mais sobrecarregados. Em vez de fazer da inclinação para as ciências humanas mais um obstáculo que estudantes e médicos já tão assoberbados devem suportar, faz sentido reconceitualizar essa tentativa como uma experiência rejuvenescedora e afirmativa. Nesse sentido, a atenção às ciências humanas é sinérgica e de forma alguma penosa, podendo fazer com que os médicos se lembrem da humanidade essencial de seus pacientes, fundamental para a vocação do médico.

SUGESTÕES DE LEITURA

Jones T., e Verghese, A. (2003). On becoming a humanities curriculum: the Center for Medical Humanities and Ethics at the University of Texas Health Science Center at San Antonio. *Academic Medicine, 78,* 1010-1014.

Excelente resumo de um currículo de ciências humanas médicas muito bem-sucedido implementado ao longo dos quatro anos da educação médica tradicional.

Campo, R. (2005). A piece of my mind. "The medical humanities," for lack of a better term. *Journal of the American Medical Association, 294,* 1009-1011.

Ensaio profundo e provocativo sobre as muitas variações das ciências humanas médicas possíveis ao longo de todo o treinamento médico.

DasGupta, S., e Charon, R. (2004). Personal illness narratives: Using reflective writing to teach empathy. *Academic Medicine, 79*(4), 351-356.

Esse artigo descreve um programa no Colégio de Médicos e Cirurgiões da Universidade de Columbia que utiliza narrativas de enfermidades para promover a empatia. Estudantes do segundo ano de medicina escreveram sobre a enfermidade de um paciente do ponto de vista dele.

Dolev, J.C., Friedlaender, L.K., e Braverman, I.M. (2001). Use of fine art to enhance visual diagnostic skills. *Journal of the American Medical Association, 286,* 1020-1021.

Abordagem inovadora do uso das belas artes e de pinturas no ensino da identificação de padrões para estudantes de medicina em disciplinas como dermatologia e radiologia.

Schlozman, S.C. (2000). Vampires and those who slay them: Using the television program *Buffy the Vampire Slayer* in adolescent therapy and psychodynamic education. *Academic Psychiatry, 24,* 49-54.

Exemplos de como a cultura popular pode ser utilizada para um melhor entendimento de importantes conceitos médicos e psiquiátricos.

Shapiro, J., Coulehan, J., Wear, D., e Montello, M. (2009). Medical humanities and their discontents: Definitions, critiques, and implications. *Academic Medicine, 84,* 192-198.

Esse artigo oferece ideias teóricas e práticas específicas sobre como integrar as ciências humanas ao longo de todo o currículo da faculdade de medicina, além de como aprimorar o raciocínio reflexivo e o exame de valores.

Aspectos sociais e culturais nos cuidados de saúde

PARTE 5

AS MÃOS

Normalmente, o setor de emergência dos hospitais é tranquilo nas manhãs de sábado. O que causa muitas dores faz com que as pessoas afetadas cheguem à emergência bem cedo – e os acidentes ainda não começaram a acontecer. Contudo, o início da manhã é a ocasião favorita para o desconforto no peito típico de um ataque cardíaco: o ataque pode chegar durante o sono REM, estágio do sono associado aos sonhos. Diante de um sonho conturbado, os olhos rolam sob as pálpebras como bolas de gude sobre óleo. É como se você estivesse correndo enquanto ainda deitado, com seu corpo tenso, o coração batendo loucamente sem nenhuma finalidade, a pressão subindo, estratosférica. Talvez nesse momento o paciente tenha sofrido o ataque.

O que se sabe é que o paciente sentou-se na cama, imóvel, como quando foi se deitar – com apenas 39 anos. E se queixou da dor. A ambulância foi chamada e chegou rapidamente: não havia dúvida do que o homem estava tendo ou sobre o que deveria ser feito. Deitado na maca, chacoalhando de um lado para outro sob o som da sirene, ele parou de respirar. Foi iniciada a ressuscitação: bombeia, respira, bombeia, respira. Dois minutos para chegar ao hospital. Um rádio enviado para o setor de emergência: *Roger. Homem com dor torácica. Acabou de sofrer parada. ETA 1 minuto. Portas abertas!*

"Galvanizado" é a palavra que descreve o que ocorre então no setor de emergência: uma agitação de jalecos brancos, mãos, pernas, roupas de cama. Medicamentos, ECG prontos. O som agudo da sirene. *Já estão na rampa.*

39 anos: sua idade continua na minha cabeça. *Droga!*

Enquanto o eletrocardiógrafo é acoplado, alguém introduz um tubo de oxigênio puro. *Ele está mais rosado. Mantenha o bombeamento do peito.* Nada no ECG. Nadinha, apenas os saltos mecânicos da agulha, enquanto um residente bombeia 60 vezes por minuto com perfeição. Nenhum choque. Uma linha horizontal. Medicamentos – é isso que precisamos: *adrenalina, bicarbonato. Rápido. Continue a bombear!*

O residente está suando intensamente e fica agradecido quando alguém se oferece para assumir o bombeamento. Nada funciona. Nenhum medicamento está ajudando. Vamos tentar outro. *Tente cálcio.*

Juro que vi sua mão se movimentar – não, seu *braço* se mexeu. *Os dois braços* estão se mexendo! Seu coração ainda está morto, mas ele está mexendo os braços! *Deus! Jamais tinha visto tal coisa acontecer antes.*

As mãos se elevam sobre o peito e empurram as mãos do residente que está bombeando. O paciente está fazendo um som em torno do tubo que está na sua boca.

Verifique o ECG. Pare de bombear. Verifique!

Nada.

As mãos caem para os lados, novamente sem vida. Bombeie! *Bombeie! Tente um pouco mais de adrenalina.* Nada. Linha reta. Nada acontece.

Passe um marca-passo.

As mãos se elevam novamente, afastando as do médico.

Pare de bombear, para que eu possa ler o ECG. Nada. As mãos do homem caem novamente para os lados, quando o bombeamento é momentaneamente interrompido. Estamos mantendo o paciente vivo, mas ele não quer que isso ocorra.

Aí está o marca-passo. Continue bombeando. Cheque os gases sanguíneos.

O marca-passo não ajuda. O paciente não bombeia. O miocárdio se foi. Continuamos tentando, bombeando. As mãos continuam subindo e descendo. A morte está ganhando a batalha...

Trabalhamos durante horas. As mãos estão mais fracas; não se erguem com a mesma frequência; não se erguem mais; não se movem mais. Perdemos, apesar de todos os esforços. Venceu aquela coisa que está à espreita, dentro de todos nós, do primeiro vacilo e tropeço do coração.

Rezo para que sua esposa seja forte. Gostaria de falar com ela sobre as mãos de seu marido. Como ele lutou. Como lutamos com ele naquele purgatório até que fôssemos inocentes de tudo o que nos poderia incriminar, naqueles momentos e amanhã.

JOHN STONE

Cuidados de saúde culturalmente adequados

22

David M. Snyder e Peter Kunstadter

> "No atendimento médico, inferir e reduzir a injustiça de raízes raciais ou culturais é um imperativo moral. Como ocorre na maioria das tarefas dessa natureza, os primeiros passos, tanto no nível individual como no da sociedade, são um honesto autoexame e identificação de necessidades. Esse processo, que atualmente se encontra bem encaminhado, enriquece tanto os médicos como os pacientes."
>
> H. JACK GEIGER

O comportamento humano na saúde e na enfermidade é modelado por influências físicas, sociais e culturais. Com frequência, torna-se necessário considerar cada um desses "níveis de análise" para que se consiga compreender completamente a enfermidade do paciente e suas respostas às orientações médicas e aos regimes terapêuticos. Caso isso não seja realizado, poderão ocorrer diagnósticos incorretos, tratamentos ineficazes ou mesmo prejudiciais e não adesão do paciente às orientações clínicas. Este capítulo se concentra nas contribuições da cultura para o quadro de saúde dos pacientes, seus conceitos de saúde e doença e suas expectativas comportamentais com relação a si mesmos na condição de pacientes e aos seus profissionais da saúde.

CULTURA E CUIDADOS DE SAÚDE

"Cultura" refere-se a crenças, valores, estruturas sociais, expectativas comportamentais situacionais, linguagem e tecnologia compartilhados por determinado grupo de pessoas. Esses atributos persistem com o passar do tempo, mas não são defendidos de forma homogênea por todos os membros do grupo. Cada grupo tem maneiras formais e informais de transmissão de sua cultura para novos membros. A cultura também muda com o passar do tempo e ao longo de gerações, como resultado das mudanças tecnológicas e ambientais e do contato com outras culturas. Quando membros de culturas diferentes se encontram, devem negociar suas diferenças, para que seja obtida uma interação mutuamente satisfatória. Isso é válido não importando se a interação se situa no domínio econômico, político ou no de cuidados de saúde.

O impacto da experiência de vida do indivíduo é filtrado por meio de seus valores, crenças e conhecimento. Esses aspectos dão significado àquelas experiências, transformando-se em modelos causais que explicam as regras que governam o modo como a pessoa deve responder a circunstâncias variáveis. Por exemplo, o primeiro contato que alguns hmongs (refugiados do sudeste da Ásia que atualmente vivem nos Estados Unidos) tiveram com os serviços de saúde modernos ocorreu em campos de refugiados na Tailândia. Em um dos campos, os serviços de saúde eram dirigidos por uma organização religiosa fundamentalista. Essa organização desencorajava os métodos diagnósticos e terapêuticos tradicionais e promovia obrigatoriamente programas de imunização infantil sem esclarecimentos adequados ou sem consentimento dos pais. Alguns refugiados acreditavam que o atendimento médico moderno representava um ataque à sua cultura e, quando viam que algumas crianças ficavam febris depois de terem sido imunizadas, achavam que as imunizações eram administradas para que seus filhos ficassem enfermos.

As atitudes voltadas para os serviços de saúde também são moldadas pelas experiências de outras pessoas com as quais nos identificamos. Por exemplo, se ouvirmos que alguém (que percebemos ser semelhante a nós) teve uma experiência insatisfatória em determinado hospital, a probabilidade de buscarmos atendimento nele será menor.

Habitualmente, a cultura é pensada como um atributo de grupos étnicos, religiosos ou nacionais, mas outros grupos sociais, inclusive profissionais, como os médicos, também têm culturas distintas. Por exemplo, os médicos precisam estabelecer uma compreensão mútua – um conjunto comum de expectativas comportamentais – com os pacientes. Essa pode ser uma tarefa desafiadora, mesmo quando os pacientes provêm de bases culturais similares. E o desafio será ainda maior quando o médico e o paciente têm bases significativamente diferentes. **Serviço de saúde culturalmente competente** é o atendimento de saúde que consegue conciliar com sucesso tais diferenças culturais, permitindo uma comunicação efetiva entre médico e paciente, uma compreensão compartilhada das expectativas comportamentais de cada um e, acima de tudo, confiança e respeito mútuos.

Além dos interesses dos médicos em proporcionar o melhor atendimento possível a seus pacientes, cada vez mais *as leis federais e estaduais obrigam a oferta de serviços de saúde culturalmente apropriados ou competentes*. "Competência cultural e linguística", por exemplo, é um requisito do programa de Atendimento Gerenciado do Medicaid da Califórnia. A base legal para esse requisito é a legislação dos Direitos Civis e a **lei norte-americana para incapacitados**. Outras leis obrigam igual acesso e participação em programas financiados por recursos federais mediante o oferecimento de serviços bilíngues. Como esses requisitos devem ser operacionalizados, implementados e avaliados, atualmente, esse tópico é motivo de discussão ativa, envolvendo representantes dos departamentos de serviços de saúde, provedores de serviços de saúde, organizações de minorias étnicas e acadêmicos.

> "Médicos são homens que prescrevem remédios, sobre os quais eles pouco sabem, para curar doenças sobre as quais sabem ainda menos, em seres humanos dos quais nada sabem."
>
> VOLTAIRE

CULTURA DA PROFISSÃO MÉDICA NA AMÉRICA

Valores

As fundações éticas da moderna prática médica têm raízes tão antigas quanto a própria civilização ocidental. Os mais antigos documentos escritos sobre as obrigações morais do médico, como o **juramento de Hipócrates** (500 a.C.), revelam valores que persistem na medicina ocidental no século XXI – por exemplo, a exigência de que os médicos não causem malefícios a seus pacientes, a ênfase na confidencialidade da informação clínica e a proibição de relações sexuais entre médico e paciente. Os principais valores que consideramos ao tomar nossas decisões médicas cotidianas refletem mudanças ocorridas em nossa sociedade ao longo dos séculos, mas também demonstram o conservadorismo inerente aos sistemas de valores. Isso é demonstrado claramente nas discussões atuais sobre aborto e eutanásia.

Alguns dos principais valores da moderna prática médica são descritos adiante.

- *Autonomia:* Direito do paciente de decidir se aceita ou não os procedimentos ou tratamentos médicos recomendados. Esse valor é incorporado aos procedimentos de consentimento informado. O conceito pressupõe que um indivíduo competente está mais capacitado a determinar se a aceitação de uma recomendação médica atenderá a seus melhores interesses.
- *O valor da vida humana:* Obrigação de preservar a vida e de evitar ações que a abreviem.
- *Honestidade:* Obrigação de ser sincero com o paciente com relação a diagnóstico, prognóstico, vantagens e desvantagens dos tratamentos alternativos.
- *Confidencialidade:* Obrigação de não revelar informações sobre o paciente para outras pessoas que não participem de seus cuidados médicos.

*Surgem **dilemas éticos** quando uma decisão médica faz entrar em conflito um ou mais desses valores.* A obrigação de preservar a vida, por exemplo, pode entrar em conflito com o valor que atribuído à autonomia do paciente quando ele se recusa a receber o tratamento considerado essencial para a prevenção contra sua morte. O valor atribuído à honestidade pode entrar em conflito com a obrigação de evitar ações que prejudiquem o paciente, como ocorre, por exemplo, quando a cultura do paciente interpreta um prognóstico fatal como uma maldição que *causará* a sua morte.

O processo de resolução dos dilemas éticos se vincula a três etapas:

1. Estabelecimento dos fatos concernentes a:
   - estado clínico do paciente;
   - ações clínicas alternativas, consequências prováveis de cada uma dessas ações e recomendações dos clínicos envolvidos no atendimento ao paciente;
   - zzzdesejos do paciente e/ou de outros que devem dar consentimento à implementação de qualquer medida clínica recomendada.
2. Identificação dos problemas éticos e dos valores associados:
   - valores do paciente;
   - valores dos provedores de atendimento de saúde.
3. Reconciliação dos fatos e dos valores e identificação da ação mais adequada.

Esse processo funciona bem quando os fatos são claros, quando as pessoas que precisam dar consentimento para a ação recomendada são identificadas e participam no processo de tomada de decisão e quando todos os participantes têm conhecimento, compartilham valores e os priorizam de maneira semelhante. A forte valorização ocidental do indivíduo (em contraste com outras culturas que valorizam o grupo, em detrimento do indivíduo) está difundida na medicina e na ética ocidentais (p. ex., autonomia), que são enfatizadas na prática clínica ocidental. As diferenças culturais nos valores complicam uma tomada de decisão ética e também podem obscurecer a avaliação do estado clínico do paciente. Além disso, *sintomas específicos podem ser valorados de forma distinta em diferentes culturas*. Por exemplo, em muitas culturas, a dor pode ser negada ou minimizada por causa do valor atribuído à "dureza", sobretudo no caso dos homens. Em pacientes islâmicos, a dor pode ser valorada como uma forma de expiar os pecados. Para muitos, o medo do vício em analgésicos pode ser maior do que o medo da dor. A cultura também influencia o modo como processos patológicos se apresentam sintomaticamente. A *depressão, por exemplo, pode ser vivenciada e expressada com sentimentos de tristeza (nos habitantes do norte da Europa), dor no peito (entre os hmongs) ou negada em ou-*

tras culturas, por causa da vergonha associada à doença mental. Outro exemplo é a ideia de que determinada doença seja um "destino pior que a morte", como acontece quando uma jovem hmong solteira é diagnosticada com câncer uterino. O oncologista informou à jovem e à sua família que o problema colocava sua vida em risco e que a remoção cirúrgica do útero, juntamente com a radioterapia, poderia lhe salvar a vida. A jovem recusou a cirurgia e fugiu do hospital, com a justificativa de que preferia morrer a se transformar em uma pessoa "não casável" por não poder mais ter filhos e, assim, privar qualquer um que se casasse com ela de dar continuidade à linhagem familiar.

As decisões dos pacientes com relação aos cuidados de saúde refletem valores e expectativas comportamentais que governam relações e papéis sociais. Assim, um paciente ou sua família pode pesar o impacto econômico das várias alternativas terapêuticas e o efeito dessas despesas na família antes de tomar uma decisão sobre determinado tratamento. Tendo em vista que se espera que uma pessoa enferma diminua suas atividades normais, perca alguma autonomia e aumente sua dependência, alguns pacientes podem não admitir imediatamente que estão doentes em razão de obrigações profissionais ou familiares que, em sua opinião, têm precedência sobre a aceitação de sua condição de pessoa enferma.

Crenças

A cultura da medicina ocidental compartilha muitos valores com a cultura da ciência. Assim, quase todos os médicos acreditam que sintomas têm causas que são acessíveis à descoberta por meio da coleta e da análise de dados objetivos, e frequentemente desacreditam daquilo que não podem medir. Os médicos ocidentais se esforçam para explicar as doenças em termos do que eles conhecem sobre a anatomia e fisiologia normais e alteradas. Fazem distinções entre dados "objetivos" e "subjetivos" e tendem a desvalorizar este último tipo de dados. Segue-se um **dualismo** originalmente articulado por Descartes, o filósofo francês do século XVII, que diferencia entre corpo e mente. Os médicos ocidentais acreditam no "progresso" e, com frequência, argumentam que a ciência médica está em contínuo avanço, pressupondo que o mais moderno (medicamentos, equipamentos diagnósticos, técnicas operatórias) é o melhor. Como indivíduos, os médicos podem ter crenças religiosas e espirituais fortes, mas diferenciam de forma clara os aspectos espirituais do bem-estar de seus pacientes da sua saúde física; tendem a se preocupar exclusivamente com o aspecto físico.

Quase todas as sociedades não ocidentais e pré-letradas têm crenças bastante diferentes com relação às causas das doenças e seu tratamento. Podem definir sintomas que não são reconhecidos pela medicina ocidental como indicações de doença e podem não considerar anormais certos sintomas que, na visão dos médicos ocidentais, são essencialmente importantes. Por exemplo, alguns hmong tradicionais pensam que a diarreia infantil é "normal", e não um sintoma de doença. As sociedades não ocidentais e pré-letradas podem ter diferentes explicações para algumas das doenças conhecidas da ciência médica e podem acreditar em doenças que não possuem fisiopatologia conhecida. Essas **doenças populares** dependem de tratamentos específicos determinados pelos sintomas ou por métodos de "diagnóstico popular", como uma viagem à terra dos espíritos enquanto o xamã está em transe. As distinções que os pacientes e médicos ocidentais fazem entre enfermidade física e mundo espiritual com frequência são menos claras ou mesmo inexistem nessas culturas. Os hmong acreditam que muitas doenças são causadas pela perda de uma das várias almas, e o diagnóstico e tratamento desses transtornos exige que o **xamã** visite o mundo dos espíritos para encontrar a alma perdida e convencê-la a retornar ao corpo do paciente. Muitas culturas acreditam em "mau olhado" e no poder das pragas de causar doenças. Grupos étnicos latinos contam com diversas enfermidades populares, como **malojo** (mau olhado), **empacho** (obstrução GI causada por alimento ou outras substâncias que ficam retidas junto à parede do estômago ou do intestino), **golpe de ar** (enfermidade causada pelo vento) e **susto** (enfermidade causada por uma experiência assustadora ou emocionalmente traumática). Conceitos semelhantes são conhecidos por diferentes nomes em muitas outras culturas. *Com frequência, a história do paciente que acredita que esteja padecendo de algo que rotulamos de doença popular indica claramente a presença de determinado sistema de crenças, mas apenas se o médico estiver ciente da existência da crença nessas enfermidades na cultura do paciente.*

O comportamento do paciente é influenciado por seu conhecimento e suas crenças em relação aos sintomas e diag-

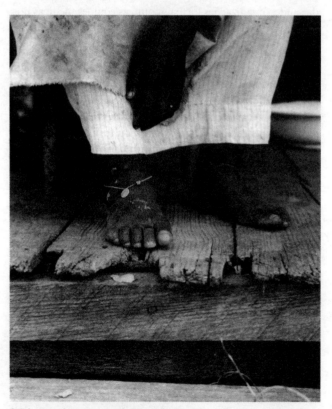

Amuleto usado por um meeiro para afastar as dores de cabeça. Fotografia de Dorothea Lange (1937). Cortesia da Library of Congress, Washington, D.C., Prints and Photographs Division, FSA/OWI Collection, LC-USF34-017111-C. *Os sistemas de crenças são poderosos determinantes do comportamento, e os pacientes podem vivenciar alívio considerável dos sintomas graças à expectativa de que o alívio está prestes a chegar.*

nósticos, além de pelos significados sociais que estes têm para ele. O médico deve estar ciente dos diferentes valores sociais atribuídos a sintomas e doenças específicas por diferentes grupos. Atualmente, na maioria das culturas o diagnóstico de HIV/AIDS é intensamente estigmatizado, nele recaindo valores sociais que podem influenciar de maneira adversa a busca, pelo indivíduo, de um necessário diagnóstico clínico ou tratamento que irá salvar sua vida. No passado, a lepra era considerada condição vergonhosa nas sociedades ocidentais, como ainda o é em algumas culturas não ocidentais, como na dos hmong. O médico que ignora a cultura do paciente e suas crenças no campo da saúde frequentemente terá problemas de comunicação, acompanhados de mútua frustração.

> "Alguns hospitais para homens brancos não curam os navajos. Eles tratam a doença, não a pessoa. Depois de uma operação, com frequência o navajo vai até seu curandeiro para ser purificado e tratado psicológica e fisicamente."
>
> JOHN NOBLE WILFORD

Estrutura social

A estrutura social da medicina é extremamente complexa e inclui relações informais entre médicos e outros profissionais da saúde, organizações formais como as equipes médicas hospitalares, associações médicas e sociedades de especialidades médicas. Além disso, certas organizações não médicas exercem grande influência na prática médica. São os grupos que representam outros profissionais da saúde, agências reguladoras governamentais, fabricantes de equipamento médico e de produtos farmacêuticos e empresas de seguro-saúde. As relações entre médicos e essas organizações envolvem aspectos complexos e dinâmicos do controle sobre a tomada de decisões e alocação de recursos. Esses complexos conflitos de poder são suavizados por dependências mútuas igualmente complexas. Muitos pacientes, sobretudo aqueles com diferentes origens culturais, não têm muito conhecimento das limitações impostas aos médicos pelas organizações envolvidas com a saúde.

O papel do médico dentro do sistema de serviços de saúde se expandiu enormemente nos últimos 200 anos, em grande parte como resultado da expansão do conhecimento e da tecnologia médica científica. Antibióticos, vacinas, anestesia e antissepsia cirúrgica e obstétrica aumentaram em muito a probabilidade de que uma consulta médica melhore, em vez de piorar, o estado de saúde do paciente. Nos séculos anteriores, uma parte muito maior dos cuidados de saúde era proporcionada no âmbito da própria família e por outras pessoas, como parteiras, boticários, barbeiros ou pessoas com conhecimento específico de remédios à base de ervas.

Avanços na ciência médica mudaram a abrangência dos problemas considerados como "enfermidade". Não foi há muito tempo que quase todas as enfermidades mentais eram consideradas sinais de possessão pelo demônio, ou fragilidades morais, e não físicas. A "medicalização" de um número cada vez maior de condições não ocorreu sem controvérsia – considere-se, por exemplo, as mudanças em como as diferenças na orientação sexual têm sido consideradas ao longo dos últimos vinte anos.

Existem numerosas profissões e instalações voltadas para a saúde em nossa sociedade, cada uma delas com suas próprias competências e relações com as outras. Tenta-se tornar esse sistema complexo mais racional e abordável por meio do conceito do "médico de família". Idealmente, esse atendimento tem três características principais: é o *primeiro contato para tratamento* – a fonte de serviços que supostamente os pacientes procuram em primeiro lugar ao se sentirem enfermos. Também é um *serviço abrangente*. Supõe-se que o próprio médico de família atenda à maioria das necessidades de saúde do paciente e seja aquele profissional que aconselha o indivíduo quando há necessidade de outros serviços de saúde, como uma consulta ao especialista ou estadia hospitalar. Finalmente, trata-se de um *atendimento longitudinal,* e o médico de família tem uma relação prolongada com o paciente, que não se limita a determinado episódio de enfermidade. Infelizmente, o próprio provimento dos serviços de saúde, sobretudo para membros com poucos recursos e de minorias étnicas, raramente alcançará esse ideal.

As sociedades com poucos profissionais médicos cientificamente treinados tendem a depender da família, de pessoas leigas instruídas e curadores tradicionais como fonte de atendimento terapêutico, e com frequência há pouca diferenciação entre os curadores e aqueles indivíduos envolvidos com o bem-estar espiritual. Naquelas culturas em que há crença na importância de causas espirituais de doença, a autoridade do curandeiro pode repousar mais em uma "vocação" – por exemplo, ser "escolhido" por meios sobrenaturais – do que na educação e no treinamento. Em sociedades menos intensamente diferenciadas, o papel do curandeiro talvez não seja sua ocupação principal, tendo, em vez disso, um papel secundário.

Muitas culturas possuem efetivamente certo grau de especialização entre os curandeiros. Podem ser xamãs que lidam com enfermidades causadas por problemas espirituais, herbalistas com experiência no tratamento de enfermidades suscetíveis à cura por remédios à base de ervas e outros indivíduos com experiência no tratamento de lesões traumáticas. Os membros desses grupos culturais podem estar acostumados a procurar tratamento de algum desses curandeiros, de acordo com seu próprio melhor julgamento, ou podem procurar a cura junto a mais de um tipo de curandeiro, até que um deles ofereça uma avaliação coerente e um plano terapêutico claro. Paradoxalmente, embora nosso próprio sistema de atendimento de saúde seja mais complexo que todos os demais sistemas e conte com uma ampla gama de especialistas, *os pacientes de outras culturas com sistemas médicos menos diferenciados podem ter maior dificuldade em compreender o papel do médico de família ou clínico geral*. A propensão para buscar atendimento junto a vários provedores pode ser entendida como uma "compra de doutores". Esses pacientes também podem considerar a relutância desse médico em relação a seu encaminhamento para um especialista como uma decisão discriminatória, de recusa a um atendimento ideal.

> "É preciso dois para que haja uma briga; por isso, é preciso dois para fazer uma doença – o micróbio e seu hospedeiro."
> CHARLES V. CHAPIN

Linguagem

A medicina tem sua própria linguagem, e o **jargão médico**, embora essencial para uma comunicação efetiva entre colegas, pode ser uma barreira substancial para uma comunicação eficaz com os pacientes. Mesmo quando o médico e seu paciente falam o mesmo idioma, a qualidade de sua comunicação dependerá do nível de educação e de sofisticação médica do paciente, e também da capacidade do médico de utilizar termos que sejam conhecidos pelo paciente. Quando o médico e seu paciente não falam o mesmo idioma, leis federais e também uma prática competente exigem a utilização de um intérprete. Exceto em uma situação de emergência, quando a espera pelo intérprete médico pode colocar o paciente em risco, não é aconselhável usar um membro da família, em especial uma criança, como intérprete. Quando a comunicação com um paciente exige tradução, a possibilidade de incompreensão aumenta dramaticamente. Da mesma forma, se a língua nativa do paciente nem mesmo tiver suas próprias palavras para conceitos comuns da medicina ocidental, a comunicação se torna ainda mais problemática (p. ex., alguns idiomas não possuem palavras para enfermidades comumente diagnosticadas, como "câncer"). Além disso, pacientes criados em sociedades menos tecnologicamente avançadas talvez não estejam familiarizados de forma absoluta com modalidades terapêuticas comuns, como a radioterapia. Em tais circunstâncias, será extremamente importante contar com um **intérprete médico** habilitado, e *a capacidade de trabalhar com intérpretes médicos é uma habilidade fundamental para médicos que atendam uma população de pacientes cultural e linguisticamente diferente*. Nessas circunstâncias, o intérprete precisa fazer muito mais do que somente traduzir palavras de um idioma para outro. Ele deve também traduzir conceitos relacionados a anatomia, causas da doença, processo diagnóstico, modalidades terapêuticas, prognóstico e as consequências de um atraso no tratamento. O intérprete não é só uma máquina de tradução. O médico deve considerá-lo um membro especializado da equipe, que pode ajudar na interpretação dos pontos de vista do paciente sobre sua enfermidade e das respostas verbais e não verbais com relação às recomendações do médico. O intérprete também pode orientar o médico com relação aos processos de tomada de decisão associados à busca e aceitação do diagnóstico e tratamento. Com frequência, isso exigirá uma consulta entre o médico e o intérprete antes e depois do exame do paciente.

Expectativas comportamentais

O lugar do sistema de saúde no âmbito da sociedade mais ampla é influenciado pela definição de doença para essa sociedade. *Em geral, doença é definida por cientistas sociais (como ocorre na maioria das culturas) como a dor e o sofrimento associados à incapacidade de realizar tarefas costumeiras e/ou cumprir as obrigações decorrentes do papel social*. A pessoa enferma é dispensada dessas obrigações até que volte a ficar bem. A simples recusa de cumprir seus deveres não é considerada doença, e não é desculpável. O não desempenho voluntário das obrigações sociais pode ser definido como crime (quando as leis são descumpridas) ou como pecado (quando valores centrais são rejeitados ou tabus são violados). O modo como cada uma dessas formas de "comportamento desviante" – enfermidade, crime e pecado – é delineada varia em cada cultura, e um ato que uma sociedade atribui à doença pode ser considerado criminoso em outro contexto cultural. De fato, frequentemente a diferenciação entre doença, crime e pecado é difícil, mesmo dentro de uma mesma sociedade.

> "Deixe de lado suas pílulas e aprenda na osteopatia o princípio que o governa. Aprenda que você é uma máquina, seu coração é um motor, seus pulmões são um ventilador e uma peneira, e seu cérebro com seus dois lobos são uma pilha elétrica."
> ANDREW T. STILL
> *Médico rural do Missouri e fundador da osteopatia*
> The autobiography of A.T. Still ("Autobiografia de A.T. Still")

O indivíduo enfermo está dispensado do desempenho das obrigações costumeiras. Uma criança com febre não precisa ir à escola, recebendo uma "falta justificada". Da mesma forma, um trabalhador lesionado não precisa comparecer ao trabalho, e receberá uma "licença médica". Contudo, essas permissões são atribuídas à pessoa que assumiu o papel de enfermo, tendo preenchido as obrigações especiais desse papel. Essas obrigações são: fazer os esforços apropriados para recuperar a saúde, habitualmente procurando ajuda médica para a doença e cooperando com o tratamento prescrito pelo médico. Por outro lado, o paciente espera que o médico considere atentamente as suas queixas, as trate com respeito, assuma a responsabilidade pelos serviços prestados, demonstre competência no diagnóstico e tratamento da doença e lhe proporcione informações relacionadas à doença e ao seu tratamento. Espera-se que o médico que não seja competente ou que não esteja informado com relação à doença do paciente admita essa realidade, ou suas limitações, e consulte outros médicos.

A relação entre a pessoa que cura, o indivíduo enfermo e as expectativas que cada um tem sobre o outro apresentam muitas semelhanças nas diversas culturas. Espera-se que a pessoa que cura tenha experiência na determinação da causa da doença do paciente e que possa proporcionar tratamento para esse mal. Espera-se que, em qualquer circunstância, o cuidador aja de acordo com os melhores interesses do paciente. Espera-se que o paciente responda honestamente às perguntas do cuidador e forneça a essa pessoa informações pertinentes relacionadas aos sintomas atuais, problemas de saúde anteriores e outras circunstâncias que possam ajudar no diagnóstico e no processo terapêutico.

Nos Estados Unidos, espera-se que indivíduos maduros e mentalmente competentes decidam por si se estão doentes. Com frequência, essa decisão básica é tomada depois de uma discussão com membros da família, sendo baseada na identificação dos sintomas como sinais de enfermidade. Em geral, não levam as pessoas a se considerarem "enfermas" sintomas identificados como consequências naturais de um evento conhecido e aqueles que desaparecem de forma espontânea ou com cuidados pessoais e que não são identificados como ameaças de incapacitação prolongada ou permanente.

Em nossa cultura, as decisões sobre cuidados com a saúde (p. ex., quando procurar orientação médica e aceitar, ou não, o tratamento clínico) costumam ser tomadas pelo paciente; ou, no caso de uma criança, por seus pais. Em muitas outras culturas, essas decisões são tomadas apenas depois de uma consulta ao chefe da família ou a outra pessoa investida de autoridade, como um líder da comunidade. Com frequência, essa atitude resulta em um processo de tomada de decisão mais prolongado do que os médicos podem prontamente aceitar, sobretudo nos casos em que haja certa urgência com relação ao início do tratamento. Além disso, a existência da pessoa que deve ser obrigatoriamente consultada pela família antes do consentimento ao tratamento pode não ser informada de forma explícita ao médico, que talvez nem mesmo tenha conhecimento de que seu paciente ou a família está adiando o consentimento para o tratamento por precisar consultar terceiros. Mesmo quando tal situação é conhecida, o médico talvez não tenha a oportunidade de conversar com os "reais" tomadores de decisões. Essas pessoas podem ter o poder de tomar decisões médicas em nome do paciente, embora possam ser perfeitas desconhecedoras da moderna prática médica. *Quando um paciente ou sua família expressa o desejo de adiar o consentimento para a realização de procedimentos diagnósticos ou de tratamento, o médico deve inquirir se existem outras pessoas que devem ser consultadas.* Em caso afirmativo, idealmente o médico deve oferecer-se para um encontro com esses indivíduos, para que possa explicar de maneira direta os problemas médicos e suas recomendações. A familiaridade com os costumes relativos à tomada de decisões médicas nos grupos que residem na comunidade do médico é um aspecto extremamente importante para todos os médicos, em especial para os de atendimento primário.

Todas as culturas possuem crenças sobre como evitar doenças e lesões, mas não compartilham necessariamente da crença na medicina preventiva. Por outro lado, com frequência, essas culturas têm crenças concernentes à prevenção de enfermidades e à promoção da saúde das quais não compartilhamos. Assim, muitas culturas asiáticas têm crenças relativas a quais alimentos são apropriados para pessoas com problemas/condições de saúde específicos, como gravidez ou febre. Nos Estados Unidos, as dietas hospitalares não levam em consideração essas crenças. Suas práticas, como exames físicos periódicos para adultos aparentemente saudáveis, cuidados pré-natais em ambientes médicos ou consultas para o bem-estar infantil em crianças saudáveis não têm contrapartida na maioria das culturas não ocidentais. Na maioria das culturas, e também em nossa própria até uma época relativamente recente, a responsabilidade pela promoção da saúde recaía por completo na família.

Com frequência, a fidelidade às recomendações sobre promoção da saúde e prevenção da doença é um desafio, por causa das diferenças entre médicos e pacientes com relação aos processos de doença e suas respectivas expectativas comportamentais, uns com relação aos outros. Assim, podem existir importantes diferenças em seus valores, por exemplo, com relação aos riscos e benefícios em curto prazo *versus* longo prazo dos diversos tipos de comportamento. Também é provável que haja diferenças nas expectativas relativas às ações para retardar a progressão de doenças crônicas, como o diabetes. O médico culturalmente competente deve estar familiarizado com a estrutura familiar do paciente e com os padrões de autoridade e de responsabilidade centrais na família.

PRÁTICA DE CUIDADOS DA SAÚDE CULTURALMENTE COMPETENTES

Frequentemente será útil iniciar uma consulta clínica com algumas perguntas que estabeleçam as expectativas do paciente com relação a esse encontro. Por exemplo:

"Por que o senhor está buscando ajuda médica no momento?"
"Qual é a sua ideia com relação à natureza do seu problema?"
"Em sua opinião, qual é a causa de seu problema?"
"O que o senhor espera de mim?"
"Como posso ajudá-lo?"

O estabelecimento desses fatos básicos pode facilitar qualquer consulta com o paciente, aumentando a probabilidade de o resultado da consulta ser satisfatório tanto para o médico quanto para o paciente, independentemente das diferenças culturais. Porém, é importante perceber que os sentimentos do paciente sobre o problema de apresentação podem distorcer suas respostas. Talvez ele não revele com facilidade o temor de que seus sintomas estejam sendo causados por alguma doença com risco para sua vida.

Um paciente oriundo de uma cultura que valorize o estoicismo em homens talvez não admita prontamente estar com medo ou dor. Muitas culturas têm tabus contra a discussão do funcionamento sexual, sobretudo com membros do outro gênero. A sensibilidade ao impacto emocional de sintomas ou diagnósticos específicos tem importância vital para o médico.

A importância de praticar um atendimento de saúde culturalmente competente deriva tanto do pragmatismo como dos valores centrais de nossa cultura médica. O reconhecimento de que fatores culturais influenciam o comportamento de nossos pacientes com relação à saúde, o conhecimento das crenças e práticas de saúde dentro dos grupos atendidos, além do respeito por essas diferenças são absolutamente necessários para o diagnóstico e tratamento efetivos de pacientes em uma comunidade de cultura diversa.

Tanto os médicos como seus pacientes têm certas expectativas com relação ao tipo de comportamento de cada um. Quando essas expectativas são violadas, busca-se, de maneira consciente ou inconsciente, explicar a discrepância entre o que se esperava e o comportamento observado. Se não for tomado conhecimento do papel das diferenças culturais na modelagem do comportamento dos pacientes, tende-se a considerar o comportamento não antecipado como depravado. Tende-se a considerar o paciente que não atende às expectativas como pouco cooperativo, difícil, ou ignorante. Uma vez cientes de que as diferenças culturais influenciam as interações entre médico e paciente, é possível acrescentar "diferenças culturais" no "diagnóstico diferencial" de comportamentos inesperados do paciente. O ditado médico *"Se você não pensar em alguma coisa, não procurará por ela; e, se não procurar por ela, talvez não possa vê-la"* geralmente se aplica ao processo de diagnóstico diferencial; e também se aplica à identificação de fatores culturais na doença.

Com frequência, o conhecimento da cultura do paciente, das suas crenças sobre enfermidades e do comportamento apropriado para pacientes e médicos vigente no grupo ao qual ele pertence pode abrir atalho para uma avaliação precisa do comportamento inesperado em uma situação clínica.

EXEMPLO DE CASO

Um menino de etnia hmong com 7 anos de idade foi encaminhado à clínica ortopédica com pé torto bilateral. O cirurgião recomendou correção cirúrgica; mas, para sua surpresa, os pais recusaram o tratamento. Isso foi considerado uma decisão irracional e contrária aos melhores interesses da criança. Diante da inflexível recusa dos pais em considerar a cirurgia, foram convocados os serviços de proteção à criança e ao adolescente, tendo sido obtida uma ordem judicial que obrigava a realização da cirurgia. Como parte do inquérito judicial, um psiquiatra infantil foi solicitado para avaliar a criança e seus pais. O psiquiatra descobriu que os hmong acreditam que deformidades congênitas, como os pés tortos da criança, representam uma punição por algum delito cometido por um ancestral, por exemplo, uma dívida não honrada. Se a deformidade congênita fosse reparada, inevitavelmente a família teria outro filho com um defeito igualmente grave. Caso a deformidade fosse reparada, a criança padeceria de maior malefício social dentro da sua família, em comparação com o problema resultante de seus pés tortos não tratados. O tribunal decidiu permitir que os pais recusassem o tratamento, acreditando que, dentro desse contexto cultural especial, os melhores interesses da criança seriam atendidos de forma mais adequada com o respeito ao sistema de crenças da família.

Embora o conhecimento das crenças e práticas comuns de saúde de um grupo étnico possa ser de grande valia, é importante ter em mente que o estereótipo das crenças e comportamentos de saúde das minorias étnicas e religiosas também pode fazer com que o profissional se perca por um mau caminho. Para que isso seja levado em consideração, basta apenas que se reflita sobre a diversidade dos comportamentos nas situações clínicas observadas entre membros do nosso próprio grupo cultural.

ATRIBUTOS DO MÉDICO CULTURALMENTE COMPETENTE

A prática de um serviço de saúde culturalmente competente exige que os provedores de serviços de saúde e as organizações de saúde estejam de posse de determinados conhecimentos, atitudes e habilidades. Esses atributos são obtidos mediante um processo de desenvolvimento que tem início com a percepção de que as diferenças culturais podem influenciar os riscos dos pacientes para a aquisição de doenças e as respostas à enfermidade e aos provedores de serviços de saúde. O médico culturalmente competente está alerta para as influências da cultura no comportamento do paciente e, em vez de considerá-las inconvenientes, as aceita como parte intrínseca ao desafio da prática médica. Indo além da aceitação, ele reconhece a importância da cultura do paciente em seu senso de identidade e autoestima, evitando ações e palavras que rebaixem/humilhem os valores e crenças do paciente. Ele valoriza sua capacidade de comunicar-se bem com seus pacientes de raízes diferentes, reconhecendo essa capacidade como um elemento essencial na competência clínica em geral. *O médico culturalmente competente procura adquirir de forma ativa o conhecimento sobre a cultura de cada paciente, acreditando que isso seja fundamental para a prática da medicina.*

EXEMPLO DE CASO

Um menino mexicano-americano com 10 anos de idade foi encaminhado a um pediatra comportamental por causa de problemas de aprendizado. Embora o menino tenha sido uma criança sadia durante toda a sua vida, sua mãe o via como uma criança vulnerável, tendo adotado sempre uma postura superprotetora. A história perinatal era significativa, pois sua mãe havia sofrido um acidente automobilístico durante a gestação. Embora não tenha sido gravemente lesionada, aparentemente, a mãe conectava o acidente com as subsequentes dificuldades de aprendizado do menino. Por estar familiarizado com as doenças populares mexicanas, o médico perguntou se a mãe acreditava que tinha sofrido "**susto**". Imediatamente, ela afirmou que estava convencida de que, de fato, essa era a causa do problema de seu filho. O pediatra recomendou que a criança passasse por avaliações psicológica e de linguagem, para que fosse determinado como o seu problema de aprendizado poderia ser remediado de forma mais efetiva. No entanto, o médico também perguntou se a mãe tinha consultado um **curandeiro** (um "médico" popular mexicano). Na verdade, o pediatra não recomendou que ela fizesse isso, mas, ao fazer a pergunta, "deu permissão à mãe" para que procurasse pelo tratamento tradicional para sua doença popular, ao mesmo tempo que estavam sendo implementados procedimentos diagnósticos mais convencionais.

Os médicos que trabalham de forma satisfatória com pacientes culturalmente diversos têm a capacidade de identificar quando a sua falta de conhecimento sobre a cultura de um paciente está comprometendo a capacidade de proporcionar um atendimento ideal. Informações sobre as crenças e práticas de saúde dos pacientes são buscadas pelo médico culturalmente competente de modo ativo. Essas informações podem ser obtidas na literatura das ciências médicas e sociais, de colegas médicos e de outros profissionais da saúde com experiência no atendimento de saúde intercultural, e dos próprios pacientes. Em geral, as **agências comunitárias** que atendem minorias étnicas e grupos de imigrantes são muito prestativas, ajudando os médicos que queiram compreender melhor seus pacientes e mediando os conflitos e mal-entendidos que surgem no ambiente de saúde pela falta de conhecimento cultural.

Os conhecimentos, atitudes e habilidades do médico culturalmente competente estão resumidos nos quadros 22.1, 22.2 e 22.3.

QUADRO 22.1 **Atitudes do médico culturalmente competente.**

- Entende a diversidade cultural como atributo positivo para sua comunidade.
- Está interessado e tenta aprender as contribuições das crenças e práticas culturais para a saúde do paciente e seu comportamento diante das enfermidades.
- Demonstra respeito pelos pacientes, independentemente de etnia, religião, idioma, nível educacional e situação econômica.
- Valoriza a habilidade de prestar serviços de saúde culturalmente competentes.

QUADRO 22.2 **Conhecimento do médico culturalmente competente.**

Para cada cultura ou população atendida:

- Genética, epidemiologia, fisiologia, prevenção, diagnóstico e tratamento de causas culturalmente específicas de morbidade e mortalidade com elevada incidência.
- Estruturas sociais da família e da comunidade.
- Valores culturais dos pacientes atendidos, com ênfase especial nos valores relevantes para a saúde, enfermidades e cuidados dos enfermos.
- Padrões de uso dos serviços de saúde:
  - uso de curandeiros tradicionais;
  - uso de serviços médicos, crenças e padrões de adesão aos tratamentos recomendados;
  - crenças tradicionais relacionadas à saúde;
  - reconhecimento da enfermidade;
  - classificações das doenças;
  - conhecimento dos fatores de risco e da possibilidade de prevenção das doenças.
- Critérios para gravidade da enfermidade e urgência em procurar tratamento:
  - quando deve-se procurar ajuda;
  - quem deve ser consultado, dependendo do tipo de doença;
  - como informar quando um tratamento é efetivo;
  - expectativas quanto ao comportamento do paciente;
  - expectativas quanto ao comportamento do médico.
- Papéis dos membros da família nos cuidados do enfermo e na tomada de decisões relativas à saúde:
  - práticas tradicionais para a saúde;
  - prevenção;
  - diagnóstico;
  - tratamento;
  - reabilitação;
  - cuidadores da medicina tradicional;
  - categorias de cuidadores da saúde;
  - abrangência da prática.

continua

QUADRO 22.2 **Conhecimento do médico culturalmente competente.** *(Continuação)*

- Métodos de diagnóstico:
  - métodos de tratamento;
  - métodos prognósticos;
  - padrões de encaminhamento e colaboração entre médicos e outros cuidadores;
  - comunicação entre médico/paciente/família;
  - padrões de resposta a um diagnóstico de doença ou condição fatal;
  - valores relacionados a um "destino pior que a morte", que podem afetar a aceitação ou a adesão a um tratamento recomendado;
  - padrões de crenças relacionadas à estigmatização que não são similares aos da cultura do médico, e que podem influenciar a busca de tratamento pelo paciente e a revelação dos sintomas para possíveis diagnósticos ao médico, ou aos parentes do paciente.

QUADRO 22.3 **Habilidades do médico culturalmente competente.**

- Identifica as dificuldades de comunicação com base nas diferenças culturais entre paciente e médico.
- Usa o conhecimento intercultural para:
  - determinar as crenças do paciente com relação à sua enfermidade; instruir o paciente com relação aos modernos conceitos para a enfermidade em questão;
  - instruir o paciente sobre os modernos serviços médicos e sobre como fazer o melhor uso desses serviços;
  - evitar conflitos;
  - dar informações compreensíveis e aceitáveis;
  - utilizar as estruturas familiares e comunitárias na tomada de decisão e nos cuidados do paciente;
  - utilizar apropriadamente as práticas e os curadores da medicina tradicional.
- Usa os recursos apropriados para promover um atendimento culturalmente apropriado:
  - serviços sociais no hospital;
  - experiência da equipe médica;
  - experiência acadêmica de ciências do comportamento;
  - intérpretes médicos.

RESUMO

A educação médica tende a valorizar o estatisticamente normal no estudo da anatomia, da fisiologia e do comportamento humano, e as exceções costumam ser consideradas anormais. No entanto, o médico competente reconhece a diferença entre condições patológicas e variações normais em seus pacientes.

A cultura é fonte importante de variação, em resposta às doenças e às intervenções dos prestadores de serviços de saúde.

Este capítulo discutiu o papel da cultura nos esforços dos pacientes para preservar a saúde e responder às enfermidades. O conhecimento das crenças e práticas de saúde culturalmente determinadas dos pacientes é essencial para a prática competente da medicina em uma sociedade tão diversificada do ponto de vista cultural. Certamente, a obtenção de competência cultural é um desafio, mas é necessário para que o médico possa prestar serviços eficientes a pacientes cuja base cultural seja diferente de sua própria experiência.

ESTUDO DE CASO

Serviços de saúde pluralistas e insuficiência renal

O sr. Yang é um homem de etnia hmong, de 60 anos de idade, que detém um conhecimento especializado como curandeiro espiritual dentro de sua comunidade. Depois da derrota das forças hmong apoiadas pelos Estados Unidos, o sr. Yang e sua família fugiram para a Tailândia em 1987, tendo chegado aos Estados Unidos alguns anos depois.

Frequentemente, os serviços religiosos tradicionais dos hmongs são acompanhados por consumo de bebidas alcoólicas, e os serviços do sr. Yang eram muito solicitados no campo de refugiados da Tailândia. Foi lá, onde esse senhor consumia álcool com frequência, que o médico do campo, formado na tradição ocidental, diagnosticou nele uma urticária atribuída a alergia ao álcool. O médico informou ao sr. Yang que ele poderia morrer se continuasse a beber. Assim, depois de refletir um pouco, ele decidiu parar de beber.

Durante os dois primeiros anos nos Estados Unidos, o sr. Yang não bebia cerveja e nem vinho, apenas Pepsi®. Em uma festa ocorrida em 1995, o sr. Yang disse que ele e outras pessoas conhecidas não bebiam mais cerveja e nem vinho agora que viviam nesse país, mas seu anfitrião lhes pediu para beber, dizendo que era "por isso que vocês viraram 'mulherzinhas' desde que chegaram aqui; afinal de contas, todos nós somos 'homens' e todos beberemos cerveja". Isso fez com que o sr. Yang voltasse a beber, participando de outras cerimônias e adoecendo novamente. Em certa ocasião, foi convidado por seus parentes para viajar até outra cidade para presidir uma cerimônia. "Meus parentes compraram vinho, misturando-o com um *Krating Daeng*.* Isso fez com que sentisse que teria novamente urticária. Pensei que tinha alergia ao *Krating Daeng*."

O sr. Yang foi convidado para uma cerimônia funerária; a princípio, tentou recusar, pois seus pés estavam coçando. Na ocasião, ele tocava um instrumento de sopro e era um músico talentoso.

Por fim, repensou, depois que seus amigos insistiram em sua participação na cerimônia com apresentação de sua música. Nos funerais dos hmong, toca-se o *geej* ("gaeng" ou "kheng" no alfabeto ocidental) e as pessoas dançam, como parte de uma cerimônia tradicional. Aparentemente, o exercício ajudou o sr. Yang, pois a coceira diminuiu e ele se sentiu muito melhor depois do funeral.

Um dia, ele recebeu a visita de um parente, que também tinha uma coceira que melhorou com certo remédio proveniente do México. O sr. Yang tomou uma injeção e sua coceira também melhorou. Ele queria tomar outra dose, mas o remédio tinha acabado. Um dos seus amigos contatou alguém em uma cidade próxima à fronteira mexicana e essa pessoa enviou cinco ampolas.

Depois da segunda injeção, a coceira do sr. Yang retornou e, desta vez, atingiu partes acima dos joelhos, e sua face estava descamando. Então, ele viajou de carro até o México e mostrou o frasco do remédio a muitos farmacêuticos até descobrir o que era. O farmacêutico se recusou a vender o produto sem a receita de um médico. Cinco outras farmácias também se recusaram a vender sem receita. Então, o sr. Yang foi a um médico mexicano que não falava inglês para pegar uma receita. O médico lhe aplicou uma injeção, cobrou 61 dólares e redigiu uma receita para a medicação oral. O médico disse, "a pessoa que lhe deu esse remédio é seu inimigo, não seu amigo. Isso não resolve sua coceira – é um esteroide para aumentar os músculos!". Mas o sr. Yang disse que não se importava, "me ajustei a esse remédio e ele me ajuda. Viajei até aqui apenas para comprá-lo. Já tomo um monte de medicação oral; estou querendo esse remédio mesmo". Ainda assim, o médico mexicano se recusou a receitar a injeção; com isso, o sr. Yang terminou comprando o remédio receitado pelo médico.

Os medicamentos receitados pelo médico mexicano tiveram muitos efeitos colaterais. Os ouvidos do sr. Yang estavam zunindo, mas ele tomou o remédio durante sete dias e a coceira melhorou.** Nessa ocasião, sua esposa marcou uma consulta para ele em uma clínica local, onde obteve outro tipo de medicação e parou de tomar o remédio mexicano, mas não melhorou; foi então encaminhado a outro médico especializado em rins. Ele tomou o novo medicamento e aparentemente melhorou.

Ao ser questionado sobre por que pensava que tinha essa enfermidade, o sr. Yang disse "penso que não é a comida que causou esse problema; penso que foi a bebida... Eu disse a meus amigos, meus parentes, nós comemos muita carne... Não acredito que ficaríamos doentes assim naturalmente, deve haver muita gente tentando se livrar de nós... Não é tanto a bebida. Ao chegarmos ao campo de refugiados na Tailândia, eu estava tomando cerca de 100 comprimidos.*** Eu podia sentir minha potência masculina diminuindo. Depois de tomar os comprimidos, ficava sempre dormindo. Então nunca mais tomei os comprimidos. Sempre que eu via alguém fazer uma cerimônia xamânica, ficava

---

* Um popular tônico não alcoólico vendido em lata com elevado teor de cafeína, atualmente comercializado em todo os Estados Unidos e também vendido na Tailândia, o qual em certas ocasiões é misturado com bebidas alcoólicas.

** No tratamento hmong tradicional, é comum que o xamã diagnostique a causa e o próprio tratamento (p. ex., sacrifício de um animal para um espírito específico) e prometa fazer o sacrifício se o paciente melhorar em certo número de dias. Se o paciente não tiver melhorado em, diga-se, sete dias, o diagnóstico e a prescrição foram incorretos e o xamã repetirá a cerimônia, ou o paciente poderá tentar outro diagnosticador.

*** Aparentemente, eram comprimidos de amoxicilina.

sonolento. Antes, não era assim. Ao sentar-me, simplesmente caía no sono. Depois desses comprimidos, senti que meus rins morreram. Acho que fiquei com a mente incapacitada por ter tomado tantos remédios. Agora, estou esperando por um rim".

Ao ser inquirido sobre o atendimento de saúde, o sr. Yang respondeu "penso que os serviços de saúde dos Estados Unidos tentam me ajudar. Sempre fui uma pessoa de fácil trato, jamais tive qualquer problema com enfermeiras ou médicos. Uso a medicina tradicional. Obtive conhecimento de xamanismo, mas a medicina herbária não parece me ajudar".

Comentários

Esse caso ilustra uma aceitação mais ou menos simultânea e o uso da medicina tradicional juntamente com muitas fontes da medicina moderna. Apesar do ideal de continuidade do tratamento, houve grandes descontinuidades (e também pluralidades) nos cuidados para o sr. Yang: o uso de medicinas herbárias e de tratamentos espirituais tradicionais como primeiras escolhas em uma sequência de busca de serviços de saúde, uso de medicamentos modernos obtidos de amigos e no México, além de uso de remédios e outros tratamentos obtidos junto a vários médicos modernos nos Estados Unidos.

Os fatores culturais envolvidos nesse caso são o uso de medicações tradicionais e métodos de curandeirismo e crenças tradicionais (p. ex., os hmong acreditam que a participação em cerimônias tradicionais, como os funerais, pode ajudar o executor da cerimônia; o uso de um medicamento que provavelmente foi receitado para uso contínuo durante um período de alguns dias, com subsequente avaliação e rejeição do produto).

Com frequência, no sudeste da Ásia os hmong informam que a pressão dos colegas e amigos (aplicada ao sr. Yang para persuadi-lo a beber álcool) é a razão para começar ou continuar a beber, fumar ou usar narcóticos. A vergonha (i. e., a acusação de sr. Yang ser uma "mulherzinha") e os sentimentos de perda da masculinidade são outros temas importantes neste caso.

O caso também ilustra as dúvidas existentes na mente do sr. Yang com relação à causa real da sua enfermidade: comida, bebidas alcoólicas, o tônico *Krating Daeng*, a medicina moderna, envenenamento ou feitiçaria. Mesmo ao final dessa história, quando o sr. Yang estava esperando por um transplante de rim, aparentemente ainda desconhecia, ou não compreendia, a etiologia dada pela medicina moderna para sua insuficiência renal.

- O que o clínico deveria fazer, no caso de se ver diante de um paciente como o sr. Yang, que estava procurando cuidar de forma ativa de sua saúde por causa de uma situação potencialmente fatal, junto a diversas fontes terapêuticas tradicionais e modernas?
- Em que grau o tratamento do sr. Yang seria diferente se o clínico tivesse conhecimento dessas diferenças culturais?
- Em sua opinião, quanto da história do sr. Yang você conseguiria extrair com o uso das suas técnicas habituais de coleta de história?

SUGESTÕES DE LEITURA

Lipson, J. G., Dibble, S. L., e Minarik, P. A. (Eds.). (1996). *Culture & nursing care: A pocket guide.* San Francisco, CA: UCSF Nursing Press.
Esse é um manual que estuda as crenças e práticas de saúde de 24 grupos de minorias étnicas. Cada capítulo traz informações práticas concernentes a considerações específicas para grupo sobre dieta, tratamento dos sintomas, procedimentos diagnósticos e terapêuticos e muitos outros tópicos. O manual foi escrito por enfermeiros, mas é referência importante para todos os profissionais da saúde.

Pérez, M. A., e Luquis, R. R. (Eds.) (2008). *Cultural competence in health education and health promotion.* San Francisco, CA: Jossey-Bass.
Esse importante livro examina a relevância da cultura para a saúde das comunidades. Cada capítulo foi escrito por um especialista e o livro trata da relevância da raça, da etnia e do gênero.

Medicina complementar, alternativa e integrativa

23

Mary L. Hardy, Margaret L. Stuber e Ka-Kit Hui

> "Há muito a se aprender com a medicina complementar, com o objetivo de fazer com que nossos pacientes se sintam melhor, enquanto nossa ciência tenta fazer com que melhorem... Entretanto, incentivar um paciente terminal a gastar os últimos e preciosos meses de sua vida à caça da falsa promessa de cura é tão cruel quanto intelectualmente desonesto."
>
> MICHAEL BAUM

> "Se o médico estiver genuinamente cético em relação a determinado tratamento, deve revelar isso enquanto o paciente tenta decidir se deve ou não fazer o tratamento. Isso é ser honesto e prestativo. Porém, se o paciente decidir pelo tratamento, então o médico deve guardar para si sua posição e se esforçar ao máximo. Nessa situação, o seu ceticismo seria cruel, além de injusto e desagregador."
>
> KEN WILBER
> *Grace and grit* ("Graça e coragem")

INTRODUÇÃO

Nos últimos 25 anos, cada vez mais pacientes têm se envolvido com terapias complementares, alternativas e integrativas para condições que variam desde a manutenção do bem-estar e da saúde até o tratamento de enfermidades clínicas graves. Seu interesse fez com que a comunidade médica convencional examinasse essas modalidades por meio de um maior número de pesquisas e pelo acréscimo de informações sobre terapias complementares, alternativas e integrativas ao currículo de muitas faculdades de medicina, enfermagem e farmácia. Demonstrando a importância dessa tendência, mais de quarenta faculdades de medicina possuíam programas focados no uso dessas terapias no período da publicação deste livro, e quase todas as faculdades de medicina já haviam incluído em seu currículo aulas expositivas ou cursos sobre elas.

DEFINIÇÕES

Apesar do interesse e da importância crescentes das terapias complementares, alternativas e integrativas, ainda é grande a confusão sobre o que são e o que não são essas terapias e mesmo sobre como chamar esse movimento. Segundo a definição do National Center of Complementary and Alternative Medicine [Centro Nacional de Medicina Complementar e Alternativa] (CNMCA), a medicina complementar e alternativa (MCA) é um "grupo de diferentes sistemas, práticas e produtos médicos e atendimento da saúde que não costuma ser considerado parte da medicina convencional". Essa definição é limitada, pois habitualmente algumas terapias proporcionadas por praticantes de MCA, como orientação sobre dieta e mudança no estilo de vida, são incluídas no tratamento biomédico convencional. Além disso, à medida que as terapias MCA vão sendo pesquisadas, constatadas como efetivas e adotadas por médicos ocidentais, essa definição não mais descreve com precisão esse campo. Uma definição alternativa proposta por Edzard Ernst aponta que as terapias MCA satisfazem demandas não atendidas pela medicina convencional ou diversificam a estrutura conceitual da medicina. Essa forma de definir é útil sobretudo para o esclarecimento das diferenças entre a MCA e a biomedicina convencional na conceitualização da saúde e da enfermidade, e também na abordagem ao paciente.

Refletindo essas perspectivas variadas, tem sido utilizada uma terminologia diversificada na descrição desse campo. A primeira expressão utilizada, **medicina alternativa**, implica que os pacientes utilizam terapias diferentes ou não pertinentes ao sistema ocidental, com pouquíssima interação entre os dois sistemas. O segundo conceito em uso comum, **medicina complementar**, descreve terapias "alternativas" que funcionam de maneira complementar ou auxiliar ao sistema biomédico ocidental dominante. De acordo com essa definição, os pacientes têm acesso aos dois sistemas de atendimento e as terapias MCA são utilizadas com o objetivo de reforçar os efeitos ou reduzir a toxicidade da medicina ocidental. Essa evolução na nomenclatura refletiu uma tendência em favor da maior inclusão ou, pelo menos, da consideração da MCA e/ou de suas modalidades pela medicina convencional, à medida que essas abordagens vinham aumentando sua popularidade junto ao público.

Outra expressão de uso comum, **medicina holística**, situa o paciente (na definição da Associação Americana de Medicina Holística) no centro do atendimento e considera, de maneira consciente, todos os seus aspectos durante a prestação do serviço. Nesse sistema, está implícita a crença de que o paciente é mais do que a mera soma de suas partes componentes. Finalmente, **medicina integrativa**, uma expressão originalmente cunhada por Andrew Weil, foi adotada pela comunidade acadêmica e por muitos médicos praticantes desse campo. Conforme a definição do CNMCA, a medicina integrativa "combina as terapias médicas convencionais e as terapias MCA nos casos em que exista alguma evidência científica de alta qualidade de segurança e eficácia". Os médicos praticantes da medicina integrativa ajudam os pacientes a escolher entre uma ampla gama de terapias, que variam desde a medicina alternativa até a medicina convencional.

Com o objetivo de indicar o mais amplo espectro possível, será adotada neste capítulo a denominação Medicina Complementar, Alternativa e Integrativa (MCAI) em referência a essa área.

> "Doenças similares são curadas por coisas similares."
> CHRISTIAN FRIEDRICH SAMUEL HAHNEMANN
> *Médico alemão e fundador da homeopatia*

Classificação da Medicina Complementar, Alternativa e Integrativa (MCAI)

O CNMCA classifica as terapias MCAI em cinco domínios amplos: sistemas médicos alternativos, terapias de base biológica, intervenções mente-corpo, terapias manipulativas e com base no corpo e terapias de energia. **Sistemas de medicina alternativa** são sistemas de atendimento completos que possuem uma visão do mundo bem desenvolvida. De forma característica, esses sistemas envolvem estratégias de diagnóstico únicas, juntamente com uma série de modalidades terapêuticas integradas em um plano de tratamento abrangente. São exemplos a medicina chinesa tradicional e a medicina ayurvédica. Quando os componentes individuais não são utilizados como parte de um sistema médico alternativo, como o uso exclusivo da acupuntura, podem ser classificados em uma das categorias a seguir.

Terapias de base biológica enfatizam substâncias derivadas da natureza e que são habitualmente ingeridas ou topicamente aplicadas; são ervas, minerais, vitaminas e outros suplementos alimentares. **Intervenções mente-corpo** modificam a interação entre os sistemas mental e físico no corpo; são exemplos a ioga e todas as formas de meditação. **Sistemas manipulativos e com base no corpo** envolvem o movimento do corpo físico ou de suas partes com o objetivo de melhorar sua estrutura, corrigir a postura ou aliviar a tensão. São exemplos a massagem, as técnicas de Trager ou Feldenkrais e também as medicinas quiroprática e osteopática. **Terapias energéticas** postulam a existência de um campo de energia em torno do corpo ou um fluxo de energia proveniente do interior do corpo, que é modificado pelo clínico. São exemplos o toque terapêutico ou curativo, a acupuntura e o Reiki.

EPIDEMIOLOGIA E PADRÕES DE USO

A utilização da MCAI aumentou durante as últimas duas décadas. Em 2002 e 2007, a *National Health Interview Survey* (NHIS) [Pesquisa Nacional de Saúde por Entrevistas] publicou relato sobre o uso da MCAI em mais de 20 mil adultos e em mais de 9 mil crianças. *Em 2007, 38% dos adultos e praticamente 12% das crianças informaram ter utilizado alguma forma de MCAI.* Houve pequeno aumento para adultos em comparação com a pesquisa realizada em 2002, quando foi informado que 36% utilizavam MCAI. Dados extraídos das importantes pesquisas publicadas por David Eisenberg em 1993 e em 1998 também demonstram aumento no uso da MCAI na população adulta geral de 34% para 42%, com aumentos correspondentes no número de consultas a profissionais alternativos e aumento de 45% no volume de dinheiro gasto pelos usuários para MCAI. Embora esse nível de utilização na população geral tenha sido confirmado por diversas pesquisas, para certos problemas médicos (como a osteoartrite ou o câncer), a utilização pode ser muito maior, chegando em certos casos perto dos 100%. Em 2007, os 38 milhões de usuários da MCAI fizeram mais de 350 milhões de consultas a profissionais da MCAI.

O usuário típico da MCAI é normalmente descrito como mulher, branca, com bom nível de educação e em melhor situação socioeconômica. Porém, essa concepção comum equivocada subestima o uso da MCAI por algumas populações étnicas, que talvez não considerem suas terapias tradicionais como alternativas, e também o interesse de populações socioeconomicamente desvalidas, que talvez não tenham recursos para ter acesso a certos tipos de terapia MCAI. Com efeito, na pesquisa da NHIS, a utilização da MCAI foi maior (50%) na população nativa norte-americana, sendo a mais baixa utilização informada em negros (25,5%) e hispânicos (23,7%). Outras pesquisas de populações em bairros pobres (com pior situação socioeconômica) e de vários grupos étnicos demonstraram grande interesse por diversas terapias MCAI.

RAZÕES PARA O USO DA MCAI

As razões para uso da MCAI variam bastante. Muitos pacientes recorrem a essas terapias para tratar de condições crônicas, assim como para manter a saúde e o bem-estar. Saúde debilitada ou a impressão disso pode prognosticar um uso mais intenso da MCA. Em algumas pesquisas, o uso da MCAI estava associado a mais dor e maiores limitações emocionais dos usuários. No caso de pacientes mulheres com câncer de mama, o uso da MCAI foi associado a porcentuais mais elevados de angústia psicossocial. Algumas usuárias passaram a recorrer à MCAI por causa da frustração com a medicina convencional, que não atendia suas necessidades. Por outro lado, outras pessoas escolheram as terapias da MCAI porque estavam em consonância com outras escolhas do estilo de vida que enfatizam valores naturais ou holísticos. Por exemplo, muitas pessoas que usam suplementos alimentares acreditam que estão complementando uma dieta deficiente em nutrientes essenciais. Ironicamente, os usuários mais intensos da MCAI com frequência têm melhores dietas e hábitos mais saudáveis, em comparação com não usuários. Em geral, quase todos os usuários da MCAI não rejeitam a biomedicina, mas combinam a medicina convencional com a MCAI para aumentar a eficácia ou reduzir a toxicidade da terapêutica ocidental.

Membros do público geral têm maior probabilidade de usar MCAI para problemas dolorosos, como dores nas costas, osteoartrite, cefaleia ou lesão aguda. Problemas individuais incitam o uso de terapias específicas, como óleo de peixe para doença cardiovascular, erva-de-são-joão para depressão ou acupuntura para a náusea associada à quimioterapia. É particularmente provável que pacientes que padecem de problemas funcionais pouco caracterizados e/ou com opções limitadas na terapia convencional, como síndrome da fadiga crônica, fibromialgia ou síndrome do intestino irritável, recorram às terapias MCAI.

> "Você já observou os clientes das lojas de produtos naturais? São uma gente pálida e esquálida, que parece estar semimorta. Em uma churrascaria, você encontra pessoas coradas e robustas. Estão morrendo, é claro; mas têm um aspecto excelente."
> BILL COSBY

Não existe uma lista definitiva de terapias a serem incluídas ou excluídas na MCAI. Por exemplo, a prática da reza com o objetivo de ajudar a saúde é, seguramente, a intervenção MCAI escolhida com mais frequência por pacientes nas pesquisas que oferecem essa opção. No entanto, nem todos os especialistas incluem a reza como terapia MCAI. Em geral, as modalidades de uso mais comum são produtos naturais (vitaminas, ervas etc.) (17,7-35%) e respiração profunda ou meditação (9,4%). Terapias manipulativas (medicina quiroprática ou osteopática) e outras terapias baseadas no corpo foram responsáveis pela maioria das consultas feitas por praticantes de MCAI em 2007. Suplementos alimentares (SAs) podem ser consumidos por até 70% da população adulta geral, especialmente se for incluído o uso de polivitamínicos. Empregando uma definição mais conservadora de SA como um produto natural não vitamínico e não mineral (NVNM), a utilização ainda aumentou de 23% da população geral em 1999 para mais de 40% em 2007. As terapias MCAI bem conhecidas, como a massagem (8%), a ioga (6%) ou a acupuntura (< 1%), foram utilizadas com muito menos frequência na pesquisa da NHIS e em outras.

Em geral, os consumidores utilizam mais de uma terapia simultaneamente. Eles costumam tomar vários suplementos alimentares, por exemplo, e 50% dos usuários mais idosos de suplementos alimentares estão também tomando medicamentos de livre aquisição ou com receita obrigatória. Os pacientes portadores de problemas médicos graves, como câncer ou doença cardíaca, também utilizarão terapias MCAI. Seu uso permanece elevado, cerca de 30%, mesmo imediatamente antes de uma cirurgia. O uso por grávidas e crianças é mais baixo, mas ainda significativo.

Gastos com MCAI

Em 1997, foi feita uma das primeiras estimativas de gastos com MCAI, em torno de 27 bilhões de dólares; aproximadamente 12 bilhões foram consumidos com honorários para praticantes de MCAI. De acordo com a NHIS, *em 2007, os consumidores gastaram 33,9 bilhões de dólares em pequenas compras de produtos e serviços de MCAI*. Dos 22 bilhões de dólares gastos em autoterapia pelo consumidor, cerca de metade (43,7% ou 14,8 bilhões de dólares) foi gasta em produtos naturais não vitamínicos e não minerais. Os consumidores pagaram a profissionais da MCAI cerca de 12 bilhões de dólares diretamente e gastaram mais 4 bilhões de dólares em aulas de ioga, tai chi, chi gong e outras modalidades. De acordo com essas duas importantes pesquisas, as formas de os pacientes/consumidores acessarem as terapias MCAI podem estar mudando. As consultas individuais a praticantes de MCAI caíram de um pico de 628,8 milhões de consultas (3.176 consultas por 1.000 adultos) em 1997 para 354,2 milhões de consultas (1.592 consultas por 1.000 adultos) na NHIS em 2007. Isso reflete uma redistribuição dos serviços – daqueles oferecidos pelos praticantes, para a autoterapia de uma série de modalidades, como a terapia pelo relaxamento. Contudo, outras terapias passaram a ser mais utilizadas, como a acupuntura. Diante das diferenças nos achados dessas duas grandes pesquisas, não é possível constatar de forma conclusiva as variações nos padrões de uso. O que se torna claro é que a utilização geral e o volume de dinheiro direcionado às terapias MCAI permaneceram bastante elevados.

Não divulgação do uso da MCAI pelo paciente

Antes da publicação do importantíssimo estudo de Eisenberg em 1993, a extensão do uso da MCAI não era percebida pela medicina convencional. Para os profissionais da saúde biomédica, foi um choque tomar conhecimento de que 70% (um porcentual mais tarde confirmado em muitas outras pesquisas) de seus pacientes estavam usando, mas não revelando, a MCAI. Por outro lado, é muito provável que os pacientes se abram completamente para o profissional de MCAI. Os pacientes informam grande relutância para revelar o uso da MCAI quando esperam por uma resposta francamente negativa de seu médico. Os pacientes ficam especialmente relutantes em comunicar se estão usando MCAI e a medicina convencional para o mesmo problema e se perceberem que o médico está apenas interessado em evidência científica. Também foi informado que os pacientes sentem que os médicos ociden-

> **QUADRO 23.1 Definição de medicina integrativa**
>
> Medicina integrativa é a prática da medicina que reafirma a importância da relação entre o profissional e seu paciente, que se concentra na pessoa como um todo, e que é guiada por evidências, fazendo o uso de todas as abordagens terapêuticas, profissionais da saúde e disciplinas apropriadas com o objetivo de alcançar saúde e cura em níveis ideais.
>
> *Desenvolvida e adaptada pelo The Consortium of Academic Health Centers for Integrative Medicine, maio de 2004; editado em maio de 2005.*

tais não precisam tomar conhecimento de seu uso da MCAI. Por fim – e bastante preocupante para a educação médica –, muitos pacientes informam que não revelam o uso da MCAI por não acreditarem que os médicos tenham conhecimento suficiente da MCAI ou estejam interessados nessa forma de atendimento; portanto, não têm muito com que contribuir para a discussão. Apesar dessa tendência para a omissão do uso da MCAI, a maioria dos pacientes ainda preferiria ter seu médico envolvido na supervisão de seu uso. Aparentemente, é preciso que os médicos passem a conhecer mais para que os pacientes venham a revelar o uso da MCAI. Um atendimento ideal exige uma comunicação livre e completa não apenas entre o paciente e seu médico, mas entre todos aqueles responsáveis pelos cuidados do paciente.

FONTES DE INFORMAÇÃO

Os pacientes incorporam uma ampla gama de informações em sua tomada de decisão em assuntos médicos, inclusive conselhos de amigos e familiares, anedotas, literatura popular, testemunhos, intuição pessoal e propaganda. Infelizmente, muitos pacientes não veem nos médicos ocidentais uma fonte importante de informações confiáveis sobre a MCAI. Se eles em geral não obtêm informações sobre a MCAI de seus médicos, onde as conseguem? Quase todos eles informam que tomaram conhecimento sobre essas terapias em conversas com amigos ou familiares. Embora o material impresso tradicional (livros, jornais e revistas) seja utilizado por muitos pacientes, a internet passou a ser uma fonte de informações cada vez mais importante. Entretanto, pode ser difícil obter informações dessa fonte, além de sua incorporação na tomada de decisão. De acordo com um estudo, tanto pacientes quanto médicos têm dificuldades em distinguir entre informações tendenciosas e de mais alta qualidade na internet. Em certos casos, o enorme volume e a inconsistência das informações disponíveis são avassaladores. Infelizmente, apesar do fato de os pacientes apresentarem forte preferência pela obtenção de informações sobre MCAI de seu centro de saúde, ou do médico, isso raramente ocorre – mesmo quando estão sendo tratados para algo tão sério como o câncer.

Os pacientes dizem preferir que os médicos iniciem a discussão sobre a MCAI, pois isso os incentiva a obter informações dos profissionais. Quando os médicos e outros profissionais da saúde não orientam os pacientes sobre o uso de suplementos alimentares e da MCAI, eles encontram outras fontes imediatas de informação. Vários estudos demonstraram que funcionários que trabalham em lojas de produtos naturais quase sempre oferecem conselhos sobre a seleção dos produtos, mesmo quando os pacientes se apresentam com um diagnóstico grave, como câncer de mama. *Portanto, é fundamental que o médico sempre pergunte sobre o uso da MCAI durante as consultas clínicas.* A utilização de uma estratégia imparcial, na qual as perguntas não envolvam pré-julgamento, irá incentivar o paciente a se abrir mais. Essa discussão aprofunda a relação entre o paciente e seu médico, aprimora o planejamento terapêutico e aumenta a segurança do paciente. Sem informações adequadas, o clínico não poderá antecipar as possíveis interações entre a terapia MCAI e o tratamento convencional.

PESQUISA E MCAI

Em resposta ao crescente interesse do consumidor pela MCAI, em 1993, o Congresso dos Estados Unidos reservou fundos para o *Office of Alternative Medicine* (OAM), com um orçamento inicial de alguns milhões de dólares. Esse escritório se tornou um centro completo do National Institutes of Health [Institutos Nacionais de Saúde] em 1998, com orçamento superior a 100 milhões de dólares em 2008. O **National Center of Complementary and Alternative Medicine** (CNMCA) [Centro Nacional de Medicina Complementar e Alternativa] é responsável pelo treinamento de cientistas e pela facilitação de pesquisas rigorosas voltadas para as modalidades da MCAI, além de educar o público com relação a essas terapias. Considerando a natureza complexa e heterogênea das terapias MCAI, trata-se de um empreendimento bastante desafiador.

A pesquisa médica convencional, no início planejada para avaliar terapias farmacológicas, depende intensamente do estudo randomizado e controlado (ERC) por placebo, com metodologia duplo-cega, para obter prova de eficácia. A finalidade do ERC é eliminar tendenciosidades (i. e., viés) e testar terapias padronizadas por meios que sejam reprodutíveis. A aplicação dessa mesma estratégia à MCAI é uma tarefa problemática. Para algumas terapias, não é fácil desenvolver um placebo apropriado, indiferenciável e inerte que permita realmente a aplicação de uma metodologia cega. Por exemplo, como seria possível "cegar" um estudo sobre aromaterapia, sobretudo para aromas comuns como alfazema ou hortelã-pimenta? Tem sido especialmente desafiador desenvolver um placebo inerte apropriado para estudos de acupuntura.

Além dos problemas relacionados ao placebo, com frequência, as intervenções da MCAI são complexas e individualizadas para determinado paciente, o que dificulta fazer intervenções padronizadas e estabelecer comparações entre diferentes estudos. Os pacientes, quando automedicados, costumam ingerir vários produtos, enquanto as pessoas que consultam profissionais da MCAI normalmente recebem várias modalidades ao mesmo tempo. Além disso, dois pacientes com o mesmo problema médico podem receber cuidados muito diferentes do mesmo profissional da MCAI, ao contrário do que ocorre na prática ocidental habitual.

Existe heterogeneidade significativa mesmo quando as intervenções parecem ser comparáveis. Por exemplifo, produtos botânicos, mesmo quando extraídos da mesma planta, podem variar muito, dependendo da composição do material de partida original, bem como dos métodos utilizados na sua preparação. É raro dois acupunturistas utilizarem exatamente a mesma série de pontos, e existem algumas centenas de estilos diferentes de ajustes quiropráticos. Apesar desses desafios, o número de estudos que utilizam modalidades da MCAI vem crescendo. Apenas o CNMCA patrocinou dois mil projetos de pesquisa na última década, e foram publicados estudos sobre MCAI em todas as principais revistas médicas.

MEDICINA E TOMADA DE DECISÃO BASEADAS EM EVIDÊNCIAS: PERSPECTIVAS DO PACIENTE E DO MÉDICO

Da forma com que foi originalmente concebida, a medicina baseada em evidência (MBE) pretendia usar a melhor evidência científica disponível para orientação dos clínicos na tomada de decisões clínicas consoantes aos valores do paciente e informadas por sua experiência clínica. A MBE pretendia ajudar na orientação de uma tomada de decisão efetiva e conjunta (i. e., envolvendo o médico e o paciente), e não fornecer um algoritmo rígido ditando os cuidados a serem ministrados. Entretanto, a MBE também exige que práticas comprovadamente ineficazes ou pouco seguras não sejam utilizadas. Na sua aplicação à medicina convencional, a espinha dorsal da MBE é o estudo randomizado e controlado. Conforme já discutido, essa é uma invenção relativamente nova na medicina. O primeiro ERC foi realizado há 50 anos, e a expressão "medicina baseada em evidência" surgiu pela primeira vez na literatura médica há pouco mais de 10 anos. Embora atualmente não seja apresentada evidência de alta qualidade para a maioria das decisões médicas na biomedicina convencional, há um compromisso declarado pela comunidade médica em usar evidências para orientar sua prática. Porém, apesar dessa crença na MBE, quando a evidência sugere uma mudança significativa na prática médica consolidada (p. ex., iniciar a triagem pela mamografia em uma idade mais avançada), muitos clínicos e seus pacientes resistem em seguir essa orientação.

A aplicação da MBE às práticas da MCAI pode ser ainda mais problemática. Para a maioria das terapias, as evidências são insuficientes ou contraditórias. Em geral, quase todas as terapias são seguras (embora essa suposição possa ser controversa para algumas delas), mas frequentemente inexistem evidências claras de sua eficácia. Com frequência, as terapias MCAI são aplicadas em planos terapêuticos complexos e individualizados, que não se prestam aos paradigmas de testes biomédicos convencionais projetados para o teste de intervenções mais uniformes. Além disso, os pacientes e os médicos ocidentais frequentemente discordam acerca do significado e do sentido das informações utilizadas para a tomada de decisões.

Perspectiva do paciente

Conforme observado anteriormente, os pacientes consideram uma ampla variedade de fontes de informação ao tomarem decisões sobre uso de suplementos alimentares e da MCAI. Com frequência, utilizam essa informação de maneira diferente dos médicos. Embora as informações obtidas da pesquisa científica sejam consideradas úteis, os pacientes dão menor importância a esse tipo de informação em comparação com os clínicos. Na verdade, mesmo quando os estudos clínicos informam achados negativos, como ocorreu recentemente com a glicosamina e a condroitina utilizadas para a osteoartrite, os usuários comprometidos não consideram esses dados como relevantes. Diante de seu próprio benefício percebido, não mudam sua prática.

Ao escolherem produtos ou serviços, com frequência os consumidores se baseiam nas orientações de familiares e amigos, tendendo a ficar muito interessados no bem-estar ou na prevenção das doenças, além de complementar o tratamento de uma doença crônica. *A prevenção da doença ou o bem-estar foi a razão informada por mais de metade dos pacientes que usam suplementos alimentares.* Além disso, com frequência, a MCAI é a primeira escolha para enfermidades autolimitadas (resfriados) ou problemas crônicos relativamente pouco importantes (osteoartrite). Ao combinar a MCAI com a medicina convencional, sobretudo para problemas clínicos graves, em geral os pacientes estão interessados em diminuir a toxicidade percebida dos tratamentos ocidentais ou em melhorar seus efeitos.

Os consumidores costumam ter boa predisposição para tratamentos MCAI. Com frequência, as terapias MCAI são percebidas como eficazes – em até 98% das vezes para algumas escolhas. Os consumidores informam maior satisfação com o uso da MCAI e de suplementos nutricionais, enfatizando a menor incidência de efeitos colaterais e maior segurança percebida das escolhas alternativas. Essa tendência à maior tolerabilidade dos suplementos alimentares e ervas pode afetar o grau de frequência de informação de eventos adversos pelos pacientes. Quanto mais o uso da MCAI for decorrente da orientação filosófica básica dos pacientes, é menos provável que informem efeitos colaterais. Assim, os pacientes estão optando pelo uso das terapias por terem sido pessoalmente recomendadas e por serem consideradas seguras e bem toleradas; ou seja, as terapias não estão sendo escolhidas por causa de fortes evidências científicas.

Perspectiva do médico

Os praticantes da medicina ocidental convencional confiam muito nas evidências científicas e, geralmente, desejam seguir as diretrizes da MBE. Em muitas ocasiões, estejam certos ou errados, os médicos valorizarão mais as evidências científicas, em comparação com as preferências dos pacientes, por exemplo, ao declinar do uso de antibióticos para tratar um resfriado viral. Sugeriu-se que não existiria uma "medicina alternativa e convencional", apenas a boa medicina. De acordo com essa crença, à medida que as terapias e intervenções ficarem "comprovadas", serão assimiladas na prática convencional. Com efeito, em alguns casos, isso já aconteceu. Atualmente, muitos painéis de especialistas incluem intervenções no estilo de vida (dieta, exercício, prática de relaxamento) no tratamento inicial de doenças como a hipertensão e a hiperlipidemia. Além disso, para pacientes com dores lombares, os cuidados quiropráticos são considerados uma primeira intervenção apropriada, juntamente com cuidados adjuvantes, e discute-se o uso da acteia negra como tratamento para os sintomas vasomotores da menopausa. No entanto, muitas terapias MCAI continuam a contar com uma literatura incompleta ou contraditória em termos de eficácia, e com limitada evidência direta de sua segurança.

À medida que a literatura sobre MCAI continua a crescer em um ritmo rápido, fica cada vez mais difícil tomar conhecimento de sua ampla gama de nuances. Embora estudos menores e mais antigos tenham demonstrado benefícios consistentes, muitos estudos clínicos de grande porte ou mais recentes que abordam certas modalidades/produtos da MCAI têm sido negativos, o que levou os médicos convencionais a não mais considerarem as terapias MCAI. Os clínicos devem ser cautelosos, para que seus julgamentos sejam baseados na totalidade das evidências. Por exemplo, um grande estudo patrocinado pelo NIH sobre a erva-de-são-joão (ESJ) não demonstrou sua eficácia contra a depressão. Contudo, várias meta-análises subsequentes, que incluíram todos os estudos realizados de forma rigorosa, concluíram que *a ESJ é igualmente efetiva para a depressão leve a moderada, em comparação com os medicamentos convencionais comumente utilizados, e costuma apresentar menos efeitos colaterais*. É comum a evidência de segurança se basear em relatos de casos de eventos adversos que, em geral, são reações raras, embora muito graves. Isso leva a uma visão distorcida do risco da maioria dos suplementos alimentares. Na verdade, frequentemente observa-se, nas pesquisas, que médicos e farmacêuticos têm conhecimento incompleto sobre os riscos do uso de suplementos alimentares comuns. Um bom número de estudos realizados atualmente sobre medicamentos herbários consiste em pequenos estudos farmacológicos sobre possíveis interações entre ervas medicinais e fármacos, com resultados que nem sempre são confirmados em estudos de maior porte. Para lidar com esse volume crescente de dados heterogêneos, muitos médicos estão dependendo de revisões sistemáticas ou de meta-análises, além de bancos de dados na internet que oferecem uma sinopse da literatura disponível. Portanto, sua análise está cerceada pelas limitações de suas fontes e da literatura na qual se baseiam.

Os profissionais de MCAI, diferentemente dos profissionais biomédicos, não se sentem muito confiantes em sua capacidade de interpretar estudos científicos, e em geral não estavam cientes dos recentes ERCs de grande porte relevantes para sua área. Com frequência, esses profissionais observam que os estudos cientificamente elaborados não medem seus tratamentos da maneira como são utilizados de forma clínica. Portanto, em geral, esse tipo de evidência não é utilizado na orientação da prática dos profissionais de MCAI. Esses profissionais dependem mais da evidência empírica coletada durante os muitos anos de prática de muitas dessas terapias (milhares de anos para a medicina chinesa tradicional e para a medicina ayurveda). Na prática, isso comumente consiste na opinião de especialistas, que pode variar de forma considerável de um profissional para outro ou de uma disciplina para outra.

MODALIDADES COMUNS DA MCA: SEGURANÇA E EFICÁCIA

Suplementos alimentares

A definição de um suplemento alimentar (SA) é estabelecida pela lei reguladora desses produtos. A lei de saúde e educação sobre suplementos alimentares (LSESA) norte-americana de 1994 define um SA como um produto que tem por objetivo suplementar a dieta, contendo vitaminas, minerais, aminoácidos, ervas ou outras substâncias similares. Esses produtos não têm por objetivo diagnosticar, prevenir, tratar ou mitigar qualquer enfermidade, e são consumidos por via oral. Os padrões de fabricação foram estabelecidos por regulamentos recentes, sujeitos à supervisão do FDA. O Escritório de Suplementos Alimentares (ESA) foi estabelecido pela lei LSESA para "fortalecer o conhecimento e o entendimento dos suplementos alimentares mediante avaliação das informações científicas, estimulação e apoio à pesquisa, disseminação dos resultados das pesquisas e educação do público para a promoção de uma qualidade de vida e saúde melhores para a população dos Estados Unidos". O formato e a informação contidos no rótulo de um SA são regulados de maneira a exibir informações sobre a composição do produto, o uso pretendido e alguns dados limitados de segurança.

Os suplementos alimentares são utilizados por 70 a 90% da população dos Estados Unidos. Os suplementos mais populares são os produtos poliminerais e polivitamínicos (PMPVs). Depois dos PMPVs, os produtos de uso mais comum são as vitaminas isoladas, como as vitaminas C e E, e minerais como cálcio ou zinco. Os produtos não PMPVs populares são o óleo de peixe e a glicosamina, com e sem condroitina. Esses padrões de uso são razoavelmente estáveis de um ano para outro. O uso da vitamina D vem aumentando vigorosamente, à medida que novas pesquisas informam achados positivos e os médicos passam a receitar essa vitamina aos seus pacientes.

A segurança dos SAs tem causado preocupação na comunidade médica, embora em geral os consumidores considerem esses produtos seguros. Essa presunção de segurança costuma ser real para os suplementos com fabricação cuidadosa. A lei

---

"Acredito que seja possível, com algumas medidas simples e baratas, prolongar a vida e os anos de bem-estar. Minha recomendação mais importante é que tomemos vitaminas todos os dias em quantidades ideais, para suplementar as vitaminas consumidas nos alimentos."

Linus Pauling, Ph.D.

Duas vezes laureado com o prêmio Nobel

estipula que os produtos disponíveis antes da aprovação da lei LSESA sejam considerados seguros, a menos que existam informações específicas contrárias disponíveis. A autoridade de regulamentação foi dada à Food and Drug Administration (FDA), no sentido de remover suplementos alimentares pouco seguros ou inadequadamente manufaturados. A FDA tem atuado na remoção desses produtos do mercado, inclusive de suplementos alimentares adulterados por drogas ou constituintes tóxicos. Para melhorar o rastreamento de problemas potenciais com SAs, uma lei recentemente promulgada nos Estados Unidos exige que as empresas fabricantes de suplementos alimentares notifiquem quaisquer eventos adversos graves. A análise desses casos, à medida que forem sendo informados, permitiria a obtenção de um quadro muito mais claro da extensão e da gravidade dos eventos adversos associados aos suplementos alimentares em uso comum nos Estados Unidos.

Em sua maioria, os eventos adversos graves que envolvem suplementos alimentares têm ocorrido como resultado da contaminação com drogas ou outras substâncias tóxicas. O carbonato de cálcio, por exemplo, exibia contaminação com chumbo no passado, e foi observado que os remédios chineses patenteados contêm diversos agentes farmacológicos. Nos anos 1980, o rastreamento de um surto de mialgia eosinofílica, um problema grave no qual pacientes exibem elevadas contagens de eosinófilos, dores musculares e queixas neurológicas, revelou contaminação com triptofano, um aminoácido utilizado como sonífero. No caso dos suplementos herbários, a identificação equivocada da espécie utilizada ou a substituição imprópria de uma espécie por outra já resultou em efeitos adversos graves.

Medicina herbária

Remédios botânicos, um subgrupo de suplementos alimentares, são fabricados com plantas ou partes de plantas consideradas terapêuticas em função de seus constituintes, sabor ou aroma. Os produtos botânicos, incluindo as ervas, representam os mais antigos remédios utilizados na história da humanidade. Plantas medicinais têm sido observadas em associação com restos pré-históricos com mais de 5.000 anos de idade. Culturas tradicionais, como a chinesa e a indiana, possuem evidência histórica de uso contínuo de produtos botânicos durante mais de 3.000 anos. Até meados do século XX, quase todos os remédios convencionais eram fabricados com plantas. Estima-se que 25% ou mais dos medicamentos atuais ainda sejam diretamente derivados de plantas. A Organização Mundial da Saúde estima que, em uma grande parte do mundo em desenvolvimento, os produtos botânicos ainda sejam os principais medicamentos em uso. Os remédios à base de ervas são tomados por aproximadamente um terço da população geral e podem ser utilizados com mais frequência por certos grupos étnicos nos Estados Unidos.

Os produtos botânicos são geralmente conhecidos por seu nome comum (p. ex., alho), mas seu nome científico é formado por gênero e espécie, sendo redigido em itálico (*Allium sativum*). Esse binômio latino é o modo mais específico e exato de se referir a uma planta, porque o nome comum, isoladamente, pode pertencer a mais de uma planta. Os medicamentos botâ-

> "O Senhor criou os remédios vindos da terra; e aquele que é sábio não os abominará."
>
> ECLESIASTES 38:4

nicos podem ser adquiridos em várias formas diferentes. Esses remédios podem ser utilizados *in natura* ou na forma desidratada. As ervas também são comumente extraídas com o uso de água, para fazer chás ou decocções, ou com uma mistura de água e álcool para fazer tinturas. Os extratos podem ser padronizados para um ou mais constituintes, para que haja garantia de potência e consistência. Os produtos também podem consistir em constituintes isolados, como as isoflavonas da soja. Algumas das ervas mais comumente utilizadas são: soja (*Glycine max*), equinácea (*Echinacea angustifolia*; *Echinacea purpurea*), gingko (*Gingko biloba*), erva-de-são-joão (*Hypericum perforatum*), acteia negra (*Actea racemosa*), alho (*Allium sativum*) e ginseng (*Panax ginseng* ou *Panax quinquefolius*).

De diversas formas, a variabilidade dos produtos representa um desafio singular na medicina botânica. Primeiramente, o enorme número de produtos comercializados pode ser avassalador para os pacientes e complicar o seu uso. Estão sendo feitas tentativas de reduzir parte dessa variabilidade, com a padronização dos produtos herbários para um ou mais compostos marcadores. Esses compostos podem ou não ser o ingrediente ativo na erva, e em muitos casos nem mesmo existe uma técnica uniforme de mensuração desses marcadores.

De acordo com os regulamentos de fabricação publicados pela FDA, a quantidade de compostos marcadores em todos os lotes do produto deve ser a mesma, com uma margem de erro de 10% considerada aceitável. O tipo de variação é denominado variabilidade entre lotes. Se a variabilidade for muito alta, isso comumente será considerado um sinal de problema na qualidade do produto. Além disso, diferentes fabricantes podem – correta ou incorretamente – incluir diferentes quantidades de diferentes composições desses compostos em determinado produto. Um estudo realizado na Universidade da Califórnia em Los Angeles (UCLA) demonstrou que os compostos marcadores em uma série de produtos contendo apenas uma erva medicinal e provenientes de diferentes fabricantes podem variar em até vinte vezes, da menor para a maior concentração. Por fim, é frequente que as ervas medicinais estejam combinadas em fórmulas únicas que contenham vários ingredientes. Por essa razão, é sempre aconselhável que o médico examine pessoalmente os frascos dos produtos utilizados pelos pacientes, orientando-os a não mudar de produto sem uma consulta médica, pois variações podem levar a diferenças na resposta clínica.

Os eventos adversos do uso de suplementos botânicos podem resultar de várias causas. Eventos adversos menores, como desarranjo gastrointestinal, são relativamente comuns, embora sejam benignos e autolimitantes. Foram registradas reações alérgicas, sobretudo a plantas da família Compositae, como a camomila e a equinácea. Se o produto for fabricado de forma adequada, as reações mais graves serão muito raras. Ocasionalmente, têm sido informadas identificação equivocada, adulteração e substituição por ervas mais tóxicas, com resultados muito graves. A adulteração com agentes farmacológicos foi identificada em fórmulas chinesas patenteadas e com metais pesados em fórmulas ayurvédicas étnicas. Por fim, as ervas medicinais podem ter constituintes tóxicos, que podem ser prejudiciais caso a erva não seja manipulada de forma adequada.

Com frequência, os médicos citam o potencial de interação dos produtos herbários com agentes farmacêuticos como importante preocupação de segurança. Os porcentuais de uso concomitante de medicamentos (tanto de livre aquisição como de prescrição obrigatória) pelos usuários de remédios botânicos variam de 15 a 80%; em uma pesquisa, mais da metade dos usuários idosos de SAs estavam tomando simultaneamente medicamentos receitados. Com frequência, os pacientes acreditam que os suplementos alimentares são seguros e não constituem risco quando combinados a medicamentos. Com efeito, um estudo informou que 40% dos usuários de produtos herbários acreditavam que a combinação de ervas com seus medicamentos tornava os tratamentos mais efetivos.

Apesar das crenças dos pacientes, justifica-se a preocupação no caso de medicamentos de índice terapêutico limitado; assim, deve-se ter cautela com o uso de certas ervas medicinais. Sem exceção, medicamentos como cumadina, digoxina, remédios antiretrovirais e ciclosporina apresentam registros de interações farmacológicas adversas significativas. As interações mais consistentes entre ervas medicinais e fármacos foram descritas para a erva-de-são-joão, especialmente se o extrato tiver elevada concentração do composto hiperforina.

Porém, na maioria dos casos as interações informadas são teóricas ou de significado clínico obscuro. Assim, a real incidência de interações entre ervas medicinais e fármacos ainda não foi esclarecida, sendo provavelmente mais benigna do que se pensa. Em análises retrospectivas de prontuários e em avaliações em clínicas de coagulação, poucas interações foram realmente documentadas. Entretanto, considerando a existência de um potencial para interação, e tendo em vista que o paciente estaria em risco, é importante incentivá-lo a revelar o uso de qualquer produto natural a seu médico e/ou farmacêutico, para que o risco de efeitos adversos seja minimizado.

> "O campo da medicina herbária varia desde os remédios feitos com plantas de ação branda, como a camomila e a hortelã-pimenta, até os muito potentes, como a dedaleira (da qual é derivada a digitalina). Entre esses dois extremos, encontra-se um amplo espectro de medicamentos vegetais com aplicações médicas significativas. Basta consultar a Farmacopeia dos Estados Unidos para constatar o papel fundamental que os remédios à base de ervas desempenham na medicina norte-americana."
>
> DONALD BROWN

Medicina tradicional chinesa/acupuntura

A medicina tradicional chinesa (MTC), um sistema médico desenvolvido de forma empírica ao longo de alguns milhares de anos, concentra-se no fluxo de energia no corpo. Essa energia, em geral conhecida como **Qi** ou **Chi**, não é um conceito familiar para a medicina ocidental. No sistema MTC, a saúde está presente quando a energia flui livremente e o corpo se encontra em equilíbrio. Padrões característicos de desequilíbrio são identificados pela avaliação dos sintomas, com o exame da língua e palpação dos pulsos periféricos. Esses padrões têm relação com determinadas configurações energéticas do corpo, que podem ou não ter correlação direta com problemas médicos ocidentais. Os praticantes de MTC afetam o fluxo de energia (direta ou indiretamente) mediante o uso de algumas técnicas, inclusive acupuntura, *Tua Na* (massagem abdominal), medicina herbária tradicional chinesa, dieta e exercícios como *Tai Chi* ou *Qi Gong*. A acupuntura, a técnica mais frequentemente utilizada no Ocidente, consiste na inserção de agulhas finas em pontos específicos localizados ao longo de trajetórias denominadas meridianos. Esses pontos podem ser estimulados por pressão manual (acupressão), pelo revolvimento das agulhas inseridas ou pela aplicação de uma corrente elétrica nas agulhas.

O praticante típico da MTC é treinado durante três ou mais anos em um nível de mestrado ou de doutorado, sendo licenciado por cada estado dos Estados Unidos. Embora em geral a medicina tradicional chinesa seja praticada por terapeutas treinados nessas técnicas, existe a certificação para praticantes que sejam médicos. O treinamento do médico é muito menos demorado, em comparação com o treinamento obtido pelos praticantes licenciados de MTC, concentrando-se exclusivamente na acupuntura. Embora a MTC seja uma prática comum nas culturas de origem para americano-asiáticos e um número significativo de profissionais da MTC tenha origem asiática, hoje em dia essa abordagem curativa tem fácil acesso, sendo comumente utilizada nos Estados Unidos.

Em 2007, aproximadamente 3 milhões de norte-americanos utilizaram a acupuntura no tratamento de condições dolorosas – triplicando a utilização nos últimos 5 anos. Existem evidências da eficácia da acupuntura para dor nas costas, osteoartrite do joelho, dores articulares e no pescoço, tendinite e cefaleias. Também demonstrou-se que a acupuntura e a acupressão têm utilidade no alívio da náusea e do vômito resultantes da gestação e de outras causas.

Apesar de a MTC ter sido concebida e praticada em um paradigma muito distante da medicina ocidental, *o "mapa" dos pontos da acupuntura descritos classicamente é mais de 70% idêntico ao mapa dos pontos-gatilho identificados por um médico ocidental que esteja estudando a medicina da dor*. As teorias ocidentais relativas ao mecanismo de ação da acupuntura para a dor variam desde o aumento da produção de endorfinas ao nível central no cérebro até o bloqueio dos sinais sensoriais aferentes ao nível espinal. Investigações científicas recentes também estão começando a revelar dados biofisiológicos relacionados aos mecanismos subjacentes da acupuntura, com frequência correlacionados aos efeitos tradicionalmente descritos.

Em geral, a acupuntura é considerada segura, sobretudo quando realizada de maneira adequada por um profissional habilitado e com agulhas estéreis. Quase todos os eventos adversos são benignos e autolimitantes. São dor ou contusão no local de inserção da agulha, desfalecimento ou tontura em seguida ao tratamento e uma exacerbação inicial dos sintomas.

> "Os resultados no Japão, que passarei a relatar, ultrapassam mesmo os milagres. Nos casos de dores crônicas de cabeça, obstrução do fígado e do baço e também para a pleurisia, eles perfuram [a pele] com uma agulha feita de prata ou bronze."
>
> JACOB DE BONDT
> Descrevendo a acupuntura (1658)

Muito raramente, têm sido descritos eventos adversos graves relacionados ao trauma induzido pela aplicação das agulhas, como morte, pneumotórax, hemopericárdio e lesão em nervo. Em uma série de 229.230 pacientes com aproximadamente dez consultas cada (um total de mais de dois milhões de consultas), foram registrados eventos adversos em 9% das vezes e apenas 2% dos pacientes sofreram um evento adverso que exigisse tratamento. Eventos adversos graves ocorreram em aproximadamente 0,1% dessa população. Doenças infecciosas, como a hepatite ou transmissão do HIV, foram relatadas apenas em casos de esterilização inadequada. Atualmente, quase todos os profissionais utilizam agulhas descartáveis, para apenas uma aplicação.

Manipulação espinhal quiroprática

A medicina quiroprática, desenvolvida no século XIX, tem seus fundamentos na crença de que o alinhamento apropriado da coluna vertebral é essencial para a manutenção da saúde do corpo. Quando a coluna vertebral está fora de alinhamento (o que é conhecido como **subluxação**), o impedimento do funcionamento dos nervos espinhais e do sistema neuromuscular periférico gera dor e saúde insatisfatória. O ajuste manual da coluna vertebral restaura uma estrutura apropriada, aliviando os sintomas e melhorando a saúde. O estilo mais familiar de ajuste quiroprático (i. e., retificação) é o realizado em alta velocidade e com grande força dos segmentos espinhais do pescoço, tórax ou região lombar. Contudo, existem centenas de estilos de retificação, muitos dos quais sendo mais conservadores, com uso de pouca ou nenhuma força. Além da retificação, com frequência, os quiropráticos utilizam modalidades como aplicação tópica de calor ou gelo, ultrassom ou eletroestimulação com o objetivo de aliviar os sintomas. Também são ministrados exercícios terapêuticos para fortalecimento do corpo.

Em sua concepção original, o tratamento quiroprático pretendia tratar uma ampla variedade de problemas médicos; entretanto, atualmente, essa modalidade é utilizada sobretudo para cuidar da dor musculoesquelética. Dezoito milhões de adultos receberam tratamento quiroprático em 2007, principalmente para condições dolorosas crônicas como cefaleias e dores nas costas ou no pescoço. Uma sessão terapêutica consiste em retificações repetidas durante certo período, até que o corpo seja capaz de manter o alinhamento apropriado. A evidência mais forte para a eficácia dessa terapia existe para dor lombar, dor no pescoço, cefaleias e trauma agudo, como o efeito de uma chicotada, embora as retificações quiropráticas sejam utilizadas para grande variedade de transtornos musculoesqueléticos.

A medicina quiroprática é uma das modalidades MCAI mais populares, representando cerca de um terço das consultas a profissionais em 2007, ou quase 19 milhões de consultas anuais. Apesar do grande número de retificações realizadas anualmente, é raro que se observem complicações graves. Em geral, a retificação é bem tolerada, e eventos menos importantes e autolimitantes ocorrem talvez em apenas 10% das vezes. Estes são exacerbação temporária dos sintomas subjacentes, dores de cabeça, vertigem e náusea. São raros os eventos adversos graves, incluindo morte, acidente vascular encefálico, lesão de nervo periférico e o surgimento da forma aguda da síndrome da cauda equina. As estimativas de ocorrência de eventos adversos variam de cerca de uma vez em 40 mil retificações até uma vez em 2 milhões de retificações. Retificações da coluna vertebral cervical superior foram associadas às reações mais graves, como acidente vascular encefálico. Portanto, os quiropráticos são treinados para identificar pacientes com potencial de risco mais alto e, assim, modificar suas técnicas dentro dessa possibilidade. São contraindicações absolutas para as retificações: fratura, infecção ou metástase na área a ser retificada, e também artrite reumatoide, osteoporose grave ou sopro carotídeo (para a retificação da coluna vertebral cervical).

INTEGRAÇÃO COM O MODELO MÉDICO CONVENCIONAL

Considerando-se as diferenças existentes entre a medicina convencional e a maioria das terapias MCAI, à primeira vista, parece ser improvável a integração desses dois serviços. Com efeito, alguns profissionais praticantes de MCAI resistem à integração por acreditarem que ela resultará em sua assimilação pela medicina convencional e, com isso, as características exclusivas de suas especialidades seriam perdidas. Da mesma forma, muitos médicos convencionais mostram-se céticos em relação à inclusão de práticas de MCAI ao seu arsenal terapêutico. Esses profissionais preocupam-se por acreditarem que as práticas de MCAI não ficarão atreladas ao mesmo padrão de segurança e eficácia observado na medicina convencional. Apesar dessas preocupações, o interesse demonstrado por um número crescente de profissionais convencionais e praticantes de MCAI, além da utilização cada vez maior e da forte preferência demonstrada pelos pacientes em combinar os cuidados MCAI com o tratamento convencional, está fazendo com que os dois lados busquem algum tipo de união.

Os pacientes estão evidentemente interessados no uso conjunto da MCAI com a medicina convencional. Segundo pesquisa, mais de 50% dos usuários correntes da MCAI queriam que seus cuidados de MCAI fossem proporcionados em sua clínica de atendimento primário. Além disso, um número crescente de pacientes espera que seus médicos sejam conhecedores das práticas da MCAI e capazes de fazer encaminhamentos para produtos e/ou profissionais apropriados. Em geral, os pacientes querem que o médico convencional supervisione seu uso da MCAI. Um número menor de pacientes continuará a procurar por atendimento fora do cenário convencional. Mesmo nesse caso, para a otimização do atendimento, os profissionais biomédicos ainda precisarão incentivar esses pacientes, para que revelem integralmente o que estão usando, devendo estar preparados para discutir de forma consistente suas escolhas.

A resposta da medicina convencional a esse maior interesse dos pacientes tem sido variada. Para o desenvolvimento da base de conhecimento relativa à MCAI, têm sido alocados volumes cada vez maiores de dinheiro para pesquisas e têm sido publicados estudos. Em geral, as escolas profissionais estão reconhecendo a necessidade de ensinar a seus estudantes pelo menos os aspectos rudimentares envolvidos na MCAI, para que fiquem preparados para as inevitáveis perguntas dos pacientes. Atualmente, quase todas as faculdades de medicina, farmácia, odontologia e enfermagem incluem informações sobre MCAI em seus currículos. Com efeito, um número cada vez maior de médicos opta pela prática nesse modelo integrado de atendimento, denominado medicina integrativa.

A integração pode não ser tão impossível como a princípio parece, pois existe um campo comum entre esses diferentes modelos. Por exemplo, ambos os sistemas estão preocupados com o atendimento centrado no paciente. No caso da MCAI, a individualidade e singularidade do paciente estão no coração de sua prática. Na medicina convencional, a atual ênfase no atendimento individualizado reflete uma percepção da heterogeneidade genética, além de um retorno aos valores mais prevalentes na medicina, anteriores à dependência cada vez maior nos avanços tecnológicos.

Nos dois sistemas de atendimento, está presente um interesse na prevenção, embora a ênfase seja diferente. Prevenção representa um componente existente há muito tempo, mas um tanto negligenciado, da medicina convencional. Na prática moderna, com frequência, a prevenção é definida em termos de vigilância de doenças com o objetivo de obter um diagnóstico precoce; por exemplo, o uso de mamografia e do exame de papanicolau. A medicina convencional parece ser muito menos bem-sucedida na motivação e na ajuda dos pacientes em suas escolhas de estilo de vida que previnam doenças crônicas como obesidade, hipertensão, algumas formas de câncer, hiperlipidemia e diabetes. Nas terapias MCAI, a prevenção é considerada um enfoque primário, com o objetivo frequentemente declarado de maneira mais positiva objetivando a restauração do bem-estar, em vez da simples prevenção das doenças. O forte interesse da MCAI em componentes do tratamento como a dieta, o exercício e a redução do estresse – todos se encaixando muito bem nos modelos terapêuticos da medicina convencional – proporciona uma grande área de interesse compartilhado.

Um modelo de integração empregado em algumas clínicas de dor crônica é a abordagem em equipe. Equipes consistem em uma série de profissionais, incluindo um médico. Em certas circunstâncias, os grupos exercem suas funções no mesmo local, mas podem se reunir para avaliações e planejamento de tratamento, embora exerçam suas tarefas separadamente. O plano terapêutico para o paciente é discutido com a equipe, envolvendo aquelas modalidades com a melhor evidência de eficácia e com o maior interesse do paciente. O médico permanece envolvido, mesmo quando outras modalidades forem escolhidas como terapias de primeira linha; ele faz um diagnóstico biomédico convencional e monitora a segurança do paciente. O precedente para as abordagens em equipe já existe na biomedicina convencional, particularmente na reabilitação. Porém, há ainda muitos fatores que impedem o desenvolvimento desse tipo de prática integrada à MCAI.

Uma das barreiras significativas à verdadeira integração da MCAI com a biomedicina é a heterogeneidade no treinamento e na postura dos profissionais da MCAI. Alguns profissionais da MCAI já treinam em um nível proporcional ao treinamento dos médicos. Por exemplo, o treinamento osteopático é idêntico à terapia médica convencional, com a adição de instruções sobre a retificação (i. e., o ajuste). A anatomia do sistema musculoesquelético e a abordagem estrutural subjacente ao diagnóstico e tratamento na medicina quiroprática são muito familiares aos médicos ocidentais. No início de seu treinamento, os profissionais quiropráticos e os praticantes da medicina naturopática seguem um currículo de ciências básicas delineado em cursos similares de faculdades de medicina convencionais. Uma diferença importante entre todas as profissões da MCAI e a medicina convencional é que na MCAI não são oferecidas residências estruturadas; assim, seus praticantes podem exercer a profissão de forma independente, logo em seguida à sua graduação. Quase todos os profissionais da MCAI certamente apoiariam de maneira enfática e participariam desses programas, caso existissem, mas ainda não houve apoio econômico para tais empreendimentos. Muitas profissões da MCAI são licenciadas em nível estadual (medicina tradicional chinesa, quiroprática, medicina naturopática), sendo regulamentadas de maneira muito similar à medicina convencional. Porém, outras terapias comuns estão muito menos estruturadas e regulamentadas (massoterapia, praticantes da medicina herbária). O treinamento profissional não é padronizado e, comumente, é muito mais curto do que as profissões licenciadas listadas. Além disso, algumas técnicas, como a manipulação craniossacral, podem ser ensinadas a uma grande variedade de profissionais da MCAI. Essas diferenças levam a dificuldades na criação de equipes com um funcionamento harmonioso que incluam médicos convencionais e instalações biomédicas. Com o devido planejamento, podem ser estabelecidos credenciamentos apropriados e padrões de prática que resolverão esses problemas.

O custo gera barreiras significativas ao acesso. Se os tratamentos de MCAI não forem reembolsados pelo convênio médico, muitas pessoas que desejam essas terapias não terão acesso a elas. Em resposta à demanda dos consumidores, um número cada vez maior de empresas de planos de saúde começou a dar cobertura por meio de diversos tipos de modelos. Alguns estados promulgaram leis que obrigam a cobertura de todos os profissionais licenciados, obrigando uma equiparação na cobertura de seguro entre profissionais da MCAI e médicos ocidentais. Em tais sistemas, normalmente, os profissionais da MCAI são tratados como provedores de atendimento primário. Algumas pessoas acreditam que a utilização de serviços de MCAI cobertos por seguro aumentará em muito os custos nos sistemas médicos – um problema considerável em tempos de grave contenção econômica no sistema de saúde atualmente vigente. São escassos os dados sobre custos e sobre custo-benefício da MCAI, quando suas modalidades são utilizadas no âmbito do sistema ocidental. Onde a cobertura tem sido proporcionada e os custos avaliados, uma minoria substancial de pacientes realmente utilizou os serviços da MCAI (cerca de 14%, segundo um estudo). Essas pessoas utilizaram esses serviços sobretudo para o tratamento da dor, e o aumento dos gastos foi pequeno. Embora os provedores de MCAI acreditem que o estilo terapêutico de tecnologia limitada e centrado no paciente proporcionará resultados equivalentes ou melhores para doenças crônicas, essa suposição em geral não foi testada no campo científico, com uso de boas medidas de desfecho para custo-benefício. Assim, apesar do intenso interesse do paciente e da crescente predisposição observada nas comunidades convencional e MCAI, ainda não ficou esclarecido como a MCAI e a medicina convencional se integrarão nos próximos anos.

ESTUDO DE CASO

Gail, uma estudante universitária com 18 anos, decidiu começar suas consultas com um clínico geral, substituindo o seu pediatra. Sua preocupação inicial é dor de cabeça. A moça apresenta uma combinação de enxaqueca e dores de cabeça por tensão muscular desde que tinha 14 anos, mas essas manifestações se tornaram mais sérias com as tensões da vida universitária. Afora isso, Gail goza de boa saúde. A única medicação que está tomando é um anticoncepcional oral, que ela, de maneira consciente, diz que é para controlar seus períodos de menstruação. Inicialmente, suas enxaquecas foram ligadas ao seu ciclo menstrual e o anticoncepcional oral resolveu esse problema. Porém, depois de uma cuidadosa investigação, parece que as dores de cabeça estão basicamente associadas a episódios social ou academicamente estressantes, que têm sido mais ou menos comuns durante seu primeiro ano em uma faculdade muito distante de sua casa.

A dra. Martina explica a interconexão do estresse e das dores de cabeça por tensão e as abordagens para prevenir e interromper as enxaquecas. A médica passa para Gail uma lista de vitaminas e outros suplementos alimentares que podem ajudá-la a prevenir ou reduzir o número de episódios de enxaqueca, indicando onde pode adquirir os produtos. Ela também receita um medicamento que deve ser tomado sempre que tenha início um episódio de enxaqueca, aconselhando a paciente a levar o remédio sempre consigo. A dra. Martina incentiva Gail a usar o protetor bucal que seu dentista receitou para que a moça pare de ranger os dentes durante o sono. Além disso, passa para Gail o endereço de uma página da internet que contém meditações e imagens mentais orientadas que podem ser baixadas para seu iPod. Ela também incentiva a paciente a usar esses meios para relaxar antes de dormir ou quando estiver tensa. Sugere ainda o uso de ioga e acupuntura. A dra. Martina faz um encaminhamento para a Clínica de Medicina Oriental/Ocidental no *campus*, onde Gail encontrará acupunturistas diplomados com os quais a médica trabalhou. É marcada uma consulta de acompanhamento em três semanas.

RESUMO

O movimento da MCAI vem crescendo em abrangência e volume nas últimas três décadas, de tal modo que atualmente a maioria dos norte-americanos já usou alguma forma de MCAI, e bilhões de dólares são gastos por ano. Os pacientes têm optado de forma consistente pelo uso dessas terapias não apenas para queixas autolimitantes e de menor importância, mas também para problemas médicos com risco de morte. Os pacientes demonstram preferir que seus médicos sejam capazes de informá-los e orientá-los na escolha dessas terapias, para que os resultados positivos sejam maximizados, ao mesmo tempo em que os riscos são minimizados.

Ao observar a grande variedade de terapias, produtos e profissionais disponíveis, os estudantes de medicina deverão tirar partido das oportunidades educacionais, com o objetivo de ampliar e aprofundar seus conhecimentos nesse campo. É importante compreender a filosofia subjacente às principais terapias MCAI para que se facilite a comunicação com os profissionais que prestam serviços nesse campo. Estudantes perspicazes também se familiarizarão com as informações sobre a segurança e a eficácia das intervenções MCAI. Se esse conhecimento for obtido, melhorarão a comunicação com seus pacientes, reforçarão a ligação entre paciente e médico e aumentarão as probabilidades de os pacientes realizarem não só um tratamento ideal, mas também alcançarem realmente o bem-estar.

SUGESTÕES DE LEITURA

Rakel, D. (Ed.) (2007). *Integrative medicine* (2ª ed.). Nova York: Elsevier.
    Esse livro fornece informações úteis sobre terapias de uso comum, inclusive o que se sabe sobre mecanismos de ação e eficácia.

Institute of Medicine (2009). *Integrative medicine and the health of the public: A summary of the February 2009 summit.* Washington, DC: Institute of Medicine.
    Trata-se de uma visão geral bastante atual do uso de diversas modalidades pela população dos Estados Unidos, com recomendações dadas pelos principais especialistas médicos no país.

SITES DA INTERNET

National Center for Complementary and Alternative Medicine (CNMCA)
Site: http://nccam.nih.gov/

Site do CNMCA (como link no site do National Institutes of Health) que patrocina pesquisas para abordagens complementares e alternativas para o bem-estar e os cuidados da saúde.

Office of Dietary Supplements (ODS)

Site: http://dietary-supplements.info.nih.gov/
    Esse site possibilita o acesso a bancos de dados úteis, como o International Bibliographic Information on Dietary Supplements (IBIDS)

Banco de dados: http://dietary-supplements.info.nih.gov/Health_Information/IBIDS.aspx e Computer Access to Research on Dietary Supplements (CARDS): http://dietary-supplements.info.nih.gov/Research/CARDS_Database.aspx

O impacto das desigualdades sociais na saúde

24

Russell F. Lim, Francis G. Lu e Donald M. Hilty

> "Apesar dos grandes progressos na luta contra a doença cardiovascular, existem fortes evidências, nos Estados Unidos, de que não temos sido completamente efetivos na tradução, disseminação e aceleração da adoção dos avanços científicos com o objetivo de alcançar melhores resultados para nossa sociedade. Fracassamos em desenvolver infraestruturas de saúde pública e sistemas de atendimento paralelamente ao progresso científico para implementar estratégias de prevenção e tratamento efetivos e baseados em evidências."
>
> ROBERT BONOW ET AL.
> *Circulation* ("Circulação"), *2002;106:1602*.

> "As disparidades são resultantes, em parte, de diferenças em renda, riqueza, emprego e oportunidades educacionais. Essas diferenças são grandes e desfavoráveis para afro-americanos e outras minorias."
>
> JAMES S. JACKSON

São numerosos os relatos que, ao longo dos últimos 15 anos, descrevem o impacto de fatores socioculturais em desigualdades na área da saúde, mas três deles são especialmente importantes.

O relatório do Institute of Medicine (IOM) intitulado *Unequal treatment: confronting racial and ethnic disparities in health care* [*Tratamento desigual: confrontando as disparidades raciais e étnicas na prestação de serviços de saúde*], declarou que, depois do controle para variações na situação do seguro, renda do paciente e outros fatores relacionados ao acesso, as minorias raciais e étnicas recebiam atendimento menos satisfatório, em comparação com os pacientes das maiorias com os mesmos diagnósticos. Do mesmo modo, um suplemento do relatório do diretor de Saúde Pública dos Estados Unidos sobre saúde mental, intitulado *Mental health: culture, race, and ethinicity* [*Saúde mental: cultura, raça e etnia*], declarou que as minorias raciais e étnicas tinham acesso reduzido ao atendimento, em comparação com a população majoritária, acarretando disparidades no atendimento para problemas de saúde mental. Finalmente, a Comissão Nacional sobre Determinantes Sociais da Saúde (CNDSS) da Organização Mundial da Saúde, por meio do documento *Final report: closing the gap in a generation: health equity through action on the social determinants of health* [*Relatório final: fechando o hiato em uma geração: igualdade na saúde mediante uma ação sobre os determinantes sociais da saúde*], demonstrou que havia desigualdades nas medidas de saúde com base em fatores econômicos, informando como exemplo que a expectativa de vida para homens em Washington, DC, é 17 anos superior à expectativa para os residentes nos subúrbios de Maryland. Além disso, a geografia (p. ex., ambientes rurais) pode levar a essas e a outras disparidades, como o acesso limitado ao atendimento clínico e a bons modelos.

Ainda pior, outros relatos documentaram que os afro-americanos e os hispano-americanos são desproporcionalmente diagnosticados com esquizofrenia, cujo prognóstico é sombrio, quando o transtorno bipolar, uma enfermidade mais tratável e com melhor prognóstico, seria o diagnóstico mais apropriado. Outros estudos também demonstraram que os afro-americanos têm recebido antipsicóticos orais e injetáveis "típicos" em doses mais elevadas, o que aumenta o risco de efeitos colaterais graves em longo prazo, como discinesia tardia, quando o padrão terapêutico é a administração de antipsicóticos atípicos e doses mais baixas (embora o estudo CATIE tenha demonstrado pouca diferença em termos de eficácia entre o uso de antipsicóticos atípicos e de antipsicóticos típicos). Outros relatos demonstraram que os latinos têm maior probabilidade de ser diagnosticados com um transtorno afetivo, apesar da presença de sintomas psicóticos que sugeririam a presença de outro transtorno psiquiátrico.

Por muitas razões, as disparidades raciais e étnicas nos serviços de saúde são importantes. Do ponto de vista ético, os médicos são obrigados a oferecer atendimento de alta qualidade e devem ficar preocupados se esse nível de atendimento não estiver sendo universalmente disponibilizado. Também existem importantes implicações para a saúde pública. As disparidades no atendimento de saúde provavelmente resultam em maior prevalência de doenças infecciosas. No aspecto econômico, disparidades causadoras de maior morbidade, sejam decorrentes da impossibilidade de pagamento de procedimentos muito caros ou de diagnósticos equivocados, resultam em despesas gerais mais elevadas com serviços de saúde. Esses aspectos afetam todos os contribuintes, porque muitas minorias étnicas

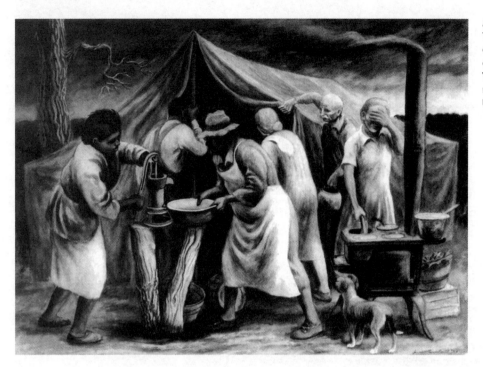

Nascimento de um meeiro (1939) James B. Turnbull (1909-1976). Aquarela transparente e opaca e grafite sobre papel, folha: 57,2 × 80,6 cm. Whitney Museum of American Art, Nova York; aquisição 43.16. Parteiras leigas foram responsáveis pelo nascimento da maioria dos bebês em todo o mundo.

participam do Medicaid ou de outros programas públicos de seguro-saúde. Finalmente, a existência de disparidades raciais e étnicas nos serviços de saúde constitui evidência de contínua discriminação racial. No que diz respeito à realidade dos Estados Unidos, ainda se tem muito a fazer enquanto nação antes de concretizar a declaração dos fundadores da nossa pátria, de que todos os homens nasceram iguais e têm direitos iguais.

O **Comitê de Ligação para Educação Médica (CLEM)** reconheceu a importância da diversidade nos serviços de saúde ao acrescentar o seguinte à sua lista de normas e objetivos para o credenciamento de faculdades de medicina norte-americanas: "Os estudantes de medicina devem aprender a identificar e lidar apropriadamente com os preconceitos culturais pessoais e de outros, e também no processo de oferecimento de serviços de saúde".

Além disso, o CLEM acrescentou a seguinte anotação à **Norma IS-16**, vigente desde julho de 2009:

O CLEM e a Comissão de Credenciamento de Faculdades de Medicina do Canadá (CCFMC) acreditam que os futuros médicos estarão mais bem preparados para a prática médica em uma sociedade diversificada se realizarem seu treinamento em um ambiente caracterizado por diversidade e inclusão e aberto a isso. Esse ambiente irá facilitar o treinamento dos médicos:

- nos princípios básicos dos serviços de saúde culturalmente competentes;
- no reconhecimento das disparidades nos serviços de saúde e no desenvolvimento de soluções para esses problemas;
- na importância do atendimento às necessidades de saúde das populações carentes;
- no desenvolvimento de atributos profissionais fundamentais, como o altruísmo e a responsabilidade social, necessários para que o médico possa proporcionar um atendimento efetivo em uma sociedade multidimensionalmente diversificada.

Os objetivos para a instrução clínica devem incluir a compreensão pelo estudante das influências demográficas na qualidade e na eficácia dos serviços de saúde, como disparidades raciais e étnicas no diagnóstico e tratamento de doenças, e também no desenvolvimento de soluções para suplantar tais disparidades.Os objetivos também devem estar dirigidos para a necessidade de autoconsciência entre os estudantes com relação a qualquer preconceito pessoal em sua abordagem aos serviços de saúde, e no desenvolvimento de altruísmo e de responsabilidade social. Estão em andamento experiências diretas em programas especializados em educação médica que treinam de maneira específica os estudantes para ajudar pacientes desfavorecidos (p. ex., latinos, rurais, moradores das áreas pobres nas cidades) em faculdades de medicina, como nas cinco faculdades da Universidade da Califórnia, em que há programas PRIME com duração de cinco anos para estudantes de medicina interessados em trabalhar com populações desprotegidas.

Neste capítulo, serão apresentadas evidências de disparidades nos serviços de saúde para minorias raciais e étnicas, discutidos alguns dos preconceitos e barreiras que tais disparidades geram, e fornecidas sugestões de estratégias individuais, educacionais e institucionais, com o objetivo de reduzi-los.

HISTÓRIA

As disparidades nos serviços de saúde fundamentadas em raça, cultura e etnia, assim como para mulheres, pobres, crianças, idosos, minorias sexuais, grupos religiosos, pessoas que vivem em áreas rurais e pessoas com incapacitação, têm ocorrido ao longo de toda a história norte-americana. Os nativos norte-americanos, por exemplo, foram praticamente exterminados por doenças trazidas da Europa, como varíola e tuberculose, no início do século XVII até o século XVIII. O governo dos Estados Unidos percebeu que as crenças dos nativos norte-americanos em relação à saúde eram peculiares, e o Escritório de Negócios Indígenas praticamente não oferecia serviços médicos até a criação do Serviço de Saúde Indígena em 1954. Muitas crianças nativas norte-americanas enviadas a internatos adoeceram e morreram de tuberculose. Outras que adoeciam nas reservas eram removidas e tratadas em hospitais comuns, mal equipados para o atendimento de suas necessidades. Ocorreu uma ampla e sistemática destruição da cultura indígena: os nativos norte-americanos não tinham permissão para falar em seus próprios idiomas, os anciãos (os guardiões e propagadores de sua cultura) morriam de forma prematura de doenças infecciosas, e muitos foram expulsos da terra em que seus ancestrais tinham vivido durante séculos. Apenas recentemente a saúde dos moradores de áreas rurais, incluindo nativos norte-americanos, melhorou graças à telemedicina e a um atendimento competente do ponto de vista cultural.

Os afro-americanos sofreram com emigração forçada e escravidão entre os séculos XVII e XIX, e tiveram negados direitos básicos, como o voto e a liberdade. Eles trouxeram da África seu próprio sistema de saúde popular. Entretanto, essas práticas não eram adequadas para lidar com os desafios de saúde associados a pobreza, escravidão e abuso. Depois da vitória da União na Guerra Civil norte-americana, todos os escravos foram emancipados; contudo, foram praticamente dizimados pelas doenças. Os antigos escravos não tiveram acesso a serviços de saúde formais até a abertura dos **Freedmen's Hospitals** (hospitais para os recém-libertos) no final do século XIX.

Somente após a promulgação da **lei dos Direitos Civis de 1965** as formas mais ostensivas de segregação nos serviços de saúde tiveram fim. Desde aquela época, programas de ações afirmativas começaram a aumentar o número de médicos afro-americanos. Entretanto, este ainda é dramaticamente pequeno. Embora os afro-americanos representem cerca de 12% da população dos Estados Unidos, apenas 3% dos médicos nesse país são afro-americanos.

Outros grupos de imigrantes chegaram aos Estados Unidos voluntariamente, embora também tenham sofrido discriminação e marginalização. Os chineses chegaram nas décadas de 1840 e 1850, mas eram proibidos pela lei norte-americana (lei de exclusão dos chineses) de se naturalizar desde 1882 até 1943. Os trabalhadores chineses estavam proibidos por lei de trazerem suas esposas para os Estados Unidos até a promulgação da lei das noivas de guerra, em 1943. No mesmo ano, a lei Magnuson permitiu, enfim, que os imigrantes chineses passassem a ser cidadãos naturalizados. Ainda assim, o número de chineses era limitado por rígidas cotas de imigração até 1965, quando foi criado o Serviço de Imigração e Nacionalidade. O mito da "minoria modelo" levou muitas pessoas a pensar nos americanos asiáticos como bem-sucedidos e com altas expectativas, mas o porcentual das pessoas desse grupo que vivem na pobreza é o dobro do porcentual de caucasianos vivendo em situação semelhante. Da mesma forma, muitos hispano-americanos têm sido explorados e marginalizados, limitados a serviços inferiores ou ao trabalho na agricultura, e têm negados benefícios ou acesso aos serviços de saúde por não possuírem documentação legal. Outros grupos de imigrantes brancos também foram discriminados ao aportarem nos Estados Unidos, como alemães,

> "Nos Estados Unidos, a situação da saúde de todos os grupos raciais e étnicos melhorou de forma contínua ao longo do último século. No entanto, as disparidades nos principais indicadores de saúde entre grupos de brancos e não brancos estão crescendo. Em geral, os grupos étnicos e raciais afro-americanos, indígenas norte-americanos e hispânicos encontram-se em desvantagem com relação aos brancos na maioria dos indicadores de saúde, enquanto os americanos asiáticos parecem ser tanto ou mais saudáveis do que os brancos na maioria dos indicadores. Porém, essas comparações gerais entre grupos mascaram importantes diferenças na situação da saúde dos subgrupos étnicos."
>
> NATIONAL INSTITUTE ON AGING

irlandeses, italianos, judeus e poloneses, mas desde então se juntaram à sociedade norte-americana dominante.

Definições

O National Institute of Health (NIH) [Instituto Nacional de Saúde] define **disparidades na saúde** como "as diferenças na incidência, prevalência, mortalidade e opressão das doenças e de outras condições adversas na saúde existentes entre grupos específicos da população dos Estados Unidos". Essas disparidades na saúde consistem em diferenças na expectativa de vida em geral e em porcentuais mais altos de doença cardiovascular, câncer, mortalidade infantil, defeitos congênitos, asma, diabetes, acidente vascular encefálico, doenças sexualmente transmissíveis, doenças e transtornos orais, enfermidades mentais e outros transtornos. Os fatores contribuintes são "o reduzido acesso aos serviços de saúde, maior risco de doenças e incapacitações decorrentes da ocupação ou exposição, [e] maior risco de enfermidades causadas em decorrência de fatores biológicos, socioeconômicos, étnicos ou familiares subjacentes, valores culturais e educação".

O relatório do IOM, *Tratamento desigual: confrontando disparidades raciais e étnicas nos serviços de saúde*, definiu disparidades nos serviços de saúde como "diferenças raciais ou étnicas na qualidade do atendimento de saúde que não se devam a fatores relacionados ao acesso ou às necessidades clínicas, preferências e conveniência da intervenção". A definição do NIH é mais ampla, incluindo tanto doenças como o atendimento de saúde, enquanto a definição do IOM é especificamente direcionada para o fornecimento de serviços de saúde. Comparando-se a definição do NIH com a do IOM, torna-se clara a existência de outros fatores que influenciam o acesso aos serviços de saúde, como situação socioeconômica (SSE), disponibilidade do seguro-saúde, "alfabetização para a saúde", geografia, gênero, orientação sexual, idade e situação de imigrante. O relatório do IOM reconheceu essas barreiras, mas seus autores optaram por se concentrar na raça e na etnia e em seus efeitos na qualidade e no tipo de cuidados de saúde recebidos. Na verdade, o relatório declara que "as minorias raciais e étnicas têm menor probabilidade, em comparação com os brancos, de possuir convênio médico como resultado do maior número de pessoas vivendo na pobreza. Mesmo quando membros pobres de grupos minoritários possuem seguro-saúde, com frequência é financiado com dinheiro público. Costumam estar presentes também outras barreiras aos serviços de saúde, como copagamentos elevados e acesso insuficiente ao transporte.

A SSE está relacionada à "alfabetização para a saúde", isto é, os pacientes com baixa SSE tendem a ter níveis mais baixos de educação e menor conhecimento sobre como cuidar de sua saúde e evitar doenças. Além disso, de acordo com o Relatório Nacional sobre Disparidades na Saúde publicado em 2008, pessoas de baixa SSE têm menor probabilidade de possuir seguro-saúde. Essas pessoas passam por menos triagens para câncer colorretal, têm menor probabilidade de receber os cuidados recomendados para o diabetes e de receber vacinação antigripal, além de maior probabilidade de morrer após um infarto do miocárdio. A geografia também desempenha papel importante na qualidade dos serviços de saúde recebidos. Como as minorias étnicas tendem a viver em áreas diferentes das habitadas pela maioria caucasiana, com frequência, não possuem acesso às mesmas oportunidades de atendimento para tratamento.

A saúde também é afetada pelo gênero. Por exemplo, em mulheres hispânicas e afro-americanas é maior o risco de ocorrência de doença cardiovascular, em comparação com as mulheres caucasianas. Um estudo demonstrou que mais de uma em cada quatro mulheres não tinham seguro-saúde em algum momento do ano anterior, e metade das mulheres não seguradas não tiveram cobertura durante mais de um ano. Entretanto, em comparação com os homens, as mulheres apresentavam maior probabilidade (32% *vs.* 24%) de ter algum problema de saúde que necessitasse de tratamento clínico imediato. Cinquenta por cento das mulheres participantes no estudo necessitavam regularmente de medicamentos sob receita, mas metade informou não ter comprado os medicamentos da receita no ano anterior por serem muito caros. Sessenta por cento das mulheres sem seguro-saúde adiaram a obtenção de tratamento clínico porque não podiam arcar com as despesas. A orientação sexual também está associada a um aumento dos riscos para a saúde; por exemplo, mulheres lésbicas informam porcentuais mais baixos de cuidados preventivos, em comparação com mulheres heterossexuais.

A geografia (p. ex., ambiente rural) pode acarretar essas disparidades na saúde, por causa da falta de acesso ao atendimento e de outras desvantagens (p. ex., falta de acesso a exemplos positivos). Assim, enfermidades mentais são comuns nas áreas rurais dos Estados Unidos, mas há carência de atendimento especializado. A falta de acesso ao atendimento para a saúde mental é importante para explicar por que os pacientes deprimidos que vivem em áreas rurais passam pelo triplo de hospitalizações e apresentam um porcentual mais alto de suicídios.

Foi demonstrado que crianças mexicano-americanas de primeira geração exibem resultados piores nos serviços de saúde, em comparação com grupos similares de crianças negras e caucasianas; e piores resultados, em comparação com crianças mexicano-americanas de segunda ou terceira geração. Embora negros nascidos fora dos Estados Unidos informem um *status* de saúde melhor, asiáticos e pessoas oriundas das Ilhas do Pacífico nascidas no exterior, e também hispânicos, têm menor probabilidade de fazer exames de rotina para triagem de câncer.

EVIDÊNCIAS DE DISPARIDADES NOS SERVIÇOS DE SAÚDE

O documento *Unequal treatment: confronting racial and ethnic disparities in health care* [*Tratamento desigual: confrontando disparidades raciais e étnicas nos serviços de saúde*] citou numerosos exemplos de disparidades nos serviços de saúde para as minorias raciais e étnicas em doenças cardiovasculares, câncer, doenças cerebrovasculares, transplantes renais, HIV/AIDS, asma, diabetes, analgesia, serviços de reabilitação, saúde materna e infantil, serviços de saúde pediátricos e transtornos mentais. Por exemplo: em comparação com os pacientes caucasianos, os pacientes afro-americanos, hispano-americanos e asiático-americanos tiveram menor probabilidade de receber angiografia coronariana, revascularização de artéria coronária e/ou angioplastia. Durante a avaliação para câncer colorretal, os afro-americanos tiveram menor probabilidade de realizar uma sigmoidoscopia ou colonoscopia, e maior probabilidade de receber apenas um enema de bário, apesar do fato de essa minoria apresentar uma incidência 20% mais alta de câncer de cólon em comparação com os caucasianos. Os pacientes afro-americanos tiveram probabilidade 50% menor de ter uma ultrassonografia da carótida em seguida a um ataque isquêmico temporário, derrame isquêmico ou amaurose fugaz (perda monocular da visão), em comparação com pacientes caucasianos similares. Em comparação com pacientes afro-americanos, os pacientes caucasianos esperaram metade do tempo por um transplante de rim. Em comparação com pacientes brancos, pacientes hispano-americanos tiveram o dobro do risco de morrer por doença ligada ao HIV, mesmo com o uso de medicação antirretroviral antes da hospitalização. Em comparação com pacientes caucasianos, pacientes afro-americanos tiveram maior probabilidade de ter seus ataques de asma tratados na sala de emergência, e maior probabilidade de receber uma receita de broncodilatadores, em vez de corticosteroides. Isso sugere uma estratégia de tratamento para essa população baseada no tratamento dos sintomas agudos, em vez de na prevenção de broncoespasmos. Os pacientes caucasianos diabéticos tinham maior probabilidade de ser testados para hemoglobina glicosilada e lipídios, e de passar por exames oculares e vacinações antigripais, em comparação com pacientes afro-americanos diabéticos. Pacientes asiático-americanos e hispano-americanos também receberam menos analgesia no pós-operatório, em comparação com pacientes caucasianos e afro-americanos. Além disso, pacientes grávidas não brancas tiveram maior probabilidade de ter secções cesarianas do que mulheres brancas. Em comparação com crianças brancas, as crianças afro-americanas e hispano-americanas tiveram menor probabilidade de receber medicação após uma consulta médica. Esses são apenas alguns exemplos que ilustram como a situação de minoria racial e étnica pode ter efeito deletério no atendimento de saúde.

> "Uma razão para a história da medicina não ser muito ensinada nas faculdades de medicina é que grande parte dela é bastante embaraçosa."
>
> LEWIS THOMAS

Disparidades nos serviços de saúde mental, diversidade e competência cultural

O documento *Tratamento desigual: confrontando disparidades raciais e étnicas nos serviços de saúde* também citou o suplemento do diretor de Saúde Pública dos Estados Unidos ao seu estudo seminal de 1999, *Saúde mental: relatório do diretor de Saúde Pública,* intitulado *Saúde mental: cultura, raça e etnia* (2001). Esse relatório documentou disparidades gritantes no atendimento de pacientes mentais de minorias raciais e étnicas que envolviam acesso ao atendimento, conveniência do tratamento, qualidade do tratamento e resultados. Consideradas como um todo, essas disparidades fazem recair um ônus de incapacitação ainda maior nas minorias raciais e étnicas.

A consulta clínica

Ao iniciarem seu trabalho clínico com pacientes, quase todos os estudantes de medicina se confrontarão com desigualdades sociais e com disparidades nos serviços de saúde. Os pacientes chegam ao médico com necessidades, expectativas

QUADRO 24.1 Exemplos de disparidades nos serviços de saúde mental

- Um número desproporcional de afro-americanos está representado nos segmentos mais vulneráveis da população – sem-teto, encarcerados, no sistema de bem-estar da criança e vítimas de trauma. Cada uma dessas populações tem maior risco de sofrer transtornos mentais.

- Até 40% dos hispano-americanos informam ter limitada proficiência no idioma inglês. Como poucos médicos especializados em doenças mentais são versados no idioma inglês, quase todos os hispano-americanos têm acesso limitado a serviços étnica ou linguisticamente apropriados.

- O porcentual de suicídios entre indígenas norte-americanos e nativos do Alasca é 50% superior ao porcentual nacional; os porcentuais de enfermidade mental e abuso de substâncias (sobretudo o álcool) concorrentes também são significativamente mais altos entre os jovens e adultos nativos norte-americanos. Uma vez que foram coletados poucos dados, a completa natureza, extensão e origens dessas disparidades permanecem ainda no campo da conjectura.

- Com frequência, asiático-americanos/habitantes das Ilhas do Pacífico que procuram tratamento para alguma enfermidade mental se apresentam com enfermidades mais graves, em comparação com membros de outros grupos raciais ou étnicos. Isso, em parte, sugere que estigma e vergonha são obstáculos importantes para a utilização dos serviços. Também é possível que a enfermidade mental possa não ser diagnosticada ou que seja tratada mais tardiamente no curso da enfermidade nesses pacientes porque os membros desses grupos étnicos têm maior probabilidade de manifestar sintomas físicos como resultado de sua enfermidade mental.

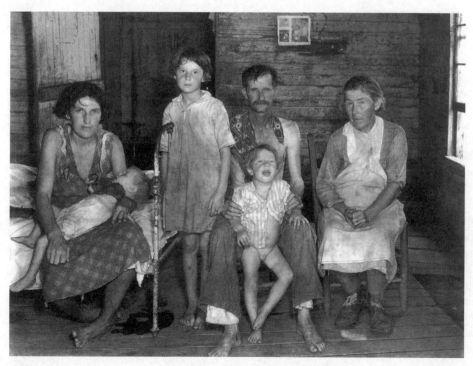

Bud Fields e sua família em casa *Fotografia de Walker Evans.* Cortesia da Library of Congress, Washington, D.C., Divisão de Estampas e Fotografias, Coleção FSA/OWI, LC--USF342-008147-A. *Existe grande correlação entre pobreza e morbidez e mortalidade.*

e preferências, todas culturalmente influenciadas. Além disso, os comportamentos de procura de ajuda dos pacientes, o idioma que usam para descrever seus sintomas e suas respostas às recomendações do médico são, todos, profundamente influenciados pela cultura. Do mesmo modo, os médicos trazem expectativas e crenças que são moldadas pela sua própria identidade cultural e experiência. De fato, a percepção do médico e sua avaliação dos sinais e sintomas clínicos podem ser incompletas e incorretas se o profissional não levar em conta a identidade cultural e os modelos do paciente. Os clínicos têm muitas opções diagnósticas e terapêuticas à sua disposição, e as escolhas que fazem não necessariamente dependerão de evidência empírica. Apesar da moderna ênfase na medicina baseada em evidência, muitas decisões clínicas ainda se fundamentam na avaliação clínica, que está sujeita a possíveis tendenciosidades e preconceitos relacionados à identidade cultural do médico.

A consulta clínica também será influenciada por fatores do sistema, como barreiras ao acesso, situação na imigração e situação de seguro-saúde. O clínico terá que obter uma história médica, realizar um exame físico e solicitar exames diagnósticos, todos devendo ser avaliados e interpretados levando-se em consideração a cultura do paciente. Médicos culturalmente competentes reconhecem que as tendenciosidades raciais e étnicas e os estereótipos podem influenciar o diagnóstico e o processo terapêutico.

> "É um fato irônico que, embora metade da população mundial esteja morrendo em razão de doenças ligadas à pobreza (sobretudo inanição e infecções), a outra metade esteja sucumbindo a doenças ligadas à riqueza."
>
> MALCOLM CARRUTHERS
> *The western way of death* ("O modo ocidental de morrer")

Muitos pacientes desconfiam dos médicos. Por exemplo, é provável que os afro-americanos estejam familiarizados com o mal-afamado **experimento de sífilis de Tuskegee**, no qual foi permitido que afro-americanos infectados com sífilis ficassem sem tratamento entre 1932 e 1972, embora os médicos tivessem conhecimento de antibióticos que poderiam curar a doença. Além disso, em muitas ocasiões, o governo dos Estados Unidos iludiu e mentiu para nativos norte-americanos. Alguns pacientes podem esperar que seu médico gaste muito tempo com eles, oferecendo-lhes diagnóstico e cura definitivos. Outros não conseguirão entender a necessidade de exames laboratoriais ou contato físico. Muitos pacientes pertencentes a minorias preferem ser examinados por membros de seu próprio grupo. Contudo, o número limitado de médicos e estudantes de medicina pertencentes a grupos minoritários dificulta os atendimentos com compatibilidade étnica entre médicos e pacientes. Esse problema pode ser especialmente agudo nas subespecialidades. Por exemplo, um estudo documentou que os pacientes afro-americanos tinham menor probabilidade do que a média de terem uma cateterismo cardíaco dentro dos primeiros 60 dias após um infarto do miocárdio. No início, isso parecia ser simplesmente resultado de tendenciosidade racial. Porém, havia outra explicação: dados

> "Nas comunidades afro-americanas, a palavra Katrina pode assumir a mesma força da expressão "experimento de Tuskegee"."
>
> SANDRA L. GADSON, MD

demográficos demonstraram que os médicos afro-americanos participantes do estudo eram clínicos gerais, enquanto os médicos brancos eram cardiologistas. Na época do estudo (1994-1995), havia apenas 316 cardiologistas afro-americanos entre quase 20 mil cardiologistas em serviço – ou cerca de 1,5%.

Dados convincentes documentam que muitos pacientes pertencentes a minorias sofrem discriminação racial nas consultas clínicas, e é compreensível que isso resulte em desconfiança com relação aos médicos brancos. Por exemplo, um estudo com pacientes afro-americanos, asiático-americanos e hispano-americanos em King County, Washington, demonstrou que praticamente um terço dos respondentes afro-americanos passou por incidentes de tratamento diferenciado, inclusive comportamento rude e insultos racistas, durante sua vida, enquanto 16% informaram tais incidentes no ano anterior. Essas experiências resultaram em pacientes que adiavam seu tratamento ou evitavam o indivíduo ou instituição responsável; contudo, menos de metade dos respondentes fizeram queixa verbal. Os pacientes faziam comentários como "Jurei que jamais levaria meu filho ao [àquele] hospital" ou "essa foi a última vez que meu filho veria o [aquele] médico". Evidentemente, essas interações causam grande impacto no tratamento recebido (ou não) pelos afro-americanos. O mesmo estudo demonstrou que um quinto de todos os pacientes hispânicos sofreu discriminação em algum momento de suas vidas, e isso ocorreu também com 7 a 19% dos asiático-americanos.

Recusa de tratamento

Os pacientes recusam tratamento por uma série de razões: medo de agulhas, desconfiança com relação ao médico e diferentes crenças sobre a saúde. Esses pacientes podem ser especialmente frustrantes para os médicos, mas a apreciação e compreensão da base étnica e cultural do paciente poderão ajudar o médico a entender a relutância do paciente em fazer aquilo que ele acredita ser do seu melhor interesse. O relatório do IOM concluiu que a recusa do paciente era apenas parte da razão para as disparidades existentes nos serviços de saúde vivenciadas pelas minorias raciais e étnicas.

Proficiência limitada no idioma inglês (PLII)

De acordo com o censo de 2000, residem nos Estados Unidos mais de 11 milhões de pessoas com proficiência limitada no idioma inglês (PLII), que estão linguisticamente isoladas, o que representa um aumento de 54% com relação ao censo de 1990. Sem a capacidade de falar inglês, com frequência, esses indivíduos não podem ter acesso aos serviços de saúde sem a ajuda de médico bilíngue ou de um intérprete. Além disso, a impossibilidade de comunicação do médico (ou de outro profissional da saúde) na língua materna do paciente limita sua capacidade de estabelecer uma conexão empática com seus pacientes.

Quando o paciente demonstra PLII, existem três substitutos não tão satisfatórios para um intérprete treinado: (1) pacientes e os próprios médicos, que talvez possuam habilidades parciais de comunicação; (2) familiares e amigos; e (3) equipe não clínica, como a de manutenção ou testemunhas bilíngues. Os dois últimos métodos comprometem a confidencialidade do paciente, e é provável que resultem em traduções menos precisas. O uso de crianças ou adolescentes como intérpretes para pacientes adultos é extremamente problemático, em razão da dinâmica dos relacionamentos familiares, sendo ilegal no estado da Califórnia. O Escritório de Direitos Civis (EDC) publicou normas para pacientes com PLII, já liberadas para implementação. Essas normas declaram que:

> Toda agência federal que preste ajuda financeira a entidades não federais deve publicar normas relativas a como seus recipientes podem proporcionar acesso significativo a pessoas com PLII e, assim, se enquadrarem nos regulamentos sob o Título VI, que proíbem que recipientes de financiamento "restrinjam por qualquer maneira a um indivíduo o gozo de qualquer vantagem e/ou privilégio permitido a outras pessoas beneficiárias de qualquer serviço, ajuda financeira, ou outros benefícios cobertos pelo programa", ou "utilizem critérios ou métodos de administração que tenham o efeito de submeter indivíduos à discriminação por causa de sua raça, cor ou nacionalidade, ou que tenham o efeito de malograr ou prejudicar substancialmente a realização dos objetivos do programa, no que respeita a indivíduos de determinada raça, cor, ou nacionalidade".

Além disso, o *National Health Law Program* (NHeLP) [Programa Nacional para Leis da Saúde] publicou "Acesso a idiomas nos serviços de saúde – Declaração de Princípios", que contém 11 princípios: (1) a comunicação efetiva é essencial, (2) serviços de idiomas competentes na área dos serviços de saúde são essenciais, (3) o financiamento de serviços de PLII é essencial, (4) todas as seguradoras devem estabelecer mecanismos para financiamento de serviços de PLII, (5) a diversidade linguística na força de trabalho da saúde é essencial, (6) os serviços de PLII são da responsabilidade de toda a comunidade de prestação de serviços de saúde, (7) deve ser fomentado o acesso ao idioma inglês na forma de turmas para segundo idioma, (8) a melhora da qualidade deve levar em conta a adequação dos serviços de PLII, (9) devem ser implementados padrões de competência, (10) a coleta de dados sobre idioma materno deve ser uma prioridade de pesquisa e (11) sempre deverá haver disponibilidade de serviços de idiomas. Mais de 80 organizações profissionais, grupos de defesa, e empresas seguradoras endossaram essas normas, inclusive a Associação Americana de Medicina, a Associação Psiquiátrica Americana, a Associação Americana de Psicologia, a Associação Americana de Estudantes de Medicina, o Colégio Americano de Médicos, o Colégio Americano de Obstetras e Ginecologistas, a Academia Americana de Médicos da Família e a Academia Americana de Pediatria.

QUADRO 24.2 **Exemplos na área da saúde e de disparidades nos serviços de saúde**

- Hispano-americanos foram os que tiveram menor probabilidade de ter seguro-saúde, menor probabilidade de receber vacinas para gripe ou pneumonia e maior prevalência de uma saúde ruim ou razoável.
- O consumo de cigarro era comum em comunidades de nativos norte-americanos, com uma média de 42,2% para homens e 36,7% para mulheres. Homens negros sem diploma secundário têm a segunda mais alta prevalência de fumo: 41,8%
- Os negros têm a mais alta prevalência de hipertensão, a mais alta prevalência autoinformada de diabetes diagnosticado e o maior porcentual de hospitalizações para acidentes vasculares cerebrais.
- Doença cardíaca isquêmica e acidente vascular cerebral estavam inversamente relacionados a educação, renda e estado de pobreza.
- Entre os recrutados pela Medicare, a hospitalização para doença cardíaca congênita foi mais alta em negros, hispânicos e nativos norte-americanos/nativos do Alasca, em comparação com brancos.

A PLII pode ser ainda mais complicada nas áreas rurais, pois a percepção do problema pode ser menor e os recursos, limitados; além disso, pode ser mais difícil lidar com o estigma.

Preconceito e tendenciosidade

Preconceito é definido como "uma antipatia, sentida ou expressada, fundamentada em uma generalização equivocada e orientada para um grupo como um todo ou para seus membros individuais". Tendenciosidade, por sua vez, é "uma preferência ou inclinação, sobretudo aquela que inibe um julgamento imparcial" ou "um ato ou política injusta, com origem no preconceito". Portanto, preconceito pode resultar em tendenciosidade, ou a tendenciosidade pode ser menos estereotipada, mas ainda assim resultar em um julgamento não imparcial. Embora quase todos os médicos prontamente neguem preconceito ou tendenciosidade em seu trabalho com os pacientes, podem não reconhecer atitudes preconceituosas sutis ou não intencionais que podem se refletir em seu comportamento. Vários estudos solicitaram que clínicos avaliassem vídeos curtos nos quais pacientes simulavam estar padecendo de dor, sendo do mesmo gênero e idades, com alteração apenas de sua raça. Em um desses estudos, os médicos administraram a pacientes brancos o dobro de hidrocodona (Vicodin), em comparação com pacientes afro-americanos, enquanto as médicas fizeram o oposto. Outra pesquisa avaliou a influência da raça e do gênero na percepção dos sintomas dos pacientes por estudantes de medicina, para determinar se existia uma tendenciosidade sutil já no início do treinamento médico. Em um desses estudos, 164 estudantes de medicina foram designados de forma aleatória para assistir a um vídeo de uma atriz negra ou de um ator branco retratando pacientes que apresentavam sinais idênticos de angina. Os estu-

> "Eles não têm médicos, mas quando um homem cai doente, o deitam na praça pública e os transeuntes vão até ele; se já tiveram alguma vez a sua doença ou se conhecem alguém que dela padeceu, orientam-no, recomendando a fazer qualquer coisa que lhes fez bem em seus próprios casos ou nos casos que conheciam. E a ninguém é permitido passar pelo homem enfermo em silêncio, sem lhe perguntar qual a razão de seu sofrimento."
>
> HERÓDOTO

dantes acharam que a mulher negra tinha um estado de saúde menos desejável, em comparação com o homem branco com sintomas idênticos, mostrando-se menos propensos a identificar os sintomas da paciente negra como angina. Os estudantes não pertencentes a minorias informaram estados de saúde mais satisfatórios para o paciente branco, enquanto as avaliações dos estudantes pertencentes a minorias não diferiram por paciente. Os estudantes homens designaram um estado de saúde ligeiramente menos satisfatório à paciente negra. Os pesquisadores concluíram que houve diferenças significativas nos modos de avaliação dos pacientes pelos estudantes, com base em sua própria etnia e gênero, e também na etnia e gênero do paciente.

Estereótipos

Os estereótipos são uma forma de utilização das categorias sociais, como cor da pele, idade e gênero, para simplificar situações complexas; eles se formam com base em nossa necessidade de prever, compreender e controlar situações. Infelizmente, também tendem a suprimir as características pessoais do indivíduo que não se conformam ao perfil geral criado pelo estereótipo. Além disso, há endogrupos, com relação aos quais temos sentimentos positivos, e exogrupos, com relação aos quais temos sentimentos negativos. Os estereótipos também podem estar implícitos, e, com frequência, a pessoa que estereotipa os outros não está consciente da influência disso. Estereótipos são profundamente importantes nos serviços de saúde; eles influenciam, por exemplo, as crenças dos médicos sobre se seus pacientes irão ou não seguir as recomendações terapêuticas. Em um estudo, demonstrou-se que os médicos acreditavam que pacientes afro-americanos tinham menor probabilidade de dar prosseguimento às recomendações para seu tratamento, e essa suposição claramente influenciava as decisões terapêuticas tomadas pelos médicos.

Incerteza clínica

Quase todas as decisões clínicas são tomadas no contexto da incerteza, mas a precisão diagnóstica depende da redução, ao máximo possível, do grau de incerteza. Algumas vezes, as crenças dos clínicos sobre a cultura são usadas para reduzir o grau de incerteza em uma consulta clínica; porém, para que tenham utilidade, essas crenças devem estar fundamentadas na competência cultural que reconhece a individualidade de determinado paciente, inserido em seu contexto cultural. Por exemplo, o médico pode interpretar de forma errônea a gravidade dos sintomas do paciente por desconhecer as suas diferentes normas culturais para a expressão dos sintomas. Os médicos estão mais familiarizados com seu próprio grupo cultural e, provavelmente, utilizarão suas fundações culturais como base, a partir da qual tentarão compreender as mensagens implícitas enviadas por linguagem corporal, contato ocular, tom de voz ou inflexão. Entretanto, essas nuances da comunicação podem ser expressas de diferentes modos ou ter significados diferentes para outros grupos culturais, e seu significado pode ser influenciado pela idade, SSE, gênero, raça ou etnia do paciente.

INTERVENÇÕES

As disparidades na prestação de serviços de saúde podem ser abordadas em muitos níveis: (1) ao nível de cada médico, por meio da educação e recrutamento de médicos/estudantes de medicina pertencentes a minorias, e também dos profissionais habilitados e interessados em trabalhar com minorias; (2) ao nível do consultório, clínica ou hospital, mediante a criação de organizações culturalmente mais competentes – por exemplo, que sejam mais acessíveis às minorias raciais e étnicas; e (3) ao nível das políticas legais e reguladoras. As intervenções realmente efetivas terão que ser direcionadas para esses três níveis: indivíduos, organizações e sistemas. Além disso, os médicos e outros profissionais ligados aos serviços de saúde, administradores e equipes necessitarão de mais treinamento e sofisticação no tratamento de populações minoritárias, para que se possa, de uma vez por todas, eliminar com sucesso as profundas disparidades nos serviços de saúde atualmente existentes.

INTERVENÇÕES CLÍNICAS

A American Psychiatric Association (APA) concentrou-se na cultura e em seus efeitos na formulação da quarta edição do *Diagnostic and Statistical Manual* (DSM-IV) [Manual Diagnóstico e Estatístico] em 1994, e em sua subsequente revisão, DSM-IV-TR (Revisão de Texto) em 2000. Tanto o DSM-IV como o DSM-IV-TR incluíam o Resumo para Formulação Cultural (RFC) no Apêndice I e também um glossário de síndromes ligadas à cultura. O RFC funciona como ferramenta clínica para a incorporação, na avaliação diagnóstica e no plano terapêutico, do efeito da cultura em quatro áreas-chave: (1) identidade cultural, (2) modelos explicativos culturais de enfermidade, (3) suportes e estressores culturais e (4) elementos culturais do relacionamento

> "A tarefa da medicina é promover a saúde, prevenir doenças, tratar os enfermos quando a prevenção não foi suficiente e reabilitar as pessoas após terem sido curadas. Estas são funções altamente sociais, e é preciso que consideremos a medicina como sendo basicamente uma ciência social."
>
> HENRY E. SIGERIST
> *Civilization and disease* ("Civilização e doença")

entre paciente e clínico. A última parte do RFC é a formulação cultural geral, incorporando os itens 1-4 em uma avaliação/plano terapêutico culturalmente apropriados. O DSM-IV-TR também identifica diagnósticos específicos do ponto de vista cultural, como o problema da aculturação e o problema religioso ou espiritual na seção "Condições que podem ser focos de atenção clínica". Por fim, há seções nas introduções narrativas para cada uma das principais categorias diagnósticas para idade, gênero e considerações culturais que orientarão o leitor na inclusão dessas considerações na elaboração do diagnóstico diferencial. Além do DSM-IV-TR, há muitos livros e artigos científicos excelentes que tratam da avaliação da diversidade cultural. Grande parte desses textos está nas Sugestões de Leitura no final deste capítulo, como um livro recentemente publicado, editado por Pedro Ruiz e Annelle Primm, *Disparities in Psychiatric Care: Clinical and Cross-Cultural Perspectives* [Disparidades no atendimento psiquiátrico: perspectivas clínicas e interculturais], que contém capítulos importantes que resumem disparidades na maioria dos grupos sub-representados e em populações especiais, além de estratégias para enfrentar tais disparidades, como educação, políticas, paridade e acesso aos serviços de saúde.

Muitas disciplinas criaram termos **mnemônicos** como auxílio para que os clínicos se lembrem e incorporem aspectos culturais ao trabalharem com seus pacientes. O mnemônico **BELIEF** [Em inglês: **BELIEF**: Beliefs, Explanation, Learn, Impact, Empathy, Feelings.] enfatiza a exploração das Crenças do paciente sobre a saúde, a promoção de uma Explicação, o auxílio para que o clínico possa Aprender com o paciente, a descoberta do Impacto no paciente, a demonstração de Empatia e a formulação de perguntas sobre Sentimentos [Em inglês: **ETHNIC**: Explain, Treatment, Healers, Negotiate, Intervention, Collaboration.]. O mnemônico **ETHNIC** criado para uso por estudantes de medicina durante suas avaliações clínicas, lembra os estudantes de pedirem aos pacientes para Explicar sua enfermidade e o Tratamento, e de perguntarem se procuraram ajuda junto a Curandeiros populares. Também devem Negociar com o paciente e planejar uma Intervenção, Colaborando com o paciente, sua família e curandeiros populares. O mnemônico **LEARN** [Em inglês: **LEARN**: Listen, Explaining, Acknowledging, Recommending, Negotiating.] é similar, pois incentiva os clínicos a Ouvir, enfatizando o papel do clínico como intermediário cultural na Explicação do problema, e também do Reconhecimento das diferenças culturais e, em seguida, Recomendando e Negociando tratamento. Cada recurso mnemônico tem seus prós e contras, e os autores recomendam a combinação de partes de cada um deles para introdução na prática clínica cotidiana. Esses recursos mnemônicos estão descritos na Tabela 24.2.

INTERVENÇÕES EDUCACIONAIS

Atualmente, todas as ciências da saúde estão ensinando os estudantes sobre competência e diversidade cultural, de modo que os estudantes desenvolverão conhecimento, atitudes e habilidades

TABELA 24.1 Resumo do DSM-IV-TR para formulação cultural.

1. Identidade cultural do indivíduo
   Envolve o grupo ou grupos de referência cultural do indivíduo, os idiomas falados, fatores culturais no desenvolvimento, etc.
2. Explicações culturais da enfermidade
   Referem-se aos idiomas predominantes das categorias locais de enfermidade e de angústia. Isso envolve o significado e a gravidade dos sintomas em relação às normas culturais, além das causas percebidas e modelos explanatórios, e experiências e planos de busca por ajuda.
3. Fatores culturais relacionados ao ambiente psicológico e níveis de funcionamento
   Envolvem estressores sociais e grupos de ajuda (p. ex., família, grupos religiosos), além de níveis de funcionamento e de incapacitação.
4. Elementos culturais da relação entre clínico e paciente
   Isso envolve a transferência e contratransferência etnocultural, além do uso de um intérprete, e testes psicológicos.
5. Avaliação cultural global
   A avaliação cultural global é um resumo de todos os fatores anteriores, e de como eles afetam o diagnóstico diferencial e o plano terapêutico.

Adaptado de Manson (1996)

TABELA 24.2 Recursos mnemônicos para a incorporação de aspectos culturais no tratamento do paciente.

BELIEF (CEAIES)
Crenças sobre a saúde (O que causou sua enfermidade/problema?)
Explicação (Por que isso ocorreu agora?)
Aprendizado (Ajude-me a entender sua crença/opinião.)
Impacto (De que maneira essa enfermidade/problema está influenciando sua vida?)
Empatia (Isso deve estar sendo muito difícil para você.)
Sentimentos (Como você está se sentindo a respeito?)

ETHNIC (ETCNIC)
Explicação (Como você explica sua enfermidade?)
Tratamento (Que tratamento você já tentou?)
Curandeiros (Já buscou orientação de algum curandeiro?)
Negociação (opiniões mutuamente aceitáveis)
Intervenção (em concordância)
Colaboração (com o paciente, família e curandeiros)

LEARN (OERRN)
Ouça com simpatia e compreensão as percepções do paciente com relação ao problema
Explique suas percepções do problema
Reconheça e discuta as diferenças e semelhanças
Recomende o tratamento
Negocie o tratamento

Fontes: Doobie et al. (2003); Levin, Like e Gottlieb (2000); Berlin and Fowkes (1983).

necessários para facilitar a avaliação e o tratamento de pacientes culturalmente diferentes. Alguns dos métodos mais bem-sucedidos envolvem exercícios de percepção cultural para atitudes, conferências de promoção do conhecimento sobre determinados grupos culturais e o aprendizado baseado em casos para o ensino de habilidade de formulação de casos culturais. Outras abordagens pretendem ensinar aos estudantes da área da saúde como trabalhar com um intérprete, e as várias maneiras de promover a revelação das crenças culturais do paciente com relação à saúde. Especificamente, o documento *Tratamento desigual: confrontando as disparidades raciais e étnicas na prestação de serviços de saúde* incluiu duas recomendações relacionadas à educação:

> Recomendação 5–3: Aumento do porcentual das minorias étnicas e raciais sub-representadas nos Estados Unidos entre os profissionais da saúde. Os benefícios da diversidade nos campos profissionais ligados à saúde são significativos, e ilustram a necessidade de um contínuo empenho para uma ação afirmativa, para programas de educação das profissões de saúde em nível de graduação, recrutamento de residentes e outras oportunidades profissionais.
> Recomendação 6–1: Integrar a educação intercultural no treinamento de todos os atuais e futuros profissionais da saúde.

INTERVENÇÕES POLÍTICAS

Serviços-políticas nacionais

Normas dos Serviços Culturais e Linguísticos Apropriados (SCLAs)

Em 1998, o Escritório de Saúde de Minorias (ESM) do Departamento de Saúde e Serviços Humanos dos Estados Unidos solicitou uma revisão e comparação das normas e medidas existentes sobre competência cultural e linguística em nível nacional, e uma proposta de esquema nacional de padronização da linguagem. Foi realizada uma revisão analítica de legislação, regulamentos, contratos e normas mais importantes atualmente em uso pelas agências federais e estaduais e por outras organizações nacionais. Em seguida, as normas propostas foram desenvolvidas com a ajuda proveniente de uma comissão consultiva nacional constituída por administradores de políticas, profissionais da área da saúde e pesquisadores de serviços de saúde. Foram criadas 14 normas no nível da organização dos serviços de saúde, definindo atendimento culturalmente adequado, como proporcionar serviços nos idiomas apropriados para o paciente e meios de ajuda para a competência cultural na organização. Essas normas estão apresentadas na Tabela 24.3.

Healthy People 2010

O *Healthy People 2010* contém um conjunto abrangente de objetivos para prevenção e promoção da saúde em nível nacional a serem concretizados ao longo da primeira década do século XXI, publicado pelo Departamento de Saúde e Serviços Humanos dos Estados Unidos (DSSHEU). Criado por cientistas

> "Certamente, o verdadeiro problema de saúde pública é a pobreza."
> WENDELL L. WILKIE
> *One world* ("Um mundo só")

tanto do governo dos Estados Unidos como de fora, o *Healthy People 2010* identifica uma ampla gama de prioridades de saúde pública em 28 áreas de concentração e objetivos específicos mensuráveis. Suas metas globais são: (1) aumentar a qualidade e os anos de vida saudável e (2) eliminar as disparidades nos serviços de saúde. Entre essas 28 áreas de concentração, estão inclusos o acesso a serviços de saúde de qualidade, programas educacionais e baseados na comunidade, saúde ambiental e melhora da infraestrutura da saúde pública. Também participa o Escritório de Saúde das Minorias e de Disparidades em Saúde do *Center for Disease Control* (CDC), cuja missão consiste em "eliminar as disparidades na saúde para populações vulneráveis, conforme definição pela raça/etnia, situação socioeconômica, geografia, gênero, idade, estado de incapacitação, situação de risco relacionada ao sexo e gênero, e entre outras populações identificadas como em risco de sofrer disparidades na saúde".

Comissão Nacional sobre Determinantes Sociais da Saúde da Organização Mundial da Saúde

A Comissão Nacional sobre Determinantes Sociais da Saúde (CNDSS) recomenda que, para a redução das disparidades na saúde, há três princípios de ação: (1) melhorar as condições do dia a dia ou as circunstâncias sob as quais as pessoas nascem, crescem, vivem, trabalham e envelhecem, inclusive com o aumento do acesso aos serviços de saúde, mediante o oferecimento de seguro-saúde universal; (2) reduzir as desigualdades na distribuição de riquezas, recursos e poder (os impulsores estruturais das condições do dia a dia), considerando a redução da desigualdade entre gêneros e o incentivo à capacitação/maior poder político de grupos sub-representados; e (3) medir o problema, avaliar ações e continuar a expandir a base de conhecimento.

Organizações profissionais, agências de credenciamento, fundações e grupos de defesa

Fundada em 2004, a Comissão para Término das Disparidades nos Serviços de Saúde (<www.ama-ssn.org/go/healthdisparities>) é um consórcio de mais de 50 organizações-membros, incluindo organizações profissionais como a Associação Americana de Medicina, a Associação Médica Nacional, outras organizações de subespecialidades e associações médicas estaduais. Essa foi uma resposta ao relatório do IOM, *Tratamento desigual*, com sua missão de eliminar as disparidades nos serviços de saúde mediante (1) o aumento da consciência profissional, (2) a melhora da educação e do treinamento, (3) a coleta de dados e informações e (4) a melhora da diversidade na força de trabalho.

TABELA 24.3 Normas nacionais para serviços cultural e linguisticamente apropriados (SCLA) para um atendimento culturalmente competente.

Atendimento Culturalmente Competente

1. As organizações prestadoras de serviços de saúde devem garantir que os pacientes/consumidores recebam de todos os membros da equipe cuidados efetivos, compreensíveis e respeitosos, oferecidos de maneira compatível com suas crenças e práticas culturais sobre a saúde, e no idioma preferido.
2. As organizações prestadoras de serviços de saúde devem implementar estratégias no sentido de recrutar, preservar e promover – em todos os níveis da organização – uma equipe/liderança diversificada que seja representativa das características demográficas da área coberta pelo serviço.
3. As organizações prestadoras de serviços de saúde devem garantir que as equipes em todos os níveis e em todas as disciplinas recebam educação e treinamento contínuos sobre o fornecimento de serviços cultural e linguisticamente apropriados.

Serviços de Acesso a Idiomas

4. As organizações prestadoras de serviços de saúde devem oferecer e proporcionar serviços de assistência linguística, incluindo equipes bilíngues e serviços de intérpretes gratuitamente para todos os pacientes/consumidores que tenham limitada proficiência no idioma inglês, em todos os pontos de contato, de maneira oportuna, durante todas as horas de funcionamento.
5. As organizações prestadoras de serviços de saúde devem atender aos pacientes/consumidores em seu idioma preferido, com ofertas verbais e informes impressos, informando-os sobre seu direito de receber serviços de ajuda linguística.
6. As organizações prestadoras de serviços de saúde devem garantir a competência da assistência linguística proporcionada a pacientes/consumidores com limitada proficiência no idioma inglês por intérpretes e por uma equipe bilíngue. Não se deve recorrer a familiares e amigos para a prestação de serviços de interpretação (exceto a pedido do paciente/consumidor).
7. As organizações prestadoras de serviços de saúde devem disponibilizar material de fácil compreensão dirigido aos pacientes, afixando sinalizações nos idiomas dos grupos mais comuns e/ou grupos representados na área coberta pelo serviço.

Apoio Organizacional para Competência Cultural

8. As organizações prestadoras de serviços de saúde devem desenvolver, implementar e promover um plano estratégico por escrito que delineie com clareza metas, políticas, planos operacionais e mecanismos de responsabilidade/supervisão gerencial que permitam proporcionar serviços cultural e linguisticamente apropriados.
9. As organizações prestadoras de serviços de saúde devem promover autoavaliações organizacionais iniciais e periódicas de atividades ligadas aos SCLAs, incentivadas a integrar medidas relacionadas à competência cultural e linguística em suas auditorias internas, programas de melhora do desempenho, avaliações de satisfação do paciente e baseadas em resultados.
10. As organizações prestadoras de serviços de saúde devem garantir que os dados sobre raça, etnia e idioma falado e escrito do paciente/consumidor sejam coletados nos prontuários médicos, integrados aos sistemas de informação gerencial da organização e periodicamente atualizados.
11. As organizações prestadoras de serviços de saúde devem manter um perfil demográfico, cultural e epidemiológico da situação atual da comunidade, além de uma avaliação das necessidades para o planejamento e a implementação acurados de serviços que respondam às características culturais e linguísticas da área coberta pelos serviços.
12. As organizações prestadoras de serviços de saúde devem fazer parcerias participativas e colaborativas com as comunidades, utilizando os diversos mecanismos formais e informais para facilitação do envolvimento da comunidade e dos pacientes/consumidores no planejamento e na implementação de atividades relacionadas aos SCLAs.
13. As organizações prestadoras de serviços de saúde devem garantir que os processos de resolução de conflitos e reclamações sejam cultural e linguisticamente sensíveis e capazes de identificar, prevenir e resolver conflitos interculturais ou queixas feitas por pacientes/consumidores.
14. As organizações prestadoras de serviços de saúde são incentivadas a disponibilizar periodicamente para o público informações sobre seu progresso e inovações bem-sucedidas na implementação das normas dos SCLAs, e a notificar publicamente suas comunidades acerca da disponibilidade dessas informações.

Em 2007, a Comissão Conjunta das Organizações de Serviços de Saúde (CCOSS), que credencia hospitais, acrescentou novas normas de credenciamento para disparidades e competência cultural, como fornecer serviços de interpretação e tradução. Em 2009, a CCOSS propôs o acréscimo de treinamento das equipes para sensibilidade cultural e a adaptação às crenças culturais e pessoais, e práticas religiosas e espirituais dos pacientes. Agências privadas sem fins lucrativos, como a Comissão Nacional para Garantia de Qualidade (CNGQ), que se dedica ao aperfeiçoamento da qualidade dos serviços de saúde dos Estados Unidos, também têm apoiado o desenvolvimento de práticas culturalmente competentes nos serviços de saúde por meio da implementação das normas dos SCLAs, e também pela identificação de programas efetivos com a ajuda do Programa de Premiação pelo Reconhecimento de Inovações nos Serviços de Saúde Multiculturais. Finalmente, o Fórum Nacional de Qualidade, outra organização devotada à melhora da qualidade dos serviços de saúde mediante (1) o estabelecimento de prioridades e objetivos nacionais para a melhora do desempenho, (2) o endosso de normas de consenso nacionais para a mensuração e divulgação pública do desempenho e (3) a promoção da realização de metas nacionais por meio de programas de educação e de treinamento a distância; vem apoiando 45 práticas para orientação dos sistemas de prestação de serviços de saúde no oferecimento de cuidados culturalmente competentes. Essas práticas estão divididas em sete domínios: (1) a **liderança** deve refletir a diversidade da comunidade atendida, (2) a competência cultural deve ser **integrada** ao longo de toda a organização, (3) a **comunicação** entre paciente e médico (ou outro profissional da saúde) deve ser clara e culturalmente apropriada, (4) o **atendimento de saúde** deve ser culturalmente competente, (5) a **força de trabalho** deve refletir a diversidade da comunidade, sendo treinada para trabalhar com as diversas populações da comunidade, (6) a **comunidade** deve estar engajada no atendimento de cuidados culturalmente competentes e (7) devem ser coletados **dados** para a avaliação da competência cultural dos serviços.

A Fundação Robert Wood Johnson financiou a Comission to Build a Healthier America [Comissão para a Construção de uma América Mais Saudável], que, em fevereiro de 2008, publicou um relatório intitulado *Overcoming obstacles to health* [*Superando os obstáculos à saúde*]. O documento afirmava que a saúde é influenciada pela renda e pela educação, o que fica comprovado pelo dobro das taxas de mortalidade infantil para mães que não frequentaram a universidade, em comparação com mães com diplomas universitários; pelos relatos pessoais sobre a situação da saúde que declina à medida que decaem os níveis de educação e de renda; e pela maior incidência de enfermidades crônicas, como o diabetes e a doença cardíaca coronária em famílias com renda mais baixa. O documento também afirmava que pessoas com renda mais elevada vivem até 6,5 anos a mais; que os níveis de renda baixos estão ligados a pouca saúde, independentemente do grupo étnico; e que as minorias étnicas têm resultados menos satisfatórios nos serviços de saúde quando as rendas são equivalentes. A Comissão concluiu que o ônus desses piores resultados na saúde resultou em maiores despesas com serviços de saúde, acima de um trilhão de dólares por ano, e que a melhora da qualidade da educação primária e secundária, bem como o aumento da segurança da comunidade, poderia reduzir as disparidades nos serviços de saúde.

O relatório mais recente da Fundação Robert Wood Johnson, *Beyond health care: new directions to a helthier America* [*Além dos cuidados de saúde: novos rumos para uma América mais saudável*], publicado em abril de 2009, resumiu dez recomendações para melhorar a saúde infantil, incluindo ajuda educacional (cuidados infantis, educação especial), nutrição adequada para famílias de baixa renda, alimentação saudável para as crianças em idade escolar, programas regulares de exercício, prevenção do fumo, melhores moradias, vizinhança segura e dados para os elaboradores das políticas que apoiarão essas iniciativas.

Pesquisa e força de trabalho: políticas nacionais

Centro Nacional para Saúde das Minorias e Disparidades nos Serviços de Saúde (CNSMD)

A missão do Centro Nacional para Saúde das Minorias e Disparidades nos Serviços de Saúde (CNSMD) é promover e melhorar a saúde das minorias, além de liderar, coordenar, apoiar e avaliar os esforços do NIH para a redução e, em última análise, eliminação das disparidades nos serviços de saúde. Nesse esforço, o CNSMD conduz e apoia a pesquisa básica, clínica, social e comportamental; promove infraestrutura e treinamento para pesquisas; patrocina programas emergentes; dissemina informações; e busca abranger as minorias e outras comunidades que sofrem de disparidade na saúde. O CNSMD espera aumentar o número das populações minoritárias e étnicas que participam em estudos clínicos; também pretende treinar pesquisadores oriundos de minorias e disseminar os resultados desses estudos. Suas prioridades são: (1) formulação de uma agenda de pesquisas interdisciplinares nacionais sobre disparidades nos serviços de saúde, (2) promoção e apoio às atividades de capacitação para pesquisa nas minorias e nas comunidades injustiçadas na área da saúde, (3) estabelecimento dos aspectos amplos da comunicação bidirecional e da comunicação à distância com os vários participantes, (4) colaboração com os parceiros de pesquisa do NIH no patrocínio das atividades que envolvam saúde das minorias e disparidades nos serviços de saúde, e (5) avaliação, rastreamento e monitoração dos resultados do progresso das pesquisas sobre saúde das minorias e disparidades nos serviços de saúde.

Força de trabalho – fundações e grupos de defesa

Em 2003, a fundação *California Endowment* patrocinou o relatório *Improving the diversity of the health professions* [*Estratégias para aumento da diversidade das profissões de saúde*]; esse documento constatou que os estudantes afro-americanos, hispânicos e nativos norte-americanos estão muito pouco representados nas profissões de saúde e nas faculdades profissionais da área da saúde, e que esse fato representa uma crise da saúde pública. O relatório afirma que há falta de oportunidades educacionais para muitos grupos minoritários, mas que esse problema pode ser sanado com uma melhor coordenação entre as agências que financiam e implementam programas objetivando melhorar suas oportunidades educacionais. O documento recomenda ainda uma avaliação dos programas existentes e de dados adicionais em apoio à eficácia desses programas. Uma vez que muitos estudantes pertencentes a minorias vêm de estruturas de baixa renda, o elevado custo da educação profissional é uma barreira significativa. O relatório sugere ainda o financiamento não apenas de bolsas de estudo para estudantes das profissões de saúde com baixa renda, mas também de programas "de promoção" nas escolas primárias e secundárias, com o objetivo de aumentar o número de candidatos.

Do mesmo modo, a Comissão Sullivan para Diversidade na Educação Superior, financiada pela Fundação W. K. Kellogg, publicou um relatório em 2004 denominado *Missing persons: minorities in the health professions* [*Pessoas desaparecidas: minorias nas profissões de saúde*], afirmando que a cultura das faculdades das profissões de saúde deve mudar para que se ajuste à demografia variada da nação. Devem ser explorados caminhos novos, e não tradicionais, para as profissões da área de saúde, e deve ser grande o comprometimento da administração para que se aumente a diversidade dos estudantes nas faculdades formadoras de profissionais da saúde. O relatório também sugere melhoras no desenvolvimento dos estudantes encaminhados para as profissões de saúde e um maior financiamento para os estudantes pertencentes a minorias nas faculdades de profissões da área médica.

Finalmente, em 2008, o Instituto Greenlining, uma organização de pesquisa e defesa multiétnica, publicou um relatório sobre a diversidade do corpo de estudantes de medicina na Universidade da Califórnia intitulado *Representing the new majority part III, a status report on the diversity of the university os California medical student body* [Representação da nova maioria parte III, Relatório situacional sobre a diversidade no corpo de alunos de medicina da Universidade da Califórnia]. O relatório declara que, embora afro-americanos, latinos e nativos norte-ramericanos representem mais de 40% da população da Califórnia, eles compreendem menos de 20% dos estudantes de medicina da UC. O relatório Greenlining analisa os dados oficiais de recrutamento do gabinete do reitor da Universidade da Califórnia, exibindo o número de candidatos, estudantes aprovados e estudantes matriculados em cada um dos cinco *campi* da faculdade de medicina da UC para cada raça, de 2001 a 2007. O documento recomenda que seja aumentado o grupo de candidatos pertencentes a minorias, para que seus porcentuais de aprovação sejam proporcionais à sua representação no grupo de candidatos.

Políticas de recrutamento e retenção

Uma abordagem à diversidade consiste em recrutar uma equipe que tenha semelhanças com os pacientes por ela tratados e com a comunidade por ela atendida. Porém, essa abordagem tem obtido apenas sucesso limitado, e cada vez mais os clínicos são treinados para trabalhar com pacientes de muitas culturas diferentes. São intervenções comuns o treinamento em competência cultural nos programas de residência/bolsistas, terceirização de profissionais pertencentes a minorias para o treinamento dos membros da equipe pertencentes à maioria e a ligação da promoção executiva a demonstrações de sucesso no oferecimento de serviços culturalmente competentes.

A coordenação com curandeiros tradicionais e a colaboração com trabalhadores da comunidade vêm se tornando cada vez mais comuns nos ambientes de prestação de serviços da saúde. Os curandeiros tradicionais são símbolos poderosos de sua cultura, que podem funcionar como parceiros na prestação de serviços culturalmente sensíveis e apropriados. Da mesma forma, os trabalhadores da comunidade têm elos importantes com as comunidades por eles atendidas, e podem orientar pacientes que estejam desconcertados e confusos com as complexidades da atual burocracia associada aos cuidados de saúde nos Estados Unidos.

Adaptações administrativas ou organizacionais

As intervenções administrativas comuns que objetivam a redução das disparidades nos serviços de saúde são: a prestação de serviços em unidades próximas aos locais onde os pacientes vivem e trabalham, o oferecimento de transporte e, em alguns cenários, visitas domiciliares. O meio clínico precisa se mesclar com os valores culturais dos pacientes, e as diretrizes e instruções para a prestação de serviços de saúde devem estar disponíveis no idioma do paciente. Os problemas associados ao oferecimento de serviços culturalmente competentes podem ser prementes sobretudo nas áreas rurais, onde talvez sejam poucos os médicos (e outros profissionais da saúde) com a competência cultural necessária para a prestação de serviços apropriados.

Há três tipos de intervenções do programa que podem ser desenvolvidas: educação médica contínua, treinamento administrativo ou modelos de serviços inovadores. Os programas de educação médica contínua (EMC) para médicos na Califórnia devem considerar a competência cultural, conforme manda a lei AB 1195. Isso significa que todos os programas devem incluir: (1) informações relevantes sobre diferenças em prevalência, diagnóstico e tratamento de problemas médicos em populações diferenciadas; (2) como aplicar as habilidades linguísticas para uma comunicação efetiva com a população-alvo, ou o uso apropriado de intérpretes; (3) como utilizar a informação cultural para ajudar no estabelecimento de alianças terapêuticas com os pacientes; (4) dados culturais pertinentes no diagnóstico e tratamento; (5) dados culturais e étnicos no processo de cuidados clínicos; e (6) recomendações para recursos culturais e linguísticos apropriados (páginas na internet, folhetos, cartões de referência, educação do paciente, fitas/CDs/manuais, recursos locais, etc.) nos materiais de divulgação para EMC. Finalmente, o Escritório para Saúde das Minorias oferece créditos de EMC on-line para quem queira se instruir em competência cultural em <http://www.thinkculturalhealth.org/>.

O *Providing quality health care with CLAS* [Oferecimento de Cuidados de Saúde de Qualidade com SCLAs] é um currículo que pretende ajudar as organizações de saúde na integração das normas dos SCLAs em seus princípios operacionais. Ele utiliza uma abordagem baseada em força, o que implica uma autoavaliação organizacional para ajudar os participantes a determinar qual a melhor forma de implementar essas normas, com base na infraestrutura, na missão e nos valores existentes no sistema. Os participantes se envolverão em discussões baseadas em problemas, em pequenos grupos; foi demonstrado em muitos contextos educacionais que esse modelo promove a solução criativa de problemas e uma compreensão melhor e mais efetiva dos tópicos discutidos. Em vez de fazer uma abordagem do tipo "livro de receitas", que sobrepõe um modelo sem levar em conta os desafios singulares e pontos fortes de determinada organização, o Centro para a Redução das Disparidades nos Serviços de Saúde da Faculdade de Medicina da Universidade da Califórnia, em Davis, acredita que essa abordagem baseada em força pode formar líderes de maneira mais efetiva, que poderão implementar essas normas em organizações complexas com criatividade.

O currículo é composto de três fases. A primeira, "Avaliação Cultural Organizacional", propõe uma entrevista dos participantes e de outras pessoas-chave na organização para que seja avaliada cultura, valores e história da instituição. Isso ajuda os facilitadores a adaptar o currículo aos participantes. A segunda fase do currículo, "Oficinas de Aprendizado", é dividida em quatro sessões de oficinas, cada uma com duração de quatro horas. Na última fase, "Acompanhamento", os participantes também serão solicitados a comparecer a reuniões semestrais com duração de uma hora, para ajudá-los em seus esforços de implementação e manutenção. Finalmente, a revolução das telecomunicações nos oferece algumas soluções, como a telepsiquiatria, e tanto pacientes como profissionais da saúde estão recorrendo à tecnologia para garantir o acesso a um atendimento culturalmente competente. Com efeito, a tecnologia pode oferecer maneiras melhores de acompanhamento dos trabalhadores migratórios (p. ex., o Central Valley da Califórnia). Os pacientes nativos norte-americanos podem ser examinados em qualquer das várias clínicas em regiões dos Estados Unidos quando estiverem viajando ou em deslocamento – uma opção de continuidade bastante atraente.

A diversidade nos profissionais da saúde amplia o acesso aos serviços

A diversidade entre profissionais ajudará a reduzir as disparidades nos serviços de saúde. O relatório do IOM intitulado *In the nation's compelling interest: ensuring diversity in the health care workforce* [*Nos melhores interesses da nação: garantia de diversidade na força de trabalho na saúde*], publicado em 2004, resumiu as evidências ao documentar que a maior diversidade entre os profissionais da saúde está associada a um melhor acesso ao tratamento para pacientes pertencentes a minorias raciais e étnicas, maiores oportunidades de escolha e maior satisfação do paciente, melhor comunicação entre o paciente e o médico, e melhores experiências educacionais para os estudantes durante seu treinamento. O relatório fez 25 recomendações direcionadas a seis áreas específicas: (1) aprimoramento das políticas e práticas de admissão; (2) redução das barreiras financeiras ao treinamento das profissões da saúde; (3) incentivo aos esforços de diversidade por meio de credenciamento; (4) melhora do clima para a diversidade nas instituições; (5) aplicação dos princípios de benefícios para a comunidade aos esforços em favor da diversidade; e (6) outros mecanismos de incentivo em favor dos esforços para a diversidade. As recomendações constantes nas seções 1, 4 e 5 tratavam especificamente das instituições educacionais para profissões da saúde (IEPSs). As recomendações foram:

- as IEPSs devem desenvolver, disseminar e utilizar uma clara declaração de sua missão (i. e., o reconhecimento do valor da diversidade);
- as IEPSs devem estabelecer políticas explícitas no que tange ao valor e importância do atendimento culturalmente competente e do papel da diversidade nas instituições para que essa meta seja cumprida;
- as IEPSs devem desenvolver e regularmente avaliar estratégias abrangentes que melhorem o clima para a diversidade nas instituições;
- as IEPSs devem se envolver de maneira proativa e periódica e treinar os estudantes, as equipes residentes e o corpo docente no que tange às políticas ligadas à diversidade institucional, suas expectativas e a importância da diversidade.

Intervenções para redução das disparidades na prestação de serviços de saúde mental

O suplemento do diretor de Saúde Pública dos Estados Unidos ao relatório sobre saúde mental intitulado *Mental health: culture, race and ethnicity* [*Saúde mental: cultura, raça e etnia*] termina com a seção "Uma visão do futuro", na qual as recomendações foram agrupadas em áreas de acordo com seis metas ambiciosas: (1) continuar com a expansão da base científica, (2) melhorar o acesso ao tratamento, (3) reduzir as barreiras ao tratamento, (4) melhorar a qualidade do atendimento, (5) apoiar o desenvolvimento da capacitação e (6) promover a saúde mental. A recomendação mais relevante para a educação é: "As minorias estão sub-representadas entre profissionais da saúde mental, pesquisadores, administradores, elaboradores de políticas e organizações familiares e de defesa do consumidor. Além disso, muitos profissionais da área da saúde e pesquisadores de todos os campos ainda não perceberam completamente o impacto da cultura na saúde mental, nas enfermidades mentais e nos serviços de promoção da saúde mental. Todos os profissionais envolvidos na saúde mental são incentivados a desenvolver seus conhecimentos sobre os papéis da idade, gênero, raça, etnia e cultura na pesquisa e no tratamento. Portanto, os programas de treinamento de saúde mental e as fontes de financiamento que trabalham no sentido de uma representação igualitária e um currículo de treinamento culturalmente informado contribuirão para diminuir as disparidades".

RESUMO

É evidente que as disparidades nos serviços de saúde são afetadas pelas expectativas, crenças e atitudes, que, por sua vez, são moldadas pela cultura e influenciadas por gênero, cor da pele e idade. Documentos recentes, como o *Unequal treatment: confronting racial and ethnic disparities in health care* [*Tratamento desigual: confrontando disparidades raciais e étnicas nos serviços de saúde*], esclareceram as disparidades nos cuidados de saúde baseadas na raça e etnia, que ainda são intrínsecas à moderna medicina e que conduzem a um atendimento desigual. Essas disparidades levam a resultados ruins para a saúde das minorias raciais, étnicas e culturais, custos mais elevados para todos e maior quantidade de doenças na sociedade. Assim, essas disparidades constituem uma importante preocupação de saúde pública, que deve ser considerada por todos os estudantes de medicina. Lamentavelmente, o movimento dos direitos civis e a lei dos direitos civis de 1965 não foram suficientes para proporcionar serviços de saúde adequados para todos os norte-americanos. Ainda há muito a se fazer na área da competência/diversidade cultural para ajudar a resolver essas disparidades nos cuidados de saúde oferecidos às minorias. Foram discutidas intervenções para o problema das disparidades que podem ocorrer ao nível individual, organizacional, educacional ou estratégico. Talvez uma nova geração de médicos – aqueles que estão lendo este livro – seja capaz de fazer a diferença em seu trabalho com a comunidade, legislatura e organizações profissionais no intuito de ajudar a solucionar os problemas vexatórios, intratáveis e nitidamente interligados das desigualdades sociais e das disparidades nos serviços de saúde.

ESTUDOS DE CASOS

M.V. é uma mulher hmong com 45 anos que se apresentou com queixas de dores de cabeça, dores nas costas, tontura e cansaço. A paciente chegou aos Estados Unidos vinda de um campo de refugiados na Tailândia há cerca de 10 anos. A sra. V. tem oito filhos, com 15, 13, 11, 9, 8, 6, 4 e 2 anos de idade. Ela não fala inglês e vive em uma região pobre da cidade. Recebe ajuda da Medicaid e tem pouca educação formal. Para chegar até o consultório na Clínica de Saúde Mental, precisa tomar vários ônibus e é necessário que providencie um intérprete. A paciente acredita que sua enfermidade é causada por "maus espíritos" e já consultou um xamã em busca de tratamento. Ela foi testemunha do assassinato de seus pais pelos comunistas, durante a fuga do Laos. A sra. V. está desempregada e não tem nenhuma qualificação profissional. Tem pesadelos e *flashbacks*, e ouve as vozes de familiares mortos chamando por ela. A paciente já tentou se enforcar e ficou internada no hospital mental da região durante 72 horas; atualmente, afirma que jamais voltaria a tentar o suicídio, por causa dos filhos.

O caso de M.V. ocorre comumente em Sacramento, Califórnia. A paciente encontra muitas barreiras ao acesso de cuidados de saúde de qualidade, incluindo idioma, crenças sobre a saúde, geografia, baixa situação socioeconômica, seguro público e pouca educação formal. Pacientes como a sra. V. são vistos com frequência nos hospitais de atendimento primário, e suas crenças sobre a saúde e experiências traumáticas são, na maioria das vezes, ignoradas. Costuma ser difícil conseguir um intérprete treinado para o idioma hmong, e os frequentes problemas de saúde mental não são identificados quando as queixas de apresentação são somáticas. A paciente precisa ser encaminhada da instituição de atendimento primário para um serviço de saúde mental. Exige-se do sistema de saúde mental do condado de Sacramento que forneça serviços no idioma da paciente, inclusive internação, avaliação, tratamento e acesso aos defensores dos seus direitos. Exige-se também que os profissionais da medicina façam uma avaliação culturalmente competente e um plano de tratamento que inclua a avaliação das crenças do paciente, bem como uma abordagem colaborativa que envolva a família e membros da comunidade. Na população de refugiados, também é muito importante avaliar eventos traumáticos ocorridos antes da sua chegada aos Estados Unidos, pois sem isso o diagnóstico de transtorno do estresse pós-traumático pode não ser levado em consideração. A paciente também procurou pelos serviços de saúde mental em um estágio avançado de sua enfermidade, o que é típico de muitos pacientes não ocidentais.

H.G. é uma mulher mexicana diabética de 37 anos que fala apenas castelhano. A paciente é trabalhadora agrícola migratória no Central Valley da Califórnia. Em todas as estações de colheita, a sra. G. trabalha ajudando nas plantações. Sua glicemia jamais está muito bem controlada, pois não tem um médico fixo nos Estados Unidos, mas pode tomar seus medicamentos no México. A paciente se apresenta ao setor de emergência no hospital universitário com uma úlcera no pé que se recusa a cicatrizar, e os exames de sangue revelam que sua glicemia está alarmantemente elevada.

A situação dessa paciente apresenta alguns desafios, pois H. G. é uma trabalhadora sem documentos que, além disso, não fala inglês e nem vive o tempo todo nos Estados Unidos. Decisões políticas importantes determinarão se ela será examinada (por causa da falta de documentos), e talvez precisasse ser criado um plano terapêutico culturalmente competente para seu tratamento nos Estados Unidos, e também depois de seu retorno ao México.

SUGESTÕES DE LEITURA

Agency for Healthcare Research and Quality. (2008). *Sixth National Healthcare Disparities Report (NHDR)*. http://www.ahrq.gov/QUAL/nhdr08/nhdr08.pdf
   Trata-se de um relatório anual comissionado pelo Congresso Norte-americano para rastreamento de medidas relevantes para disparidades nos serviços de saúde.

Commission on Social Determinants of Health (2008). *CSDH Final Report: Closing the Gap in a Generation: Health Equity Through Action on the Social Determinants of Health*. Genebra, Suíça: Organização Mundial da Saúde.
   Esse é um documento importante, que contém dados comparativos das situações de saúde de diferentes nações e subpopulações de nações, com recomendações para ações que visem a redução das disparidades nos serviços de saúde. http://www.who.int/social_determinants/thecommission/finalreport/en/index.html

Hays, P. A. (2008). *Addressing cultural complexities in practice* (2ª Ed.). Washington, DC: Associação Americana de Psicologia.
   Esse livro é referência excelente para o aprendizado de como fazer uma avaliação culturalmente competente em um cenário de saúde mental.

Institute of Medicine. (2004). *In the nation's compelling interest: Ensuring diversity in the health care workforce*. Washington, DC: National Academies Press.
   Documento que acompanha o Unequal Treatment, esse relatório destaca a importância de uma força de trabalho diversificada.

Lim, R. (2006). *Clinical manual of cultural psychiatry*. Washington, DC: American Psychiatric Press.
   Esse livro descreve e ilustra o uso do Resumo para Formulação Cultural do DSM-IV-TR.

National Health Law Program (NHeLP) (2007). *Language access in healthcare statement of principles*. http://www.healthlaw.org/library/item.121215-language_access_in_health_car e_statement_of_principles_explanatory_guide_oc
   Onze princípios sobre acesso a idiomas nos serviços de saúde, endossados por praticamente 90 associações profissionais e de proteção, além de empresas seguradoras.

Ruiz, P., & Primm, A. (2009). *Disparities in psychiatric care: Clinical and cross-cultural perspectives*. Hagerstown, MD: Lippincott, Williams and Wilkins.
   Esse livro apresenta uma revisão abrangente das disparidades nos serviços de saúde no campo da saúde mental em grupos sub--representados, incluindo muitas estratégias para a redução das disparidades, como abordagens de educação, paridade e políticas.

Smedly, B. D., Stith, A. Y., e Nelson, A. R. (Eds.) (2003). *Unequal treatment: Confronting racial and ethnic disparities in health care*. Washington, DC: National Academy Press.
   Esse livro é um estudo revolucionário sobre a influência da raça e da etnia no tratamento médico, com controles para situação socioeconômica. O CD-ROM que acompanha o livro contém importantes artigos de base, por exemplo, o de Byrd e Clayton sobre "Disparidades raciais e étnicas nos cuidados de saúde: experiência e história", que é uma breve história das disparidades étnicas ao longo da história dos Estados Unidos.

Serviços de saúde nos Estados Unidos 25

Arleen Leibowitz

> "Depois de encerradas as aulas de ensino formal, eles falavam apenas sobre os problemas que haviam vivenciado. Alguns pensavam que a conversa abordava a crise da má prática, o congelamento dos honorários do Medicare, o impacto dos grupos ligados a diagnósticos e o encolhimento das rendas. Para outros, tratava-se da interminável burocracia na solicitação de financiamentos para pesquisas... A medicina, diziam, não tinha mais graça... Os professores falavam com nostalgia dos bons tempos, que nem eles nem os alunos poderiam ainda vivenciar."
>
> CAROLA EISENBERG
> *It is still a privilege to be a doctor*
> ("Ainda é um privilégio ser médico")

A legislação da reforma da saúde aprovada em 2010 anuncia uma nova era de prestação de serviços de saúde nos Estados Unidos. Independentemente do pioneirismo dessa legislação em seu empenho para promover acesso universal aos serviços de saúde a todos os norte-americanos, ela preserva grande parte da estrutura da prestação de serviços de saúde nesse país. Este capítulo descreve os convênios existentes na área dos seguros-saúde sobre os quais repousa a reforma de saúde e também explora algumas das deficiências que a legislação para a reforma da saúde pretende retificar.

Na verdade, o sistema de saúde nos Estados Unidos é uma coleção de sistemas que abrangem a gama completa de paradigmas organizacionais, variando desde um sistema financiado com recursos públicos e completamente centralizado, com profissionais assalariados no Sistema de Serviços de Saúde da Administração dos Veteranos, até o segmento – em processo de encolhimento – do sistema de seguridade privada que ainda proporciona liberdade completa na escolha dos médicos e dos serviços em um mercado competitivo. O programa federal Medicare proporciona uma cobertura praticamente universal para pessoas com mais de 65 anos, mas, para o restante da população, essa cobertura é altamente variável e dependente de características individuais. Dois terços das pessoas não idosas possuem cobertura de seguro privado. Para a maioria dos componentes desse grupo, com frequência, o empregador assume o papel de subsidiar o custo do seguro e de escolher quais opções serão disponibilizadas ao empregado. No entanto, 5% dos indivíduos não idosos compram individualmente suas apólices de seguro. As pessoas qualificadas como de baixa renda podem obter seguro pelo **Medicaid**, um programa do governo federal e dos governos estaduais que fornece seguro para cerca de 14% dos indivíduos com menos de 65 anos. Contudo, em 2007, 17% da população com menos de 65 anos não possuía seguro-saúde.

Para que se possa compreender as várias opções oferecidas às pessoas em diferentes circunstâncias, é importante examinar o sistema de saúde dos Estados Unidos a partir de vários pontos de vista. Assim, este capítulo examina a qualificação, o financiamento e a estrutura das diversas opções de seguro público e privado. Inicialmente, são resumidos os caminhos pelos quais os Estados Unidos chegaram à miríade de convênios disponíveis na atualidade. Em seguida, são descritas as disposições para qualificação e financiamento dos principais grupos: idosos, pobres e adultos empregados. A seção a seguir delineia o modo como os serviços médicos estão organizados em diferentes sistemas. Finalmente, o capítulo identifica alguns modelos de mercados de seguros fundamentados nos empregadores e gerenciados pelo governo.

O LEGADO

Nos Estados Unidos, o moderno sistema de prestação de serviços de saúde tem suas raízes no início do século XX. Nas primeiras décadas do século XX, os médicos começaram a se tornar cada vez mais capacitados a diagnosticar e tratar problemas clínicos agudos. Esses problemas clínicos agudos não podiam ser segurados, porque, embora a prevalência de problemas de saúde agudos na população pudesse ser prevista, a probabilidade de determinado indivíduo ser afetado não era facilmente prognosticável. Assim, ao adquirir um seguro, as pessoas podiam ser protegidas contra o risco de eventos de probabilidade relativamente baixa, mas dispendiosos. Embora a medicina organizada estivesse inicialmente preocupada com a intervenção de "terceiros" em suas decisões clínicas e econômicas – e, de fato, se opusesse ao advento dos seguros –, o seguro-saúde surgiu durante esse período como mecanismo de financiamento dos serviços médicos no setor privado.

Por volta da década de 1930, os serviços médicos tinham se tornado mais efetivos e também mais caros, frequentemente muito além dos meios econômicos da família média, sobretudo durante a Grande Depressão. Embora tanto governos estaduais como o governo nacional tenham assumido novas e significativas responsabilidades com relação a vários outros tópicos ligados à saúde (p. ex., segurança no local de trabalho e compensação para acidentes de trabalho, regulamentação de alimentos e medicamentos, assistência social e segurança social), os esforços para a introdução de uma reforma da saúde patrocinada pelos governos fracassaram. Os esforços do presidente Franklin D. Roosevelt e, mais tarde, do presidente Harry Truman para a aprovação de programas de saúde abrangentes e financiados pelo governo foram derrotados pela medicina organizada, pela indústria de seguros e pelos líderes empresariais conservadores.

Nos anos 1940, o seguro-saúde financiado pelo empregador começou a preencher a necessidade gerada pela ausência de um seguro social financiado pelo governo. O crescimento dos seguros patrocinados pelos empregadores foi estimulado pela negociação coletiva e também pelo uso, por parte dos empregadores, de benefícios do seguro-saúde para tirar partido dos salários e controles dos preços durante a guerra. A isenção de imposto de renda para o seguro adquirido pelo empregador reforçou o incentivo aos trabalhadores para confiarem nas apólices de seguro para grupo de trabalhadores, e não nas apólices individuais, que não gozavam dessa isenção.

> "Atualmente, o moderno complexo médico-industrial é um fato na vida norte-americana. Esse complexo ainda está em crescimento e é provável que continue por muito tempo ainda. Qualquer conclusão sobre seu impacto final em nosso sistema de serviços de saúde seria prematura, mas é seguro dizer que o efeito será profundo... Não devemos permitir que o complexo médico-industrial distorça nosso sistema de serviços de saúde em favor de suas próprias finalidades empresariais."
> ARNOLD S. RELMAN
> *New England Journal of Medicine*

O sucesso dos serviços médicos e dos sistemas de saúde pública em termos da redução da mortalidade causada por doenças agudas e infecciosas levou a um aumento na expectativa de vida. À medida que a expectativa de vida aumenta, as enfermidades degenerativas crônicas suplantam as doenças agudas e infecciosas como principal razão para a busca por ajuda médica. Atualmente, os Estados Unidos gastam 75% de seus recursos médicos em diagnóstico, tratamento e reabilitação de doenças crônicas.

A consequência não antecipada da nova dominância do atendimento para doenças crônicas foi que os custos médicos passaram a se concentrar cada vez mais entre uma população prontamente identificada. Assim, o seguro, originalmente planejado para proteger as pessoas contra imprevistos problemas aleatórios, como acidentes ou doenças infecciosas, deixou de ser um mecanismo viável para o financiamento dos serviços de saúde. As empresas seguradoras procuraram evitar a

> "As empresas de seguro-saúde não estão nesse negócio para curar pessoas ou salvar vidas; elas prestam o atendimento médico para auferir lucros. Assim, no esforço necessário de controle dos custos dos serviços de saúde pelo mecanismo de mercado, o poder se transferiu dos médicos e pacientes para as empresas seguradoras e outros compradores de serviços."
> GEORGE SOROS
> *The New York Times*

adesão de pessoas para as quais se pudesse prever, com bom grau de confiança, o uso intenso dos serviços médicos, isto é, aquelas com doenças crônicas. Para tanto, as seguradoras recorreram à "avaliação médica", cobrando mensalidades mais altas aos indivíduos com problemas crônicos. Isso gerou a criação de centenas de planos de saúde concorrentes, que procuravam manter os prêmios de seguro baixos mediante a atração de assinantes de baixo custo, o que levou ao encolhimento dos planos (p. ex., a Blue Cross, que oferecia prêmios de seguro determinados de acordo com a comunidade e que não variavam conforme o estado de saúde do assinante). Ao mesmo tempo, indivíduos com doenças crônicas tinham os maiores incentivos para a aquisição de planos de saúde com cobertura mais generosa. Essa situação, aludida em certas situações como **risco moral**, torna praticamente impossível que seguradoras que apliquem taxas populares possam competir.

Um plano para grupos de trabalhadores financiado pelo empregador, que combina indivíduos com diferentes riscos de saúde, pode (se for suficientemente grande) ajudar a contornar o problema da autosseleção; e o seguro-saúde financiado pelo empregador passou a ser a modalidade predominante para os trabalhadores e suas famílias nos Estados Unidos. Porém, a maioria dos que necessitavam com maior urgência de serviços de saúde não tinham acesso ao seguro financiado pelo empregador, por serem demasiadamente idosos ou incapacitados para trabalhar. No início dos anos de 1960, o grupo com maior necessidade de serviços de saúde – os idosos – estava quase completamente sem cobertura.

As forças políticas foram mobilizadas com o objetivo de enfrentar essa clássica situação de falha de mercado e, em 1965, os Estados Unidos aprovaram a legislação para o estabelecimento do sistema Medicare, que proporcionou seguro-saúde para todos os indivíduos acima de 65 anos. Atualmente, o **Medicare** oferece cobertura de serviços de saúde para 44 milhões de beneficiários, dos quais 37 milhões são idosos; os 7 milhões restantes têm menos de 65 anos e padecem de alguma incapacitação. Atualmente, mais de 99% das pessoas acima dos 65 anos estão matriculadas no Medicare.

A disponibilidade de recursos para o tratamento de problemas médicos enfrentados por idosos ajudou a alimentar o rápido surgimento de novas tecnologias e procedimentos para o tratamento das incapacitações associadas com problemas crônicos. Esse desenvolvimento foi estimulado pela expansão da infraestrutura de pesquisas sobre doenças crônicas do país, inclusive a criação e o crescimento dos Institutos Nacionais de Saúde.

O **Medicaid** foi promulgado no mesmo ano do estabelecimento do Medicare com o objetivo de dar cobertura de serviços de saúde para indivíduos não idosos sem acesso a planos de saúde em grupo financiados por empregadores. O Medicaid proporciona seguro-saúde para incapacitados, isto é, pessoas que não são capazes de trabalhar por causa de sua condição de saúde. Ele também acolhe as pessoas atendidas pelo programa de assistência social patrocinado pelos governos federal e estaduais, conhecido como *Aid to Families of Dependent Children* [Ajuda para Famílias de Crianças Dependentes] [AFCD]; um programa de concessão de benefícios substituído nos anos 1990 pelo *Temporary Assistance for Needy Families* [Assistência Temporária para Famílias Necessitadas] [ATFN]. Basicamente, AFCD e ATFN cobriam (e ainda cobrem) famílias chefiadas por mulheres solteiras com crianças dependentes, tendo sido planejados para permitir que as mães permaneçam fora do trabalho e, assim, cuidem de seus filhos pequenos. Qualquer emprego substancial tende a elevar a renda familiar acima dos limites de qualificação para o AFCD e, portanto, para o Medicaid. Assim, o Medicaid persiste na tradição da assistência social, em vez de enveredar pelo seguro social.

No final da década de 1980, o Medicaid estava se expandindo, como exigência para o oferecimento de seguro-saúde para filhos de pais de baixa renda, estivessem ou não suas famílias recebendo numerário da assistência social. Essa dissociação entre a qualificação para o seguro e a qualificação para assistência social assegurou uma cobertura de saúde abrangente para crianças carentes. Mas o Medicaid não oferece seguro-saúde para todas as pessoas de baixa renda – apenas 46% dos não idosos com renda abaixo do nível de pobreza estão cobertos. Alguns grupos, como o de homens jovens com baixa renda e sem filhos, não estão qualificados para cobertura do Medicaid, a menos que apresentem alguma incapacitação. Dependendo da legislação estadual, casais pobres, mesmo com filhos, podem não estar qualificados. Além disso, as exigências de qualificação para ajuda financeira com frequência restringem a cobertura apenas para as pessoas mais pobres. Essas exigências variam enormemente, dependendo do estado norte-americano.

Antes de 2010, as numerosas tentativas de ampliar o papel do governo em assegurar que todos os norte-americanos – não apenas os idosos, os incapacitados e parte das pessoas pobres – sejam segurados não têm sido bem-sucedidas. Os esforços para se fundamentar no sistema existente baseado no financiamento pelos empregadores, com a exigência de que todos os empregadores financiem o seguro-saúde, foram promovidos pelo presidente Nixon em 1974 e pelo presidente Clinton em 1993. Apesar do considerável apoio público, essas propostas foram derrotadas, em grande parte pelos esforços dos conservadores e das comunidades empresariais e seguradoras com investimento no sistema existente. Alguns argumentaram que o desenvolvimento do Medicare e do Medicaid, que têm por objetivo resolver as necessidades de duas populações vulneráveis, teve o efeito paradoxal de solapar as reivindicações em favor de um plano de saúde publicamente organizado para a população geral.

Não conseguindo obter ajuda para uma cobertura universal e patrocinada pelo governo, os defensores dessa política exigiram – e obtiveram – expansões incrementais dos programas públicos. Alguns desses acréscimos são específicos para certas doenças; são exemplos os programas direcionados para insuficiência renal em estágio final (pelo Medicare) e HIV/AIDS. Outros acréscimos representaram expansões do seguro para populações inteiras, como os filhos de pais com baixa renda, por meio do *State Children's Health Insurance Program* [Programa Estadual de Seguro-Saúde para Crianças] [PESSC]. Essas ações incrementais tenderam a exacerbar, em vez de reduzir, a fragmentação do sistema de saúde.

Nos Estados Unidos, o seguro está estruturado como a cobertura para "um indivíduo", e cada seguradora fornece cobertura apenas para uma pequena parte da população, com uma confusão de mudanças dos inscritos de um ano para outro. Essa fragmentação impede a realização de esforços preventivos e a promoção da saúde com base na população, além de solapar a capacidade dos cidadãos de se organizarem para a reforma.

Além disso, a fragmentação alimentou o crescimento dos interesses dos investidores, que se opunham a qualquer mudança no *status quo*. Esses investidores tiravam partido do sistema existente e recebiam incentivos substanciais para frustrar um sistema de seguro-saúde abrangente e unificado. Contrariando a iniciativa de reforma da saúde proposta pelo presidente Bill Clinton em 1993, as seguradoras comerciais e pequenos empresários foram bem-sucedidos em estruturar iniciativas abrangentes no setor público, como "grande governo", "anti-individual" e "antiescolha". O plano de saúde do presidente Clinton foi rotulado como um sistema "parecido com o NHS" (em referência ao Serviço Nacional de Saúde da Inglaterra), apesar do fato de que o plano se baseava no sistema existente (fundamentado nos empregadores) e na prática médica privada, e que permitia a escolha dos planos de seguro-saúde, além da escolha dos profissionais.

A recessão de 2008 acelerou o declínio dos seguros-saúde fundamentados nos empregadores. A perda da cobertura, o crescimento no número de norte-americanos não segurados e os crescentes custos dos serviços de saúde levaram o presidente Barack Obama a identificar a reforma de saúde como uma das mais altas prioridades da sua administração. Um abrangente projeto de lei de saúde, elaborado com base nas instituições existentes com o objetivo de estender a cobertura do seguro-saúde, foi promulgado em 2010. A seção a seguir descreve os financiamentos e os requisitos para qualificação do seguro-saúde, conforme existiam antes da promulgação da legislação para a reforma de saúde em 2010.

> Os custos cada vez maiores dos serviços de saúde me fazem recordar do que Jack Kent Cooke, proprietário do time de futebol americano Washington Redskins, teria dito ao perguntarem por que ele demitiu George Allen do cargo de treinador: "Dei a Allen uma verba ilimitada, e ele excedeu a verba".
> MARK SIEGLER

FINANCIAMENTO E QUALIFICAÇÃO

Como resultado dessa história tão diversificada, vários tipos de convênios de financiamento de seguro-saúde coexistem nos

Estados Unidos. O sistema federal **Medicare** paga o seguro-saúde para virtualmente todas as pessoas com mais de 65 anos de idade e também para pessoas com incapacitação crônica. O **Medicaid**, um programa federal/estadual para pessoas de baixa renda e com incapacitação, fornece cobertura para 14% da população não idosa. A cobertura com base no empresariado oferece seguro para 61% dos indivíduos com idade para trabalhar e seus dependentes. Cerca de 5% dos indivíduos não idosos, não qualificados para cobertura pelo Medicare ou pelo Medicaid e que não têm acesso a seguro-saúde pelos seus empregadores compram apólices de seguro-saúde individuais. O governo federal também paga pelo tratamento de indivíduos em certas categorias, como veteranos ou pessoas afetadas por determinadas doenças, como HIV/AIDS. No entanto, muitas pessoas (cerca de 46 milhões em 2008) não possuíam nenhum tipo de seguro-saúde nos Estados Unidos. É enorme a variação nas disposições de financiamento para esses diferentes grupos; assim, as disposições para cada grupo serão descritas separadamente adiante.

Medicare para idosos

O Medicare é um sistema nacional de seguros, e não um sistema de fornecimento de seguro-saúde. Ou seja, o governo federal ou paga contas pelo tratamento recebido por beneficiários de médicos e hospitais particulares ou paga para que os beneficiários sejam matriculados em organizações de gestão com custos pré-pagos. Em um sistema com base no seguro, os benefícios cobertos refletem uma orientação em favor de infecções e enfermidades agudas que prevaleciam na época da implantação do Medicare, em 1965. Assim, no início, os benefícios do Medicare não cobriam a medicação e, até recentemente, ofereciam pouquíssima cobertura para os serviços preventivos de saúde, por exemplo, mamografias ou imunizações. Os medicamentos vêm tendo cobertura desde 2006, mas o Medicare não oferece o benefício da cobertura em longo prazo.

Estabelecido em 1965 sob o Título XVIII da Lei de Seguridade Social, o Medicare oferece seguro hospitalar, conhecido como cobertura da Parte A, e seguro médico suplementar, conhecido como cobertura da Parte B; e, desde 2006, Medicare Parte D para cobertura de medicamentos. Cada componente recebe financiamentos distintos.

O seguro hospitalar, por meio do Medicare Parte A, é financiado pelo *Hospital Insurance Trust Fund* [Fundo de Benefícios para Seguro Hospitalar], cujos fundos são provenientes de uma taxa Medicare de 1,45% incidente nos ganhos anuais totais de todos os trabalhadores. Os empregadores também recebem taxação igual. É provável que a legislação para reforma da saúde aumente esses porcentuais das taxas incidentes na folha de pagamento. Quase todos os beneficiários se qualificam para o Medicare Parte A, sem contribuição de prêmios de seguro individuais porque eles ou um cônjuge trabalharam 40 ou mais trimestres em um emprego coberto pelo Medicare. Pessoas com menos de 40 trimestres em um emprego coberto pelo Medicare pagam mensalmente um prêmio de seguro para cobertura hospitalar.

O Seguro Médico Suplementar, pelo Medicare Parte B, é financiado pelo *Supplementary Medical Insurance Trust Fund*

> "A capacidade cada vez maior dos médicos de desvendar entidades patológicas específicas (...) foi um feito intelectual da primeira magnitude, não relacionado à imagem pública cada vez mais científica e prestigiosa da profissão médica. Contudo, temos observado o crescimento de um sistema de reembolso complexo e inexoravelmente burocrático em torno dessas entidades diagnósticas; a doença não existe se não puder ser codificada."
>
> CHARLES E. ROSENBERG
>
> *The care of strangers: the rise of America's hospital system* ("A assistência a estrangeiros: a ascensão do sistema hospitalar americano")

[Fundo de Benefícios para Seguro Médico Suplementar], que, por força de lei, deriva três quartos de seus fundos da receita bruta geral e um quarto dos beneficiários. Embora o Medicare Parte B seja voluntário, 93% das pessoas qualificadas tiram vantagem do substancial subsídio do governo federal para os prêmios de seguro se matriculando no Medicare Parte B.

A Parte D é outro componente voluntário do Medicare. O governo federal proporciona uma contribuição definida para os planos de medicamentos privados para cada matriculado no Medicare (os beneficiários também podem obter cobertura para medicamentos mediante sua filiação a uma organização de gestão de custos ou a outro tipo de plano privado oferecido sob as normas do programa para vantagens do Medicare). Os matriculados pagam mensalmente um prêmio de seguro que cobre a diferença entre a contribuição do governo federal e o custo do plano para o fornecimento de medicamentos. Assim, do ponto de vista do governo federal, o Medicare Parte D é um plano de **contribuição definido**, em que se completa a responsabilidade financeira do governo. Por outro lado, o Medicare Parte A e o Medicare Parte B são planos de **benefícios definidos**, para os quais é estabelecida a abrangência dos serviços cobertos e o governo federal se compromete a pagar os custos da prestação desses serviços.

Desde os anos 1980, o Medicare vem fazendo pagamentos prospectivos aos hospitais, com base nos **Grupos Relacionados de Diagnósticos** (GRDs). O hospital recebe o mesmo pagamento para cada paciente em um GRD, independentemente da própria duração de sua permanência no hospital (um ajuste feito para os casos "fora do grupo"). Os GRDs têm sido creditados por darem forte incentivo financeiro aos hospitais, com o objetivo de fazer atendimentos de maneira eficiente, e isso resultou geralmente em um encurtamento da estadia dos pacientes internados nos hospitais.

O Medicare Parte B cobre os serviços de médicos credenciados e serviços hospitalares ambulatoriais, serviços clinicamente necessários de fisioterapeutas e terapeutas ocupacionais, alguns tipos de atendimento domiciliar, além da maioria dos serviços clínicos (p. ex., exames laboratoriais, imagens diagnósticas). Alguns serviços importantes para pacientes idosos, como óculos e aparelhos auditivos, não têm cobertura. Além disso, um número limitado de serviços preventivos, como mamografias, passou a ter cobertura apenas recentemente. Em teoria, há algum controle no uso de serviços de alta tecnologia, mas não está claro se o Medicare examina de forma crítica o uso apropriado de tecnologias caras, por exemplo, tomografia por emissão de pósitrons (PET) ou desfibriladores cardíacos implantáveis.

Começando no início dos anos de 1990, o Medicare reembolsava os médicos pelos serviços prestados em uma **escala de valores relativos baseados nos recursos** (EVRBR) ou o Esquema de Honorários para Médicos do Medicare. Esse esquema de preços administrados é o produto dos valores relativos determinados em função do grau de habilidade e do tempo envolvido em cada procedimento, e dos preços por unidade de valor relativo que refletem a variação nos custos de atendimento médico de uma região para outra.

O reembolso para os serviços cobertos pelo Medicare Parte B está sujeito a uma franquia anual (de 131 dólares em 2009) e a um seguro compartilhado de 20% do honorário aprovado pelo Medicare para serviços depois de cumprida a franquia anual (com a exceção de serviços de saúde mental, para os quais o porcentual de seguro compartilhado é de 50%). Alguns idosos de baixa renda cobertos pelo Medicare também estão qualificados para o programa de Beneficiários Qualificados do Medicare (BQM), com base no qual o Medicaid paga as despesas médicas diretas, como os prêmios de seguro do Medicare Parte B, franquias e seguros compartilhados. O Medicaid também paga pelos serviços desses "duplamente qualificados" que não estão incluídos na cobertura do Medicare, mas que estão disponíveis sob o programa estadual do Medicaid, como cuidados em instituições de repouso além do limite de cem dias cobertos pelo Medicare, óculos e aparelhos auditivos.

Muitos beneficiários do Medicare obtêm seguro privado complementar que cobre 80% dos compromissos de compartilhamento de despesas do paciente, significando que o paciente paga apenas 4% da conta, por ocasião do serviço (0,2 × 0,2). A disponibilidade do seguro complementar **Medigap** reduz o custo do tratamento médico e estimula o uso adicional (válido, mas também inadequado) que aumenta os custos do Medicare, porque paga 80% do total da conta.

A matrícula em uma Organização de Manutenção da Saúde (HMO, sigla em inglês) junto ao Medicare é outra forma de partilha dos custos (com diminuição dos gastos) para serviços ambulatoriais, sem que seja gerado qualquer risco moral (embora a seleção favorável e os substanciais subsídios federais para organizações de gestão de custos tenham significado que o programa Medicare, em média, paga mais por esses beneficiários do que se essa população tivesse permanecido no projeto Medicare tradicional). Caracteristicamente, os matriculados na HMO também têm cobertura mais ampla dos serviços preventivos e de outros serviços necessários, como óculos e aparelhos auditivos.

Desde 1º de janeiro de 2006, todos os beneficiários do Medicare têm a possibilidade de selecionar uma empresa privada que providencie seguro para cobertura das despesas com medicamentos, com base no Medicare Parte D.

Medicaid para pessoas de baixa renda e com incapacitação

O Medicaid é conjuntamente financiado pelo governo federal e por governos estaduais, mas é administrado pelos estados. Leis federais exigem que o Medicaid dê cobertura a famílias que se qualifiquem para os programas assistenciais estaduais com ajuda em dinheiro para famílias com crianças dependentes, e também para mulheres grávidas de baixa renda e seus filhos. As pessoas de baixa renda e com incapacitação cobertas pelo Medicare que estejam recebendo Previdência Complementar (PC) também estão qualificadas para os benefícios do Medicaid. Essas exigências refletem as origens do Medicaid como mecanismo que deveria proporcionar seguro-saúde para certas categorias de indivíduos não idosos que não podiam receber cobertura das seguradoras financiadas pelos empregadores por não estarem no mercado de trabalho. A legislação pertinente à reforma da saúde expande a qualificação para o Medicaid de modo a incluir pessoas com rendas de até 133% do Índice de Pobreza Federal.

O **Programa Estadual de Seguro-Saúde Infantil** (PESSI) proporciona seguro para crianças filhas de pais de baixa renda cujos ganhos excedam os tetos do Medicaid. Por volta de junho de 2008, a filiação mensal ao PESSI tinha alcançado 4,8 milhões de crianças, em comparação com as matrículas no Medicaid, de 29,9 milhões de crianças. Em conjunto, Medicaid e PESSI dão cobertura a metade das crianças de baixa renda e a um quarto de todas as crianças norte-americanas.

Embora Medicaid e PESSI proporcionem seguro-saúde para os pobres, essas organizações não oferecem assistência médica para todas as pessoas de baixa renda. Para que possa se qualificar para o Medicaid, o beneficiário deve ser cidadão dos Estados Unidos ou imigrante legalmente admitido e residente permanente durante pelo menos cinco anos. *Em todos os estados, o governo federal paga pelo menos metade dos custos das despesas com o Medicaid,* que é um programa de equiparação de subvenções com uma fórmula que assegura que a cota federal seja maior nos estados de baixa renda. O governo federal financia 70% das despesas com o PESSI, o que é consideravelmente mais do que sua cota nos custos com o Medicaid na maioria dos estados. Ao contrário do que ocorre com o Medicaid (no qual o governo federal equipara o capital estadual para todos os indivíduos que atendam aos critérios estaduais para qualificação), o financiamento federal do PESSI é anualmente coberto para cada estado.

A dependência no financiamento estadual para o programa Medicaid tem se revelado problemática, particularmente durante os períodos de declínio econômico, quando ocorre queda nas receitas dos impostos estaduais. Mesmo em tempos de expansão econômica, o aumento inexorável nos custos da assistência médica tem criado problemas para a maioria dos estados. *O Medicaid é o segundo maior programa na maioria dos orçamentos de fundos gerais dos estados,* responsável por cerca de 21% das despesas estaduais e tendo sido o componente de crescimento mais rápido das despesas estaduais no início do século XXI. Para evitar que as despesas com o Medicaid impedissem outros custeios importantes, os estados implementaram políticas variadas com o objetivo de reduzir os seus custos: corte ou congelamento dos pagamentos para prestadores de serviços, corte de benefícios, restrição da qualificação para o programa, ou ações que dificultam mais o registro no programa.

Famílias com filhos dependentes que se qualificaram para programas previdenciários em dinheiro representavam cerca de dois terços dos beneficiários do Medicaid antes de 2010, mas chegavam a apenas 27% dos gastos do programa. Indivíduos com incapacitação que recebem previdência complementar (PC) também recebem cobertura do Medicaid e têm custos *per capita* muito mais elevados do que os qualificados para programas de apoio à renda. O PC é um programa federal que oferece pagamentos mensais em espécie para idosos, deficientes visuais e pessoas com incapacitação com pouco ou nenhum rendimento. As pessoas com incapacitação que não contribuíram para a Previdência Social durante um número de trimestres suficiente para que possam se qualificar para o Seguro de Previdência Social para Incapacitados (SPSI) recebem da PC, tendo também direito ao Medicaid. O programa *Medically Needy* [Medicamente Necessitados], disponível como opção nos estados, permite às pessoas que poderiam se qualificar nas categorias, mas cujos bens ou renda excedem os critérios estaduais, que se tornem qualificados para o Medicaid por causa das despesas médicas extremamente elevadas.

Historicamente, os critérios de qualificação ao Medicaid têm variado nos estados, por causa dos critérios de qualificação para os programas AFCD (hoje ATFN), SSI e Medically Needy determinados pelos estados. Embora o governo federal tenha ordenado que os estados deem cobertura para grávidas e crianças em idade pré-escolar com renda familiar abaixo de 133% do Índice de Pobreza Federal e para crianças em idade escolar em famílias com renda dos pais abaixo do nível de pobreza, os estados poderiam receber fundos capazes de complementar a cobertura de crianças e grávidas com rendas de até 200% do índice de pobreza federal. Do mesmo modo, o governo federal ordenou que os estados proporcionassem Medicaid para pessoas com incapacitação que estivessem recebendo ajuda financeira da PC, mas os estados, a seu critério, poderiam permitir o ingresso no Medicaid para incapacitados cuja renda excedesse o pagamento federal. Os gastos para esses beneficiários não obrigatórios são responsáveis por um terço de todas as despesas do Medicaid.

Considerando-se que o Medicaid está direcionado para uma população de baixa renda, as exigências de compartilhamento nos custos são mínimas. Os pacientes nada pagam ou pagam apenas uma quantia bastante nominal por cada serviço, estejam matriculados em uma HMO ou no tradicional Medicaid. Em alguns estados, também pode exigir-se que os membros do sistema façam um co-pagamento nominal para que possam ser beneficiados com os serviços. Em 32 estados, famílias devem pagar um pequeno prêmio mensal para inscrever seus filhos no programa PESSI. Historicamente, a maioria dos inscritos no Medicaid não é obrigada a pagar qualquer prêmio. Recentemente, planos Medicaid estaduais tiveram permissão de cobrar prêmios de alguns indivíduos. Evidências obtidas nos estados que instituíram pagamentos de prêmios sugerem que *a cobrança, mesmo de prêmios modestos, para o Medicaid leva à perda do registro no programa e a maior número de não segurados*. Como exemplo, o estado do Oregon instituiu um prêmio proporcional à renda variando de 6 a 20 dólares em 2003, e dados recentes sugerem que as matrículas no Medicaid nesse estado caíram em praticamente dois terços, como resultado direto do aumento nos prêmios e na partilha dos custos. As matrículas no programa Medicaid em Rhode Island caíram em cerca de 20% por ocasião da instituição dos prêmios, e apenas metade das pessoas que desistiram do programa obtiveram seguro por outros meios.

Seguro financiado pelo empregador

O seguro financiado pelo empregador permanece sendo o mecanismo predominante para a maioria dos empregados e suas famílias. Antes da implementação da reforma da saúde, não se exigia legalmente que os empregadores proporcionassem seguro para seus trabalhadores, exceto no Havaí e em Massachusetts. Já em 2009, 158 milhões de indivíduos (61% da população com menos de 65 anos) possuíam cobertura de seguro financiado pelo empregador. Cerca de metade desse grupo estava segurada pelos seus próprios empregadores, enquanto os indivíduos da outra metade estavam cobertos como dependentes de um trabalhador. Conforme descrito anteriormente, o seguro financiado pelo empregador é um legado histórico, que tem o mérito de criar "grupos" de segurados menos sujeitos à seleção por risco, em comparação com as seguradoras no mercado voltadas para o indivíduo.

Em 2008, 99% das empresas de grande porte, com 200 ou mais funcionários, ofereciam seguro-saúde. A situação é diferente nas empresas de menor porte, com menos de 200 trabalhadores: nelas, o porcentual de empregadores que oferecem seguro é mais baixo, tendo diminuído de 68%, em 2000, para 62%, em 2008. As pequenas empresas não só têm que enfrentar prêmios de seguro mais altos, por causa do pequeno tamanho de seus grupos de risco, e também elevados custos administrativos para pequenos grupos, mas também têm maior probabilidade de empregar trabalhadores de baixo salário e empregados que trabalhem meio-período. Como resultado, apenas 43% dos empregados em pequenas empresas (com menos de 25 funcionários) tinham cobertura de seguro financiado pelo empregador (oferecido por conta própria ou por empregador de membro da família), em contraste com 67% dos funcionários de grandes empresas (200 ou mais).

Os empregadores que oferecem seguro-saúde selecionam as ofertas que podem ser escolhidas pelos empregados e subsidiam as despesas com o prêmio. Do ponto de vista do trabalhador, o seguro-saúde patrocinado pelo empregador oferece duas vantagens financeiras importantes. Primeiramente, os empregadores parecem subsidiar a maior parte dos custos, embora muitos economistas argumentem que os custos reais são desviados para os empregados, na forma de baixos salários e retribuições. Em média, empregadores "pagam" 85% do prêmio para a cobertura do trabalhador e 74% dos custos da cobertura familiar.

A segunda vantagem é que nem a contribuição do empregador nem a do empregado é considerada lucro tributável para o empregador. Se for levada em consideração a perda de receita bruta para o governo como "despesas fiscais", os Estados Unidos têm uma política perversa de gastar muito mais com o seguro-saúde de indivíduos com renda mais alta, em comparação com os indivíduos de renda mais baixa. Essa política é o contrário do financiamento mais progressivo que prevalece em outros países desenvolvidos.

Apesar do longo histórico de empregadores que oferecem seguro-saúde e das vantagens no imposto de renda para que tal atitude tenha prosseguimento, muitos empregadores decidiram não mais proporcionar esse benefício, diante do enorme crescimento dos prêmios de seguro-saúde a partir de 2000. Os elevados custos dos serviços médicos, refletidos nas taxas anuais dos prêmios para o seguro patrocinado pelo empregador, afetaram de muitas maneiras os empregadores. Em 2008, o prêmio médio, considerados todos os tipos de planos patrocinados por empregadores, alcançava 4.704 dólares para cobertura individual e 12.680 dólares para cobertura familiar. Igualmente preocupante para os empregadores é o fato de que os prêmios para o seguro-saúde vêm aumentando em porcentuais que chegam pelo menos ao dobro daqueles do Índice de Preços ao Consumidor desde 2000, e a inflação dos prêmios limitou a capacidade dos empregadores de conceder aumentos salariais. Com efeito, os ganhos dos trabalhadores cresceram cerca de 3% por ano de 2000 a 2006, enquanto os prêmios do seguro-saúde cresceram 8% por ano. As contribuições dos trabalhadores para os custos do prêmio permaneceram relativamente estáveis em termos porcentuais, mas o crescimento subjacente nesses custos se traduz em maiores contribuições dos empregados em dólares para pagamento dos prêmios.

A ascensão dos prêmios, juntamente com um declínio na atividade do país e com o crescimento do emprego em empresas de pequeno porte, que têm menor probabilidade de oferecer seguro, contribuiu para o aumento no número de indivíduos não cobertos por seguro antes de 2010.

Políticas de seguro individual

Grande número de empresas de seguro-saúde vendem apólices não grupais para indivíduos que se responsabilizam pelo pagamento dos prêmios. Em 2005, cerca de 5% da população com menos de 65 anos obtiveram seguro privado (i. e., não grupal). Os prêmios para essas apólices tendem a ser mais altos, em comparação com as apólices em grupo pagas pelo empregador, em parte por não existirem economias de escala no mercado. Uma segunda razão para os prêmios elevados é a **seleção adversa** que esses planos individuais têm de enfrentar. Para que se protejam contra essa seleção adversa, com frequência os planos de seguro individual tornam obrigatória a **avaliação médica**, que limita a cobertura de problemas de saúde preexistentes, como as doenças crônicas, ou pode fazer com que a seguradora se recuse a vender o seguro, qualquer que seja o preço, a pessoas com problemas crônicos. Alguns planos de seguro individual também ajustam os benefícios cobertos, de modo que a apólice será atraente apenas para assinantes saudáveis e de baixo risco.

Os planos individuais podem ser restritivos e caros. Praticamente 60% de todas as pessoas que procuram por convênio médico particular tiveram dificuldade em identificar um plano economicamente suportável, e 20% tiveram negado seu ingresso no plano de saúde, precisaram pagar por prêmios mais altos ou sofreram exclusão da cobertura por um problema médico existente. Alguns estados, como Massachusetts, promulgaram leis de "emissão garantida" determinando que todas as empresas licenciadas no estado vendam seguros-saúde que aceitem todos os proponentes com os prêmios cobrados à comunidade, ou dentro de uma faixa porcentual da cobrança da comunidade. Outros estados estabeleceram grupos de alto risco para o fornecimento de apólices de seguro para pessoas com problemas médicos que levaram à recusa de seguro pelas seguradoras privadas.

Veteranos

Os veteranos das forças armadas dos Estados Unidos estão qualificados para obter serviços de saúde em uma instituição da *Veterans Health Administration* [Administração de Serviços de Saúde para Veteranos] [ASV]. A ASV abrange uma gama completa de serviços, inclusive de atendimento crônico. O governo federal usa um orçamento global para financiar uma rede de hospitais com direção federal, e para contratar médicos e outros profissionais assalariados. Não são cobrados honorários a pacientes com condições financeiras comprovadamente insuficientes ou que tenham sofrido uma lesão "relacionada ao serviço". Os veteranos que não atenderem a qualquer desses critérios de qualificação deverão arcar com co-pagamentos, e talvez tenham que buscar atendimento médico fora da ASV.

Indivíduos com doenças específicas

Indivíduos com determinadas doenças estão qualificados para receber cuidados, com base em disposições federais ou estaduais. Por exemplo, a **Lei Ryan White de Saúde** paga pelo tratamento clínico e pelos medicamentos para pessoas de renda baixa ou moderada portadoras de HIV/AIDS. Os critérios de qualificação pela renda para o programa são consideravelmente mais generosos do que os aplicados ao Medicaid. Historicamente, alguns estados têm cobertura farmacêutica separada para indivíduos com rendas acima dos limites estabelecidos pelo Medicaid (p. ex., New Jersey tinha o benefício Assistência Farmacêutica Para Idosos e Incapacitados).

Os não segurados

Em 2008, 46 milhões de norte-americanos não tinham seguro, por não atenderem a qualquer dos critérios descritos nos parágrafos anteriores – não tinham mais de 65 anos, não cumpriam as exigências para qualificação por categoria no Medicaid, não eram veteranos, nem eles ou suas famílias trabalhavam em uma empresa que oferecesse seguro-saúde, ou

> "O problema dos não segurados continua a crescer de forma discreta; em longo prazo, seus efeitos serão tão profundos que obrigatoriamente ressurgirão como um grande problema nacional. Se o problema não for solucionado, então é possível que se viva em uma América muito mais sinistra – de uma forma jamais imaginada por muitos dos que militam nas profissões de saúde."
>
> STEVEN A. SCHROEDER
> *New England Journal of Medicine*

não tinham condições financeiras de comprar apólices de seguro individuais ou ligadas ao empregador. Os indivíduos que não possuíam seguro-saúde nem se qualificavam para receber serviços por seu *status* como veteranos, ou por seus problemas médicos, recebiam atendimento médico em diversos tipos de instituições: hospitais municipais, centros de saúde comunitários, centros de saúde para migrantes, clínicas de doenças sexualmente transmissíveis (DSTs) e clínicas gratuitas.

Esse tipo de atendimento é episódico e se destina basicamente ao tratamento de problemas agudos. É mais difícil obter atendimento para doenças crônicas, para as quais o tratamento com frequência envolve longas esperas em departamentos ambulatoriais do hospital, onde é limitada a escolha dos médicos. Em consequência, os não segurados tendem a ter menor acesso ao tratamento, em comparação com pessoas possuidoras de apólices de seguro. Quando chegam a ter atendimento, com frequência os não segurados recebem contas integrais, enquanto os pacientes segurados têm custos mais baixos, negociados por seus planos de saúde. Basicamente, com frequência, os serviços são pagos pelos governos municipais ou estaduais, embora o governo federal contribua para o tratamento de não segurados por meio de subvenções do programa *Disproportionate Share Hospital* (DSH) (i. e., hospitais que atendem a grande número de pacientes de baixa renda). Boa parte do atendimento ambulatorial para não segurados é prestado por organizações sem fins lucrativos, como *Planned Parenthood,* ou por clínicas gratuitas que dependem de doações filantrópicas.

ORGANIZAÇÃO E CONTROLE DOS SERVIÇOS MÉDICOS

Quando o seguro-saúde estava se tornando mais disseminado nos Estados Unidos nos anos 1930 e 1940, as pessoas faziam suas próprias escolhas com relação aos médicos com pouca orientação externa, enquanto as seguradoras desempenhavam basicamente uma função financeira – recebendo os prêmios e distribuindo reembolsos. O chamado **seguro de responsabilidade** pouco fazia para gerenciar os tratamentos ou negociar com médicos e hospitais com relação a seus encargos financeiros. Porém, esse também foi o período de desenvolvimento das **organizações de manutenção da saúde** (HMOs) que seguiam o modelo de grupo e que tentavam gerenciar os tratamentos e controlar os custos, com o objetivo de proporcionar seguros e atendimento médico com base em um pagamento *per capita* fixo.

Com o incentivo gerado pela necessidade de controlar os custos e melhorar a qualidade, tem ocorrido uma lenta evolução nos Estados Unidos no sentido da estruturação mais verticalmente integrada dos sistemas de prestação de serviços médicos. Os anos pós-1990 testemunharam um rápido crescimento nas HMOs e em outros tipos de organizações de gestão da saúde. Atualmente, as várias formas de gestão da saúde dominam o mercado de seguros-saúde privados (apenas 4% dos matriculados em planos de seguro-saúde financiados pela empresa tinham seguros de indenização – i. e., de responsabilidade – convencionais em 2009).

Esta seção descreve quatro mecanismos amplos, com base nos quais são reembolsados os custos da prestação de serviços

---

A sabedoria de PAUL STARR, 1949
Professor de sociologia da Universidade de Harvard
A transformação social da medicina norte-americana

A profissão médica tinha uma reivindicação especialmente persuasiva por autoridade. Ao contrário dos advogados e religiosos, a profissão médica goza de íntimos laços com a ciência moderna e, pelo menos em grande parte do último século, o conhecimento científico garantiu um *status* privilegiado na hierarquia das crenças.

Na América, nenhum grupo obteve posição tão dominante nesse novo mundo da racionalidade e do poder como a profissão médica.

Se ela fosse meramente uma corporação monopolista, sua posição seria muito menos segura do que é. A base desses grandes rendimentos e *status,* como venho dizendo há tempos, é sua autoridade, que emana da deferência dos leigos e das formas institucionalizadas de dependência.

Provavelmente, nenhum evento na história norte-americana testemunha mais graficamente a aceitação pública dos métodos científicos do que a participação voluntária de milhões de famílias norte-americanas nos testes da vacina Salk em 1954.

Também é provável que um setor corporativo nos serviços de saúde venha a agravar as desigualdades no acesso ao tratamento. Os empreendimentos que visam a lucros não estão interessados em tratar pessoas que não podem pagar. O hospital voluntário talvez não trate os pobres da mesma forma que os ricos, mas os trata e frequentemente os trata bem.

O desenvolvimento da prestação de serviços de saúde, como as demais instituições, ocorre no âmbito de áreas maiores de poder e da estrutura social. Essas forças externas são particularmente visíveis nos conflitos sobre as políticas e os aspectos econômicos da saúde e do atendimento médico.

A cultura organizacional da medicina costumava ser dominada pelos ideais do profissionalismo e do voluntariado, que amorteciam a atividade aquisitiva subjacente. Atualmente, as limitações impostas por esses ideais enfraqueceram e o centro de saúde de uma época será o centro de lucros da época seguinte.

De uma profissão tradicional e relativamente fraca e de significado econômico secundário, a medicina se transformou em um sistema tentacular de hospitais, clínicas, planos de saúde, empresas seguradoras e uma miríade de outras organizações empregadoras de uma imensa força de trabalho.

Os médicos em treinamento ou envolvidos na pesquisa não dependem da boa vontade dos pacientes para futuros negócios. Suas recompensas profissionais dependem da opinião dos colegas.

---

de saúde: seguro de responsabilidade, organizações de manutenção da saúde, organizações de prestadores de serviços preferenciais, Administração dos Veteranos e instituições terapêuticas militares. Esses mecanismos diferem no grau de sua integração vertical, nível de controle dos custos proporcionados pelos mecanismos e grau de escolha disponível para os assinantes, quanto à seleção de seus próprios profissionais médicos e à decisão sobre a quantidade e o tipo de atendimento que recebem. Essas formas canônicas representam os principais elementos no conjunto de escolhas disponíveis nos Estados Unidos.

Seguro de responsabilidade [não organização de profissionais preferenciais (OPP)]

Seguro de responsabilidade é o tipo tradicional de seguro-reembolso, no qual as empresas seguradoras assumem o risco por gastos com tratamentos médicos, reembolsam um porcentual fixo das despesas faturadas e não impõem restrições quanto à escolha, pelo paciente, do médico ou serviço utilizado. Essa era a forma dominante de seguro-saúde no século XX, e ainda em 1988 representava 73% do mercado patrocinado por empregadores. Em seu início, o Medicare também tinha sido organizado como seguro de responsabilidade, refletindo os modelos baseados no financiamento pelos empregadores prevalentes em 1965, quando o Medicare passou a ter força de lei. Em 2009, essa forma de seguro convencional tinha encolhido para 4% do mercado privado, baseado no empregador. Por outro lado, o seguro de responsabilidade permaneceu a forma dominante no âmbito do Medicare para pessoas com mais de 65 anos.

O próprio seguro de responsabilidade para serviços de saúde exige pouca estrutura nas escolhas dos inscritos no programa quanto às possibilidades dos serviços médicos, conforme ilustra a Figura 25.1. Embora essa figura mostre uma hierarquia de relações entre prestadores de serviços, em que os provedores de atendimento primário fazem encaminhamentos para especialistas e hospitais, a escolha dos serviços por parte do paciente não é encaminhada para determinados prestadores de serviços, e a hierarquia não está bem integrada. O setor médico domina os demais setores e funciona independentemente deles (p. ex., saúde pública ou saúde da população).

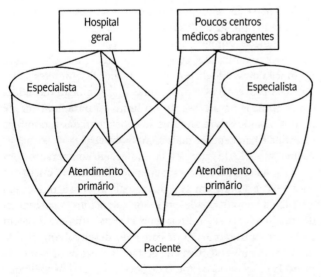

FIGURA 25.1 Sistema de seguros-indenização (i. e., de responsabilidade).

Em grande parte, o financiamento para esse sistema vinha de despesas desembolsadas antes dos anos 1940, passando a ficar dependente do seguro patrocinado pelos empregadores ou dos pagamentos feitos pelo governo depois dessa época.

O seguro-saúde de reembolso baixa o preço dos serviços prestados aos pacientes e resulta em incentivos para que os participantes do programa utilizem excessivamente os serviços médicos individuais pessoais (**risco moral**), levando à maior demanda pelos serviços. Devido à sua orientação para eventos seguráveis, os serviços preventivos ou de promoção da saúde tendem a não receber boa cobertura. Assim, os pacientes são levados a se concentrar em serviços médicos episódicos (não seguráveis) e em cuidados preventivos e tratamentos superficiais para doenças crônicas.

Nessa antiga estrutura de sistemas de saúde, os incentivos para os médicos estavam bem alinhados com os incentivos para os pacientes. Essas duas partes buscavam obter o máximo de atendimento possível para o paciente, o que também tem o efeito de aumentar a renda do médico. Alguns médicos também eram proprietários ou dirigiam instituições, o que levantava questões sobre conflito de interesses.

Os pacientes selecionam seus próprios médicos, embora contem com poucas fontes de dados para que possam fazer uma escolha informada. A ausência de relações estruturadas entre prestadores de serviços dificulta, para os médicos, a coordenação dos atendimentos para determinado paciente. No modelo de seguro de responsabilidade, o principal papel das empresas seguradoras é coletar os prêmios e distribuir os pagamentos para os médicos e outros profissionais da saúde, com base nas despesas faturadas. Assim, as empresas seguradoras têm pouca capacidade ou incentivo para monitorar a adequação dos serviços médicos proporcionados, ou dos procedimentos utilizados. Podemos caracterizar esses convênios como o sistema "de atendimento não gerenciado" pelos planos de saúde.

Organizações de manutenção da saúde (HMOs)

O modelo inicial de organizações de gestão de custos de saúde foi a HMO no modelo de grupo ou de equipe, que combina os papéis da seguradora e do provedor dos serviços médicos. Hoje em dia, modelos mais novos de HMO, chamados **Associações Clínicas Independentes** (ACIs), contratam os serviços médicos, em vez de proporcioná-los diretamente. Esses dois tipos de plano de seguro pré-pago recebem um pagamento fixo *per capita* para proporcionar todos os cuidados médicos necessários para o paciente em determinado período. O paciente pagará baixas quantias ou não incorrerá em co-pagamento,

> "Não há solução?", o doente perguntou.
> "O doutor, em silêncio, balançou sua cabeça e deixou o quarto com sinais de tristeza, sem esperança de receber seus honorários amanhã."
>
> JOHN GAY
> *The sick man and the angel* ("O homem doente e o anjo")

desde que o seu atendimento tenha sido obtido junto a médicos e hospitais conveniados a uma HMO.

Os prestadores de serviços das HMOs formam um sistema fechado – geralmente não há cobertura para serviços médicos obtidos de prestadores de serviços não associados a uma HMO. Em geral, as HMOs exigem que os inscritos no programa escolham um médico ou grupo de médicos para que seja o "médico de atendimento primário" (MAP), que passa a ser responsável pelo oferecimento de cuidados médicos gerais. O MAP funciona como um "porteiro", autorizando o tratamento de um especialista ou de outro provedor ou a internação no hospital. A própria HMO também pode exercer um papel administrativo ou de coordenação na gestão de serviços de alto custo, por meio de um processo de revisão e controle de utilização. Geralmente, cuidados médicos recebidos sem autorização ou prestados por uma instituição ou médico não conveniado com a rede de HMOs não terão cobertura, exceto em uma situação de emergência.

O sistema de prestação de serviços de saúde formado pelas HMOs está, em seu todo, verticalmente integrado, conforme ilustra a Figura 25.2; isso dá à HMO a oportunidade de monitorar a conveniência de todos os atendimentos médicos recebidos pelo paciente. A HMO atende a uma população definida, sendo, portanto, capaz de monitorar os atendimentos no nível da população. Porém, tendo em vista que o *status* de seguridade está comumente ligado a um emprego, as pessoas podem permanecer na mesma HMO apenas por breves períodos, antes de passar para uma HMO diferente ou para uma forma diferente de seguro-saúde, o que pode prejudicar os benefícios "de cima para baixo" para a HMO, em monitorar seus filiados.

O fato de que o sistema HMO é um provedor de cuidados de saúde, além de também ser financeiramente responsável pelos serviços recebidos pelo paciente, significa que os prestadores de serviços conveniados a esse sistema são incentivados a limitar os serviços – e alguma pressão para negar os cuidados necessários. Apesar dessas preocupações, os resultados desse tipo de atendimento parecem ser comparáveis entre os inscritos no programa HMO e indivíduos cobertos pelo seguro de responsabilidade.

É importante diferenciar entre os dois tipos principais de HMO – o **modelo de grupo/equipe**, no qual os prestadores de serviços clinicam em locais pertencentes e administrados pela HMO, e o modelo da **associação clínica individual** (ACI), em que os serviços são proporcionados por médicos que clinicam em seus consultórios particulares ou em grupos de médicos. Os médicos conveniados à ACI não têm relação exclusiva com o plano pré-pago, podendo tratar pacientes com diferentes coberturas (HMO, OPP ou seguro de responsabilidade). Embora os dois tipos de HMO recebam um pagamento fixo por paciente por mês, a maneira de compensação financeira dos médicos difere. No modelo de grupo/equipe, os médicos conveniados com HMOs são em grande parte pagos na forma de um salário, embora também possam receber bonificações anuais se os custos tiverem se situado abaixo da meta esperada. No modelo ACI das HMOs, a capitação (em parte ou no todo) é dada ao médico de atendimento primário ou ao grupo de médicos, que passa a ter a responsabilidade de proporcionar todo tipo de atendimento primário que se faça necessário dentro de um orçamento fixo. Assim, os médicos e grupos de médicos conveniados com o sistema ACI participam diretamente no risco-seguro. Nesse sistema, cada médico pode se ver diante de incentivos financeiros mais fortes para a limitação dos serviços prestados, para que possa ficar dentro do orçamento, em comparação com o que ocorre nos modelos de grupo/equipe. Essa situação inverte os incentivos encontrados pelos médicos no sistema de indenizações, que os levam a prestar mais serviços. Porém, as HMOs têm incentivos para o oferecimento de atendimento preventivo que controle doenças crônicas, visto que essas organizações são responsáveis pelos custos *totais* dos serviços de saúde. As HMOs recorrem a vários métodos para o pagamento dos serviços de médicos especialistas e hospitais.

Apesar da integração vertical no âmbito do setor médico, a HMO não está bem integrada com os setores da população ou da saúde pública. Mas o fato de que as HMOs possuem uma população conhecida de membros participantes permite que essas organizações se envolvam em alguns esforços de promoção da saúde da população, inclusive lembretes sobre serviços preventivos e programas de promoção da saúde, como clínicas para cessação do fumo ou para controle de peso. Essas são atividades que se beneficiam das economias de escala e parecem ser mais comuns entre as HMOs que seguem o modelo de grupo ou de equipe, em comparação com as ACIs. As HMOs cresceram em popularidade no início dos anos 1990, e abrangiam 31% dos trabalhadores segurados em seu pico de popularidade em 1996. No entanto, o porcentual de trabalhadores segurados pelas HMOs caiu para 20% em 2008, em grande parte por causa do desenvolvimento de modelos menos restritivos de gestão dos planos de saúde. O plano *Point of Service* [Ponto de Serviço] [PDS] permite que os participantes do plano escolham médicos conveniados ou

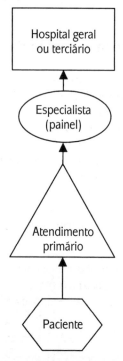

FIGURA 25.2 Protótipo de organização de manutenção da saúde.

> "Por trás de falsas declarações de eficiência, existe uma verdade muito mais tenebrosa. Os serviços de saúde de propriedade de investidores incorporam um sistema de novos valores que corta as raízes da comunidade e as tradições samaritanas dos hospitais, transforma médicos e enfermeiras em instrumentos dos investidores e considera os pacientes como mercadorias. Com os investidores como proprietários, ocorre o triunfo da ganância."
>
> STEFFIE WOOLHANDLER E DAVID HIMMELSTEIN
> *Canadian Medical Association Journal (2004)*

não às HMOs para qualquer serviço específico. Contudo, o compartilhamento das despesas pelo paciente será mais alto caso ele opte por buscar ajuda fora do painel de prestadores de serviços contratados pela HMO. As filiações ao plano PDS aumentaram de 7% dos trabalhadores segurados em 1993 para 24% em 1999, tendo baixado para 12% em 2008.

Organização de profissionais preferenciais

Uma Organização de Profissionais Preferenciais (OPP) se parece com uma HMO, pois possui hierarquia de prestadores de serviços e pode exigir autorização para serviços muito caros. Analogamente aos prestadores de serviços das ACIs, os médicos credenciados pelas OPPs prestam serviços em seus próprios consultórios, e muitos atendem pacientes tanto das ACIs como das OPPs. Os médicos e hospitais da rede OPP aceitam níveis mais baixos de reembolso, em comparação com os médicos não preferenciais, em troca da promessa de maior número de pacientes. A OPP apresenta incentivos financeiros para seus filiados, para que busquem tratamento dentro da rede de médicos e hospitais conveniados a esse sistema, mas esses incentivos não são tão atraentes como os que são oferecidos aos filiados à HMO, porque os serviços prestados por um médico não preferencial ainda são parcialmente cobertos.

Ao contrário dos prestadores de serviços da HMO, os prestadores de serviços da OPP não assumem o risco do uso médico, uma vez que não são capitados, ao contrário do que ocorre com os prestadores de serviços do sistema HMO. Os planos OPP podem cobrar prêmios mais baixos, em comparação com os planos de indenização, por terem negociado taxas mais baixas com os médicos e hospitais, e também porque exigem pré-autorização para serviços muito caros. Assim, as OPPs usam parte dos controles de utilização empregados pelas HMOs, mas permitem que os pacientes tenham a opção de uma escolha mais ampla de prestadores de serviços, embora por um maior preço. A escolha mais ampla dos médicos e a revisão de utilização menos rígida permitidas pelas OPPs levaram, com o passar do tempo, a um aumento na filiação a esses sistemas. Enquanto apenas 11% dos trabalhadores tinham cobertura proporcionada por um plano de seguro do sistema OPP em 1988, em 2008 esse percentual já alcançava 58% dos trabalhadores.

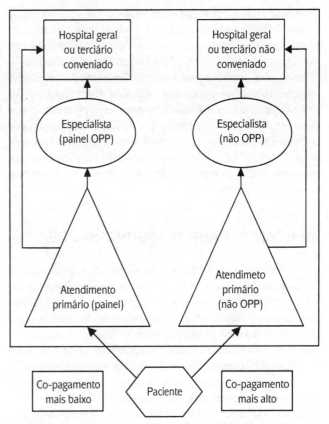

FIGURA 25.3 Modelo de organização de profissionais preferenciais (OPP).

Uma variante do plano OPP é o **plano dirigido pelo consumidor** (PDC). Caracteristicamente, um PDC tem uma franquia elevada, com um seguro que começa cobrindo os custos depois que o membro do plano paga uma franquia mínima de pelo menos 1.100 dólares (plano individual) ou 2.200 dólares para cobertura familiar. Frequentemente não se aplica franquia para cuidados preventivos, havendo necessidade de partilhamento mais elevado dos custos para serviços recebidos de médicos ou outros profissionais não conveniados à rede. O plano PDC está estruturado como um plano de seguro tradicional, oferecendo proteção contra a pequena probabilidade de grandes perdas. Com frequência, os PDCs estão combinados com contas de despesas pré-taxação, para proporcionar uma cobertura limitada também para as pequenas perdas. Em 2008, 8% dos trabalhadores estavam filiados a esses planos de altas franquias.

Prestação direta de serviços

Alguns indivíduos não são segurados, mas recebem seus serviços médicos diretamente de um sistema de saúde integrado por completo, como a ASV ou uma instituição de saúde militar. Esses acordos financeiros são similares ao modelo de equipe das HMOs, porque os prestadores de serviços são assalariados e os hospitais são financiados por um orçamento anual fixo. Porém, a ASV difere da HMO por não ser o provedor exclusivo para uma população definida. Assim, os veteranos podem optar por entrar e sair do sistema ASV e, se houver limitações na oferta, a ASV pode priorizar quais veteranos serão atendidos. Assim, em comparação com o sistema HMO, é mais difícil para a ASV implementar avaliações ou intervenções de saúde para a população, porque a população coberta não está singularmente definida. Entretanto, a ASV têm ocupado uma posição de liderança na implementação de sistemas de informação clínica que facilitam a recepção, por parte dos pacientes, de maiores volumes de cuidados preventivos recomendados e de tratamentos para doenças crônicas, em comparação com grupos similares de pacientes não pertencentes ao sistema ASV.

MERCADOS PARA O SEGURO-SAÚDE

Embora antes de 2010 não existisse um mercado único de seguros-saúde que todos os norte-americanos pudessem acessar, ocorriam diversos esforços localizados por empregadores, programas públicos e estados com o objetivo de fazer com que as escolhas dos consumidores fossem levadas aos mercados seguradores nos Estados Unidos. Essa estruturação, inicialmente denominada "competição gerenciada", foi adaptada por muitos empregadores de grande porte, inclusive o governo federal. Recentemente, alguns estados estabeleceram "conectores de seguridade" ou "intercâmbios de seguridade", que são mercados para apólices de seguro abertas a todos os residentes do estado.

O mercado de competição gerenciada ou de intercâmbio de seguridade proporciona um mercado estruturado para os seguros-saúde que pode ser utilizado por indivíduos na seleção do plano de saúde que atenda às suas necessidades em termos de escolha do prestador de serviços, custos, conveniência ou cobertura dos benefícios. A capacidade dos indivíduos de trocar de plano em ocasiões designadas permite flexibilidade ao longo do tempo.

Esta seção descreve os esforços dos governos estaduais e federal e de outros compradores de seguro-saúde para o uso dos mercados. Com isso, pretende-se que sejam estruturadas as escolhas disponíveis para seus trabalhadores ou pacientes, em concorrência gerenciada, e também que a organização e a prestação de serviços médicos sejam delegadas a outras entidades.

Planos patrocinados pelo empregador com mercados internos

Durante o período no qual o seguro-indenização (i. e., de responsabilidade) era a forma predominante de seguro, normalmente os empregadores ofereciam apenas um tipo de plano de seguro-saúde. Se os financiadores ofereciam aos empregados uma seleção de planos de seguro, também davam subsídios generosos para todos os planos oferecidos, fazendo pouco esforço para direcionar os empregados para a seleção de planos mais baratos.

Atualmente, é comum que os funcionários de empresas de grande porte (com 200 ou mais trabalhadores) sejam apresentados a várias opções de planos de seguro-saúde. Na média, 64% dos empregados em firmas de grande porte têm a opção de escolha entre dois ou mais planos, enquanto 36% têm direito a apenas uma opção de plano. Por outro lado, os trabalhadores de pequenas empresas que oferecem seguro-saúde têm maior probabilidade de ter apenas uma opção. Apenas 28% dos empregados cujas firmas tenham menos de 200 trabalhadores serão capazes de escolher entre dois ou mais planos de saúde.

Entre os maiores empregadores que oferecem várias opções de planos, muitas empresas passaram da ajuda por benefício definido, na qual o empregador paga um porcentual fixo do prêmio (em alguns casos, 100%), a um sistema de contribuição definida, no qual o empregador paga uma quantia fixa para o prêmio, enquanto o empregado paga a diferença. No regime de contribuição definida, o empregado arca com o custo marginal de escolher um plano mais caro que cubra um leque mais amplo de serviços, com exigências menores de compartilhamento dos custos, menor restrição na escolha dos prestadores de serviços ou com maior qualidade e conveniência dos serviços oferecidos. Esta seção discute alguns dos exemplos mais marcantes das estruturas de competição gerenciada.

Programa de Benefícios de Saúde para Funcionários Federais (PBSFF)

Dentro do programa BSFF, o governo federal oferece mais de 350 planos de saúde para empregados em localidades por todo o país. Embora nem todos os planos estejam disponibilizados em todas as localidades, os trabalhadores contam, em nível nacional, com sete planos não HMO e vários planos HMO.

Na primeira vez em que são contratados para o serviço federal, os funcionários são apresentados a diversos planos individuais e também para seus dependentes. Eles podem trocar de plano uma vez por ano sem qualquer tipo de multa, durante o período de inscrição em aberto. Para auxiliar na escolha do plano, o programa BSFF dissemina informações sobre prêmios e qualidade dos planos. Na internet, o site de comparação de planos dá informações sobre as taxas dos prêmios e a parte do pagamento das contas de responsabilidade do paciente, satisfação do consumidor, *links* para quadros de pontuação de qualidade e panfletos explicativos dos planos.

Os planos de saúde oferecidos são muito heterogêneos em termos de cobertura, pois determinam sua própria estrutura de benefícios com mínima orientação dada pelas agências federais de recursos humanos. Ao que parece, o preço, e não a cobertura, é um elemento preponderante na escolha do plano pelos funcionários. Em 1996, mais de metade dos funcionários federais optou por um plano situado no terço inferior da distribuição de prêmios, e outros 38% optaram por um plano situado no terço médio.

Os níveis de prêmios dos diferentes planos de saúde variam, mas o governo federal proporciona um pagamento definido de 75% do prêmio do plano ou 72% da média ponderada do prêmio para todos os planos, considerando o mais barato. A agência federal de recursos humanos negocia os prêmios com os planos, mas ela não está limitada por um teto global nos gastos. A contribuição do consumidor ao prêmio pode ser proveniente de renda pré-taxação; portanto, é menos onerosa para o empregado. Não ocorre regulação geográfica e nem de risco dos prêmios no PBSFF, mas há pouca evidência de seleção por risco.

Medicaid

Como ocorre com muitos empregadores, *os estados vêm tentando transferir seus custos no Medicaid de um sistema de benefício definido para um sistema de contribuição definida, mediante a matrícula das pessoas atendidas pelo Medicaid em organizações de gestão da saúde*. Ao exigir que as pessoas atendidas pelo Medicaid se matriculem em uma organização de gestão da saúde, o estado delega a responsabilidade para essa organização e reduz a incerteza com relação aos gastos com o Medicaid no estado por participante. Por volta de 2004, 61% das pessoas atendidas pelo Medicaid em toda a nação estavam matriculadas em HMOs.

Embora alguns estados obriguem que certos grupos de beneficiários do Medicaid estejam matriculados em organizações de gestão da saúde, os estados oferecem aos beneficiários uma opção entre planos de gestão da saúde. As pessoas atendidas pelo Medicaid não têm incentivos financeiros para a escolha de um plano com bom custo-benefício, pois não lhes é exigido que participem nos custos do prêmio, e todos os planos cobrem os mesmos benefícios. Ao contrário, os recipientes escolhem basicamente pela qualidade percebida ou pela conveniência. As avaliações feitas até agora demonstram que, no todo, *os planos de gestão da saúde proporcionam qualidade equivalente à dos serviços não gerenciados do Medicaid, embora os níveis de satisfação dos pacientes tendam a ser mais baixos*.

Medicare

Originalmente, o programa Medicare proporcionava seguro-indenização financiado pelo governo, e sua função principal era reembolsar os prestadores de serviços, com pouca gestão no aspecto do atendimento médico. Porém, a opção de seleção de uma HMO para proporcionar cuidados de saúde já existia para todos os participantes do Medicare desde o início do programa. A Lei do Orçamento Equilibrado de 1997 tentou estimular essa opção ao criar o plano "Medicare + Escolha". Nos anos 1990, os planos de saúde comercializaram agressivamente as HMOs do Medicare, por acharem essa opção bastante rentável; nesse esquema, os planos de saúde eram reembolsados em 95% do custo médio dos beneficiários não pertencentes ao sistema HMO na sua área, enquanto inscrevessem idosos com necessidades de saúde abaixo da média. Exigia-se das HMOs que acrescentassem serviços até que seus custos médios se tornassem iguais à taxa de capitação. Muitos beneficiários ficaram atraídos por esses benefícios extras, como cobertura para medicamentos sujeitos a prescrição médica, óculos ou aparelhos auditivos; com

> "Como muitos observadores, examino o sistema de saúde dos Estados Unidos e noto uma monstruosidade administrativa, uma miscelânea realmente bizarra de milhares de pagantes com sistemas de pagamento que diferem sem qualquer razão socialmente benéfica, além de sistemas públicos complexos ao extremo com preços exorbitantes e outras regras que denotam distinções que apenas podem ser consideradas estranhas."
>
> HENRY AARON

isso, as adesões aos planos Medicare/HMO cresceram de 1,8 milhão em 1990 para 6,6 milhões em 2000. O número de adesões caiu para 4,9 milhões em 2004, à medida que um número crescente de HMOs se desvinculava do mercado representado pelo Medicare + Escolha, em seguida à introdução, em 2003, dos prêmios ajustados ao risco, o que aparentemente tornou o mercado do Medicare menos rentável.

A Lei de Modernização e Aprimoramento dos Medicamentos Sujeitos a Prescrição do Medicare (LMM) de 2003 introduziu mais de um mercado de competição gerenciada ao alterar o mecanismo do estabelecimento de prêmios para os planos Medicare/HMO. Com início em 2006, os porcentuais de prêmio foram determinados por um processo de concorrência pública. Se o lance de determinado plano excedesse os custos do Medicare para honorários por serviço (HPSs) médios (i. e., a indenização tradicional), o inscrito deveria pagar a diferença. Se o lance do plano fosse mais baixo, o inscrito receberia um desconto de 75% da diferença.

Planos estaduais para indivíduos e/ou pequenos negócios

Massachusetts e Califórnia tentaram estabelecer "conectores" de seguridade que geram um tipo de mercado de concorrência gerenciada, para permitir uma escolha de produtos do seguro-saúde para pequenas empresas ou para indivíduos – dois grupos que sentem dificuldade em obter seguro no mercado individual privado a preços suportáveis. Esta seção analisará esses tópicos e também os esforços do Tennessee para alavancar seu plano Medicaid por meio de um mercado competitivo, para conseguir oferecer cobertura para seguros-saúde a residentes não segurados que não se qualificaram para o sistema Medicaid.

Massachusetts

Em Massachusetts, uma lei promulgada em 2006 tornou obrigatório que todos os residentes no estado tivessem cobertura por seguro-saúde. Para ajudar os indivíduos não segurados por seus empregadores ou por programas públicos a se inserirem em planos de seguro, o estado estabeleceu um conector de seguro-saúde. Esse sistema organiza o mercado de modo a oferecer produtos de seguridade com certificado de qualidade financeiramente viáveis para pequenos negócios e indivíduos.

A viabilidade financeira é um tópico importantíssimo para os não segurados; assim, o estado oferece subsídios para pessoas com renda inferior a 300% do Índice de Pobreza Federal, com o objetivo de ajudá-las a adquirir produtos no sistema de gestão de saúde de organizações participantes no programa estadual do Medicaid. Esses subsídios são provenientes de financiamentos estaduais que anteriormente atendiam ao programa *Free Care Pool*, de novos financiamentos estaduais e de pagamentos federais pelo programa *Disproportionate Share*. Além disso, empresas com dez empregados ou mais e que não possuem seguro-saúde são responsáveis por um pagamento de uma "cota justa", utilizada no subsídio aos prêmios.

Tennessee

Em 1994, o estado do Tennessee substituiu seu programa Medicaid por um sistema de gestão de saúde denominado **TennCare**. Pessoas que anteriormente tinham cobertura pelo programa do Medicaid estadual, residentes que não podiam ser segurados em decorrência de problemas médicos atuais ou passados e pessoas não qualificadas para cobertura de serviços de saúde financiados pelo empregador ou pelo governo selecionavam uma das organizações de gestão da saúde (OGSs), instituições não lucrativas competidoras, contratadas pelo estado e oferecidas pelo TennCare. As OGSs eram pagas *per capita* com fundos obtidos de um orçamento global de saúde do estado, que compreendia a maior parte dos recursos da federação e do estado originalmente destinados para o programa Medicaid e suplementados pela receita proveniente de co-pagamentos, franquias de seguros e prêmios para pessoas com condições financeiras comprovadamente insuficientes, exigidos dos beneficiários com renda acima do Índice de Pobreza Federal.

No seu ponto mais alto, o TennCare proporcionava cobertura para tratamento da saúde a 1,5 milhão de pessoas. No entanto, com o passar do tempo, o sistema passou a ser assediado por demandas de hospitais e médicos em favor de porcentuais de capitação mais altos, para que não viesse a ocorrer a insolvência. Ao mesmo tempo, grupos de pacientes tentavam influenciar no sentido de aumento dos serviços e benefícios, que o estado do Tennessee tentou financiar por meio do corte das taxas de reembolso para hospitais e médicos. Em janeiro de 2002, um juiz federal determinou que o TennCare havia fracassado em proporcionar triagem, diagnóstico e tratamento adequados para crianças, ordenando que o estado situasse mais de 500 mil filiados em um programa distinto, a ser supervisionado por alguém nomeado pelo tribunal. Subsequentemente, o Tennessee desistiu de sua dependência na capitação, revertendo para o financiamento mais tradicional do Medicaid.

Califórnia

O programa *California's Pacific Health Advantage* (PacAdvantage) foi um *pool* não lucrativo de aquisição de seguros-saúde estabelecido em 1992 com o objetivo de proporcionar um mercado no qual pequenos negócios com 2 até 50 funcionários poderiam adquirir produtos de seguro a preço razoável. PacAdvantage oferecia a essas empresas uma escolha entre mais de uma dúzia de planos de saúde, inclusive HMOs, OPP e POS. No entanto, uma vez que os indivíduos e as empresas não eram obrigados a ter seguro-saúde, os planos ficaram sujeitos a uma seleção desfavorável, o que acabou resultando na desistência da maioria das seguradoras responsáveis pelos seguros-saúde. PacAdvantage suspendeu suas atividades no final de 2006.

RESUMO DO SISTEMA DE SAÚDE DOS ESTADOS UNIDOS

Os Estados Unidos possuem um sistema de prestação de serviços de saúde fragmentado e complicado, com responsabilidades sobrepostas nos vários programas e graves lacunas na cobertura. Em sua maioria, os norte-americanos não idosos recebem seguro-saúde por meio de um plano financiado pelo empregador. Conforme detalhado anteriormente, os planos de saúde patrocinados pelo empregador variam bastante em termos da organização do atendimento (indenização tradicional, ou sistemas HMO, OPP ou POS) e da quantidade de escolha entre os planos. Alguns indivíduos são segurados por meio de planos individuais e de planos financiados pelo empregador do cônjuge. As contribuições dos empregadores para essa cobertura vêm sendo cada vez mais estruturadas como contribuições definidas, em que o empregado paga o custo marginal dos planos mais caros.

O governo federal patrocina o seguro para alguns grupos com dificuldade de cobertura por meio de acordos com o empregador – idosos, incapacitados e pobres. O sistema federal Medicare proporciona (praticamente) uma cobertura universal para os idosos, e dá cobertura para um grupo padronizado de benefícios. Porém, esses benefícios não são abrangentes. Em consequência, muitos idosos obtêm cobertura complementar por meio de seus empregadores anteriores ou adquirem apólices Medigap em um mercado de seguros individuais para ter cobertura para essas despesas adicionais, devendo coordenar seu seguro complementar com os reembolsos do Medicare. Idosos de baixa renda dependem de seu programa Medicaid gerenciado pelo estado para o pagamento dos itens que não estejam cobertos pelo plano Medicare de rotina, como óculos, aparelhos auditivos ou tratamento crônico. A qualificação para o sistema Medicaid e a eficácia da cobertura para os pobres variam, dependendo do estado. Embora exista uma exigência federal para cobertura de um grupo essencial de benefícios, a enorme variação nos porcentuais de reembolso dos prestadores de serviço afeta o cumprimento dos benefícios.

As pessoas sem acesso ao seguro financiado pelo empregador e que não atendem aos critérios de qualificação para ingresso nos planos do governo permanecem sem seguro, a menos que adquiram uma apólice individual com prêmio elevado. O custo do "atendimento não compensado" para pessoas não seguradas em situações de emergência é transferido para pacientes segurados ou financiado pelo governo local, estadual ou federal, ou ainda por contribuições filantrópicas.

À medida que os aspectos específicos das coberturas obtiveram atenção e geraram apelo político, os Estados Unidos fizeram alterações incrementais para esconder as lacunas existentes no sistema de cobertura – como o programa PESSI para crianças e o programa Ryan White para HIV/AIDS. Esses ajustes com finalidades definidas acabam complicando o sistema – gerando inconsistências substanciais em qualificação, pacotes de benefícios e exigências administrativas – e resultam em tentativas fracassadas de transferir custos de um programa para outro. Não surpreende que os Estados Unidos estimam gastar 24% de seus compromissos com a saúde pública apenas com a administração.

No passado, o público norte-americano demonstrou sua preferência pela manutenção de um sistema de seguro-saúde que dependia do mercado privado, e não do governo, e que proporcionava serviços de saúde; o público também rejeitou várias tentativas de instituição de um sistema nacional de saúde. Com a aprovação da legislação da reforma da saúde em 2010, os Estados Unidos se juntaram a todas as outras nações avançadas, ao se empenhar em proporcionar acesso aos cuidados de saúde para todos os seus cidadãos. Entretanto, a legislação da reforma se baseia nas características fundamentais do sistema norte-americano precedente, se apoiando em uma verdadeira "colcha de retalhos" constituída por programas privados e públicos a fim de conseguir uma cobertura universal.

Apesar de todos os cidadãos virem a ser obrigados a ter seguro-saúde, a reforma da saúde não irá instituir um sistema de pagador único, como aqueles que operam em outras nações avançadas. Os Estados Unidos continuarão a contar com um conjunto fragmentado de disposições para o financiamento dos cuidados da saúde. O programa Medicare continuará a atender aos idosos; o programa Medicaid será expandido de modo a cobrir uma parcela maior de indivíduos de baixa renda; no entanto, a maioria dos não idosos continuará recebendo seguro-saúde financiado pelo empregador. Com efeito, será exigido aos empregadores de maior porte que proporcionem seguro ou paguem determinadas quantias para a cobertura de seus funcionários. As pessoas que não estiverem cobertas por esses canais serão capazes de adquirir apólices de seguro individuais por meio de intercâmbios de seguros-saúde, de modo similar ao protótipo de Massachusetts. Ao contrário das apólices de seguro individuais precedentes, os planos oferecidos por esses intercâmbios devem oferecer garantias de emissão e renovação. Os planos não poderão cobrar taxas que dependam do histórico médico ou do estado de saúde. Subsídios do governo ajudarão a possibilitar a aquisição das apólices para famílias e indivíduos de baixa renda.

A reforma da saúde de 2010 representa um importante avanço no oferecimento de cobertura universal com o seguro-saúde; assim, ainda resta uma continuidade substancial com o sistema de financiamento da saúde desenvolvido ao longo de décadas nos Estados Unidos. Ao trabalhar com base nos acordos existentes, o plano minimiza rupturas, permite a escolha pelo consumidor e aborda alguns dos problemas mais flagrantes do sistema precedente, como a avaliação médica. No entanto, o plano não enfrenta completamente a incoerência dos acordos precedentes. Vários países europeus (p. ex., Holanda, Alemanha e Suíça) elaboram seus planos nacionais de seguro com base na estrutura dos acordos existentes de pagamento pelo empregador. Com base nas experiências desses países, os Estados Unidos podem aprender a construir um sistema mais coerente em termos organizacionais, capaz de preservar a escolha pelo consumidor, além de promover a concorrência entre os planos com o objetivo de oferecer serviços de saúde de alta qualidade a todos os norte-americanos a um preço acessível.

SUGESTÕES DE LEITURA

Esta é uma área em constante evolução. Muitos dos números citados são provenientes dos sites a seguir, que podem ser utilizados para atualizações e obtenção de mais detalhes.

http://www.kff.org/
   Essa é uma fonte independente para fatos, informações e análises para os formadores de políticas, mídia, a comunidade de saúde e o público. As informações são fornecidas sempre gratuitamente, consistindo nas mais sofisticadas pesquisas sobre políticas, além de fatos e números básicos. A Kaiser Family Foundation não tem vínculo com a Kaiser Permanente nem com as Indústrias Kaiser.

http://www.cms.hhs.gov/MedicareEnRpts/
   Esse site oferece as informações mais atuais sobre a cobertura do sistema Medicare, incluindo Seguro Hospitalar (SH) ou Parte A e Seguro Médico Complementar (SMC) ou Parte B. O site também oferece várias tabelas de filiação ao sistema Medicare. Há tendências de filiação nacionais e estaduais, filiação estadual por idosos, incapacitados em geral e também sobre filiação ao nível de condado.

http://www.cms.hhs.gov/MedicareMedicaidStatSupp/
   O CD *The Medicare and Medicaid Statistical Supplement* [Suplemento Estatístico sobre Medicare e Medicaid] oferece aproximadamente 300 páginas de informações estatísticas sobre Medicare, Medicaid e outros programas de Centros para Serviços de Medicare e Medicaid (CSMM). O suplemento contém gráficos e tabelas que revelam os gastos de saúde para toda a população norte-americana, características das populações cobertas, uso dos serviços e gastos por esses programas. Trata-se de uma das fontes mais abrangentes de informações disponíveis sobre finanças dos serviços de saúde nos Estados Unidos.

http://www.cdc.gov/nchs/data/hus/hus09.pdf
   Os volumes anuais editados pelo National Center for Health *Statistics* [Centro Nacional de Estatística da Saúde] proporcionam enorme quantidade de dados sobre Situação da Saúde e seus Determinantes, Uso de Recursos da Saúde e Gastos e Seguro para a Prestação de Serviços de Saúde. Os volumes recebem títulos, como *Health, United States, 2009* (Saúde, Estados Unidos, 2009).

http://content.healthaffairs.org/
   Health Affairs fornece informações atualizadas sobre as atuais políticas de prestação de serviços de saúde e sobre a economia do atendimento de saúde.

Perguntas de revisão para o exame USMLE (United States Medical Licensing Examination)

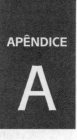

APÊNDICE A

Capítulo 1: Cérebro, mente e comportamento

1. Uma mulher jovem acaba de ser informada sobre a existência de um nódulo em uma de suas mamas, que pode ser maligno. Qual dos processos cerebrais a seguir tem maior probabilidade de ser prejudicado enquanto ela ouve a explicação do médico?
   A. Memória implícita.
   B. Codificação e armazenamento da memória.
   C. Recuperação da memória.
   D. Memória de curto prazo.
   E. Memória de longo prazo.

2. A presença de neurônios-espelho no cérebro permite que as pessoas façam o quê?
   A. Conceituem imagens espaciais como se estivessem invertidas.
   B. Experimentem empatia, por sentirem o que outra pessoa está sentindo.
   C. Elaborem mapas do estado intencional interno da mente de outra pessoa.
   D. Reflitam para alguém o modo como aparecem para os outros.
   E. Conectem-se através dos dois hemisférios do cérebro.

3. Qual das seguintes opções sobre memória implícita é verdadeira?
   A. Não depende de a atenção focal consciente ser codificada.
   B. Não depende de o hipocampo estar ativado.
   C. Inclui a memória autobiográfica.
   D. Torna-se disponível no segundo ano de vida.
   E. É recordada em forma de narrativa.

Capítulo 2: Família, relacionamentos e saúde

1. Um homem jovem sobrevivente de um câncer afirma que essa experiência fez com que entendesse melhor o que é realmente importante na vida. Isso é um exemplo do quê?
   A. Estresse pós-traumático.
   B. Negação.
   C. Crescimento pós-traumático.
   D. Identificação com o agressor.
   E. Projeção.

2. Uma mulher jovem com esquizofrenia mora com seus pais, que estão envolvidos emocionalmente em sua vida de maneira profunda e são muito críticos com relação a sua aparência, seu comportamento e seus amigos. Qual das opções a seguir reflete mais adequadamente o impacto desse tipo de relacionamento no curso da enfermidade da jovem?
   A. Resultará na necessidade de mais medicação.
   B. Significará menos recidivas.
   C. Resultará na necessidade de menos medicação.
   D. É mais provável que a jovem fique paranoica.
   E. É mais provável que a jovem fique introvertida.

3. Quais são o dois componentes distintos do apoio emocional para pacientes relacionados com religião ou espiritualidade?
   A. Paz interna e meditação.
   B. Apoio social e fé pessoal.
   C. Negação e racionalização.
   D. Ritual e dogma.
   E. Líder carismático e padrões sociais.

Capítulo 3: Nascimento, infância e adolescência

1. Uma criança com 3 anos de idade é levada ao exame físico de triagem antes de iniciar a pré-escola. Qual das opções a seguir seria considerada evolutivamente inadequada para uma criança dessa idade?
   A. A criança tem um acesso de raiva quando não pode pegar um brinquedo desejado.
   B. A criança tem medo de sentar no vaso sanitário, imaginando que seria sugada.
   C. Algumas vezes, sofre "acidentes" com sua urina ou suas fezes.
   D. Em certas ocasiões, sua articulação faz com que a fala fique difícil de compreender.
   E. Tem um vocabulário de cerca de dez palavras.

2. Uma criança com 14 meses é hospitalizada com "incapacidade de desenvolvimento". Qual das seguintes opções descreve mais adequadamente o que significa esse diagnóstico?
   A. A criança é infeliz, embora a situação da família seja boa.
   B. A criança é pequena para a idade, sem qualquer diagnóstico clínico importante.
   C. A criança tem insuficiência múltipla de órgãos.
   D. A criança é vítima de abuso e apresenta comportamento arredio.
   E. A criança demonstra ansiedade e chora ao ser separada da mãe.

3. Qual das opções a seguir é a melhor declaração sobre o conceito de temperamento?
   A. É um conjunto de traços inatos que organizam a abordagem da criança ao mundo.
   B. É a forma ambientalmente determinada com a qual a criança responde ao mundo.
   C. É o termo utilizado para descrever como uma criança lida com a agressão e a raiva.
   D. É o termo utilizado para descrever a personalidade nas crianças.
   E. É o termo utilizado para descrever o grau de ansiedade ou depressão da criança.

Capítulo 4: Vida adulta jovem e meia-idade

1. Qual das descrições a seguir explica mais adequadamente a triangulação em uma relação familiar?
   A. Um filho que joga um dos pais contra o outro para obter o que quer.
   B. O uso de uma terceira pessoa para evitar o confronto direto entre duas pessoas.
   C. O uso da família para evitar enfrentar problemas no trabalho.
   D. O uso do trabalho para evitar ficar com um cônjuge ou com os filhos.
   E. Briga entre os pais sobre quem está mais próximo do filho (i. e., mais ligado a ele).

2. Qual das opções a seguir é verdadeira sobre mulheres que trabalham fora, em comparação com donas de casa?
   A. Os porcentuais de divórcio diminuíram à medida que mais mulheres começaram a trabalhar fora.
   B. Mulheres que investem em uma carreira têm maior probabilidade de casar.
   C. Mulheres que trabalham fora informam ter pior saúde mental e emocional.
   D. O risco de divórcio aumenta quanto maior for a renda da mulher.
   E. O risco de divórcio diminui quanto menor for a renda da mulher.

3. De acordo com Erickson, qual das opções a seguir caracteriza mais adequadamente um aspecto fundamental do desenvolvimento dos adultos jovens?
   A. Dar uma contribuição para o mundo.
   B. Causar impressão na próxima geração.
   C. Alcançar a capacidade de adquirir intimidade.
   D. Ficar mais íntimo de sua família de origem.
   E. Lidar com as preocupações financeiras.

Capítulo 5: Envelhecimento

1. Qual das opções a seguir é verdadeira com relação às mudanças na função e estrutura cerebrais associadas ao envelhecimento "normal"?
   A. Diminuição no líquido cefalorraquidiano.
   B. Diminuição nas habilidades de comunicação.
   C. Diminuição no volume do cérebro.
   D. Diminuição no tamanho dos ventrículos.
   E. Diminuição da memória primária e terciária.

2. Instituições para idosos nas quais lhes são fornecidas habitação e refeições, bem como uma ajuda limitada para atividades cotidianas e transporte, são conhecidas como?
   A. Pensões comunitárias.
   B. Assistência à autonomia no domicílio.
   C. Albergues para idosos.
   D. Lares para idosos.
   E. Lares para aposentados.

3. Qual das opções a seguir descreve mais adequadamente a responsabilidade do médico com relação a pacientes idosos que dirigem?
   A. Identificar os pacientes que não estão seguros para dirigir um automóvel.
   B. Pedir aos pacientes para que deixem de dirigir quando tiverem mais de 85 anos.
   C. Determinar a competência necessária para dirigir um automóvel.
   D. Segurar durante o tempo que for possível os pacientes que possam dirigir sozinhos.
   E. Pedir aos pacientes para que deixem de dirigir quanto tiverem mais de 75 anos.

Capítulo 6: Agonia, morte e luto

1. Uma mulher com 34 anos recentemente diagnosticada com um astrocitoma parece bastante alegre, apesar do prognóstico sombrio de seu tumor. Ao ser informada de que o local do tumor impossibilita a ressecção cirúrgica, a paciente parece ficar insensível. Usando a tipologia dos estágios da morte de Kubler-Ross, qual das opções a seguir representa o estágio mais provável no qual estaria a paciente?
   A. Raiva.
   B. Negação.
   C. Barganha.
   D. Depressão.
   E. Aceitação.

2. Uma mulher jovem está preocupada com seu pai, que tem 68 anos e perdeu recentemente a esposa com câncer pulmonar. Com base na literatura sobre luto, qual das opções a seguir é a afirmativa mais precisa sobre as implicações desse estresse na saúde do pai?
   A. Ele tem maior risco de ter problemas psiquiátricos, mas não de enfermidade física.
   B. Ele tem maior risco de morte por qualquer causa.
   C. Ele tem maior risco de câncer do pulmão, por causa da exposição à enfermidade de sua mulher.
   D. Provavelmente, ele não cooperará com o tratamento de suas próprias doenças.
   E. Ele não tem maior risco de sofrer enfermidade por causa de sua perda.

3. Um homem de 58 anos e com doença hepática em estágio terminal afirma que não está interessado em obter um transplante de fígado, uma vez que "Já vivi o bastante e outros precisam do transplante mais do que eu". Qual das opções a seguir é a melhor resposta clínica a essa declaração?
   A. Tratá-lo para depressão, uma vez que está obviamente com ideação suicida.
   B. Dizer ao paciente que ele deveria fazer o transplante de fígado em consideração à sua família.
   C. Fazer com que seja psiquiatricamente avaliado para ideação suicida.
   D. Avaliar se o paciente compreende as opções e consequências.
   E. Documentar que o paciente tomou uma decisão e retirá-lo da lista de espera.

Capítulo 7: Dor crônica

1. Qual das opções a seguir é o termo apropriado para a retirada contingente de um estímulo aversivo exclusivamente quando o comportamento ocorre?
   A. Reforço negativo.
   B. Reforço positivo.
   C. Punição.
   D. Extinção.
   E. Condicionamento clássico.

2. Qual das opções a seguir é a afirmativa mais precisa sobre fatores que contribuem para um comportamento de dor crônica?
   A. Um comportamento de dor dramático indica influência de fatores operacionais.
   B. O comportamento observado é consistente com a informação pessoal sobre o comportamento.
   C. O comportamento é influenciado tanto por reforço positivo como negativo.
   D. A incapacitação funcional está diretamente relacionada à intensidade da dor.
   E. O comportamento é consistente com a motivação e os objetivos conscientes.

3. Qual das opções a seguir é uma abordagem terapêutica à dor crônica que leva em conta como os pacientes percebem e entendem sua dor e suas expectativas e esperanças com o tratamento?
   A. Biofeedback.
   B. Terapia cognitivo-comportamental.
   C. Fisioterapia.
   D. Meditação baseada na atenção plena.
   E. Injeções no ponto-gatilho.

Capítulo 8: Estresse e enfermidade

1. Qual das opções a seguir define mais adequadamente a homeostase?
   A. Um estado de ativação em resposta ao estresse.
   B. A tendência do corpo em manter um estado ideal.
   C. A capacidade do corpo de converter alimento em energia.
   D. Um estágio evolutivo dos homens.
   E. Um estado de relaxamento após um esforço intenso.

2. A ativação crônica do sistema nervoso simpático que caracteriza uma resposta de estresse dá início à liberação de glicocorticoides no sangue. Isso resulta em quê?
   A. Diminuição da angiogênese.
   B. Uma condição autoimune.
   C. Supressão do sistema imune.
   D. Proliferação das células T killers.
   E. Aumento dos níveis de glicose no sangue periférico.

3. Um homem com 35 anos decidiu parar de fumar seu maço de cigarros por dia para tentar resolver mais facilmente seus problemas brônquicos crônicos. Apesar de um emplastro de nicotina, o homem descobre que deseja fumar depois de cada refeição, nos intervalos para o café e em reuniões sociais. Qual das opções a seguir explica mais adequadamente esses desejos episódicos?
   A. Uma predisposição genética para o vício da nicotina.
   B. Ao evitar os sintomas de supressão da nicotina, houve reforço da vontade de fumar.
   C. Os desejos pela nicotina estão condicionados a situações sugestivas.
   D. O comportamento de fumar é culturalmente reforçado.
   E. Quando jovem, seguiu o exemplo de comportamento dos pais fumantes.

Capítulo 9: Transtornos do vício

1. Um rapaz com 18 anos se apresenta na clínica solicitando tratamento para vício de cocaína. Qual das opções a seguir é o melhor tratamento baseado em evidência para esse vício?
   A. Modafinil.
   B. Terapia cognitivo-comportamental.
   C. Naltrexona.
   D. Psicoterapia orientada para o insight.
   E. Bupropiona.

2. Qual das opções a seguir é um tratamento aprovado pela FDA para dependência de opioides, inclusive para o tratamento da supressão?
   A. Buprenorfina.
   B. Naltrexona.
   C. Acamprosato.
   D. Dissulfiram.
   E. Vareniclina.

3. Diferentes drogas exercem ações em muitos sistemas transmissores diferentes. Por outro lado, elas têm alguns atributos em comum. O que elas comumente facilitam?
   A. Metabolismo da dopamina no corpo estriado.
   B. Liberação de dopamina no nucleus accumbens.
   C. Recaptação da dopamina na substância negra.
   D. Liberação mesolímbica de serotonina.
   E. Liberação de serotonina no corpo amidaloide.

Capítulo 10: Abordagens psicodinâmicas ao comportamento humano

1. O médico acabou de informar a seu paciente que ele está com câncer no fígado. Em resposta a uma pergunta do paciente com relação ao seu prognóstico e tratamento, o médico dá início a uma discussão longa e altamente técnica sobre taxas de mortalidade corrigidas para idade e sobre estudos duplo-cegos de quimioterapia. Qual das opções a seguir é o mecanismo de defesa que o médico está aparentemente usando?
   A. Intelectualização.
   B. Deslocação.
   C. Projeção.
   D. Repressão.
   E. Regressão.

2. Um estudante de medicina faz um esforço consciente para colocar de lado suas dificuldades matrimoniais por um tempo, para que possa estudar para o próximo exame. Esse é um exemplo de quê?
   A. Anulação.
   B. Negação.
   C. Sublimação.
   D. Voltar-se contra si próprio.
   E. Supressão.

3. Um paciente fica irritado com seu médico porque este chegou atrasado para uma consulta, mas não se sente à vontade para interpelá-lo diretamente. Em vez disso, conta para o médico como ficou com raiva de um colega, horas antes, quando o colega o deixou esperando enquanto conversava com outro funcionário. Esse é um exemplo de qual mecanismo de defesa?
   A. Formação de reação.
   B. Repressão.
   C. Identificação.
   D. Deslocação.
   E. Fixação.

Capítulo 11: Facilitação das mudanças de comportamento em saúde

1. Qual das opções a seguir descreve mais adequadamente o papel do médico na mudança do comportamento com relação à saúde em seus pacientes?
   A. Os médicos diagnosticam e tratam de doenças, não de comportamentos.
   B. Os médicos dão informações sobre o impacto do comportamento na saúde.
   C. Os médicos exigem cooperação com os planos de comportamento de saúde.
   D. Os médicos ajudam os pacientes a encontrarem motivação para mudar.
   E. Os médicos dizem aos pacientes o que eles precisam fazer.

2. Qual das opções a seguir é a melhor descrição da resposta a uma mudança de comportamento proposta para pacientes no estágio de preparação, de acordo com o modelo transteórico?
   A. Tendem a opor resistência a qualquer proposta de mudança de comportamento.
   B. Exigem o maior empenho para a mudança, em termos de tempo e energia.
   C. Não planejam mudar seu comportamento nos próximos seis meses.
   D. Ainda não resolveram sua ambivalência com relação à mudança.
   E. Dependem do médico para lhes dizer o que farão a seguir.

3. Qual das opções a seguir descreve melhor o papel do profissional de saúde na entrevista de motivação?
   A. Convidar o paciente a considerar novas informações e oferecer novas perspectivas.
   B. Informar o paciente sobre o melhor curso de ação.
   C. Abster-se de discutir mudanças no comportamento de saúde com o paciente.
   D. Certificar-se de que o paciente sabe o quão perigoso é seu comportamento atual.
   E. Trazer outras pessoas para confrontar o paciente que precisa mudar.

Capítulo 12: Sexualidade humana

1. Um homem de 35 anos compareceu à clínica ambulatorial para um "exame admissional", exigência de seu novo trabalho de gerência em uma grande empresa publicitária. Ele está casado há seis meses. Como parte da história médica, o homem informa que tem tido problemas de ejaculação quase que imediatamente após a penetração vaginal. Sua mulher está muito frustrada com isso, tendo pedido que ele procurasse tratamento. Qual das opções a seguir é a resposta a ser dada, como orientação para o problema desse paciente?

A. Problemas psicológicos são a causa principal na maioria desses casos.
B. Este é um problema raro, ocorrente em menos de 5% dos homens.
C. Uma abordagem válida a esse problema é a técnica do "aperto".
D. Isso é normal nesse estágio do casamento e não há necessidade de tratamento.
E. Não há nada que possa ser feito; assim, a esposa precisa aprender a conviver com essa situação.

2. Uma mulher de 22 anos comparece ao seu ginecologista a pedido do marido. Recentemente, ela admitiu a ele que sente dores durante a relação sexual e ele acha que deve haver alguma coisa errada com ela. Qual das opções a seguir é a melhor resposta inicial para essa mulher?
    A. Tranquilizá-la, informando que a relação sexual não deve ser dolorosa e que há coisas que podem ser feitas para ajudá-la.
    B. Informá-la de que esse tipo de problema quase nunca é anatômico e recomendar que procure por orientação matrimonial.
    C. Informá-la de que, comumente, isso resulta de uma infecção vaginal existente ou passada e inquirir sobre o número de parceiros sexuais em seu passado.
    D. Informá-la de que essa dor comumente reflete experiência com abuso sexual e perguntae se seu pai a molestou quando criança.
    E. Tranquilizá-la, informando que a relação não deve ser dolorosa, que seu marido talvez não esteja procedendo como deveria e sugerir terapia sexual.

3. O médico realiza um exame de check-up em um homem com 45 anos, paciente de longa data. Ele sabe que o homem ficou viúvo há cinco anos e que se casou novamente não faz muito tempo. O médico pergunta sobre esse ocorrido. O paciente comenta que está mais ativo e feliz atualmente, com uma companheira que compartilha de seus interesses em acampar e dar longas caminhadas. Porém, ele admite, com certo embaraço, que está preocupado com algo. "Minha primeira esposa sempre gostou de sexo e conseguíamos nos satisfazer mutuamente, se o senhor me entende. Com Dora, não parece que eu seja suficiente." Por meio de um questionamento delicado, o médico fica sabendo que a nova esposa de seu paciente não tem orgasmo durante a relação sexual, que ela precisa de estimulação extra do clitóris. Qual das opções a seguir seria a melhor resposta do médico a essa situação?
    A. Recomendar orientação matrimonial, pois evidentemente há alguma coisa errada na relação.
    B. Tranquilizar o paciente, informando que a maioria das mulheres não tem orgasmo apenas com a relação sexual.
    C. Prescrever algo para permitir que o paciente mantenha uma ereção por mais tempo, para que possa satisfazer sua esposa.
    D. Sugerir o uso de camisinha, para permitir que ele retarde a ejaculação.
    E. Informar o paciente de que, em sua idade, o sexo não é tão importante quanto era aos 20 e poucos anos.

Capítulo 13: Bem-estar do estudante de medicina e do médico

1. Uma estudante do terceiro ano de medicina está segurando um afastador na sala operatória durante uma cirurgia. Ela observa que um dos residentes de cirurgia está repetidamente fazendo comentários sexuais para uma estudante de quarto ano que também está na SO. A outra estudante parece estar pouquíssimo à vontade, mas permanece calada. Qual das opções a seguir é a abordagem mais apropriada para essa situação?
    A. Falar com a outra estudante depois da cirurgia e oferecer-se para ajudar a conversar com o supervisor sobre o residente.
    B. Falar com a outra estudante depois da cirurgia e solidarizar-se sobre a cultura sexualizada da cirurgia.
    C. Juntar-se aos avanços sexuais do residente, para desviar a atenção da outra estudante.
    D. Protestar abertamente e, com indignação, falar ao residente que seu comportamento é inadequado.
    E. Denunciar imediatamente ao chefe da cirurgia.

2. Durante seu estágio em obstetrícia e ginecologia, um estudante do terceiro ano de medicina é solicitado a ajudar o supervisor com um procedimento. Uma vez na sala operatória, o estudante percebe que o procedimento é um aborto cirúrgico de segundo trimestre. O estagiário é um católico profundamente religioso e fica horrorizado ao perceber que se espera dele que participe em algo que considera um assassinato. Qual das opções a seguir é a melhor abordagem para essa situação?
    A. Participar e, em seguida, denunciar ao supervisor que houve abuso de poder.
    B. Pedir para observar, em vez de participar.
    C. Pedir para ser dispensado e explicar sucintamente o porquê.
    D. Participar e tomar providências para que isso não ocorra novamente.
    E. Reconsiderar a sua opção de se formar em medicina.

3. Um estudante de primeiro ano está tendo problemas durante sua preparação para a primeira prova na faculdade de medicina. Sempre teve problemas com provas de múltipla-escolha, mas foi capaz de se sair bem na faculdade porque passava longo tempo estudando – e sempre ficou claro para ele o que os professores queriam que ele aprendesse. Agora, o estudante sente que a quantidade de matérias a estudar é desanimadora e a leitura das perguntas da prova-teste consome muito tempo, não permitindo que ele a conclua no tempo concedido. Qual das opções a seguir é a melhor abordagem para esse estudante?
    A. Fazer o seu melhor e se preparar para desistir se fracassar na prova.

B. Fazer o seu melhor durante a prova e buscar ajuda caso não tenha sucesso.
C. Entrar em contato com o gabinete do reitor ou com o Departamento de Problemas de Incapacidade em busca de ajuda.
D. Descobrir com os professores exatamente o que será pedido na prova.
E. Reconsiderar a escolha de futuramente se tornar um médico.

4. Dois estudantes do segundo ano de medicina que formaram um pequeno grupo de estudo percebem cheiro de álcool no hálito de outra estudante do grupo. Em uma conversa sobre a colega, os estudantes notam que ela vem chegando atrasada às aulas, parece irritável e perdeu muito peso. Qual das opções a seguir é a melhor interpretação e o próximo passo a ser tomado pelos dois estudantes, com relação às suas observações?
A. Assumir que a colega está estressada, mas isso é problema dela, e deixar esse assunto de lado.
B. Assumir que ela está estressada e precisa de ajuda, e convidá-la para alguns eventos sociais.
C. Assumir que ela está estressada e com problemas, comunicando essa suposição ao gabinete do reitor.
D. Assumir que ela está estressada e enferma, e começar a perguntar a outras pessoas se ela tem HIV.
E. Assumir que ela está estressada e deprimida, e incentivá-la a procurar ajuda.

Capítulo 14: Ética médica

1. Qual das opções a seguir é considerada um dos quatro princípios básicos da ética médica?
A. Maleficência.
B. Confidencialidade.
C. Consentimento informado.
D. Respeito pela autonomia.
E. Confiança.

2. Em qual das situações a seguir os princípios da beneficência e da não maleficência entram em conflito no caso de um médico que está cuidando de uma grávida?
A. O feto é diagnosticado com um problema cardíaco que deve ser tratado com cirurgia imediatamente depois de seu nascimento.
B. A mãe é diagnosticada com leucemia e deve ser tratada com quimioterapia.
C. A mãe pede ajuda para parar de fumar.
D. O pai pede o prontuário médico de sua esposa.
E. A mãe pede para não ser informada sobre o gênero do bebê depois da ultrassonografia.

3. Uma mulher com 52 anos é diagnosticada com câncer de mama. O prognóstico é bom com a mastectomia, mas a paciente diz que não vai prosseguir com o tratamento, pois "não pode enfrentar essa cirurgia". Quais são os dois princípios da ética médica que entram em conflito nesse caso?
A. Respeito pela autonomia versus justiça.
B. Não maleficência versus justiça.
C. Confidencialidade versus não maleficência.
D. Beneficência versus respeito pela autonomia.
E. Justiça versus confidencialidade.

Capítulos 15: Relação entre médico e paciente

1. Qual das opções a seguir sobre o efeito placebo é verdadeira?
A. Certos tipos de personalidade provavelmente respondem a placebos.
B. Assim que o paciente fica sabendo que se trata de um placebo, este perde toda eficácia que tinha.
C. Placebos funcionam em casos de dor, mas não para problemas objetivamente mensuráveis.
D. As respostas ao placebo podem ser duradouras.
E. Placebos não causam efeitos colaterais.

2. Qual das opções a seguir é o fator que, conforme demonstração, prevê mais apropriadamente um relato pessoal de melhora dos sintomas pelo paciente?
A. A escolha, pelo médico, da medicação mais efetiva.
B. A sensação do paciente de que está recebendo completa atenção durante a consulta.
C. O tempo que o médico já conhece o paciente.
D. O quão completo foi o exame físico.
E. A educação e o nível de renda do paciente.

3. Qual das opções a seguir é a opção que melhor define por que a história da enfermidade descrita pelo paciente é importante para a cura?
A. Os pacientes gostam de sentir que são o centro das atenções durante suas visitas ao consultório.
B. Os pacientes acreditam em evidências anedóticas, não fatos científicos.
C. A história transmite o significado da enfermidade, e o significado é essencial para a cura.
D. A história pode incluir indícios diagnósticos não percebidos pelo médico durante a coleta da história.
E. Contar a história é uma catarse emocional útil para o paciente.

Capítulo 16: Comunicação com o paciente

1. Qual das opções a seguir é a melhor abordagem, caso exista discrepância entre a descrição do paciente para seu humor e o que o médico observa na linguagem corporal do paciente?
A. Confrontação.
B. Silêncio.
C. Facilitação.
D. Perguntas diretas.
E. Declaração de transição.

2. Um jovem médico está entrevistando uma senhora idosa que lhe pergunta a sua idade. Qual das opções a seguir é a melhor resposta à pergunta da paciente?
   A. Desculpe, mas não respondo a perguntas pessoais.
   B. Tenho 28 anos, mas recebi um ótimo treinamento.
   C. A senhora parece estar preocupada com minha juventude. Não se preocupe; está em boas mãos.
   D. Talvez a senhora esteja preocupada com o fato de eu poder ou não ajudá-la.
   E. Eu só pareço jovem, mas sei o que estou fazendo.

3. Um paciente informa ao médico durante uma primeira consulta que está tendo oscilações do humor. Qual das opções a seguir seria a resposta mais válida do médico?
   A. A meu ver, o senhor não parece estar singularmente deprimido.
   B. O que o senhor considera "oscilações do humor"?
   C. Temos alguns tratamentos muito efetivos para transtorno bipolar.
   D. O que mais está lhe preocupando?
   E. O senhor vem abusando do álcool ou de drogas?

Capítulo 17: Raciocínio diagnóstico

1. Qual das opções a seguir descreve de forma mais adequada o porcentual de todos os pacientes com uma doença que são corretamente identificados com um resultado de teste positivo?
   A. A especificidade do teste.
   B. A sensibilidade do teste.
   C. O valor preditivo do teste.
   D. A razão de probabilidade do teste.
   E. A probabilidade do teste.

2. Clínicos especializados geralmente afirmam que um diagnóstico correto é identificado na vasta maioria dos pacientes indiferenciados com o uso de quê?
   A. Uma história habilidosamente obtida.
   B. Um exame físico cuidadoso e completo.
   C. Exames de sangue criteriosamente escolhidos.
   D. Estudos de imagens apropriados.
   E. Consulta com uma equipe de especialistas.

3. Quando um teste possui sensibilidade e especificidade razoavelmente altas, o que ocorre quando ele é aplicado a uma população com prevalência muito baixa do problema-alvo?
   A. A maioria dos resultados positivos do teste será verdadeiramente positiva.
   B. A maioria dos resultados positivos do teste será de falsos positivos.
   C. A maioria dos resultados negativos do teste será de falsos negativos.
   D. Poucos dos resultados negativos do teste serão verdadeiramente positivos.
   E. Poucos dos resultados negativos do teste serão falsos positivos.

Capítulo 18: Avaliação do paciente

1. Qual das opções a seguir é a melhor descrição da característica exclusiva dos testes projetivos de personalidade?
   A. Uso de estímulos ambíguos dos testes, aos quais a pessoa responde.
   B. Uso de padrões objetivos, contra os quais a pessoa é avaliada.
   C. Uso de grande número de perguntas do tipo falso/verdadeiro.
   D. Uso dos resultados para prever o comportamento no futuro.
   E. Uso de diferentes versões para diferentes idades.

2. Um homem com 48 anos e com abuso crônico do álcool se apresenta para uma avaliação de memória. Uma anotação prévia em seu prontuário informa que, na ocasião, o paciente exibia confabulação. Qual das opções a seguir descreve mais adequadamente o que foi observado?
   A. Deliberadamente, o paciente simulava comprometimento da memória.
   B. O paciente não tinha comprometimento da memória de curto prazo.
   C. O paciente negava comprometimento na memória, apesar das falhas óbvias.
   D. O paciente deu diversas desculpas implausíveis para as falhas de memória.
   E. O paciente descrevia eventos e experiências relatadas que jamais ocorreram.

3. Qual das opções a seguir descreve mais adequadamente o significado de uma pontuação de QI?
   A. A competência geneticamente determinada da pessoa.
   B. Como a idade mental da pessoa se equipara à sua idade cronológica.
   C. Como a pessoa se equipara a outras pessoas de sua faixa etária.
   D. A competência máxima da pessoa.
   E. O nível de desempenho educacional da pessoa.

Capítulo 19: Identificação e tratamento da psicopatologia no atendimento primário

1. Em qual faixa etária aproximadamente 80% das mortes ocorrem por acidentes, homicídios ou suicídios?
   A. 15 a 19 anos.
   B. 20 a 29 anos.
   C. 30 a 39 anos.
   D. 40 a 49 anos.
   E. Mais de 50 anos.

2. Muitas crianças sentem dificuldade na regulação emocional, a capacidade de orientar e modificar sentimentos intensos, e em controlar os impulsos. Qual das opções a seguir é um exemplo de "problema de externalização" por causa de má regulação emocional?

A. Se preocupa muito.
B. Sente-se desanimado.
C. Sente-se triste e infeliz.
D. Assume riscos desnecessários.
E. Teme situações novas.

3. Tipicamente, a perturbação do espectro do alcoolismo fetal (PEAF) resulta em quê?
   A. Alargamento das fissuras palpebrais.
   B. Depressão infranasal acentuada.
   C. Lábio superior espesso.
   D. Deficiências do crescimento.
   E. Aumento da cabeça.

Capítulo 20: Tratamento de pacientes difíceis

1. Um homem com 32 anos se apresenta ao setor de emergência solicitando medicação analgésica. O homem está com o joelho esquerdo inchado e relata uma história consistente com laceração do LCA. Porém, o grau de dor informado pelo paciente é mais elevado do que o habitual para esse tipo de lesão. Qual das opções a seguir é a melhor abordagem?
   A. Dê ao paciente tanto analgésico quanto ele queira no SE, mas nada para tomar em casa.
   B. Dê ao paciente a quantidade habitual de analgésico receitado para esse tipo de problema, para tomar conforme a necessidade.
   C. Não dê nenhum tipo de medicação, pois evidentemente o paciente está procurando por remédios.
   D. Titule o analgésico e instrua o paciente quanto a um esquema periódico de medicação analgésica com redução progressiva.
   E. Dê ao paciente uma medicação leve, mas informe que se trata de um remédio muito forte.

2. Uma mulher com 25 anos e doença cística na mama tem comparecido quase diariamente à clínica ambulatorial, com perguntas sobre dieta, ervas, acupuntura, massagem e diferentes tipos de mamografias. Sua avó morreu de câncer de mama aos 40 anos e, por isso, sua preocupação é compreensível, mas excessiva. Qual das opções a seguir é a melhor abordagem para essa paciente?
   A. Informe que ela deve comparecer à clínica ambulatorial apenas uma vez por semana.
   B. Dê à paciente o número do pager das enfermeiras, para que ela possa ter certeza de que haverá sempre alguém que possa responder às suas perguntas.
   C. Marque consultas frequentes e periódicas com o médico e/ou enfermeira.
   D. Recomende uma consulta com um cirurgião, sobre uma mastectomia profilática.
   E. Comunique que, obviamente, a paciente está com problemas psiquiátricos e dê benzodiazepínicos.

3. Uma mulher com 48 anos e histórico de vinte anos de diabetes melito é examinada na clínica ambulatorial para diabéticos durante sua consulta periódica. Um dos membros da equipe fica irritado por ocasião da chegada da paciente, informando que ela jamais segue seus planos de dieta ou exercício. Qual das opções a seguir é a melhor recomendação a ser feita para a equipe, na abordagem a essa paciente?
   A. Fazer com que a paciente tenha contato com outra paciente cega e que perdeu sua perna por causa do diabetes, para que perceba os riscos que está correndo.
   B. Avaliar o plano para descobrir por que sua execução é difícil, e como a paciente pode ser ajudada para se sentir capaz de cumpri-lo.
   C. Informar à paciente que ela está deixando todos na clínica decepcionados por não se cuidar, quando todos estão tentando ajudá-la.
   D. Marcar as consultas de tal forma que a paciente não compareça nos dias em que a pessoa da equipe que ficou irritada estiver trabalhando na clínica.
   E. Sugerir à paciente que ela poderá ter melhores resultados com outro médico.

Capítulo 21: As ciências humanas e a prática da medicina

Sem perguntas.

Capítulo 22: Cuidados de saúde culturalmente adequados

1. A qual das opções a seguir enfermidades como "mau olhado" (mal ojo) e susto se vinculam mais apropriadamente?
   A. Conceitualizações primitivas de enfermidade psiquiátrica.
   B. Uma crença de saúde culturalmente definida.
   C. Explicações religiosas de enfermidade psiquiátrica.
   D. Superstições que impedem as pessoas de buscar ajuda médica.
   E. Versões não educadas de enfermidade histérica.

2. Qual é a resposta mais apropriada aos pais que estão recusando permissão para correção cirúrgica de deformidade de um filho, por considerarem que a deformidade é uma punição de Deus?
   A. Entre em contato com o serviço social, pois este é um caso de negligência infantil.
   B. Informe aos pais que não é assim que se faz nos Estados Unidos.
   C. Consulte o líder religioso da família para ver se essa é a crença geral.
   D. Faça a cirurgia de qualquer maneira, pois os pais são obviamente pessoas psicóticas.
   E. Dispense a criança e a família do tratamento por não quererem cooperar.

3. Um homem com 60 anos se apresenta com doença hepática. O paciente não conseguiu parar de beber, apesar

dos vários avisos sobre o perigo de tal hábito. O paciente afirma que beber faz parte das cerimônias de cura exigidas por sua cultura e seria vergonhoso se ele se recusasse. Qual das opções a seguir é a melhor abordagem para essa situação?
A. Recuse o tratamento, a menos que o paciente pare de beber.
B. Pergunte se há alguma forma de beber menos ou de usar um substituto.
C. Informe ao paciente de que o mal que o álcool lhe faz supera os benefícios das cerimônias.
D. Peça ajuda ao paciente, para que possa entender mais o papel do álcool na sua cultura.
E. Peça à esposa do paciente para entrar no consultório e informe-a que o paciente está se matando.

Capítulo 23: Medicina complementar, alternativa e integrativa

1. Uma mulher com 24 anos chega à clínica de medicina interna solicitando acupuntura para curar seu desejo por cocaína. Recentemente, ela terminou um programa de reabilitação de drogas e não usa cocaína há mais de um mês. No entanto, está sentindo fortes desejos, que dificultam sua concentração na faculdade, e informa que ouviu dizer que a acupuntura pode ajudar. Qual das opções a seguir é a melhor abordagem à solicitação da mulher?
A. Diga que não existe evidência real da eficácia da acupuntura.
B. Encaminhe-a para um psiquiatra, pois obviamente a paciente precisa de mais ajuda.
C. Diga que é melhor que ela fique com apenas uma modalidade de abordagem.
D. Discuta a acupuntura como uma das opções em um plano terapêutico global.
E. Com relutância, encaminhe-a a um acupunturista, mas informando que isso não irá funcionar.

2. Um homem com 72 anos está internado na unidade de terapia intensiva com insuficiência cardíaca congestiva. A equipe de enfermagem fica desconcertada quando a família pergunta se pode trazer um "curandeiro" até a UTI. Qual das opções a seguir é a melhor resposta a esse pedido?
A. O médico deve informar à família que isso não é permitido, tentando dar opções alternativas.
B. O médico informa às enfermeiras que o paciente já está morrendo mesmo; assim, devem fazer o que a família quiser.
C. O médico deve descobrir qual tipo de intervenção está sendo proposto e se essa intervenção será segura no ambiente da UTI.
D. Peça ao assistente social para esclarecer a família sobre os hospitais norte-americanos.
E. Tome as providências para enviar o paciente para uma casa de repouso, onde essa abordagem poderá ser arranjada.

3. Qual das opções a seguir é verdadeira sobre o uso da medicina complementar e alternativa (MCA) nos Estados Unidos?
A. Mais de 60% da população informa ter utilizado algum tipo de MCA nos últimos 12 meses.
B. MCA é utilizada mais frequentemente para dores agudas.
C. A maioria das evidências em apoio ao uso da MCA provém de estudos randomizados e controlados.
D. MCA é utilizada mais frequentemente por pessoas que não têm boa educação.
E. Quase todas as pessoas que usam MCA nos Estados Unidos não são cidadãos.

4. Qual das opções a seguir descreve mais adequadamente o mecanismo de controle de qualidade nos Estados Unidos para medicamentos à base de ervas e complementos dietéticos?
A. A Food and Drug Administration avalia esses produtos como qualquer outro medicamento.
B. A Federal Trade Commission monitora esses produtos para averiguar a fidelidade em suas propagandas.
C. Não existe regulamentação federal dos complementos à base de ervas, por serem considerados alimentos.
D. Não há necessidade de regulamentação federal, por não terem efeito médico.
E. Não há necessidade de regulamentação federal, por serem produtos naturais e, portanto, seguros.

Capítulo 24: O impacto das desigualdades sociais na saúde

1. De acordo com o Suplemento ao Relatório sobre Saúde Mental do diretor de Saúde Pública dos Estados Unidos, intitulado Saúde mental: cultura, raça e etnia, qual dos grupos étnicos específicos que vivem nos Estados Unidos está majoritariamente representado nas populações de sem-teto e encarceradas, e também no sistema de bem-estar infantil?
A. Afro-americanos.
B. Hispânicos.
C. Índios norte-americanos.
D. Asiático-americanos.

2. De acordo com o Suplemento ao Relatório sobre Saúde Mental do diretor de Saúde Pública dos Estados Unidos, intitulado Saúde mental: cultura, raça e etnia, qual dos grupos étnicos específicos que vivem nos Estados Unidos apresenta o porcentual mais alto de suicídios?
A. Afro-americanos.
B. Hispânicos.
C. Índios norte-americanos.
D. Asiático-americanos.

3. Qual das opções a seguir tem representação relativamente igual em todos os grupos étnicos nos Estados Unidos?
A. Doença cardiovascular.
B. Transplante de fígado.

C. Diabetes.
D. Acidente vascular encefálico.
E. Enfermidade mental.

Capítulo 25: Serviços de saúde nos Estados Unidos

1. Qual das opções a seguir é o termo utilizado para o tipo de seguro-reembolso tradicional em que as empresas seguradoras assumem o risco de gastos com tratamento médico, reembolsam um porcentual fixo das despesas faturadas e não impõem restrições com relação à escolha do prestador de serviços ou do serviço utilizado pelo paciente?
   A. Organização de prestador de serviços preferencial.
   B. Organização de manutenção da saúde.
   C. Seguro-saúde indenização (i.e., de responsabilidade).
   D. Associação de clínicos individuais.
   E. Planos com contribuição definida.

2. Qual é o serviço/produto coberto pelo atual plano Medicare padrão?
   A. Aparelhos auditivos.
   B. Óculos.
   C. Atendimento crônico.
   D. Diálise.
   E. Transporte até os locais de consulta.

3. Desde 1º de janeiro de 2010, qual dos grupos a seguir não tem acesso automático ao seguro-saúde federal nos Estados Unidos?
   A. Veteranos.
   B. Pessoas com mais de 65 anos.
   C. Pessoas que gozem de benefícios sociais, portadores de HIV/AIDS.
   D. Pessoas com incapacitação.
   E. Adultos jovens saudáveis.

APÊNDICE B

Respostas às questões

Capítulo 1: Cérebro, mente e comportamento

1. B é correta. Um estresse emocional intenso compromete as tarefas imediatas de aprendizado, codificação e armazenamento, mas não de recuperação da memória. Memória implícita é memória não verbal, que provavelmente fica reforçada, não comprometida, nessas circunstâncias de estresse intenso.

2. C é correta. Neurônios-espelho criam mapas do estado intencional interno da mente de outra pessoa ao criar no observador a sensação de que ele também está realizando a ação. Embora isso tenha implicações para a empatia, diz mais respeito à emoção do que à intencionalidade.

3. A é correta. A memória implícita se encontra entre as formas mais antigas de memória e não exige a codificação da atenção concentrada ou da ativação do hipocampo. Ela não está na narrativa, nem faz parte da memória autobiográfica.

Capítulo 2: Família, relacionamentos e saúde

1. C é correta. O crescimento pós-traumático é informado por muitos sobreviventes do câncer; essas pessoas dizem que o evento traumático fez com que elas reavaliassem suas prioridades. Informam ainda ter encontrado maior significado na vida, não se preocupando muito com coisas que, atualmente, lhes parecem ser triviais.

2. A é correta. O excessivo envolvimento emocional e a atitude crítica de membros da família exacerbam as condições psicóticas, levando a mais recidivas e à necessidade de mais medicamentos. Nenhum tipo específico de sintomas está relacionado a esse tipo de interação familiar.

3. B é correta. O apoio social (instrumental) de uma comunidade de crentes é componente distinto do apoio proveniente de um senso implícito de significado ou de fé. A paz interna e a meditação são, ambas, componentes mais privados do apoio espiritual, enquanto o líder carismático e as normas sociais, além dos rituais e dogmas, são, sem exceção, componentes mais extrínsecos do apoio religioso. A negação e a racionalização são mecanismos de defesa psicodinâmicos clássicos, e não aspectos válidos da espiritualidade para a busca de apoio.

Capítulo 3: Nascimento, infância e adolescência

1. E é correta. Uma criança de 4 anos deve ser capaz de falar em sentenças simples; assim, a linguagem dessa criança está bastante atrasada. Ela não terá ainda um controle completo do intestino e da bexiga, e a articulação pode ainda ser difícil. O desenvolvimento cognitivo é de tal ordem que o pensamento mágico é bastante normal.

2. B é correta. A incapacidade de desenvolvimento refere-se à incapacidade de crescer em uma criança nova, sem razões médicas óbvias. Essa é uma descrição do problema, mas que não indica a etiologia. Com frequência, a criança não está se alimentando adequadamente, e isso pode ou não ser um resultado de ansiedade, depressão ou abuso.

3. A é correta. O temperamento é geneticamente determinado e ajuda a moldar a maneira de interação da criança com o ambiente. Assim, o temperamento tem impacto na agressão, raiva, ansiedade e depressão, mas não é sinônimo de nenhum desses aspectos. O temperamento contribui para o (mas não é equivalente ao) desenvolvimento da personalidade.

Capítulo 4: Vida adulta jovem e meia-idade

1. B é correta. Triangulação é o uso de uma terceira pessoa para evitar confronto direto entre duas pessoas. Isso é feito mais classicamente fazendo com que um filho sirva de distração dos problemas conjugais entre os pais, ou por ter um parceiro sexual extra, em vez de enfrentar os problemas sexuais no casamento.

2. D é correta. Embora ainda seja verdade que a maior participação das mulheres na força de trabalho tenha correlação com o aumento nos porcentuais de divórcio, as mulheres que trabalham fora de casa informam estar com melhor saúde mental e emocional, em comparação com as donas de casa. Mulheres orientadas para a carreira têm probabilidade ainda menor de casar do que aquelas que trabalham em outros tipos de ocupação, e as que ganham mais têm maior probabilidade de se divorciar. Porém, é preciso ter cuidado com essas correlações, pois elas não revelam a direcionalidade do relacionamento. Pode ocorrer que mulheres com renda própria tenham maior probabilidade de deixar casamentos infelizes em comparação com mulheres sem uma renda adequada, e não porque o trabalho faz com que as mulheres se tornem menos felizes nos seus casamentos. Também pode ocorrer que mulheres emocionalmente menos saudáveis sejam menos capazes de obter um emprego, e não porque, ao ficarem em casa, sejam acometidas por perturbação emocional. Sem dúvida, esse campo continuará a ser objeto de muitas pesquisas.

3. C é correta. Erickson considerou uma tarefa evolutiva importante para cada fase da vida. Esse autor descreveu a vida adulta jovem como a obtenção da capacidade de desenvolver intimidade. Com frequência, isso implica algum distanciamento da família de origem. Lidar com preocupações financeiras é uma tarefa importante dos adultos de meia-idade. A generatividade, que envolve dar uma contribuição e causar uma impressão na geração seguinte, estaria situada na vida adulta mais tardia.

Capítulo 5: Envelhecimento

1. C é correta. O volume cerebral total diminui com o passar do tempo, o que, por sua vez, aumenta o tamanho dos ventrículos e pode aumentar ou deixar igual o volume do líquido cefalorraquidiano. As habilidades de comunicação não diminuem com o envelhecimento normal. Embora alguns aspectos da memória realmente diminuam com o envelhecimento, nesse processo não está envolvida a memória primária ou terciária.

2. B é correta. A instituição de assistência à autonomia no domicílio presta ajuda àqueles que tenham dificuldades com atividades instrumentais do cotidiano, como fazer compras, cozinhar, lavar roupa, fazer limpezas e dirigir, mediante o oferecimento de serviços similares aos que seriam encontrados em um hotel: refeições servidas na sala de jantar, serviços de transporte e serviços de administração interna. As pensões comunitárias oferecem mais ou menos os mesmos serviços, mas, além disso, fazem alguma monitoração das pessoas, por estarem nessas instituições por causa de problemas psiquiátricos, e não clínicos. Comunidades para aposentados são apartamentos ou condomínios para idosos, que oferecem outras amenidades, como serviços de transporte e instalações para a prática de exercícios.

3. A é correta. Embora os médicos não tenham a obrigação de determinar se um paciente pode dirigir com segurança (p. ex., notificação de pacientes com transtornos convulsivos), não precisam tentar fazer com que os pacientes parem de dirigir a partir de determinada idade, nem determinar sua competência.

Capítulo 6: Agonia, morte e luto

1. B é correta. Isso é negação – que, nesse sistema de pensamento, é uma fase do ajuste, e não uma resposta patológica à morte.

2. B é correta. Ele está em maior risco de morte por qualquer causa. Isso não parece se dever exclusivamente a não fidelidade ao tratamento, nem a consequências psiquiátricas da perda, e com certeza não se deve ao contágio ou à exposição tóxica. Diferentemente, parece ser o resultado de uma interação entre a tristeza e o corpo, provavelmente mediada pelo sistema imune, deixando a pessoa mais vulnerável a uma série de enfermidades.

3. D é correta. Qualquer adulto que recuse tratamento deve ser avaliado, para um consentimento realmente informado. Isso significa que essas pessoas precisam entender que têm um problema, que existem opções para o tratamento e que compreendem as possíveis consequências dessas opções. Sua decisão não pode ser automaticamente descartada, nem aceita sem tal avaliação. Pode haver indicação de uma avaliação psiquiátrica, mas não há certeza de a pessoa seja suicida somente com base nessa afirmação. E nem seria apropriado impor seus próprios pontos de vista sobre transplante ao paciente.

Capítulo 7: Dor crônica

1. A é correta. O reforço positivo funciona proporcionando uma recompensa somente quando ocorre determinado comportamento; o reforço negativo funciona pela supressão contingente de um estímulo aversivo, somente quando o comportamento ocorre; a punição funciona pela administração contingente de um estímulo negativo, somente quando ocorre um comportamento; e a extinção diminui a frequência de um comportamento, mediante a descontinuação de qualquer coisa que esteja reforçando o comportamento. Todos esses são princípios do condicionamento operante, não do condicionamento clássico.

2. C é correta. O comportamento da dor é influenciado por reforços positivos e negativos; isso significa que ele é influenciado pelos desfechos positivos relacionados à dor e também pelo ato de evitar coisas negativas decorrentes da dor. Incapacitação funcional não está intimamente relacionada à intensidade da dor, nem a motivação consciente está relacionada ao comportamento da dor. É raro um

comportamento dramático estar realmente associado a fatores operacionais, que são recompensas intrínsecas do comportamento, como atenção.

3. B é correta. A terapia do comportamento cognitivo surgiu de programas comportamentalmente orientados. Em vez de se concentrar de forma exclusiva na mudança de comportamentos evidentes, esses programas procuram descobrir como os pacientes percebem e compreendem sua dor, e quais as expectativas e esperanças que têm para o tratamento, controle da dor e com relação ao futuro. Também avaliam as perdas pessoais que com grande frequência ocorrem concomitantemente à dor crônica, e também com as respostas emocionais dos pacientes com relação à dor e à perda. A fisioterapia pretende melhorar a força, a flexibilidade e a resistência, sem exacerbar a dor. A fisioterapia ajuda os pacientes a diferenciar entre a "boa dor", isto é, a dor inofensiva associada à formação de músculos, da "dor ruim", ou o exercício que exacerba gravemente a condição dolorosa subjacente. O biofeedback monitora as respostas fisiológicas (tensão muscular, temperatura cutânea periférica, frequência cardíaca e/ou respostas eletrodérmicas) e, em seguida, retorna essas informações para o paciente por meio de uma modalidade auditiva ou visual. Injeções nos pontos-gatilho são intervenções agudas para uma área específica de dor, e a meditação baseada na atenção plena é uma técnica que visa ao relaxamento e também a saída de pensamentos perturbadores recorrentes da mente do paciente.

Capítulo 8: Estresse e enfermidade

1. B é correta. Homeostase é a tendência que o corpo tem de manter um estado ideal de equilíbrio. Esse conceito se aplica a muitos aspectos da função do corpo, por exemplo, a tendência do coração e dos pulmões de ficarem mais ativos com o esforço físico.

2. C é correta. O estresse crônico leva à depressão do sistema imune. Isso seria o contrário do aumento das células T killers ou de causar uma reação autoimune.

3. C é correta. Embora o cigarro realmente leve ao vício da nicotina, que sustenta o comportamento do tabagismo, mesmo com a substituição da nicotina, os indícios comportamentais para o fumo podem deflagrar desejos episódicos, como bem sabe qualquer pessoa que tenha tentado parar de fumar. Isso tem a ver com os lembretes comportamentais habituais e os lembretes ambientais do fumo, que levam ao desejo de fumar.

Capítulo 9: Transtornos do vício

1. B é correta. As abordagens cognitivo-comportamentais têm maior base de evidências do que qualquer outra modalidade, inclusive a terapia orientada para o insight e as medicações. Modafinil pode ajudar com a excessiva sonolência durante o dia, que pode estar relacionada ao uso da cocaína. Naloxona bloqueia os receptores dos opiáceos, sendo utilizada no tratamento de algumas outras drogas de abuso. Bupropiona ajuda no tratamento do desejo por nicotina, e alguns dados recentes sugerem que esse fármaco pode ser útil para viciados em metanfetamina, mas não foi demonstrado que tenha muita utilidade para casos de vício de cocaína.

2. A é correta. Buprenorfina é um mu-agonista parcial que se liga fortemente ao receptor opioide. Por definição, os agonistas parciais têm um efeito teto, além do qual a medicação extra não aumenta. A implicação disso é a limitação do número de overdoses e das fatalidades que poderiam decorrer do uso de um agonista completo dos opioides. Naltrexona é um antagonista opioide utilizado para o alcoolismo; acredita-se que esse agente se direcione para as propriedades de reforço positivo do álcool e que não ajudaria no tratamento dos sintomas de supressão dos opioides. Acamprosato é um composto derivado da taurina que se direciona para receptores NMDA e para o tono de glutamato em indivíduos dependentes do álcool. Dissulfiram é utilizado no tratamento do alcoolismo, mediante o bloqueio da segunda etapa no metabolismo do álcool, resultando no acúmulo de acetaldeído, caso a pessoa consuma bebida alcoólica. Vareniclina é um agonista nicotínico parcial que se liga ao receptor alfa-4, beta-2 nicotina localizado no nucleus accumbens, sendo utilizada para a cessação do fumo.

3. B é correta. Acumulam-se evidências demonstrando que os vícios afetam regiões cerebrais similares. Essas fibras e centros associados à região tegmentar ventral do tronco cerebral e que terminam no nucleus accumbens do corpo estriado e do córtex pré-frontal são conhecidos como as vias mesolímbica e mesocortical. Foi demonstrado que lesões nessas vias bloqueiam os efeitos comportamentais de recompensa das drogas viciantes. O neurotransmissor principalmente associado a essas vias é a dopamina. Foi demonstrado que essa área, chamada por alguns de "centro do prazer" do cérebro, é responsável por uma grande variedade de comportamentos, inclusive atenção, prazer, euforia, reforços e saliência (incentivo), e motivação.

Capítulo 10: Abordagens psicodinâmicas ao comportamento humano

1. A é correta. A intelectualização é uma defesa comum utilizada por médicos e pesquisadores. Ela utiliza o pensamento conceitual para distanciar o indivíduo dos aspectos emocionais de um evento emocionalmente carregado. Deslocamento significaria reagir a alguma coisa com as emoções apropriadas para o evento carregado. Repressão significa evitar inconscientemente ter qualquer pensamento ou

sentimento sobre o evento carregado, e regressão consiste em reagir como se o indivíduo estivesse em um nível evolutivo prévio. Projeção consiste em agir como se outra pessoa estivesse sentindo o que você está sentindo.

2. E é correta. Supressão é uma tentativa contínua de manter determinada resposta emocional fora do que está sendo percebido. Negação implica em tentar dizer que algo não é verdade, e voltar-se contra o próprio indivíduo implica em censura. Anulação exige uma forma simbólica de fazer com que determinada realidade seja percebida como falsa, e sublimação é o encobrimento dos sentimentos resultantes em favor de algo mais aceitável para o indivíduo.

3. D é correta. Trata-se do deslocamento do atual sentimento para outra circunstância. Formação de reação significaria que a raiva foi evitada, pela representação de um estado de espírito muito feliz e por uma atitude amigável com o médico. Identificação seria aquele paciente que assume os mesmos comportamentos do médico. Fixação seria a perseveração sobre determinado incidente em futuros relacionamentos com o médico, ou em outros relacionamentos similares. Repressão significa evitar de forma inconsciente pensamentos ou sentimentos sobre o incidente, de modo que o paciente seja capaz de sentir absolutamente qualquer raiva.

Capítulo 11: Facilitação das mudanças de comportamento em saúde

1. D é correta. Embora os médicos efetivamente deem informações esclarecedoras do impacto do comportamento sobre a saúde, isso deve ocorrer dentro dos objetivos de ajudar os pacientes a encontrar motivação para sua mudança. Os médicos dão orientações, mas idealmente não dizem aos pacienteso que fazer, nem exigem aquiescência.

2. D é correta. No estágio de preparação, os pacientes ainda estão resolvendo sua ambivalência para fazer mudanças. Em todos os estágios ocorre resistência à mudança, mas esse não é o estágio mais difícil, e nem é um estágio em que nenhuma mudança no comportamento é antecipada nos próximos seis meses.

3. A é correta. A interação entre médico e paciente é um tipo de discussão franca com compartilhamento de informações, e o paciente é quem toma as decisões.

Capítulo 12: Sexualidade humana

1. C é correta. A ejaculação precoce é uma condição bastante tratável, e a técnica do "aperto" é uma abordagem útil. Essa condição não deve ser considerada algo com o qual o paciente simplesmente deva conviver, nem uma fase que será "superada" – embora esta última consideração possa ser válida em alguns casos. Esse é um problema relativamente comum, não sendo psicológico por completo, embora a excitação contribua para sua ocorrência.

2. A é correta. Com frequência, a dispareunia, ou a ocorrência de dor durante a relação sexual, se deve a problemas tratados com relativa facilidade, como lubrificação inadequada, infecções vaginais ou abrasões. A orientação matrimonial, a orientação sexual ou um aprofundamento da história sexual podem ter utilidade, mas não devem ser a primeira resposta a essa descrição de apresentação.

3. B é correta. Na verdade, é raro que a mulher experimente consistentemente orgasmo apenas por meio da estimulação da relação sexual. Apenas 30% das mulheres obtêm o orgasmo pela relação sexual de forma regular, 30% são incapazes de atingir o orgasmo pela relação sexual e 40% têm dificuldade em obter orgasmo apenas com a relação sexual. Nessa situação, tudo o que parece ser preciso é ajudar o paciente a sentir-se à vontade com outros tipos de estimulação.

Capítulo 13: Bem-estar do estudante de medicina e do médico

1. A é correta. A primeira etapa é conversar com o outro estudante e, à guisa de incentivo, ver se algo pode ser feito em conjunto para resolver a situação. Então, pode ser cabível informar o residente, mas é melhor certificar-se de que o outro estudante concorda com essa abordagem. Juntar-se à provocação ou criar um confronto irritado poderia servir para desviar a atenção do outro estudante, mas isso não resolveria o problema. A simples aceitação do ocorrido como um problema cultural pode ser a solução mais fácil, mas que não levará a mudanças.

2. C é correta. É apropriado que o estudante ou o médico peça para ser dispensado da participação em uma atividade que seja inconsistente com os valores e crenças pessoais – dentro dos limites em que o paciente não será abandonado. O médico deve ser capaz de preservar a integridade de suas crenças, enquanto lida com pessoas de muitas crenças diferentes. Isso não deve ser razão suficiente para abandonar a faculdade de medicina, mas também não será uma situação de abuso de poder – a menos que o supervisor tenha forçado o estudante a participar, mesmo depois de ter tomado conhecimento do problema.

3. C é correta. As faculdades de medicina realmente desejam que todos os seus alunos se formem e oferecerão apoio para aqueles que sejam capazes de fazer o trabalho, mas que precisam de algum tipo de reforço ou ajuda com sua capacidade de estudo. Não procurar ou usar a ajuda disponível até que tenham sofrido vários insucessos é uma resposta surpreendentemente comum dos estudantes de

medicina, que estão acostumados a ser bastante autossuficientes. Descobrir o que será pedido nas provas é provavelmente uma abordagem que funcionou no curso secundário, mas que será menos efetiva na faculdade de medicina e em cursos mais avançados.

4. E é correta. O primeiro passo com um colega que pode estar com algum problema é deixá-lo saber que você percebeu, que pode ajudar, e incentivá-lo a obter ajuda. Ignorar o problema não é uma boa opção, nem apenas oferecer sua ajuda social, se a pessoa realmente estiver com algum problema. Obviamente, é errado dar início a comentários paralelos, mas informar ao gabinete do reitor pode ser a coisa certa a fazer – mas apenas se o aluno com o problema não tentar resolvê-lo depois de ter recebido o incentivo de procurar, ele próprio, a ajuda.

Capítulo 14: Ética médica

1. D é correta. Não maleficência, beneficência, justiça e autonomia são os quatro princípios básicos.

2. B é correta. Este é o conflito entre fazer o bem e não fazer mal. O tratamento da mãe para a leucemia resultaria em danos ao feto, ou em um parto prematuro. Os outros podem ter problemas éticos, mas não esse conflito.

3. D é correta. Embora o médico queira respeitar a autonomia dessa mulher em tomar suas próprias decisões, o princípio da beneficência, ou de fazer o bem, está em conflito nesse caso, diante da sua necessidade de um tratamento que possivelmente salvará a sua vida.

Capítulo 15: Relacionamento entre médico e paciente

1. D é correta. O efeito de um placebo pode ser duradouro, pois essas substâncias criam modificações fisiológicas no corpo. Isso pode ocorrer mesmo quando os pacientes descobrem que estavam tomando um placebo. Considerando que há mudanças fisiológicas, de fato podem ocorrer efeitos colaterais dos placebos. Não há personalidade específica que prognostique resposta a placebos, e eles podem causar alterações objetivamente mensuráveis.

2. B é correta. A percepção, pelo paciente, de que foi realmente ouvido não é apenas um dos melhores prognosticadores de sua satisfação com a consulta e o tratamento, mas também prognostica alívio dos sintomas. Isso é mais importante do que a medicação, o tempo de conhecimento entre médico e paciente, a educação do paciente e o grau de completude do exame físico.

3. C é correta. Embora a história possa incluir informações úteis, seu aspecto fundamental é a transmissão do significado da enfermidade.

Capítulo 16: Comunicação com o paciente

1. A é correta. Nesse caso, a confrontação significa afirmar que a observação do médico é diferente do que foi dito. Pode ser uma declaração muito simples, por exemplo, "o senhor parece estar triste". Facilitações referem-se às palavras ou sons que incentivam o paciente a continuar falando, e as declarações de transição ajudam o médico a passar para uma nova área de discussão ou de exploração. Ambas são úteis, mas não nessa situação em particular.

2. D é correta. Falar sobre a preocupação subjacente à pergunta é a melhor abordagem, e isso pode ser feito na forma de uma hipótese, em vez de uma defesa sobre a própria competência.

3. B é correta. É essencial saber o que o paciente quer dizer com esse termo antes que seja feita qualquer suposição, seja sobre depressão, álcool ou doença bipolar. Nessas circunstâncias, a mudança do tópico não terá utilidade.

Capítulo 17: Raciocínio diagnóstico

1. B é correta. A "sensibilidade" de um teste explica o quão satisfatoriamente o teste se sai em pacientes portadores do problema-alvo (de acordo com o padrão de excelência). Em outras palavras, a sensibilidade de um teste é a proporção de todos os pacientes com o problema que foram identificados de maneira correta (resultado positivo para o teste, em nossa tabela, a/a + c). Analogamente, a especificidade determina o quão satisfatoriamente se sai o teste em pacientes sem o problema-alvo, isto é, a proporção de todos os pacientes sem a doença que foram identificados de forma correta (resultado negativo para o teste, em nossa tabela d/b + d).

2. A é correta. Clínicos especialistas em geral mantêm que um diagnóstico correto pode ser identificado por meio de uma história habilidosamente obtida em cerca de 90% de todos os pacientes indiferenciados. Porém, essa suposição não teve ainda uma confirmação objetiva. Independentemente disso, depois da história e do exame físico, o clínico toma uma entre duas decisões: ou existe certeza diagnóstica suficiente que permite o tratamento sem o recurso de qualquer outro exame ou o clínico deseja ter exames diagnósticos extras para confirmar o diagnóstico suspeitado, ou para diferenciar entre várias possibilidades remanescentes. A necessidade de exames extras, além do número e complexidade dos exames solicitados, diferem dramaticamente entre o médico experiente e o médico em início de carreira.

3. B é correta. O porcentual de pacientes na população portadores do problema-alvo (também chamado de prevalência da doença) tem impacto dramático nas informações que o exame oferece ao clínico. Por exemplo, mesmo quando determinado teste tem sensibilidade e especificidade razoavelmente altas, ao ser aplicado a uma população com prevalência muito baixa, a maioria dos resultados positivos para o teste será falso-positiva.

Capítulo 18: Avaliação do paciente

1. A é correta. Os testes projetivos utilizam estímulos vagos ou ambíguos para incentivar as pessoas a falar sobre seus próprios pensamentos. Esses testes foram validados para informar algumas coisas sobre a personalidade da pessoa que os está fazendo. Embora existam diferentes versões para diferentes faixas etárias, isso não é exclusivo desse tipo de teste psicológico. Esses testes não têm perguntas do tipo sim/não, não são objetivos, nem são prognosticadores de comportamento futuro – não mais do que qualquer outro teste psicológico.

2. E é correta. Confabulação é uma invenção de eventos para cobrir lapsos de memória. Em alguns casos pode ser bastante convincente; em outras situações, a confabulação é bastante fantástica. Contudo, o objetivo é preencher os fragmentos perdidos da história.

3. C é correta. O quociente de inteligência dá uma estimativa de como a capacidade intelectual da pessoa se compara com a média de outras pessoas daquela faixa etária geral (criança, adolescente ou adulto). O QI é afetado pelo ambiente; assim, não é uma indicação da capacidade máxima ou das competências geneticamente determinadas. Não é uma comparação de idade mental com idade cronológica, embora esse seja um engano comum do teste de QI.

Capítulo 19: Identificação e tratamento da psicopatologia no atendimento primário

1. A é correta. Ao longo dos últimos 60 anos, a causa principal de morte para os adolescentes mudou de causas naturais para lesões e violência. Os porcentuais de mortalidade geral para jovens se elevam em 239% quando eles chegam à faixa etária dos 15 a 19 anos, e a violência é responsável por esse dramático aumento.

2. D é correta. Problemas de externalização são descritos como falhas da regulação emocional, em que as emoções são externadas em raiva impulsiva e em ataques a outras pessoas ou objetos. São exemplos de comportamentos de externalização a luta com outras pessoas, assumir riscos desnecessários e não compreender os sentimentos do outro. Os demais sintomas são exemplos de problemas de internalização, em que a inibição ou o medo é a manifestação principal na falha da regulação emocional.

3. D é correta. A perturbação do espectro do alcoolismo fetal (PEAF) refere-se a uma gama de defeitos mentais e físicos que se desenvolvem em um feto não nascido quando a mãe consome bebidas alcoólicas durante a gestação. Na corrente sanguínea, o álcool atravessa a barreira placentária e interfere no desenvolvimento normal do feto. Alguns bebês nascidos com PEAF exibem características faciais distintivas, como fissuras palpebrais curtas, depressão infranasal indistinta, lábio superior delgado e cabeça pequena. Estando ou não presentes essas características faciais, crianças com PEAF frequentemente ficam com graves deficiências e com sintomas que incluem deficiências no crescimento, deformidades do esqueleto, anormalidades faciais, deformidades de órgãos e comprometimento do sistema nervoso central.

Capítulo 20: Tratamento de pacientes difíceis

1. D é correta. A medicação analgésica precisa ser ajustada e titulada para cada paciente individualmente, com o entendimento de que a ansiedade aumenta a percepção da dor. O médico deve ter o cuidado de não punir os pacientes por ele considerados como "procuradores de medicamentos", tratando a dor sem qualquer reação excessiva às solicitações por medicamentos, o que pode ser reflexo tanto da ansiedade como da dor.

2. C é correta. Pacientes ansiosos muitas vezes comunicam sua situação com pedidos frequentes de atitudes tranquilizadoras. A rígida limitação das visitas ao consultório pode ter o efeito contrário – de aumentar as idas ao setor de emergência. Habitualmente, é muito melhor determinar modos rotineiros que passem tranquilidade para os pacientes, por exemplo, grupos de visitas periódicas, em vez de tentar evitar absolutamente esses pacientes ou violar os limites estabelecidos com o fornecimento de números de telefones privados.

3. B é correta. Quando um paciente não adere às recomendações do tratamento, a tentação é tentar amedrontar, evitar ou envergonhá-lo, para que faça "o que é bom para ele". Se o médico considerar que o paciente se sente incapaz de fazer o que é necessário, poderá fazer uma abordagem diferente e mais efetiva para ajudá-lo a sentir-se mais capaz de fazer o que é preciso.

Capítulo 21: As ciências humanas e a prática da medicina

Sem perguntas.

Capítulo 22: Cuidados de saúde culturalmente adequados

1. B é correta. Essas "enfermidades populares" estão conectadas a um conjunto cultural particular de crenças, que não são necessariamente religiosas. Isso não reflete sobretudo uma abordagem primitiva, histérica ou supersticiosa no sentido pejorativo que essas palavras em geral são utilizadas. As enfermidades não são todas consideradas psiquiátricas, embora possa se argumentar que poderão ser consideradas como decorrentes de interações entre a mente e o corpo.

2. C é correta. Trabalhar com um líder religioso é a melhor primeira abordagem. Dessa maneira, o médico poderá constatar se esta é uma crença habitual do grupo ou se é uma aberração e representa uma decisão que o líder religioso pode ser capaz de mudar, ou uma que justifique o uso de qualquer das demais abordagens.

3. D é correta. Ao obter mais informações e ao entender que isso é importante e que é algo não facilmente posto de lado, será mais provável que o médico adquira um conhecimento real dos problemas e descubra como abordá-los da maneira mais sensível. Todas as demais opções não conseguem comunicar que o paciente está diante de um dilema, pois apresentam apenas uma opção "correta".

Capítulo 23: Medicina complementar, alternativa e integrativa

1. D é correta. A ideia da acupuntura deve ser discutida como parte do plano global, com uma avaliação apropriada de sua possível utilidade. A acupuntura conta com alguma evidência de utilidade em certas situações, e um pedido para uma exploração dessa opção não deve servir como base para um encaminhamento psiquiátrico. No entanto, o simples encaminhamento não é solução adequada, diante de uma particular relutância, se o médico quiser que o paciente continue a informá-lo sobre todas as opções que esteja explorando para futuros tratamentos.

2. C é correta. Um aprofundamento da exploração é o próximo passo apropriado. Não é preciso proibir todos os esforços de cura que não pertençam à tradição da medicina ocidental, mesmo no hospital. Nem há necessidade de utilizá-los apenas quando o paciente estiver morrendo. Porém, é preciso saber que rituais comuns, como os que envolvem uma vela acesa, não seriam seguros na maioria dos quartos hospitalares.

3. A é correta. A MCA é usada pela maioria da população nos Estados Unidos, e a maioria dos usuários é constituída por cidadãos. É mais provável que pessoas mais bem educadas usem MCA, e também pessoas com problemas crônicos, em comparação com pessoas com problemas agudos. Atualmente, quase todas as evidências relacionadas à MCA são descritivas, embora estejam sendo realizados estudos objetivando aumentar a base de evidências.

4. B é correta. As medicações à base de ervas e os suplementos dietéticos são considerados "alimentos", o que significa que tais produtos são monitorados pela Federal Trade Commission para fidelidade nas propagandas, e não pela Federal Drug Administration.

Capítulo 24: O impacto das desigualdades sociais na saúde

1. A é correta. Afro-americanos estão representados em excesso entre as populações sem-teto e de encarcerados, e também entre as pessoas beneficiadas pelo sistema de bem-estar da criança.

2. C é correta. Índios norte-americanos têm porcentual muito mais alto de suicídios, em comparação com a cultura dominante, ou branca.

3. B é correta. Dessa lista, constatou-se que apenas o transplante de fígado não é objeto de disparidades significativas de saúde, possivelmente em razão de um processo de monitoração nacional.

Capítulo 25: Serviços de saúde nos Estados Unidos

1. C é correta. O seguro-saúde indenização foi o tipo mais comum de seguro nos Estados Unidos antes de 1988, sendo ainda hoje o modelo usado pelo sistema Medicare. Todas as demais opções listadas deixam que terceiros assumam o risco pelas despesas com o tratamento médico ou impõem restrições na escolha dos prestadores de serviços, ou dos serviços utilizados, por parte do paciente.

2. D é correta. A diálise tem cobertura do sistema Medicare, mesmo para pessoas com menos de 65 anos. Atualmente, há necessidade de apólices "Medigap" para cobrir os custos dos aparelhos auditivos, cuidados crônicos e óculos para pessoas detentoras do atual plano padrão do sistema Medicare. Os custos de transporte devem ser cobertos separadamente.

3. E é correta. Nesse ponto, a menos que adultos jovens saudáveis estejam empregados pelo governo federal, eles próprios devem adquirir apólices de seguro-saúde, ou por meio de um empregador.

Índice remissivo

A
Abandono de paciente 253-254
Abordagem centrada no paciente 240-241
Abordagem em equipe 284-285
Abstinência 116-118
Abstração 230-231
Abuso 122-123
    de drogas e álcool 113
    de idosos 73
    de substâncias 92-93, 116-118, 168-169, 237-238
    transtornos do abuso e dependência de substância 68-69
Acamprosato (Campral) 124-125
Acatisia 224-225, 241-242
Accreditation Council for Graduate Medical Education (Regulamentação de Educação Médica para Graduados)
Acidente vascular encefálico 293-294
Acinesia 241-242
Acomodação 34-35
Aconselhamento 125-126
    para mudança de comportamento 145
Acteia negra 280-281
Acupressão 282-283
Acupuntura 249-250, 276, 279, 282-283
    pontos de 282-283
Aderência 252, 270-271
Adler, Alfred 131-132
Adolescência 29, 41-42, 44, 237-238
    adrenarca 42
    alta taxa de mortalidade 238-239
Adulteração 281-282
Adultos, atendimento diurno para 71-72
Afeto 139-140, 226
    constrito 226
    indicações biológicas de 226
    lábil 226
    monótono 226
Afro-americanos 287, 289
Agências comunitárias 271-272
Agentes anti-inflamatórios não esteroides 96-97
Agitação 224-225
Agonia da morte 78-79
    processo de 80-81
Agonista opioide 124-125
AIDS 25-26, 115, 121-122, 268, 305-306, 309-310
AINEs 96-97
Ajuda acadêmica, pedido de 168-169
Álcool 69-70, 172-173
    e uso de drogas, avaliação da história de 92-93
Alcoólicos Anônimos 92-93
Alcoolismo 69-70, 237-238
    teste de triagem para o álcool de Michigan 120
Alcoolismo fetal
    perturbação do espectro do 237-238
    síndrome do 237-238
Alerta, elaboração do 15
Alexitímico 226
Aliança terapêutica 86-87
Alostática, carga 110
Alto controle pelo médico – baixo controle pelo paciente 209-210

Altruísmo 179-180
Alucinações 123, 227
    auditivas 227
    congruentes com o humor 227
    não congruentes com o humor 227
Alucinose alcoólica 227
Alzheimer, doença de 25-26, 65-66, 69-70, 111-112
American Academy of Pediatrics 238-239
American Journal of Psychiatry 261-262
American Medical Association 250-251, 253-254
American Osteopathic Association 250-251
American Psychiatric Association 294-295
Amídala 9-11
Amnésia
    anterógrada 15
    retrógrada 15
Amor romântico 49-50
Amuleto 267
Analgésicos 96-97
    adjuvantes 96-98
    não opioides 96-97
    opioides 96-97
    tolerância aos 97-98
Analingo 158
Anatomia patológica 215
Anedonia 68-69, 156-157
Angiografia coronariana 290-291
Angioplastia 290-291
Anosognosia 65-66
Ansiedade 210-211
    do médico 198-199
    do paciente 198
    sintomas de 236-237
    transtornos da 67-68
Anticonvulsivantes 96, 98
Antidepressivos 92-93, 97-98, 155-156
Apego 6-7
    ansioso/resistente 37-38
    evidente 35-36
    no estágio de construção 35-36
    seguro 37-38
    teoria do 35-36
Apoio social 23-25, 28
Aposentadoria 62-63
    precoce 47-49
Aproximação 35-40
    crises de 35-36
Aristóteles 168-169
Armazenamento 14-15
Arquétipo 131-132
Arte da medicina 185-186
Arte de curar 255
Articulação das facetas da coluna vertebral, injeções na 98-99
Asma 112-113
Asperger, síndrome de 216
Aspirina 96-97
Assimilação 34-35
Assistência Temporária para Famílias Necessitadas 304-305
Associações clínicas independentes (APIs) 311-313

Associações com certos traços fonológicos 228-229
Association for the Behavioral Sciences and Medical Education XVIII
Association of Directors of Medical School Education in Psychiatry XVIII
Association of Psychologists in Academic Health Centers XVIII
Atenção
    e concentração 229-230
    plena 10-11
Aterosclerose 112-113
Atitudes
    do médico culturalmente competente 272-273
    que influenciam a felicidade de estudantes de medicina e de médicos 167-168
    voltadas para os cuidados de saúde 265
Atividade neural 3-4
Atraso
    no desenvolvimento 31
    psicomotor 224-225
Autoajuda, grupos de apoio e 84-85
Autoeficácia 146
Autognose 257-258
Autonomia 37, 39-40, 175, 266-267
    versus vergonha e dúvida 32-33, 37, 39-40
Autorregulação 7-8
    técnicas de 94-96
Avaliação 15
    do paciente 223
    neuropsicológica 232-233
    psiquiátrica do idoso 66-68
Aversão sexual 156-157
Ayurvédicas, fórmulas 281-282

B
Baby boomers 58, 61
Barreiras ao acesso 284-285
Beck, Inventário de Depressão de 240-241
BELIEF, como auxílio mnemônico 294-295
Beneficência 175-176
Bernard, Claude 105-106
Beyond Health Care: New Directions to a Healthier America 298-299
Biofeedback 94-95, 113
    eletromiográfico 94-95
Biomarcadores 90
Biopsicossocial, contexto 249-250
Bipolar, transtorno 120
Bissexualidade 158-160
Bloqueio 228-229
Bloqueios nervosos do ramo medial 98-99
Bombas de infusão de analgésico na coluna vertebral 98-99
Botânicos, produtos 281-282
Bowlby, John 35-37
    teoria do apego de 35-37
Brevidade da vida XVIII
Brincadeiras 37-41
Buprenorfina (Subutex e Suboxone) 125-126
Bupropiona (Zyban) 125-126
Bypass de artéria coronária 290-291

C

Cadáver 166
Café 172
Cálcio 280
Camomila 283-284
Câncer 25-26
  colorretal 290-291
  de mama 24-25
Cannon, Walter B. 105, 107-109
Cânone médico 258-259
Capacidade 65-66, 73-74
  cognitiva 60
  intelectual 231-232
Capital de informações 230-231
Características faciais 237-238
Caráter e medicina 169-170
Cardiopatia isquêmica 293-294
Carótida, imageamento da 290-291
Carreira, escolhas da 52-53
Casamento 47-50, 62-63
  adiamento do 50-51
  não consumado 155-156
  percentuais de 51-52
Casas de repouso 63-64
Cassell, Eric 191-192
Castração, ansiedade de 38, 40
Catecolaminas 188-189
CATIE, estudo 287
Centro do prazer 113
Centros médicos acadêmicos 167
Cérebro 3
  aberto à mudança 6-7
  hemisférios esquerdo e direito 16
  na palma da sua mão 8-9
Chess e Thomas, nove dimensões comportamentais para o temperamento de 36-37
Chi 282-283
Chineses 289
  medicamentos patenteados 281-282
Choro 211-212
Cicatrização das feridas e recuperação cirúrgica 111-112
Ciclo da resposta sexual
  mudanças físicas ocorrentes no 153
  na mulher 154-155
  no homem 154
CID (International Classification of Disease) 216
Ciência da medicina 185-186
Ciências humanas 256
  médicas 255
Cigarro, consumo de 293-294
Circunstancialidade 228-229
Clínica de saúde mental 240-241
Clínicos experientes 218-219
Clismafilia 160-161
Clitóris 153
Clomipramina 154
Cocaína 123
Codificação, armazenamento e recuperação 14-15
Coerência mental 19-20
Colaboração terapêutica 191-192
Colérico, tipo 256
Coleta de amostras, comportamentos para 223
Colonoscopia 290-291
Colunas corticais 16-17
Coma 224-225
"Começar-parar", técnica de 154
Comissão Conjunta das Organizações de Serviços de Saúde 297-298
Comissão de Credenciamento de Faculdades de Medicina do Canadá 288
Comissão Nacional sobre Determinantes Sociais da Saúde da Organização Mundial da Saúde 296

Comissão para Término das Disparidades nos Serviços de Saúde 296
Comitê de Ligação para Educação Médica (CLEM) 288
Comitê de Ligação sobre Dor e Vício 94
Comorbidade 91-92, 236-237
  médica ou neurológica 67-68
Compaixão 178
Competência 65-66, 73-74
  avaliações de 65-66
Competência cultural, currículos de 178
Complexo de Édipo 39-40
Complexo médico-industrial 304-305
Comportamento motor 224-225
Compulsões 228-229
  comportamentos sexuais 123
  compras 123
Comunicação
  dicas de 248-254
  habilidades de 197
Comunidade 28, 296-298
  de cuidados contínuos para aposentados 63-64
  religiosa ou espiritual 26-27
Concentração 228-230
Condicionamento operante, terapia por 94-95
Confabulação 230-231
Confiabilidade 230-232
Confiança básica *versus* desconfiança 36-37
Confidencialidade 266-267
  do paciente 169-170
Conflito 133-134
Conforto 198-199
Confronto 207-209
Consciência 5-6, 6-7, 134
Consentimento informado 175
Conservação 41
Conservação da massa 38
Consolidação 15
  e constância de objeto 35-36
Construção colaborativa de histórias 192-193
Construtos sociais 216
Consulta clínica 291
  com pacientes difíceis 248
Consulta-ligação, modelo de 240-241
Consumidores 279
Contemplação 143-144
Conteúdo 205
  de pensamento 228-229
Contexto, efeitos do 190-191
Continuidade do pensamento 228-229
Contrato social 179-180
Contratransferência 140-141
Contribuições das ciências humanas 256
Controle das expectativas do paciente 247-248
Controle do portão, modelo de 90-91
Coprofilia 160-161
Cornell, Escala de, para Depressão na Demência 68-69
Corpo caloso 8-9
Corpo celular 4-5
Corrente de pensamento 227
Córtex 8-9
  orbitofrontal 9-10, 119
  pré-frontal 8-10
  pré-frontal dorsal lateral 9-10
  pré-frontal medial 9-10
  visual 3-4
Corticosterona 113
Corticotropina, fator liberador de 109
Cortisol 13-14, 109-110, 113
  resposta ao 106
Crack 123
Credenciamento médico nos Estados Unidos, exames de XV, 261-262

Crença(s) 267, 295-296
  culturais 270-271
  espiritual 25-26
Crescimento pós-traumático 26-27
Criação dos filhos 49-50
Criança(s) 238-239
  na fase pré-escolar 39-40
  na primeira infância 37-38
Crise de identidade 131-132
Critérios
  para abuso de substância 116-118
  para dependência de substância 116-118
  para estabelecimento da morte 77-78
Critérios legais para determinação de negligência profissional 175-176
Cruz Vermelha Americana 62-63
Cuidador 63-64
  estresse do 72-73
Cuidados dos pais 49-50
Cuidados médicos especiais centrados no paciente 193-194
Cuidados paliativos, ambientes de 64
Cuidados pessoais 10-11
Cultura 265
  crenças da 267
  da medicina 166-167, 169-170
  e cuidados de saúde 265
Cunilingo 158
Curandeiro 271
Custos e benefícios na prática médica 81-82

D

D9-tetraidrocanabinol 122-123
Dano iatrogênico 246-247
De facto, sistema de serviços de saúde mental 235
Declínio físico 53-54
Delírios 69-70, 123, 227-229
  de ciúme 228-229
  de culpa 228-229
  de grandeza 228-229
  de perseguição 228-229
  de referência 228-229
Demência 68-70
Dementia praecox 69
Dendrito 4-5
Dependência 122-123
  de substância 116-118
  do neonato para a sobrevivência 36-37
  física 94
Dependentes 245
Depressão 63-68, 70-71, 80-81, 91-92, 97-98, 159-160, 168-169, 211-212, 266-267, 280
  e ansiedade 236-237
  infranasal indistinta 237-238
  prevalência da 165
  sintomas de 236-237
Desamparo 25-26, 107-108
Descartes, René
  dualismo de 267
Descondicionamento 95-96
Desconforto do médico 239-240
Desejo sexual hipoativo, transtornos do 156-157
Desenvolvimento 32-33, 42, 44
  psicossexual 33-34
  visão geral 32
Desespero 64-65
Desigualdade social 287, 289-291, 295-296, 300-301
Desistência para fumantes, porcentual de 125-126
Despersonalização 227
Desrealização 227
Diabetes 293-294
Diagnostic and Statistical Manual (DSM) 116-118, 216, 294-295

Diálise renal 177
Diferenças culturais 266-267
Diferenças psicológicas entre homossexuais e heterossexuais 159-160
Diferenciação 35-36
  entre abuso e dependência de substância 116-118
  orgânica/psicogênica 187
Dilemas éticos 266
Diligência *versus* inferioridade 40-42
Direito de morrer 72-73
Direitos Civis, Lei norte-americana dos, de 1965 289
Discernimento 230-231
Discrepância, desenvolvimento de 145
Discriminação baseada na idade 61
Disfunção erétil 151, 160-161
Disfunção sexual
  em homens 154
  em mulheres 154-155
Dispareunia 155-156
Disparidades nos serviços de saúde 290-293
  intervenções para a melhoria das 300-301
  nos cuidados psiquiátricos 294-295
"Disparo neural no cérebro" 4-5
Dissecção humana 166
Dissulfiram (Antabuse) 124
  efeitos colaterais do 124-125
Distância física entre médico e paciente 198
Distonia 241-242
Diversidade nos profissionais da saúde 299-300
Divórcio 50-51
  taxas de 50-51
Doenças cardiovasculares 110
Doenças crônicas 304-305
Doenças populares 267
  empacho 267
  golpe de ar 267
  mau olhado 267
Doenças sexualmente transmissíveis (DST) 152, 158-161
Dopamina 109, 113
Dor 89, 111-112
  aguda 89
  genital 155-156
  medicação para 210-211
  modelos de 90-91
  paciente com 249-250
  psíquica 83-84
  transmissão do sinal de 90
  tratamento da 94
Dor crônica 89, 90-91
  ciclo da dor crônica-estresse 90
  comorbidades 91-92
  não oncológica 89
  prevalência da 90-91
Dose correta 96-97
Dose inicial 71-72
Down, síndrome de 237-238
Doze etapas, grupos de auto-ajuda em 115, 126-127
Drogas 69-70
DSM-IV 68-69, 92-93, 116-118, 216, 294-295
DSM-IV-TR 91-92, 295-296
DSM-V 119
Dualismo 267
Duloxetina 97-98

E
Ecolalia 228-229
Ecopraxia 224-225
Educação 95-96
Educação médica contínua 166, 299-300
EEDEE, Estrutura 199-200

Efeito nocebo 189-190
Efeito placebo 187
  e pesquisa 187
Ego 33-34, 133-134
  ideal 134
  integridade 64-65
Ego-objeto 131-132
Ego-sistema 131-132
Egocentrismo 39-40
Eixo hipotalâmico-hipofisário-adrenal (HHA) 111-112
Ejaculação
  inibida 154
  precoce 153
  retardada 160-161
Elaboração do alerta 15
Eletroencefalograma 78-79
Emoção(ões) 10-11, 15, 108-109
  categóricas 15
  como forma de integração 15
  conveniência da 226
  primária 15, 15-16
Empatia 4-5, 16-18, 145
Encaminhamento 240-241
  psiquiátrico 213-214
Endorfinas 185-186, 188-189
Energia 3
  e fluxo de informação 5-6
  libidinal 34-35
Enfermidade 53-54, 188-189
  crônica 53-54, 64-65
  "psicossomática" 112-113
Enfrentamento 49-50
  ativo 249-250
  na faculdade de medicina 167-168
Entrevista(s)
  atitude com relação ao entrevistador 224-225
  clínica 68-69, 203, 205-206
  gravadas em vídeo 197
  médica 190-191
  motivacional 149
  técnicas de 147
Envelhecimento 57
  bem-sucedido 59
  efeitos na função sexual 156-157
  habitual 59
  ideal 59
  mudanças normais do 59
  normal 59
  primário 59
  secundário 59
Epidemiologia 276
Epigenética 110
Equinácea 281-282
Equipe colaborativa, ou modelo de ligação 240-241
Erikson, Erik 34-35, 47-48, 64-65, 131-132, 135
  autonomia *versus* vergonha e dúvida 135
  confiança *versus* desconfiança 135
  diligência *versus* inferioridade 135
  generatividade *versus* estagnação 135
  iniciativa *versus* culpa 135
  integridade do ego *versus* desespero 135
  intimidade *versus* isolamento 135
Erotomania 228-229
Erva-de-são-joão 280-283
Escala da Depressão Geriátrica 68-69
Escala de valores relativos baseados em recursos (EVRBR) 306-307
Escatologia 160-161
Escritório
  da Saúde de Minorias e de Disparidades em Saúde do Center for Disease Control (CDC) 296-298

  de Avaliação de Tecnologias 238-239
  de Direitos Civis 293
  de Negócios Indígenas 289
  de Saúde de Minorias 296-297, 299-300
Especificidade 219-221
Espinha bífida 237-238
Esquema 13-14, 36-37
Esquizofrenia 120, 226
Estabelecimento de limites 49-50
Estabelecimento de metas 95-96
Estadias hospitalares, duração de 25-26
Estado
  cognitivo 228-230
  mental, exame do 67-68, 223, 224
  normal 58
Estágio(s)
  anal 131-132
  da Teoria de Desenvolvimento Psicossocial de Erikson 34-35
  da Teoria do Apego de Bowlby 35-36
  da Teoria do Desenvolvimento Cognitivo de Piaget 34-35
  de mudança 143
  fálico 131-132
  genital 131-132
  oral 131-132, 135
  pré-operacional 37-40
  sensitivo-motor 36-37
Estereótipos 293-294
Estigma social 239-240
Estimulação
  do nervo vago 70-71
  magnética transcraniana repetida (rEMT) 70-71
  nervosa elétrica transcutânea 95-96, 249-250
Estimulantes 123, 126-127
Estoicismo 270-271
Estranhos, ansiedade diante de 37-38
Estratégias para fornecimento de informações 210
Estresse 105, 247-248
  físico *versus* psicológico 106
  história do conceito de 105
Estressores 105
  no início da vida 110
Estrutura social 268
Estudantes de medicina 167, 206-207
Estudo randomizado duplo-cego controlado por placebo 278
Estudos da família 120
Estudos geminados 119
ETHNIC, como auxílio mnemônico 294-295
Ética
  dilemas éticos 266-267
  médica 175, 179-180
Eutanásia passiva 71-72
Eutímico 226
Eventos adversos 283-284
  da vida 111-112
Eventos estressantes 24-25
Evidências
  medicina baseada em 279
  tratamentos baseados em 241-242
Excitação 153
Exercício 61, 94-96, 170-171
Exibicionismo 160-161
Expectativa de vida 58, 77, 289
Expectativas
  comportamentais 269-270
  dos pacientes 248-249
Experiência sexual 155-156
Experiência subjetiva, papel da 19
Expressões não verbais 8-9
Extinção 94-95
Extrovertidos 131-132

F

FACES 7-8
Facilitação 207-208
Faculdade de medicina 165, 168-169
  estresse 167-168
Fagan, nomograma de 219-220
Fala 224-225
Fala sob pressão 228-230
Falso-negativos 218-219
Falso-positivos 218-219
Famílias 23-24, 28
Fantasias sexuais 157-158
Farmacocinética 71-72
Farmacodinâmica 71-72
Fase
  anal 37-40
  autista normal 35-36
  de latência 41-42, 44
  fálica 39-40
  genital 42, 44
  oral 36-37
  simbiótica normal 35-36
Fatores culturais 274
Fatores de risco 51, 119
  para delírio 69-70
Fé pessoal 26-27
Feedback positivo, efeitos de 110
Felação 158-159
Fenda labial ou palatina 237-238
Fetichismo 160-161
  de transvestismo 160-161
Fibras FLC 112-113
Filhos, adiamento da geração de 50-51
Fisioterapia 95-96, 249-250
Flexibilidade cérea 225
Fluxo balanceado 7-8
Fobia 229-230
Força de trabalho 296-298
  do médico 289
Fordyce, Wilbur 90-91, 94-95
Fornecimento de informações 210-211
Freedman, Hospitais de 289
Freud, Anna 136-139
Freud, Sigmund 33-34, 47-48, 70-71, 131-132, 134-135
Fronteiras e limites 175-176
Frotteurismo 160
Frouxidão de associações 228
Fumo, cessação do 125-126
Funcionamento cognitivo 64-65
Futuro das ciências humanas e da medicina 259-260

G

GABA 10
Gabapentina 97-98
Gage, Phineas 10-11
Galeno 216
Gama aminobutírico, ácido 10, 120
Garantia de Qualidade 296-298
Gaspard Itard, Jean Marc 261-262
Generatividade 47-48
Gênero 290-291
  papéis de 193-194
Genética 119
Geriatras 28
Gestão dos cuidados de saúde 314-315
Gingko biloba 281
Ginseng 281-282
Giro cingulado anterior 108-109
Glicocorticoide 109
Glicosamina 280
Goodfield, J. 115
Grupo/equipe, modelo de 312-313

Grupos étnicos 296

H

Habilidades do médico culturalmente competente 272-273
Habilidades intelectuais e acadêmicas 232-233
Hábitos 170-171
Halstead-Reitan, bateria neuropsicológica de 233-234
Harmonia 148, 151
Healthy People 2010 296-297
Heminegligência 15-16
Hemisfério direito 8-9, 16-17
Hemisfério esquerdo 16-17
Hepatite 115, 121-122
Heroína 121-122
Heterossexualidade 158-159
Hidrocodona 293-294
Hipertensão 111-112, 293-294
Hipertrofia do miocárdio 111-112
Hipocampo 8-9, 108-109, 113
Hipócrates 192-193, 216
Hipotálamo 107-109
Hipóteses psicanalíticas 131
Hispano-americanos 287
História
  "consertar a história" 191
  curativa 191-192
  linear 19-20
  natural da enfermidade 187
  sexual 151
HIV 23-26, 115, 121-122, 152, 158-159, 247-248, 268, 305-306, 309-310
  e sexualidade 160-161
Hmong 265, 271-274
  serviços religiosos dos 273-274
Homeostase 7-8, 106, 110
Homicídio 226
Homossexualidade 158-159
  e adolescentes 159-160
  situacional 159-160
Honestidade 266-267
Humildade 51
Humor 226
  transtornos do 67-68

I

Id 33-34, 133-134
Idade escolar 39-40
Ideação suicida 168-169
Identidade 131-132
  versus difusão de papéis 42, 44
Identificação 83-84, 137-138
Idosos 58, 72-73
  envelhecimento da população 57
  mãe ou pai idoso, cuidar de 62
  pacientes 25-26
Igreja da Ciência Cristã 26-27
Ilusões 227
Imageamento visual 5-6
Impaciência e irritabilidade do tipo A 199-200
Impacto da enfermidade clínica 241-242
Importância da história 190-191
Impotência 197-198
Incapacidade de desenvolvimento 38
Incapacitação 49-50
Incerteza clínica 294-295
Inconsciente 33-34
Inconsciente coletivo 131-132
Índice de Estresse Parental 240-241
Índice de Preços ao Consumidor 308-309
Índice terapêutico limitado, medicamentos de 282
Individuação 42, 44
Indivíduo enfermo 269-270

Infância 35-36
  transtornos mentais na 238-239
Infidelidade 49-51
Informação 211-212
Inibidores seletivos da recaptação de serotonina (ISRS) 98, 154
Iniciativa *versus* culpa 39-40
Injeções
  espinais de esteroides 98-99
  intra-articulares 98-99
Instintos sexuais e agressivos 135
Instituições educacionais para profissões da saúde 300
Institute of Medicine 287
Insuficiência cardíaca congestiva, hospitalização para 293-294
Integração 15
  com o modelo médico convencional 283-284
  dos hemisférios direito e esquerdo 16-17
  neural 7-8
  vertical 311-313
Integridade 178-180
Inteligência 230-231
  cristalizada 60
  fluida 60
Interação entre médico e paciente 23
Interesse social 131-132
Interocepção 13-14, 17-18
Intérprete 292-293
Intervenção(ões)
  educacionais 295-296
  precoce 31
  psicológicas 94-95
  sob medida 149
Intestino e bexiga 39-40
Intestino irritável, síndrome do 111-112
Intimidade 47-48
Introvertidos 131-132
Inventário Multifásico de Personalidade de Minnesota (MMPI) 232

J

Jargão médico 269-270
Jogo patológico 113, 123
Johns Hopkins 167
Journal of the American Medical Association 261-262
Julgamento 230-231
  criterioso 178
Jung, Carl Gustav 3, 47-48, 131-132
Juramento de Hipócrates 178, 266-267
Justiça 177

K

Kinsey, Relatório 159
Kohut, Heinz 131-132, 136-137
Krating Daeng (Red Bull) 273-274
Kübler-Ross 80-81
  estágio de 87

L

Lancet 261-262
Latência 34-35
Latinos 287
Lazarus, Richard 106, 110
LEARN, como auxílio mnemônico 295-296
Lei norte-americana para incapacitados 266
Leis de "emissão garantida" 309-310
Leshner, Alan 119
Letárgicos, pacientes 224-225
Leucemia linfoblástica 29
Libido 33-34, 82-83, 131-132, 226
Licença por doença 269-270
Liderança 296-298

Linha basal 37-40
Linhas de desenvolvimento 32-33
Livre associação 33-34
Lógica do diagnóstico 217-218
Longevidade 24-25, 62-63
Lubrificação 156-157
Luria-Nebraska, bateria neuropsicológica de 233-234
Luto 82-85
   e enlutamento 82-83
   patologia do 84-86
   patológico 82-83

M
Maconha (*Cannabis sativa*) 122-123, 126-127
   medicinal 122-123
   síndrome de abstinência 122-123
Mahler, Margaret 131-132, 136-137
Mahler, teoria da separação-individuação de 35-36
Masoquismo sexual 160-161
Massagem 249-250
Masters e Johnson 153
Masturbação 64-65, 157-158
   padrões de atividade 157-158
Mecanismos de defesa
   anulação 139-140
   deslocamento 139-140
   fixação 137-138
   formação de reação 138
   identificação 137-138
   identificação com o agressor 138-139
   intelectualização 139-140
   isolamento 139-141
   negação 136-137
   projeção 136-137
   regressão 137-138
   repressão 138-139
   sublimação 139-140
   supressão 138-139
Medicação 70-71, 124
   erros de 70-71
   não cooperação com a 241-242
Medicaid 303-309, 314-315
   critérios para qualificação para 307-308
   financiamento do estado para 307-308
Medicamentos de venda livre 70-71
Medicare 303-307, 314-315
   beneficiário qualificado 306-308
   cobertura da Parte A 306-307
   cobertura da Parte B 306-307
   cobertura da Parte D 306-308
Medicina alternativa 275
Medicina Chinesa Tradicional 282-283
   acupuntura 282-283
Medicina Complementar, Alternativa e Integrativa (MCAI) 275
   gastos com 277
   heterogeneidade no treinamento e profissionalismo dos provedores 284-285
   não divulgação do uso pelo paciente 277
   razões para uso da 276
   usuário típico da 276
Medicina herbária 281-282
Medicina holística 276
Medicina integrativa 276
   definição de 278
Medicina molecular 221-222
Médico 198
Médico-paciente, relação entre 185
Médicos naturopáticos 284-285
Medigap 307-308
Meditação 277
   baseada na atenção plena 113

Medo 212-213
   da escola 43
Medula espinal, estimuladores da 98-99
Meia-idade 47-48
   avançada 47-49
   casamento na 49-50
   crise da 47-49
   desafios da 47-49
Melancolia 256
Melzack, Ronald 90-91
Memória 13-14, 228-230
   de curto prazo 13-14, 228-230
   de longo prazo 13-14, 228-230
   episódica (autobiográfica) 7-8, 14-15
   explícita 14-15
   factual (semântica) 14-15
   imediata 13-14, 228-230
   implícita 14-15
   mais recente 131-132
   operacional 13-14
   primária e terciária 60
   recente 228-230
   remota 228-230
   secundária 60
Menarca 41-42, 44
Mente 3-6
Mente-corpo, intervenções de 276
Metadona 124-125
Metanfetamina 123
Miller, Henry George 219-220
Minorias étnicas 296
   médicos e estudantes de medicina de grupos minoritários 292
   mito da "minoria-modelo" 289
Modelo
   biopsicossocial 90-91
   cognitivo-comportamental 91-92
   de significado 188-189, 192-193
   sistêmico de funcionamento familiar 51
   transteórico 143, 149
Moradia 62-63
Moralidade 179-180
Morbidade 287
Morgagni, Giovanni 215
Mortalidade 53-54
Morte 77
   ansiedade e 80-81
   causas principais 78-79
   de um cônjuge 66-67
   definição de 77-78
   local da 77-78
   taxas de 58
   taxas díspares de 51-52
Motivação inconsciente 133-134
Mudanças
   intelectuais 60
   na família e na comunidade 23
   no estilo de vida 143
Mulheres hispânicas e afro-americanas 290-291
Mulheres sem parceiros sexuais 157-158
Músculos pubococcígeos 155-156

N
Naloxona 185-186
Naltrexona
   injetável (Vivitrol) 124-125
   oral (Revia) 124-125
Não maleficência 175-176
Não segurados 309-310
Narcisista
   linha de desenvolvimento 131-132
   transtorno da personalidade 41-42, 44
Narcóticos Anônimos 93
Necrofilia 160-161

Negadores autodestrutivos 245-247
Nervos periféricos, estimuladores dos 98-99
Neurogênese 13-14
Neurônios 4-8
Neurônios-espelho 18
Neuroplasticidade 13-14
Neuropsicologia clínica 232-233
Nicotina 121-122
   chiclete de 125-126
   redução gradual 126
   terapias de substituição da 125-126
Ninho vazio, síndrome do 50-51
Nível basal 224
Nível de consciência 224-225
Nocicepção 90
Nociceptores 90-91
Nomograma 220-221
Normalidade 58
Normas dos serviços culturais e linguísticos 296
Nosologia 216
Núcleo paraventricular 108-109
Nucleus accumbens 108-109, 121-122
Nuland, Sherwin B. 215

O
Objetividade médica 250-251
Objetos de transição 37-40, 131-132
Objetos internalizados 131-132
Obsessões 228-229
Oferecimento de cuidados 296-298
Óleo de peixe 280
Operações concretas 41
Opiáceos 121-122
Oração 26-27, 277
Ordem de nascimento 132
Organização Mundial da Saúde 281-282
Organizações de manutenção da saúde (HMO) 307-308, 310-312
Orgasmo 153
   disparadores do 154
   fase de resolução do 153
   feminino inibido 156-157
   misto 155
   período refratário do 157-158
   uterino 155
   vulvar 155
Orientação 211-212, 228-230
   inicial 15
   para lugar 228-230
   para pessoa 228-230
   para tempo 228-230
   sexual 151, 158-159
Orientador 52-54
   relações com o 52-53
Osler, Sir William 79-80, 165, 167, 201-202, 246-147
Osteopático, treinamento 284-285
Otimista 256
Owen, Robert 143-144
Óxido nítrico 155-155

P
PacAdvantage 316
Paciente
   com dor 249-250
   difícil 245
   hospitalizado 210-211
   idoso 25-26
   insatisfeito 247-249
   manipulativo que recusa ajuda 245-247
   não cooperativo 251-252
   necessitado/exigente 252
   raivoso 248-249
   sedutor 250-252

Pacific Health Advantage 315-316
Padrão IS-16 288
Padronização 231-232
Paracetamol 96-97
Parafilias 159-161
Parafrenia 68-69
Paranoia 123
Parapraxia 138-139
Parcialismo 160-161
Pars pro toto, pensamento 141-142
Passagens 47-49
Pediatras 28, 239-240
Pedofilia 160-161
Penetração 158
Pênis 153
Pensamento mágico 39-40
Percepção da mente 3-4, 10-11
Pergunta(s)
　abertas 206-207
　de triagem 121-122, 152
　diretas 208-209
Perseverança 228-229
Personalidade 6-7
　transtorno de personalidade antissocial 120
Perspectiva
　do paciente 279
　do provedor 279
　epidemiológica 119
　evolutiva 134
　psicodinâmica sobre o comportamento humano 131-132
Piaget 34-35
Picasso, Pablo 28
Placebo 187
　problemas relacionados ao 278
Planejamento do tratamento, considerações para o 99-100
Platô 153
Pobreza 58
Poliminerais e polivitamínicos 280
Poluções noturnas 41-42
Ponto-gatilho, injeções no 98-99
Pontos de viragem psicológicos 47-49
Posição sexual 158
Potencial de ação 4-5
Potencial suicida 211-212
Pré-apego 35
Pré-contemplação 143-144
Preconceito e tendenciosidade 293-294
Preensão em pinça 36-37
Pregabalina 97-98
Preocupação com o ego 41-42, 44
Preparação 143-144
Presença empática 257
Pressão arterial 111-112
Prevalência da doença 219-220
Primum non nocere 176
Princípio
　da organização central da autorregulação 7-8
　do prazer 133-134
　epigenético 34-35
Priorização 170-171
Privacidade 198-199
　e confidencialidade 175-177
Problemas conjugais 50-51
Processo(s)
　cognitivos inconscientes 133-134
　diagnóstico iterativo 218-219
　primário 133-134
　secundário 133-134
Produtos naturais 277
Profissionalismo médico 169-170
Promoção da autoeficácia 145
Promoção da saúde 61

Prontuário médico eletrônico 185
Psicanálise 131
Psicoativos, sinais e sintomas 123
Psicoterapia 69-71
　três concepções equivocadas comuns sobre a 212-213
Psicotrópicos, agentes, no idoso 71-72
Pubarca 41-42, 44
Puberdade 41-42-44
Punição 40-42, 94-95

Q
Qi 282-283
QI, distribuição dos escores do 233-234
QI de desempenho 232
Qi Gong 282-283
QI verbal 232-233
Qualidades de um médico ético 177
Queixas das mulheres 189-190
Questionários 239-240
Quiroprática 279, 283-285
Quociente de inteligência 233-234

R
Raciocínio
　diagnóstico 215
　processos de 227
　silogístico 16-17
Radiofrequência (RF), ablação dos nervos do ramo medial por 98-99
Rafe, núcleos da 108-109
Raiva
　deslocada 212-213
Reabilitação multimodal, abordagem por 249-250
Reações
　aos pacientes 246-247
　emocionais comuns vivenciadas pelos médicos 246-247
Realidade, princípio da 133-134
Receptores opioides 121-122
Recidiva, percentuais de 124
Recomendações para o aconselhamento de mudança de comportamento 148
Recrutamento e retenção, políticas de 298-299
Redes sociais 23-24
Reestruturação cognitiva 95-96
Referencial médico 246-247
Reflexão 10-11
Reforço 40-42
　negativo 94-95
　positivo 94-95
Regiões límbicas 15-16
Regressão a serviço do ego 137-138
Regulação fisiológica 107-108
Reiki 276
Relação de probabilidade
　negativa 220-221
　positiva 219-221
Relação entre médico-paciente 140-141
Relações 15-16
　de objeto 135
　de triangulação 51-52
　familiares 62-63
　interpessoais 19-20
Relaxamento 170-171
　terapias de 94-95
　treinamento de resposta ao 113
Relógio do envelhecimento 77
Repetição de palavras-chave 207-208
Residentes 167
Resiliência 25-26
Resolução 153
Respeito pelo corpo 134
Respiração profunda 277

Respondentes a placebo 187
Resposta hipotalâmico-hipofisário-adrenocortical 106
Respostas de estresse psicológico 109
Respostas psiconeuroimunes 188-189
Ressonância emocional 17-19
Restabelecimento da confiança 211-212
Risco moral 304-305, 311-312
Rituais de enlutamento 84-85
Rorschach, Teste da mancha de tinta de 232-233
Ryan White, Lei do Tratamento de 309-310

S
Sadismo sexual 160-161
Salada de palavras 228
Salk, vacina 310-312
Sanfey, H. 172-173
Satisfação
　com a vida 49-50
　com o trabalho 49-50
Saúde e disparidades nos serviços de saúde 293-294
　evidência de 290-291
　raciais e étnicas 287
Saúde mental e física 49-50
Schachter, Stanley 106
Schiavo, Terry 78-79, 82-83
Seguridade Social 62-63
Seguro
　cobertura privada 303
　com base no empregador 308-309
　indenização 309-312
　patrocinado pelo empregador 308-309
　plano com contribuição definida 306-307, 314-315
　plano orientado para o consumidor 313-314
　planos com benefícios definidos 306-307, 313-314
　planos estaduais 315-316
　planos individuais 309-310
　planos patrocinados pelo empregador com mercados internos 313-314
　políticas individuais 318-309
　privado com complementação 307-308
Seleção adversa 309-310
Selye, Hans 106-108, 112-113
Sensibilidade 219, 221
　ao estado emocional interno de outra pessoa 16
Sensório 229
Sentido de comunidade 26-27
Separação e morte 66-67
Separação-individuação 131-132
Serotonina 109, 188-189
Serviços de saúde 303
　culturalmente competentes 265, 270-273
"Sete em série" 229
Sexo
　anal 158-159
　antes do casamento 51-52
　e romance 49-50
Sexualidade 64
　emergente 41-42, 44
Sigmoidoscopia 290-291
Significado da vida 259-260
Sildenafil, citrato de (Viagra) 154-155
Silêncio 152, 206-207
Sinapse 4-5
Síndromes ligadas à cultura 294-295
Singer, Jerome 106
Síntese proteica 13-14
Sintomas comportamentais e emocionais comuns 238-239
Sintomas Pediátricos, Lista de Verificação de 240

Sintonia interpessoal 10-11
Sistema de saúde norte-americano XIII-XIV
Sistema imune 3-4, 112-113
Sistema nervoso central 89
Sistemas alternativos de medicina 276
Sistemas baseados na manipulação e no corpo 276
Situação socioeconômica 58, 289
Skinner, B.F. 95-96
    princípios skinnerianos do condicionamento operante 94-95
Sobrevida assistida 63-64
Sociedade pós-matrimonial 51-52
Sofrimento 191-192
Solteiros 51-52
Sono 172-173
    padrões do 172-173
Sonolência 224-225
Starr, Paul 310-312
Stone, John 264
Subfunções 51
Subluxação 283-284
Suicídio 71-72, 78-79, 92-93, 159-160, 165, 175-176, 226
    assistido pelo médico 72
    percentual de 238-239
Sullivan, Harvey Stack 131-132
Superego 33-34, 134
Suplementos dietéticos 277, 280
Suposições psicodinâmicas 133-134
Surto de crescimento 41-42, 44
Susto 267, 271-272

T
Tabaco, enfermidades ligadas ao 121-122
Tabela de contingência
    para exames diagnósticos 219-220
    para uso do álcool prejudicial à saúde 220-221
Tadalafila (Cialis) 154-155
Tai Chi 282-283
Tangencialidade 228-229
Taxas de crescimento 39-40
Técnicas de entrevista 203, 205-206
Técnicas neurolíticas 98-99
Temperamento 6-7, 36-37
    traços temperamentais 36-37
Tempo do médico 199-200
Tendenciosidade emocional 106
Teoria(s)
    do desenvolvimento psicossexual de Freud 33-34
    estruturais do desenvolvimento 33-34
    psicanalítica 33-34
    psicodinâmicas do desenvolvimento 134
        estágio anal 135
        estágio fálico 135
        estágio genital 135
        período de latência 135
Terapia(s)
    antirretroviral altamente ativa (TARAA) 160-161
    cognitiva 91-92
    cognitiva-comportamental 95-96, 241-242
    comportamental 94-95
    da palavra na antiguidade clássica 185
    de base biológica 276
    eletroconvulsiva (TEC) 70-71
    energéticas 276
    manipulativas 277
    ocupacional 249-250
    por condicionamento operante 94-95
Término da relação com o paciente 253-254
Testamento em vida 72-73

Testamento preventivo 72-73
Teste(s)
    de Triagem para Abuso de Droga (DAST) 127-128
    de Triagem para Envolvimento com Álcool, Fumo e Substâncias (ASSIST) 127-128
    neuropsicológicos 231-232
    para Identificação de Transtornos pelo Uso do Álcool (AUDIT) 120, 127-128
    projetivos 232-233
THC 122-123
Three Essays on the Theory of Sexuality 34-35
Tissot, Samuel 261-262
Tolerância 94, 97-98, 116-118
    e dependência *versus* vício 92-93
Tolstoy, Leon 23, 51, 77-78
Tomografia de emissão de pósitrons (PET) 306-307
Toque terapêutico ou curativo 276
Trabalho voluntário 62-63
Tradições médicas asiáticas 217-218
Transferência 140-141
    análise de 140-141
    definição de 140-141
Transformação social da medicina norte-americana 310-312
Transições da vida 62-63
Transplante de rim 290-291
Transtorno(s)
    alimentares 113
    cognitivos 69-70
    da ansiedade generalizada e transtorno do pânico 113
    da percepção 227
    depressivo maior 45, 237-238
    do déficit de atenção e hiperatividade (TDAH) 40-42
    do estresse pós-traumático (TEPT) 112-113, 235
    do uso de substâncias de 45
    funcionais 249-250
    gastrointestinais 111-112
    mentais orgânicos 227
    psicóticos 68-69
    sexual hipoativo 160-161
Tratamento
    intensivo 152
    manualizado 126-127
    primário 235, 237-238
        características 268
        pacientes 248-249
    psicossocial 126-127
Traumatização secundária 18-19
Treinamento de uso do toalete 135
Treinamento profissional 284-285
Triagem
    intervenção breve e encaminhamento para o tratamento 127-128
    no âmbito dos cenários de terapia primária 239-240
    para tabagismo 121-122
    psicossocial 240-241
Triângulo do bem-estar 5-6
Truman, Harry 304-305
Tuskegee, experimento de, para sífilis 292-293

U
Urgência com relação ao tempo 199-200
Urofilia 160-161
USMLE XV, XVII

V
Vaginismo 155-156
    tratamento de 155-156

Vaillant, George 136-137
Validade 231-132
Valores 266-267
Valores preditivos 219-220
Vardenafil (Levitra) 154-155
Vareniclina (Chantix) 126-127
Variabilidade do desenvolvimento 31
Variação da expressão emocional 226
Variação diurna 226
Velhice, início da 58
Vergonha 64-65
    e dúvida 135
Vias mesolímbicas e mesocorticais 119
Vício 94, 97-98, 115
    como doença cerebral 116-117
    como enfermidade clínica crônica 116-117
    comportamental 118, 123, 126-127
        gene do vício 119
        tendências recentes 120
    curso natural do 118
    tratamento abrangente 124
Vida útil 82-83
Videogame, vício em 123
Vigília 224-225
    noturna 156-157
Vínculo afetivo 35-36
Viúva alegre 84-86
Vocabulário 39-40
Voltaire 266-267
Voyeurismo 160-161

W
Wechsler
    escala de Inteligência de Wechsler para Adultos 232-233
    escala de Inteligência de Wechsler para Crianças 232-233
    escala de Inteligência de Wechsler para Crianças nas Idades Pré-escolar e Primária 232-233
Winnicott, Donald 37-40, 131-132, 136-137
Woolhandler, Steffie 312-313, 322-323

X
Xamãs 267

Z
Zinco 280
Zoofilia 160-161